Loffing/Geise (Hrsg.)
Management und Betriebswirtschaft in der ambulanten und stationären Altenpflege

Verlag Hans Huber
Programmbereich Pflege

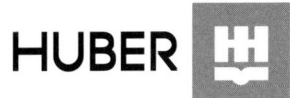

Bücher aus verwandten Sachgebieten

Pflegemanagement

Baartmans/Geng
Qualität nach Maß
2., vollst. überarb. u. erw. Auflage
2006. ISBN 978-3-456-84319-3

Darley (Hrsg.)
Kommunikationsmanagement
2006. ISBN 978-3-456-84079-6

Diegmann-Hornig/Jungschart-Geer/
Beine/Neufeld
Pflegebegutachtung
Lehrbuch für Sachverständige und
Gutachter in der Pflege
2009. ISBN 978-3-456-84000-0

Ewers/Schaeffer (Hrsg.)
**Case Management in Theorie
und Praxis**
2., erg. Auflage
2005. ISBN 978-3-456-84272-1

Gebert/Kneubühler
**Qualitätsbeurteilung und
Evaluation der Qualitätssicherung
in Pflegeheimen**
2., überarb. u. erg. Auflage
2003. ISBN 978-3-456-83934-9

Gertz
Die Pflegedienstleitung
2. Auflage
2002. ISBN 978-3-456-83809-0

Haubrock/Schär (Hrsg.)
**Betriebswirtschaft und Management
in der Gesundheitswirtschaft**
5., vollst. überarb. und erw. Auflage
2009. ISBN 978-3-456-84664-4

Heering (Hrsg.)
Das Pflegevisiten-Buch
2. Auflage
2006. ISBN 978-3-456-84301-8

Herrmann/Kätker
Diversity Management
Organisationale Vielfalt im Pflege-
und Gesundheitsbereich erkennen
und nutzen
2007. ISBN 978-3-456-84419-0

Kelly-Heidenthal/Marthaler
Pflege delegieren
2008. ISBN 978-3-456-84637-8

Leuzinger/Luterbacher
Mitarbeiterführung im Krankenhaus
3. Auflage
2000. ISBN 978-3-456-83434-4

Loffing
Coaching in der Pflege
2003. ISBN 978-3-456-83841-0

Loffing
Karriereplanung in der Pflege
2003. ISBN 978-3-456-83936-3

Loffing/Geise
Personalentwicklung in der Pflege
2005. ISBN 978-3-456-84239-4

Manthey
Primary Nursing
2. Auflage
2005. ISBN 978-3-456-84158-8

Mischo-Kelling/Schütz-Pazzini (Hrsg.)
Primäre Pflege in Theorie und Praxis
2007. ISBN 978-3-456-84322-3

Offermann
**Selbst- und Qualitätsmanagement
für Pflegeberufe**
2002. ISBN 978-3-456-83679-9

Poser/Ortmann/Pilz
Personalmarketing in der Pflege
2004. ISBN 978-3-456-84002-4

Poser/Schlüter
**Mediation für Pflege- und
Gesundheitsberufe**
2005. ISBN 978-3-456-84248-6

Poser/Schneider (Hrsg.)
Leiten, Lehren und Beraten
Fallorientiertes Lehr- und Arbeitsbuch
für Pflegemanager und
Pflegepädagogen
2005. ISBN 978-3-456-84207-3

Zapp (Hrsg.)
Controlling in der Pflege
2004. ISBN 978-3-456-83846-5

Altenpflege Gerontologische Pflege/Langzeitpflege

Abraham/Bottrell/Fulmer/Mezey
(Hrsg.)
**Pflegestandards für die Versorgung
alter Menschen**
2001. ISBN 978-3-456-83424-5

Bowlby Sifton
Das Demenz-Buch
Ein «Wegbegleiter» für Angehörige,
Pflegende und Aktivierungsthera-
peuten
2008. ISBN 978-3-456-84416-9

Brooker
Person-zentriert pflegen
Das VIPS-Modell zur Pflege und
Betreuung von Menschen mit
einer Demenz
2008. ISBN 978-3-456-84500-5

Buchholz/Schürenberg
**Basale Stimulation in der Pflege
alter Menschen**
3., überarb. u. erw. Auflage
2009. ISBN 978-3-456-84564-7

Grond
Gewalt gegen Pflegende
2007. ISBN 978-3-456-84417-6

Hayder/Müller/Kuno
**Kontinenz – Inkontinenz –
Kontinenzförderung**
Praxishandbuch für Pflegende
2008. ISBN 978-3-456-84544-9

Kitwood
Demenz
Der person-zentrierte Ansatz im
Umgang mit verwirrten Menschen
5., erg. Auflage
2008. ISBN 978-3-456-84568-5

Koch-Straube
Fremde Welt Pflegeheim
2., korr. Auflage
2003. ISBN 978-3-456-83888-5

Kostrzewa
**Palliative Pflege von Menschen
mit Demenz**
2008. ISBN 978-3-456-84459-6

Krohwinkel
**Rehabilitierende Prozesspflege am
Beispiel von Apoplexiekranken**
Fördernde Prozesspflege als System
3., durchges. Auflage
2008. ISBN 978-3-456-84561-6

Sachweh
Spurenlesen im Sprachdschungel
Kommunikation und Verständigung
mit demenzkranken Menschen
2008. ISBN 978-3-456-84546-3

Taylor
Alzheimer und Ich
2008. ISBN 978-3-456-84643-9

Tideiksaar
Stürze und Sturzprävention
Assessment – Prävention – Management
2., vollst. überarb. u. erw. Auflage
2008. ISBN 978-3-456-84570-8

Weitere Informationen über unsere Neuerscheinungen finden Sie im Internet unter
www.verlag-hanshuber.com.

Christian Loffing
Stephanie Geise
(Herausgeber)

Management und Betriebswirtschaft in der ambulanten und stationären Altenpflege

Lehrbuch für Führungskräfte, Weiterbildungsteilnehmer und Studenten

2., vollständig überarbeitete und erweiterte Auflage

Unter Mitarbeit von
Isabel Romy Bierther
Christa Büker
Peter de Groot
Dirk Heiter
Michael Horst
Petra Keitel
Eva-Maria Kristen-Seydel
Gerd Maria Strauch

Verlag Hans Huber

Prof. Dr. Christian Loffing (Hrsg.). Dipl.-Psychologe, Dipl.-Betriebsökonom (BI)
Professor im Fachbereich Sozialwesen an der Hochschule Niederrhein, Mönchengladbach
christian@loffing.com

Stephanie Geise (Hrsg.). Dipl.-Kauffrau, M. A.
Wissenschaftliche Mitarbeiterin am Lehrstuhl Kommunikationswissenschaft der Universität Hohenheim, Stuttgart
stephanie.geise@gmx.net

Lektorat: Jürgen Georg, Lisa Binse
Bearbeitung: Michael Herrmann
Gestaltung und Herstellung: Karolina Andonovska
Titelillustration: pinx., Design-Büro, Wiesbaden
Umschlag: Claude Borer, Basel
Druckvorstufe, Druck und buchbinderische Verarbeitung: Hubert & Co., Göttingen
Printed in Germany

Bibliografische Information der Deutschen Nationalbibliothek
Die Deutsche Nationalbibliothek verzeichnet diese Publikation in der Deutschen Nationalbibliografie; detaillierte bibliografische Angaben sind im Internet unter **http://dnb.d-nb.de** abrufbar.

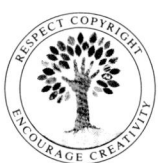

Anregungen und Zuschriften bitte an:
Verlag Hans Huber
Lektorat: Pflege: z. Hd.: Jürgen Georg
Länggass-Strasse 76
CH-3000 Bern 9
Tel: 0041 (0)31 300 4500
Fax: 0041 (0)31 300 4593
juergen.georg@hanshuber.com
www.verlag-hanshuber.com

1. Nachdruck 2015 der vollständig überarbeiteten und erweiterten Auflage 2010
© 2005 / 2010 / 2015 by Verlag Hans Huber, Hogrefe AG, Bern
ISBN 978-3-456-84662-0

Inhaltsübersicht

Inhaltsverzeichnis

2. Unternehmensorganisation und Management des Pflegeunternehmens   67

Christian Loffing, Stephanie Geise

3. Spezielle Aufbau- und Ablauforganisation des Pflegeunternehmens 141

Christa Büker

Die Herausgeber

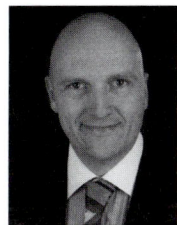

Prof. Dr. Christian Loffing, geb. am 18. September 1970 in Marl, ist Diplom-Psychologe und Diplom-Betriebsökonom (BI). Nach seinen ersten Berufsjahren als Trainingsmanager und Prokurist eines Bildungs- und Beratungsunternehmens im Gesundheitswesen begann sein Berufsweg als selbstständiger Berater und Dozent. Zu seinen Kunden gehören ambulante Pflegedienste und Altenheime in ganz Deutschland. An der Steinbeis-Hochschule Berlin ist Prof. Dr. Christian Loffing seit 2004 als Lehrbeauftragter in den Bereichen Unternehmensorganisation, Personalführung und Management tätig. An der Steinbeis Business Academy vertritt er den Lehrstuhl Pflege- und Versorgungsmanagement. Seit 2008 bekleidet er die Georg-Gottlob-Stiftungsprofessur für psychosoziale Interventionen in Handlungsfeldern der Prävention und Rehabilitation an der Hochschule Niederrhein im Fachbereich Sozialwesen in Mönchengladbach.

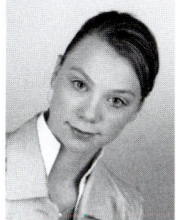

Stephanie Geise, geb. am 21. Februar 1979 in Dortmund, ist Diplom-Kauffrau und Magister Artium. Bereits während des BWL-Studiums war sie für die Aral AG im Bereich Strategisches Marketing/Marktforschung tätig. Im Jahre 2005 schloss sie das Zweitstudium in den Fächern Soziologie und Kommunikationswissenschaften an der Universität Augsburg ab, wo sie auch als Lehrbeauftragte mit den Schwerpunkten Visuelle Kommunikation, Marketing und Werbung tätig war. Als Lehrbeauftragte der Steinbeis-Hochschule Berlin unterrichtete sie betriebswirtschaftliche Themen wie Unternehmensorganisation. Daneben berät sie Pflegeunternehmen und Reha-Kliniken in Marketing- und Kommunikationsfragen. Momentan arbeitet sie an ihrer Promotion an der Universität Hohenheim zum Dr. rer. soc. und forscht in den Bereichen Visuelle Kommunikation und Marketing.

Danksagung

«Das Geheimnis des Erfolges ist, den Standpunkt des anderen zu verstehen», stellte schon Henry Ford fest. Mit der 1. Auflage dieses Lehrbuchs konnten wir hierzu bereits einen kleinen Beitrag leisten. Den Veränderungen in Management und Betriebswirtschaft in der ambulanten und stationären Altenpflege folgend, haben wir uns verpflichtet, neue Standpunkte zu verdeutlichen. Henry Ford folgend wird dies zum Geheimnis des Erfolgs für unsere Leser der 2. Auflage. Dieses Ziel ließ sich nur unter Beteiligung zahlreicher Personen verwirklichen. Bei ihnen möchten wir uns an dieser Stelle bedanken.

Zunächst möchten wir uns ganz besonders bei unseren Autoren bedanken, die auch schon für den Erfolg der 1. Auflage verantwortlich waren. Die Beiträge von Christa Büker, Petra Keitel und Gerd Maria Strauch sorgen auch in dieser 2. Auflage für die entscheidende Vielfalt in diesem Lehrbuch. Unter einer knappen Zeitvorgabe und einer eng begrenzten Textmenge haben sie ihre Themen mit dem erforderlichen Einsatz und der notwendigen Praxisnähe überarbeitet. Glücklich sind wir auch über die Beteiligung weiterer engagierter Autoren. Frau Isabel Romy Bierther, Frau Eva-Maria Kristen-Seydel, Herr Dirk Heiter, Herr Michael Horst und Herr Peter de Groot stellen eine wichtige Bereicherung für das Autorenteam der 2. Auflage dar. Auch ihnen gilt unser ganz besonderer Dank.

Bedanken möchten wir uns auch recht herzlich bei Michael Herrmann, der das gesamte Manuskript engagiert überarbeitete. Dank seiner kritischen Anregungen und Empfehlungen konnten wir die 2. Auflage stilistisch, orthographisch, grammatikalisch und vor allem didaktisch verbessern. Im Vergleich zur 1. Auflage haben wir einzelne Kapitel durch seine vielfältigen Hinweise noch besser aufeinander abstimmen können.

Unser Dank gilt außerdem Jürgen Georg im Lektorat des Verlages Hans Huber, der die Themenauswahl als ebenso wichtig erachtete, wie wir es taten. Durch ihn wurde das Schreiben dieses Lehrbuchs in der 2. Auflage erst möglich.

Schließlich danken wir dem Leser dieses Lehrbuchs für sein Interesse und sein Vertrauen in das vorliegende Werk.

Christian Loffing

Christian Loffing

Stephanie Geise

Stephanie Geise

Vorwort zur 2. Auflage

Wir freuen uns über die positive Resonanz zu unserer 1. Auflage des Lehrbuchs *Management und Betriebswirtschaft in der ambulanten und stationären Altenpflege.* Sowohl Praktikern als auch Weiterbildungsteilnehmern und Studenten diente bereits die 1. Auflage als ein gut geeignetes Nachschlagewerk. Ohne diesen Zuspruch hätten wir eine 2. Auflage nicht verfassen können. Den Lesern gilt an dieser Stelle unser Dank!

Den Veränderungen in der ambulanten und stationären Altenpflege folgend haben wir neben einer komplexen Aktualisierung u.a. folgende Themengebiete in der 2. Auflage ergänzt:

■ Qualitätsmanagementforderungen des MDK (s. Kap. 6)
■ Markenführung in der Pflege (s. Kap. 9.7)
■ Szenariomanagement zur Vorbereitung des Unternehmens auf die Zukunft (s. Kap. 10.2)

Komplexes Managementwissen ist auch heute gefragt, denn der Reform-Marathon im Gesundheitswesen hat noch längst kein Ende gefunden. Heute und in Zukunft wird der entscheidende Erfolgsfaktor für ambulante und stationäre Pflegeunternehmen in der Flexibilität bestehen, sich diesen Herausforderungen zu stellen.

Nur auf der Grundlage eines effektiven und effizienten Managements des Unternehmens kann dies gewährleistet werden. Grund genug, sich mit eben dieser Thematik umfassend auseinander zu setzen. Heute gilt es mehr denn je, dem eigenen Unternehmen eine sichere Position am Markt zu verschaffen. Alle aktuellen Anforderungen, z.B. im Bereich Qualitätsmanagement, gilt es zu erfüllen und gleichzeitig einen Wettbewerbsvorsprung zu erarbeiten. Dabei darf ein kontinuierlicher Blick in die Zukunft nicht außer Acht gelassen werden, denn frühzeitig müssen die Weichen für die nächsten Schritte in Richtung erfolgreicher Zukunft gestellt werden. Nur unter ausreichender Berücksichtigung und aktiver Gestaltung aller relevanten Bereiche in einem Unternehmen, zu denen das Qualitätsmanagement, das Personalmanagement, die Gestaltung der Aufbau- und Ablauforganisation, vielfältige betriebswirtschaftliche Aspekte u. v. m. gehören, ist der Erfolg greifbar.

Entsprechend dieser Notwendigkeit richtet sich auch die 2., grundlegend aktualisierte und erweiterte Auflage dieses Lehrbuchs vor allem an Führungskräfte ambulanter und stationärer Pflegeunternehmen, aber gerade auch an Weiterbildungsteilnehmer und Studenten, die sich mit speziellen Managementgrundlagen im Gesundheitswesen vertraut machen möchten.

Auch in dieser 2. Auflage behalten wir das bewährte didaktische Konzept mit zahlreichen Praxisbeispielen und einer komplexen Themenvielfalt bei gebotener Kürze und Prägnanz der Ausführungen bei. Wir wünschen Ihnen viel Erfolg bei der Auseinandersetzung mit Themen aus dem Bereich Management und Betriebswirtschaft in der Alten- und Krankenpflege sowie viel Erfolg bei der Umsetzung der Inhalte in die Praxis.

Einleitung

Auch der 2. Auflage dieses Lehrbuchs liegt das Ziel zugrunde, umfassendes Managementwissen zu vermitteln, das heute mehr denn je im Bereich des Gesundheitswesens gefordert wird. Volks- und betriebswirtschaftliches Wissen bildet hier die Grundlage zum Verständnis der übrigen Bereiche. Daher sollte die genauere Betrachtung des ersten Kapitels der Lektüre der übrigen Kapitel vorausgehen.

Um die *praxisnahe und verständliche Vermittlung der Grundlagen und Theorien* der verschiedenen Gebiete zu garantieren, werden in den einzelnen Kapiteln Praxisbeispiele zur Veranschaulichung angeführt. Die Beispiele beziehen sich dabei nahezu vollständig auf zwei ausgewählte Musterunternehmen. Damit soll sichergestellt werden, dass die inhaltlichen Zusammenhänge für den Leser transparent und nachvollziehbar sind. Im Folgenden werden die Musterunternehmen, die den Leser durch dieses Lehrbuch begleiten, näher vorgestellt, damit der Leser bereits zu Beginn mit der Pflegeheim Sonnenschein GmbH und der Ambulante Hauskrankenpflege Vitalis GbR vertraut wird.

Didaktische Aspekte waren auch entscheidend bei der Gestaltung der zahlreichen Grafiken, die dem Leser in Form von Abbildungen und Tabellen begegnen. Viele Schaubilder er-

Pflegeheim Sonnenschein GmbH, Remscheid

Die Pflegeheim Sonnenschein GmbH wurde im Jahre 1988 von dem Ehepaar Hildegard und Julius Meinolf gegründet, die in ihrem Unternehmen als Geschäftsführer und Heimleiter (Herr Meinolf) beziehungsweise Pflegedienstleitung (Frau Meinolf) tätig sind. Beide führen ihr Pflegeunternehmen mit dem Vorsatz, pflegebedürftigen Menschen eine würdevolle letzte Lebensphase zu garantieren. So wird der Leitsatz der Einrichtung «Im Mittelpunkt der Mensch» auch von dem gesamten Mitarbeiterteam gelebt. Dahinter steht die Verinnerlichung des Pflegemodells von Monika Krohwinkel, das die «Theorie der Aktivitäten, Beziehungen und existenziellen Erfahrungen des Lebens (ABEDL)» beinhaltet.

Die im bergischen Land, in Remscheid, gelegene Pflegeeinrichtung verfügt über 15 Einzel- und 21 Doppelzimmer, die zu vier Wohnbereichen zusammengefasst sind. Die einzelnen Zimmer sind mit einer komfortablen Standardausstattung versehen und können darüber hinaus individuell eingerichtet werden. Zusätzlich existiert in jedem Zimmer ein Telefon-, Hörfunk- und Fernsehanschluss. Momentan zählt das Pflegeheim 57 Bewohner, die von 24 Mitarbeiterinnen und Mitarbeitern betreut werden. Das Pflegeteam besteht zur Hälfte aus Fachpersonal. Die Pflegeinstitution verfügt über einen Speisesaal, der außerhalb der Wohnbereiche liegt. Dieser wird auch für Feste, wie etwa Geburtstags- oder Weihnachtsfeiern, genutzt. Zusätzlich beinhaltet jeder Wohnbereich einen Aufenthaltsraum, der mit einem Radio und einem Fernseher ausgestattet ist. Die nahe gelegene Innenstadt ist gut zu Fuß oder mit dem Rollstuhl erreichbar. Ein Park bietet die Möglichkeit zum Aufenthalt im Freien. Im September 2003 wurde das Unternehmen nach DIN EN ISO 9001: 2000 zertifiziert.

Ambulante Hauskrankenpflege Vitalis GbR, Limbach-Oberfrohna

Das zweite Unternehmen, das dem Leser einen Ausflug in die betriebliche Praxis erleichtern soll, ist die 1995 von Uta Kramer und Susanne Chmielewski gegründete Ambulante Hauskrankenpflege Vitalis GbR. Der ambulante Pflegedienst hat seinen Sitz in einem Ärztehaus im Zentrum der Kreisstadt Limbach-Oberfrohna, die 20 km von Chemnitz entfernt liegt. In diesem Einzugsbereich leben ca. 300 000 Menschen. Das 13 Mitarbeiterinnen und Mitarbeiter umfassende Pflegeteam – hauptsächlich examiniertes Pflegepersonal – betreut zurzeit 50 Patienten. Theoretische Grundlage der durchgeführten Pflege ist das Pflegemodell von Nancy Roper. Sie entwickelte 1976 das «Modell der Lebensaktivität», nach dem eine Einschätzung der Patienten durch deren vorherige Beobachtung erfolgt. Zusätzlich liegt diesem Modell ein 12 Lebensaktivitäten umfassender Katalog zu Grunde. Die Geschäftsinhaberinnen prägten ihrerseits mit der Gründung des Unternehmens den Satz: «Pflegen mit Herz und Verstand».

Das Leistungsspektrum der Ambulanten Hauskrankenpflege Vitalis GbR umfasst die Bereiche SGB V und SGB XI sowie die hauswirtschaftliche Versorgung. Der ambulante Pflegedienst kooperiert mit zahlreichen Einrichtungen (Frisör, Sanitätshaus, Apotheke, Kosmetikstudio etc.). Hinzu kommt die Vermittlung von Zusatzleistungen, u. a. von «Essen auf Rädern» und «Hausnotruf». Die Geschäftsinhaberinnen des Pflegeunternehmens organisieren darüber hinaus zahlreiche Veranstaltungen. So sind das Patientensommerfest und die Weihnachtsfeier in der Parkschänke von Limbach-Oberfrohna feste Bestandteile zur Intensivierung der Beziehung zwischen dem Pflegeunternehmen und seinen Kunden. Durch den so erfolgten Aufbau einer engen Kundenbindung gelingt es der Ambulante Hauskrankenpflege Vitalis GbR, sich von den Mitbewerbern am Markt abzugrenzen.

Um eine Expansion ihres Unternehmens zu erreichen, wollen die Geschäftsinhaberinnen in neue Marktfelder vorstoßen. So soll das Pflegeunternehmen auch im Wellnessbereich für Senioren etabliert werden. Sie planen, das Ärztehaus, das bisher nur die Verwaltungsräume der Ambulante Hauskrankenpflege Vitalis GbR beherbergt, um ein kleines Wellnesszentrum zu erweitern. Dort soll den Kunden vor allem Ayurveda- und Aromatherapie geboten werden. Mit Hilfe dieser alternativen Heilmethoden wollen Frau Kramer und Frau Chmielewski eine neue Zielgruppe erreichen.

Die Herausgeber weisen darauf hin, dass die in diesem Buch im Rahmen der Praxisbeispiele vorgestellten Unternehmen und Personen frei erfunden sind. Ähnlichkeiten zu bestehenden Personen und/oder Unternehmen sind zufällig und nicht beabsichtigt.

leichtern durch den Bezug auf die beiden Beispielunternehmen den Transfer in das eigene Unternehmen im Gesundheitswesen.

Nach der Einführung der Musterunternehmen wird nun ein kurzer Überblick über die einzelnen Kapitel gegeben.

Das *erste Kapitel* dieses Buchs zielt darauf ab – nach erfolgter Vermittlung der volks- und betriebswirtschaftlichen Grundlagen – die Interdependenz beider Teilbereiche transparenter werden zu lassen. Beide Gebiete wirken als entscheidende Einflussfaktoren auf die Entwicklung des Gesundheitswesens. So wird auf volkswirtschaftlicher Ebene die Struktur des Gesundheitswesens wesentlich von der wirtschafts- und sozialpolitischen Rahmengesetzgebung bestimmt, was wiederum die Auseinandersetzung mit daraus resultierenden betriebswirtschaftlichen Problemstellungen verlangt.

In *Kapitel 2* werden die Grundlagen der Unternehmensführung und -organisation veranschaulicht. Zentrale Begriffe und Definitionen des betrieblichen Managementprozesses werden hier ebenso aufgezeigt wie Organisations- und Führungsmodelle der Praxis.

In *Kapitel 3* soll der Leser für die Erkenntnis der Ursache von Problemen in Pflegeeinrichtungen sensibilisiert werden. Diese Probleme werden nicht selten durch Mängel in der Aufbau- und Ablauforganisation hervorgerufen. So sind beispielsweise Verantwortungsbereiche und Zuständigkeiten häufig nicht klar durch Regeln voneinander abgegrenzt. Eine strukturierte Aufbau- und Ablauforganisation ist wesentliche Voraussetzung für die geforderte Qualitätssicherung.

In *Kapitel 4* steht dann die Vermittlung von Kenntnissen im Vordergrund, die Führungskräften in der ambulanten und stationären Pflege die Bildung und Durchführung einfacher Buchungssätze sowie die Anwendung spezieller Abgrenzungsarten und Bewertungssätze ermöglichen. Auch im Themenbereich Jahresabschluss und Steuern wird Wert auf eine anschauliche Darstellung gelegt.

Anschließend werden dem Leser in *Kapitel 5* der Aufbau und die Anwendungsmöglichkeiten der Kosten- und Leistungsrechnung aufgezeigt.

Die Sicherung der Qualität ist eine der zentralen Aufgaben des Dienstleitungssektors Pflege. Die steigenden Kundenerwartungen sowie die stetig zunehmenden Forderungen seitens des Gesetzgebers an den Leistungserbringer zwingen Einrichtungen heute zum Handeln. In *Kapitel 6* werden daher Maßnahmen zur Qualitätssicherung aufgeführt und erläutert.

Das *Kapitel 7* führt den Leser in die Grundlagen des deutschen Rechtssystems ein und stellt dabei – vor allem auch durch die zahlreichen Fallbeispiele – immer wieder den Bezug zum Gesundheitswesen und insbesondere zum Pflegebereich her. Dadurch soll dem Leser die Fähigkeit vermittelt werden, die erläuterten rechtlichen Grundlagen auf konkrete Situationen übertragen zu können.

Mitarbeiter stellen das wichtigste Potenzial im Pflegebereich dar. Eine hohe Mitarbeiterzufriedenheit spiegelt sich auch in der Kundenzufriedenheit wider. In *Kapitel 8* werden die Grundlagen der Personalwirtschaft vermittelt, die besonders für die Pflegeunternehmen relevant sind, die über keine separate Personalabteilung verfügen. Der Aufbau einer strategieorientierten Personalentwicklung wird ebenso thematisiert wie der Aufbau einer geeigneten Personalpolitik und die Gestaltung einer handhabbaren Personalverwaltung.

Das Marketing kann als Schnittstelle zwischen dem Unternehmen und dem Kunden angesehen werden. Die Unternehmen sehen sich heute einer verstärkten Wettbewerbssituation ausgesetzt, nicht zuletzt durch eine Homogenisierung des Angebotes. Zunehmende Wettbewerbsintensität und gestiegene Kundenbedürfnisse treten als weitere Einflussfaktoren hinzu. *Kapitel 9* zeigt dem Leser daher Möglichkeiten und Instrumente zur Analyse der eigenen Unternehmenssituation und des umgebenden Zielmarktes auf, um in einem zweiten Schritt zu einer Handlungsstrategie zu gelangen.

Durch die Lektüre von *Kapitel 10* soll schließlich aufgezeigt werden, auf welche Herausforderungen sich Pflegeunternehmen zukünftig einzustellen haben. Handeln ist gefragt!

1 Grundlagen der Volkswirtschafts- und Betriebswirtschaftslehre

Stephanie Geise

Der Begriff der *Betriebswirtschaftslehre* (BWL) bezeichnet eine Teildisziplin der Wirtschaftswissenschaften, die sich mit den *wirtschaftlichen Entscheidungen in Betrieben und Unternehmungen* befasst. Die Betriebswirtschaftslehre gründet auf der Erkenntnis, dass (betriebs-) wirtschaftliche Güter (z.B. Arbeitskraft, Rohstoffe, Zeit, Finanzmittel) grundsätzlich knapp sind und daher einen wirtschaftlichen und zielorientierten Umgang erfordern. Im Unterschied zur *Volkswirtschaftslehre* (s.u.), die eine – oft abstrakt anmutende – gesamtgesellschaftliche Perspektive einnimmt, richtet die Betriebswirtschaftslehre ihren Fokus auf die Art und Weise des Wirtschaftens von einzelnen Betrieben und Unternehmen und die hier zu Grunde liegenden betrieblichen Entscheidungen. Im Zentrum dieser betrieblichen Entscheidungen stehen in der Regel die Art und Menge der zu beschaffenden Produktionsmittel, nämlich menschliche Arbeitskraft, Werkstoffe und Werkzeuge, die Beschaffung und Verwendung der Finanzmittel (Investition und Finanzierung), der Einsatz der beschafften Produktionsmittel (Produktion oder Fertigung), schließlich die Veräußerung der Erzeugnisse und Leistungen (Absatz). Entsprechend lässt sich die Betriebswirtschaftslehre in Theorien der *Investition*, der *Finanzierung*, der *Produktion* und des *Absatzes* unterteilen. Als besonderer betrieblicher Bereich wird außer-

dem das betriebliche *Rechnungswesen* (besonders Kostenrechnung) betrachtet. Als Erkenntnisobjekt der Betriebswirtschaftslehre kann also die Unternehmung bzw. im engeren Sinne der Betrieb gesehen werden (Jacob, 1993: 25). Hierbei verfolgt die Betriebswirtschaftslehre nicht nur das Ziel, Prozesse und Strukturen zu beschreiben und zu erklären, sondern nimmt auch die konkrete Umsetzung bzw. Optimierung der Entscheidungsprozesse von Unternehmen in den Blick.

Dagegen untersucht die *Volkswirtschaftslehre* (VWL) als Wissenschaft der Nationalökonomien vor allem *gesamtwirtschaftliche Zusammenhänge* und Prozesse. Einzelwirtschaftlichen Phänomenen, etwa konkreten Abläufen in einem ambulanten oder stationären Pflegeunternehmen, kommt dagegen eine untergeordnete Rolle zu. Wie die Betriebswirtschaftslehre ist die Volkswirtschaftslehre ein Teilgebiet der Wirtschaftswissenschaften. Und wie die BWL basiert auch die VWL auf der grundsätzlichen Erkenntnis, dass wirtschaftliche Ressourcen knapp sind und diese Knappheit einen überlegten Umgang erfordert. Dabei setzt die Volkswirtschaftslehre voraus, dass wirtschaftliche Ressourcen – genauer gesagt: Güter und Produktionsfaktoren – menschliche Bedürfnisse befriedigen. Vor diesem Hintergrund hinterfragt die Volkswirtschaftslehre, wie diese Ressourcen in der Gesamtwirtschaft verteilt sind (so genannte *Ressourcenallokation*) und welche Zusammenhänge und Prozesse die Allokation beeinflussen und steuern. Menschen und Unternehmen werden hierbei als handelnde *Wirtschaftssubjekte*, als einzelne Elemente der Gesamtwirtschaft betrachtet (die VWL kennt hierfür den Teilbereich der Mikroökonomie), wobei die Perspektive der VWL stets primär dem Gesamtzusammenhang des «großen Ganzen» verpflichtet bleibt (Teilbereich der Makroökonomie). So besteht eine wichtige Aufgabe der Volkswirtschaftslehre auch darin, allgemeine Gesetzmäßigkeiten zu erkennen und aus diesen Handlungsempfehlungen für die Wirtschaftspolitik abzuleiten – zum Beispiel, ob die Leitzinsen für Kredite erhöht oder gesenkt werden sollen. Eng damit verbunden ist dann natürlich die Frage, wie die Menschen in der Gesamtwirtschaft (also Unternehmen und/oder Einzelpersonen) auf derartige Veränderungen reagieren und welche Konsequenzen sich daraus wiederum für die gesamte Volkswirtschaft ergeben. Insofern beschäftigt sich die VWL auch mit der Frage, wie Menschen unter bestimmten ökonomischen Bedingungen handeln und aus welchen ökonomischen Gründen sie dies tun. Entsprechend lässt sich als Kerngebiet der Volkswirtschaftslehre die Wirtschaftstheorie identifizieren, die wiederum in Mikroökonomik, Makroökonomik und Außenwirtschaftstheorie unterteilt werden kann. Im weiteren Sinne können zur Volkswirtschaftslehre auch die Theorien der Wirtschaftspolitik gerechnet werden, in denen die Möglichkeiten einer staatlichen Intervention und Einflussnahme auf das Wirtschaftsgeschehen und die Konjunktur diskutiert werden.

Beide wirtschaftlichen Teildisziplinen ergänzen einander. Während die Betriebswirtschaftslehre den Schwerpunkt auf die einzelwirtschaftlichen Prozesse legt, sich also mit einzelnen Unternehmen oder Betrieben beschäftigt, wird im Rahmen der Volkswirtschaft die Gesamtwirtschaft – also z.B. die Wirtschaftslage der Bundesrepublik Deutschland – beleuchtet. Dabei wird deutlich, dass beide Bereiche elementar

für das zielorientierte Management eines Unternehmens sind. Jedes Unternehmen ist einerseits Teil eines einzelwirtschaftlichen Gefüges, andererseits ein Element der die einzelnen Unternehmen umfassenden Volkswirtschaft.

Beispiel

Die Pflegeheim Sonnenschein GmbH – die sich zum Ziel gesetzt hat, pflegebedürftigen Menschen einen würdevollen letzten Lebensabschnitt zu garantieren – wurde 1988 von Hildegard und Julius Meinolf gegründet. Zur Zeit werden die 57 Bewohner von einem Pflegeteam, bestehend aus 24 Mitarbeitern, betreut. Als Unternehmen wird die Pflegeheim Sonnenschein GmbH wesentlich von volks- und betriebswirtschaftlichen Einflussfaktoren bestimmt. So muss Herr Meinolf als Geschäftsführer betriebswirtschaftliche Aspekte berücksichtigen, wenn es beispielsweise darum geht, Kunden zu werben und diese langfristig an sein Unternehmen zu binden. Volkswirtschaftliche Aspekte können sich ggf. durch eine Änderung der Rahmengesetzgebung auswirken. Das Pflegeheim hat die Möglichkeit, nur innerhalb dieses vorgegebenen Handlungsspielraums innerbetriebliche Entscheidungen zu treffen.

Die Analyse des Gesundheitswesens zeigt, dass die Interdependenz beider Teilbereiche hier besonders hoch ist. So wird auf volkswirtschaftlicher Ebene die Struktur des Gesundheitswesens wesentlich von der wirtschafts- und sozialpolitischen Rahmengesetzgebung bestimmt, was sich wiederum in konkreten betriebswirtschaftlichen Problemstellungen widerspiegelt (z.B. in der Forderung nach hoher Qualität bei wachsendem Kostendruck).

Vor diesem Hintergrund werden in diesem Kapitel einerseits die Grundlagen zum Verständnis der gesamtwirtschaftlichen Zusammenhänge gelegt, andererseits wird ein Einblick in die betriebswirtschaftlichen Funktionsbereiche sowie zentrale Theorien der Betriebswirtschaft gegeben.

1.1
Grundlagen der Volkswirtschaftslehre

1.1.1
Volkswirtschaftliche Grundlagen

Das Wort Volkswirtschaft (*Ökonomie*) kann von einem griechischen Wort abgeleitet werden, das jemanden bezeichnet, der einen Haushalt führt

und dabei wirtschaften muss (Mankiw/Taylor, 2008: 3). Auch wenn dieser Vergleich auf den ersten Blick vielleicht etwas sonderbar erscheint, lässt sich bei näherer Betrachtung doch schnell erkennen: Volkswirtschaften und Haushalte haben viele Gemeinsamkeiten. Nicht zuletzt deshalb spricht man auch oft vom «Staatshaushalt». Tatsächlich gilt für beide Bereiche: Arbeitskraft, Finanzmittel, Zeit und sonstige Güter sind grundsätzlich knapp und erfordern einen wirtschaftlichen Umgang, ein überlegtes ökonomisches Handeln. Knappe Güter – also Güter, die nicht in unbegrenzter Menge frei verfügbar sind – müssen also «bewirtschaftet» werden, zu Hause ebenso wie in der gesamten Wirtschaft eines Landes. Und wie in einem privaten Haushalt muss auch für die Wirtschaft eines Landes entschieden werden, welche grundsätzlichen Prozesse dem Handeln zu Grunde liegen, welche den Handlungsspielraum der einzelnen Menschen bzw. Wirtschaftssubjekte einschränken oder fördern und welche Regeln für alle Beteiligten getroffen werden. Genau dies steht im Mittelpunkt der Volkswirtschaftslehre. Die Volkswirtschaftslehre ist also eine Teildisziplin der Wirtschaftswissenschaften, die sich mit *wirtschaftlichen Erscheinungen und ihren Zusammenhängen bei der Verteilung der knappen Güter auf die einzelnen Individuen und Gemeinschaften* beschäftigt. Entsprechend definieren Mankiw und Taylor: «Volkswirtschaftslehre ist die Wissenschaft von der Bewirtschaftung der knappen gesellschaftlichen Ressourcen» (Mankiw/Taylor, 2008: 3). Diese Definition enthält bereits zwei zentrale Dimensionen, die das Handeln aller am Wirtschaftsprozess beteiligten Einheiten kennzeichnen und damit Grundlagen der volkswirtschaftlichen Überlegungen sind:

- die Knappheit der Güter und
- die Notwendigkeit eines effizienten Einsatzes der wirtschaftlichen Ressourcen.

Neben diesen beiden fundamentalen volkswirtschaftlichen Tatbeständen sollen im Folgenden weitere wesentliche Ausgangspunkte nationalökonomischer Überlegungen betrachtet werden.

1.1.1.1
Grundlagen des Wirtschaftens

Es wurde bereits deutlich: Eine grundlegende Prämisse des wirtschaftlichen Denkens ist die Erkenntnis, dass wirtschaftliche Güter als knappe Ressourcen definiert werden können, das heißt, diese Güter sind nicht in ausreichender Menge frei verfügbar. Ist ein Gut nun nicht in ausreichender Menge frei verfügbar (wie etwa das natürliche Gut «Luft»), kann der Wunsch nach diesem Gut meist nicht unmittelbar gedeckt werden. Es entsteht ein *Bedürfnis* nach diesem Gut. Damit können menschlichen Bedürfnisse (s. Kap. 9.1.6) als eine wesentliche Grundlage des Wirtschaftens angesehen werden. Bedürfnisse sind definiert als Mangelerscheinungen, die mit dem Bestreben einhergehen, den zu Grunde liegenden Mangel zu beseitigen (Baßeler/Heinrich/Koch, 2006: 12). Bedürfnisse sind natürlich von einer Vielzahl von Umweltfaktoren abhängig, wie z.B. der Zeit, der Gesellschaftsform, der Kultur, der technischen Entwicklung, dem Lebensstandard oder dem Alter. Deshalb zählt es zu den charakteristischen Eigenschaften von Bedürfnissen, dass sie individuell und veränderbar sind; außerdem sind sie unbegrenzt und können motivierend wirken. So kann ein Bedürfnis etwa dazu motivieren, gezielt danach zu suchen, wie oder durch was (z.B. ein Produkt oder eine Dienstleistung) das Bedürfnis befriedigt werden kann. Kann ein Bedürfnis über den Markt durch ein (knappes) Wirtschaftsgut befriedigt werden und existiert grundsätzlich die dafür notwendige finanzielle Kaufkraft, spricht man von einem *Bedarf*. Bedürfnisse stellen also gewissermaßen die Basis oder die «Vorstufe» des wirtschaftlichen Bedarfs dar – nämlich das Verlangen, einen Mangel durch ein knappes Gut zu beseitigen. Der Bedarf wiederum mündet in eine konkrete *Nachfrage nach einem knappen Gut*, wenn das vorhandene Bedürfnis und die vorhandene Kaufkraft am Markt als Kaufabsicht artikuliert werden. Auf dem Markt wird der Nachfrage ein Angebot an Wirtschaftsgütern gegenübergestellt, die der Befriedigung der menschlichen *Bedürf-*

nisse dienen. Das Angebot an und die Nachfrage nach Gesundheitsgütern treffen also auf dem Gesundheitsmarkt zusammen.

Wirtschaftsgüter (z.B. Lebensmittel, Pflegeleistungen, Autos) zeichnen sich durch folgende Merkmale aus:

- sie sind nur in begrenzter Menge vorhanden (Knappheit)
- sie sind handelbar, das heißt, sie haben einen Preis und
- sie sind Objekte wirtschaftlicher Überlegungen.

Den Wirtschaftsgütern stehen die *freien Güter* gegenüber (z.B. Sonne, Luft). Freie Güter sind im Gegensatz zu den Wirtschaftsgütern:

- unbegrenzt in der Natur vorhanden
- nicht handelbar, das heißt, sie haben keinen Preis
- keine Objekte wirtschaftlicher Überlegungen.

Gesundheit als ökonomisches Gut
Diese Gegenüberstellung verdeutlicht, dass *Gesundheit* der Definition nach ein *ökonomisches Gut* ist. Gesundheitsgüter sind Gegenstand wirtschaftlicher Überlegungen, sie sind handelbar und sie sind nur begrenzt vorhanden. Zur Beseitigung einer Krankheit (*Kuration*), zur vollständigen Wiederherstellung der Gesundheit (*Rehabilitation*) oder zum Erhalt der Gesundheit (*Prävention*) müssen materielle und immaterielle Güter, also Produkte und Dienstleistungen – die so genannten *Gesundheitsgüter* – eingesetzt werden. Als Gesundheitsgüter können dabei alle wirtschaftlichen Güter definiert werden, die dazu genutzt werden, im Fall einer Krankheit den Zustand eines Menschen positiv zu beeinflussen (Haubrock/Schär, 2007: 32). Der Einsatz der Gesundheitsgüter kann dabei sowohl stationär und teilstationär als auch ambulant erfolgen. Oft wird der – auf Grund der Knappheit der Ressourcen notwendige und wichtige – *ökonomische Umgang mit dem wirtschaftlichen Gut Gesundheit* durch die Tatsache erschwert, dass die reale Knappheit der Mittel vielfach nicht im Bewusstsein der Menschen verankert ist. Die zu

Grunde liegende Frage, wie eine Gesellschaft mit knappen Ressourcen umgehen kann und soll, stellt sich eigentlich für alle knappen Güter – sie wird aber insbesondere beim ökonomischen Gut Gesundheit vielfach von moralischen Werten überlagert. Gerade der Wirtschaftssektor Gesundheit ist damit einem enormen Spannungsfeld ausgesetzt, denn: Auch wenn Gesundheit als moralisches Gut einen hohen Wert hat, als ökonomisches Gut hat Gesundheit auch einen Preis. In einer Wirtschaft sind weder der Wert noch der Preis des ökonomischen Gutes Gesundheit unbegrenzt, sondern im Vergleich zu anderen knappen Wirtschaftsgütern gewichtet. Auch der Wunsch nach Gesundheit kann als ein zentrales menschliches Bedürfnis angesehen werden, das auf dem Gesundheitsmarkt, als konkrete Kaufabsicht artikuliert, zu einem Bedarf wird, der durch Inanspruchnahme von Gesundheitsgütern (in Form von Sach- oder Dienstleistungen) befriedigt wird.

Beispiel

Das Bedürfnis nach Gesundheit bzw. nach qualifizierter Pflegeleistung stellt einen Bedarf an Pflegedienstleistungen dar. Da dieser Bedarf nach pflegerischer Dienstleistung auf dem Gesundheitsmarkt von den Patienten artikuliert wird, ergibt sich eine *Nachfrage* nach Pflegedienstleistungen. Da die Pflege kranker und alter Menschen ein knappes Gut ist, ist die Pflegeleistung ein Gegenstand wirtschaftlicher Überlegungen. Wirtschaftliche Überlegungen waren es auch, die Uta Kramer und Susanne Chmielewski dazu veranlassten, 1995 die Ambulante Hauskrankenpflege Vitalis GbR zu gründen.

Volkswirtschaftlich betrachtet versorgt die Ambulante Hauskrankenpflege Vitalis GbR die Patienten mit einer nachgefragten Dienstleistung. Vitalis setzt der Nachfrage ein passendes *Angebot* entgegen. Daneben schaffen Uta Kramer und Susanne Chmielewski Arbeitsplätze und erzielen einen wirtschaftlichen Erfolg. Das Pflegeunternehmen Vitalis ist ein Teil der Gesamtwirtschaft, zu der es zahlreiche Austauschbeziehungen unterhält. Die Ambulante Hauskrankenpflege Vitalis GbR erhöht mit ihrem Beitrag an der Gesamtwirtschaft das Einkommen der Gesellschaft um einen kleinen Anteil.

Angebot und Nachfrage

Die Begriffe Angebot und Nachfrage beziehen sich auf das Verhalten der Menschen bei ihrem Zusammentreffen auf den Märkten (Mankiw/Taylor, 2008: 73). Als *Angebot* wird in der Volkswirtschaftslehre allgemein die Menge jeder Art von Gütern oder Dienstleistungen bezeichnet, die ein oder mehrere wirtschaftliche Akteure zu einem bestimmten Preis handeln, das heißt, im Austausch gegen Geld oder andere Güter und Leistungen abzutreten bereit sind. Demgegenüber lässt sich die Nachfrage als Summe der Artikulation einer Kaufabsicht am Markt definieren. Die Gruppe der potenziellen Käufer eines Wirtschaftsgutes bestimmt die Nachfrage, die Gruppe der potenziellen Verkäufer das Angebot (Mankiw/Taylor, 2008: 73). Da Angebot und Nachfrage die produzierte Menge und den Marktpreis jedes Gutes bestimmen, sind sie die Triebkräfte jedes wirtschaftlichen Vorgangs. Dagegen bezeichnet der Begriff *Markt* den *gedanklichen Ort des Zusammentreffens von Angebot und Nachfrage*, der weder zeitlich noch räumlich noch institutionell gebunden ist.

Der Austausch von Angebot und Nachfrage über den Markt wird auch als *Handel* bezeichnet. Jeder Handel mit Gütern findet über Gütermärkte statt (Konsumgütermarkt, Dienstleistungsmarkt). Dabei können Güter materiell, also körperlicher Art (z. B. Füllhalter, Verbandmaterial) oder immaterieller Natur und damit körperlos (z. B. Dienstleistungen, Rechte, Patente) sein.

Diejenigen Güter, mit denen sich im wirtschaftlichen Produktionsprozess ein Mehrwert generieren lässt, lassen sich auch als *elementare Güter* oder *Produktionsfaktoren* bezeichnen (s. Kap. 1.2.1). Die klassischen volkswirtschaftlichen Produktionsfaktoren sind Boden, Arbeit und Kapital; sie werden auf den so genannten Faktormärkten gehandelt (Arbeitsmarkt, Kapitalmarkt, Immobilienmarkt).

Beispiel

Frau Brand ist bei der Pflegeheim Sonnenschein GmbH als Pflegekraft angestellt. Ihre Tätigkeit dient dem Erwerb von Einkommen und ist somit dem *Produktionsfaktor Arbeit* zuzurechnen. Arbeit kann nur dann als Produktionsfaktor bezeichnet werden, wenn sie zur Produktion oder Verteilung von Produkten bzw. – wie im Fall von Frau Brand – von Dienstleistungen erbracht wird.

Kann ein Gut durch ein anderes ersetzt, also substituiert werden, ohne dass dies wesentlich zu Lasten der Bedürfnisbefriedigung geht, so spricht man von einem *Substitutionsgut* (z.B. Margarine und Butter; Aspirin® und Vivimed®). Eine andere Besonderheit stellen Güter dar, die nur in Verbindung mit einem anderen Gut nutzbar sind (Auto und Benzin; Pen und Insulin): die so genannten *Komplementärgüter*. Die Besonderheit liegt bei Komplementärgütern darin, dass die Nachfrage nach dem einen Gut direkt die Nachfrage nach dem zusätzlich benötigten Gut steigert, während ein Nachfragerückgang bei Produkt A auch zu einem Nachfragerückgang bei Produkt B führt.

Da in der volkswirtschaftlichen Theorie davon ausgegangen wird, dass die am Wirtschaftsprozess Beteiligten (Kunden wie Unternehmer) *Nutzenmaximierer* sind, die danach streben, den möglichst höchsten Nutzen zu generieren, ist das Verhältnis von Preis und Nutzen eines Gutes wesentlicher Grund für verändertes Nachfrageverhalten. Volkswirtschaftlich gesehen besteht der Preis eines Gutes nämlich aus dem, was man für den Erwerb dieses Gutes an Alternativen der Nutzung aufgibt. Die Kosten für das, was aufgegeben werden muss, um etwas anderes zu erlangen, werden auch als *Opportunitätskosten* bezeichnet (Mankiw/Taylor, 2008: 6). Vereinfacht gesagt: «Kaufe ich Butter, kann ich keine Scho-

kolade mehr kaufen. Kaufe ich Margarine, kann ich mir noch Schokolade leisten.» Da in diesem vereinfachten Beispiel Butter einen höheren Preis bei vergleichbarem Nutzen (da: *substituierbares Gut*) hat, ist die Preis-Nutzen-Relation bei Margarine günstiger. Steigt also der Preis für Butter enorm an, ist davon auszugehen, dass die Nachfrage nach Butter sinkt, die Nachfrage nach Margarine dagegen steigt.

Die jeweilige Veränderung der Nachfrage bei einer Änderung des Angebotspreises wird in Form der so genannten *Preiselastizität* gemessen. Die Preiselastizität der Nachfrage gibt an, in welchem Maß sich eine Veränderung beim Preis für ein Gut auf die Nachfrage nach diesem Gut auswirkt, wobei alle anderen Faktoren gleich bleiben. Das nachfolgende Beispiel soll dies verdeutlichen.

Beispiel

Die Pflegeheim Sonnenschein GmbH wird mit dem Vorsatz geführt, pflegebedürftigen Menschen eine würdevolle letzte Lebensphase zu garantieren. Entsprechend wird der Leitsatz der Einrichtung «Im Mittelpunkt der Mensch» auch von dem gesamten Mitarbeiterteam gelebt. Die Tatsache, dass das Pflegeheim Sonnenschein diesen Anspruch ernst nimmt, führt zu hohen Personalkosten. Bei der Überlegung, wie diese auf die Bewohner umgelegt werden können, spielt die *Preiselastizität* eine wichtige Rolle. Frau Meinolf überlegt daher: «Um wie viel Prozent sinkt unser Umsatz bzw. die Nachfrage nach unseren Zusatzangeboten, wenn wir den monatlichen Beitrag hierfür um 5 % anheben?»

Da die meisten Bewohner des Pflegeheims großes Interesse an den Zusatzangeboten haben, werden sie eine Erhöhung der Kosten wahrscheinlich akzeptieren, so lange diese im Rahmen ihrer finanziellen Möglichkeiten bleibt. Die Pflegeheim Sonnenschein GmbH wird aber wahrscheinlich auch Kunden haben, die für die Preiserhöhung keinen finanziellen Spielraum mehr haben und daher auf die Zusatzangebote verzichten. Verärgert die Preiserhöhung die Kunden maßgeblich, so werden sie eventuell ausziehen und für gewisse Leistungen ambulante Pflegedienste, private Haushaltshilfen und Ähnliches in Anspruch nehmen. Die Verteuerung des Gutes «Pflege im Alten- und Pflegeheim» hat damit eine steigende Nachfrage nach der substituierbaren Dienstleistung «ambulanter Pflegedienst» bzw. «private Haushaltshilfe» zur Folge – sie wirkt sich also auf ein zweites ökonomisches Gut aus.

Arbeitsteilung und Spezialisierung

Ein einheitliches Merkmal aller Industriegesellschaften ist die hochgradige *Arbeitsteilung*, also die differenzierte Aufspaltung einer bestimmten Arbeitsleistung in bestimmte Teilleistungen, die von verschiedenen Wirtschaftseinheiten ausgeführt werden (s. Kap. 2.1.1 und 2.1.2). Arbeitsteilung führt zu *Spezialisierung* auf verschiedenen Ebenen, wie z.B. regional, sektoral oder funktional (Baßeler et al., 2006: 21 f.). Vorteile der Arbeitsteilung sind:

- Erhöhung der volks- und betriebswirtschaftlichen Leistungsfähigkeit (Steigerung der Faktorproduktivität durch Spezialisierung)
- Wohlstandswachstum
- Verkürzung der Arbeitszeit
- Qualitätssteigerung durch Spezialistentum
- Möglichkeiten zu vermehrtem Einsatz von an- bzw. ungelernten Arbeitskräften und Maschinen.

Nachteile der Arbeitsteilung können in der Zunahme gegenseitiger Abhängigkeit der Wirtschaftseinheiten und der stärkeren Monotonie der Arbeitsprozesse gesehen werden («Fließbandarbeit», «Fachidiotie»). Der Entwicklungsprozess in Richtung einer zunehmenden Arbeitsteilung ist aus dem Streben der Wirtschaftssubjekte zu verstehen, die Produktionsfaktoren im Sinne des *ökonomischen Prinzips* zu verwenden.

Als Folge der durch die Arbeitsteilung entstehenden Differenzierung wird es notwendig, Güter auf Märkten durch Handel auszutauschen, denn durch Arbeitsteilung wird die Selbstversorgung durch Spezialisierung ersetzt: «Nicht alle produzieren alles, sondern jeder produziert spezialisiert» (Cezanne, 1997: 10; 2005: 10 ff.). Eine gesellschaftliche Arbeitsteilung ermöglicht also die leistungssteigernde Spezialisierung auf einzelne Teilarbeiten und schafft darüber eine wesentliche Voraussetzung für ein hoch entwickeltes Wirtschaftssystem. Da in einer arbeitsteiligen Gesellschaft Formen der individuellen oder familiären Selbstversorgung in der gesamtgesellschaftlichen Spezialisierung aufgehen, übernimmt der Handel die Funktion einer grundsätzlichen Versorgungsmöglichkeit. Die Aufgabe des Handels besteht also darin, einen Ausgleich zwischen Angebot und Nachfrage, Bedürfnissen und Gütern zu erzielen. Damit einhergehend lassen sich die folgenden zentralen Funktionen von Handel auf Märkten ableiten:

- Bedürfnisbefriedigung auf Angebots- und Nachfrageseite
- Lösen der Allokations- bzw. Konzentrationsprobleme durch Austausch und Umverteilung
- Lösen der Distributionsprobleme durch Raumüberbrückung
- Zeitüberbrückung durch Vorratslagerung und Bedarfsplanung
- Beratung
- Innovation
- Markterschließung.

1.1.1.2
Der Wirtschaftskreislauf

Der Wirtschaftskreislauf ist die grafische, häufig auch kontenmäßige oder tabellarische Darstellung aller ökonomischen Transaktionen in einer Volkswirtschaft (Hübl, 2003: 58 ff.). Ein Wirtschaftskreislauf kann also als ein Modell einer Volkswirtschaft verstanden werden, das die wesentlichen Tauschvorgänge als Geld- und Güterströme zwischen den Wirtschaftssubjekten vereinfacht wiedergibt. Als Idee liegt einem Wirtschaftskreislauf damit die Erkenntnis zu Grunde, dass die einzelnen Wirtschaftssubjekte in einer gegenseitigen, durch die vielfältigen Tauschbeziehungen hergestellten Abhängigkeit zueinander stehen. Grundeinheiten im Wirtschaftskreislauf sind im einfachsten Fall die *Gesamtheit der Unternehmungen* und die *Gesamtheit der privaten Haushalte*. In diesem Fall zeigt der Wirtschaftskreislauf, wie *Ausgaben* (Kosten der Produktionsfaktoren) bei deren Empfängern (Haushalte) zu *Einkommen* werden, woraus sich wiederum *Nachfrage* nach den Erzeugnissen der Unternehmen entwickelt. Dabei sind die Märkte für produktive Dienste und Güter die Durchgangsstellen für die beiden Ströme des Wirtschaftskreislaufs:

1. der *reale Markt* der Güter und produktiven Dienste
2. der jeweils gegenläufige *monetäre Markt* der Geldeinkommen und -ausgaben.

Für einen störungsfreien Ablauf des Wirtschaftsprozesses ist die wichtigste Voraussetzung die, dass Einkommensentstehung und -verwendung nicht auseinander klaffen: Die Höhe des Volkseinkommens entspricht im günstigsten Fall der Nachfrage nach Konsum- und Investitionsgütern. Ein vollständiges Kreislaufschema, auch erweiterter Wirtschaftskreislauf genannt, enthält zudem die Wirtschaftspole Unternehmungen, private Haushalte, Staat, Ausland und Vermögensbildung. Berücksichtigt sind hierin außerdem die privaten und staatlichen Ersparnisse, der staatliche Konsum, direkte Steuern und staatliche Transferzahlungen, indirekte Steuern und Subventionen, Abschreibungen, unternehmerische und staatliche Investitionen, Exporte und Importe, in- und ausländische Kapitalleistungen und schließlich noch die privaten und staatlichen Einkommens- und Vermögensübertragungen zwischen dem In- und Ausland. Die theoretische Analyse des Wirtschaftskreislaufs (Kreislauftheorie) ist ein wichtiges Hilfsmittel der Wirtschaftspolitik (Abb. 1-1).

1.1.1.3
Wirtschaftsordnung und Wettbewerb

Innerhalb des Gesellschaftssystems wird der grundsätzliche Rahmen des wirtschaftlichen Handelns durch die *Wirtschaftsordnung* definiert. Entsprechend umfasst die Wirtschaftsordnung «alle Regeln, Normen und Institutionen, die als meist längerfristig angelegte Rahmenbedingungen wirtschaftliche Entscheidungs- und Handlungsspielräume von Individuen und wirtschaftlichen Einheiten (Haushalte, Unternehmen) abgrenzen», erklärt Thieme (2003: 10). Das wirtschaftliche Ordnungssystem reguliert also das Zusammentreffen von Angebot und Nachfrage, steuert wirtschaftliche Abläufe und stellt Leitlinien für die Gestaltung von Wirtschaftsprozessen auf. Einhergehend mit der Frage, wie die Ausgestaltung des Wirtschaftssystems aussehen soll, sind insbesondere fünf Fragestellungen bzw. Probleme zu beachten:

1. das *Allokationsproblem* als die Frage nach der Verwendung und Verteilung knapper Ressourcen. Ein Beispiel für die Allokationsproblematik kann ein Blick in das Gesundheitswesen verdeutlichen: Soll mehr Kapital in den medizinischen Sektor fließen? Wenn ja, soll dann eher Innovation oder eher individuelle Vorsorge unterstützt werden? Woher soll das Kapital dafür stammen? Entsprechend gilt es hier folgende Fragen zu beantworten:
   - Wie sollen und können die eingesetzten Produktionsfaktoren gelenkt werden?
   - Wie sollen Produktionsfaktoren eingesetzt werden?
   - Wo sollen sie in welcher Menge eingesetzt werden?
2. das *Distributionsproblem* als Frage nach wirtschaftlicher und sozialer Gerechtigkeit:
   - Wie sollen Einkommen und Vermögen auf die Individuen (um-)verteilt werden?
   - Welcher Wirtschaftsmechanismus schafft eine gerechte Verteilung der Produktionsfaktoren?
3. das *Wachstumsproblem*:
   - Wie kann angemessenes Wirtschaftswachs-

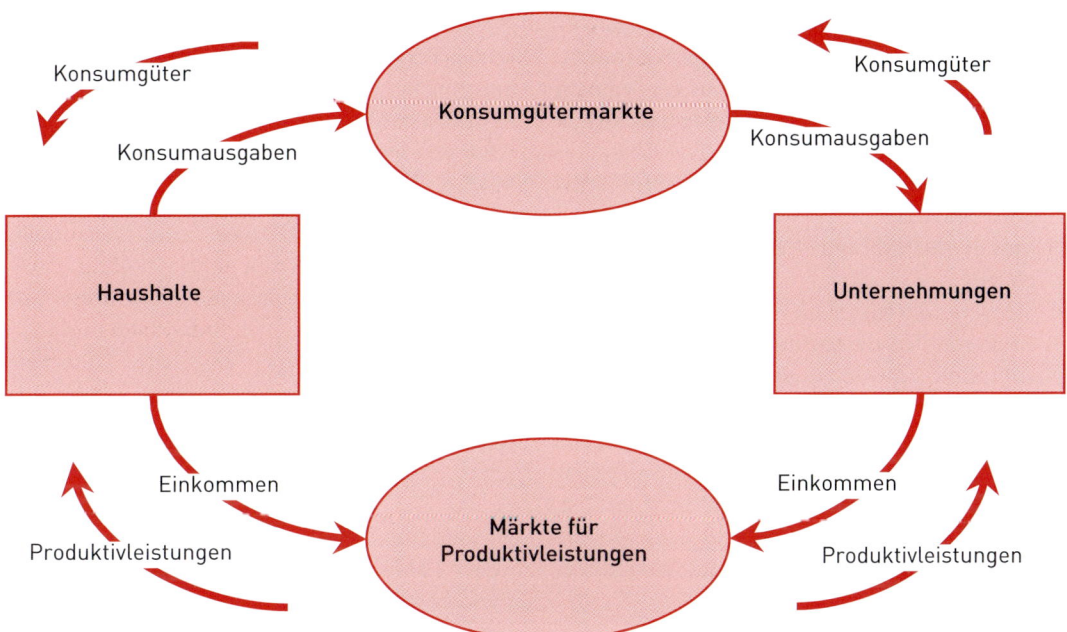

Abbildung 1-1: Der einfache Wirtschaftskreislauf (Quelle: Baßeler/Heinrich/Koch, 1999: 64)

tum trotz rahmengebender Ordnung erreicht werden?

4. das *Stabilisierungsproblem*:
   - Wie kann dieses Wachstum stetig erfolgen, um Krisen und Rückschläge zu vermeiden?

5. das *Machtproblem*:
   - Wer trifft welche Entscheidungen?
   - Wie weit darf die Macht von wirtschaftlichen Gruppierungen, Zusammenschlüssen und Institutionen reichen?
   - Aber auch: Wie weit darf die individuelle Freiheit eingeschränkt werden?

1.1.1.4
Ideal- und Realtypen der Wirtschaftsordnung

Die wichtigsten theoretischen Modelle der Gestaltung einer Wirtschaftsordnung sind die *freie Marktwirtschaft,* die *Planwirtschaft* und die *soziale Marktwirtschaft* (Thieme, 2003: 17 ff.). Diese Modelle bezeichnen allerdings Idealtypen, die in ihrer reinen Form kaum in die wirtschaftliche Realität übersetzt wurden. Im Gegensatz dazu werden die tatsächlich ausgestalteten und gelebten Wirtschaftsordnungen der Wirklichkeit als Realtypen bezeichnet. Je nach Gesellschaft und Gesellschaftsordnung orientieren sich die Realtypen zwar an einem der Idealtypen, enthalten aber entsprechende alltags- und wirtschaftsspezifische Modifikationen der theoretischen Modelle.

Die freie Marktwirtschaft
Die freie Marktwirtschaft stellt das Individuum als Wirtschaftssubjekt in den Mittelpunkt der Überlegungen. Sie wird deshalb auch als *individualistische Wirtschaftsordnung* charakterisiert. Entsprechend ist die Wirtschaftsordnung einer freien Marktwirtschaft gekennzeichnet durch:

- individuelle Planung und individuelles Risiko
- minimale und untergeordnete Rolle des Staates

- freier Wettbewerb (der Preis wird ausschließlich über Angebot und Nachfrage bestimmt)
- freier Marktzugang für alle Teilnehmer (auch international, also: freie Austauschbarkeit von Währung)
- Gewerbe-, Vertrags-, Konsum- und Investitionsfreiheit
- freie Berufswahl und freie Wahl des Arbeitsplatzes
- Streben nach maximalem Gewinn
- Recht auf Privateigentum und
- demokratische Gesellschaftsordnung.

Da der Markt in der freien Marktwirtschaft die oberste Lenkungsinstanz ist, der Staat dagegen kaum in den Wirtschaftsprozess involviert ist, kann man das Modell vereinfacht auch auf die Formel bringen: «minimaler Staat, maximaler Markt».

Die Planwirtschaft

Ein anderer Grundtyp von Wirtschaftssystem ist die *Planwirtschaft*. Dieser Typ markiert gewissermaßen die extreme Gegenposition zur freien Marktwirtschaft. Hier steht nicht das Individuum, sondern das Kollektiv, nicht der Markt, sondern der Staat im Mittelpunkt der Rahmengebung. Planwirtschaft wird daher auch als kollektivistische Wirtschaftsordnung beschrieben. Sie lässt sich durch die folgenden Bestimmungsmerkmale charakterisieren:

- minimale Rolle der Freiheit des Individuums
- Produktionsmittel als Staatseigentum
- Kollektivplanung (totale Regelung der gesamten Produktion durch Jahresplanung)
- staatliche Regulierung des gesamten Marktgeschehens:
  - zentral gelenktes Angebot
  - zentral gelenkte Nachfrage
  - zentral gelenkte Preise
  - zentral gelenkte Investitionen
- staatliche Regelung der Berufswahl und des Arbeitsplatzes
- staatliche Bedarfsplanung
- totalitäre Gesellschaftsordnung.

Auf Grund der zentralen Rolle des Staates und seiner Funktion als zentrale und oberste Lenkungsinstanz ist die Planwirtschaft auch als Zentralverwaltungswirtschaft bekannt. Übersetzt in eine prägnante Formel lässt sich das Modell der Planwirtschaft mit der Formulierung «maximaler Staat, minimaler Markt» ausdrücken.

Die soziale Marktwirtschaft

Als drittes Modell stellt sich die *soziale Marktwirtschaft* als eine Wirtschaftsordnung dar, in der ein Ausgleich zwischen den Interessen des Individuums und den Interessen der Gesellschaft angestrebt werden soll. Entsprechend ist es das Ziel der sozialen Marktwirtschaft, die Freiheit und Initiative des Einzelnen mit einem hohen Maß an sozialem Fortschritt, Wohlstandswachstum und sozialer Sicherheit zu verbinden. Als Charakteristika der sozialen Marktwirtschaft gelten:

- Freiheit des Individuums
- marktwirtschaftlicher Wettbewerb, aber mit staatlich festgelegten Wettbewerbsregeln (z. B. Kartellgesetz)
- Streben nach maximalem Gewinn
- Privateigentum (im Grundgesetz verankert), aber mit Sozialbindung (der Gebrauch des Eigentums soll auch im Wohle der Allgemeinheit stattfinden)
- lenkende staatliche Wirtschaftspolitik («magisches Viereck»: Stabilität, Vollbeschäftigung, stetiges Wirtschaftswachstum, außenwirtschaftliches Gleichgewicht)
- soziale Aufgaben von Staat und Gesellschaft («soziales Netz»)
- Tarifautonomie.

Daraus wird deutlich, wie sehr ein Abwägen der Interessen von Individuum und Gesellschaft angestrebt wird: Die soziale Marktwirtschaft enthält sowohl Elemente der freien Marktwirtschaft, wie die Freiheit des Individuums, als auch – wenngleich etwas eingeschränkt – Elemente der Planwirtschaft, wie etwa den Vorrang des Staates zur Regulierung des Wettbewerbs (Kartellrecht).

Im Wettbewerb bleibt der Preis die primäre Lenkungsinstanz, die das Zusammentreffen von Angebot und Nachfrage regelt. Zum Ausgleich sozialer Härten, die sich durch die Betonung des Leistungsprinzips und des Prinzips der Gewinnmaximierung ergeben, werden aber auch staatliche, ordnungspolitische Maßnahmen eingesetzt. In der Steuerung der ökonomischen Macht, die damit durch Staat und Wettbewerb erfolgt, wird neben der Wahrung eines freiheitlichen Wirtschaftssystems auch die Basis zur Erhaltung einer freiheitlichen Gesellschaftsordnung gesehen. Neben die wirtschaftliche Betrachtungsweise des Wettbewerbs tritt in der sozialen Marktwirtschaft so die gesellschaftspolitische Sicht (Lampert/Bossert, 2004: 91 f.; Müller-Armack, 1956).

Das Wirtschaftssystem der Bundesrepublik Deutschland ist nach der Konzeption der sozialen Marktwirtschaft aufgebaut. Aus dem Konzept der sozialen Marktwirtschaft lassen sich zwei wirtschaftspolitische Schwerpunkte ableiten: die *Ordnungs-* und die *Prozesspolitik* (Thieme, 2003: 26 f.). Hierbei fällt der Ordnungspolitik die Aufgabe zu, Grundsätze, Leitlinien und Kompetenzen für das wirtschaftliche Handeln und für staatliche Interventionen in den Wirtschaftsprozess festzuschreiben. So gehören z. B. die Errichtung der Wirtschaftsverfassung oder die Eigentums-, Geld- und Wettbewerbsordnung zur Ordnungspolitik. Die Prozess- oder Ablaufpolitik dient dagegen der Beeinflussung der volkswirtschaftlichen Prozesse, die innerhalb eines festgelegten ordnungspolitischen Rahmens ablaufen.

Wie ausgeführt, hat der Wettbewerb im Konzept der sozialen Marktwirtschaft sowohl eine wirtschaftliche als auch eine gesellschaftspolitische *Steuerungsfunktion*. Eine Einschränkung dieser Funktion kann dadurch erfolgen, dass sich die Zahl der Wirtschaftssubjekte verkleinert und sich deren Einfluss gleichzeitig vergrößert. Eine Einschränkung des Wettbewerbs impliziert somit automatisch die Entstehung oder Verstärkung von Konzentration. Durch eine staatliche Intervention mittels Wettbewerbspolitik sollen diese Konzentrationstendenzen verhindert bzw. abgebremst werden.

1.1.2
Märkte und Preisbildung

1.1.2.1
Markt und Marktformen

Der Begriff *Markt* leitet sich ab vom lateinischen Begriff *mercatus*, was so viel wie Handel oder auch Handelsplatz bedeutet. Auch heute noch bezeichnet er im engeren Sinne einen konkreten Ort, an dem Waren regelmäßig gehandelt oder getauscht werden, eben einen Markt- oder Handelsplatz. Im weiteren Sinne – und im Kontext der Volkswirtschaftslehre – bezeichnet der Begriff Markt aber umfassender den *gedanklichen Ort des Zusammentreffens von Angebot und Nachfrage*. Dabei ist es aus volkswirtschaftstheoretischer Sicht völlig gleichgültig, an welchem Ort, zu welchem Zeitpunkt und unter welchen Konstellationen dies geschieht. Entscheidend ist lediglich, dass Angebot und Nachfrage aufeinander treffen. Märkte können prinzipiell organisiert oder nicht organisiert sein. Ein organisiertes Zusammentreffen von Angebot und Nachfrage findet auf einem Markt im *institutionellen Sinne* statt. Hier herrschen festgelegte Regeln, nach denen der Handel abgewickelt wird, wie etwa auf Wochen- oder Jahrmärkten, Auktionen oder Börsen oder bei offiziellen Ausschreibungen. Genauso werden Angebot und Nachfrage aber auch bei Ausstellungen oder auf Messen institutionell zusammengeführt (Baßeler et al., 2006: 99 f.). Darüber hinaus lassen sich Märkte nach der Art der handelbaren Güter, nach quantitativen und qualitativen Merkmalen einteilen. Dementsprechend gibt es *Faktormärkte* und *Gütermärkte*. Als Faktormärkte bezeichnet man solche Märkte, an denen Produktionsfaktoren gehandelt werden. Dies sind traditionell der Arbeits-, der Kapital- und der Immobilienmarkt. Jeder Handel mit Gütern findet dagegen über einen Gütermarkt – also über Konsumgüter- oder über Dienstleistungsmärkte – statt (Cezanne, 2005: 20 f.).

Wird ein Markt dagegen nach der Anzahl der Marktteilnehmer und deren Marktgewicht klassifiziert, lassen sich bestimmte Marktformen erkennen. Sobald auf einem Markt mehr als ein Anbieter und/oder mehr als ein Nachfrager zum Güteraustausch zusammentreffen, liegt *Wettbewerb* vor. Unter Wettbewerb im wirtschaftlichen Sinne ist damit also eine marktbezogene Rivalitätsbeziehung zwischen mehreren Wirtschaftssubjekten zu verstehen. Der Wettbewerb hat hierbei mehrere Funktionen:

- Anreiz
- Ordnungsfaktor für die Tauschprozesse
- Verteilung der Güter.

1.1.2.2
Bestimmungsfaktoren von Angebot und Nachfrage

Während sich Marktart und Marktformen bereits als Bestimmungsgründe von Angebot und Nachfrage angedeutet haben, gibt es weitere Marktdeterminanten, die sich auf Angebot und Nachfrage auswirken. So sind bestimmend für die Nachfrage als am Markt wirksamer Bedarf (Mankiw/Taylor, 2008: 77 f.):

- Ziele und Bedürfnisse der Nachfrager (abhängig von Alter, Beruf, Status, vorhandener Ausstattung an Gütern etc.)
- Preis des nachgefragten bzw. angebotenen Gutes
- Preise der sonst noch zur Verfügung stehenden Güter
- verfügbares Einkommen
- Erwartung bezüglich der zukünftigen wirtschaftlichen Entwicklung («Notgroschen»).

Beispiel

Frau Wünsche, Pflegekraft der Ambulanten Hauskrankenpflege Vitalis GbR, hat den beiden Geschäftsinhaberinnen Frau Kramer und Frau Chmielewski die Einführung der Ayurveda-Therapie empfohlen. Die Mitarbeiterin des ambulanten Pflegedienstes wurde bereits in mehreren Kundengesprächen auf diese besondere Therapieform angesprochen. Eine daraufhin durchgeführte Analyse der Kundenstruktur ergab, dass genügend Patienten über ein ausreichendes Einkommen verfügen, um zusätzliche Angebote nutzen zu können. Da die Ayurveda-Therapie in keiner der in der weiteren Umgebung angesiedelten Pflegeinstitutionen angeboten wird und weil darüber hinaus eine bundesweite Studie ergab, dass bei dieser fernöstlichen Therapie langfristig mit steigendem Zuspruch zu rechnen ist, entschieden sich die Geschäftsinhaberinnen für die Einführung eines adäquaten Angebots. Erleichternd kam hinzu, dass bereits zwei Mitarbeiterinnen mit Grundlagen der Ayurveda-Behandlung vertraut sind und daher vermutlich nur geringe Qualifizierungskosten aufgewendet werden müssen.

Dagegen sind die folgenden Faktoren die Bestimmungsgründe des Angebotes (Mankiw/Taylor, 2008: 84 ff.):

- Ziele und Bedürfnisse der Anbieter
- Preis des Gutes
- Preise der übrigen Güter
- Faktorkosten (Kosten der Produktionsfaktoren)
- Erwartung über Gewinn und zukünftige Entwicklung
- Wettbewerbssituation («Im Monopol verschenkt man nichts»)
- Stand der Technik.

1.1.2.3
Preisbildung auf vollkommenen Märkten

In den Wirtschaftswissenschaften legt man in den meisten Fällen die Erkenntnis zu Grunde, dass ein systematischer Zusammenhang existiert zwischen den *Marktpreisen*, der *Kaufkraft* der Nachfrager (d.h. dem *Einkommen*) und der nachgefragten bzw. angebotenen *Gütermenge*. In diesem Zusammenspiel bezeichnet der Begriff der *Preisbildung* die Herausbildung eines Marktpreises, zu dem das knappe Gut am Markt gehandelt wird. Preise entstehen also immer dann, wenn Käufer und Verkäufer knappe Güter tauschen bzw. handeln. Hierbei wird der Preis aber nicht völlig unabhängig von den bestehenden Rahmenbedingungen festgelegt, sondern er wird durch den *Preismechanismus* von Angebot und Nachfrage bestimmt. Man kann daher vereinfacht formulieren: «Angebot und Nachfrage regeln den Preis». Tatsächlich ist diese einfache Regel elementarer Bestandteil aller volkswirtschaftlichen Modelle zur Preisbildung; ist sie einmal verinnerlicht, bereitet das Verständnis der weiteren theoretischen Implikationen wenig Schwierigkeiten. Oben wurde bereits deutlich, dass Angebot und Nachfrage auf dem Markt zusammentreffen. Nun soll dieser Gedanke vertieft werden, um zu sehen, wie Angebot und Nachfrage die gehandelte Menge und den gehandelten Preis bestimmen. Zunächst soll die Situation betrachtet werden, in der Angebot und Nachfrage in der Menge identisch sind, die angebotene Menge also exakt der nachgefragten Menge entspricht. Eine solche Situation wird als *Marktgleichgewicht* beschrieben; der Preis der zu diesem Marktgleichgewicht führt, wird entsprechend als *Marktpreis, Gleichgewichtspreis* oder *Markträumungspreis* bezeichnet. Beim Gleichgewichtspreis entspricht also die Menge, die Nachfrager kaufen wollen und können, exakt der Menge, die Anbieter verkaufen wollen und können (Mankiw/Taylor, 2008: 88).

Die heutigen Märkte sind nun aber in der Regel nicht durch ein Marktgleichgewicht gekennzeichnet, das heißt, Angebot und Nachfrage sind in den meisten Fällen nicht in der Menge identisch. Es existiert also entweder eine zu große Nachfrage (*Nachfrageüberhang*) oder ein zu großes Angebot (*Angebotsüberhang*). Zudem werden die heutigen Märkte durch eine Vielzahl von Anbietern und Nachfragern definiert. In diesem Fall, in dem der Einzelne einen minimalen Einfluss auf das Angebot, die Nachfrage, die Menge und den Marktpreis hat, liegt ein *Wettbewerbs-* oder *Konkurrenzmarkt* vor (Mankiw/Taylor, 2008: 73). Auf Wettbewerbsmärkten kommt es durch die Konkurrenz der Marktteilnehmer, durch Arbeitsteilung und Spezialisierung einer-

seits zu einer *Differenzierung* am Markt, andererseits aber zu einer *Homogenisierung* des Angebotes, d. h. zu einer qualitativen und quantitativen Angleichung der angebotenen Güter. Damit ist ein wesentlicher Bestimmungsgrund des *vollkommenen Marktes* benannt. Entsprechend lässt sich ein vollkommener Markt (Polypol bei vollkommener Konkurrenz) durch die folgenden Marktbedingungen charakterisieren:

- Homogenität des Angebotes
- Markttransparenz (alle Marktteilnehmer kennen die Marktbedingungen)
- Fehlen von persönlichen und sachlichen Präferenzen (kein Anbieter oder Abnehmer wird bevorzugt)
- einziges Auswahlkriterium ist der Preis
- sofortige Reaktion bei Marktveränderungen.

Bei *vollständiger Konkurrenz* gelten volkswirtschaftstheoretisch zunächst zwei wirklichkeitsnahe Annahmen, um die *Preisbildung des Wettbewerbspreises* zu bestimmen. Die erste Annahme ist, dass die Nachfrage nach einem Gut X mit sinkendem Preis Y steigt. Oder anders ausgedrückt: *Je niedriger der Preis, desto höher die Nachfrage; je höher der Preis, desto niedriger die Nachfrage.* Dieser *Nachfragefunktion* steht als zweite Annahme die *Angebotsfunktion* gegenüber, die davon ausgeht, dass das Angebot mit zunehmendem Preis steigt. Vereinfacht gesagt heißt das: Je höher der Preis, desto größer das Angebot, je niedriger der Preis desto kleiner das Angebot. In Tabelle 1-1 ist dies beispielhaft aufgezeigt.

Tabelle 1-1: Angebot und Nachfrage

Preis (€)	Nachfrage (Stück)	Angebot (Stück)
10,–	250	50
20,–	200	100
30,–	150	150
40,–	100	200
50,–	50	250

Tabelle 1-1 macht deutlich, in welcher Beziehung Preis, Nachfrage und Angebot im volkswirtschaftlichen Modell zueinander stehen. Bei einem Preis von 40,– EUR ist die Nachfrage mit 100 nachgefragten Stück geringer als bei einem Angebotspreis von 10,– EUR, wo noch 250 Stück nachgefragt wurden. Bei der angebotenen Menge verhält sich diese Beziehung genau umgekehrt: Bei einem Angebotspreis von 40,– EUR ist das Angebot mit 200 angebotenen Stück höher als bei einem am Markt erzielbaren Preis von 10,– EUR (50 Stück).

Beispiel

Die Ambulante Hauskrankenpflege Vitalis GbR bietet neuerdings eine Ayurveda-Therapie an. Eine kurze Therapieeinheit kostet 10,– EUR. Diese neue Therapieform trifft auf eine sehr große Resonanz, sodass sich 250 neue Kunden für eine Sitzung anmelden. Die Hauskrankenpflege hat jedoch nur Kapazitäten für 50 Einheiten. Da der Preis der Ayurveda-Therapie sehr niedrig ist, ist die Nachfrage dementsprechend hoch.

Außerdem wird aus Tabelle 1-1 ein weiterer relevanter Mechanismus der Preisbildung klar. Während im zuerst genannten Fall das Angebot bei einem Stückpreis von 40,– EUR 200 Stück beträgt, werden lediglich 100 Stück nachgefragt. Das bedeutet: Hier ist das Angebot größer als die Nachfrage; es liegt ein *Angebotsüberhang* vor. Umgekehrt verhält es sich beim zweiten Fall (s. Tab. 1-1), bei dem der Nachfrage mit 250 Stück ein Angebot mit 50 Stück gegenübersteht. Hier existiert folglich ein *Nachfrageüberhang*.

Bei näherer Betrachtung erschließt sich aber noch etwas: Nachfrage, Angebot und Preis wirken aufeinander und beeinflussen sich wechselseitig, wobei der Preis das zentrale *Regulativ* ist. Die hier dahinter stehende Regel wurde bereits formuliert: «Angebot und Nachfrage regeln den Preis». Über diesen Ausgleichs- und Anpassungsmechanismus pendelt sich schließlich ein Gleichgewicht von Angebot und Nachfrage ein:

Die gesamte angebotene Menge wird in diesem Fall nachgefragt, der Markt geräumt. In dieser Situation liegt dann wieder – wie in der Ausgangsüberlegung – ein Marktgleichgewicht vor. Deshalb bezeichnet man den Preis, bei dem Angebot und Nachfrage genau übereinstimmen, auch als *Gleichgewichts-* oder *Markträumungspreis*, die zu diesem Preis angebotene bzw. nachgefragte Menge als *Gleichgewichtsmenge* (hier gilt: Angebot = Nachfrage, s. o.). Abbildung 1-2 veranschaulicht diese volkswirtschaftlichen Modellannahmen grafisch.

Sofern sich nun jedoch die Bestimmungsgründe von Angebot und/oder Nachfrage verändern, muss ein neues Marktgleichgewicht gefunden werden. In diesem Fall entsteht als Folge ein neuer Gleichgewichtspreis. Es kommt zu einer Erhöhung des Gleichgewichtspreises, wenn:

- bei bestehendem Preis die Nachfrage steigt. Hierbei wird im Diagramm eine Verschiebung der Nachfragefunktion nach rechts (oben) nötig
- bei gleichem Preis das Angebot sinkt, was zu einer Verschiebung der Angebotskurve nach links führt.

Eine Reduktion des Gleichgewichtspreises tritt dagegen ein, wenn:

- bei bestehendem Preis die Nachfrage sinkt. Im Diagramm führt dies zu einer Verschiebung der Nachfragefunktion nach links (unten).
- bei gleichem Preis das Angebot steigt, was zu einer Verschiebung der Angebotskurve nach rechts führt.

1.1.2.4
Preisbildung auf unvollkommenen Märkten

Fehlt eine der oben genannten Marktbedingungen, liegt ein *unvollkommener Wettbewerb* vor. Die zentralen Motoren des Marktes – Angebot und Nachfrage – können in diesem Fall nicht mehr «im freien Spiel der Kräfte» wirken,

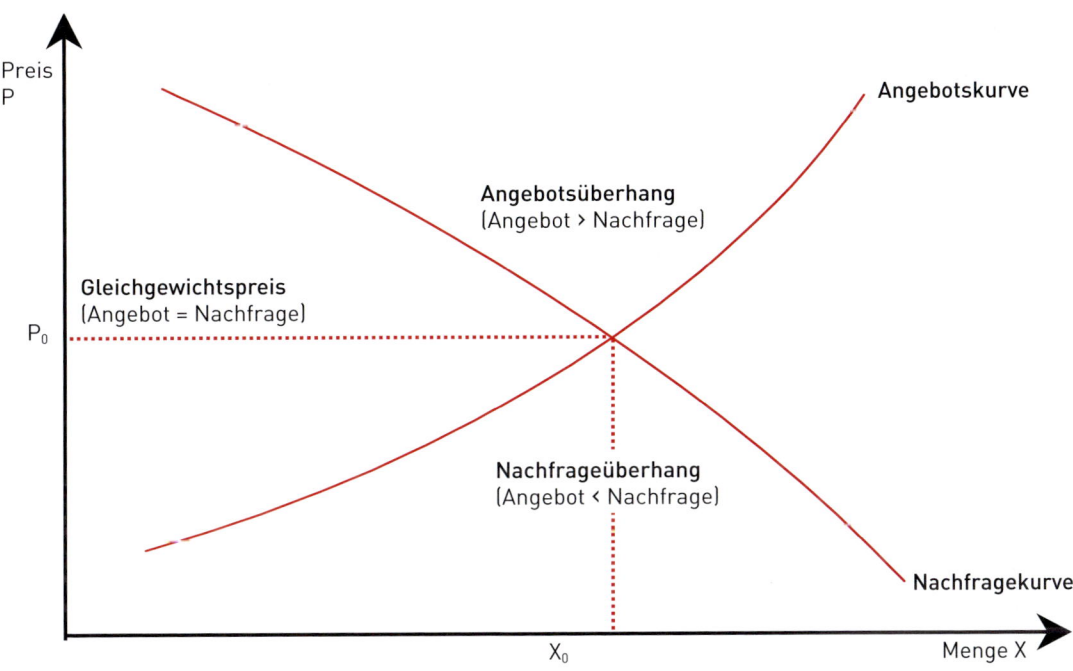

Abbildung 1-2: Angebots- und Nachfragefunktion

der Wettbewerb zwischen Anbietern und Abnehmern ist eingeschränkt. Tatsächlich sind Märkte in der Regel unvollkommen, wie etwa bei der Analyse der Bestimmungsfaktoren des Gesundheitsmarktes deutlich wird (hier vor allem durch staatliche und ordnungspolitische Eingriffe). In diesem Fall, in dem der Wettbewerb nicht über den Preis als zentrales Regulativ ausgeglichen und der Markt zum Gleichgewichtspreis geräumt wird, liegt ein *Polypol bei unvollkommener Konkurrenz* vor. Gründe für die Unvollkommenheit des Marktes können etwa sein, dass den Marktteilnehmern die Übersicht über den Gesamtmarkt fehlt oder ein Gut in verschiedenen Qualitäten angeboten wird. Im Polypol bei unvollkommener Konkurrenz kann der Anbieter in begrenzter Menge seinen Preis selbst bestimmen. Hier wird ein und dasselbe Gut mitunter zu verschiedenen Preisen gehandelt, ein einheitlicher Marktpreis existiert nicht. Der Anbieter kann dabei etwa durch verschiedene Absatzinstrumente (z.B. Werbung, Ver-

kaufsförderung, Image) individuelle oder objektbezogene Präferenzen beim Konsumenten schaffen, um seinen höheren Preis gegenüber der Konkurrenz durchzusetzen.

In der Realität ist die freie Selbstfestlegung des Angebotspreises kaum vorzufinden. Dagegen ist die Orientierung an der Preisgestaltung der jeweiligen Mitbewerber in der wirtschaftlichen Praxis dominierend. Die einzelnen Anbieter sind damit – basierend auf ihrer Marktpositionierung – mehr oder weniger abhängig vom wettbewerblichen Umfeld. So orientiert sich beispielsweise der *Qualitätsführer* (Anbieter mit der besten Qualität) an den jeweiligen Qualitätsanbietern, wobei der Preiswettbewerb durch einen Qualitätswettbewerb ersetzt wird, während sich der Marktschwache als *Preisfolger* stärker nach dem *Preisführer* am Markt ausrichtet. Die Marktsituation, in der sich die beschriebenen Szenarien abspielen, in denen die Preisgestaltung nicht durch einen einheitlichen Marktpreis, sondern durch die Ausrichtung an

Mitbewerbern erfolgt, nennt man auch *Oligopol* (auf unvollkommenen Märkten). Hier stehen der breit gefächerten und heterogenen Nachfrage wenige, aber relativ große Anbieter mit hoher Marktmacht gegenüber (Baßeler et al., 1999: 193; 2006: 171).

Beispiel

Im Gesundheitswesen ist der Preisbildungsmechanismus des Marktes vom Staat reglementiert. So muss Frau Kramer von der Ambulanten Hauskrankenpflege Vitalis GbR die vom Staat festgelegten/mit dem Kostenträger verhandelten «Preisvorgaben» für die Abrechnung der jeweiligen Pflegeleistungen einhalten. Nur im Wahlleistungsbereich kann sich der Preis über das Zusammenspiel von Angebot und Nachfrage frei bilden. Für die Preiskalkulation der Wahlleistungen muss Frau Kramer dabei die Situation des Angebotes, also die umliegende Konkurrenz von Vitalis, und die Nachfrage, also die vorhandenen oder potenziellen Kunden des Unternehmens, berücksichtigen.

1.1.2.5
Kooperation und Konzentration in der Wirtschaft

Unternehmenskooperationen und -zusammenschlüsse entstehen durch Verbindung von bisher rechtlich und/oder wirtschaftlich selbstständigen Unternehmen zu größeren Wirtschaftseinheiten, ohne dass dabei die rechtliche oder wirtschaftliche Autonomie der beteiligten Unternehmen aufgehoben wird (Schierenbeck, 2003: 49). Dabei bezeichnet der Überbegriff *Kooperationen* all jene Zusammenschlüsse, die auf freiwilliger Basis in eine recht lockere, meistens zeitlich oder sachlich begrenzte vertragliche Verbindung von Unternehmen münden (s. Kap. 1.2.3.4). Beispiel für eine Kooperation wäre etwa die Zusammenarbeit zweier Pharmaunternehmen am gemeinsamen Projekt «Interessengemeinschaft Forschung». Als Merkmale einer

Kooperation lassen sich die folgenden Punkte definieren:

- Zusammenarbeit der Unternehmen durch (in der Regel gleichberechtigte) Abstimmung von Funktionen
- ergänzend oder alternativ als Ausgliederung von Funktionen auf eine gemeinschaftliche Kooperationseinrichtung
- bei rechtlicher und (in anderen als den von der Kooperation betroffenen Bereichen) wirtschaftlicher Selbstständigkeit der Unternehmen.

Abhängig vom Grad der wirtschaftlichen und der juristischen Verflechtung der sich zusammenschließenden Unternehmen lassen sich neben der Kooperation außerdem Konzern, Kartell, Trust und Jointventure als typische Arten von Unternehmenszusammenschlüssen beschreiben (Schierenbeck, 2003: 49 ff.). Als *Kartell* wird eine vertragliche, in der Regel wettbewerbsbehindernde Kooperation zwischen Unternehmen gleicher Branchen gesehen, bei der die Unternehmen rechtlich selbstständig bleiben, die wirtschaftliche Selbstständigkeit aber eine partielle Einschränkung erfährt. Während im *Konzern* im Unterschied zur Unternehmenskooperation die wirtschaftliche Selbstständigkeit völlig aufgegeben wird und nur noch die rechtliche Autonomie bestehen bleibt, geben die angeschlossenen Betriebe im *Trust* auch die rechtliche Selbstständigkeit auf. Hier entsteht bei der Fusion durch Aufnahme anderer Unternehmen oder Neugründung eine einzige Unternehmung, in der die eingegliederten Unternehmen rechtlich und wirtschaftlich aufgehen. Dagegen bezeichnet ein *Jointventure* einen Unternehmenszusammenschluss, bei dem im Rahmen der Kooperation zwischen Unternehmen ein neues, eigenständiges Unternehmen gegründet wird, an dem alle Kooperationspartner beteiligt sind. Denkbar wäre innerhalb dieser Konstellation etwa, dass ein Unternehmen A das Investitionskapital liefert, während das zweite Unternehmen B den Standort und die Mitarbeiter für das Kooperationsprojekt beisteuert. In der Praxis werden Jointventures häufig im Bereich Forschung und Entwicklung sowie als Einkaufskooperation gewählt.

Insbesondere bei starker Konkurrenz lassen sich zahlreiche Ziele bzw. Vorteile von Unternehmenskooperationen und -zusammenschlüssen erkennen (s. Kap. 3.7). Dabei ist der Wunsch nach langfristiger Sicherung der unternehmerischen Basis, der eng mit einer Erhöhung der Wirtschaftlichkeit des Unternehmens verknüpft ist, ebenso als ein übergeordnetes Unternehmensziel anzusehen wie das Streben nach Gewinnmaximierung. Als Unterziele für die Kooperation lassen sich demgegenüber identifizieren:

1. Stärkung der Marktposition und der damit verbundenen Marktmacht
2. Verbesserung der Kostenstruktur durch Nutzung von Kostenvorteilen (v.a. *Degressionseffekte*) oder Rationalisierungsmaßnahmen
3. Verbesserung der Produktions- oder Handelsverhältnisse
4. Möglichkeit der gemeinsamen Nutzung von Infrastruktur (z.B. Geschäftskanäle, Ausstattung, Mitarbeiter)
5. Möglichkeit der gemeinsamen Nutzung des technischen Fortschritts, z.B. in der Forschung oder Produktion
6. Generierung von Synergieeffekten und Steigerung der betrieblichen Effizienz und Effektivität
7. Portfolio- und Risikodiversifikation
8. Ausnutzung steuerlicher Vorteile
9. Optimierung der unternehmerischen Finanzierung.

Unternehmenszusammenschlüsse und Kooperationen können auf verschiedenen Stufen im betrieblichen Leistungsprozess sinnvoll sein. Zum Beispiel könnte die oben angesprochene «Interessengemeinschaft Forschung» zwischen zwei artverwandten Unternehmen der Pharmabranche Synergien ermöglichen, während ebenso denkbar ist, dass sich beide Unternehmen auf verschiedenen Stufen im Produktionsprozess (z.B. Entwicklung und Vertrieb) befinden. Ent-

sprechend diesen Möglichkeiten unterscheidet man folgende Arten von Zusammenschlüssen (Jacob, 1993: 98 f.):

- *horizontaler Zusammenschluss:* Unternehmen einer Branche schließen sich zusammen
- *vertikaler Zusammenschluss:* Unternehmen verschiedener Produktionsstufen schließen sich zusammen
- *diagonaler* oder auch *anorganischer Zusammenschluss:* Unternehmen verschiedener Branchen und/oder verschiedener nicht aufeinander aufbauender Produktionsstufen kooperieren miteinander.

Während kleine und mittelständische Unternehmen vor allem versuchen, durch Kooperationen ihre Wirtschaftlichkeit zu erhöhen und ihre Risiken zu minimieren, um damit ihr Überleben im Markt langfristig zu sichern, sind es oftmals Großunternehmen und internationale Konzerne, die über Unternehmenskooperationen eine marktbeherrschende Stellung anstreben. Nachteile von Kooperationen sind in diesem Fall die mögliche Ausschaltung des Wettbewerbs, die zu einer willkürlichen und überhöhten Preissetzung und einem damit verbundenen Missbrauch der wirtschaftlichen Macht führen kann.

Beispiel

Herr Meinolf, Geschäftsführer der Pflegeheim Sonnenschein GmbH, und Frau Peters von der Christlichen Sozialstation Remscheid haben sich zu einer Kooperation zusammengeschlossen. Sie wollen ab sofort ihre Mitarbeiter in einer gemeinsamen Fortbildung schulen. Auf diese Weise sparen sie Personalentwicklungskosten, da nicht mehr beide Unternehmen separate Fortbildungen durchführen müssen. Bei dieser Kooperation handelt es sich um einen horizontalen Zusammenschluss, da beide Unternehmen in der gleichen Branche, der Pflegebranche, tätig sind.

Herr Meinolf ist darüber hinaus eine Kooperation mit einem Apotheker eingegangen, von dem ihm die für die Patienten benötigten Medikamente direkt geliefert werden. Man könnte hier von einem vertikalen Zusammenschluss sprechen. Als diagonaler Zusammenschluss kann die Kooperation zwischen Frau Kramer (Ambulante Hauskrankenpflege Vitalis GbR) und der Inhaberin des Kosmetikstudios Schneider bezeichnet werden. Beide stammen aus unterschiedlichen Branchen und empfehlen sich gegenseitig ihren Patienten bzw. Kunden weiter.

In diesem Zusammenhang bedeutsam sind *Monopole* und *Kartelle*. Der Begriff *Monopol* bedeutet wörtlich übersetzt «Verkauf durch Einen». Beschrieben wird also eine Marktform, bei der auf der Seite des Angebotes nur ein Verkäufer (*Angebotsmonopol*) oder auf der Nachfrageseite nur ein Käufer (*Nachfragemonopol*) existieren. Tritt beides ein, spricht man von einem *bilateralen Monopol*. Im Monopol hat der Monopolist keine Konkurrenz, dadurch kann er seine preis- und mengenpolitischen Forderungen völlig unabhängig von anderen Marktteilnehmern durchsetzen. Allerdings ist bei extrem hohen Preis- oder Mengenforderungen davon auszugehen, dass aufgrund der überdurchschnittlichen Gewinnerwartung neue Konkurrenten in das Monopol eindringen und Substitutionsgüter anbieten bzw. nachfragen. Als *Kartell* gilt – wie bereits dargestellt – eine vertragliche horizontale Kooperation, bei der die Unternehmen rechtlich selbstständig bleiben, die wirtschaftliche Selbstständigkeit aber eingeschränkt wird. Zentrales Merkmal eines Kartells ist die Eignung, die Erzeugung oder den Verkehr von Gütern durch eine Beschränkung des Wettbewerbs zu beeinflussen. Arten von Kartellen können in diesem Zusammenhang etwa sein:

- Preiskartell
- Gebietskartell
- Konditionenkartell
- Rabattkartell

- Produktionskartell (jedem Mitglied werden «erlaubte» Produktionsmengen zugewiesen – in der Regel, um die Angebotsmenge zu kontrollieren)
- Normen- und Typenkartell
- Syndikat (Spezialform des Kartells: Vertriebskartell, bei der der Vertrieb der Güter ausschließlich über eine gemeinsame Verkaufsorganisation erfolgt).

Nach dem Kartellrecht, vor allem dem Gesetz gegen Wettbewerbsbeschränkungen (GWB, 1958 in Kraft getreten), sind *horizontale Kartelle* grundsätzlich verboten, sonstige Kartellkonstruktionen sind immer dann nichtig, wenn sie einen Kooperationsbeteiligten in der Freiheit der Gestaltung von Preisen oder Geschäftsbedingungen im Kontakt mit Dritten beschränken. Dabei wird der Grad der Marktbeherrschung regelmäßig als entscheidendes Beurteilungskriterium gewählt. Als Basis des Kartellverbots ist das Prinzip einer staatlichen Garantie der Wettbewerbsfreiheit anzusehen, dem sowohl wirtschaftliche als auch gesellschaftspolitische Zielsetzungen zu Grunde liegen. Entsprechend geht das GWB davon aus, dass die «Wettbewerbswirtschaft die ökonomischste und zugleich demokratischste Form der Wirtschaftsordnung» ist.

1.1.3
Staatliche Wettbewerbspolitik

Wie bereits in Kapitel 1.1.2.5 deutlich wurde, sind die zentralen Ziele einer staatlichen Wettbewerbspolitik eng verknüpft mit dem Wunsch nach einer «gerechten» Wirtschaftsordnung, die man durch den Wettbewerb als Regulativ wahren möchte. Das elementare Ziel der staatlichen Wettbewerbspolitik liegt also darin, volkswirtschaftlich oder sozial negative Konsequenzen von unlauterem oder wettbewerbsbeschränkendem Verhalten zu unterbinden. Zu letzteren gehören insbesondere die Bildung von Kartellen, bestimmte Arten von Fusionen und der Missbrauch von Marktmacht. Dementsprechend ist es Anliegen der Wettbewerbspolitik, den Wettbewerb als «ökonomischste und zugleich demokratischste Form der Wirtschaftsordnung» zu sichern, gleichzeitig aber Verbraucher vor unlauterem Wettbewerb oder Wettbewerbsmissbrauch zu schützen. Schützenswert im Sinne der staatlichen Wettbewerbspolitik sind auch schwache bzw. wettbewerbsrelevante Anbieter, die etwa durch Subventionen oder Mindestpreise gestärkt werden. Zu den wesentlichen wettbewerbsrechtlichen und verbraucherschützenden Bestimmungen zählen neben dem GWB (Kartellgesetz), das Gesetz gegen den unlauteren Wettbewerb (UWG), das Gesetz zur Regelung allgemeiner Geschäftsbedingungen (AGB-G), das Rabattgesetz und die Zugabeverordnung, die Preisangabenverordnung, das Haustürwiderrufsgesetz und das Produkthaftungsgesetz. Daneben ist es Ziel der staatlichen Wettbewerbspolitik, eine gerechte Einkommensverteilung zu ermöglichen; hierbei soll konkret ein Rahmen geschaffen werden, in dem Einkommensunterschiede durch Leistungsunterschiede begründet werden («Leistungsprinzip»).

1.1.3.1
Konjunktur und Wirtschaftswachstum

Das volkswirtschaftliche Gleichgewicht ist keine Konstante, sondern permanenten Veränderungen bei Nachfrage und Angebot, Zins- und Preisniveau unterworfen. Diese Veränderungen werden auch als *Wirtschaftsschwankungen* bezeichnet (Mankiw/Taylor, 2008: 820 ff.). Wirtschaftsschwankungen beeinflussen Konjunktur und Wirtschaftswachstum und nehmen damit direkten Einfluss auf unsere Umwelt. Ursachen für Wirtschaftsschwankungen sind einerseits Veränderungen in der Nachfrage oder im Angebot, andererseits wird das volkswirtschaftliche Gleichgewicht ebenso von Maßnahmen des Staates und der Zentralbanken oder vom Außenhandel beeinflusst. Auch saisonale Besonderheiten, wie etwa der erhöhte Eisverkauf im Sommer oder der Baustopp zu Winterbeginn (*saisonale* Schwankungen), oder strukturelle

Umwälzungen, wie der Kohleabbau (*strukturelle* Schwankungen), führen zu Veränderungen in der Volkswirtschaft und beeinflussen das Wirtschaftswachstum.

1.1.3.2
Konjunkturzyklen und Konjunkturindikatoren

Konjunkturelle Schwankungen (Konjunkturwellen) sind sich mehr oder weniger periodisch wiederholende Schwankungen im Wirtschaftsklima, welche die gesamte Wirtschaft und damit alle wichtigen wirtschaftlichen Größen (z.B. Produktion, Beschäftigung, Preisklima, Zinssatz) betreffen. Konjunkturelle Schwankungen lassen sich mit *Konjunkturindikatoren*, wie etwa der Anzahl der Auftragseingänge, der Anzahl der Beschäftigungsverhältnisse oder Veränderungsraten im privaten Konsum, messen und zu typischen zyklischen Teilabschnitten, den Konjunkturphasen, zusammenfassen. Theoretisch treten diese zyklischen Konjunkturschwankungen in einer konstanten Abfolge, dem so genannten *Konjunkturzyklus*, auf. Der Konjunkturzyklus (Abb. 1-3) lässt sich in die folgenden vier Phasen zergliedern (Cezanne, 2005: 17 f.):

1. Hochkonjunktur (auch: Boom)
2. Rezession
3. Depression
4. Expansion

Konjunkturphasen lassen auf die wirtschaftliche Lage eines Sektors oder der Gesamtwirtschaft schließen. So ist etwa die wirtschaftliche Lage im Verlauf der Konjunkturphase *Hochkonjunktur* geprägt durch eine volle Auslastung der volkswirtschaftlichen Kapazitäten, eine hohe volkswirtschaftliche Nachfrage nach Kapital und Gütern, was zu steigenden Zinsen und einem Anstieg des Preisniveaus und damit zu steigenden Löhnen führt (*Lohn-Preis-Spirale*). In der *Rezession* kommt es dagegen zu einer Abschwächung der Konjunktur, die sich in einem Nachfragerückgang, pessimistischer Beurteilung

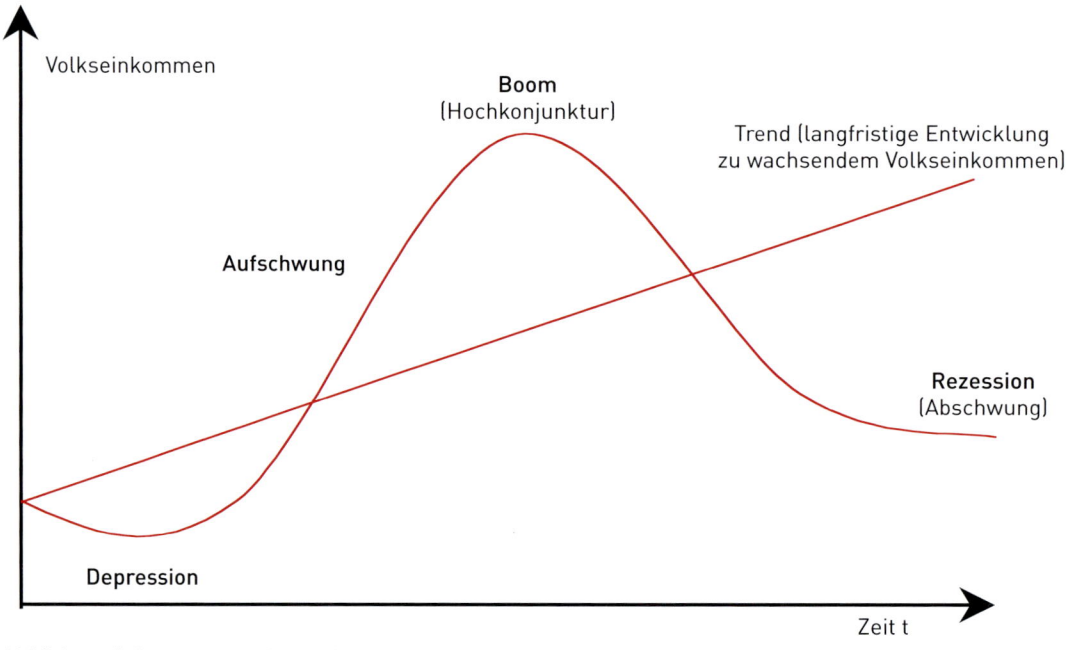

Abbildung 1-3: Der Konjunkturzyklus (Quelle: Cezanne, 1997: 17)

der Wirtschaftslage, sinkender Investitionsneigung, stagnierenden Preisen, Löhnen und Zinsen sowie einem ersten Abbau der Auslastung der volkswirtschaftlichen Produktionsfaktoren (Abbau von Überstunden, Kurzarbeit, Abbau der Lager) ausdrückt. In der *Depression* hält der Rückgang der Nachfrage weiter an, Gewinnerwartungen und die damit verbundene Investitionsneigung sinken weiter, vermehrt schließen Betriebe und/oder setzen Mitarbeiter frei, das Preis- und Lohnniveau sinkt bei weit verbreitetem Pessimismus. Auf die Depression folgt schließlich die *Expansion* als konjunktureller Aufschwung, indem sich zunächst eine positive Grundstimmung zeigt. Steigende Nachfrage führt allmählich zu einem Ausbau der volkswirtschaftlichen Produktion, zu einem Anstieg der Neuinvestitionen und einem Rückgang der Arbeitslosigkeit, wodurch Preise, Löhne und Zinsen langsam wieder steigen.

1.1.3.3
Bruttoinlandsprodukt und Bruttosozialprodukt

Das *Sozialprodukt* oder auch *Nationaleinkommen* ist eine Art «Leistungsmesser» für die wirtschaftliche Tätigkeit einer Volkswirtschaft (seit 1999 ersetzt der Begriff *Nationaleinkommen* in der amtlichen Statistik des Statistischen Bundesamtes den Begriff *Sozialprodukt*). Entsprechend gibt das Sozialprodukt einer Volkswirtschaft den Wert aller in einer bestimmten Periode, in der Regel dem Rechnungsjahr, produzierten Güter und Dienstleistungen innerhalb der Volkswirtschaft an, die gegen Entgelt veräußert wurden (Hübl, 2003: 69 f.). Das Sozialprodukt ist damit eine komplexe und umfassende statistische Größe, welche die wirtschaftliche Leistung einer Volkswirtschaft in einem bestimmten Zeitabschnitt abbilden soll. Zudem stellt das Sozialprodukt einen Indikator für die Einkommensentwicklung dar. Die Formulierung eines *Nationaleinkommens* ist allerdings mehrdeutig; hier ist zwischen dem *Bruttoinlandsprodukt* und dem *Bruttosozialprodukt* zu unterscheiden (Tab. 1-2). Der Wert aller Waren und Dienstleistungen, die mit im Inland eingesetzten Produktionsfaktoren erwirtschaftet wurden, unabhängig davon, ob diese Leistungen von im Inland lebenden oder von ausländischen Erwerbstätigen oder Investoren erbracht wurden, wird als *Bruttoinlandsprodukt* bezeichnet. Das *Bruttosozialprodukt* ist dagegen der Wert aller Waren und Dienstleistungen aller Inländer, unabhängig davon, ob diese Leistungen im Inland oder aber außerhalb der Bundesrepublik Deutschland erbracht wurden (Hübl, 2003: 69 f.).

1.1.4
Wirtschaftspolitik

Unter dem Begriff *Wirtschaftspolitik* versteht man die Gesamtheit aller Maßnahmen des Staates und der Verbände, die der Beeinflussung der Höhe und der Verteilung des Sozialprodukts dienen (Cezanne, 2005: 45 ff.). Der Bereich der Wirtschaftspolitik fasst also alle Strategien und Maßnahmen zusammen, mit denen der Staat regelnd und gestaltend in die Wirtschaft eingreift. Damit legt die staatliche Wirtschaftspolitik ganz grundsätzlich die «Spielregeln» fest, innerhalb derer sich die wirtschaftlichen und individuellen Akteure bewegen können bzw. dürfen. Wie die *Wettbewerbspolitik* ist auch die wissenschaftliche Beschäftigung mit der *Wirtschaftspolitik* in einem Teilgebiet der Volkswirtschaftslehre verortet; hierbei liegt ein besonderer Fokus auf der Analyse der Organisationsprinzipien von Wirtschaftssystemen und den verbundenen wirtschaftlichen Prozessen. Zentrale Aktionsfelder der «praktischen» Wirtschaftspolitik sind alle jene Bereiche, in denen Einfluss auf die Stabilität des Preisniveaus, die Höhe der Beschäftigung, das außenwirtschaftliche Gleichgewicht und das Wirtschaftswachstum genommen werden kann. In diesem Zusammenhang sind Maßnahmen zur Gestaltung

Tabelle 1-2: Bruttoinlands- und Bruttosozialprodukt

Bruttoinlandsprodukt

+ Erwerbs- und Vermögenseinkommen, das Inländer im Ausland beziehen

− Erwerbs- und Vermögenseinkommen, das Ausländer im Inland beziehen

= Bruttosozialprodukt

der Wirtschaftsordnung (*Ordnungspolitik*) ebenso denkbar wie strukturpolitische Maßnahmen (*Strukturpolitik*, etwa Verbesserung der wirtschaftlichen Rahmenbedingungen) oder Optimierungen im Ablauf des arbeitsteiligen Wirtschaftsprozesses (*Prozesspolitik*).

Kriterien zur Einordnung der wirtschaftspolitischen Maßnahmen sind:

● Fristigkeit der Maßnahmen (kurz-, mittel- oder langfristig)
● Wirkungsgrad (Haupt- und Nebenwirkungen)
● Konformität (Markt- und Systemkonformität).

Marktkonform ist eine wirtschaftspolitische Maßnahme dann, wenn sie nur eine Änderung der wirtschaftlichen Rahmenbedingungen bewirkt, ohne dass der marktwirtschaftliche Ausgleichsmechanismus der freien Preisbildung direkt außer Kraft gesetzt wird. Als *systemkonform* gilt eine wirtschaftspolitische Maßnahme dagegen dann, wenn sie mit der gegenwärtig bestehenden Wirtschaftsordnung vereinbar ist.

1.1.4.1
Die wirtschaftspolitischen Ziele (Stabilitätsgesetz)

Die Ziele einer Wirtschaftspolitik sind vielfältig und komplex. Beispielhaft lassen sich die folgenden wirtschaftspolitischen Zielsetzungen auflisten:

● angemessenes, stetiges Wirtschaftswachstum
● hohes Beschäftigungsniveau

- außenwirtschaftliches Gleichgewicht
- Stabilität des Preisniveaus
- Erhöhung des Wohlstands
- Sicherung des Wettbewerbs
- gerechte Vermögensverteilung (auch: Umverteilung)
- soziale Sicherheit und soziale Gerechtigkeit
- Mitbestimmung.

Schon aus dieser Vielzahl an Zielsetzungen wird deutlich, dass das wirtschaftspolitische Zielsystem einer Priorisierung bedarf. Diese Priorisierung wurde am 8. Juni 1967 mit dem «Gesetz zur Förderung der Stabilität und des Wachstums der Wirtschaft» gesetzt. Dieses so genannte *Stabilitätsgesetz* schafft in der Bundesrepublik Deutschland die gesetzlichen Voraussetzungen für rechtzeitige und geeignete Stabilisierungsmaßnahmen, insbesondere im Bereich der Finanzpolitik. In § 1 des Stabilitätsgesetzes heißt es:

> Bund und Länder haben bei ihren wirtschafts- und finanzpolitischen Maßnahmen die Erfordernisse des gesamtwirtschaftlichen Gleichgewichts zu beachten. Die Maßnahmen sind so zu treffen, dass sie im Rahmen der marktwirtschaftlichen Ordnung gleichzeitig zur Stabilität des Preisniveaus, zu einem hohen Beschäftigungsstand und außenwirtschaftlichem Gleichgewicht bei stetigem und angemessenem Wirtschaftswachstum beitragen.

Nach dem Gesetz haben Bund und Länder bei ihren wirtschaftspolitischen Entscheidungen also *die Erfordernisse des gesamtwirtschaftlichen Gleichgewichts* zu beachten. Diese Formulierung meint, dass auf allen Märkten (also auf dem Güter-, Arbeits- und Kapitalmarkt) ein Gleichgewicht zwischen Angebot und Nachfrage angestrebt werden soll. Hierzu lassen sich vier Hauptquellen des gesamtwirtschaftlichen Gleichgewichts identifizieren:

1. Stabilität des Preisniveaus

2. hoher Beschäftigungsgrad (nahezu Vollbeschäftigung)

3. außenwirtschaftliches Gleichgewicht und

4. stetiges und angemessenes Wirtschaftswachstum.

1.1.4.2
Das magische Viereck

Bei der Betrachtung der im Stabilitätsgesetz formulierten Zielsetzungen wird schnell deutlich, dass diese wirtschaftspolitischen Ziele in einem *Zielkonflikt* zueinander stehen. So widerspricht etwa der Wunsch nach einer Preisniveaustabilität dem Ziel des Wirtschaftswachstums (da steigende Preise in der Expansion). Das Zielsystem eines gesamtwirtschaftlichen Gleichgewichts wird daher auch als *magisches Viereck* bezeichnet (Abb. 1-4).

1.1.5
Geld und Kredit

1.1.5.1
Funktionen des Geldes

Geld ist ein allgemein anerkanntes, meist staatlich eingeführtes und kontrolliertes Mittel des Zahlungsverkehrs. Als solches übernimmt es die Funktion eines allgemeinen Tausch- und Zahlungsmittels, als ein Wertmaßstab aller Güter, als ein Mittel zur Wertaufbewahrung und -übertragung. Die Ordnung des Geldwesens in einem Land wird als Währung bezeichnet. Währungsgeld muss in jeder Höhe als Zahlung angenommen werden, Münzen nur bis zu einem Höchstbetrag. Geld erleichtert wirtschaftliche Transaktionen ungemein, indem der ehemals zweiseitige Tausch von Naturalien in einen *einseitigen Akt des Kaufs und des gleichzeitigen Verkaufs* zergliedert wird.

Wann das ursprünglich eingesetzte *Naturalgeld*, häufig in Form von Vieh, Sklaven, Fellen, Muscheln, Salz, Schmuck, Waffen oder Metallen, erstmalig gegen *Münzgeld* eingetauscht wurde, ist unklar. Wahrscheinlich zeigten sich schon relativ früh die Vorteile von (Edel-)Metallen als Tauschgut, sodass schon im Altertum erste Münzen entstanden, deren Metallgehalt bereits durch amtliche Prägung garantiert wurde. Damit waren diese Münzen *Kurantmünzen*, bei dem der Wert des Metalls noch dem Nennwert der Münze entsprach (Stoffwert = Nennwert). Dies ist heute in der Regel nicht mehr der Fall; der Stoffwert des Geldes ist entweder unterwertig, wie bei Münzen (*Scheidemünzen*: der Nennwert ist größer als der Stoffwert) oder stoffwertlos wie bei Papiergeld. *Papiergeld* (als Bank- oder Staatsnote) hat sich in Europa erst im 18. Jahrhundert als allgemeines Zahlungsmittel etabliert, während *Gold* weiterhin als Deckungsgrundlage diente. In den letzten Jahrzehnten trat neben das Bargeld (Münzen und Papiergeld) zunehmend das *Bankgeld* (Buch- oder Giralgeld).

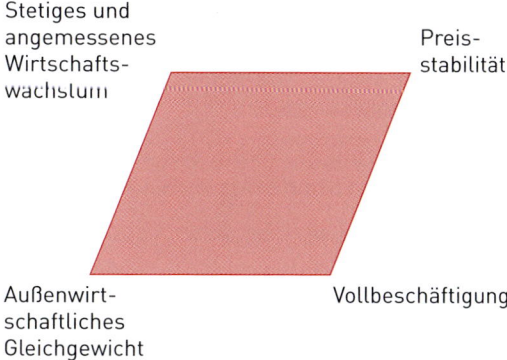

Abbildung 1-4: Das magische Viereck

1.1.5.2
Inflation, Deflation und Stagflation

Der Begriff *Inflation* bedeutet, wörtlich aus dem Lateinischen übersetzt, «Aufblähung». Entsprechend definiert Inflation einen kontinuierlichen Anstieg, eine Aufblähung des Preisniveaus, die mit einem Sinken der Geld-Kaufkraft einhergeht (Baßeler et al., 1999: 644; 2006: 726). Inflation ist also ein Prozess der *Geldentwertung*. Ursache für diese Geldentwertung ist eine Überversorgung der Wirtschaft mit Geld, sodass die gesamtwirtschaftliche Nachfrage nach Gütern das gesamtwirtschaftliche Angebot übersteigt und die Preise steigen. Entsprechende Gründe für eine Geldentwertung können sein:

- überhöhte Kreditausgabe der Banken an die Privatwirtschaft
- überzogene Lohnpolitik der Gewerkschaften (*Lohn-Preis-Spirale)*
- überhöhte Preisforderungen der Unternehmer (auch: *Gewinninflation*)
- allgemeine Kostensteigerungen (z. B. der Rohstoffpreise)
- anhaltend hohe Überschüsse in der Zahlungsbilanz (Sonderfall der *importierten Inflation*, die dadurch entsteht, dass durch Export erzielte Devisen im Inland umgetauscht werden und so die inländische Geldmenge erhöhen)
- übermäßige Geldschöpfung durch die Europäische Zentralbank.

Eine Inflation, die durch eine Verteuerung der Produktionsfaktoren ausgelöst wird, wird auch als *Angebotsinflation* bezeichnet, während eine *Nachfrageinflation* dadurch entsteht, dass die gesamtwirtschaftliche Nachfrage größer ist als die Möglichkeiten der volkswirtschaftlichen Produktion. Eine besonders deutliche Steigerung des Preisniveaus entsteht, wenn eine Lohn-Preis-Spirale in Gang gesetzt wird, die auch als *Kosteninflation* bezeichnet wird. Dagegen wird von einer *Gewinninflation* gesprochen, wenn die Inflationsursache darin besteht, dass Unternehmen mit hoher Marktmacht extreme Gewinnvorstellungen am Markt realisieren.

Geldentwertung kann mit *Preisindizes* gemessen werden, denen ein Preisindex für die Lebenshaltung, der Warenkorb, zu Grunde liegt. Darauf aufbauend wird die Inflations- oder Preissteigerungsrate ermittelt, die zugleich als ein Kriterium für die wirtschaftliche Lage interpretiert wird (Baßeler et al., 2006: 721). Der Inflation steht die *Deflation* als ein anhaltendes Sinken der Preise und damit verbundener *Geldwertsteigerung* gegenüber. Das Kunstwort *Stagflation*, das sich aus den beiden Begriffen Stagnation und Inflation zusammensetzt, kennzeichnet dagegen eine Wirtschaftslage, die durch Stillstand des realen Wirtschaftswachstums bei gleichzeitiger permanenter Preissteigerung (und Arbeitslosigkeit) geprägt ist (Cezanne, 2005: 388 f.).

Eine durch Inflation geprägte Wirtschaftsentwicklung hat unterschiedliche ökonomische und soziale Folgen, von denen einige nachstehend aufgeführt werden:

- Preissteigerungen, verbunden mit Geldentwertung und Minderung der Kaufkraft

- erhöhte Produktion (auf Grund hoher «Scheingewinne»)

- steigende Umlaufgeschwindigkeit des Geldes

- Verlust des Vertrauens in die Währung

- Flucht in Sachwerte (vor allem für Kapitalinvestitionen negative Auswirkung)

- rückläufige Kapitalbindung (Sparguthaben werden aufgelöst).

Zunächst einmal mindert Inflation also die volkswirtschaftliche Effizienz und hemmt das wirtschaftliche Wachstum. Investoren ziehen sich in Sachwerte zurück, die weniger durch Inflationsprozesse gefährdet sind. Dadurch fließt ihr Investitionskapital nicht in Wirtschaftszweige, sondern in unproduktive Bereiche des Wirtschaftslebens (z. B. Immobilien und Grundstücke). Als Folge zeigt sich nicht nur ein eingeschränktes Wirtschaftswachstum, sondern auch eine reduzierte Beschäftigung in der Volkswirtschaft. Schließlich kann Inflation eine Gefährdung der Geldfunktionen an sich bedeuten, nämlich dann, wenn das Vertrauen in die Währung unter der Inflation leidet. Im schlimmsten Fall wird die Geldfunktion im Vertrauensverlust sogar völlig ausgehebelt, es kommt zu einer Tauschwirtschaft, wie bei der «Zigarettenwährung» in Deutschland nach dem Zweiten Weltkrieg. Durch Inflation werden Besitzer von Sachwerten (Immobilien, Unternehmensbesitz, Aktien) ebenso begünstigt wie Schuldner, die Kredite zurückzahlen müssen. Dagegen sind Gläubiger, die Kredite ausgeliehen haben, Besitzer von Geldvermögen oder Menschen ohne Rücklagen im Nachteil. Dies verdeutlicht bereits die *unsozialen* Folgen der Inflation. So sind ausgerechnet die wirtschaftlich Schwachen stark von inflationären Entwicklungen betroffen, deren geringe Ersparnisse für Investitionen nämlich nicht ausreichen, durch die Inflation aber zusätzlich im Wert minimiert werden. Diese unsozialen Folgen einer Inflation stehen im krassen Widerspruch zur Konzeption der sozialen Marktwirtschaft in Deutschland. Es muss daher zentrales wirtschaftspolitisches Ziel sein, inflationäre Entwicklungen zu vermeiden.

1.1.5.3
Die europäische Geldpolitik

Geldpolitik hat das Ziel, Schwankungen des Geldwertes durch Regulierung der Geldmenge (Bar-, Buch- und Giralgeld) so weit wie möglich auszuschalten. Insofern bezeichnet der Begriff *Geldpolitik* die Summe aller staatlichen Maßnahmen, die auf die Gestaltung des Geldwesens, insbesondere aber auf die Stabilisierung des Geldwertes, also auf die Verhinderung von inflationären oder deflationären Prozessen, abzielen. Im heutigen Wirtschaftssystem hat der Staat die Verantwortung über die Stabilität der Währung an ein System von europäischen Zentralbanken abgetreten (früher lag die Verantwortung ausschließlich bei der Deutschen Bundesbank), weil ein grundsätzlicher Zielkonflikt zwischen Geldwertstabilität und Wirtschaftspolitik vorliegt («magisches Viereck», s. Kap. 1.1.4.2 und Abb. 1-4). Insofern hat das Europäische System der Zentralbanken (ESZB) als oberste Zielsetzung zur Aufgabe, die Preisstabilität des Euro innerhalb der Europäischen Gemeinschaft zu leisten. Neben der Stabilhaltung der Währung ist es gleichzeitig Ziel des ESZB, die europäische Wirtschaftspolitik zu unterstützen. Da dies allerdings mitunter zu Zielkonflikten zwischen Preisstabilität und Wirtschaftswachstum führen kann, hat die ESZB die Bemühungen, der Wirtschaftspolitik zu dienen, klar dem Ziel der Währungsstabilität untergeordnet. Entsprechend ist ein wesentliches Merkmal des ESZB die Unabhängigkeit von Weisungen oder Vorschlägen staatlicher Instanzen, gleichgültig, ob diese auf nationaler oder europäischer Ebene erfolgen.

1.1.5.4
Das Europäische System der Zentralbanken

Das Europäische System der Zentralbanken ist zweistufig aufgebaut. Es setzt sich aus der Europäischen Zentralbank (EZB) und den nationalen Zentralbanken (Notenbanken) zusammen. Dabei kommt der EZB die Aufgabe zu, für den gesamten europäischen Währungsraum geltende *geldpolitische Leitlinien* und ihnen entsprechende geldpolitische *Beschlüsse* zu fassen. Dies geschieht vor allem durch den EZB-Rat, das zentrale Entscheidungsgremium im ESZB. Der EZB-Rat besteht aus dem Präsidenten der Europäischen Zentralbank und den Präsidenten der nationalen Notenbanken. Daneben überwacht die EZB die Umsetzung und Einhaltung der verabschiedeten Richtlinien, was primär über das Direktorium der EZB als operativ tätiges Organ erfolgt (Präsident und Vizepräsident der EZB sowie vier gewählte Mitglieder aus den Teilnehmerstaaten). Entsprechend zählen die Festlegung und Ausführung der europäischen Geldpolitik ebenso zu den grundlegenden Aufgaben der EZB, wie die Durchführung von Devisengeschäften (Devisenpolitik), die Verwaltung der europäischen Währungsreserven oder die Förderung von Zahlungssystemen. Die nationalen Notenbanken übernehmen dagegen lediglich die technische Umsetzung der EZB-Beschlüsse.

1.1.5.5
Hauptinstrumente der Europäischen Zentralbank

Alle geldpolitischen Maßnahmen basieren auf dem Ziel, die Geldmenge im Währungsraum zu steuern. Dabei kann die EZB über die Höhe der *Mindestreserven*, über die *Ständigen Fazilitäten* (Steuerung des den Kreditinstituten bereitgestellten Kapitals) und über *Offenmarktgeschäfte* Einfluss auf die Geldmenge nehmen, wobei die Offenmarktgeschäfte als Steuerung der Zinssätze und der Liquidität auf dem Kapitalmarkt als wichtigstes Instrument der Geldmengensteue-

rung anzusehen sind. Prinzipiell kann die Geldmengensteuerung entweder eine Reduktion der Geldmenge oder eine Ausdehnung der Geldmenge bedeuten.

Eine Verringerung der Geldmenge führt zu einer direkten Reduktion der Liquidität im Währungsraum: Die Banken können weniger Kredite vergeben, das Geldangebot verkleinert sich bei gleich bleibender Geldnachfrage, die Preise für Geld, also die Zinsen am Kapitalmarkt, steigen. Dadurch wird weniger Geld investiert, das Wirtschaftswachstum wird abgebremst. Insbesondere wenn die Preisstabilität durch eine «Überhitzung der Konjunktur» gefährdet ist, wird die EZB eine Minderung der Geldmenge beschließen. Vom umgekehrten Fall ist dagegen bei einem Rückgang der Konjunktur oder einer wachstumsschwachen Wirtschaftsphase auszugehen. Hier wird die EZB auf eine Ausdehnung der Geldmenge abzielen, um die Liquidität zu erhöhen. Diese Steigerung der Liquidität im Währungsraum führt dazu, dass Banken in höherem Maße Kredite an die Privatwirtschaft bei zunächst gleich bleibender Kapitalnachfrage vergeben können. Günstige Investitionen sind nun möglich, Investoren ziehen Kapital aus den Kapitalmärkten ab und investieren in Realgüter, wie den Aufbau neuer Wirtschaftszweige. Da bei geringen Kapitalkosten allerdings von einem kontinuierlichen Anstieg der Geldnachfrage auszugehen ist, ist diese «Ankurbelung der Konjunktur» nicht unbegrenzt möglich, ohne wiederum die Preisstabilität zu gefährden. Die EZB hat also genauestens abzuwägen, welche Konsequenzen ihre Politik auf nationaler wie internationaler Ebene mit sich bringt.

1.1.5.6
Europäische Wirtschafts- und Währungsunion und der Euro

Die *Europäische Wirtschafts- und Währungsunion* (EWWU oder WWU) bezeichnet einen Prozess der stufenweisen wirtschaftlichen Vereinigung der Mitgliedstaaten in der Europäischen Union. Der Schwerpunkt der EWWU lag in der

Einführung einer gemeinschaftlichen europäischen Währung, dem Euro. Die Stufen lassen sich wie folgt beschreiben:

- 1. Stufe: die Wirtschaftsunion zwischen 1994 und 1998
  - Schaffung eines gemeinsamen Binnenmarktes
  - Schaffung einer gemeinsamen Regional- und Strukturpolitik
  - Koordinierung der nationalen Wirtschaftspolitiken
  - Angleichung der national differierenden Steuersysteme
- 2. Stufe:
  - Prozess der Währungsunion wird vorangetrieben
  - Festschreibung der Wechselkurse
  - Gründung der Europäischen Zentralbank
  - Einführung der gemeinsamen Währung Euro
- 3. Stufe:
  - die Teilnehmer der Währungsunion müssen Konvergenzkriterien erfüllen, z.B. Obergrenzen für Inflationsrate, Nominalzins, Haushaltsdefizite und öffentliche Verschuldung
  - seit 1999 ist der Euro verbindliches Zahlungsmittel im bargeldlosen Zahlungsverkehr
  - 2002 löste der Euro die nationalen Währungen als Bargeld ab.

1.2
Grundlagen der Betriebswirtschaftslehre

1.2.1
Volkswirtschaftliche und betriebswirtschaftliche Produktionsfaktoren

Es wurde bereits thematisiert, dass die *Betriebswirtschaftslehre* (BWL) eine Teildisziplin der Wirtschaftswissenschaften bezeichnet, die sich mit den *wirtschaftlichen Entscheidungen in Betrieben und Unternehmungen* befasst. Ausgangspunkt dieser betrieblichen Entscheidungen ist in der Regel das Wissen um die Knappheit der *volkswirtschaftlichen und betriebswirtschaftlichen Produktionsfaktoren*. Zentrale Handlungsanweisung und Herausforderung «der» Wirtschaft ist letztlich die planvolle Versorgung der Menschen mit knappen Gütern (Sachgütern und Dienstleistungen). Unternehmen bzw. Wirtschaftssubjekte sind also einem Spannungsfeld zwischen dem Bedarf an knappen Produktionsfaktoren bzw. Gütern und der grundsätzlichen Deckungsmöglichkeit dieser Nachfrage ausgesetzt. Hier wird die Fähigkeit des zielorientierten ökonomischen Handelns, d.h. des planvollen Disponierens der knappen Produktionsfaktoren bedeutsam. *Produktionsfaktoren* – das wurde bereits in Kapitel 1.1.1.1 skizziert – sind diejenigen Güter, mit denen sich im wirtschaftlichen Produktionsprozess ein *Mehrwert* generieren lässt. Produktionsfaktoren werden daher auch als *elementare Güter* bezeichnet. Die klassischen volkswirtschaftlichen Produktionsfaktoren sind Boden, Arbeit und Kapital; sie werden auf den *Faktormärkten* (Arbeitsmarkt, Kapitalmarkt, Immobilienmarkt) gehandelt. Dagegen wird bei den *betriebswirtschaftlichen* Produktionsfaktoren eine etwas andere Einteilung vorgenommen. Hier wird differenziert in die *Elementarfaktoren*, das sind ausführende Arbeit, Betriebsmittel (Werkzeuge, Maschinen, Betriebs- und Geschäftsausstattung sowie Gebäude und Grundstücke) und Werkstoffe (Roh-, Hilfs- und Betriebsstoffe), und den *dispositiven Faktor*, die Unternehmensleitung (Schierenbeck, 2003: 191). Dabei ist es als die Hauptaufgabe des dispositiven Faktors anzusehen, die Elementarfaktoren nach dem *ökonomischen Prinzip* zu kombinieren.

Das ökonomische Prinzip
Da Wirtschaftsgüter bzw. Produktionsfaktoren grundsätzlich knapp sind – dies wurde oben bereits thematisiert – erfordern sie einen ökonomischen Umgang damit. «Ökonomisch» bedeutet zunächst einmal, dass mit den knappen Ressourcen *rational* gehandelt wird. Dabei gilt ganz allgemein, dass ein ausgewogenes Verhältnis zwischen erzieltem *Ergebnis* (Output/Ertrag)

und dem dafür benötigten Mitteleinsatz (Input/ Aufwand) angestrebt bzw. erreicht wird. Indem das Verhältnis zwischen Input, Output und Zielerreichung optimiert wird, lässt sich die Wirtschaftlichkeit erhöhen. Dabei stellt das *ökonomische Prinzip* die Grundlage des wirtschaftlichen Handelns dar (Cezanne, 2005: 8). Das ökonomische Prinzip (auch bekannt als *Rationalprinzip, Wirtschaftlichkeitsprinzip* oder *Input-Output-Relation*) besagt vereinfacht, dass zwischen Mitteleinsatz und Ergebnis ein möglichst optimales Verhältnis herzustellen ist. Es lässt sich in drei Konzepten ausdrücken:

- *Maximumprinzip:* Mit einem vorgegebenen Einsatz an Mitteln (Input) ist ein maximaler Erfolg (Output) zu erzielen.
- *Minimumprinzip:* Ein vorgegebener Output ist mit einem Minimum an Mitteleinsatz zu erreichen.
- *Extremwertprinzip:* Das Verhältnis zwischen Input und Output ist möglichst günstig zu gestalten.

Insofern liegt dem ökonomischen Prinzip die fundamentale Annahme zu Grunde, dass Menschen und Unternehmen als Wirtschaftssubjekte Aufwand und Nutzen in ein Verhältnis zueinander setzen und dieses Verhältnis entsprechend ihrer persönlichen Zielsetzungen (z.B. Nutzenmaximierung bei Konsumenten; Gewinnmaximierung oder Umsatzsteigerung bei Unternehmen) optimieren, wobei sie rational bzw. ökonomisch handeln. Diese Definition verdeutlicht bereits: Das ökonomische Prinzip ist ein theoretisch-formales Prinzip, das keine Aussagen über die tatsächlichen Zielsetzungen eines Unternehmens oder eines wirtschaftlichen Akteurs macht – es beschreibt lediglich Grundprinzipien des wirtschaftlichen Handelns.

Beispiel

Die Kunden der Ambulante Hauskrankenpflege Vitalis GbR sind pflegebedürftige Personen, die das *immaterielle ökonomische Gut* Pflegedienstleistung nachfragen. Die Ambulante Hauskrankenpflege Vitalis GbR bietet eben diese Leistungen an. Die Geschäftsinhaberinnen Uta Kramer und Susanne Chmielewski sind dabei allerdings bestrebt, immer nur so viele betrieblichen Ressourcen (Personal und Sachmittel) als *Input* bereitzustellen, wie die Nachfrage ihrer Kunden, der *Output*, es erfordert. Als Unternehmerinnen arbeiten Uta Kramer und Susanne Chmielewski nach dem ökonomischen Prinzip. Die Bereitstellung von Überkapazitäten wäre dagegen eine Verschwendung wichtiger betrieblicher Ressourcen und widerspräche dem ökonomischen Prinzip.

Wichtige Aufgaben der Unternehmensleitung sind nun die Koordination und Planung von Beschaffung, Fertigung, Produktion und Absatz sowie die Organisation und Kontrolle des Betriebsablaufs und der betrieblichen Funktionsbereiche. Grundsätzlich stellt die Betriebswirtschaftslehre für die Führung, Koordination und Planung dieser Teilbereiche Strategien, Techniken und Erkenntnisse bereit. Sie verfolgt dabei nicht nur das Ziel, Prozesse und Strukturen zu beschreiben und zu erklären, sondern nimmt auch die konkrete Umsetzung bzw. Optimierung der Entscheidungsprozesse von Unternehmen in den Blick. Das Unternehmen und die darin ablaufenden Teilprozesse können also als zentrales Erkenntnisobjekt der Betriebswirtschaftslehre interpretiert werden (Jacob, 1993: 25). Da sich die unternehmerischen Strukturen und Prozesse allerdings als höchst vielschichtig erweisen, lässt sich auch die Betriebswirtschaftslehre unterteilen: Einerseits in die *Allgemeine Betriebswirtschaftslehre* (kurz: ABWL) und die *Spezielle Betriebswirtschaftslehre* (kurz: SBWL). Die Allgemeine Betriebswirtschaftslehre richtet ihren Fokus auf die übergeordneten planerischen, organisatorischen und kalkulatorischen Entscheidungen in Betrieben und Unternehmen. Sie gibt damit einen umfassenden Überblick über die allgemeine Wissenschaft der

Betriebswirtschaftslehre und zeigt auch funktionsübergreifende Zusammenhänge auf. Mit ihrer branchenübergreifenden Perspektive ermöglicht die Allgemeine Betriebswirtschaftslehre den über das einzelne Unternehmen oder die einzelne Branche hinausgehenden Diskurs. Dagegen liegen der Schwerpunkt und die Stärke der Speziellen Betriebswirtschaftslehre gerade in ihrer spezifischen Ausrichtung; sie konzentriert sich dezidiert auf ausgewählte Fragen, die jeweils nur für bestimmte Branchen, Unternehmenstypen oder sogar Unternehmensbereiche relevant sind. So lässt sich aktuell etwa eine zunehmende Etablierung einer Speziellen Betriebswirtschaftslehre des Gesundheitswesens, einer *Gesundheitsökonomie* erkennen (oder auch: Bankbetriebslehre, Handelsbetriebslehre). Davon abgesehen lässt sich der große Bereich der Betriebswirtschaftslehre auch auf Basis der einzelnen Funktionsbereiche untergliedern. So lässt sich die Betriebswirtschaftslehre in Theorien der *Investition*, der *Finanzierung*, der *Produktion* und des *Absatzes* differenzieren. Als besonderer betrieblicher Bereich wird außerdem das betriebliche *Rechnungswesen* (besonders Kostenrechnung) betrachtet. Im Folgenden soll ein kurzer Überblick über diese allgemein gültigen Funktionsbereiche gegeben werden. In folgenden Kapiteln des Buches werden spezielle Funktionsbereiche – etwa Marketing oder Rechnungswesen – separat und entsprechend ausführlicher behandelt.

Beispiel

Herr und Frau Meinolf sind als Geschäftsführer bzw. Pflegedienstleitung der Pflegeheim Sonnenschein GmbH für die Verwaltung und Organisation zuständig. Sie stellen also den *dispositiven Faktor* des Unternehmens dar. Das bedeutet, dass sie für die Planung und Koordination ihres Mitarbeiterteams und der Einrichtung als Elementarfaktoren zuständig sind.

1.2.2
Betriebswirtschaftliche Produktionsbereiche

1.2.2.1
Investition und Finanzierung

Finanzierungen sind die Voraussetzung für die Realisierung von Investitionen – und damit auch für die Gründung, Übernahme oder Fortsetzung eines jeden Betriebes. Im betriebswirtschaftlichen Kontext bezeichnet der Begriff *Finanzierung* sämtliche Strategien und Methoden der Beschaffung von Eigen- und Fremdkapital zur Aufrechterhaltung des laufenden Geschäftsbetriebes und zur Durchführung von Investitionen. Im weiteren Sinne spricht man auch von Finanzierung, wenn die Steuerung des gesamten Zahlungsmittelbereichs zur Sicherung der betrieblichen Liquidität (Zahlungsfähigkeit) bezeichnet wird. Finanzierung lässt sich also als Beschaffung bzw. Steuerung finanzieller Mittel interpretieren. Die Finanzierung ist damit nicht nur ein elementarer Funktionsbereich jedes Unternehmens, sondern auch ein wichtiger Teilbereich der Finanzwirtschaft. Hier werden alle betrieblichen Prozesse zur Bereitstellung und Rückzahlung der finanziellen Mittel zusammengefasst, also Maßnahmen von der Beschaffung bis zur Rückzahlung finanzieller Ressourcen sowie alle damit verbundenen Steuerungsprozesse der Zahlungs-, Informations-, Mitbestimmungs-, Kontroll- und Sicherungsbeziehungen zwischen Unternehmen und Kapitalgebern. In den betrieblichen Funktionsbereich der Finanzierung fällt damit jede Art der *Kapitalbeschaffung* eines Unternehmens.

Der Gegenwert des Kapitals kann dem Unternehmen dabei in Form von Geld, Gütern oder Wertpapieren zur Verfügung gestellt werden. Kapitalbeschaffung kann als Basis jeder Errichtung, Fortführung oder Erweiterung von Betrieben bzw. zur Durchführung besonderer Projekte angesehen werden. Sollen beispielsweise die Räumlichkeiten der Pflegeheim Sonnenschein GmbH renoviert werden, wird Kapital benötigt. Sollen beispielsweise neue Firmenwagen für die Pflegeheim Sonnenschein GmbH angeschafft werden, wird Kapital benötigt. Es ist hier Aufgabe des Funktionsbereichs, der «Abteilung» Finanzierung, die Mittelbeschaffung zu organisieren, sie abzuwägen, die Kosten für die Finanzierung zu prüfen und mit anderen Finanzierungsalternativen zu vergleichen (z.B. Leasing versus Kauf).

Man unterscheidet in diesem Zusammenhang zwischen *ordentlichem* und *außerordentlichem Kapitalbedarf*. Ordentlicher Kapitalbedarf liegt beispielsweise bei Gründung eines Unternehmens vor bzw. wird durch die Betriebstätigkeit verursacht, während der außerordentliche Kapitalbedarf durch unvorhergesehene Störungen im Betriebsablauf begründet ist (z.B. bei drastischem Absatzrückgang durch neue starke Konkurrenz im regionalen oder lokalen Pflegemarkt).

Es gibt verschiedene Arten der Finanzbeschaffung. Eine gängige und grundlegende Unterteilung ist die nach der grundsätzlichen Herkunft der finanziellen Mittel; hier lassen sich die Formen der *Außenfinanzierung* von denen der *Innenfinanzierung* abgrenzen. Die Innenfinanzierung ist eine Finanzierung durch Einbehaltung vergangener Gewinne; man spricht hier von *Thesaurierung* oder auch von *Finanzierungseffekten*. Für die Innenfinanzierung müssen in der Regel zwei Bedingungen erfüllt sein: Einerseits müssen dem Unternehmen aus der innerbetrieblichen Leistungserstellung liquide Finanzmittel zufließen bzw. zur Verfügung stehen und zweitens dürfen diesen finanziellen Ressourcen keine zahlungswirksamen, das heißt reduzierenden Ausgabe bzw. Auszahlungen gegenüberstehen. Eine häufig angewendete Technik der Innenfinanzierung ist die Innenfinanzierung aus Abschreibungen, Rückstellungen oder Einbehaltung von Gewinnen. Der Innenfinanzierung steht die *Außenfinanzierung* gegenüber, bei der eine Zuführung von externem Kapital durch Anteilseigner oder Eigentümer (in diesem Fall auch Eigenfinanzierung), neue Gesellschafter (Beteiligungsfinanzierung) oder externe Gläubiger, wie z.B. Banken (Fremdfinanzierung) erfolgt. Bei der Außenfinanzierung handelt es sich damit um Fremdfinanzmittel, die dem Unternehmen von außen zur Verfügung gestellt werden; Außenfinanzierungen sind in der Regel mit Fremdkapitalkosten verbunden.

Bei *Eigenfinanzierung* dient das Eigenkapital im Falle von Verlusten als Haftungsgrundlage der Gläubiger, Fremdkapital wird dagegen nur leihweise kurz- oder langfristig, häufig gegen Entgelt zur Verfügung gestellt. Die Unternehmensfinanzierung muss daher genau abwägen, welche Finanzierungsart der Situation angemessen ist.

1.2.2.2
Investition

In der wirtschaftswissenschaftlichen Literatur wird mit dem Begriff der *Investition* im Allgemeinen die Verwendung finanzieller Mittel beschrieben, oft auch die Anlage von Kapital in Vermögen bzw. Geldkapital, um damit neue Geldgewinne oder höhere Geldgewinne aus bestehenden Unternehmungen zu generieren. Unter Investition versteht man also die *Verwendung* der durch Finanzierung beschafften Kapitalmittel. In diesem Sinne erfüllt die Investition eine Umwandlungsfunktion: Finanzielle Ressourcen werden in Betriebsmittel umgewandelt. Wird also beispielsweise – obiges Beispiel erneut aufgreifend – von dem beschafften Kleinkredit zur Finanzierung des neuen Firmenfahrzeugs der Pflegeheim Sonnenschein GmbH tatsächlich ein neues Auto gekauft, liegt eine betriebliche Investition vor (und natürlich gleichzeitig eine Finanzierung). Aus diesem Blickwinkel betrachtet stellen Investitionen Bestandsveränderungen an Produktivgütern dar. Investitionen sind in der Regel langfristige Kapitalanlagen. Die Investitionsarten lassen sich nach der Art der Vermögensgegenstände in *Sachinvestitionen*, *Finanzinvestitionen* oder *immaterielle Investitionen* sowie nach der Investitionsursache in *Erstinvestitionen*, *Reinvestitionen*, *Ersatzinvestitionen*, der Ersatz für Bestandsminderungen infolge Abnutzung oder Verschleiß (Abschreibungen), *Erweiterungsinvestitionen* oder auch *Rationalisierungsinvestitionen* unterscheiden.

1.2.2.3
Beschaffung

Auch die Beschaffung ist eine der wesentlichen betrieblichen Grundfunktionen. Aufgabe des betrieblichen Funktionsbereichs der *Beschaffung* ist die *Bereitstellung* der für die Leistungserstellung eines Betriebs notwendigen Roh-, Hilfs- und Betriebsstoffe, der einzubauenden Teile und der Handelswaren sowie der Sachanlagen, im weiteren Sinne auch der Produktionsfaktoren Arbeit und Kapital. Die Beschaffung umfasst damit sämtliche Tätigkeiten und Prozesse, die darauf ausgerichtet sind, einem Unternehmen die benötigten, Mittel und Ressourcen zur Verfügung zu stellen, die es für seine Produktion oder seine Dienstleistungen braucht. Die Beschaffung ist – ebenso wie die Produktion und der Absatz – vor allem für fertigende und produzierende Betriebe von enormer Wichtigkeit. Aber auch in einem Pflegeunternehmen sind die benötigten Sachmittel häufig kostenintensiv. Eine strategisch und ökonomisch orientierte Beschaffung verfolgt daher auch im Pflegeunternehmen das Ziel, die Beschaffungs-, Lagerhaltungs-, und Zinskosten zu minimieren, eine optimale Qualitätssicherung der beschafften Ressourcen und Güter zu garantieren sowie die Lieferanten sorgfältig auszuwählen. Dabei erfolgt der «Einkauf» der benötigten Mittel über den so genannten *Beschaffungsmarkt*. Der Beschaffungsmarkt ist also ein vorgelagerter Markt, auf dem die zur Produktion notwendigen Rohstoffe sowie andere Produktionsfaktoren angeboten und eingekauft werden, um im Prozess der betrieblichen Leistungserstellung eingesetzt werden zu können.

1.2.2.4
Fertigung

Der Begriff *Fertigung* (auch: Produktion) bezeichnet jeden Prozess einer gewerblichen *Güterproduktion*, wobei Art und Vielfalt der hergestellten Erzeugnisse ebenso wechseln, wie die für die Herstellung eingesetzten Methoden: Bei der Einzelfertigung (Kundenfertigung) wird jedes Stück einzeln nach den Wünschen der Abnehmer hergestellt, in der Industrie als Großstückfertigung (Schiffe, Brücken, Fabrikausrüstungen) üblich. Bei der Serienfertigung wird jeweils eine größere Zahl gleichartiger Erzeugnisse produziert. Bei Massenfertigung ist der Betrieb darauf eingerichtet, längere Zeit nur ein Erzeugnis (einheitliche Massenfertigung) oder nacheinander bzw. nebeneinander mehrere Typen des gleichen Erzeugnisses (Sortenfertigung) oder auch verschiedene Erzeugnisse (mehrfache Massenfertigung) herzustellen. Dabei herrscht im Maschinen- und Apparatebau Fließfertigung vor; wo physikalische oder chemische Prozesse den Verlauf vorschreiben, herrscht Zwanglauffertigung. Der betriebliche Produktionsbereich der Fertigung spielt in Dienstleistungsunternehmen eine eher untergeordnete Rolle; allerdings lässt sich hier festhalten, dass der Begriff der Produktion nicht originär auf den industriellen, produzierenden Bereich beschränkt ist, sondern ganz allgemein den Prozess der betrieblichen Herstellung definiert. «Produziert» wird also eigentlich auch im Dienstleistungssektor – wenn hierbei auch viele theoretische und methodische Implikationen der klassischen betriebswirtschaftlichen Produktion nicht oder nur eingeschränkt transferierbar sind.

1.2.2.5
Absatz

Mit *Absatz* bezeichnet man die Endphase des betrieblichen Leistungsprozesses, in welcher der *Verkauf* der produzierten Güter vorbereitet und durchgeführt wird. Der betriebliche Funktionsbereich des Absatzes spannt sich damit über den Umsatzprozess bis zum Verkauf und Vertrieb der Waren. Der Absatz erfolgt über den *Absatzmarkt*, wobei der Absatzmarkt sachlich, räumlich und zeitlich abgegrenzt werden kann (Zielgruppenmarketing). Aus der Sicht des Einkäufers zeigt sich der Absatzmarkt als Gegenstück des Beschaffungsmarktes.

Beim *Verkauf* bedient sich der Verkäufer in der Regel einer gezielten *Absatzpolitik* (auch: Distributionspolitik). Sie beschreibt alle Maßnahmen, die zur Verkaufsförderung eingesetzt werden. Hierzu gehören die Absatzmethoden, die Produktgestaltung, die Werbung und die Preispolitik. Durch die Absatzmethoden wird festgelegt, wie der Verkauf organisiert wird, z.B. durch Firmenvertreter oder selbstständige Reisende, von einer zentralen Stelle aus oder dezentral, unter Einschaltung eines Wiederverkäufers oder direkt ab Werk.

Heute wird der Begriff *Absatz* zunehmend durch den Begriff *Marketing* verdrängt (s. ausführlich Kap. 9). Im engeren Sinne bezeichnet Marketing allerdings eine Unternehmenskonzeption, bei der im Interesse der Erreichung der Unternehmensziele (Gewinnmaximierung, Wettbewerbsfähigkeit usw.) alle betrieblichen Aktivitäten konsequent auf die gegenwärtigen und zukünftigen Erfordernisse der Märkte bzw. der Abnehmer (Kundenorientierung) ausgerichtet werden. In diesem Sinne liegt also die Übertragung auf den Bereich Absatz nahe: Marketing umfasst ohnehin all jene absatzfördernden Maßnahmen und Instrumente, die zur Beeinflussung des Marktes bzw. der Kunden eingesetzt werden können. Entsprechend der Funktion unterscheidet man zwischen Absatz- und Beschaffungsmarketing und – nach Produkten – zwischen Investitions- und Konsumgütermarketing. Die klassischen Absatzinstrumente dienen gleichermaßen als Marketinginstrumente, ihre Koordination und Organisation wird als *Marketingmix* bezeichnet (Produkt- und Preispolitik, Werbung, Verkaufsförderung und Distribution) (s. Kap. 9.5.2), wobei die jüngsten Erkenntnisse der Markt- und Meinungsforschung im Marketing besondere Beachtung finden. Eine ausführliche Darstellung des Funktionsbereichs Marketing – mit speziellem Fokus auf dem Gesundheitswesen – findet sich in Kapitel 9.

1.2.3
Theorien der Betriebswirtschaftslehre

1.2.3.1
Lean Management

Der Begriff *Lean Management* bedeutet, wörtlich übersetzt, «schlankes Management». Damit bezeichnet wird insgesamt ein Konzept, das primär auf die Verbesserung von Wirtschaftlichkeit und Produktivität durch Kostenreduktion und Rationalisierung abzielt. Der Konzeption des Lean Management nach können Kosten- und Qualitätsvorteile erreicht werden, indem Hierarchiestufen abgebaut werden und dezentralisiert wird, wobei eine Konzentration auf Kernkompetenzen erfolgt, unrentable Bereiche ausgelagert werden (Just-in-time & Outsourcing, enge Anbindung von Lieferanten) und Strukturen zur Verbesserung der Kommunikation und Innovation eingerichtet werden. Dabei lassen sich als grundlegende Prinzipien des Lean Management identifizieren:

- *Kaizen-Prinzip:* permanente Veränderungen durch systematisches Lernen
- *Total Quality Management:* absolute Fehlerfreiheit durch verstärkte Qualifikation und Motivation der Mitarbeiter
- *Just-in-time-Fertigung:* produktionssynchrone und dadurch kostengünstige Beschaffung.

1.2.3.2
Total Quality Management

Während Elemente des Kaizen-Prinzips in eine Vielzahl von Managementtheorien integriert wurden, ist vor allem das Prinzip des Total Quality Management (TQM) populär geworden (s. Kap. 6.2.4). Es bezeichnet eine in den 90er-Jahren des 20. Jahrhunderts vor allem von Feigenbaum, Juran und Deming entwickelte Managementstrategie, nach der eine Optimierung der Qualität von Produkten und Dienstleistungen eines Unternehmens im Fokus der unternehmerischen Aktivität steht. Entsprechend bezieht sich Total Quality Management auf alle Funktionsbereiche und alle Ebenen des Unternehmens und fordert die Unterstützung aller Mitarbeiter ein. Eng damit verbunden sind eine optimale Nutzung der im Unternehmen vorhandenen Ressourcen und das Anstreben eines permanenten Verbesserungsprozesses. Es lassen sich folgende zehn Grundannahmen des Total Quality Management festhalten:

1. Nur Qualität, die der Kunde anerkennt, zählt.
2. Qualität muss sich nicht nur im Produkt, sondern in jeder einzelnen Aktivität des Unternehmens widerspiegeln.
3. Qualität erfordert das totale Engagement aller Mitarbeiter.
4. Qualität erfordert vor- und nachgelagerte erstklassige Partner.
5. Ein Qualitätsförderungsprogramm kann ein ungeeignetes Produkt nicht retten.
6. Qualität lässt sich immer noch weiter verbessern.
7. An bestimmten Produkten ist Qualitätsverbesserung nur in größeren Sprüngen möglich.
8. Konsequente Qualitätspolitik ist nicht teuer.
9. Qualität ist notwendig, mag aber als Wettbewerbsvorteil allein nicht ausreichend sein.
10. Qualität erfordert langfristige und kontinuierliche Arbeit, an der das Unternehmen als Ganzheit zusammenwirken muss.

Im Zusammenhang mit Total Quality Management fällt häufig der Begriff *Qualitätsmanagement,* das aber eigentlich weitaus enger gefasst ist (s. ausführlich Kap. 6). Qualitätsmanagement im engeren Sinne meint die Planung, Steuerung und Kontrolle der Qualität eines Prozesses oder aller Prozesse der betrieblichen Leistungserstellung. Dabei fordert das Qualitätsmanagement eine Orientierung an der Qualität der Prozesse entlang der gesamten Wertschöpfungskette mit allen Organisationseinheiten und Prozessketten. Der Blick richtet sich dabei nicht nur auf den eigenen Produktions- oder Verrichtungsprozess, sondern auch auf die Zulieferer und die Absatz-

wege; auch diese müssen den strengen Qualitätsrichtlinien folgen. Qualitätsmanagement und die *QM-Zertifizierungen* sind heute – insbesondere für den Bereich des Sozial- und Gesundheitswesens – durch zunehmende Relevanz gekennzeichnet, da sie als Wettbewerbsvorteile herausgestellt werden können. In vielen Branchen ist es tatsächlich günstiger, statt hoher Fehlerbeseitigungs- und Prüfungskosten als Prävention ein *QM-System* zu implementieren. Auch wenn der Einsatz von *Total Quality Management* zunächst als innovative Managementtechnik des produzierenden Sektors etabliert wurde, lassen sich die Grundgedanken heute in vielen betriebswirtschaftlichen Ansätzen wiederfinden, nicht zuletzt etwa im Qualitätsmanagement eines Pflegeunternehmens.

1.2.3.3
Wertschöpfung und Kernkompetenzen

Auch die betriebswirtschaftlichen Konzepte der *Wertschöpfung* und der *Kernkompetenz* haben ihren Ursprung in originär produzierenden Branchen. Doch auch hier gilt: Die Grundannahmen gelten für ein Pflegeunternehmen ebenso wie für einen Autohersteller. Im Rahmen der Konzeption der *wertschöpfenden Organisation* wird das gesamte Unternehmen als ein Prozess der ganzheitlichen Wertschöpfung betrachtet. Dabei erfasst die unternehmerische Wertschöpfung sämtliche vom Unternehmen erbrachte Leistungen – Dienstleistungen oder Produktionen – als einen *Mehrwert.* Dieser Mehrwert wird auf jeder «Stufe» der betrieblichen Leistungserstellung erhöht. Aufgabe der Unternehmensorganisation ist es nun, eine Optimierung der unternehmerischen Wertschöpfung zu leisten. Grundlage dieser Überlegungen bildet die *Wertschöpfungskette* von Porter (1987). Die Wertschöpfungskette kann als eine *Kette aller wertschöpfenden Tätigkeiten von Anfang bis Ende der unternehmerischen Leistungserstellung* definiert werden (s. Kap. 9.2.5) (Abb. 1-5).

Das Konzept geht nun davon aus, dass sich im Rahmen der Wertschöpfungskette des Un-

Unterstützende Aktivitäten

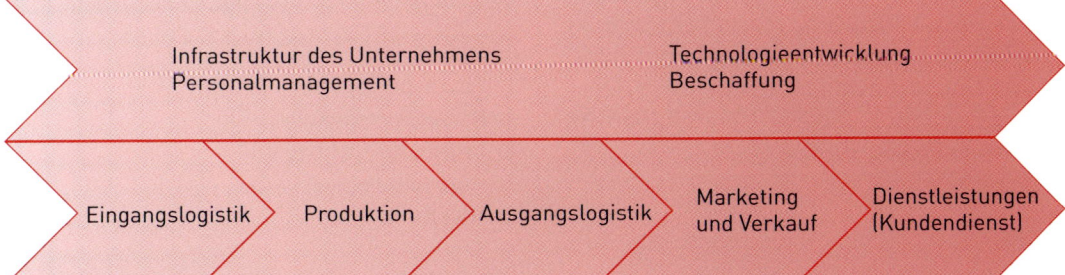

Primäre Aktivitäten

Abbildung 1-5: Die Wertschöpfungskette nach Porter (Quelle: Porter, 1987: 37)

ternehmens ungenutzte Leistungs- und Effizienzpotenziale verbergen, die es aufzudecken und zu beseitigen gilt, um eine Optimierung der Wertschöpfung zu erreichen. Aus der Sicht der wertschöpfenden Organisation liegen diese Potenziale vor allem in Möglichkeiten zum *Outsourcing* oder *Insourcing* (Reintegration ausgelagerter Aktivitäten).

Outsourcing definiert dabei eine Ausgliederung einzelner Aufgaben oder ganzer Funktionsbereiche aus dem Gesamtunternehmen auf Fremdfirmen. Dies bedeutet eine in der Regel mit Umstrukturierungen verbundene Abnahme der unternehmensbezogenen Wertschöpfung durch die Reduktion der betrieblichen Eigenleistung, aber keinen Verzicht. Ziel ist, durch Verlagerung auf «Spezialisten» eine Reduktion der Kosten, eine Steigerung der Qualität und eine *Konzentration auf Kernkompetenzen* zu erreichen.

1.2.3.4
Strategische Allianzen

Eine *strategische Allianz* (auch: strategische Partnerschaft) ist eine grundsätzliche Vereinbarung zweier Unternehmen über eine Zusammenarbeit. Die Kooperationsvereinbarung zwischen den Unternehmen (s. Kap. 1.1.2.5) wird in der Regel auf bestimmte Bereiche begrenzt oder sogar auf bestimmte Projekte konkretisiert. Motive

zur Bildung einer strategischen Allianz sind Risikoteilung, Transfer von Wissen und Erfahrungen oder die Stärkung der Wettbewerbsfähigkeit. Strategische Allianzen können basieren auf:

- informellen Abkommen ohne bindende Absprachen
- Kooperationsvereinbarungen für ganze Funktionsbereiche (z.B. Forschung und Entwicklung)
- Kooperationsvereinbarungen für konkrete Projekte
- Errichtung von Gemeinschaftsunternehmen (*Jointventures*).

Als Vorteile stellen sich eine Stärkung der Marktposition sowie die gemeinsame Nutzung von Infrastruktur und Innovationspotenzialen dar. Im Rahmen der Kooperation können Synergieeffekte genutzt werden, und es findet eine Risikodiversifikation statt. Zu den möglichen Nachteilen sind die Einschränkung des individuellen Handlungsspielraums für den Kooperationsbereich und die Gefahr des Wissensabflusses zu nennen.

Beispiel

Da Herr Meinolf, Geschäftsführer der Pflegeheim Sonnenschein GmbH, und Frau Peters von der Christlichen Sozialstation Remscheid sich zu einer Kooperation bezüglich einer gemeinsamen Fortbildung zusammengeschlossen haben, bilden sie eine *strategische Allianz*. Beide Unternehmen haben also eine Vereinbarung getroffen, die ihre Zusammenarbeit in diesem Projekt regelt.

1.2.3.5
Die Balanced Scorecard

Die *Balanced Scorecard* (BSC) nach Kaplan und Norton entstand aus der Kritik an der Überbetonung vergangenheitsbezogener Finanzkennzahlen zur Beurteilung der unternehmerischen Leistung (Kaplan/Norton, 1997: 37). Ausgangspunkt der BSC ist die Feststellung, dass eine umfassende Steuerung der unternehmerischen Aktivitäten nur durch ein *ganzheitliches und mehrdimensionales Kennzahlensystem* möglich ist.

Um diese ganzheitliche Sichtweise zu erreichen, verbindet und integriert die BSC kurzfristige und langfristige korrespondierende Ziele. Hierbei ist eine wesentliche Managementaufgabe der BSC darin zu sehen, ein Gleichgewicht

dieser Ziele zu erreichen. Kaplan und Norton fokussieren die Leistung des Unternehmens aus vier Perspektiven, und zwar aus der:

1. Finanzperspektive
2. Kundenperspektive
3. Prozessperspektive und
4. Innovationsperspektive (Lernen und Entwicklung).

Dabei stehen diese Ebenen in gegenseitiger Wechselwirkung (Kaplan/Norton, 1997: 8) (**Abb. 1-6**; s. ausführlich Kap. 2.6.5.6).

Die *Finanzperspektive* gilt als Erste der BSC-Ebenen. Hier werden klassische finanzwirtschaftliche Ziele, wie Ertragslage, Rendite oder Wachstum, mit dazugehörigen Kennzahlen, wie Umsatzwachstum, Kostensenkung oder Cashflow, aufgenommen, um die operative Geschäftstätigkeit bewertbar zu machen. Den monetären Quartals- und Jahreskennzahlen kommt im Rahmen der BSC eine zentrale Bedeutung zu, allerdings werden die Finanzziele nicht direkt für die anderen Geschäftsebenen übernommen, sondern für diese im Hinblick auf die Unternehmensstrategie getrennt erarbeitet. Die Finanzperspektive bildet damit den *Bezugs-*

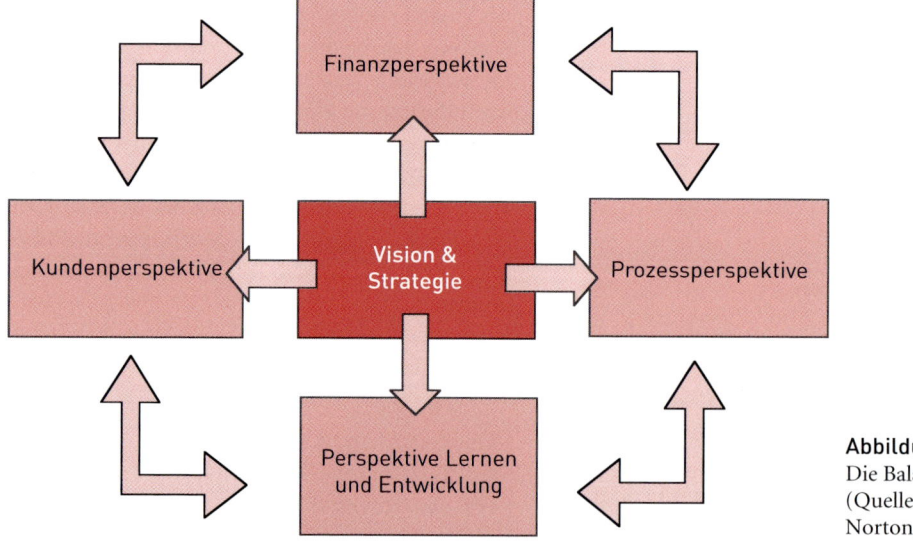

Abbildung 1-6:
Die Balanced Scorecard
(Quelle: Kaplan/
Norton, 1997: 9)

punkt der Gesamtbetrachtung (Kaplan/Norton, 1997: 46).

Die *Kundenperspektive* lässt sich einerseits durch klassische Kennzahlen (*Kernkennzahlen*), wie Marktanteil, Kundenzufriedenheit, -loyalität oder -rentabilität, abbilden. Andererseits bieten sich hier mit den *Wertangeboten* (s. Kap. 9.2) kundenbezogene Größen an, die jene Komponenten umfassen, die für Kundenzufriedenheit und Kundenloyalität verantwortlich sind. Differenziatoren entscheiden als Leistungstreiber über die Kernkennzahlen.

Die *Prozessperspektive* konzentriert sich auf die internen Abläufe der betrieblichen Leistungserstellung. Dabei beleuchtet die BSC insbesondere jene Prozesse, die für den unternehmerischen Erfolg entscheidend sind. Ziel ist, durch eine fundierte Prozessanalyse Optimierungspotenziale zur Steigerung von Kundenzufriedenheit, betrieblicher Effektivität und Effizienz aufzudecken und zu realisieren (Kaplan/Norton, 1997: 25, 89). Dies verlangt einen Ansatz, der Außen- und Innenperspektive sinnvoll miteinander kombiniert.

Innerhalb der *Lern- und Entwicklungsperspektive* der BSC stellt sich schließlich die Frage, wie Kernkompetenzen gezielt gefördert und in Kundennutzen umgesetzt werden können. Zentrale Aufgabe der Lern- und Entwicklungsperspektive ist es hierbei, die für die Zielerreichung der übrigen BSC-Ebenen notwendige Infrastruktur im Unternehmen bereitzustellen. Entsprechend werden Ziele und Kennzahlen zur Steuerung einer lernenden und wachsenden Organisation aufgenommen, die als *treibende Faktoren* der Leistung der ersten drei Perspektiven anzusehen sind. Kaplan und Norton identifizieren als wesentliche Ressourcen (1997: 121):

- Mitarbeiterpotenziale
- Potenziale von Informationssystemen
- Motivation
- Empowerment und
- Zielausrichtung.

Diese Faktoren sind ausschlaggebend für *Innovation* und bessere Leistung. In diesem Kontext

formulieren die beiden: «Letztendlich hängt die Fähigkeit, ehrgeizige Vorgaben für finanzielle, interne und Kundenziele zu erfüllen, von dem Innovationspotenzial des Unternehmens ab» (ebd.: 140). Dabei betonen Kaplan und Norton, dass eine Steigerung des Innovationspotenzials und damit des Potenzials zu einmaligen Kernkompetenzen deutliche Investitionen in Menschen, Systeme und Prozesse erfordert. Hier bieten sich Mitarbeiterqualifikation, Informationsmöglichkeiten und Informationsgrad, Mitarbeiterzufriedenheit, Mitarbeiterloyalität und Mitarbeiterproduktivität als sinnvolle Kennzahlen an. Diese müssen allerdings um spezifische Faktoren erweitert werden, die sich aus der Unternehmenssituation bzw. den Kundenanforderungen ergeben.

Innerhalb der vier Perspektiven kommt der Kundenperspektive allerdings besonderer Stellenwert zu. Entsprechend erklärt Kaplan: «Speziell die weichen, nicht griffigen Aspekte der Wertschöpfung wie Kundenbeziehung, Innovation oder Mitarbeiter sind mit der BSC messbar, und diese erweisen sich als eigentlich entscheidend für den Unternehmenserfolg» (Kaplan/ Gaiser, 2002: 872).

Basis der BSC ist die *Unternehmensstrategie*, die – übersetzt in die entsprechende Kennzahl – auf die Ebenen der BSC transferiert wird. Neben der Mehrdimensionalität der Betrachtungsweise ist diese Übersetzung abstrakter Strategie in konkrete Ziele und Instrumente wesentliches Merkmal der Balanced Scorecard. Die BSC stellt also ein Instrument dar, mit dem Leistungen gemessen, gesteuert und verbessert werden können, wobei die verschiedenen BSC-Ebenen zu einer ganzheitlichen Umsetzung zwingen. Strategie und unternehmerische Leistung werden in der BSC konkret miteinander verbunden, sodass die Unternehmensstrategie integraler Bestandteil des operativen Geschäfts wird.

1.3 Zusammenfassung und Fragen zum Selbsttest

Zusammenfassung

Betriebswirtschaftslehre (BWL) ist eine Disziplin der Wirtschaftswissenschaften, die sich mit den wirtschaftlichen Entscheidungen in Betrieben und Unternehmungen befasst. Dagegen untersucht die *Volkswirtschaftslehre* (VWL) als Wissenschaft der Nationalökonomien vor allem gesamtwirtschaftliche Zusammenhänge und Prozesse. Einzelwirtschaftlichen Phänomenen kommt in der Volkswirtschaftslehre eine eher untergeordnete Rolle zu.

Grundlage des Wirtschaftens sind die menschlichen Bedürfnisse, die, falls sie mit einer Kaufabsicht verbunden sind, zu einem Bedarf werden. Wird ein Bedarf auf dem Markt artikuliert, besteht eine Nachfrage. Auf dem Markt wird der Nachfrage ein Angebot an Wirtschaftsgütern gegenübergestellt, die der Befriedigung der menschlichen Bedürfnisse dienen. Auch Gesundheit ist als ein ökonomisches Gut anzusehen.

Hauptaufgabe im Unternehmen ist es, die betriebswirtschaftlichen Produktionsfaktoren nach dem ökonomischen Prinzip zu kombinieren. Dazu zählen die Koordination und Planung von Beschaffung, Fertigung, Produktion und Absatz ebenso wie die Organisation und Kontrolle des Betriebsablaufs und der betrieblichen Funktionsbereiche. Managementtheorien, wie etwa Total Quality Management oder das Modell der Wertschöpfungskette, können hierbei als innerbetriebliche Leitkonzepte dienen.

Fragen zu Kapitel 1.1

1. Was ist ein Markt? Was ist Wettbewerb?

2. Nennen Sie die Bestimmungsgründe von Angebot und Nachfrage, und erklären Sie den Mechanismus der Preisbildung.

3. Erläutern Sie Chancen und Risiken von Kooperation und Konzentration in der Wirtschaft. Was ist ein Kartell? Was ist ein Jointventure?

4. Was ist ein Konjunkturzyklus? Beschreiben Sie die Ihnen bekannten Phasen.

5. Was ist die Lohn-Preis-Spirale?

6. Diskutieren Sie Möglichkeiten und Grenzen der Wirtschaftspolitik.

7. Beurteilen Sie Ihnen bekannte Ideal- und Realtypen der Wirtschaftsordnung.

8. Was ist ein Markträumungspreis?

9. Definieren Sie die Begriffe Bedürfnisse, Güter und Produktionsfaktoren.

10. Was ist das ökonomische Prinzip?

Fragen zu Kapitel 1.2

1. Womit beschäftigt sich die Betriebswirtschaftslehre?

2. Grenzen Sie die Betriebswirtschaftslehre von der Volkswirtschaftslehre ab. Wo liegen Schnittstellen zwischen beiden Disziplinen?

3. Was sind volkswirtschaftliche, was betriebswirtschaftliche Produktionsfaktoren? Unterscheiden Sie!

4. Erklären Sie, wie die Reformen im Gesundheitswesen zu mehr Markt und Wettbewerb beitragen. Erläutern Sie in diesem Zusammenhang die Relevanz von Wertangeboten und Kernkompetenzen.

5. Stellen Sie das Lean-Management-Konzept dar.

6. Wozu dient die Balanced Scorecard? Gehen Sie bei Ihrer Beschreibung auch auf die einzelnen Perspektiven des Zielsystems ein.

7. Was beinhaltet die Konzeption des Total Quality Management? Wo sehen Sie Übertragungsmöglichkeiten für Ihr Unternehmen?

8. Was ist eine strategische Allianz? Erläutern Sie Vorteile und Risiken von Unternehmenskooperationen.

9. Welche Erfolgsbedeutung hat die Unternehmensstrategie?

10. Unterscheiden Sie allgemeine und spezielle Betriebswirtschaftslehre.

Literatur

Baßeler, U.; Heinrich, J.; Koch, W. A. S.: Grundlagen und Probleme der Volkswirtschaft. Studienausgabe (14., überarbeitete und erweiterte Aufl.). Wirtschaftsverlag Bachem, Köln 1998

Baßeler, U.; Heinrich, J.; Koch, W. A. S.: Grundlagen und Probleme der Volkswirtschaft. Studienausgabe (15., überarbeitete und erweiterte Aufl.). Wirtschaftsverlag Bachem, Köln 1999

Baßeler, U.; Heinrich, J.; Koch, W. A. S.: Grundlagen und Probleme der Volkswirtschaft. Studienausgabe (18., überarbeitete und erweiterte Aufl.). Wirtschaftsverlag Bachem, Köln 2006

Cezanne, W.: Allgemeine Volkswirtschaftslehre (3., überarbeitete Aufl.). Oldenbourg Verlag, München, Wien 1997

Cezanne, W.: Allgemeine Volkswirtschaftslehre (6., überarbeitete Aufl.). Oldenbourg Verlag, München, Wien 2005

Gabisch. G.: Konjunktur und Wachstum. In: Bender, D.; Berg, H.; Cassel, D.: Vahlens Kompendium der Wirtschaftstheorie und Wirtschaftspolitik (7., überarbeitete Aufl.). Verlag Franz Vahlen GmbH, München 1999, S. 353–411

Haubrock, M.; Schär, W.: Betriebswirtschaft und Management im Krankenhaus (4., vollständig überarbeitete und erweiterte Aufl.). Verlag Hans Huber, Bern 2007

Hübl, L.: Wirtschaftskreislauf und Gesamtwirtschaftliches Rechnungswesen. In: Bender, D.; Berg, H.; Cassel, D.: Vahlens Kompendium der Wirtschaftstheorie und Wirtschaftspolitik (7., überarbeitete Aufl.). Verlag Franz Vahlen GmbH, München 2003, S. 53–94

Jacob, H. (Hrsg.): Allgemeine Betriebswirtschaftslehre. Handbuch für Studium und Prüfung (5., überarb. Aufl.). Betriebswirtschaftlicher Verlag Dr. Th. Gabler GmbH, Wiesbaden 1993

Kaplan, R. S.; Gaiser, B.: Zehn Jahre Balanced Scorecard. Schäffer-Poeschel Verlag, München 2002

Kaplan, R. S.; Norton, D. P.: Balanced Scorecard. Schäffer-Poeschel Verlag, Stuttgart 1997

Lampert, H.; Bossert, A.: Die Wirtschafts- und Sozialordnung der Bundesrepublik Deutschland im Rahmen der Europäischen Union. Olzog, München, Wien 2004

Mankiw, N. G.; Taylor, M. P.: Grundzüge der Volkswirtschaftslehre (4., überarbeitete Aufl.). Schäffer-Poeschel Verlag, Stuttgart 2008

Müller-Armack, A.: Soziale Marktwirtschaft. In: Beckerath, E. v. (Hrsg.): Handwörterbuch der Sozialwissenschaften (Bd. 9). etb, Stuttgart, Tübingen, Göttingen 1956, S. 380–394

Porter, M.: Wettbewerbsstrategie. Methoden zur Analyse von Branchen und Konkurrenten. Campus Verlag, Frankfurt, New York 1987

Porter, M.: Nationale Wettbewerbsvorteile. Erfolgreich konkurrieren auf dem Weltmarkt. Droemer Knaur, München 1991

Schierenbeck, H.: Grundzüge der Betriebswirtschaftslehre (16., vollständig überarbeitete und erweiterte Aufl.). Oldenbourg Verlag, München, Wien 2003

Thieme, H. J.: Wirtschaftssysteme. In: Bender, D.; Berg, H.; Cassel, D.: Vahlens Kompendium der Wirtschaftstheorie und Wirtschaftspolitik (8., überarbeitete Aufl.). Verlag Franz Vahlen GmbH, München 2003, S. 1–52

2 Unternehmensorganisation und Management des Pflegeunternehmens

Christian Loffing, Stephanie Geise

Das Gesundheitswesen hat sich längst von der reinen Wohlfahrtspflege entfernt. Durch die umfassenden Reformen sind die Anforderungen an Führungskräfte und Mitarbeiter der ambulanten und stationären Altenpflege enorm gestiegen. Stärker als bisher sind Pflegeunternehmen einem Wettbewerb um Kunden, Qualitäts- und Preisvorteile ausgesetzt. Organisationale Flexibilität und unternehmerische Qualität spielen eine zunehmende Rolle, um die Kundenwünsche sowohl von Seiten der Patienten als auch der Angehörigen rasch und problemadäquat zu erfüllen.

Hierbei kommt der optimalen Verteilung der dem Unternehmen zur Verfügung stehenden Ressourcen eine zentrale Rolle zu, der Unternehmensorganisation und Unternehmensführung gerecht werden müssen. Dies gilt im Besonderen, da einem Management zur Verbesserung der Wirtschaftlichkeit und Produktivität in Zukunft noch mehr Bedeutung beigemessen werden wird.

Unternehmensorganisatorische Überlegungen spielen bei der Bewältigung zukünftiger Aufgaben daher eine ebenso entscheidende Rolle wie strategische Aspekte, gleichgültig, ob es um die Marktausrichtung, Kundenorientierung oder Mitarbeitermotivation geht. Die Gestaltung der betrieblichen Strukturen und Abläufe ist als eine Aufgabe anzusehen, deren zielgerich-tete Bewältigung seitens der Unternehmensführung einen wesentlichen Erfolgsfaktor darstellt: Nur durch eine effektive und effiziente Unternehmensorganisation sowie Unternehmensführung kann das Unternehmen langfristig seine Wettbewerbsfähigkeit erhalten. Neben pflegefachlichen Themen sind umfassende Organisations- und Unternehmensführungskenntnisse daher zu einer zentralen Voraussetzung im Wettbewerb geworden. Zur Bewältigung dieser Aufgaben sind kompetente Führungskräfte gefragt.

Lernziele

- Vertrautheit mit den Begriffen und Zusammenhängen der Organisation, Arbeitsteilung und Improvisation

- Einblick in die Organisationslehre (Zielsetzung, Elemente, Beziehungen) und den Zusammenhang zwischen Unternehmensgröße und Organisation

- Einblick in die Notwendigkeit der laufenden Anpassung der Organisation an unternehmensinterne und externe Einflüsse

- Überblick über die Bildung und Gliederung von Organisationseinheiten
- Kenntnis der klassischen Organisationsformen und deren wesentliche Unterschiede
- Verständnis für neuere Organisationsformen und deren Unterschiede
- Kenntnis der prinzipiellen Aufgabe der Prozessorganisation
- Kenntnis der Gestaltungsmöglichkeiten von Arbeitsabläufen
- Überblick über den Zusammenhang von Leitbild, Markt und Umweltgegebenheiten und die Möglichkeiten des Unternehmens im Hinblick auf die Zielfindung
- Einsicht in die Bedeutung der Planung als Instrument der Unternehmensführung
- Kenntnis der Struktur der Unternehmensplanung
- Überblick über die Planungsphasen und Planungsprinzipien und die Planungsfristigkeiten
- Einsicht in die Notwendigkeit der strategischen und operativen Planung
- Kenntnis der Grundlagen der Mitarbeiterführung

2.1
Grundlagen der Unternehmensorganisation

2.1.1
Von der Arbeitsteilung zur Organisation

Die Hauptaufgabe jeder betrieblichen Unternehmung ist es, Leistungen zu erbringen, um diese am Markt abzusetzen. Alle Strukturen der Unternehmung und die Tätigkeiten sind auf dieses primäre Ziel gerichtet. Dabei sind die heutigen Anforderungen an die wirtschaftliche Leistungsfähigkeit des Unternehmens sowie an Effizienz und Effektivität enorm. Auf Grund ihrer Komplexität können die vielfältigen Aufgaben, die im Rahmen der betrieblichen Leistungserstellung bewältigt werden müssen, in der Regel nicht vollständig von einem einzelnen Mitarbeiter übernommen werden, sondern müssen *arbeitsteilig* erledigt werden (s. Kap. 1.1.1.1). Die Gesamtaufgabe ist daher in mehrere Teilaufgaben zu gliedern und auf mehrere Aufgabenträger, die Mitarbeiter, zu verteilen.

Die notwendige Arbeitsteilung erfolgt also durch eine *horizontale Differenzierung*, wobei es gleichzeitig zu einer *Spezialisierung* kommt: Die jeweiligen Mitarbeiter werden zu «Spezialisten» bei der Bewältigung ihrer Teilaufgabe.

Wer jedoch eine Aufgabe *arbeitsteilig* erledigen möchte, um effizient und effektiv zu arbeiten, wird zwangsläufig mit der Frage nach der *Organisation* der Arbeitsteilung konfrontiert. Genauso wie jedes zielgerichtete Zusammenwirken von Teilen eines Ganzen nach Ordnung verlangt, verlangt jede Arbeitsteilung nach Organisation. Es ist also als eine Hauptaufgabe der Unternehmensorganisation anzusehen, Arbeitskräfte und Sachmittel entsprechend der unternehmerischen Zielsetzung so zusammenzuführen, dass die unternehmerische Arbeitsteilung reibungslos und möglichst optimal abläuft. Damit trägt die Unternehmensorganisation nicht nur wesentlich zur Sicherung der betrieblichen Effizienz und Effektivität bei, sondern zählt auch zu den wichtigsten Managementfunktionen im Unternehmen (Loffing, 2006).

2.1.2
Zum Begriff der Organisation

Der Begriff *Organisation* wird in der Literatur nicht einheitlich verwendet. Vielmehr existiert eine Vielzahl an Begriffsbestimmungen, die sich teils überschneiden, teils aber auch widersprüchlich sind. Bleicher erklärt diesen Umstand damit, dass Menschen immer schon komplexe Aufgaben arbeitsteilig bewältigen mussten, wobei sie auf eine zielgerichtete Koordination und Organisation der nötigen Arbeitsteilung angewiesen waren. Mit zunehmender *Differenzierung* und *Technisierung* der Gesellschaft wurden die Lösungen zur Koordination und Organisation der Arbeitsteilung schließlich ihrerseits komplexer und ausdifferenzierter (Bleicher, 1991; Schreyögg, 2003) (s. Kap. 1.1.1.1). Eine einleitende begriffliche Auseinandersetzung mit dem Begriff Organisation ist allerdings trotz der Vielzahl an unterschiedlichen Definitionen zum besseren Verständnis der nachfolgenden Ausführungen notwendig.

Während Kosiol unter Organisation «die zielorientierte, integrative Strukturierung von Ganzheiten oder Gefügesystemen» versteht (1976: 21), definiert Vahs Organisation als den «bewussten Entwurf von Regeln und Strukturen […], die Gebilden, wie beispielsweise einem Unternehmen, eine Ordnung geben» (1999: 8). Schwarz sieht in Organisation dagegen ein «System dauerhaft angelegter betrieblicher Regelungen, das einen möglichst kontinuierlichen und zweckmäßigen Betriebsablauf sowie den Wirkzusammenhang zwischen den Trägern betrieblicher Entscheidungsprozesse gewährleisten soll, gleichgültig, ob diese Regelungen schriftlich vorliegen oder nicht» (1972: 13). In diesem Zusammenhang bringt Wöhe noch einen weiteren Aspekt ein, wenn er erklärt: «Unter Organisation verstehen wir einerseits den *Prozess der Entwicklung* der Ordnung aller betrieblichen Tätigkeiten (Strukturierung) und andererseits *das Ergebnis dieses gestalterischen Prozesses*, d.h. die Gesamtheit aller Regelungen, deren sich die Betriebsleitung und die ihr untergeordneten Organe bedienen, um die durch Planung entworfene Ordnung aller betrieblichen Prozesse und Entscheidungen zu realisieren» (1996: 250).

Bereits aus dieser kurzen Übersicht wird deutlich: Obwohl der Organisationsbegriff nicht einheitlich verwendet wird, lassen sich einige relevante Merkmale von Organisationen aus den gängigen Definitionen ableiten:

- Organisationen sind zielgerichtete Ordnungen

- Organisation ist Mittel zur (arbeitsteiligen) Erfüllung der unternehmerischen Gesamtaufgabe
- Organisationen sind von Dauer
- Organisationen sind soziale Systeme
- Organisationen weisen eine (formale) Struktur auf
- Objekt der Tätigkeit ist ein Organisationsgebilde.

Beispiel

Sowohl die Pflegeheim Sonnenschein GmbH als auch die Ambulante Hauskrankenpflege Vitalis GbR erfüllen alle genannten Merkmale von Organisationen.

2.1.3
Sichtweisen von Organisation

Gleichzeitig verweisen die verschiedenen Interpretationen auf verschiedene *Sichtweisen von Organisation*. So kann einerseits das Unternehmen an sich als eine Organisation interpretiert werden: «Das Unternehmen ist eine Organisation». Nach diesem so genannten *institutionalen Organisationsbegriff* wird die Organisation des Unternehmens als ein Zustand betrachtet, die Organisation definiert sich also als die Struktur und Ordnung des Unternehmens. Davon abzugrenzen ist der *instrumentale Organisationsbegriff*, nach dem die Unternehmensorganisation als eine Tätigkeit betrachtet wird. Organisation ist aus dieser Perspektive ein Mittel (und Bereich) zur Zielerreichung. Diese Sichtweise der Organisation als ein Instrument der Zielerreichung entspricht der ursprünglichen Bedeutung des griechischen Wortes *órganon*, d.h. «Werkzeug». Verkürzt lässt sich der klassische Organisationsbegriff auf die Formel bringen: «Das Unternehmen hat eine Organisation». Damit umfasst die Unternehmensorganisation also die Gesamtheit aller generellen expliziten Regelungen eines Unternehmens.

> **Beispiel**
>
> Die Pflegeheim Sonnenschein GmbH ist eine Organisation mit der Rechtsform einer GmbH (institutionaler Organisationsbegriff). Darüber hinaus hat das Unternehmen auch eine Organisation. So dienen zum Beispiel die in dem Unternehmen implementierten Expertenstandards einem gezielten Ablauf in der Versorgung der Bewohner (instrumentaler Organisationsbegriff).

Innerhalb des klassischen betriebswirtschaftlichen Verständnisses der Unternehmensorganisation lassen sich wiederum der *funktionale* und der *konfigurative Organisationsbegriff* als zwei Positionen ausdifferenzieren (Hauptvertreter sind hier Gutenberg [1983] bzw. Kosiol [1976]). Kosiol, der in seiner Auslegung von Organisation den konfigurativen Organisationsbegriff geprägt hat, versteht Organisation als eine dauerhafte *Strukturierung von Arbeitsprozessen.* Gutenbergs funktionalem Organisationsbegriff zufolge wird Organisation dagegen als eine Funktion der Unternehmensführung betrachtet, wobei er Organisation im Sinne der *Tätigkeit des Organisierens* der Führungsebenen versteht, die durch den Erlass fallweiser und genereller Regelungen die Erreichung der unternehmerischen Gesamtaufgabe sicherstellen.

2.1.4
Vom instrumentalen zum institutionalen Organisationsbegriff

Der klassische *instrumentale Organisationsbegriff* war in der deutschen Betriebswirtschaftslehre lange Zeit dominierend. Mit dem Organisieren wurde in diesem Zusammenhang häufig auch die Rationalisierung und Strukturierung bzw. Optimierung von Arbeitsabläufen im industriellen Kontext diskutiert. Die Sichtweise des *institutionalen Organisationsbegriffs,* dem zufolge das Unternehmen eine Organisation ist, wurde dagegen vor allem durch die Organisationspsychologie und -soziologie geprägt. Zunächst im angelsächsischen Raum verbreitet, ist diese Sichtweise mittlerweile weitestgehend etabliert. Hierbei wird die Organisation als ein zielgerichtetes soziales System verstanden, in dem Menschen mit eigenen Zielen und Wünschen interagieren (Ulich, 2005; Rosenstiel, 2007).

Als wesentliche Erkenntnis und grundsätzliche Neuerung gegenüber der klassischen Perspektive lässt sich festhalten, dass Regeln und Strukturen aus der Sicht des institutionalen Organisationsbegriffs erst dann zielorientiert funktionieren können, wenn sie von den Organisationsmitgliedern auch angenommen und mitgetragen werden. Der Fokus wird in der institutionalen Sichtweise also auf das *Unternehmen als Gesamtsystem* gerichtet, wodurch der Organisationsbegriff eine verstärkt ganzheitliche Anwendung findet.

2.1.5
Formelle und informelle Organisation

In Zusammenhang mit dem Organisationsbegriff ist die Unterscheidung von *formeller/formaler* und *informeller Organisation* interessant. Dabei bezeichnet die formelle Organisation die bewusst geschaffene, rational gestaltete Struktur und Ordnung des Unternehmens, die der Erfüllung unternehmerischer Zielsetzungen dient. Vereinfacht gesagt, beschreibt die formelle Organisation also die *hierarchischen Verhältnisse* eines Unternehmens mit den daraus resultierenden Befugnissen und Verantwortungsbereichen. Damit wird die abzuleitende interne *Rangordnung* entsprechend der Aufgabenteilung von außen festgelegt.

Hiervon abzugrenzen ist die *informelle Organisation* als ein implizit vorhandenes, soziales Organisationsgefüge, das durch persönliche Ziele, Wünsche, Sympathien und Verhaltensweisen der Mitarbeiter bestimmt wird. Die informelle Organisation lässt sich als *System der sozialen Strukturen* im Unternehmen interpretieren. Dieses wird nicht durch äußere Festlegung, sondern durch persönliche Sympathien und Antipathien der Mitarbeiter definiert. Im Gegensatz zur formellen Organisation wird die informelle Hierarchie also nicht aufgabenbezogen bestimmt, sondern ergibt sich aus der Bildung informeller Gruppen, die durch gleichartige soziale Merkmale (z. B. Alter, Beruf, Geschlecht), gleiche Interessen, räumliche Nähe oder gegenseitige Anerkennung entstehen. Einzelne Mitglieder der formellen Organisation können dabei mehreren informellen Gruppen angehören (Schreyögg, 2003).

Für die Organisation sind die informellen Strukturen, die sich in Form von persönlichen Beziehungen, Rollenverhalten oder Normen zeigen, häufig von besonderer Relevanz. Vor allem erweisen sich die Kenntnis und Berücksichtigung der informellen und formellen Faktoren bei der Gestaltung einer Organisation als zentraler Erfolgsfaktor. Entsprechend stellt auch Henning fest: «Es kommt nicht darauf an, welche Regelungen formell bestehen, also auf dem Papier stehen, sondern welche Regelungen wirklich beachtet werden und daher betriebsgestaltend sind. Regelungen, die niemand beachtet, gehören also nicht zur Organisation eines Betriebs, Regelungen, von denen zu vermuten ist, dass sie niemand beachten wird, sollten daher unterlassen werden» (Henning, 1975: 24).

In der klassischen Betriebswirtschaftslehre galt die formelle Organisation allerdings lange Zeit als die primär relevante Struktur zur Erreichung der unternehmerischen Zielsetzungen. Dagegen wurde das informelle Organisationsgefüge als eine Art Störfaktor angesehen, den es weitgehend einzuschränken galt. Heute hat sich jedoch die Auffassung durchgesetzt, dass informelle Gruppen nicht grundsätzlich als Störquelle zu interpretieren sind, sondern sich sogar als *Ausdruck der Unternehmenskultur* förderlich auf die Mitarbeitermotivation auswirken können. Dieser Auffassung liegt die Einsicht zu Grunde, dass innerhalb einer informellen Gruppe häufig ein ausgeprägter innerer Zusammenhalt besteht, der positiv auf die Leistungsmotivation einwirken kann. So kann die Unternehmenskultur über

informelle *Normen* (Wertvorstellungen, Denkhaltungen und Einstellungen) das Verhalten der Mitarbeiter positiv prägen und regulieren. Dies gilt vor allem für Situationen, in denen unvorhergesehene Ereignisse eintreten, an die die formellen Strukturen noch nicht angepasst sind. Hier erhöhen ausgeprägte informelle Beziehungen die Reaktions- und Anpassungsfähigkeit der Organisation. Dementsprechend ist es für die Unternehmensführung entscheidend zu wissen, auf welchen informellen Normen und Beziehungen das Verhalten ihrer Mitarbeiter beruht.

Die Kenntnis des informellen Gefüges ist aber auch insbesondere deshalb wesentlich, da es trotz aller positiver Effekte auch zu einem Zielkonflikt zwischen informeller und formeller Organisation kommen kann. So kann sich z. B. entlang der formellen Strukturen eine «Nebenhierarchie» mit so genannten *informellen Führern* bilden, in der sich eine eigene Verantwortungs- und Aufgabenverteilung ergibt. In diesem Fall, in dem das *informelle Gefüge die formellen Regelungen außer Kraft setzt*, ist die formelle Organisation *dysfunktional*. Hier besteht schließlich sogar die Gefahr, dass durch dieses Gefüge Unternehmensziele nicht oder nur teilweise erreicht werden.

2.1.6
Aufgaben der Unternehmensorganisation

Wer eine Aufgabe arbeitsteilig bewältigen möchte, wird zwangsläufig mit Fragen nach Struktur, Reihenfolge und Verantwortlichkeit der Arbeitsteilung in Berührung kommen. Jedes zielgerichtete Zusammenspiel von Teilen eines Ganzen verlangt nach Ordnung; jede Arbeitsteilung verlangt nach Organisation. Aufgabe der Organisation ist es daher, die jeweiligen Teilaufgaben mit der Erfüllung der Gesamtaufgabe und der Gesamtzielsetzung abzustimmen.

Auf den Aufgabenbereich des Unternehmens übertragen, muss die Unternehmensorganisation also die Erfüllung der unternehmerischen Gesamtaufgabe, die zur Erstellung und Verwertung von Leistungen arbeitsteilig durch zwei oder mehrere Aufgabenträger (Mitarbeiter) bewältigt wird, sicherstellen. Aufgabe und Ziel der Unternehmensorganisation ist also eine *zielgerichtete Kombination der betrieblichen Produktionsfaktoren.* Insgesamt lassen sich folgende Organisationsaufgaben identifizieren:

- Festlegen von Organisationszielen
- Planung der Organisation
- Gestaltung der Organisation
- Kontrolle der Organisation.

Beispiel

Hildegard und Julius Meinolf haben bereits vor der Gründung der Pflegeheim Sonnenschein GmbH im Jahre 1988 viel Zeit in die Schaffung einer effektiven und effizienten Organisation investiert. Fortlaufend wurde diese bis zum heutigen Zeitpunkt überprüft und angepasst. Ein Teil des Erfolgs in ihrem Unternehmen können sie sicherlich auf die klaren und offensichtlich angemessenen, zielführenden Strukturen zurückführen.

2.1.7
Ziele der Organisation

Ziele sind grundsätzlich Aussagen über angestrebte Zustände (Sollzustände), die durch Auswahl und Umsetzung geeigneter Handlungsalternativen erreicht werden sollen. Ziel des Unternehmens ist die optimale Bewältigung der betrieblichen Leistungserstellung (Sollzustand). Damit wird zugleich das übergeordnete Ziel der Organisation deutlich: Unterstützung bei der Erreichung der Unternehmensziele (durch Auswahl und Umsetzung einer geeigneten Handlungsalternative) durch die Unternehmensorganisation. Die Ziele der Organisationsgestaltung besitzen damit *instrumentellen Charakter;* wobei die Unternehmensziele die Ziele der Organisationsgestaltung bestimmen.

Ein wesentliches Merkmal einer Organisation ist also ihre *Zielgerichtetheit in Bezug auf die Erfüllung der unternehmerischen Gesamtaufgabe.* Um die betrieblichen Ziele optimal zu erreichen, ist es erforderlich,

- verschiedene Teilaufgaben nicht isoliert und unkoordiniert zu erbringen,
- sondern zweckmäßig koordiniert und abgestimmt,
- planvoll und zur Zufriedenheit der Mitarbeiter und Kunden und dabei
- die betrieblichen Produktionsfaktoren (elementar und dispositiv) optimal zu kombinieren, also:
- die *Organisation effektiv und effizient zu gestalten.*

Einen wichtigen Beitrag zur Erfüllung unternehmerischer Ziele leistet die Organisation bereits dadurch, dass sie das Unternehmen entsprechend der internen Arbeitsteilung strukturiert. Dabei werden die Anforderungen an die Struktur der Organisation von den Unternehmenszielen abgeleitet. Die Unternehmensziele verdeutlichen also, was die Organisation für das Unternehmen erreichen soll. Gleichzeitig müssen im Rahmen des unternehmerischen Zielsystems aber auch die Wünsche und Bedürfnisse von Kunden und Mitarbeitern Einfluss auf die Unternehmensorganisation haben, damit deren Zufriedenheit auch langfristig gewährleistet werden kann (Abb. 2-1).

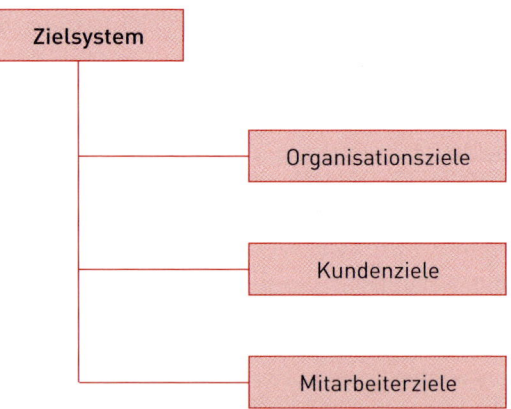

Abbildung 2-1: Das Zielsystem der Organisation

In diesem Kontext definiert Schreyögg folgende konkrete Ziele der Organisationsgestaltung (1999: 87; 2003):

- Flexibilität
- Stabilität
- Produktivität
- Anpassungsfähigkeit
- ökonomische und menschliche Nützlichkeit
- Entlastung des Managements
- gute Entscheidungsfindung
- Zufriedenheit der Mitarbeiter und Kunden.

Beispiel

Frau Kramer und Frau Chmielewski von der Ambulanten Hauskrankenpflege Vitalis GbR haben einen Organisationsberater mit einer Analyse beauftragt. Sie wünschen sich eine Erkenntnis darüber, ob die von ihnen gestaltete Organisation noch zeitgemäß ist und über die notwendige Flexibilität, Stabilität, Produktivität etc. verfügt.

2.1.8
Grundsätze der Organisationsgestaltung

Für die Realisierung der Unternehmensziele kommt der optimalen Verteilung der dem Unternehmen zur Verfügung stehenden Ressourcen eine zentrale Rolle zu, der die Unternehmensorganisation gerecht werden muss. Dies gilt im Besonderen, da einer «optimalen Organisation» zur Verbesserung der Wirtschaftlichkeit und Produktivität bereits heute und in Zukunft noch mehr Bedeutung beigemessen werden wird. Organisatorische Überlegungen spielen bei der Bewältigung zukünftiger Aufgaben eine entscheidende Rolle, gleichgültig, ob es um die Marktausrichtung, Kundenorientierung oder die Mitarbeitermotivation geht. Die geplante organisatorische Gestaltung der betrieblichen Strukturen und Abläufe ist für alle Führungsebenen zu einer Aufgabe geworden, deren zielgerichtete Bewältigung einen wesentlichen Erfolgsfaktor

darstellt: Nur durch eine effiziente Organisation kann das Unternehmen langfristig seine Wettbewerbsfähigkeit erhalten (z.B. durch Kostenreduktionen oder Umsatzsteigerung). Daher sollte die Unternehmensorganisation folgende Organisationsgrundsätze berücksichtigen:

- Grundsatz der Zielgerichtetheit
  - Diejenige Organisationsform bzw. Regelung ist zu wählen, welche die Zielerreichung am besten sicherstellt.
- Grundsatz der Koordination
  - Organisatorische Regelungen sind auf die Unternehmensziele und aufeinander abzustimmen.
- Grundsatz der Wirtschaftlichkeit
  - Es ist ein optimales Verhältnis zwischen Mittelaufwand und Zielgerichtetheit zu wählen. Die Organisationskultur darf nicht als Selbstzweck verstanden werden.
- Grundsatz der Zweckmäßigkeit
  - Beachtung eines ausgewogenen Verhältnisses von Zweck und Mittel.
- Grundsatz des organisatorischen Gleichgewichts
  - Vermeidung von Über- oder Unterorganisation, ausgeglichenes Verhältnis zwischen Organisation, Improvisation, Disposition.

2.1.9
Improvisation, Disposition und Organisation

Wenn sich Organisation als eine *dauerhafte Ordnung an Regelungen und Strukturen* eines Unternehmens interpretieren lässt, verweist diese Auslegung gleichzeitig auf ein alltägliches Phänomen: Nicht alle Sachverhalte der täglichen Betriebspraxis können dauerhaft geregelt und strukturiert werden. Vielmehr fallen im Berufsalltag häufig Aufgaben an, die kurzfristig und/oder fallweise gelöst werden müssen, für die es keine allgemeinen Regelungen gibt, die also Improvisation oder Disposition erfordern. Zwar zählt es eigentlich zu den Hauptaufgaben der Organisation, vorläufige und improvisierte Lösungen zu vermeiden bzw. diese in allgemeine Handlungsregeln und Strukturen zu überführen. Dies macht aber nur dort Sinn, wo sich betriebliche Sachverhalte und Aufgaben wiederholen. Eben auf diesen Zusammenhang, dass nämlich die «Tendenz zur generellen Regelung mit abnehmender Variabilität betrieblicher Tätigkeit zunimmt» bzw. zunehmen kann, hat Gutenberg mit dem «Substitutionsprinzip der Organisation» hingewiesen (1976). Da sich in der betrieblichen Praxis nicht alle Sachverhalte und Aufgaben wiederholen, ist folglich nur eine teilweise Substitution von fallweisen, vorläufigen und befristeten Regelungen, von *Improvisation* und *Disposition* möglich.

Durch Improvisationen werden *unvorhersehbare, unerwartete oder völlig neuartige* Einzelfälle geregelt. Improvisation bezeichnet also das vorläufige gültige Ordnen und Strukturieren durch fallweise und provisorische Regelungen. Vereinfacht gesagt sind Improvisationen «Ad-hoc-Lösungen» für spezifische Einzelfälle. Entsprechend definiert Weidner den Begriff: «Improvisation werden alle Maßnahmen genannt, die einen vorläufigen Charakter für eine vorübergehende Zeitspanne besitzen» (Weidner/Freitag/Gernet/Ulbrich, 1992: 22).

Als Ursache für Improvisationen lassen sich die folgenden Gründe nennen:

- Die notwendigen Erfahrungen und Erkenntnisse für eine endgültige Lösung bzw. organisatorische Regelung können nur durch den Betriebsablauf, nicht am «grünen Tisch» des übergeordneten Leitungsmanagements gewonnen werden.
- Aus zeitlichen Gründen sind die gemachten Erfahrungen und Erkenntnisse noch nicht zu einer neuen organisatorischen Regelung zusammengefasst worden.
- Man ist sich bewusst, dass die organisatorischen Regelungen verändert werden müssen; aus unterschiedlichen Gründen ist dies jedoch noch nicht geschehen.
- Gerade in Sozialbetrieben, wie z. B. in der Alten- und Krankenpflege oder im Rettungsdienst, gibt es immer wieder Notfallsituationen, die sich vorher nicht regeln lassen, weil

sie unerwartet und in ihrer Form individuell auftreten.

Während es sich bei der Improvisation um neuartige, häufig temporäre Regelungen für unvorhergesehene Einzelfälle handelt, bezieht sich die Disposition auf die fallweise Regelung *vorsehbarer Vorgänge*, die sich allerdings wegen wechselnder Bedingungen häufig ändert. Im täglichen Einsatz bzw. Betriebsablauf ergeben sich zahlreiche dieser Einzelfälle, die einmalig und fallbezogen geregelt werden müssen. So erfordern die Wünsche und individuellen Erwartungen der Kunden, Patienten und Bewohner oft individuelle Einteilung und Verfügung über die Einsatzgüter (z. B. Personal), Betriebs- und Einsatzmittel (z. B. Fahrzeug), Hilfsmittel (z. B. Pflegemittel) und Geld bzw. Budgetmittel.

Beispiel

Frau Bienek, eine sehr engagierte und bei den Patienten äußerst beliebte Pflegekraft, erwartet Nachwuchs. Der plötzliche Mitarbeiterausfall durch Schwangerschaft macht in der Ambulanten Hauskrankenpflege Vitalis GbR eine vorläufige Änderung von Organisationsprozessen für die Zeitspanne des Ausfalls notwendig. Uta Kramer und Susanne Chmielewski müssen in diesem Fall beispielsweise die Planung umstecken. Bestimmte Aufgaben können nicht mehr in der üblichen Form und Reihenfolge ausgeführt werden, kurzfristig ist sogar ein Mehreinsatz der anderen Mitarbeiter in der Pflege notwendig, um den Ausfall zu kompensieren.

In der Regel disponiert jeder Mitarbeiter im Rahmen seines Arbeitsauftrags. In verschiedenen Arbeits- und Organisationsbereichen (z. B. im Rettungsdienst) können auch so genannte Disponenten die Einzelregelungen vornehmen, wie z. B. in einer Leitstelle. Der Disponent regelt damit den organisatorischen Ablauf des Einsatzes fallweise. Dabei gewährt die Disposition einen gewissen Handlungsspielraum, in dem die fallweise Regelung vollzogen werden kann. Die-

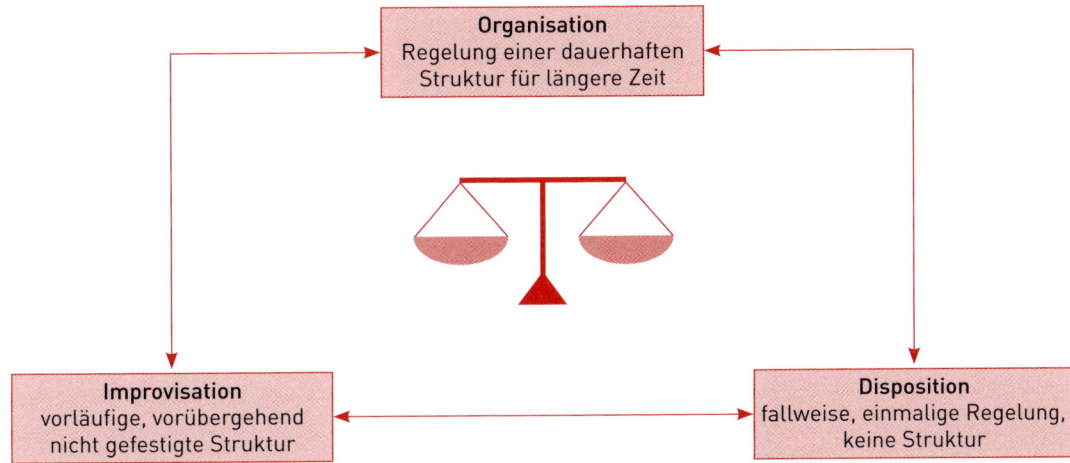

Abbildung 2-2: Das organisatorische Gleichgewicht

se Handlungsspielräume werden häufig innerhalb der Gesamtorganisation festgelegt, damit im Einzelfall die entsprechenden Kompetenzen geregelt sind (Abb. 2-2).

Das Verhältnis von organisatorischer Regelung zu Disposition und Improvisation ist in jedem Unternehmen unterschiedlich. Nach den Grundsätzen der Organisationsgestaltung ist grundsätzlich auf eine für die Organisation angemessene Konstellation der drei Komponenten zu achten, um eine Über- bzw. Unterorganisation zu vermeiden. Hier gilt es, ein *organisatorisches Gleichgewicht* herzustellen, in dem die Organisationsstruktur zwar strukturiert und gefestigt, gleichzeitig aber nicht zu starr ist, um bei Veränderungen noch anpassungsfähig und wandelbar zu sein.

2.2
Organisatorische Differenzierung und Integration

2.2.1
Von der Gesamtaufgabe zur Organisation

In Kapitel 2.1 wurden die Notwendigkeit der unternehmerischen Arbeitsteilung und die damit verbundenen Aufgaben, Ziele und Anforderungen an die Unternehmensorganisation deutlich. Einhergehend mit der hohen Komplexität der betrieblichen Leistungserstellung erwies sich die systematische organisatorische Gestaltung von Aufgaben und Arbeitsteilung damit als unerlässlich. In diesem Kapitel soll nun – ausgehend von der Gesamtaufgabe – der komplexe Prozess der Organisationsgestaltung nähere Betrachtung finden. Schließlich liegen die unternehmerische Gliederung und Ordnung mit der Gründung eines Unternehmens nicht bereits vor, sondern müssen abhängig von der Gesamtaufgabe erst sinnvoll gestaltet werden. Hierbei kann die Kernaufgabe der Organisationsgestaltung in der Lösung des Dualproblems der *organisatorischen Differenzierung* (im Sinne der Arbeitsteilung) *und Integration* (im Sinne der Arbeitsvereinigung) gesehen werden.

Dies geschieht in unterschiedlichen, aufeinander aufbauenden Phasen. Abbildung 2-3 gibt einen Überblick über die Phasen der organisatorischen Differenzierung und organisatorischen Integration, welche im Folgenden näher beschrieben werden sollen. Dabei bleibt zu berücksichtigen, dass sowohl die organisatorische Differenzierung als auch die organisatorische Integration in ihrer Bewältigung zahlreiche Fragestellungen aufwerfen, die jeweils unternehmensspezifisch gelöst werden müssen.

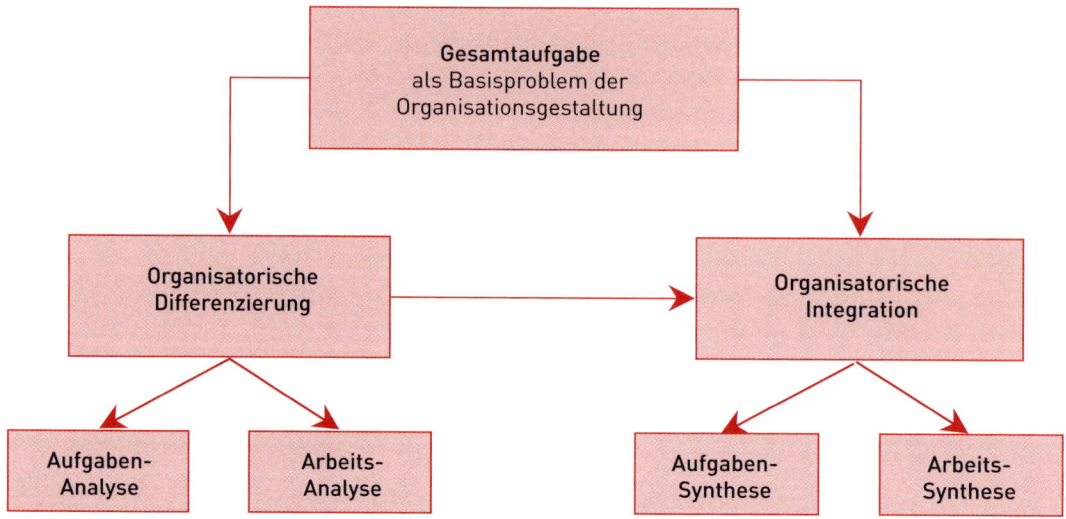

Abbildung 2-3: Organisatorische Differenzierung und Integration

2.2.1.1
Die Aufgabenanalyse

Im Rahmen der Organisationsgestaltung muss zunächst die Frage nach einer sinnvollen und zielorientierten Arbeitsteilung gelöst werden. Hierzu muss die Gesamtheit der im Unternehmen anfallenden Aufgaben erfasst und analysiert werden. Die ermittelte Gesamtaufgabe des Unternehmens ist nun wiederum in Teilaufgaben zu zergliedern. Dies geschieht durch die *Aufgabenanalyse.* Die Aufgabenanalyse kann als wesentliche Voraussetzung für jede Organisationsgestaltung gelten, denn ohne vollständige, systematische Erfassung und Zerlegung der Gesamtaufgabe in ihre Teilaufgaben ist eine überzeugende organisatorische Arbeitsteilung unmöglich.

Vor einer weiteren inhaltlichen Vertiefung der organisatorischen Instrumente Aufgabenanalyse und Aufgabensynthese sollte nun jedoch eine Klärung des Begriffs *Aufgabe* erfolgen. Analog zu den gängigen Definitionsansätzen in der Fachliteratur wird eine Aufgabe als eine dauerhaft wirksame Verpflichtung verstanden, bestimmte Tätigkeiten auszuführen, um ein defi-

niertes Ziel zu erreichen (Hill/Fehlbaum/Ulrich, 1994; Kosiol, 1976). In diesem Zusammenhang lassen sich in Anlehnung an Kosiol die folgenden Gliederungskriterien nennen, nach denen Aufgaben sinnvoll zergliedert und strukturiert werden können (Kosiol 1976: 49 ff.):

● Verrichtung: Was ist zu tun?
● Objekt: Woran ist etwas zu tun?
● Aufgabenträger: Wer muss etwas tun?
● Sachmittel: Womit ist etwas zu tun?
● Zeit bzw. Phase: Wann ist etwas zu tun?
● Raum: Wo ist etwas zu tun?
● Rang: Auf welcher Hierarchiestufe ist etwas zu tun (Entscheidung oder Ausführung)?
● Zweckbeziehung: Stellenwert der Teilaufgabe (primär oder sekundär)?

Die oben genannten Bestimmungsmerkmale einer Aufgabe lassen sich zusammenfassend als *formale* bzw. *sachliche Gliederungsmerkmale* definieren. Dabei erweisen sich insbesondere die beiden hier näher beschriebenen, sachlichen Bestimmungsmerkmale *Verrichtung* und *Objekt* als wesentlich für die praktische Aufgabenanalyse:

- *Objekt:* Mit Objekt ist die Art des Gegenstandes gemeint, auf den sich die Verrichtungen beziehen; hier könnte im Rahmen der Aufgabenanalyse die Frage gestellt werden: *«Woran ist etwas zu tun?»*
- *Verrichtung:* Dieses Merkmal beschreibt die Art der Leistung, die zu erbringen ist; hier könnte im Rahmen der Aufgabenanalyse die Frage gestellt werden: *«Was ist zu tun?»*

Beispiel

Der Altenpfleger Herbert Huber (Aufgabenträger) ist erst seit kurzem bei der Ambulanten Hauskrankenpflege Vitalis GbR angestellt. Im Rahmen seiner Aufgaben betreut er jeden Morgen (Zeit) bettlägerige Patienten (Objekt) in deren Wohnung (Raum). Dabei verfolgt er das Ziel, die Patienten bei der Betreuung zufrieden zu stellen, was sich in der Art und Weise äußert, wie er die Patienten betreut. Seine Bemühungen, dieses Ziel zu erreichen, können an ganz konkreten Handlungen abgeleitet werden (Verrichtung). Hierzu zählt etwa die Ausrichtung der pflegerischen Dienstleistungen und der dazu eingesetzten Pflegemittel (Sachmittel) an den wechselnden Bedürfnissen seiner Patienten. Freundlichkeit, Flexibilität und Sozialkompetenz werden dafür von ihm gefordert, damit er diese Aufgabe zielgerichtet bewältigen kann.

Die Gesamtaufgabe wird nun so lange in zunehmend detaillierte Teilaufgaben unterteilt, bis man *Elementaraufgaben* erhält. Als Elementaraufgaben werden Teilaufgaben niedrigster Ordnung bezeichnet, die sich nicht weiter zergliedern lassen (z. B. einzelne Handgriffe). Zweckmäßigerweise liegt die Grenze der Aufgabenanalyse dort, wo ein Aufgabenbereich entsteht, der sich einem fiktiven Aufgabenträger zuordnen lässt, von dem die entsprechenden Teilaufgaben bearbeitet werden können (Vahs, 1999).

2.2.1.2
Die Arbeitsanalyse

Jede Aufgabe lässt sich durch die oben stehenden *Bestimmungsmerkmale* kennzeichnen und sinnvoll in das Aufgabengefüge eingliedern. Allerdings gibt die Aufgabenanalyse nur bedingt darüber Aufschluss, wie die verschiedenen Teilaufgaben *räumlich, zeitlich* und *personell* zusammenhängen. Hieraus ergibt sich die Notwendigkeit der nun folgenden *Arbeitsanalyse.* Die Arbeitsanalyse kann als eine Art Fortführung der Aufgabenanalyse angesehen werden, wobei der Fokus nun auf den zur Aufgabenerfüllung relevanten *Arbeitsschritten* liegt. Bei der Arbeitsanalyse werden die durch die Aufgabenanalyse gewonnenen Teilaufgaben also nochmals nach räumlichen, zeitlichen und personellen Kriterien untergliedert. Im Ergebnis lässt sich aus der Aufgaben- und Arbeitsanalyse ein umfassendes Bild über die Gesamtheit der anfallenden und auf Aufgabenträger zu verteilenden Teilaufgaben zeichnen.

Der Übergang von der Aufgaben- zur Arbeitsanalyse ist dabei von dem Untersuchungsziel, den untersuchten Aufgaben und den Detaillierungserfordernissen abhängig. Er ist prinzipiell immer da zu sehen, wo die Frage nach dem Aufgabeninhalt (Was?) in die Frage nach der Aufgabenerfüllung (Wie?) übergeht. Den Ausgangspunkt sollen die Teilaufgaben der untersten Ordnungsstufe aus der Aufgabenanalyse bilden, vornehmlich diejenigen, die aus der Analyse nach Verrichtungen und Objekten gewonnen wurden. Für die Arbeitsanalyse werden analog zur Aufgabenanalyse die Kriterien Verrichtung, Objekt, Phase, Rang und Zweckbeziehung vorgesehen. Die Elementaraufgaben stellen als Arbeitsgänge die Arbeitsteile höchster Ordnung der Arbeitsanalyse dar. Indem die Arbeitsgänge schrittweise zerlegt werden, entsteht wiederum eine Ordnungshierarchie, deren Endpunkt die Gangelemente als Arbeitsteile niedrigster Ordnung bilden. Das können beispielsweise einzelne Handgriffe sein, die im Zuge einer bestimmten Verrichtung auszuführen sind. Analyseziel ist die Ermittlung der erfüllungsbezogenen

Aspekte der Teilarbeiten im Rahmen von Arbeitsvorgängen. Hiervon hängt ab, wie tief gehend die Arbeitsanalyse durchgeführt wird.

2.2.1.3
Die Aufgabensynthese

Aus der Notwendigkeit der organisatorischen Differenzierung ergibt sich schließlich die Notwendigkeit der *organisatorischen Integration*. Hier müssen die aus der Arbeitsteilung entstehenden Teilaufgaben personell, zeit- und mengenmäßig wieder so miteinander kombiniert werden, dass sich aus den einzelnen bewältigten Teilaufgaben die bewältigte Gesamtaufgabe als Leistungseinheit zusammenfügt. Diese Synthese aus Einzelteilen zu einer Gesamtheit wird im Rahmen der organisatorischen Integration durch die *Aufgaben- und Arbeitssynthese* vollzogen. Zunächst werden die im Rahmen der Aufgabenanalyse ermittelten Teilaufgaben so zu koordinierbaren Aufgabenkomplexen zusammengezogen, dass sich Stellen und Instanzen als die kleinsten organisatorischen Einheiten bilden (*Aufgabensynthese*).

Im Gegensatz zur Aufgabenanalyse ist die Aufgabensynthese in der Praxis weitaus weniger standardisiert. Vielmehr erfolgt die Synthese häufig auf der Basis von Erfahrungswerten und Einschätzungen. Als Kriterien der organisatorischen Integration sollten neben den Gliederungsmerkmalen der Aufgabenanalyse die Merkmale Aufgabenträger, Sachmittel, Zeit und Raum Berücksichtigung finden. In der Praxis steht hierbei häufig die Person des Aufgabenträgers im Mittelpunkt der Überlegungen. Die Orientierung an der Person des Aufgabenträgers erhält immer dann besondere Relevanz, wenn die besondere Eignung und fachliche Kompetenz von Personen durch eine ihnen entsprechende Aufgabenzuordnung optimal genutzt werden soll. Im Kontext der so genannten *personenbezogenen Stellenbildung* gewinnen mitunter wichtige Fragen der Eignungsdiagnostik an Relevanz (Loffing, 2001; Loffing/Wottawa, 2002). Eine Synthese der Teilaufgaben nach dem Synthesekriterium Sach-

mittel ist dagegen vor allem dann überzeugend, wenn sich bestimmte Teilaufgaben einem konkreten Sachmittel (wie etwa einer Maschine oder einem PC-Arbeitsplatz) zuordnen lassen.

2.2.1.4
Die Arbeitssynthese

In der an die Aufgabensynthese anschließenden *Arbeitssynthese* werden die ermittelten Aufgabenbereiche schließlich zu Arbeitsprozessen zusammengeführt. Damit sollen die Arbeiten von vorgängig gebildeten Stellen und Abteilungen zu einem Ablauf kombiniert werden. Nach Schreyögg lässt sich dieser Prozess als personale, lokale und temporale Synthese konzeptionell systematisieren (Schreyögg, 1998):

- Im Zuge der *personalen Synthese* wird zunächst aus Arbeitsteilen ein Arbeitsgang oder eine gewisse Anzahl von Arbeitsgängen gebildet, die einer (gedachten) Person übertragen werden können. In einem weiteren Schritt wird dann die zu bewältigende Arbeitsmenge bestimmt.
- Die *lokale Synthese* gestaltet die optimale räumliche Anordnung und Strukturierung ebenso wie die Ausstattung der Arbeitsplätze (so genannte Mikrostruktur). Durch die lokale Synthese wird vor allem das Ziel einer Minimierung der innerbetrieblichen Transportwege und Durchlaufzeiten verfolgt.
- Dagegen dient die *temporale Synthese* vor allem dazu, möglichst minimale Zeiten für die Erfüllung von Dienstleistungen zu erreichen. Hierzu werden die Leistungen der einzelnen Personen zeitlich genau aufeinander abgestimmt.

Die Ergebnisse der organisatorischen Synthese werden häufig in so genannten Ablaufdiagrammen oder Prozessbeschreibungen dokumentiert (zu Verfahrensanweisungen s. Kap. 6, **Abb. 6-2**). Dabei steht die optimale Gestaltung der Arbeitsabläufe unter Berücksichtigung der Arbeitsmenge, des Leistungsvermögens der Arbeitskräfte und der verfügbaren Sachmittel im Vordergrund der Organisationsgestaltung.

2.2.2
Relevanz der organisatorischen Differenzierung und Integration

Charakter und Ausgestaltung der Organisation hängen wesentlich ab von der Qualität der organisatorischen Differenzierung und Integration. Eine zielorientierte Differenzierung der unternehmerischen Gesamtaufgabe in verschiedene Teilaufgaben und die darauf folgende zielorientierte Zusammenfassung von Teilaufgaben zu einer Leistungseinheit tragen wesentlich zum Unternehmenserfolg und zur Sicherung im Wettbewerb bei. Hierzu liefert das vorgestellte «Analyse-Synthese-Konzept» als Instrument der Organisationsgestaltung das Werkzeug. Durch Auseinandersetzung mit den für die Organisationsgestaltung relevanten Bestimmungsmerkmalen und Prozessen werden die Anforderungen an die Unternehmensorganisation deutlich. Diese schlagen sich schließlich in der konkreten Ausgestaltung der Organisation nieder. So führt die Arbeitssynthese unter Berücksichtigung personeller, räumlicher und zeitlicher Aspekte letztlich zu Form und Struktur der Prozessorganisation, während sich aus der Aufgabensynthese die Gestaltung der Aufbauorganisation ergibt. Diesen komplexen Zusammenhang verdeutlicht anschaulich **Abbildung 2-4**.

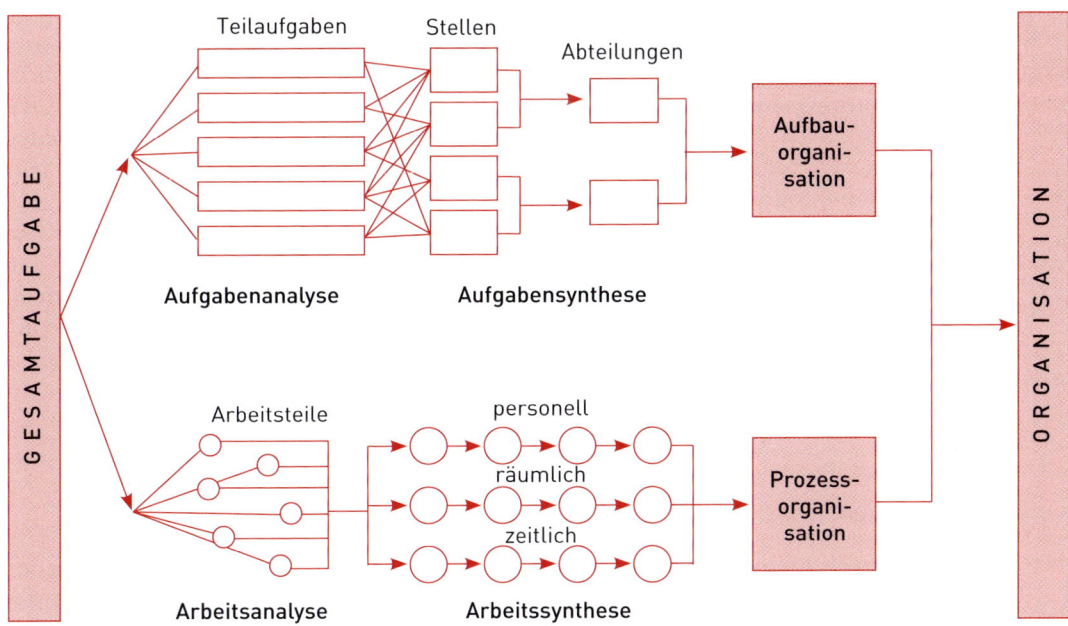

Abbildung 2-4: Von der Gesamtaufgabe zur Organisation (Quelle: in Anlehnung an Vahs, 1999)

Hinweis

Die Arbeitssynthese führt anhand personaler, lokaler oder temporaler Aspekte letztlich zu Form und Struktur der Prozessorganisation, während sich aus der Aufgabensynthese die Gestaltung der Aufbauorganisation ergibt.

Kritisch anzumerken bleibt, dass die implizierte Trennung von Aufgaben- und Arbeitsanalyse, von Aufbau- und Prozessorganisation in der Praxis weder möglich noch sinnvoll ist. Schließlich muss jede Gestaltung von Strukturen immer auch die Prozesse berücksichtigen, wenn sie wirtschaftlichen Überlegungen standhalten will.

Als Fazit zur Relevanz der organisatorischen Differenzierung und Integration lässt sich aber dennoch erkennen, dass sich trotz der praxisfernen «gedanklichen Trennung» der einzelnen Synthesekriterien im Rahmen der Aufgaben- und Arbeitssynthese schließlich eine *gesamtheitliche Prozessperspektive* ergibt, in der der Aufgabenbereich, das Umfeld und der Zeitaspekt einer Stelle betrachtet und in den Gesamtkontext eingeordnet werden können. Das «Analyse-Synthese-Konzept» ist also nicht zuletzt auf Grund der systematischen Vorgehensweise als Notwendigkeit und wesentliche Voraussetzung für eine erfolgreiche Organisationsgestaltung anzusehen. Entsprechend formuliert Vahs: «Nur durch eine gezielte Differenzierung und Integration kann letztendlich die Marktaufgabe als geschlossenes Ganzes erfolgreich bewältigt werden» (1999: 46).

2.3
Aufbauorganisation

2.3.1
Von der Aufgabenanalyse zur Aufbauorganisation des Unternehmens

Während die organisatorische Differenzierung und Integration als Vorbereitung für die Organisationsgestaltung in Strukturen und Prozesse angesehen werden kann (s. Kap. 2.2), ist es Aufgabe der Aufbauorganisation, die im Rahmen der Aufgabenanalyse und -synthese analysierten und erfassten Teilaufgaben zielorientiert zu verbinden. Die Aufbauorganisation dient also der sinnhaften Verknüpfung und Strukturierung von Teilaufgaben nach zeitlichen, räumlichen, mengenmäßigen und logischen Aspekten. Damit führt die Aufbauorganisation zu einer *dauerhaft wirksamen Gestaltung des statischen Zusammenhangs der Beziehungen in einem Unternehmen als soziotechnischem System.*

Konkret ist die Aufbauorganisation also die strukturelle Gliederung des Unternehmens in Stellen und Abteilungen und deren Zuordnung zueinander durch betriebliche Kompetenz- und Kommunikationswege. Die Organisationsstruktur liefert damit den notwendigen Rahmen für die Arbeitsbeziehungen zwischen den Mitgliedern und Mitgliedergruppen in einer Organisation (Müller, 2001) und führt darüber zur Gesamtstruktur des Unternehmens.

2.3.2
Begriff und Aufgaben der Aufbauorganisation

Der Begriff *Aufbauorganisation* beinhaltet zwei zentrale Aspekte: Aufbauorganisation ist einerseits die *Gestaltungsaufgabe*, innerhalb derer Form und Struktur der Unternehmensorganisation gebildet werden, andererseits bezeichnet der Begriff auch den *Aufbau der Unternehmensstruktur* an sich. In der Begriffsbestimmung zeigt sich also dieselbe Ambivalenz wie bei der Definition des Organisationsbegriffs: Aufbauorganisation steht sowohl für die Tätigkeit, die Unternehmensorganisation zu gestalten, als auch für das Ergebnis dieser Tätigkeit.

Der aufbauorganisatorischen Strukturierung in Abbildung 2-5 folgend lassen sich als Aufgaben der Aufbauorganisation definieren:

- Analyse des Organisationsaufbaus
  - Erfassung und kritische Untersuchung der bestehenden Bedingungen und Strukturen im Unternehmen («Analyse-Synthese-Konzept»)

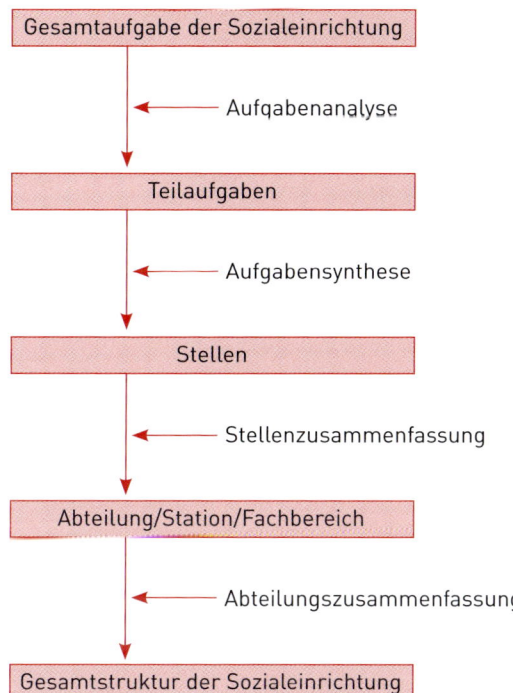

Abbildung 2-5: Von der Gesamtaufgabe zur Aufbauorganisation

- Gestaltung der Stellenaufbauorganisation
  - Lösung von Organisationsproblemen bei einzelnen Stellen als Organisationseinheiten zur Erfüllung von Aufgaben
- Gestaltung der Gruppenaufbauorganisation (Abteilungsaufbau)
  - Gestaltung von Gruppen/Abteilungen, die aus mehreren Stellen bestehen, sowie deren hierarchische Gestaltung und Verbindung
- Gestaltung der Bereichsaufbauorganisation
  - Zusammenfassen mehrerer Gruppen/Abteilungen zu Bereichen
- Gestaltung der Unternehmensaufbauorganisation
  - Erstellen der Gesamtorganisation, die sich aus der Unternehmensstruktur ergibt. Sie ermöglicht einen Überblick über die gesamten Stellen, Gruppen, Abteilungen und Bereiche des Unternehmens.

In diesem Zusammenhang konkretisiert Grochla: «Zweck der Aufbauorganisation ist es, eine sinnvolle arbeitsteilige Gliederung und Ordnung der betrieblichen Handlungsprozesse durch die Bildung und Verteilung von Aufgaben (Stellen) zu erreichen» (1985: 114).

2.3.3
Organisationseinheiten der Aufbauorganisation

Aus den Organisationseinheiten der Aufbauorganisation lassen sich die wesentlichen Elemente der aufbauorganisatorischen Strukturierung ableiten: Stellen und Stellenzusammenfassungen, wie etwa Gruppen, Abteilungen oder Bereiche sind die «Bausteine» der Aufbauorganisation. Die erste auf Basis der Aufgabenanalyse zu bildende organisatorische Syntheseeinheit ist die *Stelle*. Die Gesamtheit der Stellen in einem Unternehmen ist nun hierarchisch zu gliedern und in Beziehung zueinander zu setzen. Werden dabei mehrere Stellen dauerhaft unter der Direktion einer *Instanz* oder *Leitungsstelle* zusammengezogen, entsteht eine *Abteilung* als Gruppe von Stellen. Mehrere Abteilungen unter der Leitung einer Hauptabteilung als Leitungsinstanz ergeben schließlich einen *Bereich*. Dies geschieht im Rahmen der Aufbauorganisation, wobei die *horizontale Aufbauorganisation* die einzelnen Aufgaben auf die entsprechenden Aufgabenträger (Mitarbeiter) verteilt, während die *vertikale Aufbauorganisation* den *Instanzenaufbau*, also die Unternehmenshierarchie, festlegt (s. Kap. 2.3.4). Der Aufbau von Stellen, Abteilungen, Bereichen und Instanzen setzt sich so lange fort, bis das gesamte organisatorische Strukturgefüge des Unternehmens errichtet ist. Wie die **Abbildungen 2-6** und **2-7** zeigen, lassen sich die einzelnen organisatorischen Einheiten und ihre Beziehung zueinander grafisch sehr gut in einem *Organisationsdiagramm* (Kurzform: Organigramm) darstellen. Zur Verdeutlichung werden im Folgenden die Organigramme der Ambulante Hauskrankenpflege Vitalis GbR und der Pflegeheim Sonnenschein GmbH vorgestellt.

Geschäftsinhaberinnen (Frau Kramer, Frau Chmielewski)
Pflegedienstleitung (Frau Kramer)
Schwester Uta Kramer
Schwester Susanne Chmielewski (stellv. Pflegedienst-Leitung)
Pfleger Peter Wichtig
Schwester Hildegard Puntig

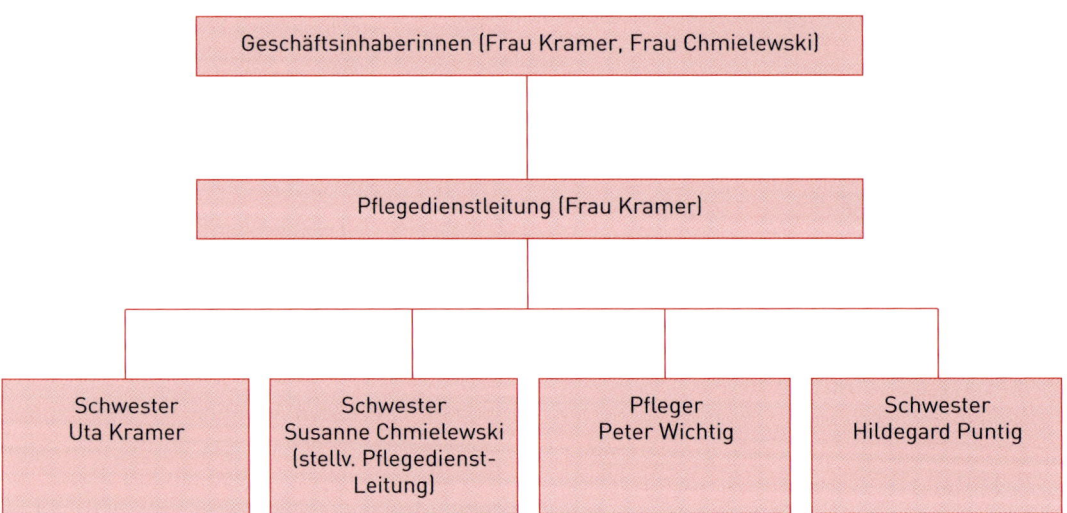

Abbildung 2-6: Organigramm der Ambulante Hauskrankenpflege Vitalis GbR im Jahre 1995

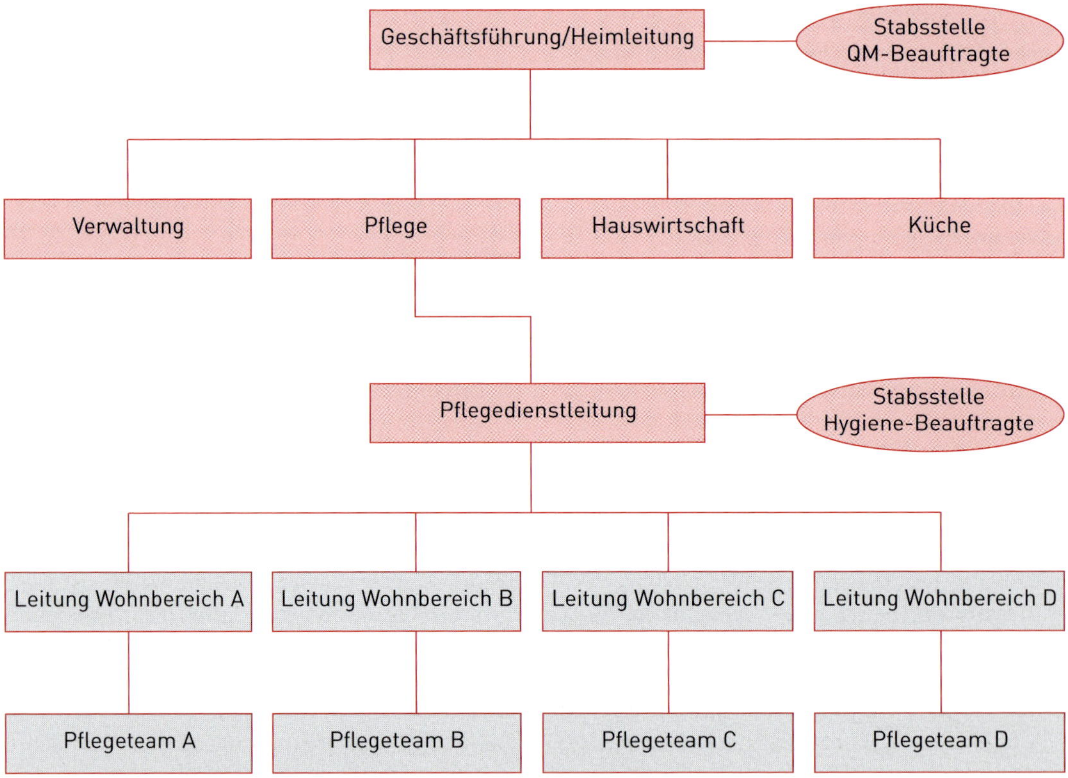

Geschäftsführung/Heimleitung
Stabsstelle QM-Beauftragte
Verwaltung
Pflege
Hauswirtschaft
Küche
Pflegedienstleitung
Stabsstelle Hygiene-Beauftragte
Leitung Wohnbereich A
Leitung Wohnbereich B
Leitung Wohnbereich C
Leitung Wohnbereich D
Pflegeteam A
Pflegeteam B
Pflegeteam C
Pflegeteam D

Abbildung 2-7: Organigramm der Pflegeheim Sonnenschein GmbH

Beispiel

Die Ambulante Hauskrankenpflege Vitalis GbR zeigte 1995 die klassische Organisationsform einer *Einlinienorganisation* (Achtung: zur Relevanz einer QM-Stabsstelle s. Kap. 6.1.2 und **Abb. 2-6**). Über- und Unterstellungsverhältnisse sind bei dieser Organisationsform eindeutig geregelt. Da in der Einrichtung die Funktionen der Geschäftsleitung und Pflegedienstleitung gekoppelt sind, konzentrieren sich sämtliche Entscheidungsprozesse auf zwei Personen. Dies vereinfacht die Führungsarbeit, führt jedoch häufig zu einer Überlastung der Geschäftsinhaberinnen. Von diesen wird auch die anfallende Verwaltungsarbeit mit erledigt. Lediglich die Buchhaltung ist extern vergeben. Bis zum heutigen Zeitpunkt hat das Organigramm des Unternehmens eine weitere notwendige Differenzierung erfahren.

Die Pflegeheim Sonnenschein GmbH ist als Stab-Linien-Organisation strukturiert (s. **Abb. 2-7**). Da die Geschäftsführung nicht über das erforderliche Expertenwissen im Bereich Qualitätsmanagement verfügt, wurde die Stabsstelle einer Qualitätsbeauftragten eingerichtet. Eine weitere Stabsstelle wurde im Bereich Hygiene eingerichtet. Diese ist der Pflegedienstleitung beratend zur Seite gestellt.

2.3.4
Stelle und Instanz

Als kleinste organisatorische Einheit grenzt die Stelle den Aufgaben- und Zuständigkeitsbereich eines Mitarbeiters ein. Damit kann die Stelle als das *Basiselement* der Aufbauorganisation bezeichnet werden. Hierbei sind Umfang, Inhalt und Ausstattung der Stelle ebenso zu berücksichtigen wie die Kompetenz und Verantwortung des Stelleninhabers und seine Einordnung in das organisatorische Gesamtgefüge. Wie ausführlich dargestellt resultiert die Stellengestaltung aus der Aufgabenanalyse und der Aufgabensynthese, wobei zunächst eine systematische Zergliederung der Gesamtaufgabe in verschiedene Teilaufgaben erfolgt (s. Kap. 2.2). Im Rahmen der Aufgabensynthese werden die ermittelten Teilaufgaben schließlich als *Stelle* zu *koordinierbaren Aufgabenkomplexen* oder zu *Instanzen* (Stellen mit Leitungsbefugnis) zusammengefasst. In diesem Zusammenhang definiert Picot *Stelle* als «Aufgabenkomplex, der von einer dafür qualifizierten Person unter normalen Umständen bewältigt werden kann» (Picot/Dietl/Franck, 1997). Eine Stelle ist also grundsätzlich *unabhängig* von der Person des Stelleninhabers. Vielmehr werden in der Stelle die formalen *Rollenerwartungen* konkretisiert, die das Unternehmen an ein fiktives Organisationsmitglied als Aufgabenträger stellt (Picot et al., 1997: 167). Stellen sind also zunächst als abstrakte Einheiten an Aufgaben zu verstehen, denen in einem zweiten Schritt eine reale Person und ein realer Ort der Aufgabenerfüllung zugedacht werden.

2.3.5
Das organisatorische Kongruenzprinzip

In diesem Zusammenhang ist das so genannte *organisatorische Kongruenzprinzip* als einer der wichtigsten Grundsätze der Organisationsgestaltung relevant. Nach dem Kongruenzprinzip ist bei der Stellenbildung darauf zu achten, dass es ein *Gleichgewicht* gibt zwischen der Stellenaufgabe, der Kompetenz und der Verantwortung des Stelleninhabers. Nur wenn der Stelleninhaber die für die Aufgabenerfüllung notwendigen Durchführungs- und Leitungskompetenzen besitzt, kann er auch für die Ergebnisse seiner Arbeit verantwortlich gemacht werden. Vahs weist deshalb darauf hin, dass die Störung des Gleichgewichts zwischen Aufgabe, Kompetenz und Verantwortung «außerordentlich nachteilige Folgen» für die Organisation haben kann (1999: 61). Als deutlichste Abweichung vom Kongruenzprinzip verweist Krüger in diesem Zusammenhang auf den «Frühstücksdirektor», der zwar Aufgaben, aber weder Kompetenzen noch Verantwortung hat, auf die «Amtsanmaßung», bei der die Aufgabe ohne Kompetenz oder Verantwortung erfüllt wird, und den «Sündenbock», der nur Verantwortung trägt, ohne dass ihm Aufgaben oder Kompetenzen zugeteilt werden (Krüger, 1989).

2.3.6
Zusammenfassung und Koordination von Organisationseinheiten

Die Bildung der verschiedenen Organisationseinheiten folgt der Notwendigkeit der arbeitsteiligen Bewältigung der unternehmerischen Gesamtaufgabe. Dabei differieren die Aufgaben, die es arbeitsteilig zu erfüllen gilt, von Organisation zu Organisation, und zwar abhängig von der Arbeitsorganisation und dem Grad der Arbeitsteilung bzw. dem Grad an Spezialisierung der jeweiligen Mitarbeiter. Im Rahmen der betrieblichen Leistungserstellung können die einzelnen Organisationseinheiten aber nicht isoliert und zusammenhanglos nebeneinander stehen, sondern müssen anhand sinnvoller Kriterien geordnet und zusammengefasst werden. Das Ergebnis der Zusammenfassung und Koordination von Stellen und Abteilungen stellt die äußere Struktur der Organisation des Unternehmens dar. Diese auch als *Konfiguration* bezeichnete äußere Form des Stellengefüges bildet damit den formalen Hintergrund für die anfallenden Unternehmensaktivitäten. Im Rahmen der organisatorischen Gestaltung stehen dabei verschiedene Variablen als Gestaltungsinstrumente zu Verfügung, nämlich:

- Aufgabenverteilung (durch Aufgabenanalyse und Aufgabensynthese)
- Verteilung von Entscheidungsbefugnissen und
- Verteilung von Weisungsbefugnissen.

2.3.7
Das Delegationsmodell

Mit der Zusammenfassung und Koordination von Stellen werden im Wesentlichen zwei Zielsetzungen verfolgt: Einerseits die *Entlastung der Unternehmensführung* und andererseits die *Bildung geschlossener Verantwortungsbereiche*. Mit zunehmender Unternehmensgröße stößt die Leitungskapazität der Unternehmensführung irgendwann an ihre Grenzen, sodass es unmöglich wird, alle Aktivitäten zu planen, zu organisieren, zu koordinieren und zu kontrollieren. Ohne Organisation und Koordination der einzelnen Teilaufgaben kann aber keine zielorientierte Bewältigung der unternehmerischen Gesamtaufgabe mehr erfolgen. Die Unternehmensführung muss daher als oberste Instanz Leitungsaufgaben differenzieren und strukturiert an nachgelagerte Instanzen delegieren. Damit werden Weisungs-, Entscheidungs- und Kontrollkompetenzen den jeweiligen Aufgaben und Verantwortungen entsprechend an andere Stellen bzw. Instanzen weitergegeben. Dieser *Delegationsprozess* führt zu einer Entlastung der Unternehmensführung, wobei sich zwischen der Unternehmensführung und der einzelnen Stelle *Abteilungen* als definierte Aufgaben- und Verantwortungsbereiche mit einer ihnen zugeordneten Leitungsinstanz bilden. Die Unterstellung mehrerer Abteilungen unter eine Instanz wird auch als *sekundäre Abteilungsbildung* bezeichnet. Die Unternehmensführung behält hierbei zwar insgesamt die Verantwortung für die zielorientierte Führung des Unternehmens und die Bewältigung der unternehmerischen Gesamtaufgabe. Die Verantwortung für die zielorientierte Führung von Abteilungen oder Bereichen und die Bewältigung von unternehmerischen Teilaufgaben wird jedoch delegiert (Abb. 2-8). Die Bildung von Abteilungen und Bereichen trägt damit also nicht nur zur Entlastung der Unternehmensführung, sondern auch zur *Reduktion der Komplexität* bei, die sich im Rahmen einer organisatorischen Arbeitsteilung zwangsläufig ergibt (Vahs, 1999: 91).

2.3.8
Das Kombinationsmodell

Mit der Bildung von Abteilungen führen die Zusammenfassung und Koordination von Stellen wie beschrieben zur Ausgestaltung verschiedener Verantwortungsbereiche. Die Differenzie-

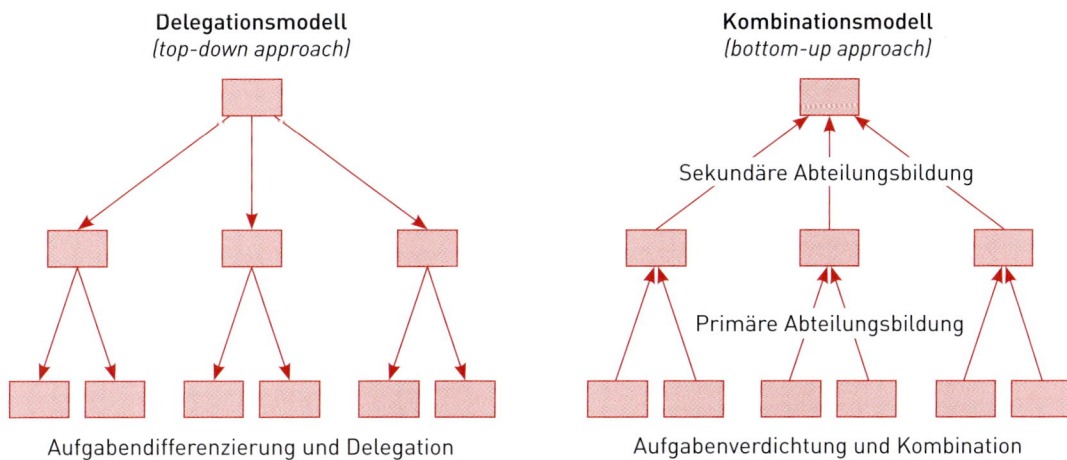

Abbildung 2-8: Delegations- und Kombinationsmodell im Vergleich

rung der organisatorischen Struktur in relativ geschlossene, abzugrenzende Verantwortungsbereiche erleichtert die Koordination und Kontrolle der einzelnen Stellen bzw. Teilaufgaben erheblich. So können alltägliche Fragen, Probleme oder Abstimmungsschwierigkeiten innerhalb einer Abteilung direkt von der verantwortlichen Instanz, dem Abteilungsleiter, gelöst werden, ohne dass es zu einer Abstimmung mit der Unternehmensführung kommen muss. Darüber hinaus führt die Zuordnung von Stellen zu einer unmittelbar verantwortlichen Instanz als so genannte *primäre Abteilungsbildung* zu einem weitaus persönlicheren und direkteren Bezugssystem.

Die Mitarbeiter haben in ihrem Vorgesetzten eine direkte Bezugsperson für Fragen und Anregungen, welche die Ziele und Aufgaben der Abteilung direkt kommunizieren und koordinieren kann. Neben der direkteren und schnelleren Koordination und Kommunikation innerhalb des Verantwortungsbereichs ergeben sich für das Unternehmen hieraus in höherem Maße Möglichkeiten der Identifikation und Motivation der Mitarbeiter. Abbildung 2-8 stellt den Zusammenhang zwischen der Differenzierung und Delegation von Aufgaben auf nachgelagerte Stellen einerseits und der Kombination dieser Stellen zu geschlossenen Verantwortungsbereichen unter

Führung einer Leitungsinstanz andererseits anschaulich dar (Kosiol, 1976: 175 f.; Vahs, 1999: 92).

2.3.9
Gestaltung der Leitungsbeziehungen

Im Rahmen der Zusammenfassung und Koordination von Stellen zu Abteilungen und geschlossenen Verantwortungsbereichen sind auch die zwischen den übergeordneten bzw. nachgegliederten Stellen bestehenden *Kommunikationswege und Weisungsbeziehungen dauerhaft festzulegen.* Daraus entsteht das *Leitungssystem* der aufbauorganisatorischen Unternehmensgestaltung, welches sämtliche formale Leitungsbeziehungen umfasst. In der Gesamtbetrachtung stellt sich das Leitungssystem des Unternehmens als *mehrstufige Hierarchie* an Leitungsinstanzen dar (Abb. 2-9).

Das Leitungssystem verbindet alle einzelnen Stellen mit der ihnen jeweils zugeordneten Instanz. Dadurch wird jede Leitungsbeziehung gleichzeitig durch Über- und Unterordnungen charakterisiert. Grafisch werden diese Über- und Unterordnungen in Form der Leitungs- und Kommunikationsbeziehungen im Organigramm durch Linien ausgedrückt (s. Abb. 2-6

Beispiele

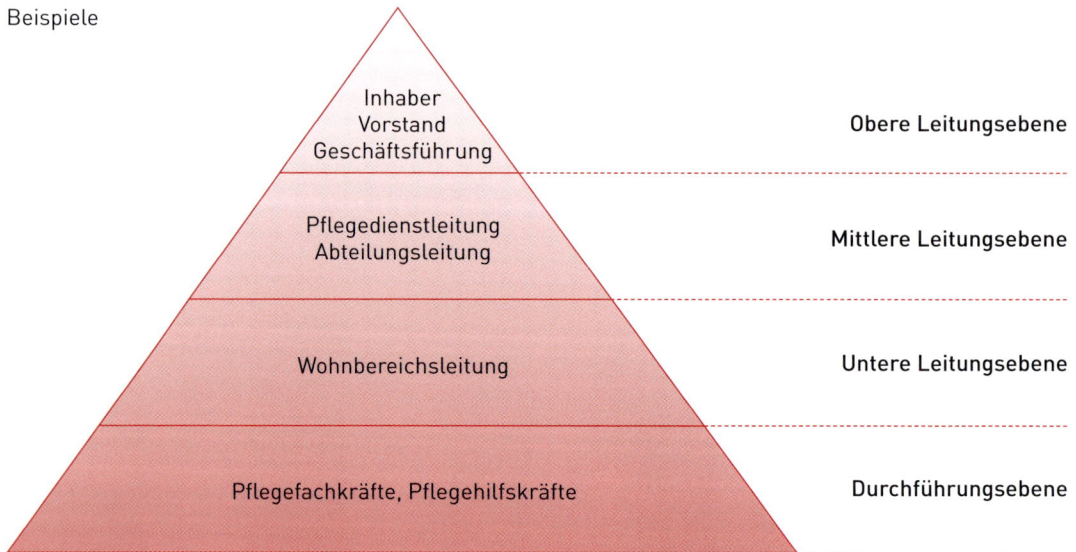

Abbildung 2-9: Hierarchie der Leitungsinstanzen

und 2-7). Dabei drückt die Linie ausgehend von der Instanz zur Stelle die *Weisungsbefugnis,* ausgehend von der Stelle zur Instanz dagegen den *Kommunikationsweg* aus. Die wechselseitige Gestaltung bzw. Einhaltung des formalen Hierarchiegefüges wird häufig auch als «Dienstweg» bezeichnet. Der formale Dienstweg kann im Zuge des Organisationsaufbaus grundsätzlich nach dem *Einlinienprinzip* oder nach dem *Mehrlinienprinzip* gestaltet werden. Beide Prinzipien werden nachfolgend erörtert. Eine Sonderform des Leitungssystems liegt mit der Herausbildung einer *Stab-Linien-Organisation* vor, die in Kapitel 2.3.10.3 vertieft wird.

2.3.9.1
Das Einlinienprinzip

Beim *Einlinienprinzip* erhält jede nachgeordnete Stelle von genau einer ihr direkt vorgesetzten Instanz Anweisungen (Abb. 2-10). Jeder Mitarbeiter ist also nur einem Vorgesetzten bzw. einer Führungskraft persönlich und arbeitsmäßig unterstellt. Die Spezialisierung der Instanzen ist gering, da jede Leitungsstelle den gesamten ihr

unterstellten Aufgabenbereich überblicken können muss, um den Ausführungsstellen entsprechende Anweisungen erteilen zu können. Nach Fayol wird das Einliniensystem durch das so genannte «Prinzip der Einheit der Auftragserteilung» gekennzeichnet (Fayol, 1916). Die einzelnen Stellen sind bei dieser eher straffen Organisationsform nur über *eine* Leitungsbeziehung, den *klassischen Dienstweg,* miteinander verbunden. Über die einzelnen Hierarchieebenen hinweg darf keine Hierarchieebene übersprungen werden, der Dienstweg muss eingehalten werden. Damit müssen sämtliche Informations- und Abstimmungsprozesse strikt entlang der Linie laufen. Einzig über die so genannte, informell entstehende, *Fayol'sche Brücke* sind direkte Kommunikationsbeziehungen zwischen Stellen der gleichen Hierarchieebene möglich (s. Abb. 2-10).

Als Vorteile des Einliniensystems lassen sich die nachstehenden Punkte erkennen (Vahs, 1999: 106):

● eindeutige Regelung der Unterstellungsverhältnisse

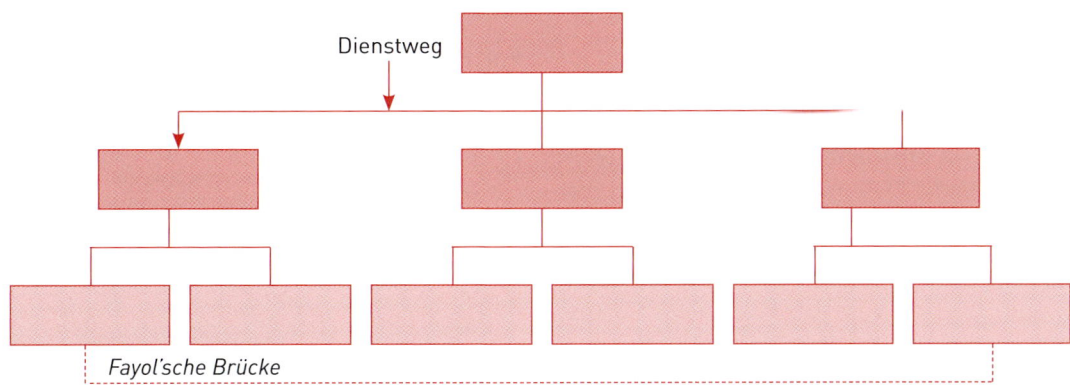

Abbildung 2-10: Das Einlinienprinzip

- klare Zuordnung von Aufgaben, Verantwortung und Kompetenzen; dadurch geringes Risiko von Konflikten
- überschaubares und einfaches Leitungssystem (Einheit der Leitung und der Auftragserteilung)
- lückenloser Informationsfluss *top-down* und *bottom-up* über alle Hierarchieebenen
- gute Kontrollmöglichkeiten.

Die Nachteile des Einliniensystems als Führungsprinzip sind dagegen:

- starke quantitative und qualitative Belastung (eventuell Überlastung) der Leitungsstellen und insbesondere der Leitungsspitze
- lange Kommunikations- und Weisungswege mit der Gefahr von Informationsfilterungen und Zeitverlusten

- Betonung von Hierarchiedenken und Positionsmacht
- ausgeprägte Abhängigkeit der nachgeordneten von den vorgesetzten Stellen und
- Gefahr der Überorganisation (Bürokratisierungstendenz).

2.3.9.2
Das Mehrlinienprinzip

Im Gegensatz zu dem zuvor beschriebenen Einliniensystem erhalten beim *Mehrliniensystem* die nachgeordneten Stellen von mehreren vorgesetzten Leitungsstellen Anweisungen (Abb. 2-11). Durch diese organisatorische *Mehrfachunterstellung* sollen eine höchstmögliche Spezialisierung der Instanzen und kürzeste Kommunikationswege erreicht werden.

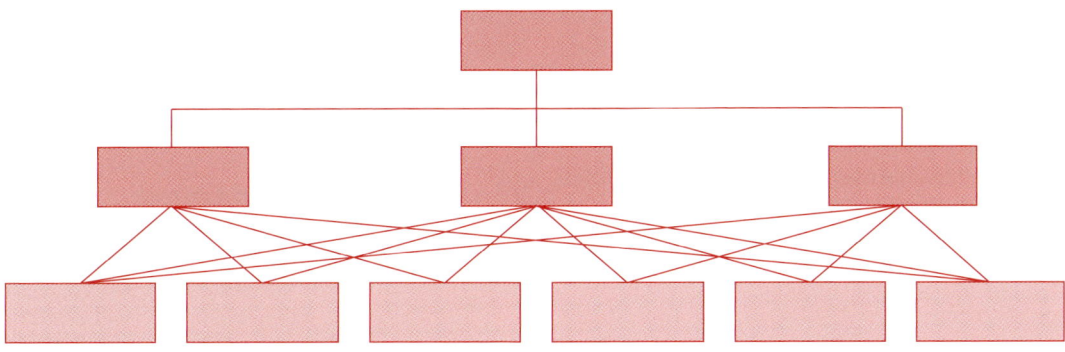

Abbildung 2-11: Das Mehrlinienprinzip

Das Mehrlinienprinzip basiert auf dem *Funktionsmeistersystem* von Taylor, nach dem für jeden Funktionsbereich ein Meister als Spezialist zuständig ist. Hier liegt der Gedanke zu Grunde, dass sich ein Mitarbeiter mit seinen Fragen und Problemen direkt an den jeweiligen Spezialisten wenden kann (*Prinzip des kürzesten Weges*). Im Vordergrund steht also nicht die hierarchische Stellung des Vorgesetzten oder seine Positionsmacht, sondern seine Fachkompetenz. Voraussetzung für das Funktionieren dieses Organisationssystems ist eine konkrete Abgrenzung der einzelnen Aufgabenbereiche und Kompetenzen. Auch die konsequente Koordinierung durch übergeordnete Instanzen ist notwendig.

Als Vorteile des Mehrlinienprinzips sind zu nennen (Vahs 1999: 107):

- Spezialisierung der Leitung durch Verteilung einzelner Funktionen auf mehrere Instanzen
- Entlastung der Leitungsspitze
- Verkürzung der Informations- und Weisungswege
- direkte und schnelle Kommunikation
- Betonung der fachlichen Autorität der Vorgesetzten; geringere hierarchische Distanz
- Mehrfachunterstellung fördert produktive Konflikte; dadurch hohe Problemlösungskapazität.

Nachteile sind dagegen:

- problematische Abgrenzung von Aufgaben, Verantwortung und Kompetenzen
- Gefahr widersprüchlicher Weisungen (Kompetenzkonflikte) und zu vieler Kompromisse
- umfangreicher Abstimmungsbedarf mit Zeitverlusten
- großer Bedarf an Führungskräften
- problematische Zurechnung von Fehlern
- Ressortdenken der Vorgesetzten verhindert eine ganzheitliche Sicht.

2.3.10
Formen organisatorischer Arbeitsteilung

Abhängig von der unternehmerischen Zielsetzung lassen sich als Formen der organisatorischen Arbeitsteilung unterscheiden:

- Organisation nach Verrichtung: funktionale Organisation (s. Kap. 2.3.10.1)
- Organisation nach Objekten: divisionale Organisation (auch: Spartenorganisation) (s. Kap. 2.3.10.2)
- Organisation nach Entscheidungsprozessen: Stab-Linien-Organisation (s. Kap. 2.3.10.3)
- Organisation nach Verrichtung und Objekten: Matrixorganisation (s. Kap. 2.3.10.4)
- Organisation nach Projekten: Projektorganisation (s. Kap. 2.3.10.5)
- Organisation nach Gruppen: Teamorganisation (s. Kap. 2.3.10.6).

Im Folgenden sollen diese Grundprinzipien des Aufbaus der Arbeitsteilung näher betrachtet werden. Dabei sollen sowohl Vor- als auch Nachteile der jeweiligen Organisationsformen Berücksichtigung finden.

2.3.10.1
Organisation nach Verrichtungen: Funktionalorganisation

Eine Organisation nach Verrichtung liegt bei einer *funktionalen Gliederung* des Unternehmens vor (Abb. 2-12), wobei eine Spezialisierung nach den zu verrichtenden Funktionen auf der zweitobersten Hierarchieebene vorgenommen wird. Die Funktionsbereiche sind dabei der Unternehmensführung gemäß dem *Einlinienprinzip* direkt unterstellt (s. Kap. 2.3.9.1).

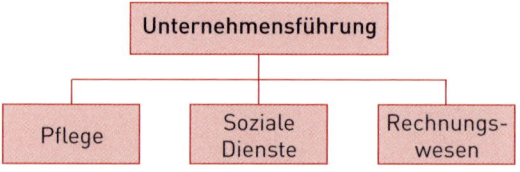

Abbildung 2-12: Funktionale Arbeitsteilung

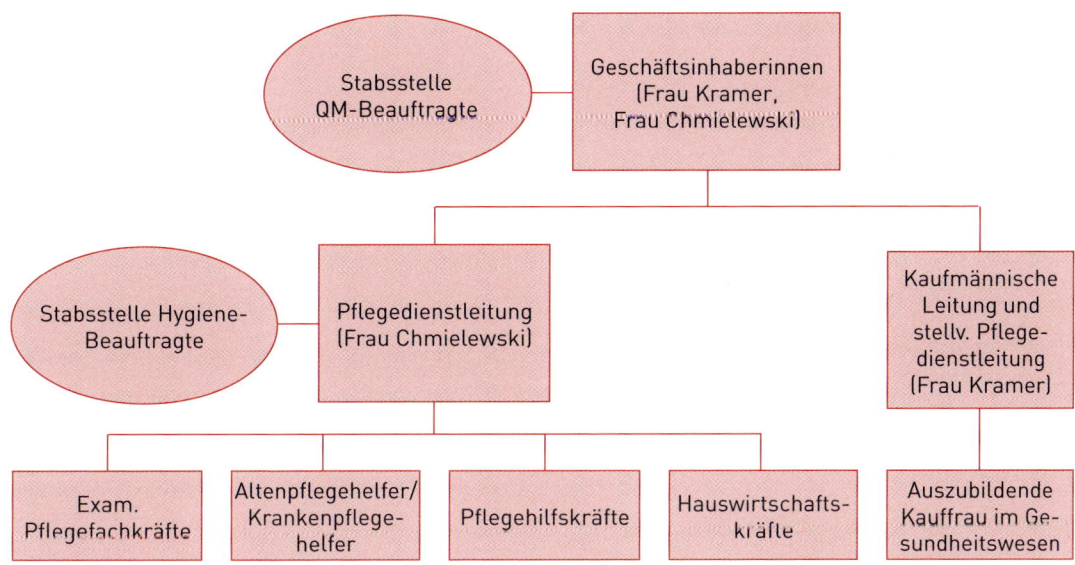

Abbildung 2-13: Organigramm der Ambulante Hauskrankenpflege Vitalis GbR im Jahre 2009

Die gesamte Organisation wird also dadurch *funktional* geprägt, dass eine Bildung von Verantwortungsbereichen nach den zu verrichtenden Aufgaben (wie etwa Personalwesen, Hauswirtschaft, Rechnungswesen) erfolgt. So kann einem Mitarbeiter z. B. die Verantwortung für den Bereich Soziale Dienste übertragen werden, ein anderer Mitarbeiter trägt dagegen die Verantwortung für den Bereich Pflege, wieder ein anderer Mitarbeiter ist für das Rechnungswesen verantwortlich und eine weitere Person für den Bereich Marketing etc.

Die funktionale Arbeitsteilung wird oft an der Bildung von Bereichen, Berufsgruppen und Tätigkeitsfeldern deutlich. Allerdings sollte berücksichtigt werden, dass sich die Frage, ob die Abteilungen auf der Basis von Verrichtungen gebildet werden sollen, auf jeder Hierarchieebene neu stellt. Eine funktionale Organisation nach Bereichen zieht also keineswegs zwingend eine verrichtungsorientierte Abteilungsbildung auf den nachfolgenden Ebenen nach sich.

Zur praktischen Relevanz der Funktionalorganisation erklärt Schreyögg: «Die wohl bekannteste Form der organisatorischen Arbeitsteilung ist die Spezialisierung nach Verrichtungen oder Funktionen» (1998: 132). In diesem Zusammenhang weist Schulte-Zurhausen darauf hin, dass eine funktionale Gliederung des Unternehmens in der betrieblichen Praxis häufig im Zuge des Unternehmenswachstums entsteht, wenn aus den Anfängen heraus der Übergang von einer einstufigen zu einer zweistufigen Leitungsstruktur stattfindet. Als typische Funktionsdifferenzierung sieht er in kleinen und mittelständischen Unternehmen die Zweiteilung in einen kaufmännischen und einen technischen Bereich (Schulte-Zurhausen, 1995: 222). Auf die Branche Gesundheitswesen übertragen entspricht dieser Vorstellung die Aufteilung in den kaufmännischen Bereich und den Bereich der Pflegeleistungen vieler größerer ambulanter Pflegedienste (Abb. 2-13) oder stationärer Pflegeeinrichtungen. Bei zunehmender Unternehmensgröße ist allerdings von der Notwendigkeit einer weiter gehenden Ausdifferenzierung der Funktionsbereiche auszugehen.

Insgesamt lassen sich folgende Vorteile einer funktionalen Gliederung nennen:

● hohe Spezialisierung und fachliche Qualifikation der Mitarbeiter

- schnelle Entscheidungen durch kurze Befehlswege
- effiziente Nutzung vorhandener Ressourcen durch die Möglichkeit einer Konzentration von Fachkräften
- Möglichkeiten des Einsatzes von Mitarbeitern mit enger Qualifikation auf operativer Ebene (bei eingegrenztem Aufgabenbereich mit sehr kurzer Einarbeitungszeit möglich)
- Optimierung der Personalkosten durch effizienten Einsatz von Spezialisten bzw. weniger Qualifizierten möglich.

Neben diesen Vorteilen lassen sich als Nachteile herausstellen:

- Gefahr der «Abteilungsblindheit» durch das hohe Maß an Spezialisierung
- dadurch mögliche Beeinträchtigungen im Verständnis und in der Zusammenarbeit der einzelnen Funktionsbereiche untereinander
- Kompetenzüberschneidungen und Kooperationsprobleme durch Schnittstellen
- Beeinträchtigung der Flexibilität der Gesamtorganisation durch mögliche Kommunikations- und Kooperationsprobleme.

2.3.10.2
Organisation nach Objekten: Divisionalorganisation

Bei der Stellen- und Abteilungsbildung ist neben der funktionalen Differenzierung auch eine *Differenzierung nach Objekten* möglich (Abb. 2-14). Bei dieser so genannten *divisionalen Organisation* (auch: *Geschäftsbereichsorganisation*) stellen Produkte, Märkte, Güter oder Dienstleistungen das relevante Kriterium der organisatorischen Arbeitsteilung dar. Die Organisationsbereiche werden hier also auf der zweiten Hierarchieebene nicht nach Tätigkeiten bzw. Funktionen gebildet, sondern es wird nach Objekten der Arbeit *zentralisiert*. Die entstehenden Bereiche, die so genannten *Divisions,* sind in der Regel auf den nachfolgenden Hierarchieebenen *funktional* gegliedert und mit Linienkompetenzen ausgestattet. Die organisatorische Glie-

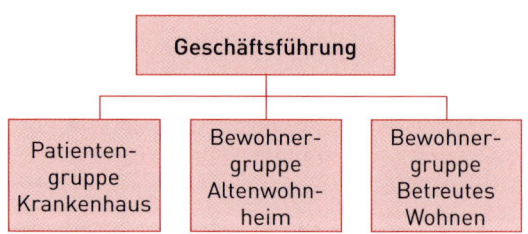

Abbildung 2-14: Die Divisionalorganisation

derung in Bereiche kann dabei prinzipiell *produkt-, regional-* oder *kundenorientiert* erfolgen, wobei die große Mehrheit der divisionalisierten Unternehmen in der Praxis nach Produkten bzw. nach Produktgruppen gegliedert ist. Dieser Spezialfall der produktorientierten Divisionalorganisation wird häufig auch als *Spartenorganisation* bezeichnet.

Die divisionale Organisation findet häufig Verwendung, wenn innerhalb eines größeren Unternehmens vielfältige Unternehmensaktivitäten entwickelt werden und eine Auffächerung des Angebotes erfolgt. Infolge dieser *Diversifikation* wird es für die Unternehmensleitung häufig schwierig, auf alle speziellen Probleme der (gedanklichen) Divisionen zu reagieren. Im Rahmen der Divisionalorganisation wird daher ein schwer steuerbares komplexes Organisationssystem in flexiblere Teilsysteme zerlegt. Die Gliederung des Unternehmens in Divisionen erleichtert die Koordination der vielfältigen Unternehmensaktivitäten dabei dadurch, dass innerhalb der Geschäftsbereiche eine Konzentration auf die Objekte der Arbeit erfolgt. Bezogen auf das Gesundheitswesen können dies beispielsweise sein:

- bestimmte Leistungsbündel (Dienste), wie z.B. Innere Medizin, Chirurgie, Gynäkologie etc. in einem Krankenhaus
- regionale Bündelung (z.B. Krankenhäuser und Altenheime an unterschiedlichen Standorten mit entsprechendem Management und Mitarbeitern)
- Kundengruppen (z.B. Pflegeheim, Altenwohnheim, Betreutes Wohnen etc.) (s. Abb. 2-14).

Als Voraussetzungen für die Wirtschaftlichkeit einer divisionalen Organisationsform sind zwei wesentliche Merkmale relevant: *ausreichende Unternehmensgröße* und ein *diversifizicrtcs, heterogenes Leistungsprogramm*. Nur unter diesen Bedingungen ist die Ausbildung von Divisionen sinnvoll. Ausgehend von Überlegungen zur wirtschaftlichen Effizienz und Effektivität wird im Zusammenhang mit divisionalen Organisationsformen häufig auch von *Profit-Centern* oder *Cost-Centern* gesprochen. Dies soll nachstehend vertieft werden.

Die Geschäftsbereiche entwickeln die Strategien und Konzepte für ihren Bereich in der Regel nahezu selbstständig. Jeder Geschäftsbereich ist in seinen operativen Tätigkeiten also weitgehend autonom und nur in cinzclncn Aufgabenfeldern an die Gesamtorganisation gebunden (z. B. Verwaltung, Rechnungswesen, Marketing). Dafür werden die Divisionen mit allen notwendigen Ressourcen und Entscheidungskompetenzen ausgestattet, müssen sich aber auch in der Lage sehen, eigene Erträge zu erwirtschaften. Als *Profit-Center* erhalten die Geschäftsbereiche nicht nur weitgehende Autonomie, sondern auch Erfolgsverantwortung. Dies kann aus der betriebswirtschaftlichen Perspektive des Managements höchst interessant sein. Profit-Center werden also wie ein Unternehmen im Unternehmen geleitet (Poensgen, 1973); der Erfolg der Divisionen wird am Gewinn oder an der Rentabilität des Bereichs gemessen.

Geführt werden können die einzelnen Bereiche jedoch auch als weitaus weniger selbstständige Abteilungen, in denen Entscheidungskompetenzen nur innerhalb eines einzuhaltenden Kostenbudgets vergeben werden. Bei diesen so genannten *Cost-Centern* wird der gesamte Geschäftsbereich also wie eine große Kostenstelle gesehen; die Zielvorgabe besteht weniger in der Gewinnmaximierung, sondern eher in der Kostenreduktion oder zumindest in der Einhaltung des Kostenbudgets bei gegebenem Umsatzvolumen (Schulte-Zurhausen, 1995: 229).

Für die divisionale Organisationsstruktur gelten zusammenfassend folgende Vorteile:

- Entlastung der Unternehmensführung, dadurch stärkere Konzentration auf strategische Fragen
- ganzheitliche Delegation von Aufgaben, Verantwortung und Kompetenzen möglich
- erleichterte Koordination und schnellere Entscheidungsfindung innerhalb der Divisionen
- Flexibilität; rasches Reagieren auf Umweltveränderungen
- weitgehende unternehmerische Selbstständigkeit der Divisionsen erhöht die Identifikation und ermöglicht eine bessere Erfolgsbeurteilung
- vielfältige Möglichkeiten der Personalentwicklung
- spezifische Ausrichtung auf die relevanten Märkte durch Zentralisation von Ressourcen und Know-how
- höhere Transparenz
- mehr Motivation durch größere Autonomie, Identifikation und Eigenverantwortung.

Neben diesen Vorteilen lassen sich auch Nachteile herauskristallisieren, hierzu zählen:

- Effizienzverluste durch suboptimale Betriebsgrößen
- Vervielfachung hoher Führungspositionen
- hoher administrativer Aufwand; Doppelgleisigkeit in einzelnen Bereichen
- potenzielle Konkurrenz von Divisions- und Gesamt-Unternehmenszielen
- Gefahr des Spartenegoismus und einer kurzfristigen Gewinnorientierung
- Gefahr von unproduktiven Konflikten zwischen den Divisionen und zwischen den Sparten und den Zentralfunktionen
- suboptimale Ressourcenallokationen und Doppelarbeiten möglich
- Mehrbedarf an Leitungsstellen
- Zentralfunktionen zur übergreifenden Koordination der Divisionen erforderlich

Die divisionale Organisation zählt zu den bedeutendsten Organisationsformen für diversifizierte Großunternehmen. Erste Ansätze divisionaler Organisationsformen zeigten sich bereits zu Beginn der 20er-Jahre des 20. Jahrhunderts in den USA und ließen sich Ende der 20er-Jahre auch in Deutschland nachweisen. Heute findet sich die divisionale Organisation in nahezu allen Wirtschaftsbereichen. In diesem Zusammenhang weist Bleicher darauf hin, dass sich die divisionale Organisationsstruktur «geradezu als *das* Organisationsmodell der zweiten Hälfte des zwanzigsten Jahrhunderts bezeichnen» lässt (Bleicher, 1991: 436).

2.3.10.3
Organisation nach Entscheidungsprozessen: Stab-Linien-Organisation

Eine weitere Möglichkeit der organisatorischen Arbeitsteilung kann in der Organisation nach Entscheidungsprozessen gesehen werden. Grundlage ist der Gedanke, dass sich jeder Entscheidungsprozess prinzipiell arbeitsteilig untergliedern lässt in die *Entscheidungsvorbereitung* und das *Treffen der Entscheidung* selbst. Diese Überlegung wird in der so genannten *Stab-Linien-Organisation* aufgegriffen und organisatorisch umgesetzt (Abb. 2-15). Dabei wird durch die Stab-Linien-Organisation versucht, die Vorteile des Einlinien- und Mehrliniensystems miteinander zu kombinieren.

Konkret wird einer Leitungsstelle ein Stab als *Leitungshilfsstelle* zugeordnet. Der Stab kann in unterschiedlichen Fragen beraten und Entscheidungen vorbereiten. Dabei haben Stabsstellen keine Weisungsbefugnis, sondern ausschließlich beratende Funktion. Denkbar ist die Einführung von Stabsstellen in unterschiedlichen Bereichen, wie z. B. der Personalentwicklung oder dem Qualitätsmanagement. Die Mitarbeiter der Stäbe sind für diese Aufgaben teilweise oder ganz freigestellt. Sie wirken an der Entscheidungsfindung der Linieninstanzen durch Informationssammlung, Informationsaufbereitung, Problemanalysen und Unterbreitung von Vorschlägen mit (Müller, 2001). Von einem *Zentralstab* spricht man dann, wenn eine Stabsstelle auch Aufgaben für nachgeordnete Stellen wahrnimmt. Wird ein Stab einer bestimmten Abteilung zugeordnet, so spricht man von einem *Abteilungsstab*. Die Einrichtungen von Stabsstellen wird in der Praxis häufig dann notwendig, wenn die Leitungspersonen bzw. Instanzeninhaber nicht über ausreichende Fachkenntnisse bei komplexen Zusatzaufgaben verfügen oder bestimmte Teilaufgaben eines Leitungsbereichs mehr Beachtung verlangen und sich die Leitungskraft aus zeitlichen Gründen bzw. ihrer Überlastung wegen diesen Aufgaben nicht zuwenden kann.

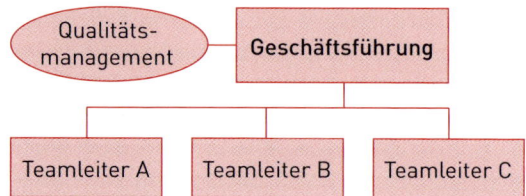

Abbildung 2-15: Die Stab-Linien-Organisation

Als Vorteile der Stab-Linien-Organisation lassen sich damit identifizieren:

- hoher Grad an Spezialisierung und Fachkompetenz im Stab
- rascher Informationsfluss, von Experten gesichert
- dadurch Unterstützung schneller und sicherer Entscheidungen in der Geschäftsführung
- Arbeitsentlastung der Geschäftsführung
- klare Kompetenzabgrenzungen.

Als gravierende Nachteile müssen dagegen herausgestellt werden:

- Konflikte zwischen Stab und Linie auf Grund von Kompetenzstreitigkeiten
- Informationsmonopol im Stab; dadurch Gefahr der Informationsmanipulation
- Stab kann «informelle Macht» über die Linie ausüben
- Frustration im Stab bei mangelnder Umsetzung der Empfehlungen
- Verstärkung von autoritärem Führungsverhalten denkbar
- Schwerfälligkeit der Organisation.

Wie in zahlreichen Einrichtungen im Gesundheitswesen findet die Stab-Linien-Organisation auch in der Pflegeheim Sonnenschein GmbH Berücksichtigung, nämlich im Bereich des Qualitätsmanagements. Markus Mayer, der Qualitätsmanagementbeauftragte (QMB) des Pflegeunternehmens unterstützt – entsprechend der arbeitsteiligen Bewältigung des Entscheidungsprozesses – Hildegard und Julius Meinolf z.B. in Fragen der Qualitätssicherung. In der Stabsstelle Qualitätsmanagement werden damit Entscheidungen in Bezug auf den Bereich Qualität von dem dortigen Spezialisten vorbereitet, die schließlich von der Verantwortung tragenden Unternehmensführung getroffen werden.

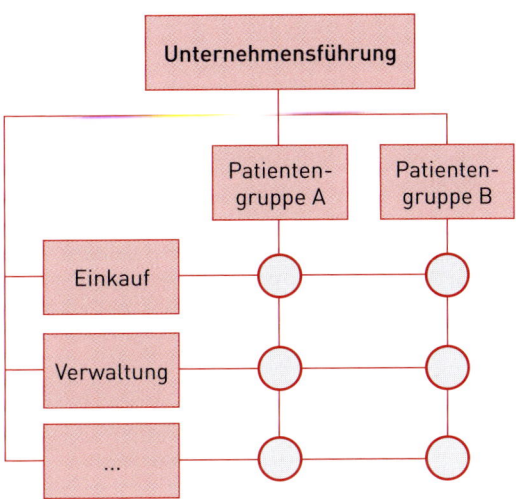

Abbildung 2-16: Die Matrixorganisation

2.3.10.4
Matrixorganisation

Im Gegensatz zur funktionalen oder divisionalen Organisation werden bei der Matrixorganisation die Organisationseinheiten auf der zweiten Hierarchieebene nicht nach einem, sondern nach *zwei Gestaltungskriterien* gebildet: Dies sind in der Regel Verrichtung (Einkauf, Verwaltung, Pflege etc.) und Objekt (Produkte, Märkte, Kunden, Regionen etc.) (Abb. 2-16). Die Matrixorganisation zählt damit zu den *mehrdimensionalen Organisationsformen*. Typischerweise erfolgt dabei die vertikale Gliederung der Organisation funktional, während die horizontale Gliederung der Organisationseinheiten in der Regel objektorientiert vorgenommen wird (andere Koordinationsmuster sind durchaus möglich).

Kennzeichnend für das Matrixsystem ist die Aufteilung der Leitungsfunktionen, das heißt, eine untergeordnete Stelle, die so genannte *Matrixschnittstelle*, erhält von *zwei* übergeordneten und gleichberechtigten Leitungsstellen, den Matrixstellen, Anweisungen. Auf Grund dieser Struktur einer *Mehrlinienorganisation* ergeben sich in der Praxis Kompetenzüberschneidungen, weshalb eine gleichzeitige und permanente Koordination zwischen den Matrixstellen an-

gestrebt wird. Sämtliche Matrixstellen sind direkt der obersten Instanz unterstellt, die als *Matrixleitung* bezeichnet wird. Gegenüber den Matrixschnittstellen sind die Matrixstellen dagegen weisungsbefugt. Die Matrixschnittstellen sind für die operative Erfüllung der unternehmerischen Teilaufgaben zuständig; bei ihnen handelt es sich in der Regel um reine Ausführungsstellen. Im Vergleich zu der divisionalen Organisation ist die Matrixorganisation stärker zentralisiert. Die Zentralabteilungen sind hier mit Kompetenzen, mit Anweisungs- und Entscheidungsvollmachten ausgestattet.

Insgesamt ergeben sich daraus folgende Vorteile einer Matrixorganisation:

- Entlastung der Leitungsspitze durch spezialisierte Leitungsfunktionen
- direkte und kurze Kommunikations- und Weisungswege mit der Möglichkeit der mehrdimensionalen Koordination
- Nutzung von Spezialisierungsvorteilen
- produktive Konflikte fördern die Problembewältigung; ständiger Anreiz der Leitungsstellen zur Teamarbeit
- ganzheitliche und innovative Problemlösungen möglich; dabei Berücksichtigung von unterschiedlichen Standpunkten

- flexible Anpassung der Organisation an veränderte Marktbedingungen
- Denken in Hierarchien steht nicht im Vordergrund, sondern die Suche nach Lösungen
- vielfältige Möglichkeiten der Personalentwicklung.

Demgegenüber werden folgende Nachteile der beschriebenen Organisationsform deutlich:

- problematische Kompetenzabgrenzung zwischen den Matrixstellen
- zeitintensive Koordinations- und Entscheidungsprozesse, dadurch Zeitverluste
- kaum ausgeprägtes Hierarchiedenken
- keine einheitliche Leitung
- großer Bedarf an Führungskräften
- umfangreicher Kommunikations- und Abstimmungsbedarf
- Gefahr von Kompetenzkonflikten und zu vielen Kompromissen
- Zwang zur Kompetenzregelung an den Schnittstellen der Matrix, Gefahr der Überorganisation und Bürokratisierung
- hohe Anforderungen an die Kooperations- und Teamfähigkeit der Dimensionsleiter.

In der Praxis ist die Anwendung der Matrixorganisation immer dann denkbar, wenn in großen Unternehmen mindestens zwei organisatorische Gliederungskriterien im Wettbewerb relevant sind. Die Matrixorganisation zählt auf Grund ihrer Mehrdimensionalität allerdings zu den komplexesten und kompliziertesten Organisationsformen. Ihre konsequente Verwirklichung stellt enorm hohe Anforderungen an die fachliche, kommunikative und soziale Kompetenz der Mitarbeiter und Führungskräfte (Schulte-Zurhausen, 1995: 237 f.).

2.3.10.5
Projektorganisation

Der Begriff *Projekt(-management)* fällt zunehmend häufiger in Unternehmen, immer mehr Projekte werden auch in Einrichtungen des Gesundheitswesens durchgeführt (Loffing/Budnik,

2005). Neben der Tatsache, dass zunehmend mehr innovative Aufgaben gelöst werden müssen, für die sich Projektarbeit anbietet, ist dies sicherlich auch darauf zurückzuführen, dass der Begriff momentan «in» ist. Heutzutage werden daher selbst einfache Linienaufgaben als Projekt bezeichnet, wenn sich eine Führungskraft mit der Bezeichnung «Projektleiter» schmücken möchte. Kraus und Westermann (2002) empfehlen in diesem Zusammenhang eine Differenzierung zwischen *Routinearbeiten, Sonderaufgaben* und *Projekten*.

Projekte sind im Vergleich zu den Routinearbeiten etwas Besonderes, sie haben eine gewisse Gewichtigkeit, da es in der Regel um Innovationen für das Unternehmen geht. Die Projektlösungen können weit reichende Konsequenzen haben. Bei Routinearbeiten handelt es sich dagegen um Linienaufgaben, die täglich wiederkehrend bearbeitet werden. Auch von den Sonderaufgaben unterscheiden sich Projekte deutlich. «Aufgaben sind Verpflichtungen zum Erreichen von Lösungen» schreiben Olfert und Steinbuch (2002: 14). Bei Projekten kann dagegen keine Verpflichtung erteilt werden, vielfach sind die Ergebnisse für das Unternehmen noch ungewiss und spekulativ. Diesen Überlegungen entsprechend können Projekte durch die folgenden sechs klassischen Merkmale gekennzeichnet werden (Olfert/Steinbuch, 2002; Kraus/Westermann, 2002; Loffing/Budnik, 2005):

- Neuartigkeit/Risiko
- zeitliche Begrenztheit
- Beteiligung mehrerer Stellen
- Komplexität
- Interdisziplinarität
- Konkurrenz um Ressourcen.

Auch in der viel zitierten DIN 69901 spiegeln sich die zuvor genannten klassischen Merkmale in der Definition des Begriffs Projekt wider. Ein Projekt wird hier als Vorhaben beschrieben, das «im Wesentlichen durch Einmaligkeit der Bedingungen in ihrer Gesamtheit gekennzeichnet ist, wie z.B. Zielvorgabe; zeitliche, finanzielle, personelle oder andere Begrenzungen; Abgren-

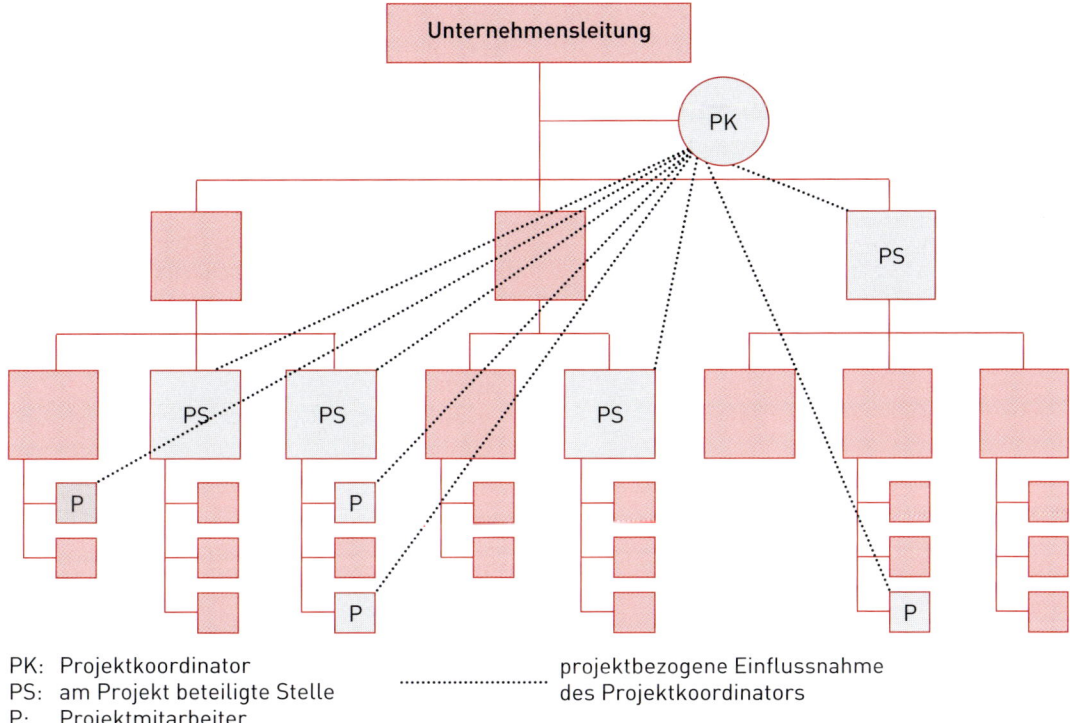

PK: Projektkoordinator
PS: am Projekt beteiligte Stelle
P: Projektmitarbeiter

.... projektbezogene Einflussnahme
des Projektkoordinators

Abbildung 2-17: Die Einflussprojektorganisation

zung gegenüber anderen Vorhaben; projektspe-zifische Organisation». Unter Projektmanage-ment ist in diesem Zusammenhang die Planung, Steuerung und Kontrolle eines Projekts zu ver-stehen.

Die Einbindung eines Projekts bzw. einer Projektgruppe in die Aufbauorganisation kann sehr unterschiedlich erfolgen (Loffing/Budnik, 2005). Die Einbindung ist möglich als:

- *Projektmanagementorganisation:* Hier sind die Projektgruppen Stabsstellen, die der Ge-schäftsführung zugeordnet sind. Die Ge-schäftsführung hat dementsprechend einen unmittelbaren und direkten Einfluss. Der Projektleiter ist hier quasi der «verlängerte Arm» der Geschäftsführung.
- *Einflussprojektorganisation:* Hier ist zwischen Geschäftsführung und Projektgruppe eine Koordinationsstelle zwischengeschaltet, die eine Stabsstelle ist. Der Projektleiter hat hier keine zusätzlichen Kompetenzen. Die kom-plette Macht und Verantwortung bleibt in der Linie. Der Projektleiter ist bei dieser Form der Einbindung mehr ein Koordinator (Abb. 2-17).
- *Linienprojektorganisation:* Hier werden Pro-jekte quasi als Abteilung einzelnen Bereichen zugeordnet. Unterstellt sind die Projektgrup-pen dem jeweiligen Bereichsleiter.
- *Matrixprojektorganisation:* Unabhängig von den Geschäfts- oder Unternehmensbereichen ist die Projektgruppe einer Projekt-Zentral-abteilung unterstellt. Die Mitarbeiter unter-stehen damit gleichzeitig dem Projektleiter und ihrem Linienvorgesetzten.

Mit jeder Form der Einbindung einer Projekt-gruppe in die Aufbauorganisation sind sowohl Vor- als auch Nachteile verbunden. Einrich-tungs- und projektbezogen muss eine bestimmte

Form der Einbindung festgelegt werden. Kompetenzen und Verantwortung müssen geklärt werden. Daraus lassen sich zusammenfassend als Vorteile der Projektorganisation nennen:

- zeitweise Konzentration einer Projektgruppe auf bestimmte Aufgaben
- Spezialisierungseffekte können genutzt werden
- Motivation der Mitarbeiter durch relativ selbstständige Arbeit und Entwicklung von neuen Produkten und Verfahren.

Gravierende Nachteile sind dagegen:

- Konfliktgefahr durch Mehrfachunterstellung der Mitarbeiter
- erschwerter Kommunikationsfluss.

2.3.10.6
Teamorganisation

Das klassische hierarchische Liniensystem ist immer seltener zu finden. Organisationen dezentralisieren sich zunehmend, um Komplexitäten und Über- und Unterordnungen abzubauen bzw. Selbstkompetenzen zu fördern. Die *Teamorganisation* (Abb. 2-18) verfolgt ebenfalls diese Richtung (Loffing, 1999). Hauptmerkmal

dieser Organisationsform ist das *Führen in Teams*. Eine Gruppe von Mitarbeitern bearbeitet einen Aufgabenbereich gemeinsam und weitgehend autonom, und zwar auf Dauer, nicht nur während eines Projekts. Das Team stellt also eine Arbeitsgruppe dar, die einen bestimmten Aufgabenbereich autonom bearbeitet (in der Praxis auch befristet möglich). Als zentrale Merkmale der Teamorganisation lassen sich zusammenfassen:

- Entscheidungsbefugnisse sind einem Team übertragen
- gemeinsame Zielsetzung der Teammitglieder
- ein Mitglied als Teamleiter *(primus inter pares)*
- kooperativer Führungsstil bei Gleichberechtigung des Teams
- hohes Maß an Koordinationsaufwand *(intern wie extern)*.

Ein in der Literatur häufig zitiertes Teammodell ist das *System der sich überschneidenden Gruppen* (Likert, 1975). Die gesamte Organisation eines Unternehmens wird als ein Team von Gruppen interpretiert, die durch so genannte *Linking Pins* (Bindeglieder) miteinander verbunden sind. Alle Mitarbeiter einer Abteilung bilden zusammen mit ihrem Vorgesetzten eine

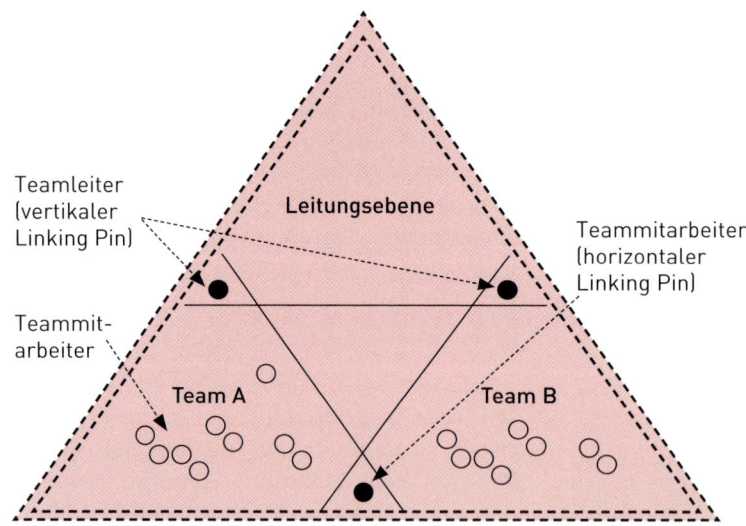

Abbildung 2-18:
Die Teamorganisation

Gruppe, wobei der Gruppenleiter auf der nächst höheren Hierarchieebene einfaches Mitglied dieser übergeordneten Gruppe ist. Der Vorgesetzte wird damit zum Bindeglied zwischen zwei Gruppen unterschiedlicher Hierarchiezugehörigkeit und verliert so seine traditionelle Vorgesetztenrolle. Jede Gruppe verfolgt ein gemeinsames Gruppenziel, für dessen Erreichung die Gruppenmitglieder gemeinsam verantwortlich sind. Die Entscheidungsfindung erfolgt grundsätzlich kollektiv durch alle Gruppenmitglieder.

Als Vorteile der Teamorganisation lassen sich nennen:

● Identifikation mit Entscheidungen
● hohe Motivation der Teammitglieder
● harmonisches Miteinander.

Dem stehen folgende Nachteile gegenüber:

● langer Entscheidungsweg
● Kompetenzgerangel
● hoher Koordinationsaufwand.

2.4
Prozessorganisation

2.4.1
Der Zusammenhang zwischen Aufbau- und Prozessorganisation

Mittelpunkt des klassischen «Analyse-Synthese-Konzepts» ist die Gestaltung der Aufbauorganisation durch analytische Differenzierung der unternehmerischen Gesamtaufgabe in Teilaufgaben und deren anschließende Integration zu organisatorischen Einheiten. Wie in Kapitel 2.3 ausführlich dargestellt, gliedert die Aufbauorganisation ein Unternehmen in Teileinheiten, ordnet diesen Aufgaben und Kompetenzen zu und ermöglicht darüber die Koordination der verschiedenen Organisationseinheiten. Die Aufbauorganisation zielt damit auf die Bildung einer formalen Stellenhierarchie ab. Für die unterneh-

merische Zielerreichung geht es jedoch um mehr. Ebenso wichtig wie die Gestaltung der organisatorischen Struktur ist die Regelung des *Prozesses der Aufgabenerfüllung*, der sich in Zeit und Raum vollzieht. Im Zusammenhang mit der Relevanz der Prozessorganisation weist Vahs entsprechend darauf hin, dass insbesondere stellenübergreifende Abläufe vom klassischen aufbauorganisatorischen Ansatz nicht ausreichend berücksichtigt werden (Vahs, 1999: 191). Aufgabe der Ablauf- oder Prozessorganisation ist es daher nicht, den Aufbau der Unternehmensstrukturen, sondern die *Arbeitsabläufe* im Unternehmen zu *gestalten.*

Zwischen der Aufbau- und der Ablauforganisation (Prozessorganisation) lässt sich damit ein Zusammenhang herstellen. Beide untersuchen das gleiche Aufgaben- bzw. Arbeitsgebiet, allerdings erfolgt die Betrachtung dabei unter verschiedenen Aspekten. Die Aufbauorganisation liefert die organisatorische Grundstruktur, in der sich die Arbeitsprozesse (Ablaufprozesse) vollziehen können. Die Ablauforganisation gestaltet dagegen die Ablaufprozesse innerhalb des bereits bestehenden organisatorischen Grundgerüsts.

2.4.2
Der Begriff der Prozessorganisation

Aufgabe der Prozessorganisation ist die dauerhaft wirksame Gestaltung der Arbeitsprozesse innerhalb des soziotechnischen Systems des Unternehmens und seiner gegebenen Organisationsstruktur. Hierbei kommt der Prozessorganisation die Aufgabe zu, die *inhaltliche, räumliche und zeitliche Folge der Arbeitsprozesse* aufeinander abzustimmen und festzulegen. Die Prozessorganisation strukturiert also die unternehmerischen Prozesse auf der Grundlage einer gegebenen oder zu verändernden Aufbauorganisation. Zusammenfassend formuliert Schulte-Zurhausen: «Die Prozessorganisation umfasst die dauerhafte Strukturierung von Arbeitsprozessen unter der Zielsetzung, das geforderte Prozessergebnis möglichst effizient zu erstellen» (1995: 49).

2.4.3
Von der Arbeitsanalyse zur Prozessorganisation

Die Gestaltung der Arbeitsprozesse erfolgt mit Hilfe der Arbeitsanalyse und der Arbeitssynthese. Bei der Arbeitsanalyse werden die zuvor im Rahmen der Aufgabenanalyse gewonnenen Teilaufgaben nochmals untergliedert (s. **Abb.** 2-4). Die Analyse beschränkt sich dabei auf den eigentlichen Arbeitsvorgang, also die Verrichtung. Sie gibt im Ergebnis einen Überblick über die Gesamtheit der in zeitlicher Reihenfolge bzw. parallel anfallenden und auf Aufgabenträger zu verteilenden Aufgaben. Im Mittelpunkt stehen also *Raum und Zeit der Arbeitsprozesse* sowie das dafür benötigte *Personal*. Hierbei hängt die räumliche und zeitliche Strukturierung von Arbeitsabläufen unter anderem von deren Regelbarkeit ab. Hier können nach Nordsieck folgende Stufen der Regelbarkeit von sozialen, aufgabenbezogenen Arbeitsabläufen unterschieden werden (Nordsieck, 1962):

- Stufe 1: freier Arbeitsablauf
  - Der Arbeitsablauf ist durch keinerlei organisatorische Regelung bestimmt, wie dies häufig bei kreativen Arbeiten der Fall ist (z.B. im Rahmen der Qualitätszirkelarbeit).
- Stufe 2: inhaltlich gebundener Arbeitsablauf
  - Die zu erbringenden Arbeitsleistungen sind inhaltlich festlegbar. Das bezieht sich auch auf die einzusetzenden Sachmittel sowie den Ort (z.B. pflegerische Versorgung eines Patienten).
- Stufe 3: ablaufgebundener Einsatz
  - Die Arbeitsaufgaben sind zusätzlich auch in der Arbeitsabfolge regelbar, die Reihenfolge der Tätigkeiten wird festgelegt. Dann ist i.d.R. auch eine zusätzliche zeitliche Abstimmung möglich und notwendig (z.B. pflegerische Versorgung eines Patienten nach einem Standard).
- Stufe 4: zeitlich gebundener Arbeitsablauf
  - Zu den bisherigen Regelungen tritt jetzt noch die Zeitbestimmung der Arbeitsaufgabe. Die einzelnen Arbeitsaufträge werden zeitlich aufeinander abgestimmt (auf der Basis von Durchschnittswerten). Eine solche Regelbarkeit gilt z.B. für den Verwaltungsbereich.
- Stufe 5: taktmäßig gebundener Arbeitsablauf
  - Die Arbeitserbringung wird planmäßig vorbestimmt und taktmäßig aufeinander abgestimmt (Fließbandarbeit). Eine solche Arbeitsablaufgestaltung ist im Gesundheitswesen selten, höchstens in durchrationalisierten Küchenbetrieben mit Fließband für die Essenszusammenstellung.

Die sich an die Arbeitsanalyse anschließende Arbeitssynthese anhand personaler, lokaler oder temporaler Aspekte führt unter Berücksichtigung der oben beschriebenen Regelbarkeit der Prozesse schließlich zur Ablauforganisation. Diese zielt auf eine optimale Gestaltung der Arbeitsabläufe unter Berücksichtigung der Arbeitsmenge, des Leistungsvermögens der (gedachten) Arbeitskräfte und der verfügbaren Sachmittel ab. Im Rahmen der Gestaltung des Ablaufprozesses sind neben der Regelbarkeit noch verschiedene Aspekte zu berücksichtigen, die den Arbeitsprozess beeinflussen. Diese lassen sich in interne und externe Einflussgrößen unterscheiden. Als *interne Einflussgrößen* gelten z.B.:

- Dienstleistungsprogramm
  - Art und Ausprägung der Leistungserbringung sind hierbei betroffen, z.B. schneller Einsatz im Notfall, Rund-um-die-Uhr-Dienste, Arbeit mit «schwierigen» Menschen.
- Struktur der Mitarbeiter
  - Der Ablaufprozess wird primär durch hoch qualifizierte Mitarbeiter mit einer sozialen Einstellung, nicht aber durch ungelernte Kräfte geprägt.
- Struktur des Planungssystems
  - Notfallplanung (Leitstelle) und «normale» Einsatzplanung, Planung im Verwaltungsbereich gehören hierzu.
- Struktur der Informationssysteme
  - Informationen werden durch Vorgesetzte, Kollegen, Laien (Anrufer, Kunden) und EDV-Systeme übermittelt.

Dagegen wirken u.a. die folgenden *externen Einflussgrößen* auf die Ausgestaltung und Gestaltbarkeit der Arbeitsprozesse ein:

- rechtliche Normen: arbeits- und tarifrechtliche Regelungen sowie sicherheitstechnische Vorschriften
- soziale Normen: von den Trägern, der Gesellschaft, der öffentlichen Hand
- Verhalten der Mitbewerber: Wie verhalten sich andere Anbieter?

2.4.4
Relevanz der Prozessorganisation

Bereits diese kurze Aufzählung relevanter Faktoren mit Einfluss auf die Ausgestaltung der Arbeitsprozesse macht deutlich, dass die tradierte Sichtweise, die den Stellenwert der Prozessorganisation als «der Aufbauorganisation nachgelagerte» (Schulte-Zurhausen, 1995: 38), «zusätzliche, in Einzelheiten gehende raumzeitliche Strukturierung» (Kosiol, 1976: 189) beschreibt, der praktischen Relevanz der Prozessgestaltung nicht gerecht wird. Vielmehr vernachlässigt diese Interpretation, welche die Regelung der Arbeitsprozesse der Hierarchiebildung im Rahmen der Aufbauorganisation unter- bzw. nachordnet, dass sich Arbeitsprozesse durch eine *Vielzahl von Faktoren beeinflusst* und in der Regel *stellenübergreifend* vollziehen. **Abbildung 2-19** verdeutlicht diesen Gedanken.

Auf die Konsequenz der mangelnden Berücksichtigung des stellenübergreifenden Prozesscharakters weist etwa Vahs deutlich hin, wenn er schreibt: «Die Prozesse werden sozusagen erst nachträglich in die bestehende Aufbaustruktur ‹hineinorganisiert›» (Vahs, 1999: 191). Tatsächlich werden bei einer unzureichenden Berücksichtigung der Arbeitsprozesse *Steuerungs- und Koordinationsprobleme, Doppelarbeiten, Zeitverluste und Dysfunktionalitäten* wahrscheinlich. Die hier drohende *Ressourcenineffizienz* kollidiert dabei extrem mit den Grundsätzen der Organisationsgestaltung. Die Prozessorganisation sollte daher nicht als der Aufbauorganisation untergeordnet betrachtet, sondern in ihrem wertschöpfenden Potenzial als für die Organisation ebenso essenziell gesehen werden. In die-

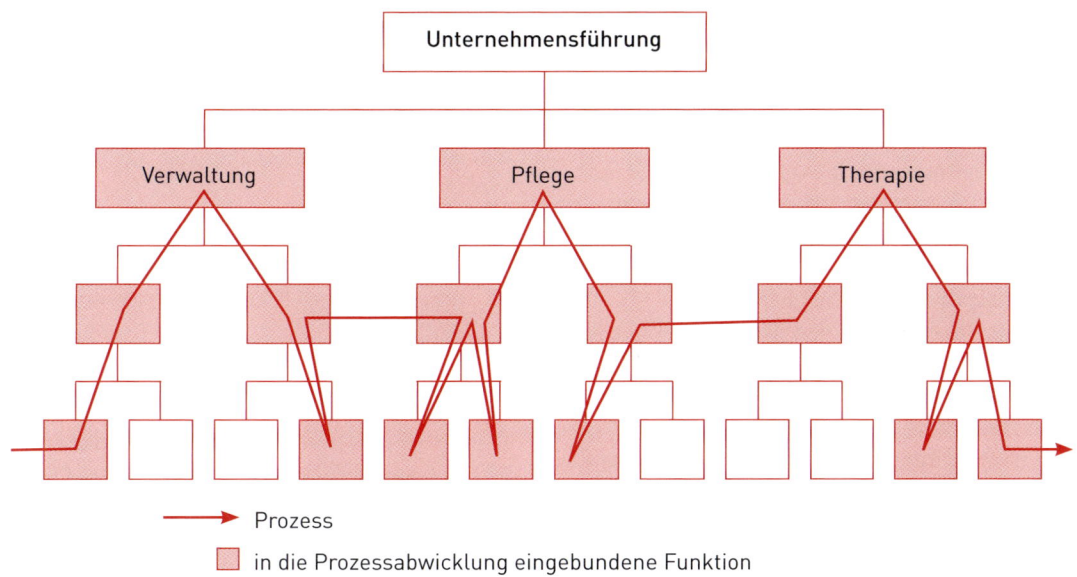

Abbildung 2-19: Relevanz des Prozessmanagements

sem Zusammenhang formuliert Schreyögg: «Die Schwierigkeit liegt darin, dass ein Prozess ohne Struktur gar nicht denkbar ist. Es gibt keinen Prozess schlechthin, erst das Mitdenken einer Struktur macht das Konstrukt Prozess sinnvoll. […] Gleiches gilt allerdings auch umgekehrt, Strukturen können nicht ohne Prozesse gedacht werden; sie konstituieren sich letztlich immer aus Regeln, die aus Prozessen heraus geformt wurden.» (Schreyögg, 1999: 120; 2003)

2.4.5
Aufgaben der Prozessorganisation

Grundproblem und Hauptaufgabe der Organisationsgestaltung ist die rationale und wirtschaftliche Strukturierung des betrieblichen Aufbaus und die damit verbundene Regelung der im Betrieb notwendigen Arbeitsabläufe. Als Arbeitsablauf ist dabei das *inhaltliche, zeitliche und örtliche Hinter- und Nebeneinander* der zur Bewältigung einer bestimmten Teilaufgabe auszuführenden Arbeit zu verstehen. Im Rahmen der Arbeitsteilung wird es dabei notwendig, die einzelnen Arbeitsprozesse so zu ordnen, dass der Prozess der Erfüllung der unternehmerischen Gesamtaufgabe möglichst effizient verläuft. Konkret bedingt dies eine genaue Zuordnung und Koordination der im Unternehmen miteinander in Beziehung stehenden Aufgabenträger und Sachmittel zu den entsprechenden Prozessen. Nur wenn dies gewährleistet ist, können alle unternehmerischen Ressourcen in der Bewältigung der Gesamtaufgabe bestmöglich zusammenwirken, nur so können die Unternehmensziele dauerhaft erreicht werden.

Dabei finden Faktoren wie die zu bewältigende Arbeitsmenge ebenso Berücksichtigung wie das Leistungsvermögen der (gedachten) Arbeitskräfte und die verfügbaren Sachmittel. Im Unterschied zur Aufbauorganisation, welche die zu bewältigenden Aufgaben nach den Gesichtspunkten der Verrichtung («Was?») und dem Objekt («Woran?») festlegt, werden mit Hilfe der Prozessorganisation die Arbeitsabläufe daher logisch geordnet. Dies geschieht durch Festlegung der Kriterien des Raumes («Wo?») und der Zeiten («Wann?») in bzw. zu denen die Aufgaben erledigt werden sollen. Im Ergebnis dieser oben bereits dargestellten *Arbeitssynthese* personaler, lokaler oder temporaler Aspekte stellt sich die Ablauforganisation des Unternehmens dar, die alle zur Erfüllung der Betriebsaufgabe erforderlichen Arbeitsabläufe strukturiert und koordiniert.

Bei den ablauforganisatorischen Überlegungen geht es damit um die Regelung des Prozesses der Aufgabenerfüllung, der sich in Raum und Zeit vollzieht. Konkret beschäftigt sich die Prozessorganisation also mit der:

- Festlegung der Arbeitsprozesse (Verrichtungen) unter Berücksichtigung von Raum, Zeit, Sachmitteln und Menschen
- Ermittlung der kürzesten Durchlaufwege und -zeiten bei gleichzeitiger wirtschaftlicher Auslastung
- Regelung der zeitlichen Belastungen der Mitarbeiter.

Beispiel

In der Pflegeheim Sonnenschein GmbH wurden im vergangenen Jahr die Arbeitsprozesse in der Küche und den angrenzenden Bereichen analysiert und optimiert. Durch einige kleine Veränderungen in der Essensausgabe gelangen die Mahlzeiten nun schneller zum Bewohner und können dadurch wärmer serviert werden.

2.4.6
Ziele der Prozessorganisation

Insgesamt ist das Ziel der Prozessorganisation die möglichst *optimale Gestaltung sämtlicher im Unternehmen anfallender Arbeitsabläufe*. Dabei lassen sich grundsätzlich folgende Teilziele der Ablauforganisation zusammenfassen:

- optimierte, möglichst kurze Durchlaufzeiten, Kommunikations- und Transportwege (optimale zeitliche und räumliche Koordination der Arbeitsabläufe)

- hohe Kapazitätsauslastung (optimale Auslastung von Arbeitsträgern und Arbeitsmitteln)
- Minderung von Lagerbeständen
- Verkürzung der Durchlaufzeiten
- hohe Termintreue durch termingerechte Arbeitsausführung
- Senkung der Prozesskosten
- Erhöhung der Prozessqualität
- Benutzerfreundlichkeit
- Kundenfreundlichkeit durch kundengerechte Problemlösungen.

Vor allem im Bereich der Kranken- und Altenpflege spielen Flexibilität und Qualität eine zunehmend wichtige Rolle, um die Kundenwünsche sowohl von Seiten der Patienten als auch der Angehörigen rasch und problemadäquat zu erfüllen. Im zunehmenden Kampf um Marktanteile kommt dieser strikten Ausrichtung der Unternehmenspolitik auf den Markt bzw. den Kunden große Bedeutung für den Unternehmenserfolg zu (s. Kap. 9).

2.5
Organisatorischer Wandel

2.5.1
Relevanz des organisatorischen Wandels

Als flexibles soziotechnisches System wird jedes Unternehmen unmittelbar durch die Umwelt und die dort dominierenden Bedingungen beeinflusst. Die stetige Veränderung der Umwelt, die sich in einer Vielzahl gesellschaftlicher, wissenschaftlicher, ökonomischer oder ökologischer Einflussfaktoren ausdrückt, erfordert eine kontinuierliche Anpassung des Unternehmens. Dabei verlangen die Umweltfaktoren nicht nur eine kontinuierliche Modifikation, sie geben auch den Handlungsspielraum dazu vor. Diese Modifikation zielbezogen, problemlösend und angemessen zu gestalten, zählt zu den *zentralen Aufgaben des Managements*. Der organisatorische Wandel als *kontinuierliche oder stufen-*

weise Anpassung der Unternehmensorganisation an die sich verändernden Umweltbedingungen (Schreyögg, 1999: 523; 2003) ist längst von einer «Ausnahmeerscheinung» zu einer Notwendigkeit geworden, die das Unternehmen als Ganzes umfasst. Neben der Planung und Steuerung des Wandels an sich zeigt sich die gezielte Vorbereitung, Motivierung und Steuerung von Individuen und Gruppen im Veränderungsprozess damit als zentrale Führungsaufgabe.

Direkte und indirekte Einflüsse der Unternehmensumwelt sowie interne Faktoren verlangen also eine kontinuierliche Organisationsanpassung. Der Handlungsbedarf für Veränderungen lässt sich dabei auf folgende zwei Ursachenkomplexe zurückführen:

- *externe Ursachen,* also ein «von außen» auf die Organisation gerichteter Problemdruck durch den Wandel der Unternehmensumwelt und
- *interne Ursachen,* also ein «von innen» auf die Organisation gerichteter Problemdruck durch den Wandel der Unternehmensinnenwelt.

Generell wird der *organisatorische Wandel* offenbar immer dann zwingend, wenn sich die bestehenden Strukturen und Prozesse als nicht mehr effizient und effektiv zur Erreichung der Unternehmensziele darstellen. Dabei kann der *Veränderungsprozess* in folgende Phasen gegliedert werden:

- Phase 1: Erkennen eines Organisationsproblems und Erteilung eines Veränderungsauftrags
- Phase 2: problemadäquate Konzeption des organisatorischen Gestaltungsprozesses
- Phase 3: Erhebung des Istzustands
- Phase 4: Generierung und Bewertung organisatorischer Alternativen mit anschließender Festlegung der zukünftigen Organisation
- Phase 5: Einführung der organisatorischen Neuerungen
- Phase 6: Kontrolle der organisatorischen Neuerungen.

Häufig wird das Problem jedoch erst erkannt (Phase 1), wenn die Problemkonsequenzen anhand negativer Auswirkungen auf die Erfolgs-kennziffern des Unternehmens, wie Umsatz, Gewinn oder Kapitalrendite, deutlich werden. In der Regel befindet sich das betreffende Unternehmen dann bereits in einer *Organisationskrise*, also in einer unbeabsichtigten und unerwarteten, nachhaltigen Systemstörung. Um dies zu verhindern, erscheint eine regelmäßige *Systemkontrolle* (Phase 3) der Unternehmensorganisation als zentrale Voraussetzung, um langfristig erfolgreich am Markt agieren zu können. Im Rahmen dieser Kontrolle sollten Abweichungen mit einem *Soll-Ist-Vergleich* analysiert werden.

2.5.2
Organisation und Reorganisation

Auf Grund der stetigen Veränderung der Umweltfaktoren unterliegen Unternehmen und ihre Organisationsstrukturen im Laufe der Zeit vielfältigen Veränderungen. Ist die Notwendigkeit eines Wandels in einem Unternehmen erkannt, etwa durch die Systemanalyse, ist der Anpassungsprozess im Unternehmen zu initiieren. Abhängig von den festgestellten kritischen Differenzen kann der notwendig werdende *organisatorische Wandel* ein unterschiedliches Ausmaß annehmen. Hier sind der *Gradual Change* und der *Radical Change* zu unterscheiden:

- *Gradual Change (Wandel 1. Ordnung)*
  - Es finden keine grundlegenden Veränderungen der Prozesse und Strukturen statt. Vielmehr handelt es sich in erster Linie um *quantitative* und *kontinuierliche Anpassungen* im Rahmen des Unternehmenswachstums, die sich auf einzelne Organisationseinheiten oder -bereiche beschränken.
  - Die Initiierung des organisatorischen Anpassungsprozesses geschieht durch die betroffenen Mitarbeiter oder die Bereichsleitung, da es eher um eine Anpassung bestimmter Arbeitsweisen geht.
- *Radical Change (Wandel 2. Ordnung)*
  - Die Veränderungen sind von grundlegender und vor allem von qualitativer Natur.

Sie umfassen die gesamte Organisation und erfolgen diskontinuierlich und revolutionär.
- Auf Grund der Tragweite der Veränderung, die bei einem Wandel 2. Ordnung grundlegender ist und Strukturen und Prozesse umfasst, muss die oberste Unternehmensleitung den Wandel veranlassen.

Bezogen auf die Unternehmensorganisation lässt sich daraus Folgendes ableiten: Im Rahmen des *Gradual Change* erfolgt eine graduelle *Anpassung der bestehenden Organisation*. Dagegen führt der *Radical Change* zu einer Veränderung grundlegender Strukturen und Prozesse im Sinne einer *Reorganisation*, die definiert ist als eine tief greifende, umfassende Veränderung, die auf bereits bestehenden Organisationsstrukturen gründet.

Beispiel

Seit September 2003 ist die Pflegeheim Sonnenschein GmbH nach DIN EN ISO 9001: 2000 zertifiziert. Bei der Einführung des Qualitätsmanagementsystems handelte es sich für das Pflegeunternehmen um einen *Radical Change* (im Vorfeld existierten nur wenig systematische QM-Bemühungen), einen Wandel 2. Ordnung. Die mit der Systemeinführung einhergehenden Veränderungen sind für die Pflegeheim Sonnenschein GmbH grundlegend, sie betreffen alle Mitarbeiter und eine Vielzahl an Prozessen in der gesamten Organisation. Als oberste Unternehmensleitung initiierten Hildegard und Julius Meinolf die Einführung, ihnen oblag es zunächst, die Mitarbeiter von der Notwendigkeit der Veränderung zu überzeugen. Nach der grundsätzlichen Entscheidung für die Einführung eines Qualitätsmanagementsystems haben Hildegard und Julius Meinolf daher die Mitarbeiter in die Gestaltung und Realisation des Systems einbezogen, um den Veränderungsprozess «gemeinsam zu meistern».

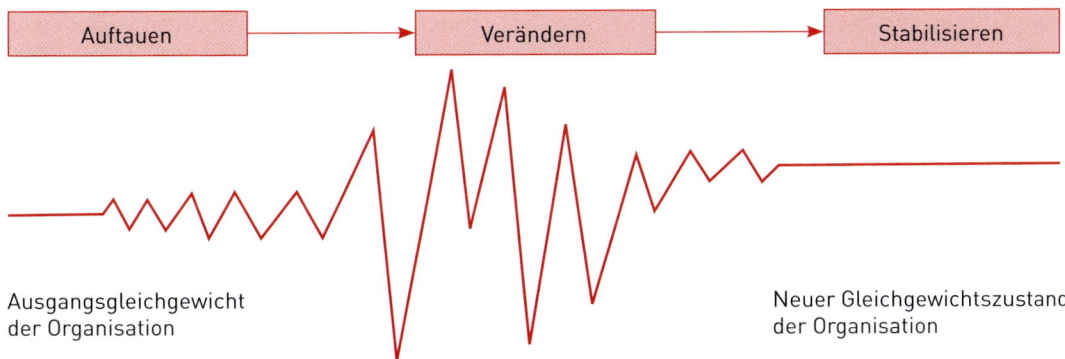

| Auftauen | → | Verändern | → | Stabilisieren |

Abbildung 2-20: Das Drei-Phasen-Modell von Lewin

Ausgangsgleichgewicht
der Organisation

Neuer Gleichgewichtszustand
der Organisation

2.5.3
Das Drei-Phasen-Modell von Lewin

Ein in diesem Zusammenhang in der Literatur vielfach berücksichtigter Ansatz, der eine Hilfestellung für die gezielte Gestaltung von Veränderungsprozessen in Organisationen liefert, stammt von Lewin (1947). Sein *Drei-Phasen-Ansatz* beruht auf einer *Gleichgewichtsvorstellung* (Abb. 2-20). Er geht in seinem Modell davon aus, dass in jeder Situation einerseits Kräfte wirksam sind, die einen Wandel vorantreiben, und andererseits Kräfte wirken, die einen Wandel eher behindern. Die drei Phasen lassen sich wie folgt beschreiben:

● *Phase 1: Auftauen*
  ● Zielsetzung der ersten Phase ist es, die Veränderung des Gleichgewichtszustands vorzubereiten. Die Durchführbarkeit und der Erfolg vieler organisatorischer Veränderungsmaßnahmen hängen entscheidend davon ab, ob und inwieweit es gelingt, die betroffenen Organisationsmitglieder von der Notwendigkeit des Wandels zu überzeugen und ihnen die negativen Konsequenzen einer Fortführung des Status quo deutlich zu machen. Ihre bisherigen Vorstellungen und Verhaltensweisen müssen «aufgetaut» werden, um eine Bereitschaft zur Veränderung zu erzeugen.
● *Phase 2: Verändern*
  ● Mit der Phase des «Veränderns» wird das Ziel verfolgt, den ursprünglichen Zustand

neu zu gestalten. Hierzu ist ein Organisationskonzept zu entwickeln und zu implementieren. Das Verhaltensspektrum der Organisationsmitglieder reicht in dieser Phase von passiver Anpassung an die neuen strukturellen Bedingungen bis hin zu aktiver Teilnahme an ihrer Gestaltung.
● *Phase 3: Einfrieren (Stabilisieren)*
  ● In der letzten Phase dieses Ansatzes soll die erreichte Organisationsänderung stabilisiert werden, damit sie auch langfristig Bestand hat. Die Organisation darf nicht nach einer Weile der «Macht der Gewohnheit» erliegen und wieder in den alten Zustand zurückfallen. Eine wesentliche Voraussetzung hierfür ist die erfolgreiche Durchführung der beiden vorangegangenen Prozessphasen und die subjektive Wahrnehmung des Veränderungserfolgs durch die Organisationsmitglieder, der sich beispielsweise in einer besseren Zusammenarbeit oder in größeren Entscheidungsspielräumen erkennen lässt.

2.6
Management eines Pflegeunternehmens

Im Anschluss an die Ausführungen zur betrieblichen Organisation (s. Kap. 2.1 ff.) wird in diesem Kapitel der Fokus auf das Formulieren von Führungszielen und das Durchsetzen von Führungsentscheidungen gelenkt. Im Rahmen der Unternehmensführung geht es um Entscheidungen, die allesamt Bedeutung für das Gesamtunternehmen haben (Macharzina, 1999; Steinmann/Schreyögg, 2000, 2002).

2.6.1
Grundlagen der Unternehmensführung

Die Unternehmensführung als Management- und Führungsaufgabe umfasst:

- *Sachaspekte* (Gestaltung und Steuerung von Transformationsprozessen und Diensteproduktionsprozessen, wie z.B. Material-, Kosten- und Finanzierungsmanagement) und
- *Personalaspekte* (Gestaltung und Steuerung von Führungs- und Arbeitsprozessen, wie z.B. Planungs-, Zielsetzungs-, Entscheidungs- und Mitarbeiterführungsprozessen).

An der Unternehmensführung ist nicht nur das Top-Management, sondern das gesamte Führungsteam beteiligt.

Strategische Unternehmensführung
Pflegeeinrichtungen können sich nur dann am Markt behaupten, wenn sie über ein professionelles Management, eine qualifizierte Unternehmensführung verfügen. Im Rahmen der strategischen Unternehmensführung ist es notwendig:

- Marktnischen und Kundenpotenziale zu ermitteln und zu realisieren
- neue Dienste, Angebote, Leistungen zu entwickeln und durch Marketing und Öffentlichkeitsarbeit bekannt zu machen
- für ein stimmiges Preis-Leistungs-Verhältnis zu sorgen sowie
- Kostentransparenz zu schaffen.

Gerade für Pflegeunternehmen ergibt sich die Notwendigkeit einer strategischen Unternehmensführung. Die Gründe hierfür sind in der zunehmenden Einbindung in das marktwirtschaftliche System und in der Entstehung von Wettbewerb zu sehen. Auch zukünftige Entwicklungen im Gesundheitswesen erfordern eine kompetente strategische Unternehmensführung, wenn sich Einrichtungen auf dem Pflegemarkt behaupten wollen (s. Kap. 9 und 10).

Operative Unternehmensführung
Die operative Unternehmensführung entspricht der basisnahen und alltäglichen Führungsarbeit. Sie hat das Ziel, die strategischen Vorgaben, die Ideen, möglichst gut und kurzfristig umzusetzen. «Dreh- und Angelpunkt» der operativen Unternehmensführung ist damit das Personal.

2.6.1.1
Zum Begriff der Unternehmensführung

Der Begriff *Unternehmensführung* bzw. die begriffliche Entsprechung des *Managements* bezeichnet die zielorientierte Leitung, Gestaltung, Steuerung und Entwicklung des Unternehmens als Ganzes. Insgesamt lässt sich der Begriff der Unternehmensführung in zwei Dimensionen fassen:

1. *Management als Institution*
   - Diese Definition umfasst all diejenigen, die an der Unternehmensführung als Führungskräfte beteiligt sind.
   - Während die untere Führungsebene, das so genannte *Lower-Management*, z.B. Wohnbereichs- und Gruppenleiter umfasst, stehen auf der mittleren Stufe, dem *Middle-Management*, Stellen wie die von Abteilungs- oder Bereichsleitern. An der Spitze der Unternehmenshierarchie steht mit dem *Top-Management* schließlich die Gruppe der Geschäftsführer, Vorstandsmitglieder und Direktoren (s. Abb. 2-9).
   - Das Management vertritt die Interessen des Unternehmers als Eigentümer gegenüber der Belegschaft.
   - Im allgemeinen Sprachgebrauch wird das *Top-Management* häufig als Synonym für das Management an sich verwendet.
2. *Management als Funktion*
   - Als Funktion beinhaltet das Management alle Aufgaben, welche die Führung eines Unternehmens mit sich bringt.

- Insbesondere muss das Management als Funktion die folgenden Hauptaufgaben erfüllen:
  - Treffen von Grundsatzentscheidungen
  - Festlegung verbindlicher Unternehmensziele
  - Erstellung von Plänen und Planungen
  - Erteilung von Anweisungen zur Planverwirklichung
  - Kontrolle der tatsächlichen Realisierung
- Steuerung einer permanenten Kommunikation auf sämtlichen Stufen der innerbetrieblichen Hierarchie.

2.6.1.2
Das Unternehmen als soziotechnisches System

Organisationen werden heute als *soziotechnische Systeme* betrachtet (s. a. Kap. 9). Ein soziotechnisches System ist als ein komplexes Gebilde zu verstehen, in dem *Menschen* und *Sachmittel* sowie *unternehmensexterne Faktoren* zusammenwirken. Entscheidend ist hierbei nicht nur, Menschen und Sachmittel zu berücksichtigen, sondern diese auch in Beziehung zu unternehmensexternen Faktoren zu setzen (Ulich, 2005; Rosenstiel, 2007). Diese Komplexität wiederum macht es notwendig, spezielle Arten von Systemen zu unterscheiden:

- *Subsysteme* (kleinere Einheiten; bestehen quasi als Untersysteme des Unternehmens, z. B. Abteilungen, Gruppen, Stellen)
- *Teilsysteme* (hier erfolgt die Betrachtung eines Systems unter ausgewählten Aspekten).

In diesem Ansatz werden Organisationen als offene, dynamische Systeme betrachtet. Mensch, Technik und Organisation werden hierbei als gleich bedeutend angesehen. Um eine optimale Gesamtleistung des Systems zu erzielen, müssen die technischen und die sozialen Subsysteme gleichzeitig und abgestimmt im Hinblick auf die Aufgabe optimiert werden. Um dies zu erreichen, wird die Arbeitsgruppe und nicht der einzelne Stelleninhaber in den Mittelpunkt der Betrachtung gerückt. An die Stelle von Vorschriften (Stellenbeschreibungen, Pflichtenhefte usw.) werden gemeinsam vereinbarte, konkret festgelegte Entscheidungsspielräume gesetzt. Mitarbeiter sollen nicht mehr durch ihre Vorgesetzten überwacht werden (s. Kap. 2.6.1.4). Die Aufgaben der Vorgesetzten beschränken sich auf die Erfolgskontrolle und auf ein konstruktives *Feedback*. Dadurch sollen relativ unabhängige und sich selbst steuernde organisatorische Einheiten entstehen. Das Organisationsproblem besteht dann vorrangig darin, ein Gleichgewicht zwischen der Selbstständigkeit der einzelnen soziotechnischen Subsysteme und dem Koordinationsbedarf im Hinblick auf die Organisationsziele zu finden.

In Einrichtungen des Gesundheitswesens sind Ärzte, Pflegekräfte, Verwaltungsmitarbeiter und weitere Berufsgruppen involviert. Zwischen ihnen existieren vielfältige Beziehungen, sie sind in ihrer Dienstleistungserbringung vielfach sowohl kurz- als auch langfristig aufeinander angewiesen. Dies erfordert eine komplexe Organisation der Prozesse.

Organisationen sind also keine «seelenlosen» Gebilde, sondern soziale Systeme, die aus Menschen mit eigenständigen Zielen, Wertvorstellungen und Verhaltensweisen bestehen. Diese sind eingebettet in die Organisation als technisches System, mit dem ebenfalls vielfältige Beziehungen existieren. Ohne technische Hilfsmittel wäre der Betrieb eines ambulanten Pflegedienstes oder eines Altenheims nicht aufrechtzuerhalten. Blutzuckermessgeräte, Computer, Telefone etc. sind wichtige technische Elemente. Insbesondere Computer haben eine nahezu unglaubliche Erfolgsgeschichte hinter sich. Die Vernetzung einzelner Abteilungen über EDV ermöglicht einen Austausch über bestimmte Sachverhalte und bietet auf diesem Wege zahlreiche Vorteile. Gerade hier wird die Verknüpfung von sozialem und technischem System deutlich: Der Computer als Bestandteil des technischen Systems unterstützt das soziale System.

Für die Arbeits- und Organisationsgestaltung liefert der soziotechnische Systemansatz eine brauchbare Grundlage für eine gemeinsame Optimierung des sozialen und des technischen Systems bzw. von Organisation und Technologie. Emery (1967) unterscheidet in diesem Zusammenhang neun Schritte einer soziotechnischen Analyse, die in dieser Form auch von Hill (1971) bestätigt werden (Ulich, 2005).

Exkurs: Schritte der soziotechnischen Systemanalyse

1. Grobanalyse des Produktionssystems und seiner Umwelt
2. Beschreibung des Produktionsprozesses nach Input, Transformationen und Output
3. Ermittlung der Hauptschwankungen im Produktionsprozess
4. Analyse des sozialen Systems einschließlich der Bedürfnisse der Mitarbeiter
5. Analyse der Rollenwahrnehmung der Mitarbeiter

6.	Analyse des Einflusses	– Instandhaltungssystem
7.	externer Systeme auf	– Zuliefer- und Abnehmersystem
8.	das Produktionssystem	– Umweltsystem

9. Erarbeitung von Gestaltungsvorschlägen

2.6.1.3
Führungsmodelle

Führungsmodelle treffen Aussagen darüber, wie die Praxis der Führung in einem Unternehmen vollzogen werden soll (Krüger, 1989; Rahn, 2000; Loffing, 2005). Insofern sind Führungsmodelle normative «Denkmodelle» zur Unterstützung der Führung als Managementfunktion. Ein Führungsmodell verpflichtet alle Führungskräfte zur Umsetzung definierter Verhaltensgrundsätze. Diese Verhaltensgrundsätze stellen eine Hilfestellung dar, da sie die Art und Weise des Umgangs mit Mitarbeitern definieren und somit für Klarheit und Transparenz sorgen. Dadurch soll ein einheitliches Führungsverhalten im Unternehmen bewirkt werden, was sich wiederum positiv auf die Beziehung zwischen Führungskräften und Mitarbeitern auswirken soll. Nutzt ein Unternehmen ein Führungsmodell, so sollte darauf bereits im Einstellungsgespräch verwiesen werden. Ein Bewerber kann auf diese Weise noch vor der Einstellung prüfen, ob er mit den definierten Verhaltensgrundsätzen konform geht.

Führungsmodelle beruhen teilweise auf wissenschaftlichen Grundlagen, teilweise resultieren sie jedoch auch aus praktischen Erfahrungen. In Theorie und Praxis wird Führungsmodellen vor allem deshalb viel Aufmerksamkeit geschenkt, weil ein nachweislicher Zusammenhang zwischen Führungsverhalten auf der einen Seite und Produktivität und Zufriedenheit der Mitarbeiter auf der anderen Seite besteht. Das Führungsverhalten des Managements lässt sich damit als entscheidender Wettbewerbsfaktor identifizieren.

Das Bad Harzburger Führungsmodell

Bei dem Harzburger Modell handelt es sich um ein von Höhn (Gründer der Führungsakademie in Bad Harzburg) in den 50er-Jahren des 20. Jahrhunderts entwickeltes Führungsmodell, das auch als «Führung im Mitarbeiterverhältnis» bekannt ist. Dieses Führungsmodell sollte den damals vorherrschenden autoritär-patriarchalischen Führungsstil ablösen. Dies trägt der Entwicklung Rechnung, dass bereits vor mehr als 50 Jahren zunehmend unternehmerisch denkende und handelnde Mitarbeiter gefragt waren, reine Befehlsempfänger rückten dagegen in den Hintergrund. Das Harzburger Konzept basiert auf dem Grundgedanken, dass die Motivation von Mitarbeitern durch Delegation von Verantwortung (*Management by Delegation*) und die Übertragung selbstständiger Aufgabenbereiche gefördert werden kann. Jeder Mitarbeiter erhält dementsprechend ein fest umgrenztes Aufgabengebiet mit klaren Kompetenzen und eigenverantwortlicher Entscheidungs- und Handlungsbefugnis. Für diesen Aufgabenbereich trägt er die volle Verantwortung. Der Vorgesetzte darf – abgesehen von Ausnahmefällen (*Management by Exception*) – nicht in das Aufgaben- und Verantwortungsgebiet des Mitarbeiters eingreifen.

Hauptbestandteil des Harzburger Modells sind umfangreiche Führungsanweisungen bzw. Führungsgrundsätze und Stellenbeschreibungen, aus denen die Handlungsverantwortung des Mitarbeiters hervorgeht. Folgende Führungsmittel können von einer Führungskraft konkret eingesetzt werden (Rahn, 2000):

- *Dienstaufsicht:* Stichprobenhafte Überprüfung des Mitarbeiters im Umgang mit der ihm übertragenen Handlungsverantwortung
- *Erfolgskontrolle:* Die Führungskraft kontrolliert hierbei nur das Ergebnis und nicht die Arbeitsausführung.
- *Besprechungen/Gespräche:* Regelmäßig tritt die Führungskraft mit den Mitarbeitern in Kontakt, um z. B. im Rahmen eines Dienstgesprächs Anweisungen zu erteilen
- *Stäbe:* Sie sollen unterstützen, informieren und beraten.

Kritiker werfen dem Modell eine zu starke Bürokratisierung und einen zu technokratischen Charakter vor (Macharzina, 1999: 421). Hinzu kommt, dass dieses Modell nicht für jede Organisationsform gleich gut geeignet ist. Am besten zur Realisation geeignet erscheint eine hierarchisch abgestufte Unternehmensorganisation, beispielsweise eine Stab-Linien-Organisation (Krüger, 1989). Darüber hinaus bleibt festzuhalten, dass sich die im Harzburger Ansatz geforderte Steigerung der Eigenverantwortung der Mitarbeiter interessanterweise mit einem heute besonders deutlich zu spürenden Wertewandel deckt.

Beispiel

In der Ambulanten Hauskrankenpflege Vitalis GbR wird analog dem Harzburger Modell geführt, weil Frau Kramer erkannt hat, dass eine stärkere Einbeziehung von Mitarbeitern in verantwortungsvolle Aufgaben sinnvoll

sein kann. Im Rahmen der Angebotsdiversifikation hat sie daher flache Hierarchien für den neuen Senioren-Wellness-Bereich gewählt. Der gesamte Bereich wird an Frau Keller, die neue Projektleiterin Senioren-Wellness, delegiert. Sie soll diesen Bereich weitestgehend eigenverantwortlich leiten. Zur problemfreien Umsetzung erhält Frau Keller ein klar umgrenztes Aufgabengebiet mit klar definierten Kompetenzen. Frau Kramer greift in den Verantwortungs- und Aufgabenbereich Senioren-Wellness nur in außergewöhnlichen Situationen ein (*Management by Exception*), ihre übliche Steuerung und Kontrolle bezieht sich lediglich auf das Ergebnis der Arbeit von Frau Keller.

Das neue St. Galler Führungsmodell

Das St. Galler Führungsmodell wurde bereits Anfang der 70er-Jahre des 20. Jahrhunderts von Ulrich und dessen Schülern in St. Gallen entwickelt (Rahn, 2000). Seit 2002 liegt eine überarbeitete Version vor, die als «Neues St. Galler Management-Modell» in Theorie und Praxis diskutiert wird. Vor allem zwei wesentliche Aspekte waren für die Erneuerung verantwortlich:

- Streben nach Integration und Ganzheitlichkeit
- hohe Praxisnähe bei gleichzeitiger wissenschaftlicher Fundierung.

Im neuen St. Galler Managementsystem werden vor allem sechs Aspekte betrachtet, die die Ganzheitlichkeit des Modells und seine Nähe zur Praxis unterstreichen:

- *Umwelt:* hier steht der Bezug eines Unternehmens zu seiner Umwelt im Mittelpunkt
- *Anspruchsgruppen:* hier werden die Beeinflussten berücksichtigt
- *Interaktion:* hier steht die Austauschbeziehung zwischen Anspruchsgruppen und Unternehmen im Vordergrund der Betrachtung
- *Prozesse:* das System der in einem Unternehmen vorhandenen Prozesse wird hier beleuchtet

- *Ordnung:* die Prozesse erfahren durch ausgewählte Ordnungsmomente eine sinngebende Richtung, die hier betrachtet wird
- *Entwicklung:* hier kommt schließlich der Gedanke der notwendigen Weiterentwicklung des Unternehmens ins Spiel.

Das St. Galler Management-System grenzt sich von anderen Führungsmodellen u.a. dadurch ab, dass der Aspekt des Human Resource Managements einen wesentlich höheren Stellenwert einnimmt. Nicht unberücksichtigt bleiben jedoch auch weitere Aspekte entsprechend eines systemtheoretischen Gedankens.

Das Gruppenkonzept von Likert

In diesem Führungsmodell wird davon ausgegangen, dass Mitarbeiter organisatorisch betrachtet gleichzeitig Teilnehmer zweier sich überschneidender Gruppen sind (s. **Abb. 2-18**). Abgesehen von den obersten und untersten Hierarchieebenen soll nach Likert jeder Mitarbeiter gleichzeitig in zwei verschiedenen Gruppen an Entscheidungen beteiligt werden. Dem folgend ist jeder Mitarbeiter damit in der einen Gruppe ein teilnehmendes, in der anderen Gruppe dagegen ein führendes oder moderierendes Mitglied.

Entscheidungen sollen so weit nach unten verlagert werden, dass sie bezüglich des Sachverstandes der Gruppenmitglieder gerade noch bewältigt werden können. Durch das *Netzwerk sich überschneidender Gruppen* soll die Kommunikation und Integration im Unternehmen verbessert werden. Beachtet werden sollte dabei jedoch, dass Gruppenarbeit nicht immer motivierend auf Mitarbeiter wirken muss. Gruppenentscheidungen benötigen in der Regel viel Zeit; und der Erfolg einer Maßnahme hängt entscheidend vom Klima in der Gruppe ab. Daneben lässt sich der Wille, gemeinsam im Team Entscheidungen zu realisieren, als wesentliche Erfolgsgröße identifizieren. Praktische Anwendungen dieses Modells als Leitkonzept der Unternehmensführung sind eher selten. In der Organisationspraxis finden sich jedoch Elemente des Systems der sich überschneidenden Gruppen in der Teamorganisation wieder (s. Kap. 2.3.10.6).

Das 7-S-Modell

Aus den Ergebnissen der Untersuchungen zweier japanischer Großkonzerne wurde ein Führungsmodell entwickelt, das aus drei eher führungsbezogenen (so genannten «harten») und vier eher menschenbezogenen (so genannten «weichen») Faktoren besteht (Rahn, 2000). Diese Faktoren wurden mit Worten bezeichnet, die allesamt den Anfangsbuchstaben «S» tragen. Daraus erklärt sich die etwas kuriose Namensgebung des 7-S-Modells. Die Faktoren werden nachstehend aufgelistet:

- harte Faktoren:
  - *Structure:* Organisationsstruktur
  - *Strategy:* Unternehmensstrategien
  - *Systems:* Programme, routinemäßige Prozesse, Informationsversorgung
- weiche Faktoren:
  - *Skills:* Qualifikationen
  - *Staff:* Personalstruktur
  - *Style:* Führungsstil, Vorgesetzten-Mitarbeiter-Beziehung
  - *Superordinate Goals:* übergeordnete Unternehmungsziele, Führungsgrundsätze, gemeinsame Werte.

Das 7-S-Modell geht damit von einer ganzheitlichen Betrachtung des Phänomens Führung aus. Der Ansatz ist normativ ausgerichtet, da von der Behauptung ausgegangen wird, dass der Führungserfolg eintrete, wenn die einzelnen Faktoren bei der Führung angemessen berücksichtigt würden. Bislang findet das Modell in der Praxis eher selten Berücksichtigung. Auf Grund der integrativen Ausrichtung der Konzeption ist es aber dennoch wertvoll für den Bereich der Unternehmensführung. Insbesondere verweist das Modell darauf, dass Unternehmensführung Teil der sozialen Interaktion im Unternehmen ist.

2.6.1.4
Der Management-Zyklus

In der Managementlehre existiert eine Reihe von Konzepten, die den komplexen Vorgang der Unternehmensführung beschreiben (Macharzina, 1999; Steinmann/Schreyögg, 2002). In Übereinstimmung zahlreicher Ansätze wird die Unternehmensführung als eine Abfolge von Einzeltätigkeiten interpretiert, deren Hauptkomponenten *Planung* (s. Kap. 2.6.3) und *Kontrolle* (s. Kap. 2.6.5) sind. Ein weiteres Element ist die *Durchführung* (s. Kap. 2.6.4), die im Anschluss an die Planung erfolgt und den Mitarbeitern in einem Unternehmen obliegt.

Diese drei Phasen werden auch als *Management-Zyklus* beschrieben, ein Modell, das sich für die verschiedenen Abschnitte nahezu jeder Tätigkeit, jedes Projekts oder Ablaufs oder auch jeder Verbesserung verwenden lässt (Abb. 2-21).

1. Planungsphase

In der Planungsphase geht es um drei entscheidende Fragen:

- Welche Ziele sollen verwirklicht werden (s. Kap. 2.6.2)?
- Mit welchen Plänen können diese Ziele erreicht werden (s. Kap. 2.6.3)?
- Für welchen Plan entscheiden wir uns (s. Kap. 2.6.3)?

2. Durchführungsphase

Es folgt die Phase der Durchführung, in der der Plan umgesetzt wird. Dieser Phase wird in der Regel die größte Aufmerksamkeit geschenkt. Hier spielen Fragen der Steuerung der Mitarbeiter eine entscheidende Rolle (s. Kap. 2.6.4).

3. Kontrollphase

Im Rahmen der Kontrolle wird schließlich der Grad der Zielerreichung überprüft. Des Weiteren wird nach Optimierungspotenzialen gesucht (s. Kap. 2.6.5).

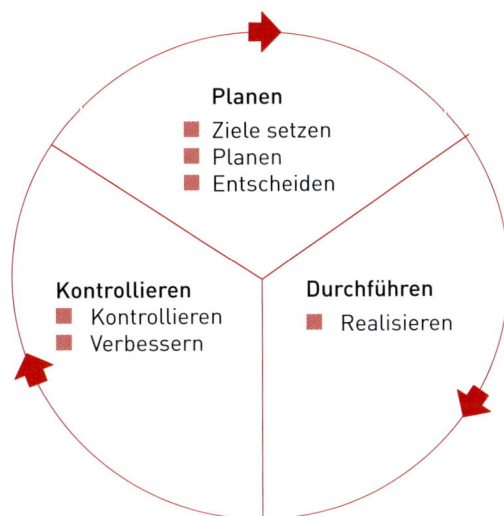

Abbildung 2-21: Der Management-Zyklus

Beispiel

Herr Meinolf ist für das strategische Management der Pflegeheim Sonnenschein GmbH verantwortlich. Zusammen mit seiner Ehefrau plant er, wie sich das Unternehmen weiterentwickeln soll, um im zunehmenden

Wettbewerb langfristig bestehen zu können. Ein Plan sieht umfassende Kooperationen mit anderen Anbietern vor. Derzeit plant er eine Zusammenarbeit im Bereich Personalentwicklung mit der Christlichen Sozialstation Remscheid. Nach erfolgreichem Beschluss einer Kooperation obliegt die weitere Planung der Personalentwicklungsbeauftragten sowie der Pflegedienstleitung des Unternehmens. Durchgeführt werden die Personalentwicklungsmaßnahmen schließlich zusammen mit den Wohnbereichsleitungen sowie den Mitarbeitern und natürlich allen Beteiligten des Kooperationspartners. Erst im Rahmen einer Kontrolle/Evaluation ist Herr Meinolf wieder gefragt. Ihm obliegt die endgültige Entscheidung, ob die Kooperation langfristig fortgeführt werden soll.

Während der Prozess der Planung über die Formulierung von strategischen Zielen und die Planung der Durchführung bis hin zur Kontrolle viele Jahre als ein durchgängiger Prozess betrachtet wurde, berücksichtigen neuere Ansätze stärker die dynamischen Umfeldbedingungen. Regelmäßige Zyklen aus Planung, Kontrolle und einer daraus resultierenden Anpassung charakterisieren den Prozess der Unternehmensführung in der heutigen Praxis. In diesem Sinne wird der Kreis zu einer Spirale, nach Durchführung der notwendigen Änderungen, beginnt ein neuer Zyklus.

Analogien lassen sich zum so genannten Deming-Kreis herstellen (s. Kap. 6). Im Deming-Kreis oder PDCA-Zyklus (s. **Abb. 6-4**) werden insgesamt vier Phasen beschrieben:

1. Phase: *P* wie *PLAN*
2. Phase: *D* wie *DO*
3. Phase: *C* wie *CHECK*
4. Phase: *A* wie *ACT*

PLAN entspricht im Management-Zyklus der Phase Planen, DO der Phase Ausführen und CHECK der Phase Kontrollieren. ACT steht für den Neubeginn im Management-Zyklus.

2.6.2
Strategische Zielsetzung

Ausgangspunkt sämtlicher Aktivitäten in einem Unternehmen ist die strategische Zielsetzung. Hier wird durch das Top-Management die zukünftige Ausrichtung des Unternehmens festgelegt.

Beispiel

In der Ambulanten Hauskrankenpflege Vitalis GbR haben die Geschäftsinhaberinnen, Frau Kramer und Frau Chmielewski, bereits vor einiger Zeit die Entscheidung getroffen, ein separates Angebot im Bereich Ayurveda zu platzieren. Mit diesem Angebot erhoffen sie sich eine Bindung bereits gewonnener Kunden, Zusatzverkäufe bei bereits bestehenden Kunden sowie die Akquisition einer neuen, jüngeren Kundengruppe. Die Geschäftsinhaberinnen haben das Ziel formuliert, dass dieser neue Bereich sich langfristig zu einem vollwertigen Standbein des ambulanten Pfle-

gedienstes entwickeln soll. Die anfallenden Kosten für benötigte Materialien sowie Personalentwicklung und Werbung sollen sich bis zum Ende des Jahres bereits amortisiert haben. Für dieses Projekt haben die Geschäftsinhaberinnen einen detaillierten Finanzplan entwickelt, aus dem hervorgeht, bis wann welche Umsatzziele zu erreichen sind.

2.6.2.1
Vom Leitbild zur Zielsetzung

Jedes Unternehmen ist durch eine Vielzahl von Aktivitäten und Handlungen gekennzeichnet, die zusammengefasst den *Zweck des Unternehmens* ergeben. Dieser Unternehmenszweck, das Ziel aller Aktivitäten, findet seine Formulierung im *Unternehmensleitbild*. Gerade die aktuelle wirtschaftliche Situation ist geprägt durch existenzielle Herausforderungen, durch Unruhe und Unklarheit darüber, welche zukünftigen Entwicklungen bevorstehen. Insbesondere in einer Zeit der ständigen Veränderungen, der Anpassung an neue Kundengruppen und neue Märkte bedürfen aber Mitarbeiter und Führungskräfte einer klaren Ausrichtung, um im alltäglichen Betriebsablauf nicht die *Orientierung* zu verlieren. Diese Orientierung zu geben ist Aufgabe des Unternehmensleitbildes und des unternehmerischen Zielsystems.

Das Leitbild des Unternehmens

«Das Unternehmensleitbild dient dazu, die in der Unternehmensphilosophie verankerten Werte und Normvorstellungen des Top-Managements in Form von Unternehmensgrundsätzen festzuschreiben» formulieren Olfert und Pischulti (1999: 54). Das Leitbild soll also den Handlungsrahmen für die Entscheidungen auf allen Ebenen vermitteln. In schriftlicher Form werden sämtliche unternehmenspolitischen Grundsätze für alle Mitarbeiter und Führungskräfte verbindlich festgelegt. Das Leitbild dient damit der strategischen Formulierung der

Grundordnung des Unternehmens und der langfristigen unternehmerischen Zielsetzungen. Mit einem Leitbild definiert ein Unternehmen sein *Selbstverständnis*, es bekennt sich. Damit übernimmt ein Unternehmensleitbild eine wichtige *Steuerungsfunktion*, es gibt eine klare Richtung vor und bietet darüber Orientierung. Leitbilder erfüllen dadurch verschiedene Funktionen, sie dienen:

- der Legitimation (Begründung des Handelns nach innen und außen)
- der Orientierung (handlungsleitende Vorstellungen für Mitarbeiter und Führung)
- der Motivation (Identifikation mit dem Unternehmen erhöhen) und
- dem Aufbau eines geschlossenen Bildes nach innen und außen (*Corporate Identity*).

Die das Unternehmensleitbild umfassenden Unternehmensgrundsätze lassen sich nach folgenden Kriterien systematisieren. Nach der Ausrichtung der Unternehmensgrundsätze kann differenziert werden in:

- *extern* ausgerichtete Unternehmensgrundsätze: Sie zielen auf eine primär emotionale Ansprache der Adressaten ab; damit erhalten sie eine breite Öffentlichkeit.
- *intern* ausgerichtete Unternehmensgrundsätze: Sie sind zumeist rational und stellen den Ausgangspunkt für die strategische Planung dar; mit ihnen kommt der betrieblichen Gesamtperspektive größere Bedeutung zu.

Nach der Zwecksetzung der Unternehmensgrundsätze unterscheidet man:

- *Orientierungsfunktion:* Mit ihrer Hilfe sollen das Selbstverständnis bzw. die Identität des Unternehmens nach innen und außen verdeutlicht werden.
- *Motivationsfunktion:* Die verstärkte Identifikation der Mitarbeiter mit dem Unternehmen und eine realistische Zielvorstellung von der zukünftigen Ausrichtung bewirken eine Motivationssteigerung auf allen Führungsebenen.

Nach den Inhalten der Unternehmensgrundsätze kann differenziert werden zwischen:

- *allgemeinen Inhalten:* Tätigkeitsgebiet, Vision, Selbstverständnis, Leistungsprogramm etc.
- *aufgabenspezifischen Inhalten:* Führungsprinzipien, Marktstrategie, personalpolitische Maximen etc.
- *adressatenspezifischen Inhalten:* Kapitaleigner, Unternehmensleitung, Arbeitnehmer, Lieferanten etc.

Die schriftliche Festlegung eines Unternehmensleitbildes mit seinen verschiedenen Dimensionen hat den Charakter eines verbindlichen Programms. Jeder Mitarbeiter ist aufgefordert, sich zu fragen: «Was bedeutet dieser Leitsatz für meinen Aufgabenbereich?» und die entsprechende Umsetzung zu vollziehen. Dieser Transfer ist der wichtigste Teil des Leitbildprozesses, der jedoch voraussetzt, dass die Führung des Unternehmens diesen Prozess selbst anstößt, fördert und trägt.

Auch von Altenheimen und ambulanten Pflegediensten wird erwartet, dass sie sich am Markt orientieren, dass sie ökonomisch wirtschaften, und dass sie neue Dienstleistungen auf den Markt bringen, wenn sie sich gegenüber den Mitbewerbern behaupten wollen. Deshalb sind klar formulierte Leitbilder in den letzten Jahren auch in Einrichtungen des Gesundheitswesens populär geworden. Ein Leitbild drückt nach innen und außen in möglichst prägnanter Weise aus, wofür die Einrichtung steht, was sie von anderen unterscheidet und was in besonderer Weise die Qualität der eigenen Leistung ausmacht. Dies soll an den Kunden herangetragen werden. *Botschafter sind die Mitarbeiter,* für die das Leitbild nicht nur transparent sein sollte, sondern die am besten auch an dessen Entwicklung beteiligt werden. Die Erfahrung mit Leitbildentwicklungen zeigt, dass eine große Gefahr darin besteht, sich in wohlklingende, aber zu allgemeine, unrealistische oder den Erfahrungen der Mitarbeiter massiv widersprechende Aussagen zu flüchten. Dies würde nicht nur eine Verschwendung von Arbeit und Zeit bedeuten, sondern sich nachteilig auf die Identifikation und Leistungsbereitschaft der Mitarbeiter auswirken. Ähnlich schädlich wäre es, wenn ein einmal gefundenes konsensfähiges Leitbild nicht gepflegt, sondern missachtet oder vergessen würde.

Um die mit dem Unternehmensleitbild beabsichtigten Ziele erreichen zu können, ist es hilfreich, die Mitarbeiter an deren Formulierung zu beteiligen. Damit wird die vom Unternehmen zu wünschende *Identifikation der Mitarbeiter* gefördert. Grundsätzlich gibt es verschiedene Wege, um zu einem Leitbild zu kommen. Die Leitung des Hauses kann z. B. eine Projektgruppe mit der Koordinierung und Entwicklung im Hause beauftragen. Die verschiedenen Abteilungen bzw. Bereiche können jedoch auch zunächst eigene Entwürfe erstellen, die dann zentral gesammelt und weiter abgestimmt werden. Denkbar ist zudem, dass für die gesamte unternehmensinterne Öffentlichkeit so genannte Ideen- und Info-Märkte zur Leitbildentwicklung veranstaltet werden, die der Sammlung und fortlaufenden Kommentierung dienen. Vielfach werden auch in mehreren Workshops mit Beteiligten aus unterschiedlichen Bereichen Elemente und Botschaften für das Leitbild generiert. Hier kann es sinnvoll sein, einen externen Berater oder Moderator mit in den Prozess der Entwicklung einzubeziehen. Dessen Aufgabe besteht dann u. a. in der Moderation von Workshops. Durch die Außenperspektive können die Merkmale eines Hauses besser herausgefunden oder Problembereiche geklärt, Kompromissbildung und Entscheidungen gefördert werden. Als grobe Orientierung kann folgender idealtypischer Ablauf dienen, der je nach Gegebenheiten variieren kann (Asselmeyer/Wagner, 1997):

1. Entscheidung über die Formulierung der Unternehmensphilosophie und eines Leitbildes auf der obersten Führungsebene
2. Entwickeln der Leitbildelemente in Workshops etc.
3. Sammeln und Zusammenfügen wichtiger Aspekte zu einem ersten Entwurf
4. Präsentation der ersten Ergebnisse in der Einrichtung mit der Einladung zu Prüfung, Kritik, Ergänzung
5. Sammeln und Abstimmen der Hinweise und Änderungen zu einem zweiten Entwurf
6. Abklärung mit dem Träger und den verschiedenen Führungsebenen
7. Planung der Folgemaßnahmen, die sich aus dem Leitbild ergeben
8. Veröffentlichen des Leitbildes (es wird damit gültig)
9. Umsetzung von Maßnahmen in verschiedenen Bereichen (Führungsgrundsätze, Marketing etc.)
10. Check der Realisierung des Leitbildes (etwa in jährlichem Abstand).

Über das Schicksal bzw. den Nutzen von Unternehmensphilosophie und -leitbild wird nicht in erster Linie während der Entwicklungszeit entschieden. Das Wesentliche geschieht, wenn der Text und das Layout längst abgeschlossen und das Leitbild intern und extern veröffentlicht sind. Die größten Gefahren sind nicht unzureichende Formulierungen, sondern Gleichgültigkeit und Zynismus. Sicherlich hat ein ausformuliertes Leitbild wenige Chancen, wenn bereits der Entwicklungsprozess bei den Mitarbeitern auf Ablehnung stößt. Häufiger dürfte es jedoch vorkommen, dass solche Erfahrungen nachträglich die Bemühungen um eine klare gemeinsame Orientierung unterlaufen: Im Tagesgeschäft gerät das Leitbild aus dem Blickwinkel. Dem entgegenzuwirken gibt es mehrere Möglichkeiten:

- Leitbilder müssen Beschäftigten, Patienten, Besuchern etc. «ins Auge fallen».
- Leitbilder müssen in ihren wesentlichen Inhalten von den Führungskräften vorgelebt werden.
- Leitbilder müssen im Prinzip einklagbar sein.

Ein Leitbild, das gelebt wird, wird regelmäßig überprüft und ggf. erneuert. Der Prozess der Überprüfung kann etwa durch eine Befragung in zweijährigem Abstand systematisiert werden. Insbesondere bei der Rückmeldung, auch nach

Einführung des Leitbildes habe sich nichts verändert, sollte über eine Anpassung des Leitbildes bzw. dessen Transparenz nachgedacht werden.

Beispiel

Pflegen mit Herz und Verstand – Auszug aus dem Unternehmensleitbild der Ambulante Hauskrankenpflege Vitalis GbR:

Die Ambulante Hauskrankenpflege Vitalis GbR ist der professionelle Partner für ambulante Hauskrankenpflege in Limbach-Oberfrohna. Unser Leistungsschwerpunkt liegt in der ambulanten Kranken- und Altenpflege.

Zahlreiche Zusatzangebote runden unser Angebotsspektrum ab.

Der Mensch steht für uns im Mittelpunkt aller Bemühungen, dafür stehen wir persönlich mit unserem Namen ein. […] Nicht nur der Zufriedenheit der Kunden, sondern auch der Zufriedenheit unserer Mitarbeiter schenken wir große Aufmerksamkeit. Die Ambulante Hauskrankenpflege Vitalis GbR fördert die Kompetenz der Mitarbeiter durch regelmäßige interne und externe Fortbildungsveranstaltungen. Zu unserer konstruktiven Atmosphäre im Team trägt jeder mit Offenheit und Wertschätzung bei. Weiterhin ist es uns wichtig, die Gesundheit unserer Mitarbeiter zu sichern. Dem Arbeits- und Gesundheitsschutz messen wir daher eine hohe Priorität zu. […] Der Führungsstil der Geschäftsinhaberinnen ist kooperativ. Gemeinsam mit den Mitarbeitern sollen wichtige Maßnahmen entschieden und die Ziele des Unternehmens erreicht werden …

2.6.2.2
Unternehmensziele

«Wer nicht weiß, wohin er will, braucht sich auch nicht zu wundern, wenn er woanders ankommt», schrieb bereits Mark Twain. Für ein Unternehmen ist die Ausrichtung der eigenen Aktivitäten an festgeschriebenen Zielen eine unabdingbare Notwendigkeit für den Unternehmenserfolg. Während das unternehmerische Leitbild in erster Linie die Verortung und Identifikation erleichtern soll, dienen Unternehmensziele dazu, die Organisation und den Ressourceneinsatz effektiv auszurichten. Deshalb müssen sie so konkret wie möglich sein. Sie sind logisch dem Leitbild untergeordnet, obwohl sie sich nicht allein daraus ableiten lassen. Außerdem sind sie auf wenige prägnante Zielbeschreibungen zu konzentrieren. Ziele müssen nicht unbedingt durch quantitative Kenngrößen definiert sein, aber es muss innerhalb und außerhalb des Hauses klar sein, mit welchen Kriterien man den Erfolg überprüfen kann (Asselmeyer/ Wagner, 1997).

Zielsetzungen oder Ziele sind daher als Aussagen mit normativem Charakter zu verstehen, die einen gewünschten, zukünftigen Zustand der Realität beschreiben (Hauschildt, 1977). Hierbei ist zu berücksichtigen, dass Ziele nicht nur auf der Ebene der Unternehmensleitung formuliert werden, sondern auf allen anderen Führungsebenen und auch mit den Mitarbeitern Ziele vereinbart werden. Ein in diesem Zusammenhang viel diskutierter und sehr erfolgreicher Führungsansatz ist *Management by Objectives* (Führen durch Zielvereinbarungen). Das besondere Charakteristikum ist hierbei die gemeinsame Vereinbarung von Zielen und nicht die Vorgabe von Zielen (Weidlich, 1998; Kirchner, 1998; Loffing, 2005).

Zielebenen
Aufgrund der Führungsebenen als Stufen der Organisationsstruktur ergeben sich unterschiedliche Zielebenen (Abb. 2-22):

- Unternehmensziele
- Bereichsziele
- Gruppenziele
- Individualziele

Die Ziele auf den unterschiedlichen Ebenen der Hierarchie unterscheiden sich in ihrem Inhalt und vor allem in ihrem Grad der Abstrahierung. So wird z.B. das monetäre Ziel der Steigerung des Gewinns um 10 % innerhalb eines Jahres als

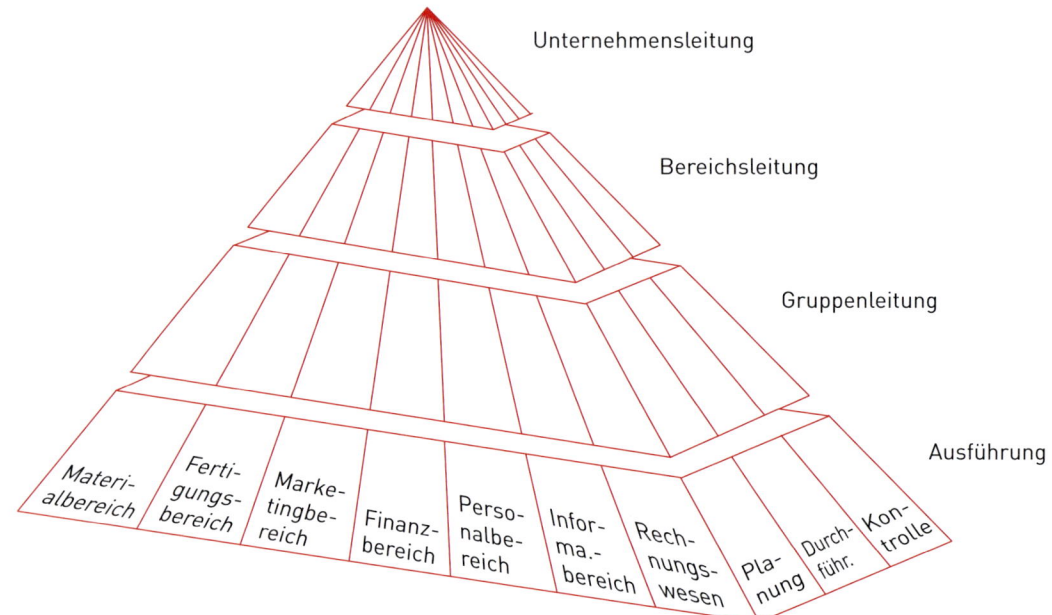

Abbildung 2-22: Ziele auf den unterschiedlichen Ebenen der Hierarchie (Quelle: Rahn, 2000: 38)

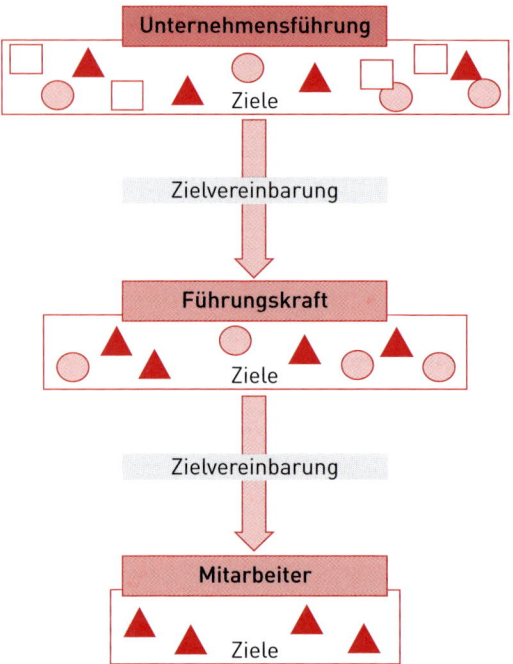

Abbildung 2-23: Zusammenhang der Ziele unterschiedlicher Führungsebenen (Quelle: Weidlich, 1998: 24)

Unternehmensziel von der obersten Unternehmensleitung formuliert. Für die Abteilungen, Bereiche und einzelnen Mitarbeiter gehen damit mitunter ganz konkrete Sparmaßnahmen einher, die als Bereichsziele oder Individualziele vereinbart werden.

Alle Ziele in einem Unternehmen stehen in deutlichem Zusammenhang. Aus den Unternehmenszielen werden Bereichsziele abgeleitet, die sich wiederum in konkreteren Gruppenzielen wiederfinden und schließlich als Individualziele eine klare Handlung beinhalten. **Abbildung 2-23** verdeutlicht den wichtigen Zusammenhang der Ziele auf den unterschiedlichen Führungsebenen in einem Unternehmen.

Beispiel

Die Geschäftsführung der Pflegeheim Sonnenschein GmbH formuliert das abstrakte Ziel, dass die Qualität in der Versorgung der

Kunden steigen soll. In einem Gespräch mit der Pflegedienstleitung wird das Ziel vereinbart, die bisherigen Maßnahmen der Qualitätssicherung auf ihre Wirksamkeit zu prüfen. Die Pflegedienstleitung vereinbart schließlich mit den Mitarbeitern, dass die Pflegestandards zu 100 % umzusetzen sind.

Dimensionen der Unternehmensziele

Unternehmensziele zeichnen sich durch eine sozial-humanitäre, eine *ökologische* und eine *ökonomische Dimension* aus (Rahn, 2000; Hausmann/Voigt, 1998). Eine von ethischen und moralischen Werthaltungen bestimmte Unternehmensphilosophie berührt in erster Linie die soziale Dimension. Soziale Aspekte des Wirtschaftens finden sich in fast allen Problemen, mit denen sich die Betriebswirtschaftslehre beschäftigt, nicht zuletzt deshalb, weil im Wirtschaftsprozess der Unternehmen letztlich stets Menschen agieren und von den Aktionen auch stets Menschen betroffen werden (s. Kap. 2.6.1.2). Ähnlich wie bei den sozialen Aspekten finden sich auch ökologische Aspekte des Wirtschaftens in zahlreichen Problemen, mit denen sich die Betriebswirtschaftslehre beschäftigt. Re-

sultierend aus der zunehmenden Überforderung der natürlichen Umwelt hat sich die Zahl und Intensität staatlicher Eingriffe in das Wirtschaftsgeschehen in Form von Umweltgesetzen erhöht. Die gleichzeitige Berücksichtigung von Ökonomie und Ökologie in einem Unternehmen stellt eine große Herausforderung dar, da sich zahlreiche Konflikte ergeben können (Abb. 2-24).

Konkret heben sozial-humanitäre Ziele Gegebenheiten hervor, die den Mitarbeiter oder Kunden als *soziales Individuum* betreffen, z. B. menschengerechte Arbeitsgestaltung und menschenwürdige Stellung der Arbeitnehmer im Unternehmen. Dabei können folgende Einzelziele unterschieden werden:

- soziale Sicherheit erhalten
- soziale Integration stärken
- Weiterbildung verbessern
- Arbeitsbedingungen verbessern
- Arbeitssicherheit verstärken
- Arbeitszufriedenheit schaffen.

Die ökologischen Ziele stellen den *Umweltschutz* bzw. die Umweltschonung in den Vordergrund der Betrachtung. Hier wird der Umweltschutz als gesellschaftliches bzw. auch als unternehmerisches Ziel gesehen. Mögliche Einzelziele sind:

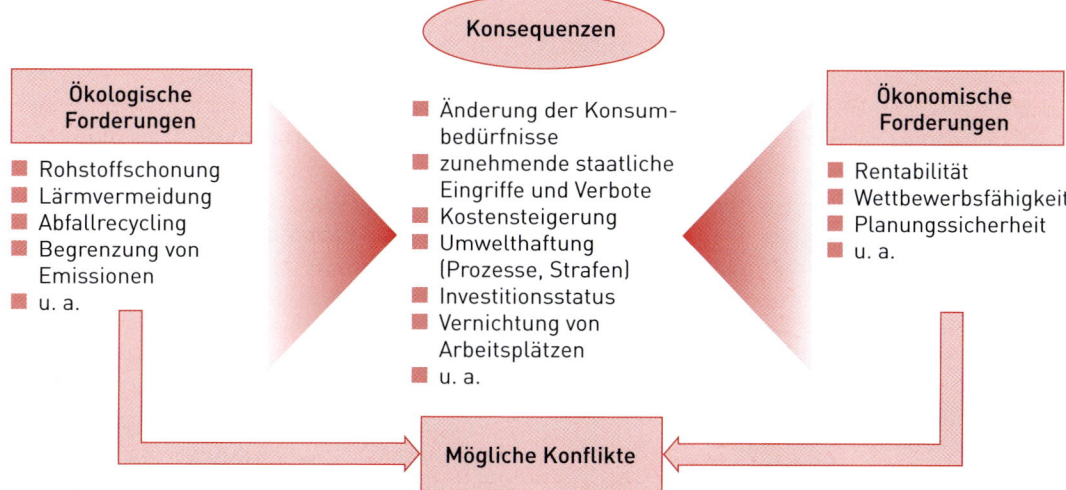

Abbildung 2-24: Mögliche Konflikte zwischen ökologischen und ökonomischen Zielen (Quelle: Schierenbeck, 1999: 72)

- Umweltschutz voranbringen
- Recycling verstärken
- Abfall vermeiden bzw. mindern
- Abfall beseitigen bzw. vernichten.

Da die meisten Unternehmen in erster Linie jedoch *Wirtschaftsbetriebe* sind, werden vorrangig ökonomische Ziele verfolgt. Die Gesamtheit der ökonomischen Ziele besteht aus drei Zielkategorien:

1. *Leistungsziele* (Beschaffungs-, Lagerhaltungs-, Produktions- und Absatzziele)
2. *Finanzziele* (Liquiditäts-, Investitions- und Finanzierungsziele)
3. *Erfolgsziele* (Umsatz-, Wertschöpfungs-, Gewinn-, Rentabilitätsziele).

Leistungs- und Finanzziele bilden als wirtschaftliche Sachziele den Gegenstandsbereich des Wirtschaftens im Unternehmen ab, während Erfolgsziele als wirtschaftliche Formalziele den Umfang der angestrebten Wirtschaftlichkeit bei der Verfolgung wirtschaftlicher Sachziele zum Ausdruck bringen. Auch im Gesundheitswesen wird der ökonomische Aspekt zunehmend berücksichtigt. Die Zeiten, in denen die jeweiligen übergeordneten Dachorganisationen großzügig den eigenen ambulanten Pflegedienst bezuschussten, um auch in diesem Segment tätig zu sein, sind längst vorbei.

Relevanz von Zielkompromissen

Ein Zielkompromiss ist ein Ausgleich zwischen den obigen Aussagen mit normativem Charakter. Ein Unternehmensleiter muss versuchen, einen Kompromiss zwischen der Erreichung ökonomischer, sozial-humanitärer und ökologischer Ziele zu finden. **Abbildung 2-25** verdeutlicht, dass auch bei der gemeinsamen Berücksichtigung von ökonomischen, sozial-humanitären und ökologischen Zielen die *primäre Zielsetzung* des Unternehmens in den *ökonomischen Zielen* zu sehen ist.

Bei der Suche nach einem Zielkompromiss sind potenzielle Folgen zu bedenken:

- potenzielle Arbeitsunzufriedenheit bei Nichtbeachtung humanitärer Ziele

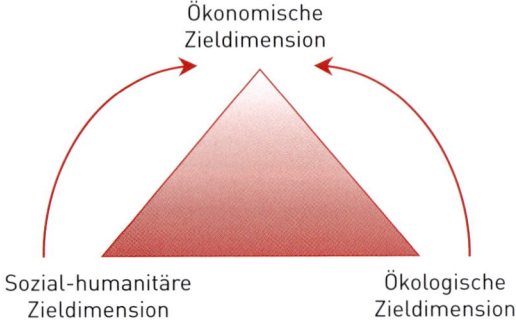

Abbildung 2-25: Gemeinsame Berücksichtigung ökonomischer, sozial-humanitärer und ökologischer Ziele (Quelle: in Anlehnung an Rahn, 2000: 34)

- potenzielle Arbeitsunzufriedenheit, wenn ökonomische Ziele zu Lasten der ökologischen Ziele verfolgt werden
- höhere Kostenbelastung und sinkende Wirtschaftlichkeit, wenn in hohem Maße ökologische und humanitäre Ziele verfolgt werden
- leidender Umweltschutz, wenn ökologische Ziele zu Gunsten der Humanität vernachlässigt werden
- bei Bevorzugung ökologischer Ziele zu Lasten der Humanität dient das zwar dem Umweltschutz, kann aber als Einschränkung der persönlichen Freiheit verstanden werden.

2.6.2.3
Die formale Struktur des Zielplanungsprozesses

Im Vordergrund der Überlegungen zur Zielplanung steht die Einsicht, dass in der Praxis stets gleichzeitig mehrere Ziele verfolgt werden, wobei die Ziele zueinander in bestimmten Beziehungen stehen. Die Zielplanung kann also nur im Rahmen eines *Zielsystems* erfolgen (s. a. ausführlich Kap. 1.2.3.5 und 2.6.5.6).

In normativer Sicht und ausgehend von ihrer Funktion, den Wirtschaftsprozess der Unternehmung in die gewünschte Richtung zu lenken, sind Zielsysteme zu entwickeln, die bestimmten

Anforderungen genügen. Als wichtigste Anforderungen sind nach Wild (1982: 55 ff.) zu nennen:

- Realistik
- Operationalität
- Ordnung
- Konsistenz
- Aktualität
- Vollständigkeit
- Durchsetzbarkeit
- Organisationskongruenz
- Transparenz
- Überprüfbarkeit.

Die Idealvorstellung eines Zielsystems, das all diesen Anforderungen genügt, ist schwer realisierbar. Mängel im Zielsystem beeinträchtigen dagegen die Steuerungseignung von Zielsystemen und sollten dementsprechend vermieden werden.

Nach Wild (1982: 57 ff.) lassen sich die einzelnen Prozessstufen der Entwicklung von Zielen (Zielsystemen) wie folgt gliedern und beschreiben:

1. *Zielsuche:* kreative Suche nach den «richtigen» Zielen
2. *Operationalisierung der Ziele:* präzise Formulierung hinsichtlich Zielinhalt, Zielausmaß, Zieltermin, Zielerreichungsrestriktionen, Zuständigkeiten für die Zielverwirklichung, verfügbare Ressourcen
3. *Zielanalyse und Zielordnung:* Ziele werden auf der Grundlage ihrer Beziehung zueinander in eine Ordnung bzw. Hierarchie gebracht
4. *Prüfung auf Realisierbarkeit:* Ziele sollen eine Herausforderung darstellen, aber auch erreichbar sein
5. *Zielentscheidung (-selektion):* Entscheidung unter etwaigen Alternativen
6. *Durchsetzung der Ziele:* Voraussetzung hierfür ist, das die Ziele bekannt gemacht werden; Identifikation mit den Zielen sollte angestrebt werden
7. *Zielüberprüfung und Zielrevision:* sollte periodisch erfolgen.

2.6.3
Strategische Planung

Im Management-Zyklus folgt der Zielsetzung die Planung (s. Kap. 2.6.1.4). Sämtliche unternehmerische Aktivitäten beanspruchen Planung. Nur Planung kann sicherstellen, dass Handlungsalternativen der unternehmerischen Tätigkeit abgewogen werden und ihre möglichen Auswirkungen überschaubar bleiben. Daneben muss Planung auch festlegen, wie sich der Betriebsprozess konkret vollziehen soll, damit das Unternehmen die Zielsetzungen erreichen kann. Der Begriff *Planung* meint dabei also die *gegenwärtige gedankliche Vorwegnahme zukünftigen wirtschaftlichen Handelns*, wobei das *Prinzip der Wirtschaftlichkeit* zentrale Bezugsgröße ist (s. Kap. 1.1.1.1) (Wöhe, 1996). Entsprechend sind unter Planung alle Maßnahmen und Überlegungen zu verstehen, die es ermöglichen, aus einer Vielzahl von möglichen Entwicklungs- und Problemlösungsalternativen des Unternehmens die im Hinblick auf das Unternehmensziel *optimale* Alternative zu identifizieren. Damit legt Planung einen *Optionsrahmen* für die Zukunft fest. Auf diese Weise dient Planung der systematischen Entscheidungsvorbereitung und trägt zur Sicherung des unternehmerischen Erfolgs bei. Die Unternehmensplanung zählt damit zu den wichtigsten Aufgaben der betrieblichen Unternehmensführung.

2.6.3.1
Aufgaben der Planung

Zusammengefasst lassen sich folgende Aufgaben von Planung identifizieren:

- Reduktion und Kompensation von Unsicherheit
- Abwägen von Handlungsalternativen
- Entscheidungsvorbereitung
- Koordination und Kooperation
- Sicherung des *working process*
- Leistungsmotivation von Mitarbeitern
- Führungsfunktion

- Innovationsfunktion und Förderung von Kreativität
- Umweltanpassung
- Sicherung der Wettbewerbsfähigkeit.

2.6.3.2
Funktionen der Planung

Welche Funktion die Planung dabei im Unternehmen tatsächlich übernimmt, hängt u. a. von der Unternehmenspraxis, dem unternehmenseigenen Ziel- und Führungssystem sowie dem organisatorischen Aufbau ab. Entsprechend basiert Planung auf den Elementen Unternehmensleitbild, Unternehmenszweck, unternehmerisches Zielsystem, Strategie, Richtlinien, finanzielles und organisatorisches Budget, unternehmenseigene Verfahren.

Im Unternehmen müssen also Entscheidungen darüber getroffen werden, welche Strategie verfolgt wird, welche Maßnahmen ergriffen werden. Hier ist zu berücksichtigen, dass die Planung für alle Abteilungen des Betriebs für eine bestimmte Planungsperiode ganz konkrete Ziele vorgeben muss, die zu realisieren sind. Dabei sind an die Art der unternehmerischen Planung allerdings drei Anforderungen zu stellen, die es bei der Ausgestaltung der Planung zu berücksichtigen gilt:

1. Planung muss umfassend, mehrdimensional und unternehmensübergreifend gestaltet werden. Alle Bereiche des Unternehmens und deren wechselseitige Beziehungen zueinander müssen durch die Planung berücksichtigt und koordiniert werden, damit Planung der Komplexität der wirtschaftlichen Praxis gerecht werden kann. Deswegen erfordert Planung ein ganzheitliches und vernetztes Denken in Zusammenhängen.

2. Planung benötigt Informationen, Prognosen über die zukünftige Entwicklung. Diese Daten sind aber prinzipiell unsicher (s. Kap. 9.6 und Kap. 10). Niemand kann die Zukunft vorhersagen. Deshalb weichen die ermittelten Daten in der Regel von der tatsächlich eintretenden Situation ab. Dieses Problem kann auch Pla-

nung nicht lösen. Planung kann aber durch Entwicklung möglicher Zukunftsszenarien und durch Analyse bereits eingetretener Abweichungen zwischen Plan (Soll) und Realität (Ist) eine Entscheidungsbasis liefern, auf der schnell und fundiert Maßnahmen zur Anpassung der Strategie oder der Ziele ergriffen werden können. Planung erkennt «Frühwarnsignale», die eine rasche Kursanpassung erlauben. Damit schafft Planung im Unternehmen Orientierung und Sicherheit.

3. In diesem Zusammenhang lässt sich die dritte Anforderung an Planung ableiten. Durch die prinzipielle Unsicherheit von Daten müssen immer mehrere Zukunftsentwicklungen für möglich gehalten und damit durchgeplant werden. Denn nur, wenn eine Entscheidung oder eine Strategie in mehreren Datensituationen durchgespielt wird, kann eine Aussage über die Qualität und Anpassungsfähigkeit der Strategie oder der Entscheidung getroffen werden. Die damit verbundenen Forderungen nach Flexibilität und Anpassungsfähigkeit müssen bei der Planung eine zentrale Rolle spielen. Gerade in einem sich schnell verändernden Markt sind zunehmend flexible und anpassungsfähige Strategien gesucht.

Grundsätzlich ist davon auszugehen, dass die Bedeutung von Unternehmensplanung als institutionalisierte und formalisierte Unternehmensfunktion bei steigender Komplexität und Unübersichtlichkeit der Markt- und Umweltsituation zunimmt. Gleiches gilt für eine Zunahme der betriebsinternen Komplexität. Je arbeitsteiliger – und damit abstimmungsbedürftiger – die betriebsinterne Leistungserstellung, desto bedeutsamer die Unternehmensplanung.

2.6.3.3
Zum Begriff der Planung

Nach dem *ergebnisorientierten Planungsbegriff* ist Planung schlicht die Produktion von Plänen, die als vereinfachte Modelle zukünftiger realer Szenarien oder Systeme wirken. Mit den Plänen soll ein Zielsystem zu Grunde gelegt werden, das die Verwirklichung des Szenarios oder Systemzustands in einer angegebenen Zeitspanne garantiert. Dabei werden im Planungsprozess auch Strategien und Maßnahmen bestimmt, mit denen die Verwirklichung umgesetzt werden kann. Hiervon lässt sich der *prozessorientierte Planungsbegriff* absetzen, dem zufolge Planung nur als eine Phase des *working process* der betrieblichen Leistungserstellung und damit verbundener Problembehandlung verstanden wird. Dabei wird der Planungsprozess selbst durchaus auch als komplexes und mehrdimensionales Zielsystem betrachtet, das sich zusammensetzt aus den Stufen:

- Exploration
- Analyse
- Planung und
- Steuerung.

Entsprechend dieser Definition wird der Gesamtprozess der betrieblichen Leistungserstellung als ein mehrfach verschachteltes und aufeinander bezogenes System gesehen. Als dritte Begriffsdefinition stellt sich der *institutionelle Planungsbegriff* vor. Hier wird Planung als ein organisatorisches Teilsystem verstanden, das für die Unternehmensorganisation bestimmte Funktionen übernimmt und erfüllt. Neben diesen eher theoretischen Definitionsunterscheidungen werden in der Praxis häufig Kombinationen der vorgestellten Modelle umgesetzt.

Insgesamt wird unter *Planung* die *gegenwärtige gedankliche Vorwegnahme zukünftigen wirtschaftlichen Handelns – unter Beachtung des Rationalprinzips –* verstanden (Wöhe, 1996). Sie dient der systematischen Entscheidungsvorbereitung und basiert auf den Zielen des Unternehmens, die mit ihrer Hilfe realisiert werden sollen (s. Kap. 2.6.2). Vom Planungsbegriff zu trennen sind noch die beiden Begrifflichkeiten *Improvisation* und *Prognose*. Da Entscheidungen im Unternehmen nicht nur auf Grund systematischer gedanklicher Vorbereitung, sondern auch aus einer Augenblickssituation heraus, gewissermaßen intuitiv, erfolgen können – ein

großer Teil der in der betrieblichen Praxis getroffenen Entscheidungen ist von dieser Art – können die Begriffe *Planung* und *Entscheidung* nicht gleichgesetzt werden. Planen ist daher immer solches Entscheiden, das nicht auf Improvisation beruht. Ebenso wie die Planung sind auch Prognosen in die Zukunft gerichtet. Während aber die Planung festlegt, welche Entscheidungen getroffen werden müssen, damit zukünftige Ereignisse eintreten, sagt die Prognose voraus, dass bestimmte Ereignisse wahrscheinlich eintreten werden. Die Prognose ist somit zwar ein bedeutender und unerlässlicher Bestandteil systematischer Entscheidungsprozesse, im Gegensatz zur Planung aber nicht durch aktives Handeln gekennzeichnet. Sie ist eine Methode der Planung.

2.6.3.4
Planungsstruktur

Wie jeder Unternehmensprozess bedarf auch die Planung einer mehrdimensionalen Strukturierung. Die Wahrung der betrieblichen Effizienz, die Berücksichtigung des Wirtschaftlichkeitsprinzips und die Möglichkeit der Erfolgskontrolle sind Gründe, die in diesem Zusammenhang zu nennen sind. Insbesondere wird der Planungsprozess im Rahmen der Strukturierung in verschiedene Planungsphasen unterteilt. Diese Unterteilung soll vor allem sicherstellen, dass die Gesamtziele des Planungsprozesses umgesetzt werden können und Planung nicht orientierungslos erfolgt. Außerdem bedeutet Strukturierung der Planung insofern eine Reduktion der Komplexität, als dass der umfassende Planungsprozess durch Differenzierung entzerrt werden kann. In der Theorie werden in diesem Zusammenhang verschiedene Konzeptionen diskutiert. Damit die Betriebsführung ihre Zielsetzung, mit Hilfe des Betriebsprozesses eine Gewinnmaximierung auf lange Sicht zu erreichen, realisieren kann, bedarf es einer Planung, wie sich der Betriebsprozess konkret vollziehen soll. Das Management muss Entscheidungen treffen, seinen Plan fixieren und damit für alle Abteilungen des Betriebs für eine bestimmte Planungsperiode ganz konkrete Ziele vorgeben, die zu realisieren sind.

2.6.3.5
Von der Zielplanung zur Ausführungsplanung

Planung im Unternehmen findet auf verschiedenen Ebenen statt. Hier lassen sich grundsätzlich drei Bereiche unterscheiden:

1. die *unternehmenspolitische Rahmenplanung* (Zielplanung)
2. die *strategische Planung* (Planung der Sicherung des Unternehmens)
3. die *operative Planung* (Ausführungsplanung).

Während die *unternehmenspolitische Rahmenplanung* als Zielplanung die allgemeinen Grundsätze der Unternehmenspolitik, wie etwa das Unternehmensleitbild und die unternehmerische Zielsetzung, festlegt, bezieht sich die *strategische Planung* auf die konkrete Strategie zum Aufbau von Erfolgspotenzialen, die langfristig zur Sicherung des Unternehmens dienen. Mit der Festlegung bestimmter Strategien ist allerdings auch die Notwendigkeit verbunden, auf operativer Ebene Maßnahmen zu planen, die die Umsetzung der Strategien in die Realität ermöglichen. Daher hat die *operative Planung* als Ausführungsplanung die Aufgabe, konkrete Maßnahmen zur Realisierung der strategischen Erfolgspotenziale und Unternehmensziele zu entwickeln.

2.6.3.6
Der Planungsprozess

Der Planungsprozess im weiteren Sinne beginnt mit der Identifikation eines Problems und erstreckt sich über die Informationsaufnahme und Entscheidungsfindung bis zur Umsetzung des gefundenen Lösungsweges. Damit unterteilt sich der Planungsprozess prinzipiell in zehn Schritte:

1. Zielbildung
2. Problemanalyse
3. Informationsaufnahme und Informationsselektion
4. Alternativenfindung
5. Prognose
6. Bewertung
7. Entscheidung
8. Realisation
9. Kontrolle
10. Durchsetzungs- und Abweichungsanalyse.

Im engeren Sinne kann im Hinblick auf den Zeithorizont zwischen dem *Planungsprozess* (Schritt 1 bis 5), in dem die Willensbildung erfolgt, und dem *Entscheidungsprozess*, in der die Entscheidung, Willensdurchsetzung und Kontrolle vorgenommen wird (Schritt 6 bis 10), unterschieden werden.

2.6.3.7
Phasen der Planung

Der Planungsprozess läuft – wie in Kapitel 2.6.3.6 dargestellt – in mehreren Stufen ab. Dabei ist die Einteilung in die verschiedenen Planungsphasen nicht fix, vielmehr bestehen hier mehrere Modellunterscheidungen. Für die Praxis ist die grundsätzliche Differenzierung in verschiedene Phasen aber dennoch sinnvoll, um im Planungsprozess Orientierung und Zielvorgaben zu schaffen. Hierbei ist es von eher untergeordneter Bedeutung, welches Planphasenmodell verwendet wird. Entscheidend für eine erfolgreiche Planungsstrategie ist vielmehr, dass die einzelnen Planungsschritte inhaltlich aufeinander abgestimmt und in eine korrekte zeitliche Abfolge gebracht werden. Dabei sollte allerdings berücksichtigt werden, dass eine lineare Umsetzungsreihenfolge in der Praxis kaum realisiert werden kann. Hier ergeben sich häufig Rückkoppelungen zwischen einzelnen Planungsschritten, die erst bei fortschreitendem Planungsprozess in konkreter Form sichtbar werden.

Im Folgenden sollen die bereits genannten Planungsschritte im Planungsprozess (Schritt 1 bis 5) nun differenzierter betrachtet und in ihre einzelnen Teilschritte untergliedert werden. Ergänzt werden einzelne Schritte aus dem Entscheidungsprozess (Schritt 6 und 7):

1. *Zielbildung*
   - Suche, Analyse und Ordnung von Zielen
   - Operationalisierung und Überprüfung der Realisierbarkeit der Ziele
   - Bewertung und Prioritätensetzung
   - Zielauswahl
2. *Problemanalyse*
   - Beschreibung und Analyse des Problems
   - Gliederung des Gesamtproblems in Teilprobleme
   - Strukturierung nach Ort, Zeit, betroffenen Bereichen, Auswirkungen
   - Detailanalyse der Teilprobleme
3. *Informationsaufnahme und Informationsselektion*
   - Ableiten des Informationsbedarfs aus Gesamt- und Teilproblemen
   - Suche, Analyse und Ordnung von Informationen (unter Beachtung zeitlicher, personeller und finanzieller Ressourcen)
   - Selektion im Hinblick auf die Problemlösekraft der Informationen
4. *Alternativenfindung*
   - Analyse der Informationen im Hinblick auf mögliche Ansatzpunkte für die Problemlösung
   - Suche nach weiteren Lösungsmöglichkeiten mit Hilfe von Kreativitätstechniken
   - Gliederung und Ordnung der einzelnen Ideen und Lösungsansätze
   - Überprüfung der Problemlösekraft der Ansätze
   - Konkretisierung und Strukturierung der Ansätze nach Ort, Zeit, betroffenen Bereichen, Auswirkungen
   - Prüfung der Ideen auf Vollständigkeit und Zulässigkeit
   - Negativauswahl der nicht zu realisierenden, unvollständigen oder nicht zulässigen Alternativen
5. *Prognose*
   - Beschreibung der anhand der Informationen möglichen Prognosen
   - Beschreibung der notwendigen Prognosen (ggf. Rückkoppelung zu Schritt 3)
   - Abgrenzung der notwendigen Prognosen nach Ort, Zeit, betroffenen Bereichen, Auswirkungen
   - Analyse der Wechselwirkungen zwischen verschiedenen Prognose- und Planungselementen und der Realsituation
   - Entwicklung bzw. Anwendung des Prognosemodells
   - Formulierung der Prognosen und Prognosebedingungen
   - logische Überprüfung der Prognose und ihrer Bedingungen
   - Abschätzen der Prognosesicherheit (Erfahrungswerte, Wahrscheinlichkeiten)
   - Auswahl einer oder mehrerer wahrscheinlichster Prognosen für die weitere Planung
6. *Bewertung*
   - Festlegung der Bewertungsobjekte
   - Bestimmung der Bewertungskriterien und ihrer Gewichtungen
   - Bestimmung des Bewertungsmaßstabs
   - Bestimmung der Kriterienwerte
   - Zusammenfassen der Teilwerte zu einem Gesamtwert der Alternative
7. *Entscheidung*
   - Festlegung der Entscheidungsziele
   - Bestimmung eines Entscheidungsmodells oder -vorgehens
   - Auswahl der optimalen Alternative
   - falls keine optimale Lösung vorhanden: Entwicklung einer Entscheidungsreihenfolge
   - Prüfung auf Wechselwirkungen mit anderen Entscheidungen
   - Zuordnung von Ressourcen und Verantwortlichkeiten.

2.6.3.8
Fristigkeit der Planung

Der Begriff *Fristigkeit* oder auch *Planzeit* bezeichnet die Periode, für die die jeweilige Planung gilt. Nach dem zeitlichen Ausmaß der Planung ergeben sich folgende Fristigkeiten:

- kurzfristige Planung
- mittelfristige Planung
- langfristige Planung

Die *kurzfristige Planung* ist in der Regel quantitativer Natur. Hier werden die Produktionsfaktoren der betrieblichen Leistungserstellung (Menschen, Sachmittel und Informationen) zur Erreichung konkreter Ziele im Rahmen konkreter Maßnahmen bereitgestellt. Dabei wird ein möglichst optimaler Ressourceneinsatz angestrebt. Die häufigste Form kurzfristiger Planung ist die Jahres- oder Quartalsplanung. Dagegen bewegt sich die *mittelfristige Planung* in einem Zeitrahmen von einem Jahr bis zu vier oder fünf Jahren. Sie umfasst im Wesentlichen drei Funktionen, nämlich die Zieldefinition für das Gesamtunternehmen sowie die jeweiligen Gruppen, Bereiche und Abteilungen, die Ableitung von Maßnahmen zur Zielerreichung und – damit verbunden – die Budgetierung für die Teilperioden der kurzfristigen Planung. Damit kann die mittelfristige Planung als ein Bindeglied zwischen kurzfristiger Disposition und *langfristiger Planung* (Planung geht über einen Zeitraum von vier bis fünf Jahren hinaus) angesehen werden, in der die Anpassung der Strategien und Systeme an den unternehmensrelevanten Umweltfaktoren erfolgt. Hierbei sind existierende oder zu erwartende interne und externe Veränderungen zu berücksichtigen.

2.6.3.9
Strategische und operative Planung

Die Erarbeitung *strategischer Pläne* und die Formulierung von Strategien zählt zu den wichtigsten Aufgaben des Top-Managements. *Strategien* sind von der Unternehmensleitung formulierte Handlungsanweisungen zur Lösung grundlegender langfristiger Probleme des Unternehmens und seiner Funktionsbereiche. Mit ihnen soll den Herausforderungen begegnet werden, denen das Unternehmen in vielfältiger Weise ausgesetzt ist. Wie ihre Herausforderungen sind auch die Strategien immer wieder verschieden, das heißt, keine Strategie ist einer anderen ver-

gleichbar. Strategische Entscheidungen können nur vom Top-Management getroffen werden. Sie beziehen sich oft auf einzelne Leistungen, die am Markt angeboten werden. Darüber hinaus liefern sie Aussagen über die Bereiche, die dazu langfristig Beiträge leisten sollen. Dabei basieren sie auf:

- *externen Analysen*, z.B. der Konkurrenzanalyse (s. Kap. 9.3.3)
- *internen Analysen*, z.B. dem Stärken-Schwächen-Profil (s. Kap. 9.3.7).

Mit Hilfe der Strategien wird versucht, das Unternehmen in seinem Umfeld zu positionieren. Um dies zu bewirken, sind folgende Grundfragen zu klären:

- In welchen Geschäftsfeldern wollen wir tätig sein?
- Wie wollen wir den Wettbewerb in diesen Geschäftsfeldern bestreiten?
- Was ist unsere langfristige Erfolgsbasis bzw. Kernkompetenz?

Bei der Suche nach der richtigen Strategie muss das Unternehmen sich darüber klar werden, worin die Ursachen für einen Erfolg liegen. Sie werden als strategische Erfolgsfaktoren oder Kernkompetenzen bezeichnet und nehmen eine zentrale Rolle innerhalb der strategischen Planung ein (s. Kap. 9.2).

Die *strategische Planung* ist eine langfristige Planung. Sie umfasst einen Zeitrahmen, der größer als vier Jahre ist. Dagegen besteht die Aufgabe der *operativen Planung* darin, ausgehend von den Ergebnissen der grundsätzlich langfristigen strategischen Planung, Pläne für kurz- und mittelfristige Produktionsprogramme zu entwickeln und daraus für die einzelnen Funktionsbereiche Maßnahmenkataloge zur Umsetzung der Pläne zu erarbeiten. Dabei ist das Problem der Abstimmung der Teilpläne der verschiedenen Funktionsbereiche zu beachten.

Zusammenhang zwischen strategischer und operativer Planung

Mit der Festlegung bestimmter Strategien ist die Notwendigkeit verbunden, auf taktisch-operativer Ebene die Maßnahmen zu planen, welche die Umsetzung der Strategien in die Realität ermöglichen. Nach dem Objekt der Planung kann man die Betriebsaufbauplanung, die Programmplanung und die Betriebsablaufplanung unterscheiden.

Die *Betriebsaufbauplanung* legt den Gesamtaufbau des Betriebs in organisatorischer, finanzieller sowie technischer Sicht fest und wird sehr stark durch die strategische Planung beeinflusst. Die *Programmplanung* fixiert für einen bestimmten Zeitraum das Produktionsprogramm und die Produktionsmengen. Sie wird langfristig durch die strategische Planung festgelegt, mittel- und kurzfristig hingegen durch die operative Planung. Die *Betriebsablaufplanung* baut auf der Programmplanung auf und hat die Aufgabe, die Produktionsfaktoren richtig aufeinander abzustimmen und einzusetzen. Sie kann nach den Phasen des Betriebsprozesses in die Beschaffungsplanung, Materialplanung, Produktionsplanung, Lagerplanung und Absatzplanung untergliedert werden (Wöhe, 1996).

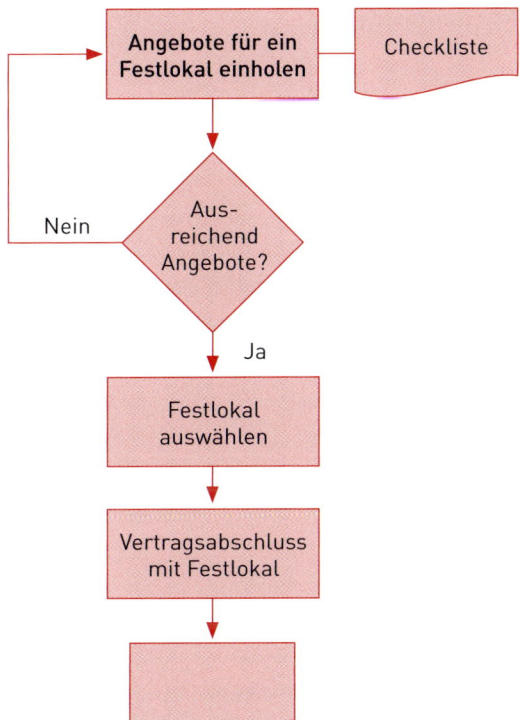

Abbildung 2-26: Flussdiagramm zur Planung eines Festes

2.6.3.10
Instrumente der strategischen Planung

Pläne können sowohl rein verbal (z.B. in Form von Arbeitsanweisungen) als auch grafisch unterstützt beschrieben werden. Zur besseren Anschaulichkeit empfiehlt sich in vielen Fällen, Pläne grafisch darzustellen. Je nach Zweck bedient man sich eines Flussdiagramms, eines Arbeitsablaufdiagramms, eines Balkendiagramms oder eines Netzplans. Zahlreiche weitere Instrumente stehen zur Verfügung. Die Auswahl eines Instruments erfolgt in der Praxis meist entsprechend der Neigung sowie der Erfahrung des «Planers» im Umgang mit einzelnen Instrumenten (Loffing/Budnik, 2005).

Flussdiagramm
Beim Flussdiagramm handelt es sich um eine Form der Dokumentation, die in der Praxis vielfach Anwendung findet, vor allem zur Darstellung von EDV-bezogenen Abläufen. Mit einem Flussdiagramm wird in Bezug auf den EDV-Bereich verdeutlicht, welche Daten ins System eingehen und einfließen, welche Stellen an den Arbeitsabläufen beteiligt sind, welche Datenträger bzw. Programme benutzt werden und welche Ergebnisse sich aus dem Ablauf ergeben.

Selbstverständlich erfreuen sich Flussdiagramme auf Grund ihrer einfachen Erstellung und guten Verstehbarkeit auch in anderen Bereichen großer Beliebtheit (Abb. 2-26).

Arbeitsablaufdiagramm
Ein Arbeitsablaufdiagramm (Abb. 2-27) ist tabellarisch oder symbolisch darstellbar. Sein Inhalt kann stellenbezogen als Zuordnung einzelner Arbeitsgänge auf die ausführenden Stellen oder – verrichtungsbezogen – als Zuordnung der Arbeitsgänge mit Symbolen auf die einzelnen Arten der Verrichtung erfolgen.

Nr.	Projektvorgang	Vorgangs-dauer (AT)	Anfang (Tag Nr.)	Ende (Tag Nr.)	Bearbeitung durch . . .
1.	Angebot für Festlokal einholen	10	0	10	Herrn Müller
2.	Festredner auswählen	5	0	5	Herrn Müller
3.	Showangebot ermitteln	20	0	20	Frau Meier
4.	Zusage Festredner einholen	10	5	15	Herrn Schmidt
5.	Festlokal auswählen	5	10	15	Frau Meier
6.	Vertragsabschluss mit Festlokal	5	15	20	Herrn Müller
7.	Shownummern auswählen	5	20	25	Frau Lux
8.	Verträge mit Show abschließen	10	25	35	Frau Meier
9.	Einladung drucken	5	35	40	Herrn Schmidt
10.	Einladung versenden	5	40	45	Herrn Schmidt

Abbildung 2-27: Arbeitsablaufdiagramm für die Planung eines Festes

Balken-Diagramm

Das Balkendiagramm (Abb. 2-28) ist eine relativ einfache und übersichtliche Art, Ablauf und zeitliche Struktur eines Projekts darzustellen. Damit eignet es sich auch für eine Terminkontrolle während der Durchführungsphase. Hier werden die Vorgänge des Projekts über eine Zeitachse in Form von Balken entsprechend ihrer zeitlichen Dauer dargestellt. Beispiele hierfür sind:

- die *Gantt-Technik*: einzelne Vorgänge werden entsprechend ihrer Dauer durch waagerechte Striche abgezeichnet

- die *Plannet-Technik*: zusätzlich werden die Abhängigkeiten der Vorgänge und ermittelten Pufferzeiten abgezeichnet.

Netzplan

Unter einem Netzplan werden alle Verfahren zur Planung und Steuerung von Abläufen auf der Grundlage der *Grafentheorie* verstanden. Die Grafentheorie ist ein Teilgebiet der Mathematik zur Bereitstellung einfacher und übersichtlicher Hilfsmittel für die Konstruktion von Modellen und die Lösung von Problemen, die sich mit der diskreten Anordnung von Objekten befassen.

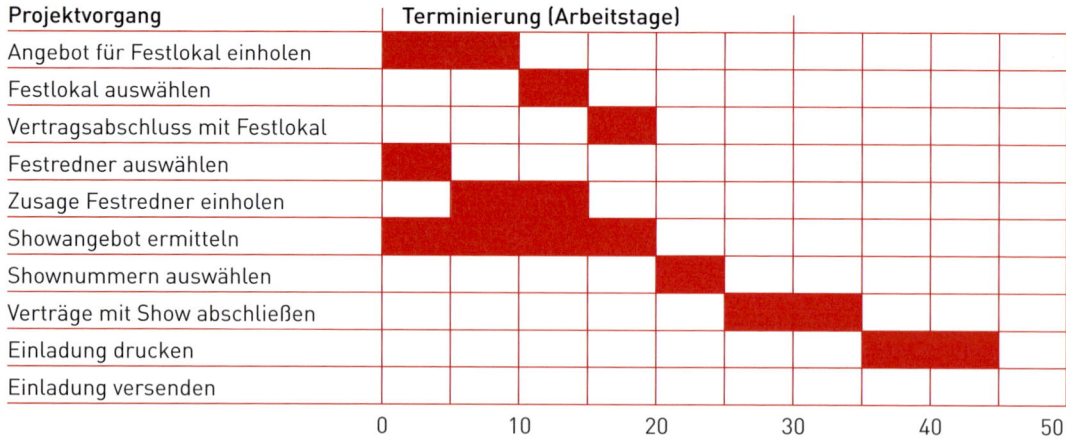

Abbildung 2-28: Balken-Diagramm für die Planung eines Festes (Gantt-Technik)

Bei der Netzplantechnik sind neben den Vorgängen auch Ereignisse bedeutsam, die das Eintreten eines definierten Zustands im Ablauf darstellen. Die Netzplantechnik ist ein umfassendes Planungsinstrument für komplexe Projekte. Sie bietet einen anschaulichen Überblick über den Projektablauf einschließlich der eindeutigen Darstellung der Abhängigkeiten einzelner Vorgänge im Ablauf. Sie ermöglicht auch die genaue Zeitschätzung bzw. Terminfestlegung für den Gesamtablauf sowie für einzelne Vorgänge. Die zeitintensivste Ablauffolge bezeichnet man als *kritischen Weg*. Sie ermöglicht darüber hinaus einen relativen Vergleich der Konsequenzen von Terminen, Kosten und Einsatzmitteln verschiedener Planungsvarianten und fördert rechtzeitige Entscheidungen, da mögliche Konsequenzen im Netzplan ersichtlich sind. Die Netzplantechnik ist geeignet für den:

● Strukturplan
● Zeitplan
● Einsatzmittelplan
● Kostenplan.

Bei der Darstellung von Netzplänen kann zwischen der *Vorgangs-Pfeil-Darstellung* (z. B. CPM – Critical Path Method), der *Vorgangs-Knoten-Darstellung* (z. B. MPM – Metra Potential Method) und der *Ereignis-Knoten-Darstellung* (z. B. PERT – Program Evaluation and Review Technique) gewählt werden. Zahlreiche Softwareprodukte unterstützen heute den Einsatz dieser Techniken.

Exemplarisch wird an dieser Stelle die *Ereignis-Knoten-Technik* skizziert. Wesentliches Kennzeichen hierbei ist, dass statt Vorgängen Ereignisse beschrieben werden. Über die Ereignisse wird der Projektzustand dargestellt. Dabei ist zu berücksichtigen, dass der Zustandsübergang mehrere Vorgänge umfassen kann, die nicht näher beschrieben sind. Gemäß dem Projektablauf werden die einzelnen Knoten mit Hilfe von Pfeilen miteinander verknüpft. Üblicherweise wird für die Ereignisknotentechnik das o. g. PERT-Verfahren eingesetzt.

Bei dem bereits erwähnten Beispiel «Vorbereitung eines Betriebsfestes» (s. Abb. 2-27) wird aus einem Vorgang «Festredner auswählen» folgende Beziehung zwischen dem Vorereignis und dem zugehörigen Nachereignis:

● Vorereignisname: Vorbereitungen Betriebsfest beginnen
● Nachereignisname: Festredner ist ausgewählt

In dem grafisch dargestellten Ereignisknoten werden insgesamt ausgewiesen:

● Ereignisnummer in der obersten Zeile
● Ereignisbenennung in der zweiten Zeile
● Ereigniszeitpunkte in der letzten Zeile
  ● frühester Ereigniszeitpunkt FEZ (links unten)
  ● spätester Ereigniszeitpunkt SEZ (rechts unten).

Durch einen Netzplan (Abb. 2-29) werden Engpässe und terminliche Abhängigkeiten in einem Projekt transparent gemacht. Zeiten, Kapazitäten und Kosten können geplant werden, der Stand des Projekts lässt sich genau verfolgen (Olfert/Steinbuch, 2002).

2.6.4
Strategische Steuerung durch Mitarbeiterführung

Im Management-Zyklus muss auch der Phase der Durchführung (s. Abb. 2-21) ausreichend Aufmerksamkeit geschenkt werden (s. Kap. 2.6.1.4). Hier geht es primär darum, Mitarbeiter zu motivieren, Tätigkeiten zu ergreifen, die dazu beitragen, das übergeordnete Unternehmensziel zu erreichen. Dementsprechend nimmt die Mitarbeiterführung unter den zahlreichen Aufgaben von Führungskräften in der Pflege einen enormen Stellenwert ein (Loffing, 2005). «Die Personalführung dient dazu, die Unternehmensziele und grundlegenden Strategien bzw. Entscheidungen in den einzelnen hierarchischen Ebenen durch Vorgesetzte umzusetzen», formuliert etwa Olfert (1999: 24; Loffing, 2005). Der Unternehmenserfolg wird maßgeblich von einer Führungskraft und ihrer Kompetenz beeinflusst. Mitarbeiterführung stellt hohe Anforderungen

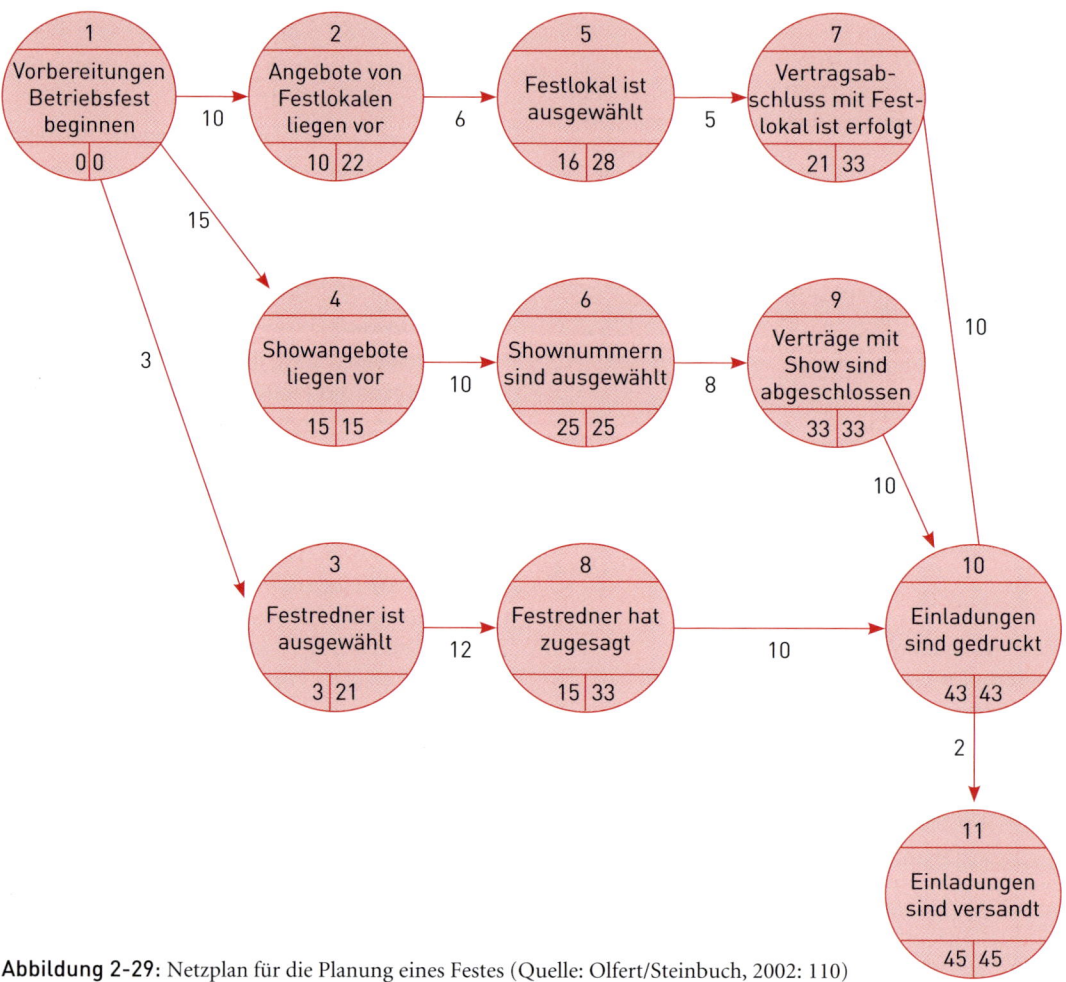

Abbildung 2-29: Netzplan für die Planung eines Festes (Quelle: Olfert/Steinbuch, 2002: 110)

an Pflegedienstleitungen, Geschäftsführer und -inhaber sowie alle anderen Führungskräfte in der ambulanten und stationären Pflege. Vielfältige Probleme können im Rahmen der Mitarbeiterführung entstehen und den Erfolg eines Unternehmens in Frage stellen. Diese sollen nachstehend veranschaulicht werden.

2.6.4.1
Probleme der Mitarbeiterführung

Schwierigkeit 1: Zwischen den Stühlen sitzen
«Führen und geführt werden» betitelt Neuberger sein Buch aus der Reihe Basistexte des Personal-

wesens und betont damit sehr treffend die vielfältigen Wechselwirkungen, die mit dem Führungsprozess verbunden sind (1995). Insbesondere Führungskräfte der mittleren und unteren Hierarchieebene sitzen häufig zwischen zwei Stühlen. Auf der einen Seite gehört es zu ihren Aufgaben, die Ziele der Unternehmensführung personenbezogen umzusetzen. In dieser Situation führen sie ihre Mitarbeiter. Auf der anderen Seite befinden sie sich jedoch auch in der Rolle der Weisungsempfänger. Hier werden sie wiederum geführt. Hinzu kommen noch die eigenen Bedürfnisse und Gefühle, die das Führungschaos schließlich vervollständigen (Loffing, 2005).

Schwierigkeit 2: Keine Zeit haben

«*Führen braucht Zeit*», fordern viele erfahrene Führungskräfte. Führen heißt u. a.:

- für Mitarbeiter präsent sein
- die Bedürfnisse der Mitarbeiter erkennen und
- sich Zeit nehmen.

Die benötigte Zeit steht jedoch in den meisten Fällen nicht zur Verfügung. «Führen unter Zeitdruck» ist in vielen ambulanten und stationären Einrichtungen in der Pflege die Regel. Mitarbeitern kann dementsprechend gar keine oder nur unzureichend Aufmerksamkeit geschenkt werden. Die daraus resultierenden Schwierigkeiten in der Zusammenarbeit können leicht abgeleitet werden (Loffing, 2005).

Schwierigkeit 3: Mangelnde Flexibilität

«*Durch flexibles Führen mehr erreichen*» lautet der Titel eines Artikels von Goleman (2000). In seinen Untersuchungen konnte er belegen, dass erfolgreiche Führungskräfte mehr als nur einen *Führungsstil* beherrschen. Die berufliche Sozialisation ermöglicht jedoch nicht immer das Erlernen dieser Flexibilität (Loffing, 2005).

Schwierigkeit 4: Mitarbeiter sind keine Maschinen

Nicht vergessen werden darf, dass Mitarbeiter Menschen sind. Anders als bei einer Maschine kann eine Führungskraft nicht einfach einen Knopf drücken, damit ein Mitarbeiter die gewünschten Verhaltensweisen zeigt (Loffing, 2005).

Die oben aufgeführten Schwierigkeiten stellen nur eine unvollständige Liste potenzieller Hindernisse im Führungsprozess dar. Weitere Probleme im Führungsprozess sind denkbar und mussten bereits von unzähligen Führungskräften erlebt werden.

2.6.4.2
Grundlagen der Mitarbeiterführung

Beteiligte der Personalführung sind der Mitarbeiter und seine Führungskraft (Loffing, 2005). Letztere verfügt über eine gewisse Macht, um die Strategien des Unternehmens mit Sicherheit personenbezogen umsetzen zu können. French und Raven sehen die Führungskraft in diesem Zusammenhang vor allem ausgestattet mit *Legitimationsmacht*, *Referenzmacht*, *Expertenmacht*, *Belohnungsmacht* und *Bestrafungsmacht* (1959). Dabei sollte berücksichtigt werden, dass auch der Mitarbeiter über Macht verfügt. Er kann z. B. ganz gezielt seine Motivation und sein Engagement variieren.

Neben diesen eher abstrakten Machtdimensionen kann eine Führungskraft auch ganz konkrete Führungsmittel einsetzen. «Führungsmittel sind Führungsinstrumente, die von einer Führungskraft unmittelbar eingesetzt werden können, um den gewünschten Führungserfolg zu bewirken», definiert hier etwa Olfert (1999: 98). Diese können prozessbezogen, informationsbezogen, aufgabenbezogen oder personenbezogen wirken.

Prozessbezogen kann über die Vereinbarung von Zielen, das Abstimmen von Plänen und/ oder eine Kontrolle geführt werden (Abb. 2-30). Ohne Informationen kann nicht geführt werden. *Kommunikation* dient als wichtiges Instrument zur Weitergabe und zum Empfang von

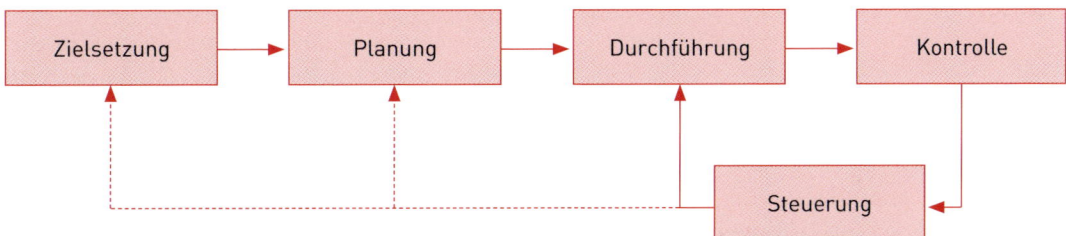

Abbildung 2-30: Phasen des Führungsprozesses (Quelle: in Anlehnung an Olfert: 1999: 98)

Informationen. Eine Führungskraft erteilt Dienstanweisungen, diskutiert Pläne und bekommt Rückmeldungen über erreichte Ergebnisse.

Kooperation, *Delegation* und *Partizipation* sind weitere wichtige Führungsinstrumente, die sich der jeweils zu erfüllenden Aufgabe widmen. *Kritik*, die *Vergabe von Status* und die *Beurteilung der Leistungen* widmen sich schließlich der Person selbst und sind ebenfalls wirksame Führungsinstrumente (s. Kap. 8.6).

Den größten Einfluss auf die Mitarbeiter hat jedoch der Führungsstil des jeweiligen Vorgesetzten. Ein *Führungsstil* beschreibt die Art und Weise, in der ein Vorgesetzter die ihm unterstellten Mitarbeiter führt (Olfert, 1999; Loffing, 2005). In der Anwendung einzelner Führungsstile spiegelt sich das Menschenbild einer Führungskraft wider.

Erfolgreich sind vor allem die Führungskräfte, die mehrere Führungsstile beherrschen und diese in der jeweils richtigen Situation zur Anwendung bringen können. In diesem Sinne wird die Führungssituation als moderierende Variable betrachtet. Das Kausalmodell des so genannten Moderator-Ansatzes verdeutlicht diesen Sachverhalt besonders gut (**Abb. 2-31**).

In letzter Konsequenz geht es also darum, die Anwendung mehrerer Führungsstile zu beherrschen. Dabei müssen vor allem die jeweils zu Grunde liegenden Befähigungen trainiert werden. Des Weiteren muss die Wahrnehmungsfähigkeit optimiert werden, um Situationen richtig interpretieren zu können. Nur dann ist zu erwarten, dass der für eine bestimmte Situation am besten geeignete Führungsstil zur Anwendung kommt. Goleman liefert eine kurze und prägnante Darstellung von insgesamt sechs Führungsstilen, die er bei erfolgreichen Managern fand (Goleman, 2000; Loffing, 2005).

1. Der autoritäre Führungsstil

«*Tun Sie, was ich Ihnen sage!*», diese Aussage charakterisiert den autoritären Führungsstil besonders gut (Goleman, 2000; Loffing, 2005). Die autoritäre Führungskraft lässt keine anderen Meinungen und auch keine Diskussionen zu. Eine autoritäre Führungskraft gibt Anweisungen und befiehlt. Das hier zu Grunde liegende Menschenbild ist eigentlich eher negativ. Eine autoritäre Führungskraft sieht im autoritären Führungsstil das einzig wirksame Mittel, um von Mitarbeitern die gewünschte Leistung einzufordern.

Bei der Suche nach den Konsequenzen dieses Führungsstils wird sehr schnell deutlich, dass diese ausgesprochen negativ sind. Sicherlich werden die angewiesenen Tätigkeiten in den meisten Fällen ausgeführt. Es stellt sich jedoch die Frage, mit welchem Engagement und in welcher Stimmung sich Mitarbeiter den Aufgaben widmen. Negativ sind vor allem die Auswirkungen auf das Klima, und auch das Eigenengagement wird durch den autoritären Führungsstil gehemmt. Bei einer überdauernden Anwendung wird schließlich den Mitarbeitern die letzte Verantwortung für das eigene Tun und Handeln geraubt. Wird ausschließlich der autoritäre Führungsstil angewendet, werden Mitarbeiter zu Marionetten, die Handlungen nur

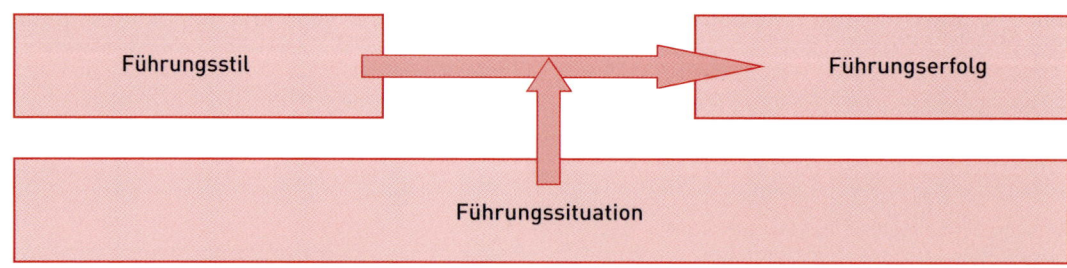

Abbildung 2-31: Kausalmodell des Moderator-Ansatzes (Quelle: in Anlehnung an: Steinmann/Schreyögg, 2000: 584)

noch dann ausführen, wenn sie sie ausführen müssen. Hier entsteht ein Teufelskreis aus sich selbst erfüllenden Prophezeiungen, die die Anwendung des autoritären Führungsstils weiter bekräftigen.

Der Einsatz dieses Führungsstils sollte daher selten und wohl überlegt erfolgen. Der autoritäre Führungsstil bietet sich z. B. im Rahmen der Überwindung einer Krise an. Wenn es darum geht, Mitarbeiter in dieser Krise «anzustoßen», dann ist ein autoritärer Führungsstil erforderlich. In vielen Krisen muss eine Führungskraft klar und deutlich den Weg aufzeigen. Des Weiteren besitzt der autoritäre Führungsstil seine Berechtigung im Umgang mit schwierigen Mitarbeitern.

2. Der autoritative Führungsstil

«Begleiten Sie mich auf meinem Weg», fordert eine autoritative Führungskraft, seine Mitarbeiter auf (Goleman, 2000; Loffing, 2005). Eine Führungskraft, die autoritativ führt, muss motivieren und für eine Vision begeistern können. Charisma erleichtert das Erfüllen dieser Führungsaufgaben. Das hier zu Grunde liegende Menschenbild ist bedeutend positiver als beim autoritären Führungsstil. Die Mitarbeiter werden hier als Individuen betrachtet, die Höchstleistungen erbringen können und auch wollen; letzteres vor allem dann, wenn sie ihren Beitrag auf dem Weg zum Ziel erkennen können und anerkannt haben.

Goleman (2000) konnte in seinen Untersuchungen zeigen, dass die Auswirkungen dieses Führungsstils auf das Klima unter den Mitarbeitern am klarsten positiv sind. Mitarbeitern kann in diesem Rahmen ausreichend Freiheit und Selbstständigkeit zugestanden werden, die von vielen Mitarbeitern heutzutage eingefordert wird. Der autoritative Führungsstil ist besonders dann gut geeignet, wenn es darum geht, eine neue Vision zu verwirklichen.

3. Der affiliative Führungsstil

«Für mich zählen vor allem die Menschen!», propagiert eine affiliative Führungskraft (Goleman, 2000; Loffing, 2005). Hierbei handelt es sich um einen Führungsstil, der vielen Führungskräften in der Pflege leicht fällt. Traditionell spielen Empathie und die Fähigkeit zum Aufbau von positiven Beziehungen zu Mitmenschen in der Pflege eine ausgesprochen große Rolle. In Mitarbeitern wird hier vor allem das Gute gesehen, und so wird mit Mitarbeitern auch umgegangen. Gründe für negative Auswirkungen dieses Führungsstils auf das Klima der Mitarbeiter lassen sich kaum finden. Ein positives Klima ist auf der Grundlage dieses Führungsstils zu erwarten.

Besonders geeignet erscheint die Anwendung dieses Führungsstils, wenn es Verstimmungen zu überwinden gilt. Bei Problemen eines Mitarbeiters sind ein «offenes Ohr» und Engagement sicherlich geeignete Führungsinstrumente. Auch in besonders belastenden Situationen trägt der affiliative Führungsstil am ehesten zum Unternehmenserfolg bei.

4. Der demokratische Führungsstil

Die Meinungen der Mitarbeiter erfragen und sie akzeptieren ist eine wichtige Grundlage des demokratischen Führungsstils. *«Was halten Sie davon?»*, fragt eine demokratische Führungskraft (Goleman, 2000; Loffing, 2005). Mitarbeiter werden von einer demokratisch führenden Persönlichkeit als gleichberechtigte Partner betrachtet. Die Kompetenz und Kreativität der Mitarbeiter wird anerkannt und gewürdigt. Auf der Grundlage der geprüften Empfehlungen von Mitarbeitern werden Veränderungen vorgenommen und Prozesse optimiert. Die Führungskraft als einzig kompetente Persönlichkeit wird nach diesem Führungsverständnis abgelehnt.

Den Mitarbeitern wird hier eine große Verantwortung zuteil. Sie selbst haben großen Einfluss auf die Geschehnisse im Unternehmen. Die Auswirkungen auf das Klima sind auch bei diesem Führungsstil positiv. Immer dann, wenn die Mitarbeiter die Konsequenzen von Veränderungen zu tragen haben, sollten sie in Entscheidungen einbezogen werden. Etwaige Probleme können auf diese Weise rechtzeitig von Mitarbeitern erkannt werden. Ein Konsens kann noch vor der Veränderung erzeugt werden, die schließlich vom Engagement der Mitarbeiter getragen wird.

5. Der leistungsbetonte Führungsstil

Mit der Aussage: «*Machen Sie es wie ich, und zwar jetzt!*», umschreibt Goleman sehr treffend den leistungsbetonten Führungsstil (Goleman, 2000; Loffing, 2005). Hier geht es ausschließlich darum, Leistung zu erzielen. Die Menschen finden keine Berücksichtigung. «Ohne Rücksicht auf Verluste» werden die Mitarbeiter mit Aufgaben betraut, die sie an das Limit ihrer Leistungsfähigkeit bringen. Der Mensch wird von einer ausschließlich leistungsbetont führenden Führungskraft als Maschine betrachtet.

Negative Auswirkungen auf das Klima sind die logische Folge eines überdauernd stark leistungsbetonten Führungsstils. Für die Bedürfnisse und Wünsche der Mitarbeiter steht hier kein Raum zur Verfügung. Zudem wird die Leistungsfähigkeit bei dauernder Anwendung dieses Führungsstils stark absinken. Wird in dieser Situation versucht, das Leistungsdefizit durch eine Aufforderung zu mehr Leistung zu kompensieren, sind weitere negative Konsequenzen zu erwarten.

Der leistungsbetonte Führungsstil sollte nur kontrolliert und für einen kurzen Zeitraum zur Anwendung kommen. Wenn es darum geht, von einem hoch motivierten Team schnelle Ergebnisse zu bekommen, dann bietet sich dieser Führungsstil an.

6. Der coachende Führungsstil

Beim coachenden Führungsstil rückt der Mitarbeiter in den Mittelpunkt der Aufmerksamkeit. «*Versuchen Sie das doch einmal!*», motiviert die coachende Führungskraft einen Mitarbeiter (Goleman, 2000; Loffing, 2005). Es geht darum, einen Mitarbeiter auf die Zukunft vorzubereiten. Der Mitarbeiter wird hier als kompetent und leistungsbereit betrachtet. Kein Zwang ist erforderlich. Dem Mitarbeiter werden Hilfestellungen auf dem Weg zur eigenen Zufriedenheit und zum eigenen Erfolg gegeben. Dabei wird berücksichtigt, dass der persönliche Erfolg des Mitarbeiters auch zum Unternehmenserfolg beiträgt.

Die Auswirkungen auf das Klima sind auch hier erwartungsgemäß positiv. Darüber hinaus dürfen von den Mitarbeitern Engagement und Motivation erwartet werden. Zur Anwendung kommen sollte dieser Führungsstil immer dann, wenn ein Mitarbeiter bestimmte Stärken entwickeln möchte oder Hilfestellungen beim Erreichen seiner Ziele benötigt.

2.6.5
Strategische Kontrolle

Im Anschluss an die Ausführungen zur strategischen Planung (s. Kap. 2.6.3) und zur strategischen Steuerung durch Mitarbeiterführung (s. Kap. 2.6.4) vervollständigt die *strategische Kontrolle* den Management-Zyklus (s. Kap. 2.6.1.4).

Auch wenn der Begriff Kontrolle in der Literatur nur schwer zu erfassen und einheitlich zu beschreiben ist, so ist eine erste Näherung doch über die direkte Übersetzung des Begriffs möglich. Hierbei wird deutlich, dass Kontrolle oder *Controlling* im Unternehmen weniger als eine Kontrolle im eigentlichen Sinne zu betrachten ist, sondern vielmehr eine Steuerungs- und Lenkungsaufgabe darstellt. Dementsprechend betrachtet Schierenbeck (1999) Controlling in der modernen Betriebswirtschaftslehre als ein wesentliches Instrument der Steuerung in einem Unternehmen. Bei der Analyse des Begriffs ist des Weiteren festzustellen, dass Controlling eine integrierende Aufgabe darstellt und weniger als neue oder zusätzliche Managementfunktion betrachtet werden kann. Bereits im Rahmen der Planung findet eine begleitende Kontrolle statt.

Während es im Rahmen der strategischen Steuerung durch Mitarbeiterführung (s. Kap. 2.6.4) eher um eine Steuerung der «weichen» Faktoren geht (Mitarbeiter), so handelt es sich bei der strategischen Kontrolle in diesem Kapitel um die Steuerung der «harten» Faktoren (betriebswirtschaftliche Kennzahlen) in einem Unternehmen. Übergeordnetes Ziel beider Funktionen ist die Existenzsicherung des Unternehmens.

2.6.5.1
Relevanz des Controllings

In der ambulanten und stationären Pflege genießt Controlling einen hohen Stellenwert. Im Zuge zunehmender Komplexität der Tätigkeit in ambulanten Pflegediensten und Altenheimen, bei steigendem Kostendruck und steigenden Qualitätsforderungen der Kostenträger und Kunden sowie erhöhten Erwartungen der Mitarbeiter haben sich betriebswirtschaftliche Instrumente, die das Management unterstützen können, etabliert. Gefragt sind Instrumente, die einen Beitrag zur Existenzsicherung des Unternehmens leisten. Diese werden nicht nur auf der Ebene des Top-Managements, sondern auf allen Leitungsebenen benötigt.

2.6.5.2
Ziele des Controllings

Unter der Vielfalt der Ziele des Controllings lässt sich ein übergeordnetes Ziel herausstellen: Controlling soll einen Beitrag zur Existenzsicherung des Unternehmens leisten (Schierenbeck, 1999; Naegler, 2002).

Controlling dient der Förderung der Wertschöpfung des Betriebs sowie dem Aufbau und der Pflege des dazu erforderlichen Instrumentariums. Als Frühwarnsystem trägt es dazu bei, Fehlentwicklungen zu vermeiden, aber auch Erfolgspotenziale zu erkennen. Dabei verbindet Controlling Elemente, die in die Vergangenheit gerichtet sind, mit prospektiven Elementen. Die Transparenz im Betrieb soll gesteigert werden, ein intern und extern abgestimmtes Handeln des Betriebs wird ermöglicht.

2.6.5.3
Aufgaben des Controllings

Ein wertschöpfungsorientiertes Controlling verfolgt drei wesentliche Aufgaben:

- Information
- Koordination
- Lokomotion.

Wesentliche Aufgaben des Controllers in einem Unternehmen betreffen die Bereiche Information und Koordination. Dadurch ausgelöst wird auf Seiten des Managements eine Lokomotionsaufgabe. Der Zusammenhang der Aufgaben wird in **Abbildung 2-32** dargestellt.

Im Detail ergeben sich folgende Controllingaufgaben:

- Schaffung von Informationskongruenz *(Informationsfunktion)*
  - Bestimmung des Informationsbedarfs

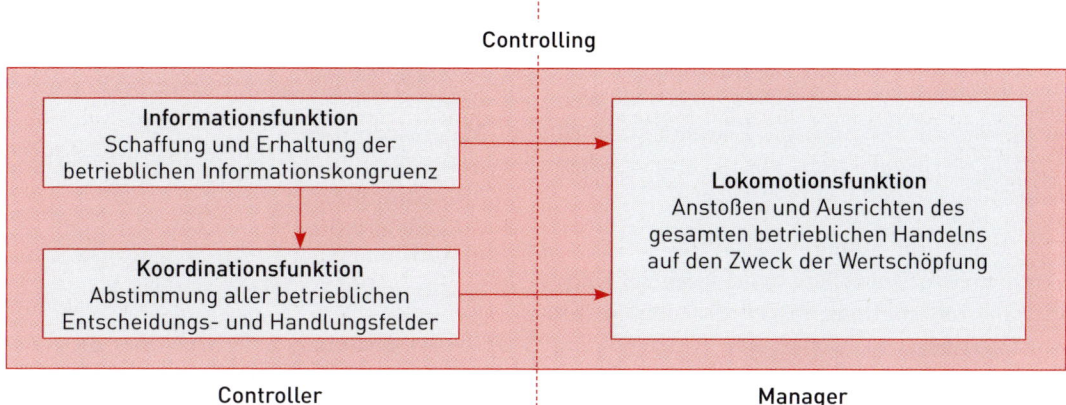

Abbildung 2-32: Übersicht über Aufgaben des Controllings

- Ausrichtung sowohl des Informationsangebotes als auch der Informationsnachfrage auf den Informationsbedarf.
- Abstimmung des betrieblichen Handelns *(Koordinationsfunktion)*
  - prozessuale Abstimmung durch Integration, Koordination und Adaption im Management-Zyklus
  - institutionale Abstimmung in den Wertschöpfungsstrukturen
- Anstoßen der betrieblichen Wertschöpfung *(Lokomotionsfunktion)*
  - Sicherung der permanenten Wertschöpfung von Unternehmen durch Ausrichtung auf wertsteigernde Aktivitäten und Vermeidung wertverzehrender Aktivitäten
  - Erzielung von Gewinn als unternehmenspolitisch bedeutsame Zielsetzung.

2.6.5.4
Strategisches und operatives Controlling

Strategisches Controlling

Das strategische Controlling dient der langfristigen Existenzsicherung durch Beantwortung der Frage, mit welchen Leistungen und für welche Zielgruppe die Organisation in den nächsten Jahren tätig sein will. Der konkrete Planungszeitraum, auf den sich das strategische Controlling dabei bezieht, umfasst mehr als drei Jahre, was die besonderen Anforderungen verdeutlicht, die an den Controller gestellt werden. Strategisches Controlling wird eingesetzt, um Erfolgspotenziale zu ermitteln, deren Wirkungen einen Beitrag zur Realisierung der strategischen Unternehmensziele leisten. Des Weiteren sollen jedoch auch die Faktoren ermittelt werden, welche die Erreichung der strategischen Unternehmensziele hemmen.

Operatives Controlling

Das operative Controlling bezieht sich auf einen Planungszeitraum von bis zu drei Jahren. Im Vordergrund steht hierbei eine Unterstützung des Managements bei der Verwirklichung kurzfristiger Ziele. Im Vergleich zum strategischen Controlling ist das operative Controlling inso-

fern leichter zu bewältigen, als dass die Ausgangssituation hier in der Regel relativ klar ist. Probleme können leichter identifiziert und Lösungen schneller entwickelt werden.

> **Beispiel**
>
> In der Ambulanten Hauskrankenpflege Vitalis GbR bieten die Geschäftsinhaberinnen seit der Gründung des Unternehmens auch hauswirtschaftliche Leistungen an. Diese werden von den Kunden jedoch kaum in Anspruch genommen, das fest angestellte hauswirtschaftliche Personal ist nicht ausgelastet. Selbst die letzte Werbeaktion erbrachte keinen weiteren Zuspruch von Seiten der Kunden. Frau Kramer und Frau Chmielewski haben daraufhin entschieden, diese Leistung ab sofort nicht mehr selbst zu erbringen, sondern in diesem Bereich mit einem benachbarten ambulanten Pflegedienst zusammenzuarbeiten. Das hauswirtschaftliche Personal soll sozialverträglich entlassen werden.

2.6.5.5
Bereiche und Gegenstände des Controllings

Analog zur stationären Krankenpflege lassen sich für die stationäre und ambulante Altenhilfe folgende Controllingbereiche differenzieren (Naegler, 2000: 215):

- Kapazitätscontrolling
- Leistungscontrolling
- Personalcontrolling
- Materialcontrolling
- Investitions- und Instandhaltungscontrolling
- Erlöscontrolling
- Kostencontrolling
- Budgetcontrolling
- Finanz- und Liquiditätscontrolling.

Tabelle 2-1 gibt einen Überblick über diese Bereiche mitsamt den jeweiligen Zielsetzungen und Parametern für die ambulante und stationäre Altenhilfe.

Tabelle 2-1: Controlling-Bereiche und -Gegenstände (Teil 1)

Art des Controllings	Ambulanter Pflegedienst		Altenheim	
	Ausgewählte Zielsetzung	Ausgewählte Parameter	Ausgewählte Zielsetzung	Ausgewählte Parameter
Kapazitäts-controlling	• Ermittlung vorhandener freier Kapazitäten in den einzelnen Touren • effektiver und effizienter Einsatz der Mitarbeiter auf den Touren	• Anzahl der Patienten • Anzahl der Touren • Umfang der Touren • Fahrtzeiten	• Ermittlung vorhandener freier Heimplätze • effektiver und effizienter Einsatz der Mitarbeiter in den Wohnbereichen	• Anzahl der Zimmer und Betten • Auslastungsgrad
Leistungs-controlling	• Leisten eines Beitrags zur Erstellung eines Angebotsmix, der das Bestehen im Wettbewerb ermöglicht • Leisten eines Beitrags zur Erfüllung der Forderungen aus dem Versorgungsvertrag	• Tourenplanung • Patienten-Portfolio • Personal-Portfolio • Dienstleistungsangebot • Versorgungsvertrag • etwaige Prüfberichte des MDK	• Leisten eines Beitrags zur Erstellung eines Angebotsmix, der das Bestehen im Wettbewerb ermöglicht • Leisten eines Beitrags zur Erfüllung der Forderungen aus dem Versorgungsvertrag	• Patienten-Portfolio • Personal-Portfolio • Dienstleistungsangebot • Versorgungsvertrag • etwaige Prüfberichte des MDK
Personal-controlling	• effizienter Personaleinsatz • Sicherung hoher Arbeitsleistung	• Tourenplanung • Einsatzpläne/Dienstpläne • Ausfallquote • Absentismus und Fluktuation • Arbeitszufriedenheit • Arbeitsleistung/Personalbeurteilung	• effizienter Personaleinsatz • Sicherung hoher Arbeitsleistung	• Dienstpläne • Ausfallquote • Absentismus und Fluktuation • Arbeitszufriedenheit • Arbeitsleistung/Personalbeurteilung
Material-controlling	• effizienter Materialeinsatz	• Lagerbestand • Bestand in den Bereitschaftstaschen	• effizienter Materialeinsatz	• Lagerbestand

Tabelle 2-1: Controlling-Bereiche und -Gegenstände (Teil 2)

Art des Controllings	Ambulanter Pflegedienst		Altenheim	
	Ausgewählte Zielsetzung	Ausgewählte Parameter	Ausgewählte Zielsetzung	Ausgewählte Parameter
Investitions- und Instand- haltungs- controlling	• Sicherstellung, dass Investitions- vorhaben sach- und zeitgerecht vorbereitet und durchgeführt werden	• Investitions- projektplan • Investitions- kosten • Betriebskosten • Lebensdauer von Investitionsgütern	• Sicherstellung, dass Investitions- vorhaben sach- und zeitgerecht vorbereitet und durchgeführt werden	• Investitions- projektplan • Investitions- kosten • Betriebskosten • Lebensdauer von Investitionsgütern
Erlös- controlling	• zeitnahe Erfas- sung aller erlös- relevanten Leis- tungen	• Tourenpläne/ Einsatzpläne • Pflegedokumen- tation	• zeitnahe Erfas- sung aller erlös- relevanten Leis- tungen	• Einsatzpläne • Pflegedokumen- tation
Kosten- controlling	• Steigerung der Effektivität und Effizienz der Dienstleistungs- erbringung	• Personalkosten • Kosten für Lea- singfahrzeuge • Mietkosten • Arbeitsleistung	• Steigerung der Effektivität und Effizienz der Dienstleistungs- erbringung	• Personalkosten • Mietkosten • Arbeitsleistung
Budget- controlling	• Sicherstellung, dass externe und interne Budgets eingehalten wer- den	• Wirtschaftsplan • Erträge	• Sicherstellung, dass externe und interne Budgets eingehalten wer- den	• Wirtschaftsplan • Erträge
Finanz- und Liquiditäts- controlling	• Unterstützung im Rahmen der kurz- und mittel- fristigen Auf- rechterhaltung der Liquidität • Unterstützung der langfristigen Erhaltung des strukturellen Gleichgewichts durch die Ab- stimmung von Kapitalbedarf und Kapital- deckung	• Bilanz	• Unterstützung im Rahmen der kurz- und mittel- fristigen Auf- rechterhaltung der Liquidität • Unterstützung der langfristigen Erhaltung des strukturellen Gleichgewichts durch die Ab- stimmung von Kapitalbedarf und Kapital- deckung	• Bilanz

2.6.5.6
Instrumente des Controllings

Dem Controller steht eine Vielzahl an Instrumenten zur Erfüllung der in Kapitel 2.6.5.3 skizzierten Aufgaben zur Verfügung. Unter sämtlichen technischen und nichttechnischen, materiellen und immateriellen Instrumenten des Controllings kann grundlegend differenziert werden zwischen:

- *traditionellen Controllinginstrumenten:* Hierzu zählen althergebrachte und neuere Verfahren und Methoden des Rechnungswesens, Buchführung, Kostenrechnung und Kalkulation.
- *speziellen mathematisch orientierten Instrumenten:* Hierbei handelt es sich um «Optimierungsmodelle» auf der Grundlage linearer und statistischer Rechenoperationen.
- *Planungs- und Prognosetechniken:* Hierzu zählen mathematische und nichtmathematisch orientierte Prognosemodelle (Kreativitätstechniken, heuristische Verfahren) und Vorschaurechnungen.

Auf ausgewählte Instrumente wird im Verlaufe dieses Buchs an den jeweils geeigneten Stellen Bezug genommen:

- ABC-Analyse: s. Kap. 9.2.3
- Benchmarking: s. Kap. 9.3.2
- Balanced Scorecard: s. a. Kap. 1.2.3.5

In diesem Kapitel wird ausführlicher auf die *Balanced Scorecard* eingegangen, die mittlerweile auch in Einrichtungen der ambulanten und stationären Altenhilfe Berücksichtigung findet.

Balanced Scorecard

Die Balanced Scorecard (BSC) entstand aus der Kritik an der Überbetonung vergangenheitsbezogener Finanzkennzahlen zur Beurteilung der unternehmerischen Leistung (Kaplan/Norton, 1997: 37). Ausgangspunkt der BSC ist die Feststellung, dass eine umfassende Steuerung der unternehmerischen Aktivitäten nur durch ein *ganzheitliches und mehrdimensionales Kennzahlensystem* möglich ist. Entsprechend verbindet und integriert die BSC kurzfristige und langfristige korrespondierende Ziele, wobei eine wesentliche Managementaufgabe der BSC darin zu sehen ist, ein Gleichgewicht dieser Ziele zu erreichen. Kaplan und Norton fokussieren die Leistung des Unternehmens aus vier Perspektiven (Abb. 2-33): der *Finanzperspektive*, der *Kundenperspektive*, der *Prozessperspektive* und der

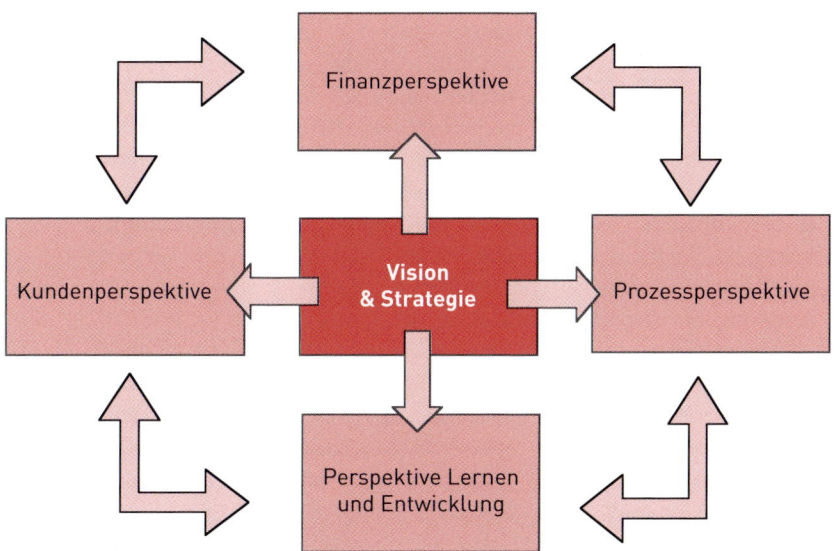

Abbildung 2-33: Die Perspektiven der Balanced Scorecard (Quelle: Kaplan/Norton, 1997: 9)

Perspektive Lernen und Entwicklung, wobei diese Ebenen in gegenseitiger Wechselwirkung stehen (1997: 8).

Basis der BSC ist die *Strategie*, die – übersetzt in die entsprechende Kennzahl – auf die Ebenen der BSC transferiert wird. Damit stellt die BSC ein Instrument dar, mit dem Leistungen gemessen, gesteuert und verbessert werden können, wobei die verschiedenen BSC-Ebenen zu einer ganzheitlichen Umsetzung zwingen. Strategie und unternehmerische Leistung werden in der BSC konkret miteinander verbunden, sodass die Unternehmensstrategie integraler Bestandteil des operativen Geschäfts wird. Im Hinblick auf die wettbewerbsstrategischen Überlegungen bietet sich die BSC auch deshalb an, weil der Fokus hier nicht auf Unternehmensergebnissen, sondern auf der Strategie des Unternehmens liegt. Kaplan und Gaiser stellen fest: «Das eigentliche Geheimnis ist die Umsetzung der Strategie, nicht die Kennzahl» (2002: 872). Entsprechend raten sie zu einer Beschränkung auf maximal 25 Parameter, deren Interdependenz durch Ursache-Wirkungs-Verweise innerhalb der BSC verdeutlicht werden sollte. Hierzu ist allerdings festzustellen, dass auch bei einer Reduktion des betrieblichen Zielsystems auf wenige Größen Zielkonflikte auftreten können. Insbesondere zwischen monetären und nicht-monetären Zielen sind Divergenzen wahrscheinlich. Hier ist es Aufgabe des Managements, einen strategischen Schwerpunkt zu setzen, der zu einer Priorisierung der Zielgrößen führt. So sieht auch Perlitz in der Gewichtung der Zielgrößen die *wesentliche Integrationsaufgabe* des Managements (2000: 27). Trotz der Mehrdimensionalität des betrieblichen Zielsystems weist er in Anlehnung an Porter darauf hin, dass die Sicherung der *Wettbewerbsfähigkeit* des Unternehmens als *zentrales Ziel* angesehen werden kann, dem die übrigen Ziele unterzuordnen sind (Perlitz, 2000: 28). Tatsächlich lässt sich diese Sichtweise durch die in der wettbewerbsstrategischen Positionierung enthaltene Zusammenführung von kurz- und langfristigen Zielen rechtfertigen. Unabhängig davon, dass dieser Fokus nicht vollkommen unproblematisch ist – auch Wettbewerbsvorteile müssen rentabel sein – entbindet die Hierarchisierung der Unternehmensziele nicht von einer Umsetzung der verbleibenden Vorgaben.

Die Finanzperspektive

Die Finanzperspektive gilt als Erste der BSC-Ebenen. Hier werden klassische finanzwirtschaftliche Ziele, wie Ertragslage, Rendite oder Wachstum, mit dazugehörigen Kennzahlen, wie Umsatzwachstum, Kostensenkung oder Cashflow, aufgenommen, um die operative Geschäftstätigkeit bewertbar zu machen. Den monetären Quartals- und Jahreskennzahlen kommt im Rahmen der BSC eine zentrale Bedeutung zu, allerdings werden die Finanzziele nicht direkt für die anderen Geschäftsebenen übernommen, sondern für diese im Hinblick auf die Unternehmensstrategie getrennt erarbeitet. Die Finanzperspektive bildet damit den *Bezugspunkt der Gesamtbetrachtung* (Kaplan/Norton, 1997: 46). In diesem Kontext formulieren Kaplan und Norton: «Finanzwirtschaftliche Ziele vertreten das langfristige Unternehmensziel: […] *höhere Erträge* für das eingesetzte Kapital» (Kaplan/Norton, 1997: 60).

Die Kundenperspektive

Die wesentliche Funktion der Kundenperspektive ist es, Zielgruppen und Zielmärkte zu definieren und zu analysieren (Kaplan/Norton, 1997: 62), um die für Pflege notwendige Patientenorientierung erfolgreich und rentabel zu gestalten. So formulieren Zinke und Vernohr im Hinblick auf das übergeordnete strategische Ziel der Kundenorientierung: «Anstatt unfokussiert zu versuchen, die Kundenbindung über alle Segmente zu erhöhen, kommt es darauf an, die *richtigen, d. h. profitabelsten* Kunden dauerhaft an das Unternehmen zu binden» (Zinke/Vernohr, 1999: 159). In diesem Kontext identifizieren Shapiro und Slywotzky drei Kundengruppen, die nachhaltige Profitabilität versprechen: Wechselkunden, also Kunden mit geringen Akquisitionskosten, Kunden, die die höchsten Erträge einbringen und drittens Kunden, die zum langfristigen Wachstum des

Marktanteils beitragen (Shapiro/Slywotzky, 1997: 36). Die ermittelten Markt- bzw. Kundensegmente sind nun als Quellen der finanzwirtschaftlichen Zielsetzung zu sehen, auf deren Basis konkrete Ziele, Handlungsbedarf und Kennzahlen in die BSC integriert werden (Kaplan/Norton, 1997: 62). Die Kundenperspektive lässt sich entsprechend durch klassische Kennzahlen (*Kernkennzahlen*), wie Marktanteil, Kundenzufriedenheit, Kundenloyalität oder Kundenrentabilität, abbilden. Andererseits bieten sich hier mit den *Kennzahlen* auch kundenbezogene Größen an, die jene Komponenten umfassen, die für Kundenzufriedenheit und -loyalität verantwortlich sind. Als so genannte *Differenziatoren* sehen Kaplan und Norton hier zudem Produkt- und Service-Eigenschaften, Merkmale der Kundenbeziehung, wie Reaktionsgeschwindigkeit, Erreichbarkeit oder Kompetenz, sowie Image und Referenzen. Differenziatoren entscheiden als Leistungstreiber über die Kernkennzahlen.

Die Prozessperspektive

Die Prozessperspektive konzentriert sich auf die internen Abläufe der betrieblichen Leistungserstellung. Dabei beleuchtet die BSC insbesondere jene Prozesse, die für den unternehmerischen Erfolg entscheidend sind. Ziel ist, durch eine fundierte Prozessanalyse Optimierungspotenziale zur Steigerung von Kundenzufriedenheit, betrieblicher Effektivität und Effizienz aufzudecken und zu realisieren (Kaplan/Norton, 1997: 15, 89). Dabei konzentrieren sich die Kennzahlen der Prozessperspektive auf jene Prozesse, die den höchsten Einfluss auf die Zufriedenheit und Loyalität des Kunden haben. Für die unternehmerische Strategie der Kundenorientierung z. B. bietet sich hier ein Fokus auf Kennzahlen wie Cross-Selling-Raten, durchschnittliche Reaktions- und Auftragsbearbeitungszeit oder auch auf traditionelle Qualitätskennzahlen wie Fehlerquoten an. Auch Kennzahlen wie Kundenloyalität oder Kundenzufriedenheit können in die Prozessperspektive aufgenommen werden, um der gegenseitigen Beeinflussung beider Ebenen Rechnung zu tragen.

Die Lern- und Entwicklungsperspektive

Ein hohes Maß an der vielfach geforderten Patienten-/Bewohner- bzw. Kundenorientierung bedingt ein hohes Maß an Entsprechung auf organisatorischer Ebene. Qualifikation, Flexibilität und Aufgeschlossenheit gegenüber dem Patienten/Bewohner und seinen Bedürfnissen sind zentrale Voraussetzungen, um die betrieblichen Prozesse der «ersten Priorität Kunde» unterzuordnen (Hinterhuber/Matzler, 1999: 1). Hinterhuber und Matzler erkennen in diesem Kontext drei Merkmale, die eine kundenorientierte Organisation charakterisieren:

- das Vermögen, von und am Kunden zu lernen, seine Probleme kreativ zu lösen und so einen höheren Kundenwert als die Konkurrenz zu generieren
- die Befähigung, einen unternehmensumfassenden *Lern- und Informationsprozess* in Gang zu setzen
- die Ausbildung unternehmensspezifischer Fähigkeiten, welche schließlich in Strategien, Maßnahmen und Leistungen umgesetzt werden, die einen unverwechselbaren Leistungsvorteil kreieren (1999: 8).

Dieser Auffassung folgend, stellt sich innerhalb der Lern- und Entwicklungsperspektive der BSC die Frage, wie diese Eigenschaften gezielt gefördert und in Kundennutzen umgesetzt werden können. Zentrale Aufgabe der Lern- und Entwicklungsperspektive ist es hierbei, die für die Zielerreichung der übrigen BSC-Ebenen notwendige Infrastruktur im Unternehmen bereitzustellen (Kaplan/Norton, 1997: 121). Entsprechend werden Ziele und Kennzahlen zur Steuerung einer lernenden und wachsenden Organisation aufgenommen, die als *treibende Faktoren* der Leistung der ersten drei Perspektiven anzusehen sind.

2.7
Zusammenfassung und Fragen zum Selbsttest

Zusammenfassung

Unternehmen im Gesundheitswesen lassen sich als arbeitsteilige, soziotechnische Systeme charakterisieren, in denen eine organisations-spezifische Balance zwischen Organisation, Improvisation und Disposition hergestellt werden muss (*Grundsatz des organisatorischen Gleichgewichts*).

Dabei sind im Rahmen der Aufbauorganisation, welche die hierarchische Struktur des Unternehmens festlegt, unterschiedliche Organisationsformen zur Erreichung der unternehmerischen Zielsetzungen denkbar. Allgemein werden heute flache Hierarchien angestrebt, in denen Informationen zügig fließen und zeitnah flexibel reagiert werden kann. Im Rahmen der Prozessorganisation geht es dagegen um die Regelung des Prozesses der Aufgabenerfüllung.

Die konkrete Form der Organisation muss für jede Einrichtung individuell gefunden werden. Ständige Veränderungen der Umwelt machen dabei eine kontinuierliche Anpassung der Organisation notwendig, um langfristig wettbewerbsfähig zu bleiben. Tatsächlich sind organisatorische Veränderungen für Einrichtungen im Gesundheitswesen alltäglich geworden. Bei zunehmender Marktkomplexität und -dynamik ist die Flexibilität der Organisation als Erfolgsfaktor im Wettbewerb anzusehen.

Unternehmensführung wird als eine Abfolge von Einzeltätigkeiten interpretiert, deren Hauptkomponenten *Planung* und *Kontrolle* sind. Das dritte Element ist die *Durchführung*, die im Anschluss an die Planung erfolgt und den Mitarbeitern in einem Unternehmen obliegt. Diese drei Phasen werden auch als so genannter *Management-Zyklus* beschrieben, einem Modell, das sich für die ver-schiedenen Abschnitte nahezu jeder Tätigkeit, jedes Projekts oder Ablaufs oder auch jeder Verbesserung verwenden lässt.

Im Rahmen des Vorgangs der Unternehmensführung kommen unterschiedliche Planungsinstrumente sowie Methoden der Zielfindung, Entscheidungshilfen und Controllinginstrumente zum Einsatz. Diese tragen bei einer inkrementellen Vorgehensweise dazu bei, die Unternehmensziele gemeinsam mit den Mitarbeitern zu verwirklichen.

Fragen zu Kapitel 2

1. Nennen Sie konkrete Ziele der Organisationsgestaltung.

2. Erläutern und diskutieren Sie verschiedene Organisationsbegriffe. Welcher scheint Ihnen am ehesten angemessen?

3. Erläutern Sie die Begriffe Improvisation, Organisation und Disposition. Bringen Sie diese drei Begriffe in einen «Zusammenhang».

4. Stellen Sie eine Organisation nach Verrichtungen dar und diskutieren Sie die Vor- und Nachteile.

5. Was kennzeichnet eine Stab-Linien-Organisation? Diskutieren Sie Vor- und Nachteile am Beispiel des QM-Beauftragten.

6. Was versteht man unter Lean Management? Diskutieren Sie in diesem Zusammenhang die Vor- und Nachteile für Unternehmen und Patienten/Bewohner.

7. Welche Organisationsgrundsätze kennen Sie? Welche Auswirkungen sollten die Grundsätze auf die Ausgestaltung einer Unternehmensorganisation haben?

8. Definieren Sie die Begriffe Aufbauorganisation und Ablauforganisation. Grenzen Sie Aufbau- und Ablauforganisation voneinander ab. Welche Probleme sehen

Sie bezüglich einer strikten Trennung von Aufbau- und Ablauforganisation?

9. Wodurch lässt sich ein Projekt definieren? Wofür bietet sich die Projektorganisation an? Geben Sie ein Beispiel!

10. Grenzen Sie Unternehmensführung und Unternehmensorganisation voneinander ab. Inwiefern drückt sich die Unternehmensführung in der Organisation aus?

11. Worin liegt der wesentliche Unterschied zwischen operativer und strategischer Unternehmensführung?

12. Nennen und beschreiben Sie die neun Schritte der soziotechnischen Systemanalyse.

13. Was versteht man unter einem Führungsmodell?

14. Aus welchen Elementen besteht der Management-Zyklus?

15. Was versteht man unter dem Moderator-Ansatz der Führung?

16. Was ist das zentrale Element bei der Ereignisknotendarstellung (Netzplan)?

17. Differenzieren Sie zwischen kurzfristiger, mittelfristiger und langfristiger Planung.

18. Was versteht man unter operativem Controlling?

19. Was sind die vier Perspektiven der Balanced Scorecard?

20. Nennen Sie mindestens drei verschiedene Aufgaben des Controllings.

Literatur

Asselmeyer, A.; Wagner, F.: Unternehmensphilosophie und Leitbildentwicklung. In: Zwierlein, E.: Klinikmanagement: Erfolgsstrategien für die Zukunft. Urban & Schwarzenberg, München 1997

Bleicher, K.: Organisation – Strategien – Kulturen. Betriebswirtschaftlicher Verlag Dr. Th. Gabler GmbH, Wiesbaden 1991

Emery, F. E.: Analytical Model for Socio-technical Systems. Address to the International Conference on Sociotechnical Systems, Lincoln. In: Emery, F. E.: The Emergence of a New Pardigm of Work. Australian National University, Canberra 1967

Fayol, H · Administration Industrielle et Générale. Dunod, Paris 1916

French, J. R. P. Jr.; Raven, B.: The bases of social power. In: Cartwright, D. (Ed.): Studies in social power. University of Michigan Press, Ann Arbor 1959, pp. 150–167

Goleman, D.: Durch flexibles Führen mehr erreichen. Harvard Business Manager (2000) 5, S. 9–22

Grochla, E.: Aufbauorganisation. In: Frese, E.: Handwörterbuch der Organisation. Schäffer-Poeschel Verlag, Stuttgart 1985

Gutenberg, E.: Grundlagen der Betriebswirtschaftslehre, Band 1: Die Produktion (22. Aufl.). Springer Verlag, Berlin, Heidelberg, New York 1976

Gutenberg, E.: Grundlagen der Betriebswirtschaftslehre, Band 1: Die Produktion (24. Aufl.). Springer Verlag, Berlin, Heidelberg, New York 1983

Hausmann, K.-W.; Voigt, K.-I.: Umweltorientierte Betriebswirtschaftslehre. Einführung und Überblick. In: Hausmann, K.-W.: Umweltorientierte Betriebswirtschaftslehre. Betriebswirtschaftlicher Verlag Dr. Th. Gabler GmbH, Wiesbaden 1998

Hauschildt, J.: Entscheidungsziele. JCB Mohr, Tübingen 1977

Henning, K. W.: Betriebswirtschaftliche Organisationslehre. Betriebswirtschaftlicher Verlag Dr. Th. Gabler GmbH, Wiesbaden 1975

Hill, P.: Towards a New Philosophy of Management. Gower, London 1971

Hill, W.; Fehlbaum, R.; Ulrich, P.: Organisationslehre 1. Ziele, Instrumente und Bedingungen der Organisation sozialer Systeme (5. Aufl.). UTB, Stuttgart 1994

Hinterhuber, H.; Matzler, K.: Kundenorientierte Unternehmensführung. Betriebswirtschaftlicher Verlag Dr. Th. Gabler GmbH, Wiesbaden 1999

Kaplan, R. S.; Norton, D. P.: Balanced Scorecard. Schäffer-Poeschel Verlag, Stuttgart 1997

Kaplan, R. S.; Gaiser, B.: Zehn Jahre Balanced Scorecard. QZ (2002) 47, S. 872–874

Kirchner, H.: Gespräche im Pflegeteam: mit Beispielen aus der Führungspraxis (2. Aufl.). Georg Thieme Verlag, Stuttgart, New York 1998

Kosiol, E.: Organisation der Unternehmung (2. Aufl.). Betriebswirtschaftlicher Verlag Dr. Th. Gabler GmbH, Wiesbaden 1976

Kraus, G.; Westermann, R.: Projektmanagement mit System. Organisation, Methoden, Steuerung (3. Aufl.). Betriebswirtschaftlicher Verlag Dr. Th. Gabler GmbH, Wiesbaden 2002

Krüger, G.: Grundwissen praktische Betriebswirtschaft. Wilhelm Heyne Verlag, München 1989

Lewin, K.: Frontiers in group dynamics. Human Relations (1947), S. 4–41

Likert, R.: Die integrierte Führungs- und Organisations-struktur. Campus, Frankfurt, New York 1975

Loffing, C.: Teamentwicklung im «Kranken Haus» – ein Beispiel psychologischer Gestaltungsarbeit. Der Andere Verlag, Bad Iburg 1999

Loffing, C.: Den passenden Mitarbeiter finden. Effektive Methoden der Personalauswahl. Häusliche Pflege (2001) 12, S. 27–33

Loffing, C.: Mitarbeiter richtig führen. Erfolgreiche Führungskräfte führen flexibel. W. Kohlhammer GmbH, Stuttgart 2005

Loffing, C.: Szenariomanagement – Wichtiges Instrument für das strategische Management in ambulanten Diensten. In: H. Blonski (Hrsg.): Strategisches Management in Pflegeorganisationen. Konzepte, Instrumente und Anregungen. Schlütersche Verlagsbuchhandlung, Hannover 2006, S. 119–130

Loffing, C.; Budnik, S.: Projekte erfolgreich managen. Mit dem richtigen Plan zum Ziel. W. Kohlhammer GmbH, Stuttgart 2005

Loffing, C.; Wottawa, H.: Mit einem Methoden-Mix die richtige Entscheidung treffen. Bewerberauswahl in der Pflege. Die Pflegezeitschrift (2002) 4, S. 267–270

Macharzina, K.: Unternehmensführung. Das internationale Managementwissen. Konzepte – Methoden – Praxis (3., aktualisierte und erweiterte Auflage). Betriebswirtschaftlicher Verlag Dr. Th. Gabler GmbH, Wiesbaden 1999

Müller, H.: Arbeitsorganisation in der Altenpflege: Ein Beitrag zur Qualitätsentwicklung und Qualitätssicherung. Schlütersche Verlagsbuchhandlung, Hannover 2001

Naegler, H.: Controlling als wesentliches Management-Instrument. In: Haubrock, M.; Schär, W.: Betriebswirtschaft und Management im Krankenhaus (3., vollständig überarbeitete Auflage). Verlag Hans Huber, Bern 2002

Neuberger, O.: Führen und geführt werden (5. Aufl.). Ferdinand Enke Verlag, Stuttgart 1995

Nordsieck, F.: Betriebsorganisation (4. Aufl.). Schäffer-Poeschel Verlag, Stuttgart 1962

Olfert, K.: Kompakt-Training Personalwirtschaft. Friedrich Kiehl Verlag, Ludwigshafen 1999

Olfert, K.; Pischulti, H.: Kompakt-Training Unternehmensführung. Friedrich Kiehl Verlag, Ludwigshafen 1999

Olfert, K.; Steinbuch, P. A.: Kompakt-Training Projektmanagement (3. Aufl.). Friedrich Kiehl Verlag, Ludwigshafen 2002

Perlitz, M.: Internationales Management. UTB, Stuttgart 2000

Picot, A.; Dietl, H.; Franck, E.: Organisation – Eine ökonomische Perspektive. Schäffer-Poeschel Verlag, Stuttgart 1997

Poensgen, O. H.: Geschäftsbereichsorganisation. Westdeutscher Verlag, Köln, Opladen 1973

Rahn, H.-J.: Unternehmensführung (4. Aufl.). Friedrich Kiehl Verlag, Ludwigshafen 2000

Rosenstiel, L. v.: Grundlagen der Organisationspsychologie: Basiswissen und Anwendungshinweise (6. Aufl.). Schäffer-Poeschel Verlag, Stuttgart 2007

Schierenbeck, H.: Grundzüge der Betriebswirtschaftslehre. Oldenbourg Verlag, München, Wien 1999

Schreyögg, G.: Organisation: Grundlagen moderner Organisationsgestaltung (2. Aufl.). Betriebswirtschaftlicher Verlag Dr. Th. Gabler GmbH, Wiesbaden 1998

Schreyögg, G.: Organisation: Grundlagen moderner Organisationsgestaltung (3. Aufl.). Betriebswirtschaftlicher Verlag Dr. Th. Gabler GmbH, Wiesbaden 1999

Schreyögg, G.: Organisation: Grundlagen moderner Organisationsgestaltung (4. Aufl.). Betriebswirtschaftlicher Verlag Dr. Th. Gabler GmbH, Wiesbaden 2003

Schulte-Zurhausen, M.: Organisation. Verlag Franz Vahlen GmbH, München 1995

Schwarz, H.: Betriebsorganisation als Führungsaufgabe. Organisation – Lehre und Praxis. Moderne Industrie, München 1972

Shapiro, B.; Slywotzky, A. J.: Neues Marketingdenken: Der loyale Kunde zählt, nicht die schnelle Mark. Harvard Business Manager: Strategie und Planung (1997) 5, S. 9–21

Steinmann, H.; Schreyögg, G.: Management. Grundlagen der Unternehmensführung. Konzepte – Funktionen – Fallstudien (4. Aufl.). Betriebswirtschaftlicher Verlag Dr. Th. Gabler GmbH, Wiesbaden 2000

Steinmann, H.; Schreyögg, G.: Management. Grundlagen der Unternehmensführung; Konzepte – Funktionen – Fallstudien (5. Aufl.). Betriebswirtschaftlicher Verlag Dr. Th. Gabler GmbH, Wiesbaden 2002

Ulich, E.: Arbeitspsychologie (8. Aufl.). Schäffer-Poeschel Verlag, Stuttgart 2005

Vahs, D.: Organisation: Einführung in die Organisationstheorie und -praxis (2. Aufl.). Schäffer-Poeschel Verlag, Stuttgart 1999

Weidlich, U.: Mitarbeiterbeurteilung in der Pflege: systematisch bewerten – Zeugnisse erstellen. Urban & Schwarzenberg, München 1998

Weidner, W.; Freitag, G.; Gernet, E.; Ulbrich, K.: Organisation der Unternehmensführung (4. Aufl.). Hanser Fachbuch, München 1992

Wild, J.: Grundlagen der Unternehmensplanung. Rowohlt, Reinbek bei Hamburg 1982

Wöhe, G.: Einführung in die allgemeine Betriebswirtschaftslehre (19. Aufl.). Verlag Franz Vahlen GmbH, München 1996

Zinke, C.; Vernohr, B.: Kundenbindung als strategisches Unternehmensziel. In: Handbuch Kundenbindungsmanagement. Grundlagen. Konzepte. Erfahrungen. Betriebswirtschaftlicher Verlag Dr. Th. Gabler GmbH, Wiesbaden 1999

3 Spezielle Aufbau- und Ablauforganisation des Pflegeunternehmens

Christa Büker

Viele Probleme in Einrichtungen der Alten- und Krankenpflege werden hervorgerufen durch Mängel in der Aufbau- und Ablauforganisation (s. Kap. 2.3 u. 2.4). So fehlt es beispielsweise oft an klaren Regelungen bezüglich Verantwortungsbereichen und Zuständigkeiten oder an einer systematischen Organisation von Arbeitsabläufen. Eine gut funktionierende Aufbau- und Ablauforganisation ist jedoch für alle Pflegeeinrichtungen Voraussetzung für eine hohe Qualität der Arbeit, für das Erreichen von Patienten- und Mitarbeiterzufriedenheit sowie für das Erreichen der wirtschaftlichen Ziele. Auch das Pflegeversicherungsgesetz stellt Anforderungen an die Aufbau- und Ablauforganisation, die im Rahmen der Qualitätsprüfungen durch den Medizinischen Dienst der Krankenversicherung (MDK) einer Prüfung unterzogen werden.

Aufbau- und Ablauforganisation hängen eng mit dem Thema «Qualitätssicherung» zusammen. Die Aufbauorganisation stellt gewissermaßen das Gerüst des Unternehmens dar und beeinflusst damit die Ebene der Strukturqualität (Abb. 3-1). Bei der Ablauforganisation (Prozessorganisation) geht es um die Gestaltung von Prozessen und somit um die Ebene der Prozessqualität. Beide haben in ihrem Zusammenwirken wesentlichen Einfluss auf die Ebene der Ergebnisqualität.

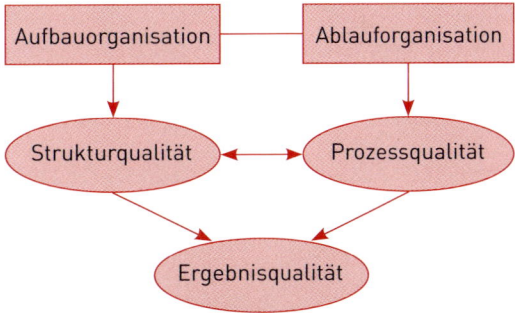

Abbildung 3-1: Einfluss der Aufbau- und Ablauforganisation auf die Qualität

Gerade für Führungskräfte ist es notwendig, sich mit Fragen der Aufbau- und Ablauforganisation auseinander zu setzen. In den folgenden Ausführungen werden daher einige zentrale Elemente der *speziellen Aufbau- und Ablauforganisation* in Ergänzung zu den Ausführungen in Kapitel 2 beschrieben und ihre Bedeutung für die tägliche Arbeitspraxis herausgestellt.

Lernziele

- Kenntnis der wesentlichen Elemente der Aufbau- und Ablauforganisation
- Bewusstsein für die Bedeutung einer effizienten Aufbau- und Ablauforganisation

im Hinblick auf die Qualitätsentwicklung und Qualitätssicherung in Pflegeeinrichtungen

● Anregung von Impulsen für die Umsetzung verschiedener Konzepte der Aufbau- und Ablauforganisation in die Praxis

3.1
Planung und Organisation

Pflegeeinrichtungen sind komplexe Organisationen. Zur Sicherstellung eines weitgehend reibungslosen Arbeitsalltags müssen Strukturen und Prozesse möglichst optimal geplant und festgelegt werden. Planung und Organisation gehören zum «täglichen Geschäft» von Füh-

rungskräften. Im Folgenden soll zunächst ein Überblick über wichtige Elemente der Aufbau- und Ablauforganisation gegeben werden. Anschließend werden die Themen Organisationsdiagramm (s. Kap. 3.1.2), Stellenbeschreibung (s. Kap. 3.1.3) und Pflegesystem (s. Kap. 3.1.4) näher betrachtet, die als wesentliche Grundlagen einer gelingenden Arbeitsorganisation angesehen werden können.

3.1.1
Kernelemente der Aufbau- und Ablauforganisation

Mit Hilfe der Ausführungen in Tabelle 3-1 und 3-2 soll verdeutlicht werden, welche zentralen Elemente zur Aufbau- und Ablauforganisation in Pflegeeinrichtungen gehören.

Tabelle 3-1: Aufbauorganisation (Teil 1; Quelle: Müller, 2001: 21)

Ziele, Leitbild	● Unternehmensleitbild
	● Pflegeleitbild
	● Hauswirtschaftsleitbild
	● …
Gesetzliche und rechtliche Rahmenbedingungen	● Grundsätze und Ziele des PflegeVG
	● Inhalt der Pflegeleistung/Rahmenvertrag
	● Grundsätze zur Qualität und Qualitätssicherung
	● anerkannte Pflegetheorie (z. B. fördernde Prozesspflege nach Krohwinkel)
	● Konzept, pflegewissenschaftlich anerkannte Pflegestandards
	● Pflegebedürftigkeits- und Begutachtungsrichtlinien
	● Heimgesetz, Heimvertrag
	● …
Finanzielle und wirtschaftliche Rahmenbedingungen	● Versorgungsvertrag mit der Pflegekasse
	● Leistungsgerechte Entgelte und Pflegesätze
	● notwendige und wirtschaftliche Leistung
	● Personalbemessung
	● …

Tabelle 3-1: Aufbauorganisation (Teil 2; Quelle: Müller, 2001: 21)

Betriebliche Gliederung	• Organigramm, Abteilungen, Bereiche
	• Aufgaben, Kompetenzen, Verantwortung
	• Stellenbeschreibungen
	• ...
Kooperation/ Kommunikation	• Kommunikations- und Informationsstrukturen
	• Zusammenarbeit mit anderen
	• internes Kunden-/Lieferantenverhältnis

Tabelle 3-2: Ablauforganisation (Quelle: Müller, 2001: 21)

Dienstleistungsangebote	• Leistungsbeschreibung Pflege
	• Leistungsbeschreibung Unterkunft und Verpflegung
	• Leistungsbeschreibung Zusatzleistungen
	• ...
Arbeitspläne, Arbeitsziele	• Rahmenablaufplan Früh-, Spät- und Nachtdienst
	• Pflege- und Maßnahmenplanung
	• Organisationsstandards
	• Pflegestandards
	• Pflegedokumentation
	• Pflegeevaluation, Pflegevisite
Personalmanagement	• Stellenbeschreibungen
	• Dienstpläne, Einsatzpläne
	• Urlaubspläne
	• Personalbemessung
	• Beurteilungen
	• ...
Haushaltsrahmen	• Personalkostenbudget
	• Sachkostenbudget
	• Investitionskostenbudget
	• Kosten- und Leistungsrechnung
	• ...
Kooperation/Kommunikation	• Dienstanweisungen
	• Dienstbesprechungen
	• Qualitätszirkel
	• ...

3.1.2
Organisationsdiagramm

Die grafische Darstellung der Aufbauorganisation eines Unternehmens erfolgt mit Hilfe eines Organisationsdiagramms (auch: Organigramm). Organigramme verdeutlichen die Hierarchie des Unternehmens mit ihren entsprechenden Kommunikations- und Weisungswegen ebenso wie die jeweilige Aufgabengliederung oder die Gliederung der Stellen und Abteilungen. Das Organigramm kann als das zentrale Hilfsmittel zur Darstellung des Soll- oder Istzustands organisatorischer Strukturen angesehen werden. Es findet in der Praxis entsprechend häufig Verwendung. Zur weiterführenden Beschreibung sei auf Kapitel 2.3 und die Abbildungen 2-6 und 2-7 verwiesen.

3.1.3
Stellenbeschreibungen

In Stellenbeschreibungen werden die Aufgaben- und Verantwortungsbereiche der einzelnen Mitarbeiter festgeschrieben. Sie stellen somit ein wichtiges Führungsinstrument in einem Unternehmen dar. Stellenbeschreibungen bieten verschiedene Vorteile:

- sie orientieren den Mitarbeiter über seine Stellung im Unternehmen
- sie schaffen Klarheit über Aufgaben, Kompetenzen und Zuständigkeiten
- sie erleichtern neuen Mitarbeitern die Einarbeitung
- sie helfen Missverständnisse und Reibereien im Team zu vermeiden
- sie tragen zur Berufszufriedenheit der Mitarbeiter bei
- sie bilden die Grundlage für Mitarbeiterbeurteilungen und Arbeitszeugnisse.

Eine Stellenbeschreibung kann folgende Gliederung aufweisen (Häseler, 2001):

- Bezeichnung der Stelle
- organisatorische Eingliederung (Unterstellung, Überstellung, Vertretung)
- Zielsetzung der Stelle
- Anforderungsprofil (fachliche Qualifikation, Persönlichkeitsprofil)
- Aufgabenbild mit Kompetenzzuordnung (patienten-/bewohnerbezogene Aufgaben, mitarbeiterbezogene Aufgaben, betriebsbezogene Aufgaben)
- Kommunikations- und Kooperationsbeziehungen.

Bei der Erarbeitung von Stellenbeschreibungen ist die Beteiligung der Mitarbeiter von Vorteil. Ein solches Verfahren erhöht die Akzeptanz. Problematisch wird es, wenn Stellenbeschreibungen zwar auf dem Papier vorhanden sind, aber nicht gelebt werden. Stellenbeschreibungen sollten regelmäßig, spätestens alle zwei Jahre, einer Überprüfung hinsichtlich ihrer Gültigkeit unterzogen werden. Gegebenenfalls sind sie zu überarbeiten (s. Kap. 8).

3.1.4
Pflegesystem

Die Organisation der Pflege übt entscheidenden Einfluss auf die Patienten-/Bewohner- und Mitarbeiterzufriedenheit aus. Beide Seiten legen in der Regel Wert auf eine persönliche, individuelle Pflege, die einen Beziehungsaufbau ermöglicht.

Beim Pflegesystem werden drei Formen unterschieden:

- System der Funktionspflege
- System der Gruppenpflege
- System der Bezugspersonenpflege.

System der Funktionspflege
Bei dem System der Funktionspflege erfolgt keine Zuordnung von Patienten/Bewohnern zu einer bestimmten Pflegekraft oder einem Pflegeteam. Der Patient/Bewohner wird mit ständig wechselnden Gesichtern konfrontiert und kann sich oft gar nicht die Namen merken. Es ist nachzuvollziehen, dass ein solches Verfahren dem Beziehungsaufbau abträglich ist. Für beide

Beispiel

Für die Funktion der Wohnbereichsleitung in der Pflegeheim Sonnenschein GmbH sieht die Stellenbeschreibung folgendermaßen aus (Auszug):

Stellenbezeichnung

Wohnbereichsleitung in der Pflegeheim Sonnenschein GmbH

Stelleninhaberin

Ute Mustermann

Organisatorische Eingliederung

- Unterstellung: Die Wohnbereichsleitung ist der Pflegedienstleitung unterstellt.

- Überstellung: Die Wohnbereichsleitung ist den zugeordneten Pflegekräften, Pflegehilfskräften und Auszubildenden überstellt.

- Vertretung: Die Wohnbereichsleitung wird durch die stellvertretende Wohnbereichsleitung vertreten.

Anforderungsprofil

- Fachliche Qualifikation: Pflegefachkraft mit mind. 3-jähriger Berufserfahrung; abgeschlossene Weiterbildung zur Wohnbereichsleitung

- Persönlichkeitsprofil: Einsatzbereitschaft; Verantwortungsbereitschaft; Fähigkeit zur Organisation; Kommunikationsfähigkeit; …

Aufgaben

Mitarbeiterbezogene Aufgaben

- Personaleinsatz- und Urlaubsplanung

- Leitung von Dienstbesprechungen

- Anleitung von Mitarbeitern

- …

Bewohnerbezogene Aufgaben

- Sicherstellung der fachgerechten Pflege und Betreuung der Bewohner entsprechend den individuellen Bedürfnissen

- Überwachung und Umsetzung des Pflegeprozesses bei den Bewohnern

- Mithilfe bei der Organisation des Heimeinzugs

- …

Betriebsbezogene Aufgaben

- Sicherstellung der Informationsweitergabe aller relevanten Belange an die Pflegedienstleitung

- Organisation und Überwachung der Materialvorräte

- Sicherstellung der Einhaltung von Hygiene- und Sicherheitsbestimmungen

- …

Kommunikations- und Kooperationsbeziehungen

Die Wohnbereichsleitung unterhält regelmäßige Kommunikations- und Kooperationsbeziehungen zu allen Bereichen der Einrichtung (Pflegedienstleitung, Sozialdienst, Verwaltung, Hauswirtschaft, Technik, …). Sie nimmt an allen wichtigen Besprechungen innerhalb des Pflegebereichs und im interdisziplinären Team teil …

Ort/Datum:

Unterschrift des Stelleninhabers:

Unterschrift der Pflegedienstleitung:

Seiten ist die Funktionspflege wenig befriedigend. Sie erschwert zudem die Arbeit nach dem Pflegeprozess bzw. macht sie sogar unmöglich.

System der Gruppenpflege

Hierbei werden die Patienten/Bewohner jeweils einem kleinen, überschaubaren Pflegeteam zugeordnet. Dadurch beschränkt sich der nicht zu vermeidende Wechsel auf nur wenige Personen. Der Patient/Bewohner sieht immer die gleichen Gesichter und kann sich an das Team gewöhnen. Das System der Gruppenpflege ermöglicht ein Arbeiten nach dem Pflegeprozess.

Bezugspersonenpflege

Bei der Bezugspersonenpflege werden den einzelnen Pflegekräften einzelne Patienten/Bewohner zugeordnet. Die Pflegekraft ist damit verantwortlich für den Pflegeprozess ihrer Klienten. Sie erstellt zusammen mit dem Patienten/Bewohner die Pflegeplanung und beurteilt die Wirkung der Pflege. Durch eine gründliche Informationsweitergabe stellt sie sicher, dass auch während ihrer Abwesenheit die Pflege in ihrem Sinne weitergeführt wird. Bei dem System der Bezugspflege kann sich eine intensive Beziehung zwischen beiden Seiten entwickeln. Unter Umständen besteht sogar die Gefahr einer zu engen Bindung, die ohne die Fähigkeit zur professionellen Distanz zu einer Belastung werden kann.

3.2
Dienstplanerstellung

Der Dienstplan gilt als zentrales Element einer funktionierenden Arbeitsorganisation und wichtiges Führungsinstrument. In Einrichtungen des Gesundheitswesens gehört die Aufgabe der Dienstplanerstellung zu den besonderen Herausforderungen, denn es gilt in der Regel, den Dienst rund um die Uhr und an jedem Tag des Jahres sicherzustellen.

Leitungskräfte, die für die Dienstplanerstellung Verantwortung tragen, benötigen umfangreiches Wissen über gesetzliche und tarifliche Bestimmungen, über die formalen Anforderungen an die Dienstplangestaltung sowie Techniken der Dienstplanerstellung. Im Folgenden kann lediglich ein Überblick über die wesentlichen Aspekte gegeben werden. Zur Vertiefung der Thematik sei auf die einschlägige Literatur verwiesen (Birkenfeld, 2001; Kelm, 2001; Funk, 2002; Büker, 2006a).

3.2.1
Ziele der Dienstplangestaltung

Als Ziele der Dienstplangestaltung lassen sich vor allem die nachstehenden Punkte identifizieren (Büker, 2006a; Funk, 2002):

- Patienten-/Bewohnerorientierung: Die Dienstplangestaltung ist an den Wünschen und Bedürfnissen der Patienten/Bewohner auszurichten. So muss beispielsweise zu den Kernzeiten mit dem Hauptarbeitsanfall ein verstärkter Personaleinsatz erfolgen.
- Wirtschaftlicher Personaleinsatz: In Pflegeeinrichtungen stellt das Personal den Hauptkostenfaktor dar. Eine umsichtige Dienstplangestaltung muss daher auch wirtschaftliche Aspekte berücksichtigen und eine gezielte Steuerung, z. B. durch den Einsatz von geringfügig Beschäftigten oder Teilzeitkräften, vornehmen.
- Mitarbeiterzufriedenheit: Die Herstellung von Mitarbeiterzufriedenheit bei der Dienstplangestaltung stellt für die Planungsverantwortlichen eine schwierige Aufgabe dar. Freizeitinteressen von Mitarbeitern kollidieren regelmäßig mit den Arbeitsanforderungen in Pflegeeinrichtungen. Umso wichtiger ist eine weitgehend verlässliche und gerechte Planung.

3.2.2
Gesetzliche und tarifliche Bestimmungen im Überblick

Viele verschiedene gesetzliche und tarifliche Bestimmungen tangieren die Dienstplangestaltung. Dabei gibt es ein klares Prinzip, welches mit Hil-

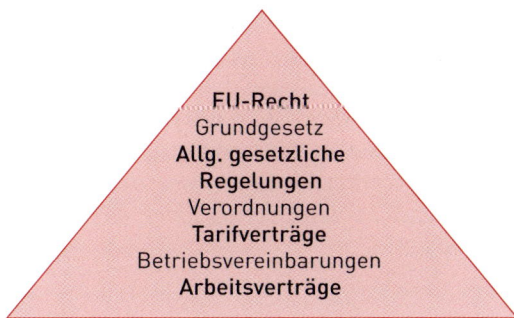

Abbildung 3-2: Rechtsquellenpyramide

fe der *Rechtsquellenpyramide* (**Abb. 3-2**) sichtbar wird: Die jeweils übergeordnete Regelung ist maßgeblich und darf nicht durch nachgeordnete Regelungen zu einer Verschlechterung für den Arbeitnehmer führen (s. ausführlich Kap. 7).

Im Folgenden sei ein Überblick über die relevanten gesetzlichen und tariflichen Bestimmungen gegeben:

- EU-Recht
  - Europäisches Recht steht über nationalem Recht. Ein aktuelles Beispiel betrifft die Regelungen zum Bereitschaftsdienst von Ärzten und Pflegepersonal im Krankenhaus.
- Grundgesetz
  - Das Grundgesetz gilt vor allen anderen weiteren Gesetzen. So hat es z.B. Einfluss bei der Urlaubsgewährung oder bei der Einteilung von Diensten zu ungünstigen Zeiten (Schutz der Familie).
- Allgemeine gesetzliche Regelungen und Verordnungen
  - Wichtige Gesetze sind das Arbeitszeitgesetz, das Mutterschutzgesetz, das Jugendarbeitsschutzgesetz, das Betriebsverfassungsgesetz oder das Bundesurlaubsgesetz.
- Tarifliche Regelungen
  - Eine in Einrichtungen des Gesundheitswesens häufig anzutreffende tarifliche Regelung ist der Tarifvertrag für den Öffentlichen Dienst (TVöD).

- Betriebsvereinbarungen
  - Betriebsvereinbarungen werden in einem schriftlichen Vertrag zwischen Arbeitgeber und Betriebsrat geschlossen.
- Arbeitsverträge
  - Im Arbeitsvertrag werden z.B. Arbeitszeiten, Arbeitsort und Umfang der wöchentlich zu leistenden Arbeitszeit vereinbart.

3.2.3
Wichtige gesetzliche Regelungen

Arbeitszeitgesetz
- *Tägliche Arbeitszeit:* Im Arbeitszeitgesetz ist die tägliche Arbeitszeit auf höchstens acht Stunden festgelegt. In Ausnahmefällen kann die Höchstarbeitszeit zehn Stunden täglich betragen, wenn innerhalb von sechs Monaten im Durchschnitt die Arbeitszeit an Werktagen acht Stunden nicht überschreitet.
- *Ruhepausen:* Bei mehr als sechs Stunden Arbeitszeit ist die Arbeit durch im Voraus festgelegte Ruhepausen von mindestens 30 Minuten zu unterbrechen. Bei mehr als neun Stunden Arbeit muss die Ruhepause mindestens 45 Minuten betragen. Ruhepausen können in Zeitabschnitte von 15 Minuten aufgeteilt werden. Pausen gehören nicht zur Arbeitszeit und werden daher nicht bezahlt.
- *Ruhezeit zwischen zwei Schichten:* Die Ruhezeit zwischen zwei Schichten beträgt grundsätzlich elf Stunden, kann aber z.B. in Pflegeeinrichtungen auf zehn Stunden verkürzt werden, wenn sie innerhalb eines Monats durch Verlängerung einer anderen Ruhezeit ausgeglichen werden kann.
- *Nacht- und Schichtarbeit:* Nacht- und Schichtarbeit sind auf zehn Stunden zu begrenzen.
- *Sonn- und Feiertagsbeschäftigung:* Mindestens 15 Sonntage im Jahr müssen laut Arbeitszeitgesetz beschäftigungsfrei bleiben. Einige Tarifverträge sehen günstigere Regelungen vor: Bei Sonntagsarbeit können so z.B. zwei Sonntage im Monat arbeitsfrei bleiben, sofern es die dienstlichen Belange zulassen.

Mutterschutzgesetz

● *Arbeitsplatzgestaltung, Beschäftigungsverbot:* Im Rahmen der Beschäftigung dürfen weder Mutter noch Kind gefährdet werden. Kann dies nicht sichergestellt werden, ist die werdende Mutter unter Fortzahlung der Bezüge von der Arbeit zu befreien. Werdende Mütter dürfen in den letzten sechs Wochen vor der Geburt nicht beschäftigt werden, außer sie erklären sich freiwillig dazu bereit.
● *Mehrarbeit, Nacht- und Sonntagsarbeit:* Mehrarbeit und Nachtarbeit sind für werdende Mütter verboten. In Pflegeeinrichtungen dürfen sie nur dann an Sonn- und Feiertagen eingesetzt werden, wenn sie dafür einen arbeitsfreien Tag in der Woche erhalten.

Jugendarbeitsschutzgesetz

● *Arbeitszeit:* Jugendliche unter 18 Jahren dürfen nicht mehr als acht Stunden täglich und 40 Stunden wöchentlich beschäftigt werden. Die Ruhezeit zwischen zwei Schichten muss 12 Stunden betragen.
● *Samstags- und Sonntagsarbeit, Feiertage:* In Pflegeeinrichtungen ist die Beschäftigung von Jugendlichen an Wochenenden und Feiertagen erlaubt.
● *Nachtarbeit:* Jugendliche dürfen nur in der Zeit von 6.00 Uhr bis 20.00 Uhr beschäftigt werden, in Ausnahmefällen bis 23.00 Uhr.

Betriebsverfassungsgesetz

● *Mitbestimmungsrechte:* Der Betriebsrat hat ein Mitbestimmungsrecht, z. B. bei der Festlegung der Arbeitszeit, der Pausenregelung oder bei der Aufstellung allgemeiner Urlaubsgrundsätze.

Bundesurlaubsgesetz

● *Mindesturlaubsdauer:* Die Urlaubsdauer ist im Bundesurlaubsgesetz auf einen Mindestanspruch von 24 Werktagen im Jahr festgelegt. In vielen Tarifverträgen und Arbeitsverträgen wird allerdings von dieser Regelung zu Gunsten der Arbeitnehmer abgewichen (Tab. 3-3).

3.2.4
Anforderungen an das Dienstplanformular

Das Dienstplanformular sollte im DIN-A3-Format vorliegen und ausreichend große Spalten und Kästchen haben, sodass Eintragungen gut lesbar sind. Für jeden Mitarbeiter muss ein mindestens dreizeiliger Bereich vorhanden sein. Dienstpläne haben Dokumentencharakter und dürfen daher nicht mit Bleistift geführt werden. Überklebungen, Überschreibungen, Radierungen oder die Verwendung von Tipp-Ex sind untersagt (Büker, 2006a).

Folgende inhaltliche Informationen sollten dem Dienstplan entnommen werden können (MDS, 2005):

● Einrichtung und Abteilung
● Geltungszeitraum
● Name und Qualifikation der einzelnen Mitarbeiter
● Umfang des Beschäftigungsverhältnisses (Wochen- oder Monatsarbeitszeit)
● Sollplanung
● tatsächlich geleistete Dienste
● Ausfallzeiten
● Über-/Mehrstunden

Tabelle 3-3: Urlaubsdauer bei der 5-Tage-Woche in ausgewähltem Tarifvertrag

Vergütungsgruppe	Bis zum vollendeten 30. Lebensjahr	Bis zum vollendeten 40. Lebensjahr	Nach vollendetem 40. Lebensjahr
	Arbeitstage	Arbeitstage	Arbeitstage
N. N.	26	29	30

- Urlaubsübertrag
- Zeiten für Teambesprechungen und Übergabezeiten
- Unterschrift des Verantwortlichen für die Dienstplanerstellung
- Datum des In-Kraft-Tretens.

Jeder Dienstplan muss eine Legende enthalten, damit Abkürzungen zweifelsfrei zugeordnet werden können, z. B.:

- F = Frühdienst: 6.30–13.30 Uhr
- S = Spätdienst: 13.00–21.00 Uhr
- X = Frei
- U = Urlaub
- K = Krankheit.

3.2.5
Rahmendienstplan

Die häufigsten Rahmendienstplanmodelle in Pflegeeinrichtungen sind die *5-Tage-Woche*, die *5,5-Tage-Woche* und die *6-Tage-Woche*. **Tabelle 3-4** gibt einen Überblick über diese Grundformen.

In vielen Einrichtungen des Gesundheitswesens ist immer noch die 6-Tage-Woche sehr beliebt. Dies bedeutet, dass 12 Tage hintereinander gearbeitet wird und anschließend ein freies Wochenende folgt. Im Hinblick auf eine gesund-

heitsgerechte Gestaltung der Arbeitszeit für die Beschäftigten ist dieser Rahmendienstplan kritisch zu betrachten. Die Möglichkeiten der Erholung sind bei der 5,5-Tage-Woche oder der 5-Tage-Woche eher gegeben.

Dem steht jedoch entgegen, dass gerade in Pflegeeinrichtungen einer personellen Kontinuität aus Patienten- bzw. Bewohnersicht eine hohe Bedeutung zukommt. Der Personalwechsel bei der 5-Tage-Woche ist zwangsläufig häufiger als bei der 6-Tage-Woche und könnte der Patienten- bzw. Bewohnerzufriedenheit abträglich sein.

An dieser Stelle werden die unterschiedlichen Interessen deutlich, die es bei der Dienstplangestaltung zu berücksichtigen gilt. Die Vor- und Nachteile einer Veränderung des Rahmendienstplanes müssen im Vorfeld sorgfältig abgewogen werden. Möglicherweise lassen sich durch eine sinnvolle Kombination verschiedener Arbeitszeitmodelle (s. Kap. 3.2.8) sowohl für Patienten/Bewohner als auch für Mitarbeiter eine größtmögliche Zufriedenheit erreichen.

3.2.6
Technik der Dienstplanerstellung

Die Gesamtverantwortung für die Dienstplanung liegt grundsätzlich bei der Pflegedienstleitung. Sie kann die Aufgabe jedoch delegieren,

Tabelle 3-4: Dienstplangrundformen (Quelle: Müller, 2001: 101)

Dienstplan-Grundformen	5-Tage-Woche	5,5-Tage-Woche	6-Tage-Woche
Gesamttage pro Zeitraum	14 Tage	14 Tage	14 Tage
Arbeitstage pro Zeitraum	10 Tage	11 Tage	12 Tage
Freie Tage pro Zeitraum	4 Tage	3 Tage	2 Tage
Arbeitszeit in einer kompletten Schicht	7 Stunden, 42 Minuten	7 Stunden	6 Stunden, 25 Minuten
Pausenzeit	30 Minuten	30 Minuten	30 Minuten
Anwesenheitszeit in einer kompletten Schicht	8 Stunden, 12 Minuten	7 Stunden, 30 Minuten	6 Stunden, 55 Minuten

z. B. an die Wohnbereichs- oder Stationsleitung. Wichtig ist die eindeutige Regelung der Zuständigkeit.

In Anlehnung an Funk (2002) empfiehlt sich folgende Vorgehensweise bei der Dienstplanerstellung:

- Vorbereitung des Dienstplanformulars
- Eintragung feststehender Abwesenheitszeiten
- Eintragung des Wochenendrhythmus und der Feiertagsbesetzung
- Eintragung der Nachtdienste (falls kein separater Nachtwachenplan geführt wird)
- Eintragung der Tagesschichten
- Auszählung und Überprüfung der Vorplanung
- Bilanzierung
- abschließende Fertigstellung.

Der Dienstplan für den Folgemonat sollte spätestens zwei Wochen vor Ablauf des alten Plans allen Mitarbeitern durch Aushang bekannt gegeben werden.

3.2.7
Urlaubsregelung

Bezüglich der Urlaubsregelung kommt es immer wieder zu Konflikten der Teammitglieder untereinander sowie zwischen Arbeitgeber und Arbeitnehmern. Daher empfiehlt sich die Aufstellung von bestimmten Grundsätzen, wie das Praxisbeispiel verdeutlicht.

Beispiel

In der Ambulante Hauskrankenpflege Vitalis GbR hat die Urlaubsplanung im vergangenen Jahr zu erheblichen Problemen geführt. Während der Sommerferienzeit waren mehrere Mitarbeiter zeitgleich im Urlaub. In dieser Situation kam es zudem zu zwei krankheitsbedingten Ausfällen. Zum Jahresende stand bei vier Pflegekräften noch ein erheblicher Rest-

urlaub an. Auf Grund dieser Erfahrungen beschließen die Geschäftsinhaberinnen die Aufstellung folgender Urlaubsgrundsätze:

- Urlaubsjahr ist das Kalenderjahr. Nur in begründeten Ausnahmefällen kann Urlaub in das nächste Jahr übertragen werden.

- Es können nicht mehr als zwei Mitarbeiter zur gleichen Zeit in den Urlaub gehen.

- Bereits am Ende eines alten Jahres oder spätestens zu Beginn des neuen Jahres müssen alle Mitarbeiter ihre Urlaubswünsche auf einem Plan eintragen. Diese Wunschliste ist jedoch nicht gleichzusetzen mit einem Anspruch auf den ausgewählten Zeitraum!

- In einer gemeinsamen Besprechung erfolgt eine klärende Terminabsprache. Bei Konflikten muss gemeinsam nach einem Kompromiss gesucht werden. Gegebenenfalls sind soziale Gesichtspunkte der Urlaubsgewährung zu prüfen (so haben z.B. Mitarbeiter mit schulpflichtigen Kindern Vorrang auf Urlaubsgewährung in den Ferienzeiten).

- Bis zum 1. März muss die Gesamturlaubsplanung feststehen. Mit der Unterschrift der Pflegedienstleitung gilt sie als verbindlich und die Mitarbeiter haben Planungsgewissheit.

3.2.8
Arbeitszeitflexibilisierung

Die Arbeitszeiten in Pflegeeinrichtungen haben sich in der Vergangenheit kaum an den Bedürfnissen der zu versorgenden Klientel und ebenso wenig an den Bedürfnissen der Mitarbeiter orientiert. Für beide galt es, sich an die Organisation anzupassen. Das historisch gewachsene, starre Schichtensystem ließ wenig Spielraum für individuelle Wünsche. Auch heute noch finden sich Einrichtungen, in denen der typische Arbeitsbeginn des Frühdienstes um 6.00 Uhr dazu führt, dass Patienten/Bewohner entgegen ihren Gewohnheiten und ihrem individuellen Biorhythmus sehr früh geweckt werden. Pflegekräften wird durch den wechselnden Schichtdienst die Vereinbarkeit von Familie und Beruf erschwert.

Nicht jedoch die Anpassung der Patienten/Bewohner und Mitarbeiter an die Organisation, sondern vielmehr die Anpassung der Organisation an die Bedürfnisse von Kunden und Mitarbeitern sind heute gefordert. So erwarten beispielsweise die Kunden eines ambulanten Pflegedienstes in hohem Maße eine Beachtung ihrer Lebensgewohnheiten. Findet dies keine Berücksichtigung, besteht die Gefahr, dass der Kunde sich einen anderen Anbieter sucht. Mangelnde Kundenorientierung führt somit zu wirtschaftlichen Einbußen.

Für das Unternehmen resultieren weitere wirtschaftliche Nachteile aus einem starren Arbeitszeitsystem. Ein bestehendes Schichtenmodell berücksichtigt nicht den tatsächlichen Arbeitsanfall zu unterschiedlichen Tageszeiten. Dadurch kommt es in Zeiten mit hohem Arbeitsanfall regelmäßig zu Unterbesetzungen und in Zeiten mit geringem Arbeitsaufkommen zu Überbesetzungen. Während sich die Folgen von Unterbesetzung in Stress bei den Mitarbeitern und Unzufriedenheit bei den Kunden bemerkbar machen, kommt es durch Überbesetzung zur Unwirtschaftlichkeit eines Unternehmens. Beides gilt es zu vermeiden.

Eine flexible Gestaltung von Arbeitszeit erhöht die Kundenzufriedenheit, sichert die Wettbewerbsposition und steigert die Arbeitszufriedenheit bei den Mitarbeitern. Führungskräfte haben die Aufgabe, die unterschiedlichen Interessen zu berücksichtigen und akzeptable Lösungen zur Arbeitszeitgestaltung zu entwickeln. Verschiedene Arbeitszeitmodelle bieten sich an, wie z.B.:

- Teilzeitarbeit
- Jobsharing

- Arbeitszeitkonto
- Gleitarbeitszeit
- Kernarbeitszeit.

Ein für alle Pflegeeinrichtungen optimales Arbeitszeitmodell gibt es nicht. Es gilt, für jeden Betrieb eine individuelle Lösung zu finden. Diese liegt möglicherweise darin, verschiedene Arbeitszeitmodelle zu kombinieren und den Mitarbeitern Alternativen anzubieten.

3.3
Pflegetheorien und Pflegemodelle

Die Beschäftigung mit Pflegetheorien und Pflegemodellen dient dem besseren Verständnis des Begriffs Pflege. Mit ihrer Hilfe soll deutlich werden, was Pflege überhaupt ist und womit sie sich beschäftigt. Bevor das Thema näher beleuchtet werden kann, ist es allerdings erforderlich, eine Klärung der beiden Begrifflichkeiten vorzunehmen (s. Kap. 3.3.1). Anschließend werden die zentralen Elemente von Pflegemodellen (s. Kap. 3.3.2) und – in einem kurzen Überblick – internationale und nationale Pflegemodelle (s. Kap. 3.3.3) aufgeführt. In einem nächsten Schritt werden die Bedeutung von Pflegemodellen und der Zusammenhang mit dem Pflegeverständnis einer Einrichtung herausgestellt (s. Kap. 3.3.4). Abschließend erfolgt exemplarisch die Vorstellung des Pflegemodells nach Monika Krohwinkel (s. Kap. 3.3.5), welches in Deutschland zunehmend Verbreitung findet.

3.3.1
Begriff des Pflegemodells und der Pflegetheorie

Häufig werden die beiden Begriffe *Pflegetheorie* und *Pflegemodell* synonym verwendet, da es an einer einheitlichen Definition fehlt. Zum besseren Verständnis sollen sie an dieser Stelle einer näheren Betrachtung unterzogen werden.

Unter einem *Modell* versteht man in der Alltagssprache die Abbildung von einem Original.

So ist beispielsweise der Globus eine Abbildung unseres Planeten Erde oder eine Landkarte das Modell einer Landschaft. Modelle können gegenständlich sein, das heißt, man kann sie anfassen und sich mit ihrer Hilfe ein Bild machen. So vermittelt uns ein Globus einen Eindruck von der Größe der Kontinente und der Weite der Meere. Es gibt allerdings auch abstrakte Modelle; sie können nicht angefasst werden, aber man kann über sie nachdenken. *Pflegemodelle* sind solche abstrakten Modelle. Sie wollen erklären, was Pflege ist bzw. sein sollte. Sie wollen denen, die damit arbeiten, zu einem besseren Verständnis ihres Tuns verhelfen.

Unter dem Begriff *Theorie* versteht man in der Alltagssprache häufig einen Lehrstoff, der z. B. in der Ausbildung vermittelt wird. In der Wissenschaft ist eine Theorie eine Aussage, die durch wissenschaftliche Untersuchungen auf ihre Gültigkeit hin überprüft worden ist. So ist die Theorie vom Urknall die Erklärung für die Entstehung unserer Erde.

Auch in der Pflege gibt es viele Theorien. So lässt sich beispielsweise die folgende Theorie aufstellen: «Die Arbeit im Bezugspflegesystem wirkt sich positiv auf die Zufriedenheit des Pflegepersonals aus». Dies ist zunächst einmal eine Behauptung. Erst durch genauere Untersuchungen kann festgestellt werden, ob sie richtig oder falsch ist.

Bei der Beschäftigung mit den Werken der verschiedenen Pflegetheoretikerinnen wird deutlich, dass es sich bei ihren Veröffentlichungen meist nicht um Pflegetheorien, sondern um Pflegemodelle handelt. Im Folgenden soll daher auch mit diesem Begriff weitergearbeitet werden. All diese Frauen – und es handelt sich ausschließlich um Frauen – hatten die Absicht, den Gegenstandsbereich der Pflege näher zu betrachten und möglichst umfassend abzubilden. Sie suchten Antworten auf die Fragen:

- Was genau ist Pflege?
- Was sind die Aufgaben und Ziele der Pflege?
- Wie sollte Pflege optimalerweise aussehen?
- Welche Rolle spielt die Pflege in der Gesellschaft?

Pflegekräfte sollen dadurch zu einem besseren Verständnis ihrer eigenen Tätigkeit gelangen. Zugleich sollen die Pflegequalität erhöht und die Anerkennung der Pflege als eigenständige Profession im Gesundheitswesen gefördert werden.

3.3.2
Zentrale Bestandteile von Pflegemodellen

Jedes Pflegemodell enthält Aussagen zu den folgenden vier Begriffen, auch Schlüsselkonzepte oder Metaparadigma genannt:

- *Person:* Dieser Begriff umfasst alle Empfänger von Pflege. Dies können Individuen sein, aber auch Familien, andere Gruppen oder das Gemeinwesen. In den Aussagen zu diesem Begriff lässt sich auch das Menschenbild des jeweiligen Pflegemodells erkennen. So ist es beispielsweise von erheblicher Bedeutung, ob ein Patient als aktiv Beteiligter am Pflegegeschehen oder eher als passiver Empfänger von Pflege angesehen wird.
- *Umwelt:* Zur Umwelt gehört zum einen die unmittelbare Umgebung, in der Pflege stattfindet, also z. B. eine stationäre Pflegeeinrichtung oder die häusliche Umgebung. Zum anderen wird damit auch das soziale Umfeld, d. h. die Gruppe wichtiger Bezugspersonen eines Menschen, bezeichnet. Ein Modell sollte beispielsweise dahingehend überprüft werden, ob eine Einbeziehung von Angehörigen in das Pflegegeschehen ausdrücklich formuliert wird oder ob dies nicht vorgesehen ist.
- *Gesundheit:* In diesem Begriff wird das Verständnis von Gesundheit und Krankheit deutlich. So kann beispielsweise Gesundheit als die Abwesenheit von Krankheit oder aber als Zustand des vollkommenen körperlichen, seelischen und sozialen Wohlbefindens definiert werden.
- *Pflege:* Hiermit werden alle Aktivitäten bezeichnet, die durch Pflegepersonen im Interesse der pflegebedürftigen Person ergriffen werden. Grundlage aller Handlungen bildet der systematische Pflegeprozess mit den Kom-

ponenten Diagnose, Planung, Intervention und Evaluation. Hinter den Aussagen zu diesem Begriff wird auch das Verständnis vom Berufsbild der Pflege in dem jeweiligen Modell deutlich. Während in dem einen Modell die Aufgabe der Pflege vorwiegend im Ausgleich von Defiziten eines Patienten gesehen wird, kommen ihr in einem anderen Modell möglicherweise weitere Aufgaben wie Anleitung, Beratung und Förderung der Unabhängigkeit von Patienten zu (Fawcett, 1996).

3.3.3
Pflegemodelle im Überblick

Es gibt zahlreiche Pflegemodelle, von denen die meisten aus dem angloamerikanischen Raum stammen und teilweise schon vor mehr als 50 Jahren entwickelt wurden. Beispielhaft seien an dieser Stelle einige Begründerinnen und ihre Pflegemodelle genannt (Marriner-Tomey, 1992):

- Virginia Henderson: Grundregeln der Krankenpflege
- Nancy Roper, Winifred Logan, Alison Tierney: Die Elemente der Krankenpflege
- Dorothea Orem: Selbstpflegedefizit-Theorie der Krankenpflege
- Madeleine Leininger: Theorie der kulturellen Pflege
- Betty Neuman: Systemmodell
- Schwester Callista Roy: Adaptationsmodell.

Im deutschsprachigen Raum hat die Entwicklung von Pflegemodellen erst in den letzten Jahrzehnten des 20. Jahrhunderts eingesetzt. Ursache dafür war die im Vergleich zu den USA verspätete Etablierung der Pflegewissenschaft. Bekannt ist die Schweizerin *Liliane Juchli*, die sich intensiv mit Pflegemodellen auseinander gesetzt hat. In Verbindung mit ihrem Namen fanden die «Aktivitäten des täglichen Lebens», die so genannten ATLs, Einzug in die Krankenpflege hier zu Lande. Juchli hat kein neues Modell im eigentlichen Sinne entwickelt, sondern wesentliche Inhalte der Modelle von Roper und Henderson übernommen. Außer Juchli finden sich inzwischen

noch weitere Vertreterinnen der Pflege im hiesigen Sprachraum, die an der Entwicklung von Pflegemodellen arbeiten bzw. gearbeitet haben:

- Rosette Poletti (Schweiz)
- Silvia Käppeli (Schweiz)
- Monika Krohwinkel (Deutschland)
- Karin Wittneben (Deutschland)

3.3.4
Pflegemodell und Pflegeverständnis

Was nützt die Beschäftigung mit einem Pflegemodell? Welche Bedeutung hat es überhaupt für die tägliche Praxis? Sind viele Modelle nicht zu abstrakt, um im Arbeitsalltag gelebt werden zu können? Diese Fragen werden sich viele Pflegekräfte schon einmal gestellt haben. Die Auseinandersetzung mit Pflegemodellen wird vielfach als lästige Pflicht empfunden, ohne einen eigentlichen Sinn darin zu sehen. Auch als Führungskraft wird man mit Fragen zur Nützlichkeit von Pflegemodellen konfrontiert und muss darauf eine schlüssige Antwort geben können.

Ein Anstoß zur Beschäftigung mit Pflegemodellen ergibt sich häufig im Verlauf der Erstellung eines Pflegeleitbildes. Im Leitbild spiegelt sich die Philosophie einer Einrichtung. Es enthält u. a. Aussagen über:

- das Menschenbild einer Einrichtung
- das Pflegeverständnis
- die Gestaltung der Pflege
- die Pflegequalität.

Die Inhalte eines Leitbildes werden optimalerweise in einem gemeinsamen Prozess mit allen an der Pflege Beteiligten erarbeitet. Dabei kommt es zwangsläufig zu Diskussionen über das individuelle Pflegeverständnis des Einzelnen. Während die einen eine Aktivierung der Patienten anstreben, möchten die anderen möglicherweise eher eine abnehmende und versorgende Pflege betreiben. Über die verschiedenen Positionen muss gesprochen werden, und es gilt, eine einheitliche Linie zu entwickeln. Alle Pflegekräfte einer Einrichtung müssen ein einheitliches Pflegeverständnis haben, ansonsten wird es in der täglichen Arbeit zu unterschiedlichen Vorgehensweisen mit möglicherweise negativen Folgen für die Patienten kommen.

Das gemeinsame Pflegeverständnis bildet schließlich die Grundlage für die Entscheidung, welches Pflegemodell in einer Einrichtung ausgewählt wird. Pflegemodell und Pflegeverständnis müssen zueinander passen. Wenn dies der Fall ist, kann ein Pflegemodell Orientierung für die tägliche Arbeit bieten und zu einer Verbesserung der Pflegequalität beitragen. Die Orientierung an einem Pflegemodell ist unerlässliche Voraussetzung für eine geplante, systematische Pflege. Ohne diese Grundlage bleibt der Pflegeprozess lediglich ein mechanischer Prozess.

Alle Pflegekräfte einer Einrichtung müssen das ausgewählte Pflegemodell kennen. Es empfiehlt sich, regelmäßig über einzelne Aspekte des Modells zu sprechen oder ausgewählte Pflegesituationen aus dem Arbeitsalltag im Hinblick auf das Modell zu diskutieren. Nur so wird ein Pflegemodell tatsächlich gelebt und kann eine echte Hilfestellung für die Praxis bieten.

3.3.5
Das Pflegemodell nach Monika Krohwinkel

Eine nähere Betrachtung verschiedener Pflegemodelle ist aus verständlichen Gründen an dieser Stelle nicht möglich. Für eine Vertiefung des Themas empfehlen sich verschiedene Veröffentlichungen (Fawcett, 1996; Sander/Schneider, 2001). Exemplarisch wird hier ein Modell aus dem deutschsprachigen Raum ausgewählt und beschrieben, welches hier zu Lande breite Beachtung gefunden hat: «Das konzeptuelle System fördernder Prozesspflege» von *Monika Krohwinkel*.

Der Name Krohwinkel wird meist verbunden mit den so genannten *Aktivitäten und existenziellen Erfahrungen des Lebens*, kurz AEDL. Weniger bekannt ist, dass ihr Modell weit mehr beinhaltet als nur die AEDL, sondern aus mehreren Teilkonzepten besteht (Krohwinkel, 2008).

3.3.5.1
Entstehung des Modells

Das von Monika Krohwinkel entwickelte Pflegemodell geht zurück auf ein von ihr geleitetes Forschungsprojekt, welches Erkenntnisse darüber liefern sollte, wie eine seit dem Krankenpflegegesetz von 1985 vorgeschriebene Pflege nach dem Pflegeprozess auszusehen hat und umgesetzt werden kann. Im Verlauf ihrer Untersuchung stellte sie fest, dass eine rein auf die Lebensaktivitäten ausgerichtete Pflege nicht ausreicht. Vielmehr müssen die existenziellen Erfahrungen, die Menschen bei der Ausübung ihrer Lebensaktivitäten machen, mit einbezogen werden. Außerdem zeigten die Forschungsergebnisse eine große Diskrepanz zwischen fähigkeitsfördernder und defizitorientiert-versorgender Pflege (Sander/Schneider, 2001).

Aus den Erkenntnissen ihres Forschungsprojekts heraus entwickelte Monika Krohwinkel ihr konzeptuelles System fördernder Prozesspflege. Sie bezog des Weiteren Elemente aus den Pflegemodellen von Roper, Logan/Tierney und Orem mit ein (Krohwinkel, 1993, 2007).

Inzwischen hat Monika Krohwinkel ihr Modell weiterentwickelt und spricht nun nicht mehr von AEDL, sondern von A*B*EDL (Aktivitäten, Beziehungen und existenzielle Erfahrungen des Lebens). Damit wird der beziehungsorientierte Ansatz der fördernden Prozesspflege – d.h. die Beziehungen zwischen der zu pflegenden Person, seinen Bezugspersonen und den professionell Pflegenden – stärker in den Mittelpunkt gestellt.

Krohwinkels Modell macht folgende Aussagen zu den vier zentralen Begriffen Person, Umwelt, Gesundheit und Pflege:

- *Person:* Für Krohwinkel besitzt jeder Mensch die Fähigkeit zu und das Bedürfnis nach Entwicklung, Wachstum und Selbstverwirklichung sowie nach aktivem Entscheiden, Handeln und Verantworten.
- *Umwelt:* Die Umwelt ist in ihrem Modell die wichtigste externe Komponente für Leben, Gesundheit und Wohlbefinden des Menschen. Zur Umwelt gehören andere Menschen, öko-

logische, physikalische, materielle und gesellschaftliche Faktoren und in besonderer Weise die Umgebung, in der Pflege stattfindet.

- *Gesundheit:* Gesundheit und Krankheit werden von Krohwinkel als dynamische Prozesse verstanden. Zur Gesundheit gehört auch die jeweils subjektiv definierte Lebensqualität, die es bei der Pflege zu beachten gilt.
- *Pflege:* Im Mittelpunkt der Pflege steht bei Krohwinkel die Förderung der Fähigkeiten und Ressourcen einer pflegebedürftigen Person in den für sie wesentlichen ABEDL-Bereichen. Der Patient soll aktiv in das Pflegegeschehen einbezogen werden und Verantwortung für seine Selbstpflege übernehmen (Oehmen, 1999, 2000).

3.3.5.2
Das Modell und seine Struktur

Krohwinkels Modell besteht, wie bereits erwähnt, aus verschiedenen Teilkonzepten, die nachfolgend kurz erläutert werden sollen:

- ABEDL-Strukturierungsmodell
- Pflegerahmenmodell
- Pflegeprozessmodell
- Pflegemanagementmodell
- Modell zum reflektierenden Erfahrungslernen.

Das ABEDL-Strukturierungsmodell

Das ABEDL-Strukturmodell lässt sich zusammengefasst wie folgt beschreiben:

- Das ABEDL-Strukturmodell besteht aus 13 Bereichen, von denen sich elf an den Lebensaktivitäten von Roper und Logan/Tierney orientieren (Tab. 3-5).
- Der zwölfte Bereich – «Soziale Kontakte, Beziehungen und Bereiche sichern und gestalten können» – bezieht sich auf die Einbeziehung der persönlichen Bezugspersonen eines Patienten und die förderliche Gestaltung der Beziehungen zu ihnen.
- Die 13. ABEDL – «Mit existenziellen Erfahrungen des Lebens umgehen» – wurde von Krohwinkel entwickelt und steht in engem

Tabelle 3-5: Das ABEDL-Strukturierungsmodell (Quelle: Krohwinkel, 2008)

- Kommunizieren können
- Sich bewegen können
- Vital Funktionen des Lebens aufrechterhalten können
- Sich pflegen können
- Sich kleiden können
- Ausscheiden können
- Essen und trinken können
- Ruhen, schlafen, entspannen können
- Sich beschäftigen, lernen, sich entwickeln können
- Die eigene Sexualität leben können
- Für eine sichere/fördernde Umgebung sorgen können
- Soziale Kontakte, Beziehungen und Bereiche sichern und gestalten können
- Mit existenziellen Erfahrungen des Lebens umgehen können
  - Fördernde Erfahrungen machen können
  - Mit belastenden und gefährdenden Erfahrungen umgehen können
  - Erfahrungen, die die Existenz fördern oder gefährden, unterscheiden können

Tabelle 3-6: Die drei Unterkategorien der 13. ABEDL (Quelle: Ludewig, 2001, nach Krohwinkel, 1998)

Existenzfördernde Erfahrungen	Existenzgefährdende Erfahrungen	Erfahrungen, die existenz- fördernd oder existenz- gefährdend sein können
• Wiedergewinnen von Unabhängigkeit • Zuversicht/Freude • Vertrauen • Integration • Sicherheit • Hoffnung • Wohlbefinden • Sinn finden	• Verlust von Unabhängigkeit • Sorge, Angst • Misstrauen • Trennung • Isolation • Ungewissheit • Hoffnungslosigkeit • Schmerzen/Sterben • Langeweile	• kulturgebundene Erfah- rungen, wie Weltanschauung, Glauben, Religionsausübung • lebensgeschichtliche Erfah- rungen

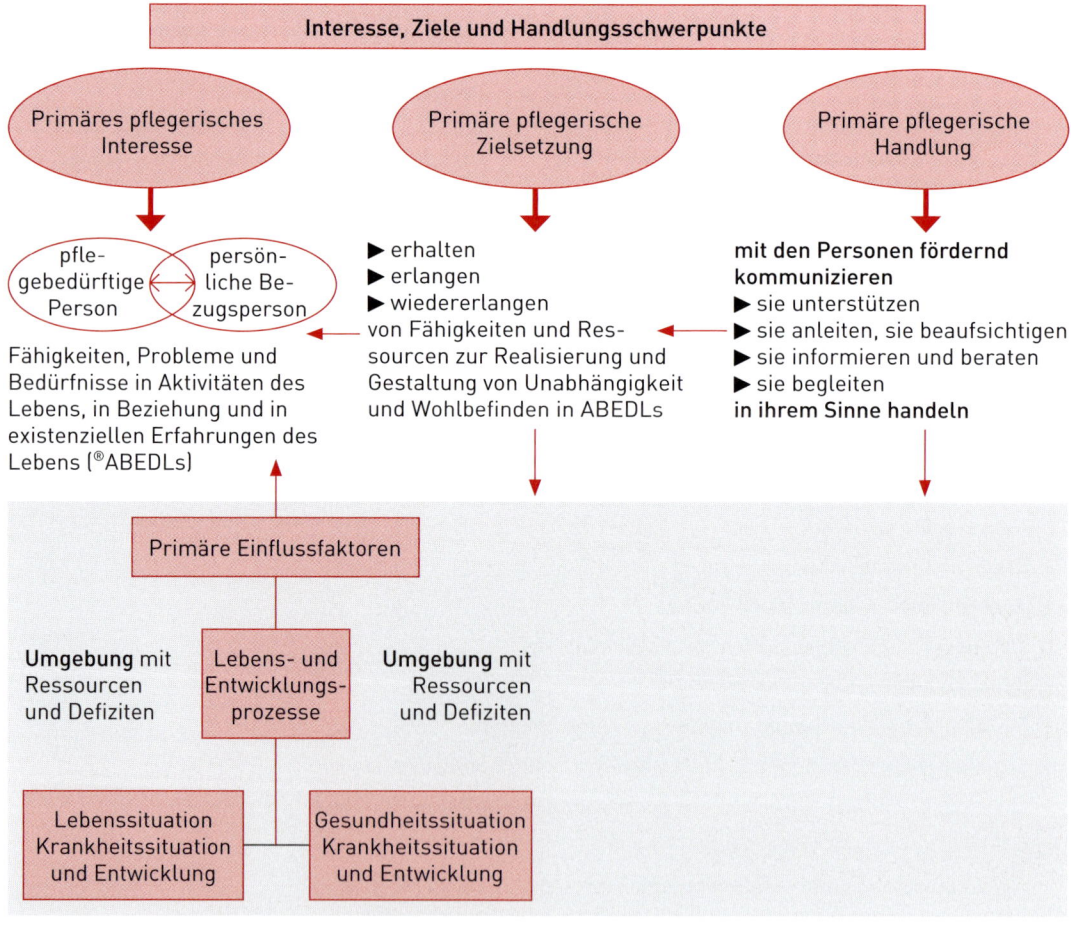

Abbildung 3-3: Das Pflegerahmenmodell (Quelle: Krohwinkel, 1988, 1990, i. d. Fassung 1996)

Zusammenhang mit den anderen ABEDL. So kann beispielsweise eine nach einem Schlaganfall auftretende Aphasie (ABEDL: Kommunizieren können) eine existenziell gefährdende Erfahrung für einen betroffenen Menschen bedeuten. Zugleich kann die Unterstützung durch die Familie eine existenziell fördernde Erfahrung sein. Krohwinkel unterscheidet dementsprechend die existenziellen Erfahrungen des Lebens in drei Bereiche: existenziell fördernd, existenziell gefährdend und Erfahrungen, die die Existenz fördern oder gefährden können (Tab. 3-6).

- Sämtliche ABEDL stehen nicht getrennt voneinander, sondern müssen immer im Kontext zu den anderen gesehen werden. Insbesondere die Kategorie 13 («Mit existenziellen Erfahrungen des Lebens umgehen») kann nicht eigenständig bearbeitet werden, sondern muss zu den anderen in Beziehung gesetzt werden.

Das Pflegerahmenmodell

Das Pflegerahmenmodell wird durch die folgenden Grundgedanken bestimmt (Abb. 3-3):

- Im Pflegerahmenmodell werden das *primär pflegerische Interesse*, die *primär pflegerische Zielsetzung* und die *primär pflegerische Handlung* beschrieben.
  - Im Mittelpunkt des pflegerischen Interesses stehen die pflegebedürftige Person und ihre Bezugspersonen mit ihren Fähigkeiten, Bedürfnissen und Problemen in den ABEDL.
  - Das vorrangige Ziel der Pflege ist die Erhaltung und Erlangung bzw. Wiedererlangung von Fähigkeiten zur Realisierung und Gestaltung von Unabhängigkeit, Wohlbefinden und Lebensqualität in den ABEDL.
  - Zu den pflegerischen Handlungen gehören die Kommunikation mit dem Patienten und dessen Unterstützung sowie die Ermutigung, Anleitung und Beratung der Person und deren Förderung in den ABEDL.

Das Pflegeprozessmodell

Kennzeichnend für das Pflegeprozessmodell (Abb. 3-4) ist:

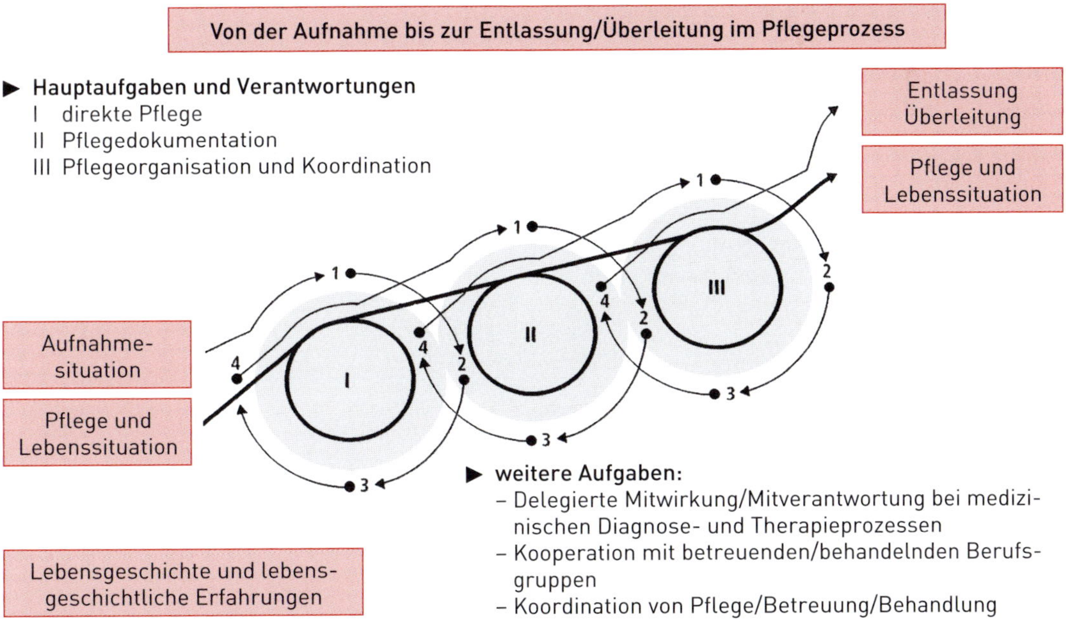

Abbildung 3-4: Das Pflegeprozessmodell (Quelle: Krohwinkel, 1993, i. d. Fassung 1999/2000; begriffl. Anpassung 2006)

- Der Pflegeprozess wird von Krohwinkel als individueller Problemlösungs- und Beziehungsprozess definiert.
- Der zyklische Prozess verläuft in vier Phasen, die sich auf das Modell der WHO beziehen: Erhebung, Planung, Durchführung, Auswertung (zum Pflegeprozess s. Kap. 3.4).
- In allen Phasen ist die Dokumentation von erheblicher Bedeutung.

Das Pflegemanagementmodell

Zusammenfassend kann das Pflegemanagementmodell (Abb. 3-5) wie folgt dargestellt werden:

- Im Pflegemanagementmodell definiert Krohwinkel die Aufgaben- und Verantwortungsbereiche der Pflege.
- In den Bereichen der direkten Pflege, der Pflegedokumentation und der Pflegeorganisation liegt die Entscheidungs-, Durchführungs- und Evaluationsverantwortung bei der Pflege selbst.
- Zu den anderen Aufgaben gehören die Kooperation mit anderen Berufsgruppen und die Assistenzfunktion in den Bereichen der medizinischen Diagnostik und Therapie.

Hauptaufgaben und Verantwortungsbereiche fördernder Prozesspflege

**Personelle Ressourcen
Erfassen**

I Direkte Pflege
Fähigkeiten/Probleme/Bedürfnisse
in den AEDL
– beobachten
– erfragen

Mit den Personen
– fördernd kommunizieren
– sie ermutigen, sie anleiten
– beraten und begleiten
– in ihrem Sinne handeln

**Materielle Ressourcen
Evaluieren**

**Zeitliche Ressourcen
Planen**

Pflegebedürftige
Person

Persönliche
Bezugsperson

**II Pflege-
dokumentation**

**III Pflegeorganisation
und -koordination**

**Durchführen
Strukturelle Ressourcen**

Weitere mögliche Aufgaben:
Mitwirkung und/oder Kooperationsaufgaben in Verantwortungsbereichen anderer Berufsgruppen wie
■ Mitarbeit bei medizinischer Diagnostik und Therapie (sog. Behandlungspflege)
■ _____
■ _____

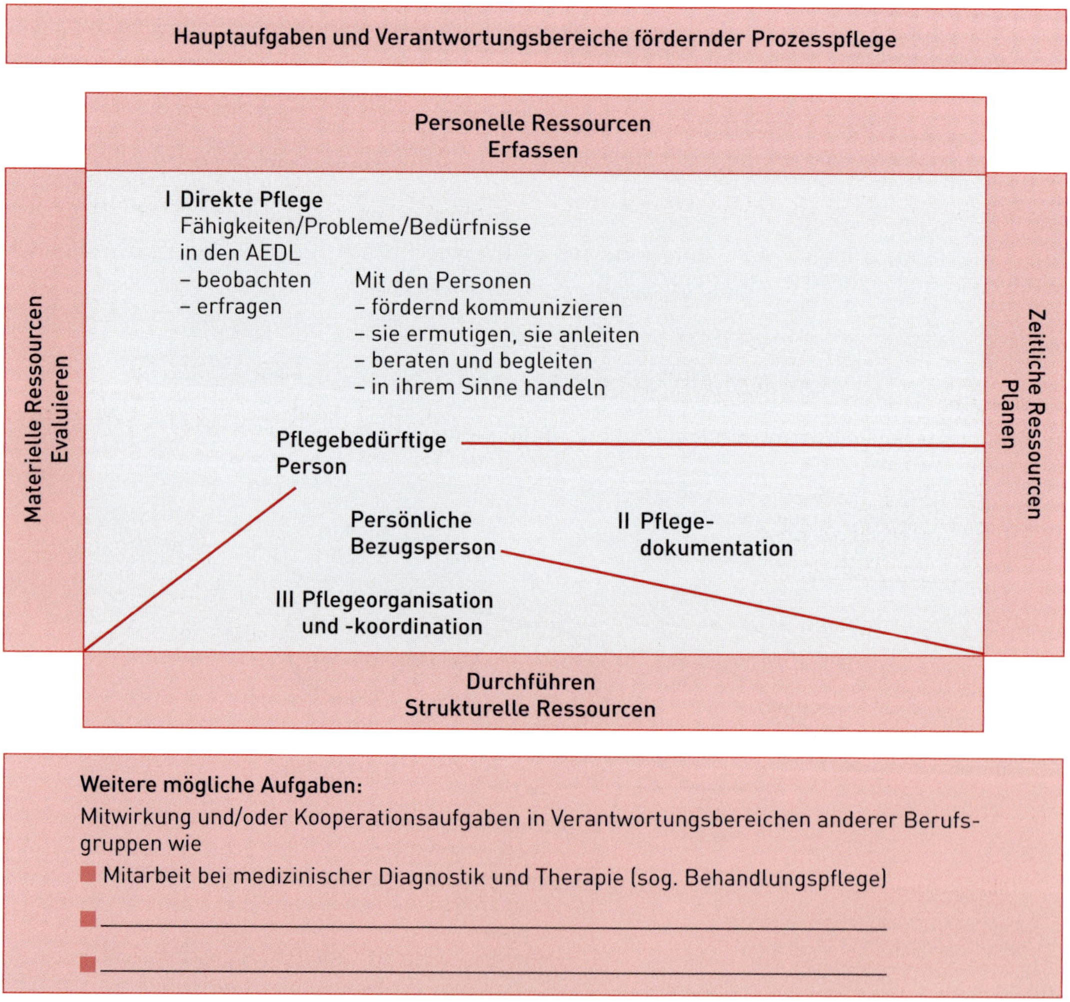

Abbildung 3-5: Das Pflegemanagementmodell (Quelle: Ludewig, 2001, nach Krohwinkel, 1998)

Das Modell zum reflektierenden Erfahrungslernen

Wesentliche Charakteristika des Modells zum reflektierenden Erfahrungslernen (Abb. 3-6) sind:

- Mit diesem Teilkonzept will Krohwinkel die Bedeutung des Lernens aus Erfahrungen herausstellen.
- Pflegekräfte reflektieren Erfahrungen der täglichen Pflegepraxis, entwickeln ein neues Problembewusstsein und erarbeiten Problemlösungsstrategien, die in der Praxis erprobt und anschließend evaluiert werden.
- Die einzelnen Schritte des reflektierenden Erfahrungslernens entsprechen den Phasen des Pflegeprozesses.
- Auf diese Weise kann es zu konstruktiven Veränderungen der Pflegepraxis kommen.

Dieses auf den ersten Blick etwas kompliziert anmutende Teilkonzept wird bei näherer Betrachtung und mit Hilfe eines Beispiels deutlicher.

Beispiel

Ein Bewohner der Pflegeheim Sonnenschein GmbH, der unter einer demenziellen Erkrankung leidet, zeigt fast täglich gegen 17.00 Uhr Unruhezustände und Weglauftendenz (*1. Praxiserfahrung*). Es dauert immer sehr lange, ihn wieder zu beruhigen. Pflegekraft Gabriele Müller überlegt bereits seit einiger Zeit, welche Ursache dahinter stecken könnte. Da sie vor einigen Monaten eine Fortbildung zur Bedeutung der Biografiearbeit besucht hat, kommt ihr die Idee, dass die Ursache für die Unruhezustände des Bewohners möglicherweise in seiner Biografie liegen könnte (*2. Reflektieren von eigener Praxis und neuen Erkenntnissen*). Im Gespräch mit der Tochter erfährt sie, dass der Bewohner in seinem langen Berufsleben immer pünktlich um 17.00 Uhr Feierabend gemacht hat und nach Hause gegangen ist. Gabriele Müller glaubt nun,

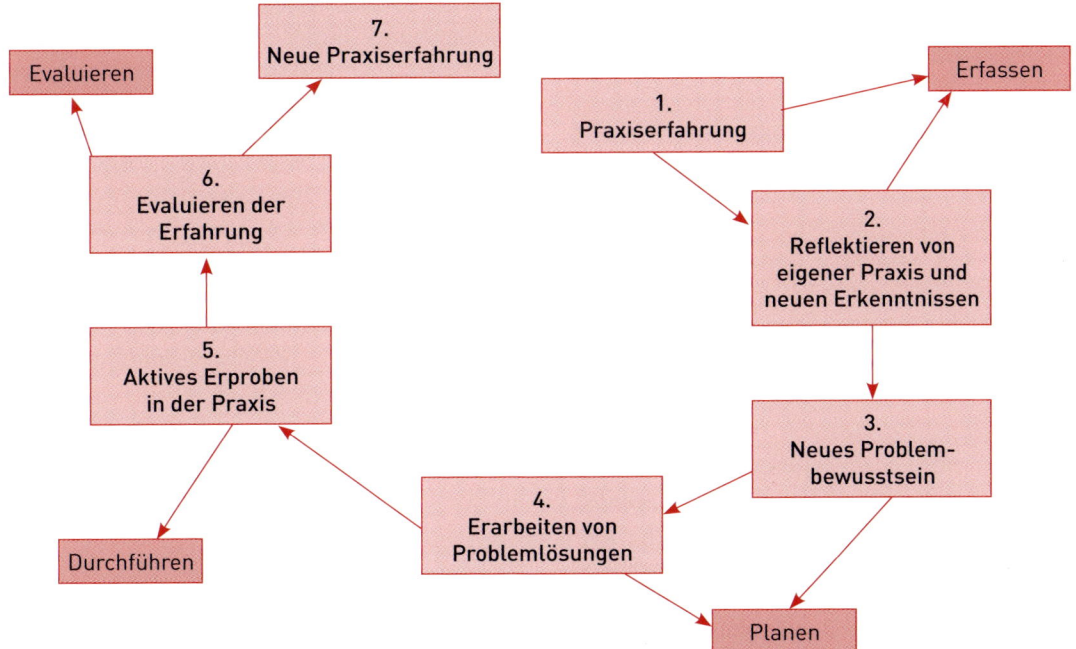

Abbildung 3-6: Das Modell zum reflektierenden Erfahrungslernen (Quelle: Ludewig, 2001, nach Krohwinkel, 1998)

dass diese frühere Gewohnheit auch heute noch Einfluss auf das Verhalten des Bewohners hat und seine Unruhe gegen 17.00 Uhr erklärt (*3. Neues Problembewusstsein*). Sie stellt ihre Überlegungen in der nächsten Teamsitzung vor. Gemeinsam mit den anderen Pflegekräften wird nach einer Lösung des Problems gesucht (*4. Erarbeiten von Problemlösungen*). Sie vereinbaren folgende Strategie: Eine Woche lang soll immer um 17.00 Uhr eine Pflegekraft mit dem Bewohner zehn Minuten lang einen Spaziergang durch das Haus unternehmen, bei schönem Wetter auch im Garten. Die Überlegung wird in die Praxis umgesetzt (*5. Aktives Erproben in der Praxis*). Nach einer Woche erfolgt eine gemeinsame Reflexion der Erfahrungen (*6. Evaluieren der Erfahrung*). Die Pflegekräfte stellen fest, dass der kurze Spaziergang einen sehr beruhigenden Einfluss auf den Bewohner hat (*7. Neue Praxiserfahrung*). Sie sparen sogar Zeit im Vergleich zur vorherigen Situation. Da sich die neue Vorgehensweise bewährt hat, wird beschlossen, sie dauerhaft anzuwenden.

3.3.6
Pflegemodelle als Handlungsorientierung

Ein Pflegemodell muss im täglichen Arbeitsalltag gelebt werden. Damit es im Denken der Pflegekräfte fest verankert und handlungsleitend wird, sind verschiedene Strategien sinnvoll, wie das folgende Praxisbeispiel zeigt.

Beispiel

In der Pflegeheim Sonnenschein GmbH haben sich die Pflegekräfte für das Pflegemodell von Monika Krohwinkel entschieden. Um das Modell allen Mitarbeitern bekannt zu machen, wurden mehrere innerbetriebliche Fortbildungen durchgeführt. Das neue Pflegedokumentationssystem orientiert sich

ebenfalls am Krohwinkel-Modell. Bei der Pflegeplanung achten alle Pflegekräfte darauf, dass das Augenmerk immer zuerst auf die Ressourcen der Bewohner gelegt wird. Auch die Angehörigen als wichtige externe Ressource werden bewusst in das Pflegegeschehen einbezogen.

Die Ambulante Hauskrankenpflege Vitalis GbR arbeitet dagegen auf der Grundlage des Pflegemodells von Nancy Roper. Dieses ist auch im Leitbild der Einrichtung verankert. Neue Mitarbeiter erhalten zu Beginn der Einarbeitung eine schriftliche Übersicht über das Pflegemodell. Einmal jährlich findet eine interne Fortbildung zu dem Modell statt.

3.4
Pflegeprozess und Pflegeplanung

Eine fachgerechte Pflege orientiert sich am Pflegeprozess. Obwohl längst eine «Binsenweisheit», hapert es vielfach noch mit der Umsetzung dieser Forderung. Immer noch wird der Pflegeprozess vielfach verkürzt auf die Pflegeplanung, es fehlt an theoretischen Bezügen, und die Arbeitsorganisation erschwert eine Orientierung nach dem Pflegeprozess. Nur wenigen Pflegekräften sind zudem die Entstehungsgeschichte des Pflegeprozesses (s. Kap. 3.4.1) und die Absicht seiner Einführung bekannt. Diese Lücke wird mit den folgenden Ausführungen geschlossen (s. Kap. 3.4.2). Im Weiteren wird die Bedeutung des Pflegeprozesses für Patienten/Bewohner und Pflegekräfte herausgestellt (s. Kap. 3.4.3) und es werden Hinweise zu seiner Umsetzung gegeben (s. Kap. 3.4.4).

Begriff

«Der Pflegeprozess ist eine geordnete, systematische Methode zur Bestimmung des Gesundheitszustands eines Klienten, zur Bestimmung von Problemen, die als Veränderungen in der Erfüllung menschlicher Bedürfnisse definiert werden, zur Erstellung von Plänen zu deren Lösung, zur Initiierung und Umsetzung der Pläne und zur Bewertung des Ausmaßes oder Grads, bis zu welchem sich die Pläne für die Förderung eines optimalen Wohlbefindens und für die Lösung der erkannten Probleme als wirksam erwiesen haben» (Yura/Walsh, 1988) (Abb. 3-7).

3.4.1
Entstehungsgeschichte des Pflegeprozesses

Die Idee, die Pflege eines Patienten individuell zu planen und Pflege als einen Prozess zu begreifen, stammt aus den USA und geht zurück auf die 50er-Jahre des 20. Jahrhunderts; in den 60er-Jahren wurde dieser Gedanke durch die WHO aufgegriffen, die für seine Verbreitung in Europa sorgte. Die WHO setzt sich dafür ein, dass die pflegerische Versorgung von Menschen weniger auf Intuition, sondern auf systematischer Planung und wissenschaftlichen Prinzipien beruhen sollte (WHO, 1987).

Der Pflegeprozess ist zunächst einmal ein *Problemlösungsprozess*. Er verläuft in festgelegten Schritten: Ein Problem wird exakt analysiert, es werden Lösungsmöglichkeiten aufgezeigt und Ziele vereinbart, Lösungen umgesetzt und anschließend auf ihre Wirksamkeit hin überprüft. Dabei handelt es sich bei dieser Vorgehensweise nicht um eine Erfindung der Pflege. Vielmehr stammt das Verfahren aus der Industrie und wird dort bereits seit vielen Jahren zur Lösung vorwiegend technischer Probleme eingesetzt. Das Besondere am Pflegeprozess ist, dass er zugleich auch ein *Beziehungsprozess* ist. Pflegekraft und Patient stehen in enger Beziehung zueinander und nehmen wechselseitig Einfluss auf den Pflegeprozess. Eine weitere Besonderheit ist in der Notwendigkeit eines *pflegetheoretischen Bezugsrahmens* zu sehen, das heißt, dem Handeln im Pflegeprozess muss ein bestimmtes Pflegemodell zu Grunde liegen (s. Kap. 3.3).

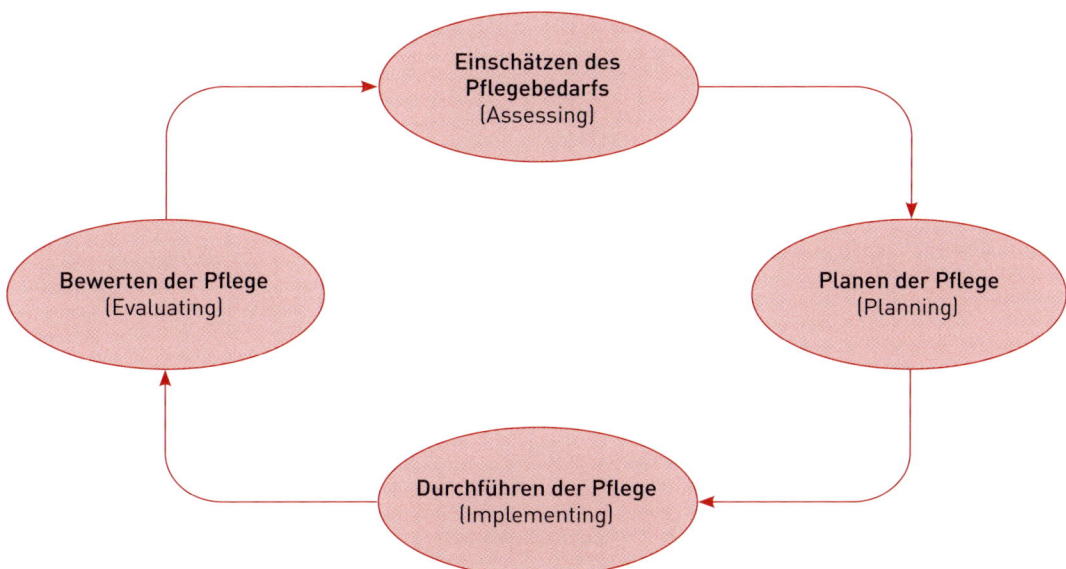

Abbildung 3-7: Der Pflegeprozess nach Yura und Walsh (1988)

3.4.2
Die Schritte des Pflegeprozesses

Der von Yura und Walsh (1988) erarbeitete und durch die WHO verbreitete Pflegeprozess besteht aus vier Schritten:

1. Assessing
2. Planning
3. Implementing
4. Evaluating.

Mit In-Kraft-Treten des Krankenpflegegesetzes von 1985 wird in Deutschland die Arbeit nach dem Pflegeprozess zur Pflicht. Die «sach- und fachkundige, umfassende, geplante Pflege des Patienten» gehört seither zu den Ausbildungszielen (§ 4 KrPflG, 1985). In dem im Jahr 2004 novellierten Krankenpflegegesetz wird dies noch genauer formuliert, indem der Pflege die eigenverantwortliche Durchführung folgender Aufgaben zugewiesen wird:

- Erhebung und Feststellung des Pflegebedarfs, Planung, Organisation, Durchführung und Dokumentation der Pflege
- Evaluation der Pflege, Sicherung und Entwicklung der Qualität der Pflege

- Beratung, Anleitung und Unterstützung von zu pflegenden Menschen und ihren Bezugspersonen in der individuellen Auseinandersetzung mit Gesundheit und Krankheit (§ 3 KrPflG, 2004).

In Deutschland hat sich der Pflegeprozess als Regelkreis, bestehend aus sechs Schritten, eingebürgert (Fiechter/Meier, 1993; **Abb. 3-8**):

1. Informationssammlung
2. Erkennen von Problemen und Ressourcen
3. Festlegung der Pflegeziele
4. Planung der Pflegemaßnahmen
5. Durchführung der Pflege
6. Beurteilung der Wirkung der Pflege auf den Patienten.

Da die einzelnen Schritte des Pflegeprozesses als bekannt vorausgesetzt werden, sollen sie an dieser Stelle nur im Überblick behandelt werden (Budnik, 2002; DBfK, 2002).

Schritt 1: Informationssammlung
- Von zentraler Bedeutung für die Informationssammlung ist das Erstgespräch (Pflegeanamnese) zwischen Pflegekraft und Patient/Bewohner und dessen Angehörigen.

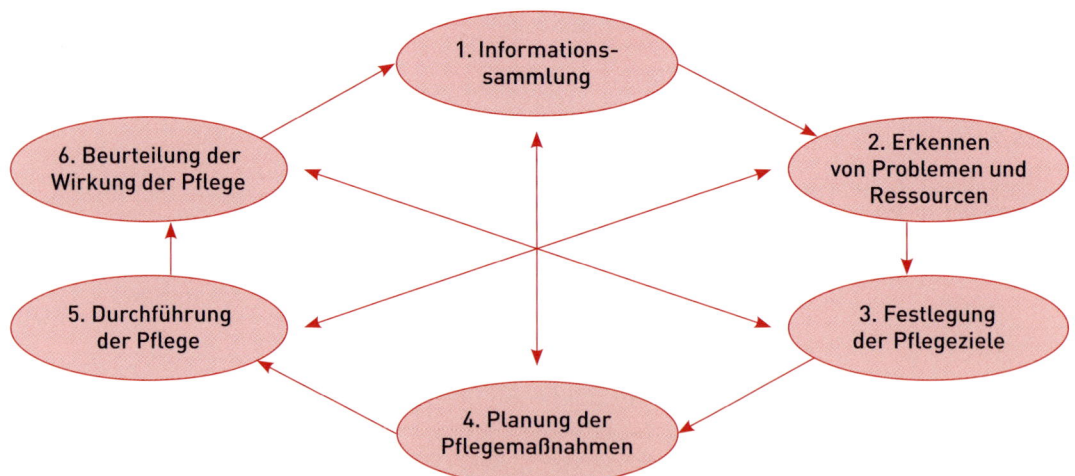

Abbildung 3-8: Der Pflegeprozess nach Fiechter und Meier (1993)

- Bei diesem Gespräch wird ermittelt, welche Lebensaktivitäten der Patient selbstständig durchführen kann und bei welchen er Hilfe benötigt.
- Wichtig sind ebenfalls lebensgeschichtliche Erfahrungen der Person, die Einfluss auf das Pflegegeschehen haben.
- Informationen werden nicht nur zu Beginn einer Pflegesituation, sondern immer wieder im Verlauf des gesamten Pflegegeschehens gesammelt.
- Für die Dokumentation der Informationen werden verschiedene Formulare genutzt, wie das Stammblatt, der Pflegeanamnesebogen und der Biografiebogen.

Schritt 2: Erkennen von Problemen und Ressourcen

- Zu den Ressourcen eines Menschen gehören seine körperlichen, geistigen und sozialen Fähigkeiten ebenso wie weltanschauliche oder religiöse Einstellungen. Weitere wichtige Ressourcen sind die Bezugspersonen und die Ausgestaltung der Umgebung.
- Die Berücksichtigung und die bewusste Förderung der Ressourcen eines Menschen stellen wesentliche Elemente einer aktivierenden Pflege dar.
- Ein Pflegeproblem liegt vor, wenn eine Beeinträchtigung der Selbstständigkeit in den Lebensaktivitäten besteht und eine Unterstützung durch die Pflegekraft erforderlich wird.
- Die Wahrnehmung, klare Formulierung und Dokumentation von Problemen und Ressourcen bilden die Grundlage für die weitere Pflegeplanung.

Schritt 3: Festlegung der Pflegeziele

- Pflegeziele machen Pflegeerfolge sichtbar und überprüfbar.
- Mit der Formulierung von Pflegezielen wird festgelegt, welches Ergebnis in welchem Zeitraum erreicht werden soll.
- Pflegeziele werden idealerweise gemeinsam mit dem Patienten/Bewohner vereinbart.
- Ziele können verschiedene Intentionen verfolgen: Zustandserhaltung, Zustandsverbesserung oder Zustandsverarbeitung.
- Pflegeziele müssen realistisch und erreichbar sein, kurz und exakt formuliert sein und eine Zeitangabe enthalten (außer bei Erhaltungszielen).

Schritt 4: Planung der Pflegemaßnahmen

- Durch die Festlegung von Pflegemaßnahmen soll die Erreichung der zuvor aufgestellten Ziele gelingen.
- In der Maßnahmenplanung wird klar formuliert, was, wann, wie oft und wie durchgeführt werden soll.
- Die Maßnahmenplanung ist für das gesamte Pflegeteam verbindlich und sichert dadurch eine einheitliche Vorgehensweise.

Schritt 5: Durchführung der Pflege

- Die bis dahin theoretische Planung wird in die Praxis umgesetzt.
- Dabei wird die Wirkung der festgelegten Maßnahmen auf den Patienten/Bewohner ständig beobachtet, um so rechtzeitig Abweichungen, Komplikationen oder Widerstände zu erkennen.
- Alle wesentlichen Beobachtungen werden dokumentiert.

Schritt 6: Beurteilung der Wirkung der Pflege auf den Patienten

- In regelmäßigen Zeitabständen erfolgen eine Reflexion und Auswertung der Wirkung der geplanten Pflege auf den Patienten/Bewohner.
- Dies kann u. a. bei der Pflegevisite, im Gespräch mit dem Patienten/Bewohner und seinen Angehörigen, im gemeinsamen Teamgespräch mit allen Pflegekräften oder bei einer Überprüfung der Pflegedokumentation geschehen.
- Dabei wird u. a. geprüft: Konnten Pflegeziele erreicht werden? Wie ist das aktuelle Befinden des Patienten/Bewohners? Sind neue Pflegeprobleme entstanden? Muss die Pflegeplanung angepasst werden?
- Das Ergebnis dieser Auswertung wird doku-

mentiert; ggf. erfolgt auf Grund der neuen Informationen eine Überarbeitung der Pflegeplanung.

Oft wird die Pflegeplanung mit dem Pflegeprozess gleichgesetzt. Dies ist nicht ganz korrekt, denn die Pflegeplanung ist nur ein Teilbereich des gesamten Pflegeprozesses. Sie beruht auf der Grundlage der Informationssammlung und umfasst die drei Schritte:

- Erkennen von Problemen und Ressourcen
- Festlegung der Pflegeziele
- Planung der Pflegemaßnahmen.

Zu einem wirklichen Prozess wird das Pflegegeschehen erst durch die vorhergehende Informationssammlung, die Durchführung der geplanten Maßnahmen und die Beurteilung ihrer Wirkung auf den Patienten/Bewohner. Dann ist der Regelkreis geschlossen und kann von vorn beginnen.

3.4.3
Bedeutung des Pflegeprozesses

Die Arbeit nach dem Pflegeprozess dient der (Hellige/Holler, 1994):

- Darlegung beruflicher Leistungen
- Kontinuität pflegerischer Leistungen
- Vermeidung von Fehlern
- Qualitätssicherung der Pflege
- rechtlichen Absicherung pflegerischen Handelns
- aktiven Einbeziehung von Patienten/Bewohnern und deren Angehörigen.

3.4.4
Umsetzung des Pflegeprozesses

Trotz seiner fast zwei Jahrzehnte zurückliegenden Einführung fällt die Umsetzung des Pflegeprozesses in die tägliche Praxis immer noch vielen Pflegekräften schwer. Häufig geäußerte Probleme sind Formulierungsschwierig-

keiten und Zeitmangel. Die Erstellung einer Pflegeplanung wird oft als lästige Pflicht empfunden.

Eine Ursache des Problems wird in dem Unterschied zwischen der theoretischen, in der Ausbildung erlernten Pflegeplanung und der praktischen Pflegeplanung gesehen (Budnik, 2002). Während Schülern der Pflegeprozess sehr zeitaufwändig, intensiv und in vielen kleinen Schritten näher gebracht wird, ist eine solche Vorgehensweise in der täglichen Praxis wenig praktikabel. Es ist nicht sinnvoll, bei der Pflegeplanung für einen Patienten/Bewohner fast zwanghaft zu jeder ABEDL nach einer Ressource oder einem Problem zu suchen. Vielmehr gilt es, Prioritäten zu setzen und nur die tatsächlich relevanten, patientenspezifischen Belange zu erfassen.

Eine wichtige Unterstützung bei der Pflegeplanung ist ein anwenderfreundliches Pflegedokumentationssystem. Inzwischen gibt es gute EDV-Programme, die mit Hilfe von Textbausteinen Formulierungsschwierigkeiten überwinden helfen und dennoch die Möglichkeit individueller Eingaben gewähren.

Weiterhin erforderlich für die Umsetzung des Pflegeprozesses in die tägliche Praxis sind die Arbeit im Bezugspflegesystem, ein einheitliches Pflegeverständnis bei allen Pflegekräften und die Orientierung an einem Pflegemodell. Durch regelmäßige einrichtungsinterne und praxisnah gestaltete Fortbildungen kann die Akzeptanz des Pflegeprozesses erhöht werden.

Beispiel

In der Pflegeheim Sonnenschein GmbH gab es immer wieder Schwierigkeiten beim Umsetzen des Pflegeprozesses. Eine Verbesserung der Situation konnte erst mit Einführung des Bezugspersonenpflegesystems vor einem Jahr erzielt werden. Seitdem hat jede Pflegekraft die Verantwortung für die Durchführung einer prozesshaften Pflege bei einer bestimmten Anzahl fest zugeordneter Bewohner. Sie erstellt die Pflegeplanung für «ihre» Bewohner, überwacht die Durchführung der Maßnahmen und nimmt in regelmäßigen Abständen eine Evaluation vor. Die klare Regelung der Zuständigkeit bildet für die Pflegekräfte einen Ansporn und trägt zur Erhöhung der Motivation bei. Erst jetzt wird vielen Mitarbeitern die Sinnhaftigkeit des Pflegeprozesses bewusst.

3.5
Pflegestandards

Ein Standard ist ein Maßstab, der an eine Pflegehandlung angelegt wird. Er gibt ein vereinbartes Qualitätsniveau vor, das in der Praxis überprüfbar ist (Martin, 1999). *Pflegestandards* gelten als zentrales Element der internen Qualitätssicherung und haben erhebliche Bedeutung für den Professionalisierungsprozess in der Pflege. Mit Hilfe von Standards werden Prozesse der Ablauforganisation geregelt und Beschreibungen ihres Qualitätsniveaus vorgenommen. Die nachfolgenden Ausführungen werden u.a. die Vorteile von Pflegestandards deutlich machen, Hinweise zu ihrem formalen Aufbau geben und die wichtigsten Standards, die in jeder Einrichtung vorhanden sein sollten, benennen, wozu auch die Nationalen Expertenstandards des Deutschen Netzwerkes für Qualitätsentwicklung in der Pflege (DNQP) gehören. Es wird außerdem der Frage nachgegangen, ob es sinnvoll ist, Standards einzukaufen oder sie besser selbst zu entwickeln.

Es existiert keine einheitliche Definition des Begriffs *Pflegestandard*. An dieser Stelle werden exemplarisch zwei Definitionen vorgestellt, die häufige Verwendung finden.

Begriff

Pflegestandards sind allgemein gültige und akzeptierte Normen, die den Aufgabenbereich und die Qualität der Pflege definieren. Pflegestandards legen themen- oder tätig-

keitsbezogen fest, was die Pflegepersonen in einer konkreten Situation generell leisten wollen/sollen und wie diese Leistung auszusehen hat (Stösser, 1994).

Im Deutschen Netzwerk für Qualitätsentwicklung in der Pflege (DNQP), das sich bislang für die Entwicklung der Nationalen Expertenstandards verantwortlich zeigte (s. Kap. 3.5.5), einigte man sich auf die Definition von Schiemann (1990): Pflegestandards sind ein professionell abgestimmtes Leistungsniveau der Pflege, das den Bedürfnissen der damit angesprochenen Bevölkerung angepasst ist und Kriterien zur Erfolgskontrolle dieser Pflege mit einschließt.

3.5.1
Vorteile von Pflegestandards

Es lassen sich folgende Vorteile von Pflegestandards erkennen:

- Steigerung der Pflegequalität
- Vermeidung von Fehlern
- einheitliche Vorgehensweise aller Pflegekräfte
- Sicherheit und Orientierung für Mitarbeiter und Patienten
- Erleichterung der Einarbeitung neuer Mitarbeiter
- Erleichterung der Pflegeplanung.

3.5.2
Formen und Ebenen von Standards

Müller (2001) unterscheidet verschiedene Formen von Standards:

- *Organisationsstandards:* bezogen auf Organisationsabläufe
- *direkte Pflegestandards:* bezogen auf die direkte Pflege
- *Behandlungspflegestandards:* bezogen auf die spezielle Pflege und Mitarbeit bei ärztlicher Therapie und Diagnostik.

Die meisten Standards werden speziell für eine bestimmte Einrichtung entwickelt und haben nur dort ihre Gültigkeit. Nach Empfehlungen der WHO sollten jedoch in jedem Land Standards erstellt werden, und zwar auf:

- nationaler
- regionaler und
- lokaler Ebene.

Wichtige nationale Standards in Deutschland sind die bislang vom Deutschen Netzwerk für Qualitätsentwicklung in der Pflege entwickelten Expertenstandards (s. Kap. 3.5.5).

3.5.3
Aufbau eines Standards

Alle Standards einer Einrichtung sollten einen einheitlichen Aufbau zeigen, übersichtlich, kurz und prägnant sein. Einzelne Handlungsschritte müssen klar beschrieben sein und dennoch Spielraum für individuelles Handeln lassen. Wesentliches Kriterium eines Standards ist seine Messbarkeit. Nur so ist eine tatsächliche Qualitätskontrolle möglich.

Folgende Elemente gehören in einen Standard:

- Datum der Erstellung
- Bezeichnung des Standards
- kurze Begründung der Notwendigkeit
- Zielsetzung des Standards
- Beschreibung des Handlungsablaufs.

International bewährt hat sich die Unterteilung von Standards in die drei Bereiche der Pflegequalität nach Donabedian (1980): Struktur-, Prozess- und Ergebnisqualität (s. ausführlich Kap. 6). Die einzelnen Bereiche werden jeweils in Kriterien unterteilt. Auch die nationalen Expertenstandards sind in dieser Form gegliedert:

- Die Kriterien der *Strukturqualität* beschreiben die erforderlichen Voraussetzungen für die Leistungserbringung.
- Die Kriterien der *Prozessqualität* beschreiben den Ablauf der Leistungserbringung.

- Die Kriterien der *Ergebnisqualität* beschreiben das Ergebnis der Leistungserbringung.

3.5.4
Wichtige Standards

Eine Einrichtung, die ausschließlich examiniertes Pflegepersonal beschäftigt, sollte keine Zeit darauf verschwenden, einen Pflegestandard «Grundpflege» zu entwickeln. Eine 3-jährige Ausbildung bietet in der Regel eine hinreichende Qualifikation zur Durchführung dieser Tätigkeiten. Anders sieht dies aus, wenn Hilfspersonal eingesetzt wird. Hier ist es richtig und wichtig, grundlegende pflegerische Abläufe zu standardisieren.

Standards sollen als hilfreich empfunden werden und in bestimmten Situationen handlungsleitend sein. In jeder Einrichtung sollten daher für folgende Situationen Standards vorhanden sein (Sowinski/Kämmer, 1995; MDS, 2000):

- Situationen, in denen es immer wieder zu Fehlern kommt
- Situationen, die ungewöhnlich oder risikobehaftet sind
- Krankenhausaufenthalt der Patienten/Bewohner
- Notfälle
- Sterbebegleitung
- Umgang mit Verstorbenen.

Weitere wichtige Standards sind:

- Hygienestandard
- Standard Beschwerdemanagement
- Standard Einarbeitung neuer Mitarbeiter.

Für *ambulante* Pflegeeinrichtungen:

- Standard Erstbesuch
- Standard für Pflegeeinsätze nach § 37 Abs. 3 SGB XI.

Für *stationäre* Pflegeeinrichtungen:

- Einzug der Bewohner in die Einrichtung
- Gespräch vor oder bei dem Einzug.

Standards sind für alle Pflegekräfte verbindlich; nur in begründeten und schriftlich dokumentierten Ausnahmen kann von ihnen abgewichen werden. Der Pflegedienstleitung obliegt die Aufgabe der Überwachung ihrer Einhaltung. Die Pflegedokumentation muss die Anwendung von Pflegestandards widerspiegeln, das heißt, in der Pflegeplanung müssen sich Hinweise auf die angewandten Pflegestandards finden.

Beispiel

Bei den Pflegekräften der Ambulanten Hauskrankenpflege Vitalis GbR kommt es immer wieder zu Verhaltensunsicherheiten angesichts eines soeben verstorbenen Patienten. Neben der persönlichen Betroffenheit müssen Angehörige getröstet, der Arzt informiert und der Verstorbene versorgt werden. Dabei entstehen in der Regel längere Wartezeiten für die nachfolgenden Patienten in der Tour. Nachdem über diese Problematik mehrfach im Team diskutiert wird, entschließt sich die Pflegedienstleitung, gemeinsam mit den Pflegekräften einen Standard zu entwickeln. Es wird festgelegt, welche Schritte in welcher Reihenfolge bei einem Todesfall vorzunehmen sind und wie die Versorgung der nachfolgenden Patienten sichergestellt werden kann. Der Standard wird von den Pflegekräften als hilfreich und keineswegs als Einengung empfunden. Er gibt allen eine wichtige Orientierung für eine schwierige und belastende Situation.

3.5.5
Expertenstandards in der Pflege

Seit einigen Jahren gibt es in Deutschland nationale Expertenstandards. Federführend in ihrer Entwicklung war bislang das Deutsche Netzwerk für Qualitätsentwicklung in der Pflege (DNQP). Es handelt sich dabei um einen bundesweiten Zusammenschluss von Fachexperten in der Pflege mit dem Ziel der Förderung der Pflegequalität durch die Entwicklung und Im-

plementierung von Expertenstandards. Zukünftig wird die Erstellung von Expertenstandards ausgeschrieben.

Die Erarbeitung eines Expertenstandards erfolgt nach einem bestimmten Muster: Zunächst wird zu jedem Thema eine unabhängige Expertenarbeitsgruppe mit Mitgliedern aus der Pflegewissenschaft und Pflegepraxis zusammengestellt. Diese erarbeiten den Standard auf der Basis einer internationalen Literaturrecherche und -analyse. Anschließend wird der Standard-Entwurf in einer «Konsensuskonferenz» der Fachöffentlichkeit vorgestellt und mit dem Fachpublikum diskutiert. Unter Berücksichtigung der Ergebnisse der Tagung wird die abschließende Version des Standards erstellt und über einen Zeitraum von sechs Monaten unter wissenschaftlicher Begleitung in verschiedenen Pflegeeinrichtungen modellhaft erprobt (DNQP, 2002).

Bislang wurden folgende Expertenstandards erstellt:

- Expertenstandard *Dekubitusprophylaxe* in der Pflege (DNQP, 2002)
- Expertenstandard *Entlassungsmanagement* in der Pflege (DNQP, 2002)
- Expertenstandard *Schmerzmanagement* in der Pflege (DNQP, 2005)
- Expertenstandard *Sturzprophylaxe* in der Pflege (DNQP, 2006)
- Expertenstandard *Förderung der Harnkontinenz* in der Pflege (DNQP, 2007)
- Expertenstandard *Pflege von Menschen mit chronischen Wunden* (DNQP, 2008).

Folgende Standards sind in Arbeit bzw. geplant und werden in den nächsten Jahren erscheinen:

- Expertenstandard Schmerzmanagement bei chronisch nicht malignen Schmerzen
- Expertenstandard bedürfnis- und bedarfsgerechte Nahrungs- und Flüssigkeitsaufnahme bei pflegebedürftigen Menschen
- Expertenstandard Pflege von demenziell Erkrankten
- Expertenstandard Medikamentenmanagement.

Im Rahmen des Qualitätsmanagements einer Einrichtung sind die nationalen Expertenstandards grundsätzlich zu berücksichtigen. Ihre Einführung und Umsetzung ist gegenüber dem MDK nachzuweisen (Büker, 2006b). Zwar haben die Standards keinen direkt verbindlichen Charakter, können aber bei juristischen Auseinandersetzungen herangezogen und als «vorweggenommene Sachverständigengutachten» (Böhme, 2000) gewertet werden. So wurde beispielsweise bereits in mehreren Urteilen des Bundessozialgerichts auf den Expertenstandard Dekubitusprophylaxe Bezug genommen.

Für Pflegeeinrichtungen ergibt sich damit die Verpflichtung zur Beschäftigung mit den Expertenstandards. Eine sinnvolle und effektive Umsetzung in die Pflegepraxis ist ein durchaus komplexes Vorhaben und stellt für viele Pflegeeinrichtungen und Qualitätsbeauftragte eine Herausforderung dar. Zu empfehlen ist die Anwendung des PDCA-Zyklus (s. Kap. 6), mit dessen Hilfe eine Implementierung nachhaltig und sicher gestaltet werden kann (Becker, 2006).

3.5.6
Standards einkaufen oder selbst entwickeln?

In vielen Einrichtungen werden Pflegestandards selbst entwickelt, häufig im Rahmen von Qualitätszirkelarbeit (s. Kap. 6). Der Vorteil dieses Verfahrens liegt in der direkten Beteiligung der Mitarbeiter. Zudem können die spezifischen Gegebenheiten der jeweiligen Einrichtung von Anfang an mitberücksichtigt werden. Zu bedenken sind allerdings die hohen Kosten. Zur Erstellung eines einzigen Standards werden mehrere Treffen der Gruppe erforderlich sein, mit den entsprechenden Kosten für die anfallende Arbeitszeit.

Eine preisgünstigere Variante liegt im Einkauf fertiger Pflegestandards. Dies geht zudem wesentlich schneller als die Zeit raubende Erstellung eigener Standards. Dennoch ist bei diesem Verfahren Vorsicht geboten. Es besteht die Gefahr, dass die eingekauften Werke keine Ak-

zeptanz bei den Mitarbeitern finden und letztlich ihr Dasein in einem Aktenordner fristen, ohne tatsächlich in die tägliche Praxis umgesetzt zu werden. Es ist daher unerlässlich, gemeinsam mit dem Pflegeteam über die «fremden» Standards zu diskutieren und zu prüfen, ob sie in der vorliegenden Form umgesetzt werden können oder ggf. Modifikationen erfahren müssen. Nicht vergessen werden darf zudem die Untersuchung, ob die zugekauften Pflegestandards tatsächlich den neuesten pflegewissenschaftlichen Erkenntnissen entsprechen.

3.5.7
Professionalisierung durch Standards

Immer noch stehen etliche Pflegekräfte einer Standardisierung von Pflegehandlungen ablehnend gegenüber. Sie befürchten eine Normierung von Pflege und eine fehlende Berücksichtigung individueller Bedürfnisse von Patienten. Hier liegt allerdings ein falsches Verständnis des Standardbegriffs vor. Standards sollen nicht einengen, sondern Orientierung bieten. Dies steht nicht im Widerspruch zur notwendigen Berücksichtigung individueller Wünsche und Bedürfnisse von Patienten/Bewohnern.

Die Arbeit mit Pflegestandards ist Zeichen eines professionellen Berufsverständnisses. Sie führt weg von der intuitiven Pflege hin zur geplanten, zielorientierten Pflege. Durch die Entwicklung und Anwendung von Standards beweist die Pflege ihre Kompetenz und setzt einen wichtigen Meilenstein auf ihrem Weg hin zu einer eigenständigen Profession.

3.6
Pflegedokumentation

Der Begriff *Dokument* kommt aus dem Lateinischen und bedeutet so viel wie «Beweis, Zeugnis». Damit ist die Pflegedokumentation ein urkundliches Instrument in der ordnungsgemäßen Versorgung eines Patienten und kann vor Gericht als Beweismittel herangezogen werden. Auf die rechtlichen Aspekte der Pflegedokumentation soll an dieser Stelle jedoch nicht weiter eingegangen werden. Ausführliche diesbezügliche Informationen finden sich in Kapitel 7. Die Führung der Pflegedokumentation ist mehr als eine gesetzliche Pflicht, vielmehr ist sie ein wichtiges Instrument der Arbeitsorganisation. Die folgenden Kapitel werden Kenntnisse zur Funktion der Pflegedokumentation (s. Kap. 3.6.1), zu den relevanten Formularen und Inhalten (s. Kap. 3.6.2) sowie zu wesentlichen Grundsätzen (s. Kap. 3.6.4) vermitteln (Keitel, 2007).

3.6.1
Funktionen der Pflegedokumentation

Neben ihrer Funktion aus juristischer Sicht kommen der Pflegedokumentation weitere wichtige Funktionen zu (Keitel, 2007):

- *Arbeitsmittel:* Mit Hilfe der Pflegedokumentation können alle relevanten Informationen über einen Patienten/Bewohner, wie z.B. Pflegezustand, Pflegebedarf und Pflegeverlauf, kontinuierlich erfasst und ausgewertet werden. Die Dokumentation ist damit zugleich Arbeitsmittel und Gedächtnisstütze.
- *Informationsmedium:* Die Pflegedokumentation stellt das wichtigste Informations- und Kommunikationsmittel zwischen allen an der Pflege beteiligten Berufsgruppen dar. Sie dient der Sicherstellung des Informationsflusses untereinander und hilft, Schnittstellenprobleme zu vermeiden.
- *Element der Qualitätssicherung:* Eine ordnungsgemäß geführte Pflegedokumentation dient der Qualitätssicherung einer Einrichtung, indem erkennbar wird, wer wann was getan hat. Sie zeigt, ob nach neuesten pflegerischen Erkenntnissen gearbeitet und ob eine individuelle, den Bedürfnissen der Patienten/Bewohner orientierte Pflege geleistet wird.
- *Darstellung pflegerischer Leistungen:* Bis in die 80er-Jahre des 20. Jahrhunderts hinein blieb die pflegerische Leistung in den so genannten «Fieberkurven» für alle anderen Berufsgruppen unsichtbar. Heute sorgen Dokumenta-

tionssysteme dafür, dass die Tätigkeit der Pflege auch den anderen Berufsgruppen gegenüber transparent und nachvollziehbar wird.
- *Leistungs- und Kostennachweis:* Aus betriebswirtschaftlicher Sicht können mit Hilfe der Pflegedokumentation Leistungen und Kosten dargestellt werden. Die Dokumentation dient somit auch der Abrechnung erbrachter Leistungen.

3.6.2
Formulare und Inhalte der Pflegedokumentation

Anhand der Pflegedokumentation muss der individuelle Pflegeprozess eines jeden Patienten übersichtlich und jederzeit nachvollziehbar erkennbar werden. Verschiedene Dokumentationsformulare sind dabei grundsätzlich erforderlich (Keitel, 2007):

- Stammblatt
- Pflegeanamnesebogen mit der Möglichkeit der Erfassung biografischer Angaben oder einem separaten Biografiebogen
- Pflegeplanungsbogen
- Bogen zur Erfassung medizinischer Maßnahmen (verordnete Medikation oder medizinische Behandlungspflege)
- Durchführungsnachweis/Leistungsnachweis
- Pflegeberichtsbogen
- Überleitungsbogen.

Weitere Formulare können je nach individueller Pflegesituation eines Patienten/Bewohners eingefügt werden. Dazu gehören z.B.:

- Bewegungs- bzw. Lagerungsplan
- Trink-/Bilanzierungsplan
- Ernährungsplan
- Fixierungsbogen
- Miktionsprotokoll
- Bogen zum Gewichtsverlauf
- Bogen zur Erfassung des Sturzrisikos
- Vitalzeichenkontrollbogen
- Bogen zur Einschätzung des Dekubitusrisikos

- Wunddokumentationsbogen
- Bogen über hauswirtschaftliche Leistungen.

Im Folgenden werden die wichtigsten Formulare mit den in ihnen zu dokumentierenden Inhalten vorgestellt. Dabei erfolgt eine enge Orientierung an den Vorgaben des MDK zur Prüfung der Qualität (GKV/MDS, 2009).

Stammblatt:
- Angaben zur Person einschl. Konfession
- Versicherungsdaten, Kostenübernahmeregelungen, Pflegestufe nach SGB XI
- Datum des Einzugs, ggf. Umzugs im Haus *(stationäre Einrichtungen)*
- medizinische Diagnosen
- Allergien
- Kostform
- medizinische/therapeutische Versorgungssituation sowie andere an der Versorgung beteiligte Dienste
- soziale Versorgungssituation
- Informationen für Notfallsituationen
- Aufenthalte in Einrichtungen.

Pflegeanamnesebogen:
- Informationen über Biografie, Gewohnheiten, soziale Beziehungen, Kontakte, Befinden, Emotionalität, Wohn- und Lebensbereich, hauswirtschaftliche Versorgung, Bezugsperson
- Wünsche, Bedürfnisse, Sorgen des Patienten/Bewohners
- Informationen über den Grad der Selbstständigkeit bei den Lebensaktivitäten
- Informationen über Gedächtnis und Konzentration
- Informationen über Vitalfunktionen und pflegerelevante Probleme in Bezug auf Herz und Kreislauf, Atmung, Stoffwechsel, Schmerzen
- Eintragungen von anderen an der Versorgung Beteiligten, wie Ärzten oder Therapeuten.

Pflegeplanungsbogen:
- Ressourcen
- Pflegeprobleme, möglichst nach Priorität geordnet

- Gefahren, z. B. Isolation, Sturzgefahr, Dekubitus
- differenzierte Maßnahmenplanung einschl. tagesstrukturierender Maßnahmen/sozialer Betreuung *(stationäre Einrichtungen)*
- Pflegeziele
- regelmäßige Evaluation des Zielerreichungsgrades mit Datum und Unterschrift der durchführenden Pflegekraft.

Durchführungsnachweis:
- durchgeführte Maßnahmen einschl. Datum und tageszeitlicher Zuordnung
- Teilnahme an tagesstrukturierenden Maßnahmen bzw. sozialer Betreuung *(stationäre Einrichtungen)*
- Handzeichen der durchführenden Pflegekraft.

Pflegebericht:
- wichtige Geschehnisse, Beobachtungen, Informationen
- aktuelle Probleme
- Verlauf
- Ursachen und Begründung für Veränderungen der Ziel- und/oder Maßnahmenplanung
- besondere Hinweise.

3.6.3
Auswahl eines Pflegedokumentationssystems

Bei der Auswahl eines geeigneten Pflegedokumentationssystems ist auf verschiedene Dinge zu achten (Garms-Homolová/Niehörster, 1997):

- *Vollständigkeit:* Ein Dokumentationssystem sollte die bereits genannten Formularblätter enthalten und alle relevanten Informationen aufnehmen können.
- *Praktikabilität:* Das System sollte übersichtlich und einfach zu handhaben sein. Verschiedenfarbige Formulare erleichtern die Orientierung. Formulare sollten ohne viel Aufwand auszuwechseln sein. Sinnvoll ist

eventuell eine Reiterleiste. Wichtig ist, dass der Zeit- und Schreibaufwand möglichst gering ist. Doppeleintragungen sollten vermieden werden.

- *Pflegetheoretische Grundlage:* Es ist zu prüfen, ob das Dokumentationssystem auf einem bestimmten Pflegemodell beruht und ob dieses mit dem Modell der Einrichtung übereinstimmt. Leicht erkennbar wird das zu Grunde liegende Pflegemodell in der Regel anhand des Anamnesebogens (z. B. Strukturierung nach den ABEDL von Monika Krohwinkel).

Immer häufiger werden EDV-gestützte Pflegedokumentationen eingesetzt. Grundsätzlich sollte die Software sorgfältig ausgesucht werden. Es lohnt sich, verschiedene Systeme zu vergleichen, und dies nicht nur unter preislichen Gesichtspunkten. Bei der Auswahl eines Systems ist darauf zu achten, dass jeder Mitarbeiter über ein Passwort Zugriff auf die Dokumentation erhält. Wichtig ist zudem, dass jede Eintragung einem Mitarbeiter eindeutig zugeordnet werden kann. Bei einer Qualitätsprüfung durch den MDK wird durch Demonstration am PC überprüft, ob diese Anforderungen erfüllt sind (GKV/MDS, 2009).

3.6.4
Grundsätze der Pflegedokumentation

Die Grundsätze der Pflegedokumentation lassen sich wie folgt zusammenfassen (Keitel, 2007):

- In jeder Pflegeeinrichtung muss ein einheitliches Dokumentationssystem vorliegen.
- Nur was dokumentiert ist, gilt als geleistet. Was nicht schriftlich niedergelegt ist, gilt als nicht erbracht.
- Alle Eintragungen müssen mit Handzeichen und Datum versehen werden. In der Einrichtung muss zwecks Abgleich eine Handzeichenliste vorhanden sein.
- Nicht erlaubt sind Überschreibungen, Überklebungen, die Benutzung von Tipp-Ex oder Bleistift.

- In ambulanten Pflegeeinrichtungen muss die Pflegedokumentation im Haushalt des Pflegebedürftigen aufbewahrt werden. Begründete Ausnahmen sind allerdings möglich.
- Jeder Patient/Bewohner hat ein Recht auf Einsicht in seine Pflegedokumentation.
- Unbefugten ist die Einsichtnahme zu verwehren. In stationären Pflegeeinrichtungen sind die Pflegedokumentationen im abschließbaren Dienstzimmer aufzubewahren.

Beispiel

In der Pflegeheim Sonnenschein GmbH wird ein neues EDV-basiertes Pflegedokumentationssystem angeschafft. Für die Mitarbeiter erweist sich das neue System als sehr gewöhnungsbedürftig, zumal einige Pflegekräfte noch keine Erfahrung mit einem Computer haben. Intensive Schulungen sind erforderlich, um allen die korrekte Handhabung der Dokumentation näher zu bringen. Zu Beginn dauert die Dokumentationsarbeit erheblich länger als mit dem alten Papiersystem. Inzwischen haben sich die Pflegekräfte daran gewöhnt. Die Durchführung der Pflegeplanung wird von einigen sogar schon als Arbeitserleichterung empfunden, da das EDV-System mit ausgeklügelten Textbausteinen arbeitet und somit das zeitaufwändige Nachdenken über exakte Formulierungen entfällt.

3.7
Zusammenarbeit mit anderen Organisationen

Die Vernetzung, Kooperation und Kommunikation mit anderen Institutionen und Berufsgruppen im Gesundheitswesen wird auch für Pflegeeinrichtungen immer wichtiger. Nach einem Überblick über mögliche Kooperationspartner wird näher auf das Thema Pflegeüberleitung – speziell aus dem Krankenhaus in eine nachsorgende Pflegeeinrichtung – einzugehen sein.

Angesichts der eingeführten DRGs wird das Schnittstellenmanagement auch in Zukunft an Bedeutung gewinnen, und dies wird Auswirkungen auf ambulante und stationäre Pflegeeinrichtungen haben.

3.7.1
Mögliche Kooperationspartner

Viele Pflegeeinrichtungen arbeiten zur Erfüllung ihres Versorgungsauftrags und mit dem Ziel einer bestmöglichen Versorgung ihrer Patienten/Bewohner mit anderen Berufsgruppen und Institutionen des Gesundheitswesens zusammen. Zu diesen Einrichtungen können z. B. gehören:

- teilstationäre Einrichtungen
- Kurzzeitpflegeeinrichtungen
- Tages- und Nachtpflegeeinrichtungen.

Bei der Inanspruchnahme von Leistungen Dritter bleibt die Verantwortung für die Leistungen und die Qualität bei der auftraggebenden Pflegeeinrichtung. Die beteiligten Institutionen sind gehalten, partnerschaftlich zusammenzuarbeiten und einen regelmäßigen Informations- und Erfahrungsaustausch zu gewährleisten.

Von zentraler Bedeutung ist die Zusammenarbeit mit den niedergelassenen Haus- und Fachärzten. Arzt und Pflegekräfte sind aufeinander angewiesen; eine reibungslose und vertrauensvolle Kooperation ist im Interesse des Patienten/Bewohners anzustreben.

Eine Vernetzung mit zahlreichen weiteren Diensten bietet Vorteile für die Pflegeeinrichtung und ihre Patienten/Bewohner, darunter z. B.:

- Kranken- und Pflegekassen
- MDK
- Senioren- und Pflegeberatungsstellen
- Seelsorger
- Betreuer
- therapeutische Praxen (Physiotherapie, Ergotherapie, Logopädie etc.)
- Hospizgruppen und Freiwilligen-Initiativen
- Selbsthilfegruppen und Angehörigengesprächskreise
- Heimbeirat.

> **Beispiel**
>
> Die Ambulante Hauskrankenpflege Vitalis GbR möchte ihr Leistungsspektrum erweitern und ihren Patienten «Essen auf Rädern» anbieten. Die Einrichtung schließt daher mit dem örtlichen Krankenhaus einen Kooperationsvertrag ab. Das Essen wird in der Küche des Krankenhauses gekocht und in Wärmegeschirr verpackt. Der ambulante Pflegedienst organisiert die Abholung und Verteilung an seine Patienten.

3.7.2
Pflegeüberleitung

Die Sicherstellung der nahtlosen Versorgung eines Patienten/Bewohners bei Verlegung in eine andere Einrichtung ist eine wichtige Aufgabe. Auf Grund der zahlreichen Schnittstellenprobleme im Gesundheitswesen kommt es hierbei oft zu Problemen. Besonders beim Übergang vom stationären in den nachstationären Bereich droht die Gefahr von Versorgungsbrüchen. «Sie führen zu unnötiger Leidbelastung der Betroffenen und ihrer Angehörigen, aber auch durch die damit oftmals verbundenen ‹Drehtüreffekte› zur Verschwendung knapper Ressourcen im Gesundheitswesen» (DNQP, 2002).

Im Hinblick auf diese Problematik wurde der zweite Nationale Expertenstandard «Entlassungsmanagement in der Pflege» erarbeitet (DNQP, 2002). Er bezieht sich auf die Entlassung aus dem Krankenhaus in eine nachsorgende Institution (Familie, ambulanter Pflegedienst, Pflegeheim). Er plädiert dafür, dass bereits bei der Aufnahme eines Patienten über seine Entlassung nachgedacht wird. Eine zentrale Rolle kommt dabei der Pflege zu. Als Berufsgruppe, die den engsten Kontakt zum Patienten hat, wird ihr die Zuständigkeit für den Entlassungsprozess zugewiesen. Mit Hilfe verschiedener Einschätzverfahren (Assessment-Instrumente) soll ein poststationärer Unterstützungsbedarf frühzeitig erkannt werden. Die Pflegekraft nimmt in diesem Fall gemeinsam mit dem Patienten und seinen Angehörigen die Entlassungsplanung vor und knüpft bei Bedarf den Kontakt zu nachsorgenden Einrichtungen.

Eine optimale Entlassungsplanung ist ein multidisziplinärer Prozess, der die Kooperation und Koordination verschiedener Berufsgruppen und Institutionen innerhalb und außerhalb eines Krankenhauses erfordert (Dash/Zarle/O'Donnell/Vince-Whitman, 2000). Für ambulante und stationäre Pflegeeinrichtungen ergeben sich somit wichtige Ansätze der Zusammenarbeit. Gemeinsam mit den Krankenhäusern gilt es, geeignete Verfahren zur Überleitung von Patienten/Bewohnern zu entwickeln.

3.7.3
Auswirkungen der DRGs

Insbesondere im Hinblick auf die eingeführten DRGs zeigt sich ein steigender Bedarf an optimaler Pflegeüberleitung. Die Krankenhausverweildauer wird sich noch weiter verkürzen und zahlreiche Patienten, insbesondere ältere und multimorbide Menschen, werden poststationären Pflege- und Unterstützungsbedarf haben. Wird diesem Bedarf nicht in angemessener Weise entsprochen, droht das Risiko der Wiedereinweisung des Patienten. In diesen Fällen erhält das Krankenhaus jedoch keine gesonderte Vergütung. Die Verantwortlichen in den Krankenhäusern werden somit ein hohes Interesse daran haben, dass dieser «Drehtüreffekt» vermieden wird.

Von entscheidender Bedeutung wird das Schnittstellenmanagement zwischen Krankenhaus und den nachsorgenden Einrichtungen sein. Es gilt, die Zusammenarbeit und die Informationsweitergabe zwischen den verschiedenen Einrichtungen im Gesundheitswesen erheblich zu verbessern. Krankenhäuser, ambulante und stationäre Pflegeeinrichtungen müssen sich dieser Herausforderung stellen.

3.8
Zusammenfassung und Fragen zum Selbsttest

Zusammenfassung

Im Verlauf dieses Kapitels wurden verschiedene Kernelemente der speziellen Aufbau- und Ablauforganisation in Ergänzung zu den Ausführungen in Kapitel 2 vorgestellt. Alle haben erheblichen Einfluss auf die Qualitätssicherung und Qualitätsentwicklung einer Einrichtung:

- Grundlegende Strukturen werden im Organigramm, in Stellenbeschreibungen und in der Form des Pflegesystems festgeschrieben.

- Die Dienstplangestaltung hat Auswirkungen auf die Patienten-/Bewohnerzufriedenheit, auf die Mitarbeiterzufriedenheit und die Wirtschaftlichkeit eines Unternehmens.

- Die Beschäftigung mit Pflegemodellen und die Schaffung eines einheitlichen Pflegeverständnisses ist unerlässliche Voraussetzung einer an den Bedürfnissen des Patienten/Bewohners orientierten Pflege.

- Die Arbeit nach dem Pflegeprozess zeigt ein professionelles Berufsverständnis und ist Grundlage einer zielorientierten Pflege.

- Pflegestandards stellen ein wichtiges Element der internen Qualitätssicherung dar. Sie geben Pflegekräften und Patienten/Bewohnern Orientierung und Sicherheit.

- Die Pflegedokumentation hat nicht nur juristische Bedeutung. Sie ist das Arbeitsinstrument der Pflege. Mit ihr wird die Qualität pflegerischer Leistungen sichtbar.

- Kooperation, Kommunikation und Vernetzung mit anderen Organisationen dienen der Ausweitung des Leistungsspektrums und damit der Zukunftssicherung von Pflegeeinrichtungen.

Angesichts immer knapper werdender Ressourcen und enger wirtschaftlicher Rahmenbedingungen gehört die Beschäftigung mit der Aufbau- und Ablauforganisation eines Unternehmens zu den Führungsaufgaben mit höchster Priorität. Es gilt, sich diesen Herausforderungen zu stellen.

Fragen zu Kapitel 3

1. Sie möchten in Ihrer Pflegeeinrichtung ein neues Pflegesystem einführen. Sie schwanken zwischen den beiden Systemen der Gruppenpflege und der Bezugspersonenpflege. Überlegen Sie sich jeweils die Vor- und Nachteile und begründen Sie Ihre Entscheidung für eines der beiden Systeme.

2. Erarbeiten Sie eine Stellenbeschreibung für eine Pflegefachkraft in der ambulanten oder stationären Pflege. Orientieren Sie sich dabei an der in diesem Kapitel vorgeschlagenen Gliederung.

3. In Ihrer Einrichtung gibt es seit Jahren das Rahmendienstplanmodell der 6-Tage-Woche. Sie möchten das Modell der 5-Tage-Woche einführen. Was spricht dafür, was spricht dagegen?

4. Welche Vorteile hat eine flexible Gestaltung von Arbeitszeiten für Kunden, Mitarbeiter und die Pflegeeinrichtung?

5. Welche wichtigen Gesetze gilt es bei der Dienstplangestaltung zu beachten?

6. Im Leitbild Ihres Unternehmens ist das Pflegemodell von Monika Krohwinkel verankert. Vielen Pflegekräften ist das Modell jedoch nur ansatzweise bekannt. Im Pflegealltag wird es eher nicht «gelebt». Was können Sie tun, um die Umsetzung des Krohwinkel-Modells in die Praxis zu fördern?

7. Die Arbeit nach dem Pflegeprozess fällt vielen Pflegekräften in der täglichen Praxis immer noch schwer. Welche Ursachen liegen diesem Problem zu Grunde und wie kann das Bewusstsein für die Sinnhaftigkeit des Pflegeprozesses gefördert werden?

8. Sie möchten gemeinsam mit den Pflegekräften Ihrer Einrichtung verschiedene Pflegestandards erstellen. Welche Vorteile hat eine gemeinschaftliche Erarbeitung von Standards und wie sollten die Standards aufgebaut sein?

9. In Ihrer Einrichtung wurde bislang ein selbst entwickeltes Pflegedokumentationssystem genutzt. Da es in Ihren Augen erhebliche Mängel aufweist, soll ein neues System angeschafft werden. Worauf gilt es bei der Anschaffung zu achten?

10. Welche Funktionen hat die Pflegedokumentation und welche Formulare sollte sie enthalten, um den individuellen Pflegeprozess eines Patienten/Bewohners abbilden zu können?

Literatur

Becker, B. (Hrsg.): Handbuch: Umsetzung der Expertenstandards leicht gemacht. PRO Pflege Management, Bonn 2006

Birkenfeld, R.: ABC der Dienstplangestaltung. Arbeitszeitflexibilität und neue Arbeitszeitmodelle im Gesundheitswesen. Bund-Verlag, Frankfurt am Main 2001

Böhme, H.: Standards sind vorweggenommene Sachverständigengutachten. Pro Alter 31 (2000) 3: 55–56

Budnik, B.: Pflegeplanung – leicht gemacht. Urban & Fischer, München, Jena 2002

Büker, C.: Dienstplanung leicht gemacht. Wege zu einer erfolgreichen Arbeitsorganisation. W. Kohlhammer GmbH, Stuttgart 2006a

Büker, C.: Wenn der MDK kommt. Qualitätsprüfungen in der Pflege. W. Kohlhammer GmbH, Stuttgart 2006b

Dash, K.; Zarle, N. C.; O'Donnell, L.; Vince-Whitman, C.: Entlassungsplanung. Überleitungspflege. Urban & Fischer, München, Jena 2000

DBfK: Bausteine der Pflegepraxis: Pflegeprozess – Pflegeplanung. Eine praktische Einführung. Deutscher Berufsverband für Pflegeberufe, München 2002

DNQP: Expertenstandard Dekubitusprophylaxe in der Pflege. Deutsches Netzwerk für Qualitätsentwicklung in der Pflege (Hrsg.), Osnabrück 2002

DNQP: Expertenstandard Entlassungsmanagement in der Pflege. Deutsches Netzwerk für Qualitätsentwicklung in der Pflege (Hrsg.), Osnabrück 2002

DNQP: Expertenstandard Schmerzmanagement in der Pflege. Deutsches Netzwerk für Qualitätsentwicklung in der Pflege (Hrsg.), Osnabrück 2005

DNQP: Expertenstandard Sturzprophylaxe in der Pflege. Deutsches Netzwerk für Qualitätsentwicklung in der Pflege (Hrsg.), Osnabrück 2006

DNQP: Expertenstandard Förderung der Harnkontinenz in der Pflege. Deutsches Netzwerk für Qualitätsentwicklung in der Pflege (Hrsg.), Osnabrück 2007

DNQP: Expertenstandard Pflege von Menschen mit chronischen Wunden. Deutsches Netzwerk für Qualitätsentwicklung in der Pflege (Hrsg.), Osnabrück 2008

Donabedian, A.: The Definition of Quality and Approaches to its Assessment, Vol I. Health Administration Press, Ann Arbor/Mich. 1980

Fawcett, J.: Pflegemodelle im Überblick. Verlag Hans Huber, Bern 1996

Fiechter, V.; Meier, M.: Pflegeplanung. Eine Anleitung für die Praxis. Recom Verlag, Basel 1993

Funk, J.: Dienstplangestaltung. Rechtsgrundlagen, Beispiele, Tipps. Vincentz Verlag, Hannover 2002

Garms-Homolová, V.; Niehörster, G.: Pflegedokumentation. Auswählen und erfolgreich anwenden in Pflegeeinrichtungen. Vincentz Verlag, Hannover 1997

GKV; MDS: Richtlinien des GKV-Spitzenverbandes über die Prüfung der in Pflegeeinrichtungen erbrachten Leistungen und deren Qualität nach § 114 SGB XI (Qualitätsprüfungs-Richtlinien – QPR). Berlin, Essen 2009

Häseler, I.: Stellenbeschreibungen für Einrichtungen der Altenpflege. Schlütersche Verlagsbuchhandlung, Hannover 2001

Hellige, B.; Holler, G.: Leitfaden zur Neuorientierung des Pflegedienstes. Nomos Verlagsgesellschaft, Baden-Baden 1994

Keitel, P.: Handlungsorientierte Pflegedokumentation. Wissen, worauf es ankommt. W. Kohlhammer GmbH, Stuttgart, Berlin, Köln 2007

Kelm, R.: Arbeitszeit- und Dienstplangestaltung in der Pflege. W. Kohlhammer GmbH, Stuttgart, Berlin, Köln 2001

Krohwinkel, M.: Der Pflegeprozess am Beispiel von Apoplexiekranken: Eine Studie zur Erfassung und Entwicklung ganzheitlich-rehabilitativer Prozesspflege. Agnes-Karll-Institut für Pflegeforschung. DBfK; Nomos Verlagsgesellschaft, Baden-Baden 1993

Krohwinkel, M.: Fördernde Prozesspflege – Konzepte, Verfahren und Erkenntnisse. In: Osterbrink, J. (Hrsg.): Erster internationaler Pflegetheorienkongress. Verlag Hans Huber, Bern 1998

Krohwinkel, M.: Rehabilitierende Prozesspflege am Beispiel von Apoplexiekranken. Fördernde Prozesspflege als System (3. überarbeitete und erweiterte Auflage). Hans Huber, Bern 2008

Ludewig, C.: Anleitung zur Entwicklung eines Pflegekonzepts am Beispiel des konzeptuellen Systems fördernder Prozesspflege von Monika Krohwinkel. Diakonisches Werk (Hrsg.), Hamburg 2001

Marriner-Tomey, A.: Pflegetheoretikerinnen und ihr Werk. Recom Verlag, Basel 1992

Martin, J.: Pflegestandards. Grundlagen und Beispiele. W. Kohlhammer GmbH, Stuttgart 1999

Müller, H.: Arbeitsorganisation in der Altenpflege. Ein Beitrag zur Qualitätsentwicklung und -sicherung. Schlütersche Verlagsbuchhandlung, Hannover 2001

Oehmen, S.: Pflege ist ein fördernder Prozess. Das konzeptuelle Modell fördernder Prozesspflege von Monika Krohwinkel. Pflegen Ambulant 10 (1999) 5: 38–43

Oehmen, S.: Pflege ist ein fördernder Prozess. Teil 2: Aspekte zur Umsetzung des Modells fördernder Prozesspflege nach Monika Krohwinkel. Pflegen Ambulant 11 (2000) 1: 30–33

Sander, K.; Schneider, K.: Pflegemodelle, Pflegetheorien, Pflegekonzepte. Prodos Verlag, Varel 2001

Schiemann, D.: Grundsätzliches zur Qualitätssicherung in der Krankenpflege. Deutsche Krankenpflegezeitschrift 43 (1990), 526–529

Sowinski, C.; Kämmer, K.: Standards. In: Büse, F.; Eschemann, R.; Kämmer, K. (Hrsg.): Heim aktuell. Leitungshandbuch für Altenhilfeeinrichtungen. Vincentz Verlag, Hannover 1995

Stösser, V. A.: Pflegestandards. Springer Verlag, Berlin, Heidelberg, New York 1994

World Health Organization (WHO): People's Needs for Nursing Career. A European Study. Copenhagen 1987

Yura, H.; Walsh, M. B.: The Nursing Process. Assessing, Planning, Implementing, Evaluation. Appleton & Lange, Norwalk/Conn. 1988

4 Jahresabschluss und Steuern

Gerd Maria Strauch, Peter de Groot

In diesem Kapitel erhält der Leser einen Einblick in die Themengebiete Jahresabschluss und Steuern. Zum Ende eines Wirtschaftsjahres muss der Jahresabschluss für ein Unternehmen aufgestellt werden. Dieser wird auf der Grundlage der Buchhaltungsdaten erstellt und zeigt das Betriebsergebnis. Steuern stellen einmalige oder fortlaufende Geldleistungen dar, die keine Gegenleistung für eine besondere Leistung darstellen und von einem öffentlich-rechtlichen Gemeinwesen zur Erzielung von Einnahmen allen Bürgern und Unternehmen auferlegt werden. Im Anschluss an zahlreiche Begriffsdefinitionen wird auf Aspekte eingegangen, die einen Transfer in die Praxis erlauben. Rechtliche Vorgaben und Entwicklungen werden ebenso berücksichtigt wie zahlreiche Besonderheiten für Einrichtungen der ambulanten und stationären Pflege.

Nicht außer Acht gelassen werden abschließend die Änderungen durch das Bilanzrechtsmodernisierungsgesetz (BilMoG), die mit dem Inkrafttreten des Gesetzes am 29. Mai 2009 zu berücksichtigen sind.

Lernziele

- Fähigkeit zur Bildung einfacher Buchungssätze erlangen
- Überblick über das System der Umsatzsteuer gewinnen
- Überblick über die Kontenrahmen gewinnen
- Fähigkeit in der Anwendung der speziellen Abgrenzungsarten anhand praktischer Beispiele erlangen
- Fähigkeit zur Anwendung der allgemeinen Bewertungsgrundsätze erlangen
- Fähigkeit zur Bewertung der Vorräte anhand eines praktischen Beispiels erlangen
- Vertrautheit mit den verschiedenen Abschreibungsmethoden erhalten
- Vertrautheit mit den Grundlagen der Bewertung von Forderungen erhalten
- Überblick der Bewertung von Schulden gewinnen
- Kenntnis der Bildung und Aussagekraft der Kennziffern erlangen
- Überblick über die Kennziffern gewinnen
- Einblick in die Grundlagen des Steuerrechts gewinnen
- Kenntnis wesentlicher Neuerungen durch das BilMoG

4.1
Die Begriffe des Jahresabschlusses

Für viele Mitarbeiter und Führungskräfte aus der Pflege und der Gesundheitsbranche besteht die Sprache der Betriebswirtschaft und des

Rechnungswesens aus Begriffen, die fremd und von daher erklärungsbedürftig sind. Und in der Tat muss eine neue Sprache erlernt werden, wenn Mitarbeiter und Führungskräfte aus dem Bereich der Pflege Betriebswirte, Buchhalter oder Wirtschaftsprüfer verstehen wollen. Das Gleiche gilt sicherlich auch für den umgekehrten Fall. Eine gute Kommunikation zwischen beiden Gruppen muss sich erst entwickeln, daher werden grundlegende Begriffe und deren Definitionen im Glossar am Schluss des Buches noch einmal dargestellt. In diesem Zusammenhang sei auch auf das Abkürzungsverzeichnis am Ende des Buches hingewiesen.

4.2
Grundlagen des Rechnungswesens

Die Austauschbeziehungen von Unternehmen in Form von Real- und Nominalgütern mit der Umwelt sowie auch in internen Bereichen sollten aus ökonomischen Gründen zielgerichtet beeinflusst werden. Hier bietet das Rechnungswesen eine Informationsquelle über laufende Prozesse in Form eines Modells mit Hilfe von finanziellen Größen.

Das Rechnungswesen hat die Aufgabe, das gesamte Unternehmensgeschehen zahlenmäßig zu erfassen, zu kontrollieren und auszuwerten (Rechnungswesen = Gesamtsystem aller Teilrechnungen). Diesbezüglich können vier Aufgabenschwerpunkte herausgestellt werden:

- Dokumentation
- Rechenschaftslegung und Information
- Kontrolle
- Planung.

Die Teilgebiete des Rechnungswesens sind die:

- Finanzbuchhaltung (FiBu)
- Kosten- und Leistungsrechnung (Betriebsbuchhaltung)
- kurzfristige Erfolgsrechnung (KER)
- Statistik und Vergleichsrechnung
- Planungsrechnung.

Diese Teilgebiete können nicht isoliert voneinander betrachtet werden. Sie ergänzen sich und bauen aufeinander auf.

Die FiBu wird auch als externes Rechnungswesen und die Kosten- und Leistungsrechnung bzw. Betriebsbuchhaltung als internes Rechnungswesen bezeichnet. Sie haben unterschiedliche Aufgabenschwerpunkte (Abb. 4-1). Da die Finanzbuchhaltung die Aufgabe hat, den Jahresabschluss zu erstellen, steht sie für die weiteren Ausführungen im Mittelpunkt der Betrachtung.

Die FiBu dokumentiert die Vermögens- und Kapitalbestände sowie deren Veränderungen und den Jahreserfolg eines Geschäftsjahres. Die Dokumentation und Information unterliegen den gesetzlichen Bestimmungen. Die FiBu beinhaltet die lückenlose, planmäßige und ordnungsgemäße Aufzeichnung aller Geschäftsvorfälle eines Unternehmens. Sie sollte so gestaltet sein, dass man jederzeit und ohne großen Aufwand alle wichtigen Zahlen entnehmen kann.

Damit verknüpft sind die Grundsätze ordnungsgemäßer Buchführung (GoB) zu betrachten.

Abschaffung der PBV-Reform des HGB durch das Bilanzmodernisierungsgesetz

Mit der Reform der Pflegeversicherung zum 1. Juli 2008 wird beabsichtigt, die Pflegebuchführungsverordnung (PBV) abzuschaffen, sobald die Vertragspartner auf Bundesebene verbindlich einheitliche Grundsätze ordnungsgemäßer Buchhaltung vereinbaren. Damit soll die PBV durch eine Vereinbarung der Kostenträger der Leistungserbringer ersetzt werden. Dies ist für 2009 beabsichtigt. Die geplante Abschaffung wird in der Öffentlichkeit sehr unterschiedlich diskutiert. Es wird kritisiert, dass ein Ersatz durch eigens geschaffene Grundsätze ordnungsgemäßer Buchführung nicht zur gewollten Entbürokratisierung und Förderung der Wirtschaftlichkeit führt, da bereits branchenübergreifende Grundsätze ordnungsgemäßer Buchführung, die auch auf die Pflege anwendbar sind, existieren. Der Bundesverband privater Anbieter sozialer Dienste e.V. beispielsweise begrüßt zwar grundsätzlich die Abschaffung, kriti-

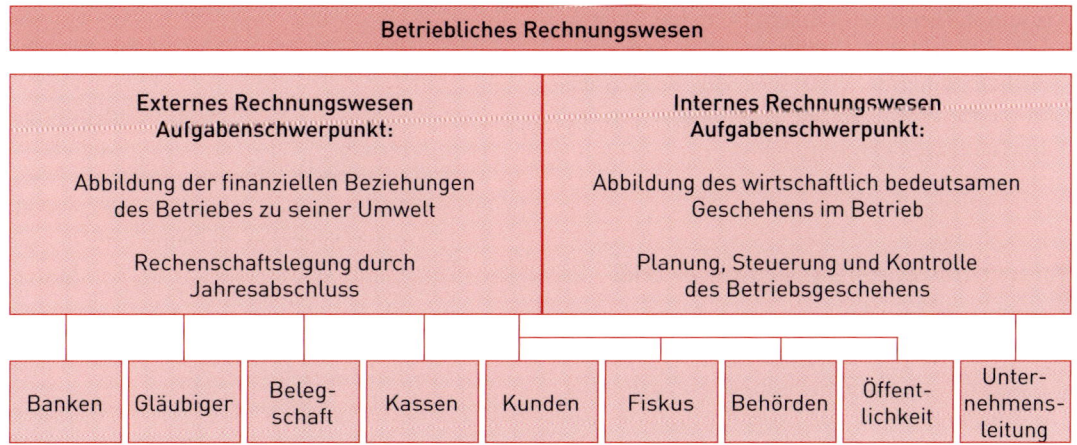

Abbildung 4-1: Aufgabenschwerpunkte des externen und internen Rechnungswesens

siert aber, dass die vorgesehene Überprüfung der neuen Grundsätze der Vertragspartner durch das Bundesministerium für Gesundheit die Gefahr mit sich bringt, dass lediglich die Inhalte der bestehenden PBV in ein neues Gewand gekleidet werden.

Welche Änderungen sich durch die geplante Abschaffung tatsächlich ergeben werden, bleibt abzuwarten. Im Rahmen der Darstellungen wird an den Bestandteilen der aktuellen Pflegebuchführungsverordnung festgehalten, um die Ausführungen anschaulicher darzustellen. Dies gilt insbesondere für den Kontenplan bzw. Kontenrahmen.

4.2.1
Gesetzliche Grundlagen der Buchführung

Die gesetzlichen Grundlagen der Buchführung bestimmen sich aus:

- dem Allgemeinen Teil des Dritten Buches des Handelsgesetzbuches (HGB)
- dem Bilanzrichtliniengesetz (BiRiLiG) vom 19. Dezember 1985
- den Grundsätzen ordnungsgemäßer Buchführung (GoB)
- Sondervorschriften (z. B. Aktiengesetz, GmbH-Gesetz)

- der Steuergesetzgebung, insbesondere Abgabenordnung (AO) und Einkommensteuergesetz (EStG).

4.2.1.1
Vorschriften des HGB und Buchführungspflicht

Das HGB (§§ 238 bis 289) sieht für Kaufleute vor: Jeder Kaufmann ist verpflichtet, Bücher zu führen und in diesen seine Handelsgeschäfte und die Lage seines Vermögens nach den Grundsätzen ordnungsgemäßer Buchführung ersichtlich zu machen. Die Buchführung muss so beschaffen sein, dass sie einem sachverständigen Dritten innerhalb angemessener Zeit einen Überblick über die Geschäftsvorfälle und über die Lage seines Unternehmens vermitteln kann. Die Geschäftsvorfälle müssen sich in ihrer Entstehung und Abwicklung verfolgen lassen.

Im Allgemeinen richtet sich die Buchführung grundsätzlich nach dem HGB. Maßgebend ist das Dritte Buch des HGB, wobei die Vorschriften für Einzelunternehmen und Personengesellschaften, die §§ 238 bis 263 HGB, einen größeren Freiraum lassen.

Für Kapitalgesellschaften gelten zusätzlich die §§ 264 bis 289 HGB, die die Freiheiten des Kaufmanns auf Grund *verstärkten Gläubiger-*

schutzes stärker einschränken. Da es bei Kapitalgesellschaften i. d. R. keine persönlich haftenden Gesellschafter gibt, wird hier der Schutz des Gläubigers, aber auch der Kapitaleigner, in besonderem Maße herausgestellt.

4.2.1.2
Vorschriften durch Steuergesetze und Buchführungspflicht

Der § 140 der Abgabenordnung (AO) definiert die Buchführungspflicht auch für Steuerzwecke. Die Verpflichtungen zur Buchführung, die sich aus den nichtsteuerlichen Bestimmungen, wie dem HGB, ergeben und für die Besteuerung von Bedeutung sind, müssen auch für die Buchführung erfüllt werden.

Darüber hinaus ist nach § 141 AO zur doppelten kaufmännischen Buchführung verpflichtet, wer als Gewerbetreibender entweder mit seinem Gewinn 50 000,– EUR oder mit seinem Umsatz 500 000,– EUR übersteigt. Gewerbetreibende sind alle, die selbstständig und nachhaltig mit Gewinnerzielungsabsicht am Markt aktiv sind, jedoch keine Land- und Forstwirte und sonstige selbstständig Tätige. Zu den sonstigen selbstständig Tätigen gehören z. B. Freiberufler. Freiberufler müssen eine einfache Einnahmen-Ausgaben-Rechnung durchführen.

Befreiung der Einzelkaufleute von der Buchführungspflicht (inkl. Inventar und Jahresabschluss) nach dem HGB

Voraussetzung:
an zwei aufeinander folgenden Abschlussstichtagen:

- nicht mehr als 500 000,00 EUR Umsatz oder
- nicht mehr als 50 000,00 EUR Jahresüberschuss

Die Voraussetzung gilt als gegeben, wenn nur eines der Kriterien erfüllt wird.

Zu den einzelnen Gesetzen sind die entsprechenden Änderungsgesetze, Verordnungen und Richtlinien zu beachten. Gemeinschaftsrichtlinien für die Buchführung und die Grundsätze für das Rechnungswesen der Industriebetriebe dienen der Vereinheitlichung des Rechnungswesens.

4.2.1.3
Bestandteile einer doppelten kaufmännischen Buchführung

Eine doppelte, kaufmännische Buchführung unterscheidet sich von der «einfachen» (Einnahmen-Ausgaben-Rechnung) dadurch, dass der Gewinn einmal durch *Vermögensvergleich* (Bilanz in Verbindung mit der Inventur) und zum anderen durch eine *Gewinn- und Verlustrechnung* ermittelt wird. Die Geschäftsvorfälle werden durch die doppelte Erfassung (auf den Soll- und Habenseiten) von Konten verbucht. Auf die Verbuchung auf Konten wird an späterer Stelle noch eingegangen.

Ermittlung des Erfolgs auf Grund des Vermögensvergleichs anhand der Bilanz, verbunden mit der Inventur

Die Ermittlung des Erfolgs auf Grund des Vermögensvergleichs anhand der Bilanz in Verbindung mit der Inventur wird mit den in Tabelle 4-1 aufgeführten Rechenschritten durchgeführt. Die Vermögenswerte werden auf Grund einer

---

Exkurs: BilMoG
Schwellenwerte ab 01.01.2010

	Schwellenwerte nach § 267 Abs. 1, 2 HGB-E
Kleine Kapitalgesellschaften	
Bilanzsumme	≦ 4 840 000,00 EUR
Umsatzerlöse	≦ 9 860 000,00 EUR
Mitarbeiter	≦ 50
Mittelgroße Kapitalgesellschaften	
Bilanzsumme	≦ 19 250 000,00 EUR
Umsatzerlöse	≦ 3 850 000,00 EUR
Mitarbeiter	≦ 250

Tabelle 4-1: Feststellung des Reinvermögens

Reinvermögen (am Ende einer Periode)
– Reinvermögen (am Anfang einer Periode)
+ Entnahmen (während der Periode)
– Einlagen (während der Periode)
= Erfolg der Periode (ermittelt am Stichtag)

Inventur ermittelt und zu einer Bilanz zusammengeführt. Hierbei handelt es um eine *stichtagsbezogene Bestandsgrößenrechnung* (*Stichtagsrechnung*).

Aufwand- und Ertragsvergleich anhand der Gewinn- und Verlustrechnung

Beim Aufwand- und Ertragsvergleich anhand der Gewinn- und Verlustrechnung (GuV) wird der Gewinn mit Hilfe von Erfolgskonten, die zu einer Gewinn- und Verlustrechnung zusammengeführt werden, ermittelt. Diese Rechnung ist eine *zeitraumbezogene Stromgrößenrechnung* (*Zeitraumrechnung*):

Erträge (der Periode) – *Aufwendungen* (der Periode) = *Erfolg* (der Periode)

Vermögensvergleich und Gewinn- und Verlustrechnung ergänzen sich und müssen zum gleichen Ergebnis führen.

4.2.2 Grundsätze ordnungsgemäßer Buchführung

Nach § 238 Abs. 1 HGB und nach § 145 Abs. 1 AO muss sich ein sachverständiger Dritter innerhalb einer angemessenen Zeit einen Überblick über die Geschäftsvorfälle und über die Lage des Unternehmens verschaffen können.

In § 231 Abs. 1 bis 4 werden Vorschriften für die Buchführung formuliert, die aber nur einen Ausschnitt aus einem Handlungsrahmen wiedergeben, der im Laufe der Jahre durch die Rechtssprechung definiert worden ist:

1. Die Eintragungen müssen in einer lebenden Sprache geschrieben werden. Abkürzungen etc. sind eindeutig festzulegen (s. § 239 Abs. 1 HGB).
2. Alle Geschäftsvorfälle sind vollständig, richtig, zeitgerecht und geordnet zu erfassen. Es dürfen keine Geschäftsvorfälle weggelassen werden (s. § 239 Abs. 2 HGB).
3. Eine Eintragung oder Aufzeichnung darf nicht so verändert werden, dass der ursprüngliche Inhalt nicht mehr feststellbar ist. Die Veränderungen müssen so beschaffen sein, dass erkennbar ist, ob sie ursprünglich oder später gemacht wurden (s. § 239 Abs. 3 HGB).
4. Handelsbücher und sonstige erforderliche Aufzeichnungen können auch aus einer geeigneten Ablage von Belegen bestehen oder auf Datenträgern geführt werden, wobei letztere bei Bedarf in angemessener Zeit lesbar gemacht werden müssen (s. § 239 Abs. 4 HGB).

Die Grundsätze ordnungsgemäßer Buchführung (GoB) dienen drei Zwecken:

- Konkretisierung der im HGB und anderen Gesetzen festgesetzten Bestimmungen
- Ergänzung/Lückenfüllung, wenn gesetzliche Regelungen nicht vollständig sind
- Bewältigung neuer Bilanzierungsprobleme, wenn bisher unbekannte Problemstellungen oder Sonderfälle auftreten. Diese können dann einfacher behoben bzw. bearbeitet werden, als mit starren gesetzlichen Regelungen, die sich an veränderte Bedingungen bzw. praktische Erfahrungen nicht so schnell anpassen können.

Im engeren Sinne haben die GoB die Aufgabe, die Dokumentation der Geschäftsvorfälle zu sichern und die Buchführung vor Verfälschungen zu schützen.

Man unterscheidet bei den GoB zwischen kodifizierten und nichtkodifizierten Grundsätzen:

- *Kodifizierte Grundsätze* sind solche, die der Gesetzgeber in die Rechtsordnung übernommen hat.
- *Nichtkodifizierte Grundsätze* sind demnach nicht im Gesetz verankert, aber dennoch all-

gemein gültig und nach § 243 Abs. 1 HGB für die Buchführung und im Jahresabschluss zu beachten.

Durch die laufende Rechtsprechung wurden grob betrachtet folgende Grundsätze formuliert:

- Rahmengrundsätze
- Abgrenzungsgrundsätze
- ergänzende Grundsätze
- Zusatzgrundsätze für die ordnungsgemäße Buchführung im EDV-Bereich.

An dieser Stelle soll lediglich auf die Rahmengrundsätze eingegangen werden. Für eine Vertiefung der einzelnen Grundsätze wird auf Koch (2002) verwiesen.

4.3
Inventur, Inventar, Bilanz

Ein Kaufmann ist nach den gesetzlichen Bestimmungen (§ 240 HGB, § 140 ff. AO) verpflichtet, sein Vermögen und seine Schulden zu folgenden Zeitpunkten festzustellen:

- bei der Eröffnung oder Übernahme eines Unternehmens
- am Schluss eines Geschäftsjahres
- bei der Auflösung oder Veräußerung eines Unternehmens.

4.3.1
Die Inventur

Eine Inventur ist die *körperliche, mengen- und wertmäßige Erfassung* des Vermögens und der Schulden eines Unternehmens zu den in Kapitel 4.3 genannten Zeitpunkten. *Körperlich* bedeutet, dass die Erfassung durch *Wiegen, Messen* und *Zählen* zu erfolgen hat. Bei Rechten und ähnlichen Vermögenswerten erfolgt die Erfassung buchmäßig (anhand von Aufzeichnungen).

Bei der Inventur ist nur das *notwendige Betriebsvermögen* (Gesamtvermögen des Unternehmens) und das *gewillkürte Betriebsvermögen* nach Wahl zu erfassen, jedoch nicht das *Privatvermögen*.

Eine Abgrenzung dieser Vermögensanteile wird wie folgt vorgenommen:

- Bei unter 10 % geschäftlicher Nutzung ist das Vermögen notwendiges *Privatvermögen*.
- Ab 10 % bis 50 % geschäftlicher Nutzung kann gewählt werden, ob dieser Teil des Vermögens zum Privat- oder Geschäftsvermögen gezählt wird. Wird es als Geschäftsvermögen bestimmt, nennt man es *gewillkürtes Betriebsvermögen*.
- Bei über 50 % geschäftlicher Nutzung gehört der Teil des Vermögens auf jeden Fall zum notwendigen *Geschäftsvermögen*.

In Bezug auf die Fristigkeit (Bindungsdauer) der Vermögensbestandteile unterscheidet man zwischen *Anlagevermögen* und *Umlaufvermögen*. Beim *Anlagevermögen* handelt es sich um Vermögensteile, die dem Unternehmen *dauernd* – über eine längere Zeitspanne – dienen sollen (§ 247 [2] HGB), die also i. d. R. *gebraucht* und nicht verbraucht werden, wie z. B. Grundstücke, Gebäude, Fahrzeuge, Betriebs- und Geschäftsausstattung. Beim *Umlaufvermögen* werden die Vermögensteile *verbraucht* oder *umgesetzt*, wie z. B. Lebensmittel, Forderungen, Sichtguthaben bei Banken etc.

4.3.1.1
Mögliche Inventurarten nach §§ 240, 241 HGB

Stichtagsinventur
Die Stichtagsinventur hat grundsätzlich am letzten Tag des Wirtschaftsjahres, dem Bilanzstichtag, zu erfolgen. Aus technischen Gründen kann sich die Inventur bis 10 Tage vor oder nach dem Stichtag ausdehnen. Eine mengen- und wertmäßige Änderung auf den Stichtag (durch Fortschreibung bzw. Rückrechnung) ist erforderlich (Abb. 4-2).

Permanente Inventur
Die permanente Inventur wird über die Lagerkarte, i. d. R. computergestützt, vorgenommen. Die Überprüfung der Bestände erfolgt zu einem

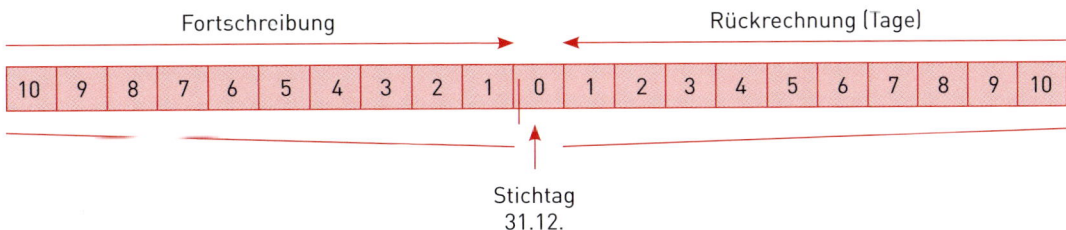

Abbildung 4-2: Stichtagsinventur

beliebigen Zeitpunkt eines Jahres, an dem dann eine wertmäßige Korrektur der Karteien erfolgt. Das Inventurdatum ist zu vermerken. Die permanente Inventur darf aber nicht angewendet werden bei besonders wertvollen Wirtschaftsgütern, starken Änderungen und starkem Schwund. Alle Bestände, Zugänge und Abgänge nach Art, Tag, Menge und Wert müssen erfasst werden. Eine Abstimmung zwischen Soll- und Istbeständen muss vorgenommen werden. Eine Kontrolle der Bestandsaufnahme ist i.d.R. nicht notwendig, da eine richtige Bestandsfortführung durch die Rechnerlogik gewährleistet ist. Es ist aber erforderlich, eine Kontrolle der Ein- und Ausgabedaten durchzuführen.

Vor- und nachgelagerte (verlegte) Inventur

Die verlegte Inventur (**Abb. 4-3**) kann bis drei Monate vor oder zwei Monate nach dem Bilanzstichtag erfolgen. Die Fortschreibung bzw. Rückrechnung der Werte auf den Bilanzstichtag ist erforderlich. In der Anwendung dieser Inventurart gelten die gleichen Einschränkungen wie bei der permanenten Inventur.

Stichprobeninventur nach § 241 Abs. 1 HGB

Die Stichprobeninventur dient der Bewertung über eine mengen- und artorientierte Stichprobenerfassung und stellt eine Vereinfachung dar. Es werden anerkannte statistische Methoden angewendet. Voraussetzung ist jedoch, dass die Verfahren den GoB entsprechen und der Aussagewert dem einer vollständigen Inventur entspricht. Es besteht die Möglichkeit, von der Stichproben-Stichtagsinventur zur stichproben-permanenten Inventur überzugehen.

Eine zusammenfassende Übersicht über die Inventurarten gibt **Tabelle 4-2**.

4.3.1.2
Vereinfachungen nach § 240 HGB

Bei den Vereinfachungen nach § 240 HGB wird vom Prinzip der Einzelbewertung bzw. -erfassung abgewichen:

- *Gruppenbewertung nach § 240 Abs. 4 HGB:* Gleichartige Vermögensgegenstände des Vorratsvermögens und andere gleichartige oder annähernd gleichwertige bewegliche Vermögensgegenstände können jeweils zu einer Gruppe zusammengefasst und mit dem gewogenen Durchschnittswert bewertet werden (siehe noch die Bewertung des Vorratsvermögens).
- *Festbewertung nach § 240 Abs. 3 HGB:* Bei Gegenständen des Sachanlagevermögens und bei Sachgütern (z.B. Geschirr in der Küche, Lebensmitteln etc.) ist – soweit sie eine nachrangige Bedeutung haben – bei regelmäßigem Ersatz eine Festbewertung mit gleich bleibender Menge und gleich bleibendem Wert möglich. Es muss alle drei Jahre eine Bestandsaufnahme durchgeführt werden.

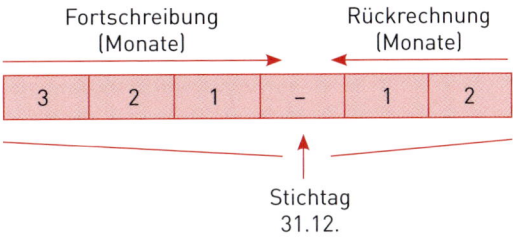

Abbildung 4-3: Verlegte Inventur

Tabelle 4-2: Inventurarten

Unterscheidungen bezüglich der Inventurzeitpunkte*	Unterscheidung bezüglich der Erfassungstechnik
Stichtagsinventur zum Bilanzstichtag 10 Tage vor und nach dem Stichtag (§ 240 Abs. 2 i. V. m. § 240 Abs. 1 HGB)	vollständige körperliche Bestandsaufnahme (§ 240 Abs. 1, 2 HGB)
permanente Inventur als über das Wirtschaftsjahr verteilte laufende Inventur	beleg- und buchmäßige Bestandsaufnahme (GoB: Grundsatz der Wirtschaftlichkeit)
vorgelagerte (maximal 3 Monate) und nach gelagerte (maximal 2 Monate) Inventur = verlegte Inventur	Stichprobeninventur nach anerkannten statistischen Methoden (§ 241 Abs. 1 HGB)
Kombination zwischen den obigen drei Zeitpunkten	Kombination zwischen den obigen drei Techniken

* betrifft die regelmäßige Inventur (zum Jahresabschluss). Ferner sind grundsätzlich die Zeitpunkte Eröffnung, Übernahme und Auflösung zu beachten.

4.3.2
Das Inventar

Die Ergebnisse der Inventur werden in einem Bestandsverzeichnis, dem *Inventar,* festgehalten. Das Inventar enthält Art, Menge und Wert der Vermögensgegenstände und der Schulden. Das Inventar besteht aus drei Abschnitten:

1. Abschnitt A: Auflistung (Summe) des Vermögens
2. Abschnitt B: Auflistung (Summe) der Schulden
3. Abschnitt C: Errechnung des Reinvermögens bzw. des Eigenkapitals.

Das Inventar bildet die Grundlage für die Ableitung der in der Bilanz auszuweisenden Endbestände. Zudem sollen Fehler, die im Lager oder in der Buchführung aufgetreten sind, aufgedeckt und korrigiert werden. Ferner sollen Vermögensgegenstände und Schulden, die durch die Inventur erfasst wurden, bewertet werden, sodass diese Aufgabe im Grunde für die Bilanz vorweggenommen wird. Bei gleichem Wertansatz können die Werte der Inventur für den Jahresabschluss übernommen werden.

Das Anlage- und Umlaufvermögen wird nach der Liquidität, die lang- und kurzfristigen

Schuldposten werden nach ihrer Fälligkeit gegliedert. Die Schulden werden unterteilt in langfristige Schulden (Hypotheken) und kurzfristige Schulden (Verbindlichkeiten aus Lieferungen und Leistungen). Ein Beispiel eines Inventars enthält die **Tabelle 4-3**.

Da die oben genannten Auflistungen der Abschnitte A und B das Vermögen und die Schulden getrennt wiedergeben, kann im letzten Abschnitt C das Reinvermögen berechnet werden:

Reinvermögen = Summe des Vermögens – Summe der Schulden

4.3.3
Die Bilanz

4.3.3.1
Aufgaben der Bilanz

Aufgabe der Bilanz ist die Darstellung von Vermögen, Schulden und Eigenkapital zu Informationszwecken für den Unternehmer und externe Interessengruppen wie Finanzbehörde, Krankenkassen, Gläubiger, Gesellschafter, Staat etc. Um den verschiedensten Interessengruppen die individuell nötigen Informationen geben zu können, werden unterschiedliche Bilanzen er

Tabelle 4-3: Beispiel eines Inventars

Art, Menge	Einzelwert (€)	Gesamtwert (€)
Abschnitt A. Vermögen		
I. Anlagevermögen		
1. Betriebsbauten lt. Anlage		300 000,–
2. Technische Anlagen in Betriebsgebäuden lt. Anlage		160 000,–
3. Einrichtungen u. Ausstattungen in Wohngebäuden lt. Anlage		80 000,–
4. Fahrzeuge		50 000,–
5. Gebrauchsgüter lt. Anlage		20 000,–
II. Umlaufvermögen/Vorratsvermögen		
1. Vorräte an Lebensmitteln	50 000,–	
2. Vorräte an Betriebsstoffen	20 000,–	
3. Vorräte des Wirtschaftsbedarfs	15 000,–	
4. Vorräte des Verwaltungsbedarfs	32 000,–	117 000,–
Forderungen lt. Saldenliste		80 000,–
Kassenbestand/Sichtguthaben		
1. Sparkasse	50 000,–	
2. Bank für Sozialwirtschaft	30 000,–	
3. Kasse	5 000,–	85 000,–
Gesamtvermögen		892 000,–
Abschnitt B. Schulden		
I. Langfristige Schulden		
1. Hypothekenbank Köln		130 000,–
2. Darlehen Volksbank Köln		70 000,–
II. Kurzfristige Schulden		
1. Verbindlichkeiten lt. Saldenliste		120 000,–
Gesamtschulden		320 000,–
Abschnitt C. Errechnung des Reinvermögens/Eigenkapitals		
Gesamtvermögen		892 000,–
– Gesamtschulden		320 000,–
= Reinvermögen/Eigenkapital		572 000,–

Köln, den 8. Januar 2008

stellt. Größere Unternehmen mit ausgedehnten Publikationspflichten erstellen i. d. R. neben der Handelsbilanz noch eine Steuerbilanz. Dabei gilt die Maßgeblichkeit der Handelsbilanz für die Steuerbilanz.

4.3.3.2
Gliederung der Bilanz

Unabhängig von bestimmten Gliederungsvorschriften wird die Bilanz in Kontenform geführt

(§ 266 [1] HGB). Die linke Seite (Aktiva) umfasst die Vermögensteile der Unternehmung. Sie zeigt die *Mittelverwendung* bzw. Investitionen auf. Die rechte Seite (Passiva) stellt die Schulden und das Eigenkapital bzw. das Eigenkapital und das Fremdkapital dar. Es handelt sich hier um die *Mittelherkunft oder Finanzierung*, also die Herkunft der Mittel, die zur Anschaffung der Vermögenswerte verwendet werden. Die Summen beider Seiten müssen gleich sein. Damit erinnert eine Bilanz an eine Waage. In **Tabelle 4-4**

Tabelle 4-4: Grundsätzliche (vereinfachte) Gliederung einer Bilanz

Aktiva		Bilanz	Passiva	
Anlagevermögen	610 000,– €	Eigenkapital	572 000,–* €	
Umlaufvermögen	282 000,– €	Fremdkapital	320 000,– €	
Gesamtvermögen	892 000,– €	Gesamtkapital	892 000,– €	
* = 892 000,– € – 320 000,– €				

– einer grundsätzlichen Gliederung einer Bilanz – wurden die Werte aus dem beispielhaften Inventar (s. Kap. 4.3.2) übernommen. In Tabelle 4-5 wird beispielhaft eine umfassendere Bilanzgliederung vorgestellt, die sich der Gliederung nach Anlage 1 zur PBV schon annähert.

Wertveränderungen auf Grund von Geschäftsvorfällen

Bei der Bilanz handelt es um eine Vermögens- und Kapitalerfassung zu einem bestimmten Stichtag. Zwischen zwei Bilanzstichtagen sind u.a. folgende Wertveränderungen auf Grund von Geschäftsvorfällen möglich:

● Aktivtausch
● Passivtausch
● Aktiv-Passiv-Mehrung
● Aktiv-Passiv-Minderung.

Aktivtausch (Vermögenstausch)

Beim Vermögens- oder Aktivtausch werden nur Vermögensposten – zum Stichtag auf der Aktivseite der Bilanz dargestellt – durch einen Geschäftsvorfall geändert. Das Vermögen wird in der Höhe nicht verändert, ebenso bleibt das Kapital erhalten.

Beispiel

Frau Chmielewski kauft bei einem Bürogroßhandel diverse Büromaterialien ein (Barkauf). Die Vorräte an Büromaterial nehmen zu, der Barbestand in der Kasse nimmt ab. Durch diesen Tausch auf der Aktivseite ergeben sich keine Veränderungen des Gesamtvermögens.

Passivtausch (Fremdkapitaltausch)

Beim Fremdkapital- oder Passivtausch werden nur Konten des Fremdkapitals berührt. Wiederum verändern sich die Summen von Vermögen und Kapital nicht.

Beispiel

Herr Meinolf wandelt kurzfristige Verbindlichkeiten in ein Darlehen der Hausbank der Pflegeheim Sonnenschein GmbH um.

Aktiv-Passiv-Mehrung (Vermögens- und Fremdkapitalmehrung)

Es werden mindestens ein Vermögensposten und ein Fremdkapitalposten erhöht. Somit er-

---

Exkurs: BilMoG

Änderung Bilanzgliederungsschema (vereinfachte Darstellung)

Aktiva	Bilanzgrundstruktur	Passiva
A. Anlagevermögen	A. Eigenkapital	
B. Umlaufvermögen	B. Rückstellungen	
C. Gesamtvermögen	C. Verbindlichkeiten	
D. Aktive latente Steuern	D. Rechnungsabgrenzung	
E. Aktiver Unterschied aus Verm.-Verrechnung	E. Passive latente Steuern	

Tabelle 4-5: Beispiel einer umfassenderen Bilanzgliederung

Aktiva	Bilanz	Passiva

A. Anlagevermögen
  I. Immaterielle Vermögensgegenstände
  II. Sachanlagen
    1. Grundstücke und Betriebsbauten
    2. Grundstücke mit Wohnbauten
    3. Grundstücke ohne Bauten
    4. Technische Anlagen
    5. Einrichtungen und Ausstattungen
  III. Finanzanlagen
 	
B. Umlaufvermögen
  I. Vorräte (wie Lebensmittel, Betriebsstoffe etc.)
  II. Forderungen und sonstige Vermögensgegenstände
    – Forderungen aus Leistungen
    – sonstige Vermögensgegenstände
  III. Schecks, Kassenbestand, Guthaben bei Banken
 	
C. Rechnungsabgrenzungsposten
		A Eigenkapital
		  – gezeichnetes (HGB)
		  – gewährtes Kapital (PBV)
		  – Rücklagen
		  – Gewinnverrechnungen
		  – Jahresüberschuss/-fehlbetrag
		
		B. Sonderposten
		
		C. Rückstellungen
		
		D. Verbindlichkeiten
		  – aus Lieferungen und Leistungen
		  – an Kreditinstitute
		
		E. Rechnungsabgrenzungsposten

höhen sich auch die Summen von Kapital und Vermögen (Bilanzsumme). Die Höhe des Eigenkapitals bleibt unberührt.

> **Beispiel**
>
> In der Cafeteria der Pflegeheim Sonnenschein GmbH werden Vorräte an Waren auf Ziel gekauft.

Aktiv-Passiv-Minderung (Vermögens- und Fremdkapitalminderung)
Hier werden die Summen von Vermögen und Kapital vermindert.

> **Beispiel**
>
> Herr Meinolf zahlt eine Verbindlichkeit per Banküberweisung.

4.3.3.3
Das Buchen auf Konten

Für jeden Posten in der Bilanz wird ein so genanntes *T-Konto* gebildet, das im Grunde genommen wie eine kleine Bilanz aufgebaut ist. Nur werden hierbei die linke Seite mit *Soll* (S) und die rechte Seite mit *Haben* (H) bezeichnet. Und wie bei der Bilanz müssen auch hier beide Seiten gleich sein (Waage-Prinzip) (Abb. 4-4).

Aktive und passive Bestandskosten
Aktive Bestandskonten stellen die Vermögenswerte auf der linken Seite (*Aktiva*) der Bilanz dar. Die Werte werden bei einer Eröffnungs-

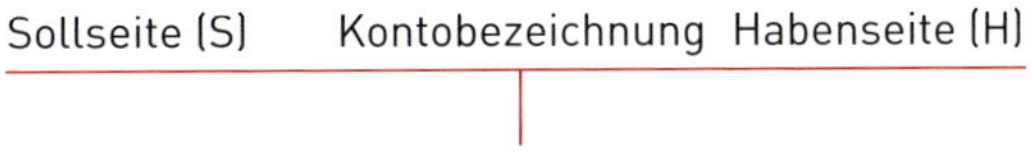

Sollseite (S)   Kontobezeichnung Habenseite (H)

Abbildung 4-4: Das Waage-Prinzip beim Buchen auf Konten

bilanz aus der Bilanz übertragen und somit ebenfalls auf der linken Sollseite erfasst. *Passive Bestandskonten* stellen die Kapitalposten (Eigenkapital und Fremdkapital [= Schulden]) auf der rechten Seite (*Passiva*) der Bilanz dar. Auch hierbei werden die Werte aus der Bilanz in die Konten übertragen, aber auf der Habenseite (Abb. 4-5). Beim Jahresabschluss werden die Bestandskonten abgeschlossen und wieder zurück in die Schlussbilanz gebracht.

Somit stehen bei aktiven Bestandskonten die Anfangsbestände der Eröffnungsbilanz auf der Sollseite, bei passiven Bestandskosten auf der *Habenseite*. Die *Mehrungen*, die auf Grund von Geschäftsvorfällen während eines Geschäftsjahres zu erfassen sind, werden bei den aktiven Bestandskonten im Soll und die Minderungen im Haben erfasst. Bei den passiven Bestandskonten werden umgekehrt die Mehrungen im Haben und die Minderungen im Soll erfasst (Abb. 4-6).

Für jeden Geschäftsvorfall ist eine Buchung auf der Sollseite und eine Gegenbuchung auf einem anderen Konto (Gegenkonto) auf der Habenseite erforderlich. Somit wird das Waageprinzip aufrechterhalten.

Eröffnung der Bestandskonten

Um die Bestandskonten zu eröffnen, d.h. um die Anfangsbestände aus der Eröffnungsbilanz auf die einzelnen Konten zu übertragen, müssen Eröffnungsbuchungen vorgenommen werden. Damit wird dem System der doppelten Buch-

S	Aktives Bestandskonto	H
Anfangsbestand aus Eröffnungsbilanz + (Mehrungen)	– (Minderungen)	

S	Passives Bestandskonto	H
– (Minderungen)	Anfangsbestand aus Eröffnungsbilanz + (Mehrungen)	

Abbildung 4-6: Aktive und passive Bestandskonten 2

führung entsprochen, der zufolge jede Buchung einen Soll- und einen Habeneintrag bekommen muss. Die Gegenbuchungen dieser Bestände werden im Eröffnungsbilanzkonto (EBK) erfasst. Es stellt ein Spiegelbild der Eröffnungsbilanz dar. Abbildung 4-7 zeigt eine Eröffnung von Bestandskonten mit einer Eröffnungsbilanz und einem Eröffnungsbilanzkonto.

Abschluss der Bestandskonten

Nach einer Geschäftsperiode muss auf jedem Bestandskonto der Endbestand oder der Saldo ermittelt werden. Dieser wird dann auf dem Schlussbilanzkonto (SBK) gegengebucht. Vorgehensweise beim Abschluss (Abb. 4-8):

1. Die größere Seite des Kontos wird addiert.
2. Die Summe wird auf die andere Seite übertragen.
3. Die Differenz auf der anderen Seite wird ermittelt.

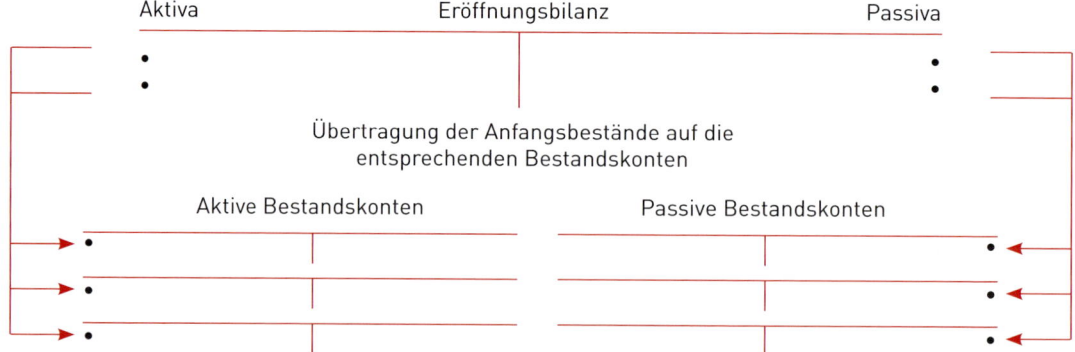

Abbildung 4-5: Aktive und passive Bestandskonten 1

4. Die Differenz wird auf dem Schlussbilanzkonto (SBK) gegengebucht.

Ist der Saldo (oder Differenz) auf der Sollseite, dann wird er auf dem Gegenkonto SBK im Haben gebucht. Ist er auf der Habenseite, so wird er auf dem SBK im Soll gebucht (s. **Abb. 4-8**). Für das manuelle Eintragen auf T-Konten (meist nur zu Übungs- und Prüfungszwecken) werden häufig T-Konten-Blätter verwendet, bei denen die einzelnen Konten als kleine Tabellen gestaltet sind (**Tab. 4-6**).

Aktiva	Eröffnungsbilanz (EB)		Passiva
Fuhrpark	60 000,–	Eigenkapital	100 000,–
Geschäftsausstattung	40 000,–	Darlehen	16 000,–
Vorräte	10 000,–	Verbindlichkeiten	10 000,–
Forderungen	500,–		
Bank	10 500,–		
Kasse	5 000,–		
	126 000,–		126 000,–

Aktiva	Eröffnungsbilanzkonto (EBK)		Passiva
Eigenkapital	100 000,–	Fuhrpark	60 000,–
Darlehen	16 000,–	Geschäftsausstattung	40 000,–
Verbindlichkeiten	10 000,–	Vorräte	10 000,–
		Forderungen	500,–
(*		Bank	10 500,–
		Kasse	5 000,–
	126 000,–		126 000,–

S	Fuhrpark	H		S	Eigenkapital	H
EBK	60 000,–				EBK	100 000,–

S	Geschäftsausstattung	H		S	Darlehen	H
EBK	40 000,–				EBK	16 000,–

S	Vorräte	H		S	Verbindlichkeiten	H
EBK	10 000,–				EBK	10 000,–

S	Forderungen	H
EBK	500,–	

S	Bank	H
EB	10 500,–	

S	Kasse	H
EB	5 000,–	

*sog. «Buchhalternase» als Vorbeugung gegen spätere Eintragungen

Abbildung 4-7: Eröffnung von Bestandskonten

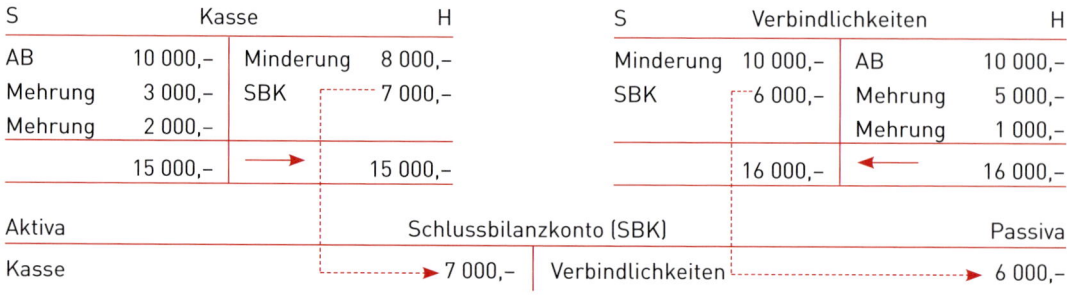

——→ = Übertragung der Gesamtsumme der jeweils größeren Seite auf die andere Seite

Abbildung 4-8: Abschluss von Bestandskonten

Tabelle 4-6: T-Konto in Tabellenform

Soll					Haben
	060 Einrichtungen und Ausstattung				
1	2	3	4	5	6

Die Kontenbezeichnung wird mit der entsprechenden Kontennummer aus dem zutreffenden Kontenrahmen (Anlage 4 PBV) über dieser Tabelle zwischen den Bezeichnungen Soll und Haben eingetragen. Die Buchungsbeträge werden in den Spalten 3 bzw. 6 eingetragen, je nachdem, ob es sich um eine Soll- oder um eine Habenbuchung handelt. Die Bezeichnung der Gegenkonten erfolgt in den Spalten 2 bzw. 5, und die der entsprechenden Kontonummern (der Gegenkonten) in den schmalen Spalten 1 bzw. 4. Dort werden auch die Eröffnungsbezeichnungen wie «EB» (Eröffnungsbilanz) oder bei Abschluss die Bezeichnung «SBK» (Schlussbilanzkonto) eingetragen.

Zur vereinfachten und besseren Übersicht (sowie auch aus Platzgründen) werden im Folgenden die T-Konten *nicht* in der tabellarischen Form verwandt.

Grundlegendes zum Bilden von Buchungssätzen

Bei jedem Geschäftsvorfall sind folgende Fragen zu beantworten:

- Welche Konten werden durch den Geschäftsvorfall berührt?
- Handelt es sich um aktive oder um passive Konten?
- Wie wirkt sich der Geschäftsvorfall auf die Konten aus?
- Um welche der vier Arten der Bilanzveränderung handelt es sich?

Formell betrachtet wird ein Buchungssatz wie in **Abbildung 4-9** gebildet. Deutlicher wird dieser Vorgang anhand einiger Beispiele **(Tab. 4-7)**. Der besseren Übersicht wegen empfiehlt es sich, Buchungssätze vor Buchung auf den Konten auf diese Weise zu notieren. So können auch die Beträge für Soll- und Habenbuchungen nochmals überprüft werden.

Konto und Betrag (für eine Buchung im Soll)	an	Konto und Betrag (für eine Buchung im Haben)

Abbildung 4-9: Schema der Buchung von Geschäftsvorfällen auf Bestandskonten (ohne Berücksichtigung der Umsatzsteuer)

Tabelle 4-7: Buchung von Geschäftsvorfällen auf Bestandskonten (ohne Berücksichtigung der Umsatzsteuer)

1. Kauf einer technischen Anlage gegen bar 10 000,– €. *Technische Anlagen 10 000,– €*	*an Kasse 10 000,– €*
2. Wir kaufen Vorräte an Lebensmitteln auf Ziel 6000,– €. *Vorräte Lebensmittel 6000,– €*	*an Verbindlichkeiten 6000,– €*
3. Barkauf einer gebrauchten Rechenmaschine 500,– €. *Büroeinrichtung 500,– €*	*an Kasse 500,– €*
4. Barabhebung vom Konto der Sparkasse 3000,– €. *Kasse 3000,– €*	*an Bank 3000,– €*
5. Patient begleicht Rechnung per Postscheck 6500,– €. *Postbank 6500,– €*	*an Forderungen 6500,– €*
6. Aufnahme einer Hypothek bei der Bank 20 000,– €. *Bank 20 000,– €*	*an Hypotheken 20 000,– €*
7. Kauf eines Busses a) auf Ziel 15 000,– €; b) per Kasse 15 000,– €; c) per Bank 10 000,– €. *KFZ 40 000,– €*	*an sonstige Verbindlichkeiten 15 000,– €* *(abgrenzend zu den Lieferverbindlichkeiten)* *an Kasse 15 000,– €* *an Bank 10 000,– €*

Tabelle 4-8: Beispiel einer Buchungsliste

Buchungstext	Soll (€)	Summe Soll (€)	Haben (€)	Summe Haben (€)	Aktivtausch	Passivtausch	A-P-Mehrung	A-P-Minderung
1. Technische Anlagen an Kasse	10 000,–	10 000,–	10 000,–	10 000,–	X			
2. Vorräte Lebensm. an Verb.	6 000,–	16 000,–	6 000,–	16 000,–			X	
3. Büroeinrichtung an Kasse	500,–	16 500,–	500,–	16 500,–	X			
4. Kasse an Bank	3 000,–	19 500,–	3 000,–	19 500,–	X			
5. ...	...	...	...	...				

Eine weitere Möglichkeit der effektiven Kontrolle besteht darin, eine so genannte *Buchungsliste* anzulegen. **Tabelle 4-8** zeigt ein Beispiel für eine solche Liste. Darin wurden die ersten vier Buchungen (s. o.) eingetragen. In den rechten Spalten unter *Art der Veränderung* wird angekreuzt, um welche Veränderung es sich bei den einzelnen Buchungen handelt. Ebenfalls werden unter den Summenspalten die jeweiligen Summen von Soll- und Habenbewegungen notiert. Auf diese Weise lässt sich nachprüfen, ob Soll- und Habenbuchungen identisch sind und welche Bilanzbewegungen sich aus diesen Buchungen ergeben.

Beide Möglichkeiten der Kontrolle sind auch bei Verwendung von Erfolgskonten sinnvoll.

4.3.3.4
Erfolgskonten, Gewinn- und Verlustrechnung

Die Erfolgskonten

Das Wirtschaftsleben ist durch erfolgswirksame und nicht durch erfolgsneutrale Geschäftsvorfälle (wie bisher behandelt) geprägt. Erfolgswirksame Geschäftsvorfälle führen zu Betriebsvermögensveränderungen, das Eigenkapital wird erhöht (Gewinnwirkung) oder vermindert (Verlustwirkung). Solche Veränderungen werden auf so genannten Erfolgskonten vorgenommen, die im Grunde genommen Unterkonten des Eigenkapitalkontos darstellen.

Die Erfolgskonten werden wiederum unterteilt in *Aufwands-* und *Ertragskonten*. Diese Konten stehen nicht in der Bilanz, sondern werden eröffnet, wenn entsprechende Buchungen auf Grund von Geschäftsvorfällen während eines Geschäftsjahres anfallen. Sie werden über das Gewinn- und Verlustkonto (GuV-Konto) abgeschlossen. Das GuV-Konto wiederum wird über das Eigenkapitalkonto abgeschlossen. Auf diese Weise werden Gewinne oder Verluste über das Eigenkapitalkonto erfasst.

Vermögensminderungen bzw. Eigenkapitalminderungen werden auf Aufwandskonten gebucht, Eigenkapitalmehrungen werden auf Ertragskonten gebucht (Tab. 4-9 und 4-10).

Abschluss der Erfolgskonten über das Gewinn- und Verlustkonto

Der Abschluss der Erfolgskonten erfolgt wie bei den Bestandskonten. Die Salden der einzelnen Konten werden auf dem Sammelkonto Gewinn- und Verlustkonto (GuV-Konto) gegengebucht

(Abb. 4-10). Der Ausweis von Erträgen und Aufwänden auf dem GuV-Konto ist Bestandteil des Jahresabschlusses und gehört zur Informationspflicht eines Unternehmens.

Der Saldo auf dem GuV-Konto ist die Differenz von Aufwand und Ertrag und stellt den *Erfolg* (Gewinn oder Verlust) eines Unternehmens dar.

Bedeutung des Kontenrahmens

Ein Kontenrahmen ist eine Art *Organisationsplan* für die Buchführung eines Unternehmens einer bestimmten Branche. Er dient der *einheitlichen Ausrichtung der Buchführungsorganisation*. Ein spezieller Kontenrahmen wurde ehemals

---

Exkurs: BilMoG

Prinzipiell gilt das Saldierungsverbot weiter. Durch das BilMoG geregelte Ausnahmen des Saldierungsverbots:

Saldierungsgebot	Vermögensgegenstände, die ausschließlich der Erfüllung von Schulden aus Altersversorgungsverpflichtungen dienen, sind nicht auf der Aktivseite auszuweisen, sondern müssen mit diesen Schulden verrechnet werden. (§ 246 II 2 HGB-E)
Weiterhin ergeben sich folgende Ausnahmen:	• Forderungen/Verbindlichkeiten, wenn etwa ein Lieferant gleichzeitig Kunde ist • Verrechnung von Kontokorrenkonten eines Kreditinstitutes • Verrechnung Umsatz- und Vorsteuer • Verrechnung der Bestandsveränderungen • Steuererstattungen und Steuerschulden können saldiert werden • Verrechnung der passiven und aktiven latenten Steuerabgrenzung • Eigene Anteile mit dem gezeichneten Kapital und der Kapitalrücklage

Tabelle 4-9: Erfolgskonten (Quelle: in Anlehnung an Koch, 2002: 50)

Aufwandskonten	Ertragskonten
Aufwand = Werteverzehr	Ertrag = Wertezuwachs
Buchungstechnische Kriterien:	Buchungstechnische Kriterien:
• je Aufwandsart ein Konto (Eröffnung bei Geschäftsvorfall – kein Anfangsbestand)	• je Ertragsart ein Konto (Eröffnung bei Geschäftsvorfall – kein Anfangsbestand)
• Mehrungen (einer jeweiligen Aufwandsart) werden im Soll gebucht, Minderungen im Haben.	• Mehrungen (einer jeweiligen Ertragsart) werden im Haben gebucht, Minderungen im Soll.
• Es gelten die gleichen Buchungs- und Abschlussregeln wie bei den Bestandskonten.	• Es gelten die gleichen Buchungs- und Abschlussregeln wie bei den Bestandskonten.
Beispiele für Aufwandsarten:	Beispiele für Ertragsarten:
• Löhne und Gehälter	• Erlöse aus Pflegeleistungen
• Lebensmittel	• Nutzungsentgelte
• Medikamente	• Zinserträge
• Wasser	• Spenden bei Gemeinnützigkeit
• Zinsaufwendungen	

Tabelle 4-10: Beispiele und Buchungen von Geschäftsvorfällen, die Erfolgskonten berühren (ohne Berücksichtigung der Umsatzsteuer)

1. Die Bank schreibt uns Zinsen in Höhe von 350,– € gut.
   Bank 350,– €   *an Zinserträge 350,– €*

2. Wir zahlen Gehälter von 80 000,– € per Bank.
   Löhne und Gehälter 80 000,– €   *an Bank 80 000,– €*

3. Wir kaufen für 6000,– € Lebensmittel auf Ziel, die wir sofort verbrauchen.
   Später zahlen wir die Rechnung per Banküberweisung.
   Aufwand an Lebensmittel 6000,– €   *an Verbindlichkeiten 6000,– €*
   Verbindlichkeiten 6000,– €   *an Bank 6000,– €*

4. Wir stellen unseren Patienten Leistungen über 5000,– € in Rechnung.
   Forderungen 5000,– €   *an Erlöse 5000,– €*

6. Wir entnehmen und verwerten Lebensmittel für die Leistungserbringung 1000,– €.
   Aufwend. für Lebensmittel 1000,– €   *an Vorräte Lebensmittel 1000,– €*

7. Wir erhalten eine Rechnung für Reparaturleistungen auf Ziel 3000,– €.
   Reparaturaufwand 3000,– €   *an Verbindlichkeiten 3000,– €*

8. Wir zahlen Postwertzeichen in bar 500,– €.
   Verwaltungsaufwendungen 500,– €   *an Kasse 500,– €*

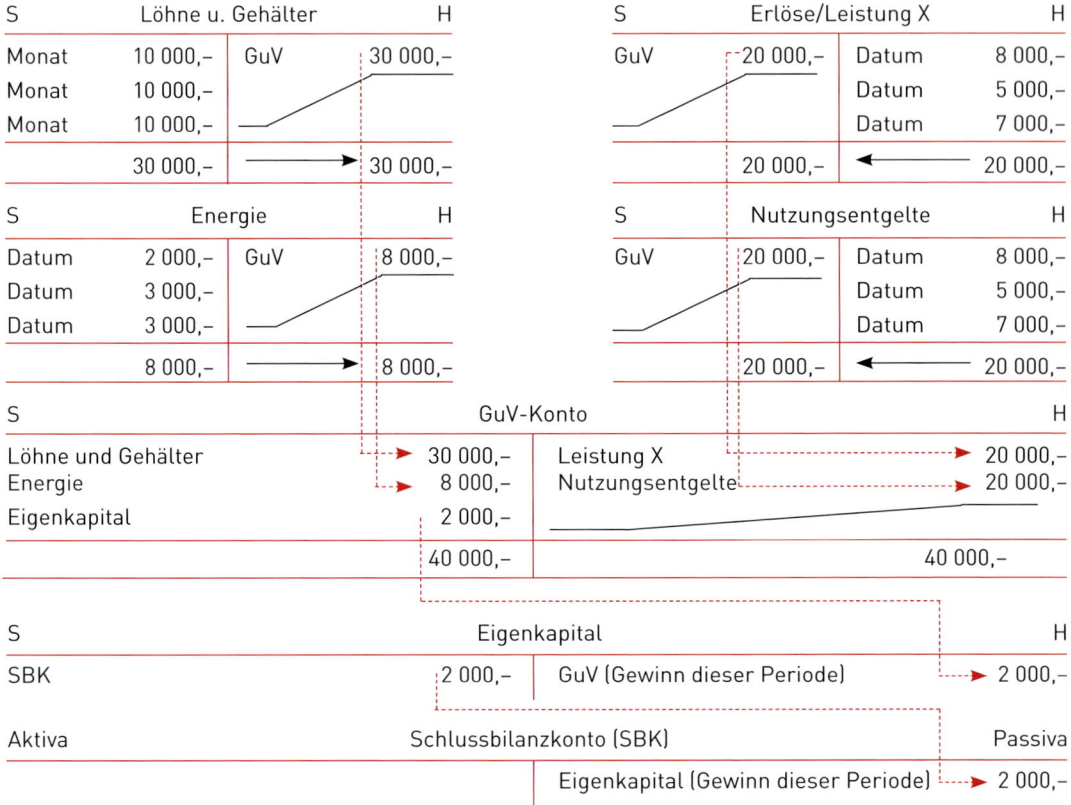

Abbildung 4-10: Abschluss der Erfolgskonten

in der Anlage 4 zur PBV vorgegeben, und Sie finden ihn hier als Beispiel wieder.

Grundlegender Aufbau eines Kontenrahmens
Ein Kontenrahmen ist nach dem dekadischen Ordnungssystem aufgebaut. Er ist in zehn Kontenklassen eingeteilt. Jede Kontenklasse erhält eine einstellige Nummer. Eine weitere Unterteilung der Klasse bekommt eine zweistellige Nummer und heißt Kontengruppe. Eine Kontengruppe gliedert sich in Kontenarten. Diese erhalten eine dreistellige Nummer. Bei weiterer Gliederung der Kontenart wird eine vierstellige Nummer für eine entsprechende Kontenunterart vergeben. Daraus ergibt sich folgende Staffelung:

0	=	Kontenklasse
00	=	Kontengruppe
000	=	Kontenart
0000	=	Kontenunterart

Beim realen Buchen sind die vorgegebenen Kontennummern zu verwenden, die hier bei den Buchungsbeispielen aus Vereinfachungsgründen weggelassen wurden.

Aufbau des Kontenrahmens für ambulante Pflegedienste
Den grundsätzlichen Aufbau des Kontenrahmens in Anlehnung an die abgeschaffte Pflegebuchführungsverordnung zeigt Tabelle 4-11.

4.4
Erstellung des Jahresabschlusses

Nach den handelsrechtlichen Bestimmungen besteht der Jahresabschluss aus Bilanz-, Gewinn- und Verlustrechnung, ohne hier die Besonderheiten für große und Kapitalgesellschaften zu nennen.

Tabelle 4-11: Der spezielle Kontenrahmen der früheren PBV

Buchungs-kreis	Kontenzu-gehörigkeit	Kontentyp	Kontenklasse	Inhalt
Finanzbuch-haltung	Bestands-konten	Aktivkonten	0	Gesamtes Anlagevermögen
			1	Umlaufvermögen Rechnungsabgrenzungen
		Passivkonten	2	Eigenkapital Rückstellungen
			3	Fremdkapital Rechnungsabgrenzungen
	Erfolgs-konten	Ertragskonten	4	Betriebliche Erträge
			5	Andere Erträge
		Aufwandskonten	6	Betriebliche Aufwendungen
			7	Weitere Aufwendungen
		Ergebnisse Kosten- und Leistungs-rechnung	8	Eröffnungen Abschlüsse Abgrenzungen zur Betriebsbuchhaltung Kostenartenrechnung mit Abgrenzungen zwischen Aufwendungen und Kosten, Erträgen und Leistungen
Betriebsbuch-haltung		Kostenrechnung	9	Kostenstellenrechnung
		Leistungs-rechnung		Kostenstellenbezogene Leistungsrechnung (ist kostenträgerbezogen buchhalterisch nicht vorgesehen)

4.4.1
Gliederungswahlrecht für Kapitalgesellschaften

Kapitalgesellschaften haben ein Wahlrecht für eine der folgenden Möglichkeiten:

- Pflegeeinrichtungen, die Kapitalgesellschaften im Sinne des Zweiten Abschnitts des Dritten Buches des Handelsgesetzbuches sind, können auch für Zwecke des Handelsrechts bei der Aufstellung, Feststellung und Offenlegung ihres Jahresabschlusses nach dem Handelsgesetzbuch die Gliederungsvorschriften der §§ 266, 268 Abs. 2 und § 275 des Handelsgesetzbuches anwenden, oder

- sie gliedern die Bilanz nach Anlage 1, die Gewinn- und Verlustrechnung nach Anlage 2 und den Anlagennachweis nach Anlage 3a. Die im Anlagennachweis vorgeschriebenen Angaben sind auch für den Posten *Immaterielle Vermögensgegenstände* und jeweils für die Posten des Finanzanlagevermögens zu machen.

Das Wahlrecht bezieht sich also auf die Gliederung des Jahresabschlusses einschließlich der Eröffnungsbilanz. Pflegeeinrichtungen in der Rechtsform einer Kapitalgesellschaft unterliegen hinsichtlich des Jahresabschlusses den handelsrechtlichen Vorschriften, insbesondere den ergänzenden Vorschriften im Zweiten Abschnitt des Dritten Buches des Handelsgesetzbuches.

4.4.2
Vorbereitende Buchungen für den Jahresabschluss

Neben der fortlaufenden Dokumentation der «reinen» Buchführung erfolgt die Informationsaufbereitung von Vermögen, Schulden und Gesamterfolg am Ende eines Geschäftsjahres.

Im Zusammenhang mit dem Jahresabschluss fallen vorbereitende Jahresabschlussbuchungen und die eigentlichen Jahresabschlussbuchungen an. Die eigentlichen Jahresabschlussbuchungen sind gekennzeichnet durch die Saldenbildung auf den Konten, die je nach Kontenart entweder an das GuV-Konto oder an das Schlussbilanzkonto gegengebucht werden. Diese Buchungen (sachliche Dokumentation) werden als Vorfälle ebenfalls im Journal erfasst (zeitliche Dokumentation).

Die vorbereitenden Jahresabschlussbuchungen können Buchungen der periodengerechten Gewinnermittlungen sowie Buchungen auf Grund von Netto-, Unterkonten- oder Nebenkontenabschlüssen und Korrekturbuchungen sein.

Zu den Buchungen der *periodengerechten Gewinnermittlungen* zählen z.B.:

- Abschreibungen (Wertminderungen) und Aufwertungen (Werterhöhungen)
- Bestandsveränderungen des Vorratsvermögens
- Bildung von Rückstellungen und steuerfreien Rücklagen
- transitorische und antizipative Abgrenzungen.

Beispiele für *Netto-, Unterkonten-* oder *Nebenkontenabschlüsse* sind:

- Ermittlung und Buchung der Umsatzsteuerzahllast
- Abschluss der Vorratskonten über Vorratsaufwandskonten

- Abschluss der Privatkonten, der Bezugskosten, der Preis- oder Erlösschmälerungen
- Abschluss der Nebenkonten im Kontokorrentbereich.

Als Korrekturbuchungen gelten beispielhaft:

- Ausgleichsbuchungen zwischen Bilanz- und Buchwerten
- Stornierung von Falschbuchungen sowie die Ergänzung fehlender Buchungen.

4.4.3
Zeitliche Abgrenzung der Aufwendungen und Erträge

Die zeitliche Abgrenzung dient in erster Linie der periodengerechten Gewinnermittlung. Aufwendungen und Erträge müssen nach ihrer Verursachung einem Wirtschaftsjahr zugeordnet werden. Erfolgs- und Zahlungsvorgänge werden getrennt. Man unterscheidet hier die *transitorische Abgrenzung* und die *antizipative Abgrenzung*. Eine transitorische Abgrenzung wird erforderlich, wenn sich Einzahlungen oder Auszahlungen des laufenden Wirtschaftsjahres im folgenden Wirtschaftsjahr auswirken. Eine antizipative Abgrenzung wird vorgenommen, wenn sich Ein- oder Auszahlungen im Folgejahr noch im laufenden Jahr als Ertrag oder Aufwand auswirken.

4.4.4
Sonstige Forderungen und sonstige Verbindlichkeiten

Die Abgrenzung über sonstige Forderungen und sonstige Verbindlichkeiten kommen bei der antizipativen Abgrenzung in Betracht.

> **Beispiel**
>
> Die Pflegeheim Sonnenschein GmbH erhält eine Bankgutschrift über 12 000,– EUR Miete für den Zeitraum vom 1. Oktober des laufenden Jahres bis 30. September des Folgejahres erst am 1. Oktober des Folgejahres (Abb. 4-11).

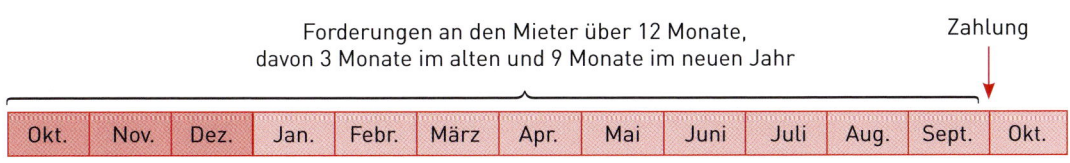

Forderungen an den Mieter über 12 Monate,
davon 3 Monate im alten und 9 Monate im neuen Jahr

Zahlung

| Okt. | Nov. | Dez. | Jan. | Febr. | März | Apr. | Mai | Juni | Juli | Aug. | Sept. | Okt. |

Mietertrag für 3 Mon.
im alten Jahr = 3000,– €

Abbildung 4-11: Forderungen Mieter 1

Wenn das laufende Jahr abgeschlossen wird, muss die anteilige Miete für das laufende Jahr gebucht werden, auch wenn die Zahlung erst im nächsten Jahr erfolgt. Buchungstechnisch geschieht dies, wie in **Tabelle 4-12** wiedergegeben.

Somit ist der Mietertrag richtig auf die Entstehungszeiträume verteilt und verfälscht den Gewinn nicht. Auf diese Weise wird auch bei Aufwendungen verfahren. Statt des Kontos «sonstige Forderungen» wird das Konto «sonstige Verbindlichkeiten» verwendet.

Beispiel

Die Pflegeheim Sonnenschein GmbH überweist die Zinsen in Höhe von 2400,– EUR für den Zeitraum vom 1.4. des laufenden Jahres bis 31. März des Folgejahres am 31. März des Folgejahres (**Abb. 4-12**).

Errechnung des Zinsanteils für das laufende Jahr: 2400,– EUR : 12 × 9 = 1800,– EUR. Wenn das laufende Jahr abgeschlossen wird, müssen die anteiligen Zinsen für das laufende Jahr als Aufwendungen schon gebucht werden, auch wenn die Überweisung erst im Folgejahr vorgenommen werden soll. Buchungstechnisch wird verfahren, wie in **Tabelle 4-13** wiedergegeben. Somit ist der Zinsaufwand richtig auf die Entstehungszeiträume verteilt und verfälscht den Gewinn nicht.

4.4.5
Aktive und passive Rechnungsabgrenzungsposten

Die Abgrenzung über aktive und passive Rechnungsabgrenzungsposten (RAP) kommen bei

Tabelle 4-12: Buchungen

Buchungen im laufenden Jahr/bei Abschluss	
Sonstige Forderungen 3000,– €	*an Mieterträge 3000,– €*
+ Abschluss-Gegenbuchungen:	
SBK 3000,– €	*an sonstige Forderungen 3000,– €*
Mieterträge 3000,– €	*an GuV 3000,– €*
Buchungen im Folgejahr	
Eröffnungs-Gegenbuchung:	
Sonstige Forderungen 3000,– €	*an EBK 3000,– €*
Buchung am 1.10.:	
Bank 12 000,– €	*an sonstige Forderungen 3000,– €*
	an Mieterträge 9000,– €

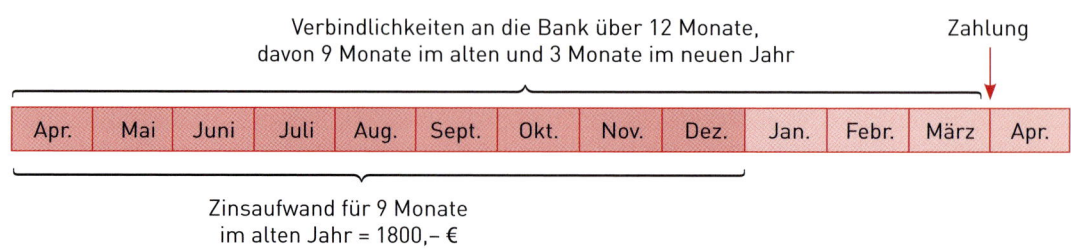

Abbildung 4-12: Forderungen Mieter 2

Tabelle 4-13: Buchungen

Buchungen im laufenden Jahr/bei Abschluss	
Buchungen bei Jahresabschluss:	
Zinsaufwendungen 1800,– €	*an sonstige Verbindlichkeiten 1800,– €*
+ Abschluss-Gegenbuchungen:	
Sonst. Verbindlichkeiten 1800,– €	*an SBK 1800,– €*
GuV 1800,– €	*an Zinsaufwendungen 1800,– €*
Buchungen im Folgejahr:	
Eröffnungs-Gegenbuchung:	
EBK 1800,– €	*an sonstige Verbindlichkeiten 1800,– €*
Buchung am 31.3.:	
Sonstige Verbindlichkeiten 1800,– €	
Zinsaufwendungen 600,– €	*an Bank 2400,– €*

der transitorischen Abgrenzung in Betracht. Eine transitorische Abgrenzung wird erforderlich, wenn Ein- oder Auszahlungen des laufenden Jahres sich ganz oder zum Teil im Folgejahr als Ertrag oder Aufwand auswirken.

Beispiel für eine aktive Rechnungsabgrenzung

Die Pflegeheim Sonnenschein GmbH überweist am 30. September 12 000,– EUR Miete für den Zeitraum vom 1. Oktober des laufenden Jahres bis 30. September des Folgejahres im Voraus.

Errechnung des Mietaufwandes für das neue Jahr: 12 000,– EUR : 12 × 9 = 9000,– EUR (Abb. 4-13).

4.4.6
Abschreibungen

Bevor im Weiteren auf die Bewertung der einzelnen Vermögenspositionen eingegangen wird, soll im Vorhinein auf die unterschiedlichen Abschreibungsverfahren eingegangen werden, die dabei angewendet werden können bzw. müssen.

4.4.6.1
Die Wahl des Abschreibungsverfahrens

Nach § 243 HGB hat der Jahresabschluss den Grundsätzen ordnungsgemäßer Buchführung zu folgen. Demnach ist eine Abschreibungsmethode unzulässig, wenn deren Abschrei-

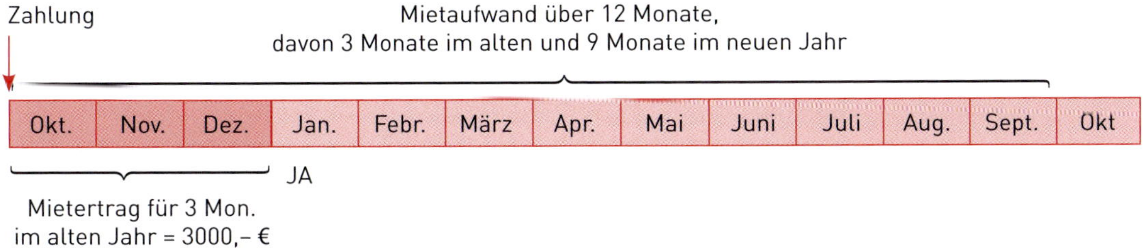

Zahlung

Mietaufwand über 12 Monate,
davon 3 Monate im alten und 9 Monate im neuen Jahr

| Okt. | Nov. | Dez. | Jan. | Febr. | März | Apr. | Mai | Juni | Juli | Aug. | Sept. | Okt |

JA

Mietertrag für 3 Mon.
im alten Jahr = 3000,– €

Buchungen im alten Jahr:

Buchung am 30.9.:	*Mietaufwand 12 000,–*	*an Bank 12 000,–*
Buchung am Jahresabschluss:	*Aktive RAP 9000,–*	*an Mietaufwand 9000,–*
	+ Abschluss-Gegenbuchungen	
	SBK 9000,–	*an Aktive RAP 9000,–*
	GuV 3000,–	*an Mietaufwand 3000,–*

Buchungen im Folgejahr:
Eröffnungs-Gegenbuchung
Auflösung des Rechnungs-
abgrenzungsposten

| *Aktive RAP 9000,–* | *an EBK 9000,–* |
| *Mietaufwand 9000,–* | *an Aktive RAP 9000,–* |

Beispiel für eine *passive*
Rechnungsabgrenzung:

Ein Mieter überweist uns am 30.9. 12 000 € Miete für den Zeitraum vom
1.10. des laufenden Jahres bis 30.9. des Folgejahres.

Errechnung des Mietanteils für das kommende Jahr:
12 000,– € : 12 x 9 = 9000,– €

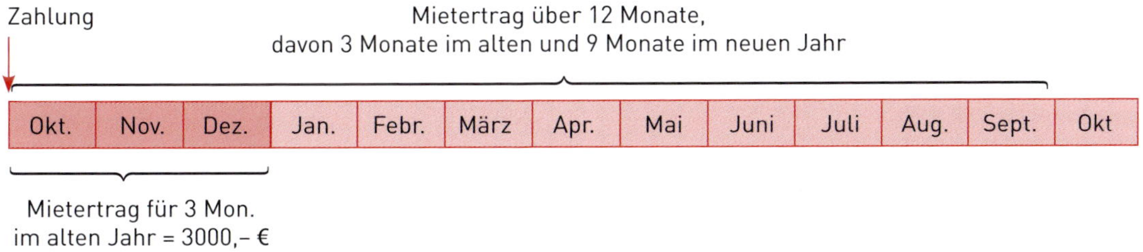

Zahlung

Mietertrag über 12 Monate,
davon 3 Monate im alten und 9 Monate im neuen Jahr

| Okt. | Nov. | Dez. | Jan. | Febr. | März | Apr. | Mai | Juni | Juli | Aug. | Sept. | Okt |

Mietertrag für 3 Mon.
im alten Jahr = 3000,– €

Buchungen im laufenden Jahr/bei Abschluss:

Buchung am 30.9.:	*Bank 12 000,–*	*an Mieterträge 12 000,–*
Buchung zum Jahresabschluss:	*Mieterträge 9000,–*	*an Passive RAP 9000,–*
	+ Abschluss-Gegenbuchungen	
	Passive RAP 9000,–	*an SBK 9000,–*
	Mieterträge 3000,–	*an GuV 3000,–*

Buchungen im Folgejahr:
Eröffnungs-Gegenbuchung
Auflösung des Rechnungsabgrenzungs-
posten

| *EBK 9000,–* | *an Passive RAP 9000,–* |
| *Passive RAP 9000,–* | *an Mieterträge 9000,–* |

Abbildung 4-13: Buchungen

bungsverlauf dem Nutzungsverlauf offensichtlich widerspricht. Ebenfalls unzulässig sind Abschreibungen, die nach Maßgabe des Gewinns bemessen werden. Im Sinne einer periodengerechten Aufwandserfassung und der Bewertungsstetigkeit soll mit der Forderung nach Planmäßigkeit der Abschreibungen gerade diese Abschreibungsform unterbunden werden. Grundsätzlich sind für die Handelsbilanz sowohl die Abschreibungen nach Maßgabe der Inanspruchnahme als auch die verschiedenen zeitbedingten Abschreibungsverfahren zulässig.

Steuerrechtlich ist der Ermessensspielraum bei der Wahl und dem Wechsel der Abschreibungsverfahren stärker eingeschränkt als handelsrechtlich.

Im Wirtschaftsjahr des Zugangs sind grundsätzlich nur die auf den Zeitraum zwischen dem Anschaffungs- oder Herstellungszeitpunkt und dem Bilanzstichtag entfallenden planmäßigen Abschreibungen zu verrechnen, wobei auf volle Monate aufgerundet werden darf.

4.4.6.2
Methoden der Abschreibung

Zeitorientierte Abschreibungen
Zeitorientierte Abschreibungen kommen in der Praxis am häufigsten vor. Man unterscheidet hierbei zwischen der linearen und der degressiven Abschreibung.

Lineare Abschreibung. Die lineare Abschreibung ist die einfachste Methode. Die Anschaffungs- oder Herstellungskosten werden durch die Nutzungsdauer geteilt, um so einen für alle Jahre der Nutzung gleichen Abschreibungsbetrag zu ermitteln. Handelsrechtlich und steuerrechtlich ist die Methode zulässig. Lediglich für Gebäude sind steuerrechtlich generell fixierte Abschreibungssätze vorgesehen.

Degressive Abschreibung. Die degressive Abschreibung ist für Wirtschaftsgüter, die nach dem 31. Dezember 2007 angeschafft wurden, steuerlich nicht mehr zulässig. Wirtschaftsgüter,

die vor dem 1. Januar 2008 angeschafft oder hergestellt wurden, können auch weiterhin nach den unten genannten Regeln zur degressiven Abschreibung abgeschrieben werden.

Am 5. November 2008 hat die Bundesregierung ein Konjunktur- bzw. Maßnahmenpaket beschlossen. Ziele sind die Überwindung der Rezession und die Sicherung von Arbeitsplätzen. Im Rahmen dieses Maßnahmenpaktes wurde mit dem 1. Januar 2009 für einen befristeten Zeitraum von zwei Jahren die degressive Abschreibung für bewegliche Wirtschaftsgüter des Anlagevermögens wieder eingeführt. Der Abschreibungssatz beträgt 25 %.

Bei den degressiven Abschreibungsverfahren werden die Anschaffungs- oder Herstellungskosten eines Anlagegutes mittels sinkender Abschreibungsbeträge auf die Nutzungsdauer verteilt. In den ersten Jahren der Nutzung sinkt der Buchwert stärker als gegen Ende der Nutzungsdauer. Für diese Vorgehensweise spricht die Beachtung des Vorsichtsprinzips bei der Bilanzierung. So werden auch außerplanmäßige Abschreibung seltener notwendig. Wenn bei Anwendung der degressiven Abschreibung die tatsächliche Nutzungsabgabe während der Nutzungszeit konstant sein sollte, bewirkt die degressive Abschreibung eine Gewinnverteilung in die Zukunft. Damit verschiebt sie auch Steuerzahlungen in die Zukunft, da sie in den ersten Nutzungsjahren auf Grund vergleichsweise höherer Abschreibungen geringere Steuerzahlungen als die lineare Abschreibung nach sich zieht. In späteren Jahren der Nutzung kehrt sich dieser Effekt um, da die vergleichsweise niedrigeren Abschreibungsbeträge zu höheren Steuerzahlungen führen. Hierbei wird deutlich, dass die Wahl der Abschreibungsmethode sowohl ein Instrument der Bilanz- als auch der Finanzpolitik darstellt.

Bei den degressiven Abschreibungen unterscheidet man noch die:

● *arithmetisch-degressive Abschreibung:* Bei der arithmetisch degressiven Abschreibungsmethode fallen die Abschreibungsbeträge jeweils um den selben Betrag (Degressionsbetrag).

- *geometrisch-degressive Abschreibung:* Bei der geometrisch-degressiven Abschreibung (Buchwertabschreibung) wird mittels eines festgelegten Abschreibungsprozentsatzes vom Buchwert abgeschrieben.

Beispiel

Von einem Anschaffungsbetrag in der Pflegeheim Sonnenschein GmbH in Höhe von 100 000,– EUR werden 25 % über 10 Jahre abgeschrieben. Nach diesen Daten ergäben sich die in Tabelle 4-14 wiedergegebenen Berechnungen.

Da eine manuelle Berechnung für ein spätes Jahr (z. B. 8. Jahr) sehr zeitaufwändig ist, lässt sich für die Ermittlung eines Restbuchwertes folgende Formel nutzen:

Buchwert zum Ende eines bestimmten (n-ten) Jahres:

RBW_n (Restbuchwert im Jahre n) = Anschaffungskosten $\times (1 - i)^n$;
mit i = Prozentsatz/100

Beispiel

Beispielberechnung für das 7. Jahr:

100 000,– EUR $\times 0{,}75^7 \approx 13348{,}39$ EUR.

Der Prozentsatz ist in dieser Beispielrechnung mit 25 % vorgegeben:
$1 - i = 1 - 25/100 = 0{,}75$.

Für die Berechnung des Abschreibungsbetrags in einem bestimmten Jahr lässt sich folgende Formel nutzen:

Abschreibungsbetrag eines bestimmten (n-ten) Jahres:

a_n = Anschaffungskosten $\times (1 - i)^{n-1} \times i$;
mit i = Prozentsatz/100

Wegen des relativ hohen Restbuchwertes am Ende der planmäßigen Nutzungsdauer geht man meist schon während der Nutzungsdauer zur linearen Methode über. Damit wird erreicht, dass der Vermögensgegenstand mit möglichst hohen Abschreibungsbeträgen restlos abgeschrieben wird.

Tabelle 4-14: Abschreibung über 10 Jahre

Jahr	Anschaffungskosten/ Buchwert (alt) [€]	Abschreibungssatz	Abschreibungs- betrag [€]	Buchwert zum Ende Geschäftsjahr [€]
01	100 000,00	25	25 000,00	75 000,00
02	75 000,00	25	18 750,00	56 250,00
03	56 250,00	25	14 062,50	42 187,50
04	42 187,50	25	10 546,88	31 640,63
05	31 640,63	25	7910,16	23 730,47
06	23 730,47	25	5932,62	17 797,85
07	17 797,85	25	4449,46	13 348,39
08	13 348,39	25	3337,10	10 011,29
09	10 011,29	25	2502,82	7508,47
10	7508,47	25	1877,12	5631,35

In Tabelle 4-15 werden die Abschreibungsverläufe der geometrisch-degressiven Abschreibung und der linearen Abschreibung gegenübergestellt, und der Zeitpunkt des Übergangs wird aufgezeigt.

Das Übergangsjahr lässt sich jedoch auch mathematisch durch folgende Formel bestimmen:

n ≥ Nutzungsdauer + 1 − 1/i;
mit i = Prozentsatz/100

Die Daten der Tabelle eingesetzt ergibt: n ≥ 10 + 1 − 4, und daraus folgt n ≥ 7. Ab dem 7. Jahr würde sich aus steuerlicher Sicht ein Übergang lohnen. Der lineare Abschreibungsbetrag ergibt sich ab dem 7. Jahr aus der Division des Restbuchwertes aus geometrisch-degressiver Abschreibung durch die Restnutzungsjahre (13 348,39 EUR : 4 = 4449,46 EUR).

Ein Übergang von der geometrisch-degressiven zur linearen Abschreibung ist *steuerrechtlich zulässig, nicht jedoch umgekehrt.* Bei Anwendung der geometrisch-degressiven Abschreibung ist eine Absetzung für außergewöhnliche technische oder wirtschaftliche Abnutzung nicht zulässig. Als AfA (Absetzung für Abnutzung) sind steuerrechtlich neben der geometrisch-degressiven Abschreibung keine anderen degressiven Verfahren zulässig. Auch sie darf nur für *bewegliche Wirtschaftsgüter* angewendet werden. Der Abschreibungssatz darf das Zweieinhalbfache des Abschreibungssatzes nach der linearen Methode nicht überschreiten und darf nicht mehr als 25 % betragen. In der Praxis wird diese Methode auf Grund der aufgezeigten steuerlichen Vorteile mit den Höchstwerten angewendet.

Tabelle 4-15: Abschreibungsverläufe bei Anschaffungskosten von 100 000 €, Nutzungsdauer 10 Jahre

Abschreibung geometrisch-degressiv				Restbuchwerte [€]	Berechnung des Übergangs zur linearen Abschreibung		
Jahr	Buchwert alt [€]	Satz [€]	Geometrisch-degressiver Abschreibungsbetrag [€]		Buchwert aus geometr.-degress. Abschreibung [€]	Restnutzungsdauer [Jahre]	Linearer Abschreibungsbetrag [€] Buchwert Restnutzungsdauer
01	100 000,00	25	25 000,00	75 000,00	100 000,00	10	10 000,00
02	75 000,00	25	18 750,00	56 250,00	75 000,00	9	8 333,33
03	56 250,00	25	14 062,50	42 187,50	56 250,00	8	7 031,25
04	42 187,50	25	10 546,88	31 640,63	42 187,50	7	6 026,79
05	31 640,63	25	7 910,16	23 730,47	31 640,63	6	5 273,44
06	23 730,47	25	5 932,62	17 797,85	23 730,47	5	4 746,09
07	17 797,85	25	4 449,46	13 348,39	17 797,85	4	4 449,46
08	13 348,39	25	3 337,10	10 011,29	Wechsel	3	4 449,46
09	10 011,29	25	2 502,82	7 508,47		2	4 449,46
10	7 508,47	25	1 877,12	5 631,35		1	4 449,46

Progressive Abschreibung

Bei der progressiven Abschreibung werden Anlagegüter mit steigenden Abschreibungsbeträgen abgeschrieben und die ersten Jahre der Nutzung weniger mit Abschreibungen belastet als die letzten Jahre. Die Abschreibungsbeträge können in arithmetischer oder geometrischer Folge steigen. Diese Methode wird z.B. bei Anlagegütern angewandt, die bis zu ihrer Nutzung eine längere Anlaufzeit benötigen, wie z.B. Obstplantagen, Verkehrs- und Versorgungsbetriebe.

Soweit die GoB beachtet werden (Vorsichtsprinzip bei der Bewertung des Werteverzehrs) ist eine progressive Abschreibung handelsrechtlich erlaubt. Steuerrechtlich ist die progressive Abschreibung nicht zulässig.

Leistungsbedingte Abschreibung

Bei diesem Verfahren ist nicht die Nutzungsdauer, sondern die Inanspruchnahme bzw. Leistungsabgabe eines Gutes (z.B. Fahrkilometer, Maschinenstunden, zu produzierende Stücke) maßgeblich. Die Anschaffungs- bzw. Herstellungskosten werden dann entsprechend der jährlichen Leistungsabgabe auf die einzelnen Nutzungsjahre verteilt. Dieses handelsrechtlich zulässige Verfahren wird auch für die Steuerbilanz zugelassen, …

- … wenn es wirtschaftlich begründet ist, d.h. wenn die Leistungen des Wirtschaftsgutes i.d.R. erheblich schwanken und der Verschleiß demgemäß wesentliche Unterschiede aufweist und
- … wenn der pro Jahr anfallende Umfang der Leistung nachgewiesen werden kann (z.B. durch ein Zählwerk).

Geringwertige Wirtschaftsgüter

Bewegliche abnutzbare Wirtschaftsgüter des Anlagevermögens, die einer selbstständigen Nutzung fähig sind, können im Jahr der Anschaffung bzw. Herstellung in voller Höhe bis zu den Anschaffungs- oder Herstellungskosten von 150,– EUR netto abgeschrieben werden und werden sofort als Betriebsausgabe gebucht.

Wirtschaftsgüter mit einem Wert von über 150,– EUR netto und höchstens 1000,– EUR netto sind in einem jahresbezogenen Sammelposten einzustellen. Dieser ist im Wirtschaftsjahr und in den folgenden vier Wirtschaftsjahren zu je einem Fünftel (linear) abzuschreiben (sog. Poolabschreibung).

Folgerung aus dieser Vorschrift: Für jedes Wirtschaftsjahr wird ein neues Konto des Sammelpostens erstellt.

Exkurs: BilMoG

Änderungen bei den außerordentlichen Abschreibungen

Außerplanmäßige Abschreibungen dürfen ab 2009 im Bereich Anlagevermögen nur noch bei dauerhafter Wertminderung durchgeführt werden.

Kaufleute können nur noch für Finanzanlagen bei vorübergehender Wertminderung eine außerplanmäßige Abschreibung durchführen (Wahlrecht).

4.5 Wertansätze

4.5.1 Begriffe und allgemeine Bewertungsgrundsätze

Wertansätze, die für eine Bewertung von Bilanzposten herangezogen werden, sind:

- die Anschaffungskosten (AK)
- die Herstellungskosten (HK)
- der Markt- oder Börsenwert (MoB)
- der Wiederbeschaffungswert (WbW)
- der Teilwert
- der Liquidationswert
- der Ertragswert
- der Barwert.

Die Anschaffungs- und Herstellungskosten (AK/HK), der MoB, der WbW und der Teilwert stellen wichtige Bezugsgrößen bei der Bewertung eines Unternehmens beim Jahresabschluss dar, auf die immer wieder Bezug genommen wird.

4.5.1.1
Anschaffungskosten

Der Begriff der *Anschaffungskosten* entstand durch die Rechtsprechung und hat mit dem Kostenbegriff (der Kostendefinition) nach der betrieblichen Kostenrechnung nichts zu tun. Es wäre besser, man spräche von Anschaffungsaufwendungen, da der Begriff im Rahmen der Finanzbuchhaltung verwandt wird.

Die Anschaffungskosten beinhalten alle finanzbuchhalterischen Ausgaben und Aufwendungen, die durch die Bereitstellung eines Wirtschaftsgutes bis zur Betriebsbereitschaft entstanden sind, einschließlich übernommener Schulden eines Veräußerers. Diese Aufwendungen müssen dem Vermögensgegenstand einzeln zugeordnet werden können.

Nachträgliche Anschaffungskosten stehen von vornherein in direktem Zusammenhang mit dem Erwerb. Sie sind unmittelbare Folgekosten, wie z.B. die Kosten für den Abbruch eines Gebäudes, der mit dem Kauf eines Grundstücks schon beabsichtigt war.

Neben dem eigentlichen Preis sind also noch zu berücksichtigen:

- *die Anschaffungsnebenkosten:* sie müssen sich dem Gut direkt zurechnen lassen, sonst können sie nicht berücksichtigt werden, wie z.B.:
  - Grunderwerbssteuer
  - Notariats- und Grundbuchkosten
  - Vermittlungs- und Maklergebühren
  - Frachtkosten, Rollgelder, Zölle
  - Kosten der Aufstellung, wie z.B. Stützmauern, Sockel etc.
- *die nicht abziehbaren Vorsteuern,* wenn der Unternehmer vom Vorsteuerabzug ausgeschlossen ist; Ausnahme bilden jedoch angeschaffte Güter aus steuerfreien Exportgeschäften;
- *Preisnachlässe:* Zahlungsabzüge, wie Rabatte, Boni, Skonti und weitere Preisnachlässe,

Tabelle 4-16: Berechnung der Anschaffungskosten

	Anschaffungspreis
+	Erwerbs- oder Anschaffungsnebenkosten
+	Vorsteuer (nur wenn der Unternehmer vom Abzug ausgeschlossen ist)
−	Rabatte
−	Skonto
=	**Anschaffungskosten**

mindern den Einstandspreis und damit die Anschaffungskosten; bei abnutzbaren Gütern sind die Abschreibungen von diesen geminderten Anschaffungskosten vorzunehmen.

Daraus ergibt sich die in Tabelle 4-16 wiedergegebene Berechnungsformel für die Anschaffungskosten.

4.5.1.2
Herstellungskosten

Herstellungskosten meint hier die Werte, mit denen selbst erstellte Wirtschaftsgüter bzw. Leistungen anzusetzen sind. Sie kommen in Betracht bei selbst erstelltem Anlagevermögen oder bei unfertigen und fertigen Erzeugnissen. Herstellungskosten sind die Aufwendungen, die durch den Verbrauch von Gütern und Inanspruchnahme von Diensten entstehen, *um einen Vermögensgegenstand herzustellen, zu erweitern oder über seinen ursprünglichen Zustand hinausgehend wesentlich zu verbessern* (§ 255 Abs. 2 und 3 HGB).

Die Rechtsprechung folgt in ihrer Begriffsbestimmung den Leitsätzen für die Preisermittlung auf Grund von Selbstkosten (Tab. 4-17). Demnach gilt folgende Merkformel für die handelsrechtliche Bewertung:

1. Einzelkosten *müssen* hinzugerechnet werden.
2. Angemessene Teile der Material- und Fertigungsgemeinkosten und des produktionsbedingten Werteverzehrs müssen ebenfalls hinzugerechnet werden (Verwaltungsgemein-

kosten nur anteilig nach gegebener Sachzielorientierung).

3. Vertriebskosten (als Gemein- oder Sondereinzelkosten) *dürfen nicht* berücksichtigt werden.

Exkurs: BilMoG

Änderung von Bewertungsregeln ab 01.01.2010

Herstellkosten ermitteln sich wie folgt	
Materialeinzelkosten	Pflicht
Materialgemeinkosten	Pflicht
Fertigungseinzelkosten	Pflicht
Sondereinzelkosten der Fertigung	Pflicht
Fertigungsgemeinkosten	Pflicht
Verwaltungsgemeinkosten	Wahlrecht
Freiwillige soziale Leistungen	Wahlrecht
Betriebliche Altersversorgung	Wahlrecht
Fremdkapitalzinsen	Wahlrecht
Aufwendungen für soziale Einrichtungen	Wahlrecht
Vertriebs- und Forschungskosten	Verbot

4.5.1.3
Allgemeine Bewertungsgrundsätze nach § 252 HGB

Der Gesetzgeber hat im neuen § 252 HGB durch Grundsätze einen Bewertungsrahmen abgesteckt, in den die Bewertung eingebettet werden soll:

1. Im Rahmen der *Bilanzidentität* müssen die Werte der Schlussbilanz des Vorjahres und der Eröffnungsbilanz des Folgejahres *übereinstimmen.*

2. Der Grundsatz der Stetigkeit für die Bewertung: Wenn der Bilanzierende bei unterschiedlichen Bewertungsmöglichkeiten (z. B. Einzelbewertung oder Pauschalbewertungen von Forderungen) einmal seine Wahl trifft, sollte er diese Alternative grundsätzlich beibehalten.

3. Es gilt für Vermögensgegenstände und Schulden grundsätzlich die *Einzelbewertung* am *Stichtag.*

4. Im Rahmen des *Vorsichtsprinzips* sollen alle Risiken und Verluste, die bis zum Abschlussstichtag entstanden sind, berücksichtigt werden, auch wenn sie erst zwischen dem Abschlussstichtag und dem Tag der Bilanzerstellung bekannt geworden sind. Gewinne dürfen allerdings erst bei der *Realisierung* erfasst werden *(Realisationsprinzip).* Diese Ungleichheit drückt sich im *Imparitätsprinzip* aus.

5. Bei der Bewertung muss von der *Unternehmensfortführung (Going-Concern-Prinzip)* ausgegangen werden, soweit keine Gegebenheiten entgegenstehen.

6. Aufwendungen und Erträge sind unabhängig von den Zahlungen so abzugrenzen, dass sie periodengerecht erfasst werden. Hieraus lässt sich die Bewertung der Rechnungsabgrenzungsposten, der antizipativen Abgrenzungen und der Rückstellungen ableiten.

Gegen die genannten Grundsätze darf nicht willkürlich verstoßen werden. Bilanzen sollen vergleichbar bleiben (§ 252 [2] HGB).

Im Vordergrund stehen hier das *Realisationsprinzip* und das *Imparitätsprinzip.* Das Realisationsprinzip besagt, dass zukünftige, nur vermutete Gewinne noch nicht berücksichtigt werden. Während im Bereich der Ansatzvorschriften z. B. originäre immaterielle Wirtschaftsgüter nicht angesetzt werden dürfen, bedeutet das Realisationsprinzip im Bereich der Bewertung, dass auf der Aktivseite grundsätzlich kein höherer Wert als die Anschaffungs- oder Herstellungskosten angenommen werden darf. Für die Passivseite gilt als Bezugsgröße der Rückzahlungsbetrag. Es darf kein niedrigerer Wert angesetzt werden. Auf Grund der Bilanzierung kann also nur das Nominalkapital erhalten bleiben. Hierbei handelt es sich um das Kapital, das bei der Beschaffung oder Herstellung eines Wirtschaftsgutes aufgewendet wurde.

Das Vorsichtsprinzip erlaubt bzw. fordert dagegen aus Gründen des Gläubigerschutzes die

Berücksichtigung zukünftig zu erwartender Verluste. Im Bereich der Ansatzvorschriften *müssen* z. B. Rückstellungen für ungewisse Verbindlichkeiten gebildet werden.

Das *Niederstwertprinzip* (**Abb. 4-14**) bezieht sich auf die Vermögensseite (Aktivseite) der Bilanz. Das *milde Niederstwertprinzip* überlässt dem Bilanzierenden bei Vermögensgegenständen des Anlagevermögens die Wahl zwischen den Anschaffungskosten und einem niedriger bestimmten Wert (beizulegender Wert).

Das *strenge Niederstwertprinzip* schreibt für das Umlaufvermögen dagegen eine entsprechende Abwertung vor (der kleinere Wert ist anzusetzen).

Das *Höchstwertprinzip* (s. **Abb. 4-14**) bezieht sich auf die Kapitalseite (Passivseite). Hier wird bei Verbindlichkeiten der Rückzahlungsbetrag herangezogen. Bei Auslandsverbindlichkeiten werden z. B. höhere Werte als die anfänglichen Kapitalwerte bei Währungsschwankungen berücksichtigt. Es ist nicht möglich, z. B. niedrigere

Tabelle 4-17: Leitsätze für die Preisermittlung – Handelsrechtliche und steuerrechtliche Bewertung der Herstellungskosten

Herstellungskosten	Handelsrecht	Steuerrecht	IFRS
Materialeinzelkosten	Pflicht (§ 255 Abs. 2 Satz 2 HGB)	Pflicht (§ 5 Abs. 1 Satz 1 EStG i. V. m. § 255 Abs. 2 Satz 2 HGB)	Pflicht (IAS 2.12)
Fertigungseinzelkosten	Pflicht (§ 255 Abs. 2 Satz 2 HGB)	Pflicht (§ 5 Abs. 1 Satz 1 EStG i. V. m. § 255 Abs. 2 Satz 2 HGB)	Pflicht (IAS 2.12)
Sondereinzelkosten der Fertigung	Pflicht (§ 255 Abs. 2 Satz 2 HGB)	Pflicht (§ 5 Abs. 1 Satz 1 EStG i. V. m. § 255 Abs. 2 Satz 2 HGB)	Pflicht (IAS 2.12)
Materialgemeinkosten	Wahlrecht (§ 255 Abs. 2 Satz 3 HGB)	Pflicht (R 33 Abs. 1 u. 2 EStR)	Pflicht (IAS 2.12)
Fertigungsgemeinkosten	Wahlrecht (§ 255 Abs. 2 Satz 3 HGB)	Pflicht (R 33 Abs. 1 u. 2 EStR)	Pflicht (IAS 2.12)
Herstellungsbezogene Verwaltungskosten	Wahlrecht (§ 255 Abs. 2 Satz 4 HGB)	Wahlrecht (R 33 Abs. 4 EStR)	Pflicht (IAS 2.12 i. V. m. IAS 2.16c)
Herstellungsbezogene Fremdkapitalkosten	Wahlrecht (§ 255 Abs. 3 Satz 2 HGB)	Wahlrecht (R 33 Abs. 4 EStR)	Wahlrecht (IAS 2.17 i. V. m. IAS 23)
Sonstige Verwaltungsgemeinkosten	Wahlrecht (§ 255 Abs. 2 Satz 4 HGB)	Wahlrecht (R 33 Abs. 4 EStR)	Verbot (IAS 2.16c)
Vertriebsgemeinkosten	Verbot (§ 255 Abs. 2 Satz 6 HGB)	Verbot (§ 5 Abs. 1 Satz 1 EStG i. V. m. § 255 Abs. 2 Satz 6 HGB)	Verbot (IAS 2.16d)

Aktivseite	Passivseite
Niederstwertprinzip	*Höchstwertprinzip*
Bezugswert: Anschaffungs- oder Herstellungskosten – mildes Niederstwertprinzip (Anlagevermögen) – strenges Niederstwertprinzip (Umlaufvermögen)	Bezugswert: Rückzahlungsbetrag – strenges Höchstwertprinzip

niedrige Werte ← Vorsichtsprinzip → Verlustantizipation
keine zu hohen Werte ← Realisationsprinzip → nur realisierte Gewinne

Imparitätsprinzip (Ungleichheit der Bewertung zu Gunsten des Gläubigerschutzes)

Abbildung 4-14: Niederstwert- und Höchstwertprinzip

Werte des letzten Stichtags, die inzwischen wieder gestiegen sind, erstmals am Folgestichtag zu berücksichtigen (*Tageswertprinzip*).

In Bezug auf die Bilanzierung von Finanzderivaten kann man sagen, …

… dass die kodifizierten Vorschriften des deutschen Handelsgesetzes, in Form von Imparitäts- und Realisationsprinzip zu einem wirtschaftlich unzutreffenden Ausweis der Vermögens- und Ertragslage bei der Bilanzierung von Zins- und Kreditderivaten führen kann. Im Extremfall können die gravierenden Differenzen zwischen bilanzierten Ansätzen und finanzwirtschaftlichen Bewertungen zu einer ökonomisch nicht begründeten bilanziellen Überschuldung von Unternehmen führen. Um diese offensichtlichen Mängel zu umgehen, gibt es in der Fachliteratur vielfältige, divergierende Meinungsäußerungen, die in einer gemeinsamen Bewertung von Grund- und Sicherungsgeschäften in Form von Bewertungseinheiten münden. Der bilanzielle Ansatz von Finanzderivaten in Form von Bewertungseinheiten ist ein erster Schritt, um der vom Gesetzgeber geforderten, objektiven Darstellung der Vermögens-, Ertrags-, Finanz- und Risikolage des Unternehmens gerecht zu werden. (Böttcher/ Seeger, 2003)

Exkurs: BilMoG

Prinzip der Maßgeblichkeit

Zum 01.01.2010 fällt das Prinzip der umgekehrten Maßgeblichkeit. Es gibt weiterhin die materielle Maßgeblichkeit nach § 5 Abs. 1 S. 1 EStG. Danach ist die Handelsbilanz Grundlage für die Steuerbilanz.

Daraus ergibt sich:
- Passivierungsverbot für Sonderposten mit Rücklageanteil
- Verbot der Übernahme steuerlicher Abschreibungen in die Handelsbilanz

4.5.2
Bewertung des Anlagevermögens

4.5.2.1
Bewertung der nicht abnutzbaren Anlagegüter – Abschreibungen

Grundsätzliche Bewertung nach Handels- und Steuerrecht

Nicht abnutzbare Wirtschaftsgüter, wie z.B. Grund und Boden, Beteiligungen und Wertpapiere, sind in ihrer zeitlichen Nutzung nicht begrenzt. Sie sind höchstens mit den Anschaffungs- und Herstellungskosten anzusetzen. Eine planmäßige Abschreibung wird nicht vorgenommen.

Es sind jedoch außerplanmäßige Abschreibungen auf Grund voraussichtlich dauernder Wertminderungen vorzunehmen bzw. können auf Grund vorübergehender Wertminderungen zur Ermittlung eines beizulegenden Wertes vorgenommen werden. Ferner dürfen niedrigere Steuerwerte oder Werte auf Grund vernünftiger kaufmännischer Beurteilungen berücksichtigt werden. Aufwertungen können gemäß § 253 Abs. 5 HGB bis zu den Anschaffungs- oder Herstellungskosten vorgenommen werden. Zwischenwerte sind aus Vorsichtsgründen möglich.

Nach Steuerrecht sind grundsätzlich die Anschaffungs- oder Herstellungskosten oder ein an deren Stelle tretender Wert anzusetzen. Auch hier *kann* bei voraussichtlich dauerhafter Wertminderung ein niedrigerer Teilwert berücksichtigt werden. Es gilt aber die Maßgeblichkeit der Handelsbilanz für die Steuerbilanz im Bereich der Anschaffungs-/Herstellungskosten und des Teilwertes. Aufwertungen bis maximal zum Anschaffungs- oder Herstellungswert *sind* nach dem Einkommensteuergesetz vorzunehmen, wenn sich ein höherer Teilwert ergibt, also wenn nachweislich kein niedrigerer Teilwert angesetzt werden kann. Kann der niedrigere Teilwert beibehalten werden, ist die Wahl wiederum durch die Maßgeblichkeit der Handelsbilanz eingeschränkt.

4.5.2.2
Bewertung der abnutzbaren Anlagegüter – Abschreibungen

Bei den abnutzbaren Anlagegütern sind nach § 253 Abs. 2 S. 1 u. 2 HGB planmäßig Abschreibungen vorzunehmen. In diesem Zusammenhang spricht man auch von *planmäßigen Abschreibungen*. Bei planmäßigen Abschreibungen sind die Anschaffungs- oder Herstellungskosten nach Plan auf die Jahre der voraussichtlichen Nutzungsdauer zu verteilen.

Die jeweils bestehenden Restbuchwerte stellen die *historischen* oder *fortgeführten Anschaffungs- bzw. Herstellungskosten* dar. Neben körperlichen Gegenständen können auch immaterielle Wirtschaftsgüter eine zeitlich begrenzte Nut-

zung haben und unterliegen somit einer planmäßigen Abschreibung. Als ausgabenneutrale Aufwendungen dienen Abschreibungen der nominalen Kapitalerhaltung.

Neben dieser planmäßigen Abschreibung (s. o.) können:

- ebenfalls außerplanmäßige Abschreibungen in Betracht kommen, wenn am Bilanzstichtag bei dauerhafter Wertminderung ein niedrigerer Wert beizulegen ist (beizulegender Wert). Dieser Wert entspricht grundsätzlich einem niedrigeren Wiederbeschaffungswert. Bei voraussichtlich dauernder Wertminderung muss jedoch der niedrigere Wert angesetzt werden.

- gemäß § 254 HGB auch Abschreibungen vorgenommen werden, um einen niedrigeren Steuerwert ansetzen zu können, der auf steuerrechtlich zulässigen Abschreibungen beruht. Vermögensteile können in Höhe der Steuerwerte in die Handelsbilanz übernommen werden.

- gemäß § 253 Abs. 4 HGB Abschreibungen vorgenommen werden, soweit niedrigere Werte auf Grund vernünftiger kaufmännischer Beurteilung notwendig erscheinen.

Bewertung des entgeltlich erworbenen Firmenwertes
Der entgeltlich erworbene Firmenwert stellt nach dem HGB einen zeitlich begrenzt nutz-

---

Exkurs: BilMoG

Neuerungen bei Firmen- und Geschäftswert

Derivative (entgeltlich) erworbene Firmen- und Geschäftswerte sind mit dem BilMoG zukünftig aktivierungspflichtig.

Sie werden über einen vom Bilanzierenden darlegbaren Zeitraum abgeschrieben. Der steuerliche Zeitrahmen von 15 Jahren bleibt erhalten. Gilt aber nur für die Steuerbilanz und muss nicht (Wegfall der Maßgeblichkeit) für die Handelsbilanz übernommen werden.

baren immateriellen Vermögensgegenstand dar, der somit nach Maßgabe des § 253 HGB planmäßig oder außerplanmäßig abzuschreiben ist. Dem Abschreibungsplan ist die individuelle Nutzungsdauer zu Grunde zu legen.

Nach § 5 Abs. 2 EStG ist für entgeltlich erworbene immaterielle Wirtschaftsgüter, wie der Firmenwert, ebenfalls ein Aktivposten anzusetzen.

4.5.3
Grundsätzliche Buchung von Wertveränderungen

Die planmäßige Abschreibung von Anlagegütern erfolgt über das Konto Abschreibungen auf AV. Abschreibungen stellen Aufwendungen dar, und ihre Mehrungen werden im Soll verbucht. Das Anlagegut erhält eine Minderung auf dem entsprechenden Vermögenskonto.

> **Begriff**
> Buchung:
> *Abschreibungen auf AV an Vermögenskonto*

Die außerplanmäßigen Abschreibungen werden ebenfalls in der Kontengruppe «Abschreibungen» erfasst.

> **Begriff**
> Buchung:
> *außerplanmäßige Abschreibungen auf AV an Vermögenskonto*

Werterhöhungen von Vermögensgütern werden in der Kontengruppe «sonstige betriebliche Erträge» gebucht.

> **Begriff**
> Buchung:
> *Vermögenskonto an sonstige betriebliche Erträge*

Ein Beispiel für Buchungsfolgen unter Berücksichtigung von Wertminderungen und -erhö-

hungen während der Abschreibungszeit (je nach Zeitpunkt und Situation) ist in Tabelle 4-18 zu finden.

> **Exkurs: BilMoG**
>
> **Bewertung immaterieller Wirtschaftsgüter**
>
> Nach § 255 Abs. 2a HGB-E können künftige Entwicklungskosten aktiviert werden. Forschungskosten unterliegen weiterhin einem Aktivierungsverbot.
>
> Damit können in Zukunft selbst geschaffene immaterielle Wirtschaftsgüter Patente, Know-how oder Verfahren mit deren Entwicklungskosten in der Bilanz angesetzt werden.
>
> **Latente Steuern**
>
> Durch unterschiedliche Ansatz- und Bewertungsmethoden nach HGB und EStG ergeben sich i.d.R. unterschiedliche Erfolgssituationen, die zwangsläufig zur Bildung von latenten Steuern führen. Der steuerrechtliche Gewinn und der handelsrechtliche Jahresüberschuss weichen voneinander ab. Es ergibt sich somit ein tatsächlicher Steueraufwand (steuerrechtlich) und ein fiktiver Steueraufwand (handelsrechtlich).
>
> Diese sich dadurch ergebenden latenten Steuern werden künftig nach dem sog. «Temporary-Konzept» in der Bilanz angesetzt.
>
> Es gilt ein Ansatzgebot. Demnach sind aktive latente Steuern auf der Aktivseite, passive latente Steuern auf der Passivseite der Bilanz als eigenständiger letzter Posten auszuweisen. Eine Verrechnung der aktiven und passiven latenten Steuern ist nicht zulässig.
>
> Passive latente Steuern sind nicht abzuzinsen. Latente Steuern werden mit unternehmensindividuellem Steuersatz, umgelegt auf die Differenz einzelner Wirtschaftsgüter, bewertet.

Tabelle 4-18: Buchungsfolgen

Ankauf eines Kfz für 18 000,– €, Nutzungszeit 6 Jahre, beizulegender Wert im 2. Jahr 11 000,– € (dauernd), Wertanstieg im 4. Jahr auf 5800,– € (dieser wird gefolgt), lineares Abschreibungsverfahren

Aufgrund dieser Informationen ergibt sich ein jährlicher planmäßiger Abschreibungsbetrag von 3000,– €. Im 2. Jahr muss eine Wertminderung außerplanmäßig berücksichtigt werden, und im 4. Jahr wird eine Werterhöhung vorgenommen.

Buchungen (€)		Restbuchwert (RBW) (€)
Buchung im 1. Jahr		
Abschreibungen auf AV 3000,–	an Kfz 3000,–	RBW: 15 000,–
Buchungen im 2. Jahr		
Abschreibungen auf AV 3000,–	an Kfz 3000,–	RBW: 12 000,–
Außerplanmäßige Abschreibung	an Kfz 1000,–	RBW: 11 000,–
Buchung im 3. Jahr		
Abschreibungen auf AV 2750,–		
(RBW von 11 000,– € verteilt auf 4 Jahre Restlaufzeit)	an Kfz 2750,–	RBW: 8250,–
Buchungen im 4. Jahr		
Abschreibungen auf AV 2750,–	an Kfz 2750,–	RBW: 5500,
KfZ 300,–	an sonstige betriebl. Erträge 300,–	RBW: 5800,–
Buchung im 5. Jahr		
Abschreibungen auf AV 2900,–		
(RBW von 5800,– verteilt auf 2 Jahre Restlaufzeit)	an Kfz 2900,–	RBW: 2900,–
Buchung im 6. Jahr		
Abschreibungen auf AV 2900,–	an Kfz 2900,–	RBW: 0,–

4.5.4
Die Bewertung des Umlaufvermögens

Der § 247 (2) HGB beschreibt lediglich das Anlagevermögen, das dem Unternehmen *dauerhaft* dienen soll. Zum Umlaufvermögen gehören die *kurzfristig* dienenden Vermögensgegenstände wie Vorräte, Verbrauchsgüter, aber auch die Wirtschaftsgüter des Geldvermögens, Sichtguthaben bei Banken, Bargeld, Kundenforderungen, sonstige kurzfristige Forderungen und Wertpapiere des Umlaufvermögens.

4.5.4.1
Grundsätzliche Bewertung nach dem Handelsrecht

Auch beim Umlaufvermögen sind höchstens die Anschaffungskosten oder Herstellungskosten Basis der Bewertung. Der Gesetzgeber bestimmt in § 253 (1) HGB, dass alle Vermögensgegenstände – also auch Bargeld, Bankguthaben, Wechsel, Forderungen usw. – grundsätzlich mit diesen Werten zu bewerten sind. Wenn der Markt- oder Börsenpreis (MoB) am Stichtag geringer als die Anschaffungs- oder Herstellungskosten sein sollte, so muss auf diesen niedrigen Wert abgeschrieben werden. Sollte der MoB nicht feststellbar sein, so ist ein beizulegender Wert, hier grundsätzlich die Wiederbeschaffungskosten, zu berücksichtigen.

Über diesen niedrigeren MoB oder über die niedrigeren Anschaffungs- und Herstellungskosten hinaus *kann* ein noch niedrigerer Zukunftswert (ZUK), der bei vernünftiger kaufmännischer Beurteilung notwendig ist, zu Grunde gelegt werden. Es handelt sich hierbei um einen Wertansatz aus nächster Zukunft. Mit diesem Wert soll eine Überbewertung des Umlaufvermögens in Hinblick auf bestimmte Ansprüche an die Unternehmung vermieden werden. Weiterhin sind Abschreibungen auf Grund sonstiger vernünftiger kaufmännischer Beurteilung und auf Grund des Steuerrechts wie beim Anlagevermögen möglich. Beim MoB gilt das strenge Niederstwertprinzip, beim Zukunftswert, beim Steuerwert oder beim Wert auf Grund vernünftiger kaufmännischer Beurteilung das milde Niederstwertprinzip.

Nach § 253 (5) HGB dürfen die niedrigeren Werte wiederum bei Wegfall der Gründe für einen niedrigeren Wert beibehalten werden. Aufwertungen bis zu den Anschaffungs- oder Herstellungskosten können durchgeführt werden. Auch hier sind aus Vorsichtsgründen Zwischenwerte möglich.

Buchungstechnisch werden die Bewertungen des Umlaufvermögens jeweils in der Gruppe der entsprechenden Aufwendungen (Materialaufwand, Abschreibungen auf Finanzanlagen und Wertpapiere des Umlaufvermögens etc.) durchgeführt.

4.5.4.2
Bewertung nach dem Steuerrecht

Nach § 6 (1) Ziffer 2 EStG gelten für das Umlaufvermögen die Vorschriften, die auch schon beim nicht abnutzbaren Anlagevermögen angeführt wurden. Die Bewertung muss nach den Anschaffungs- und Herstellungskosten erfolgen, wobei ein niedriger Teilwert bei voraussichtlich dauerhafter Wertminderung angesetzt werden kann. Eingeschränkt wird dieses Wahlrecht auch hier durch das Maßgeblichkeitsprinzip. Ein Zukunftswert kommt für die steuerrechtliche Bewertung nicht in Frage. Aufwertungen müssen bei nicht nachweisbarem niedrigen Teilwert vorgenommen werden.

4.5.4.3
Bewertung der Vorräte

Im Rahmen des Umlaufvermögens sind die Vorräte häufig Vermögensgegenstände, die sich sehr gleich sind bzw. Gruppen darstellen, die eine gewisse Ähnlichkeit in Gewicht, Größe und Werten aufweisen. Abweichend vom Prinzip der Einzelbewertung hat der Gesetzgeber aus Gründen der Wirtschaftlichkeit der Bewertung folgende Bewertungsvereinfachungsverfahren geschaffen:

- Gruppen-, Durchschnitts-, und Festbewertung (§ 240 Abs. 1 HGB)
- Verbrauchsfolgeverfahren/Sammelbewertung wie LiFo- und FiFo-Verfahren (§ 256 HGB).

Darüber hinaus sind noch Vereinfachungsverfahren bei der Bewertung von Kundenforderungen (s. Kap. 4.5.5) sowie eine *Festbewertung* bei Vermögensgegenständen mit nachrangiger Bedeutung und geringen Bestandsveränderungen (z. B. für Bestecke und Teller) möglich. Die Voraussetzungen, die für die Bewertungsvereinfachungen hinsichtlich des Vorratsvermögens zu beachten sind, zeigt Tabelle 4-19.

Im Folgenden werden die im Zusammenhang mit der Vorratsvermögensbewertung gängigen Bewertungsverfahren dargestellt.

Durchschnittsbewertung nach § 240 IV HGB
Bei der Durchschnittsbewertung unterscheidet man die *gewogene* und die *gleitende Durchschnittsmethode*. Beide Methoden sind handels- und steuerrechtlich zulässig.

Tabelle 4-19: Voraussetzung für die Anwendung der Bewertungsvereinfachungsverfahren (Quelle: in Anlehnung an Coenenberg, 2000)

Gruppenbewertung (§ 240 Abs. 4 HGB)	Sammelbewertung (§ 256 HGB)
• gleichartige Vermögensgegenstände des Vorratsvermögens	• gleichartige Vermögensgegenstände des Vorratsvermögens
• sonstige gleichartige oder annähernd gleichwertige bewegliche Vermögensgegenstände	
Wobei Gleichartigkeit konkretisiert wird durch:	
• Zugehörigkeit zur gleichen Warengattung und annähernde Preisgleichheit	
oder	
• Funktionsgleichheit und annähernde Preisgleichheit	
• Preisgleichheit bzw. Gleichwertigkeit	
• Preisabweichung innerhalb einer Gütergruppe ≤ 20 %	

Beim gewogenen Durchschnittsverfahren wird erst am Ende einer Periode der Durchschnittspreis gebildet. Daher wird diese Methode auch *Perioden-Durchschnittsmethode* genannt. Der Durchschnittspreis ergibt sich aus der Summe der Zugänge und dem Anfangsbestand, multipliziert mit den jeweils angegebenen Preisen pro Einheit durch die Summe von Zugängen und dem Anfangsbestand nach folgender Formel:

$$\frac{\Sigma\,\text{Anfangsbestand} \times \text{Preis} + \text{Zugänge} \times \text{Preise}}{\Sigma\,\text{Anfangsbestand} + \text{Zugänge}}$$
$$= \text{Durchschnittspreis}$$

Beim gleitenden Durchschnittsverfahren wird der Durchschnittspreis nicht nach einer Periode berechnet, sondern laufend während einer Periode. Hierbei muss vor jedem Verbrauch (oder Abgang) ein neuer Durchschnittspreis berechnet werden.

Das Lifo-Prinzip

Das *Lifo-Prinzip* (last in – first out) geht davon aus, dass die zuletzt beschafften Waren oder Bestände als Erste die Unternehmung wieder verlassen. Der Bestand am Jahresende wird deshalb mit den Preisen der zuerst beschafften Mengen bewertet.

Man unterscheidet zwei Formen des Verfahrens. Während beim *permanenten Lifo-Verfahren* der Verbrauch fortlaufend mengen- und wertmäßig während des ganzen Jahres erfasst und nach der Methode «*last in – first out*» bewertet wird, bewertet man beim *Perioden-Lifo-Verfahren* den Bestand lediglich zum Ende des jeweiligen Geschäftsjahres.

Das Lifo-Verfahren ist handelsrechtlich und steuerrechtlich zulässig. Es wird auch dann anerkannt, wenn die unterstellte Verbrauchsfolge der tatsächlichen nicht voll entspricht. Steht sie allerdings in einem Widerspruch zur tatsächlichen Verbrauchsfolge, so darf sie nicht angewandt werden.

Das Fifo-Verfahren

Beim *Fifo-Verfahren* (first in – first out) wird unterstellt, dass die jeweils ältesten Bestände zuerst verbraucht bzw. veräußert werden. Am Jahresende befinden sich entsprechend dieser Fiktion nur noch die Bestände der zuletzt eingetroffenen Lieferungen auf Lager, die mit ihren Einstandspreisen bewertet werden.

Exkurs: BilMoG

Einschränkung der Verbrauchsfolgebewertung:

Fifo   first in first out

Lifo   last in first out

Durchschnittsbewertung und Gleichbewertung bleiben unverändert

Handelsrechtlich wird das Fifo-Verfahren anerkannt. Steuerrechtlich ist seine Anwendung verboten. Eine Ausnahme wird nur dann zugelassen, wenn die tatsächliche Verbrauchsfolge dem Fifo-Verfahren entspricht und dies vom Kaufmann glaubhaft gemacht werden kann (z. B. Silo-Lagerung).

Berechnungsbeispiele für einige der vorgestellten Verfahren zeigt Tabelle 4-20.

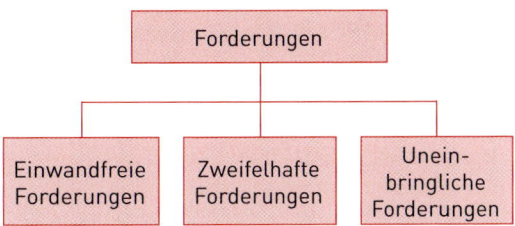

Abbildung 4-15: Verschiedene Arten von Forderungen

4.5.5
Bewertung der Forderungen

Für die Bewertung der Forderungen gelten ebenfalls die Bewertungsgrundsätze des Umlaufvermögens. Bei Forderungen wird nach Kaufmannsgebrauch unterschieden in einwandfreie, zweifelhafte und uneinbringliche Forderungen (Abb. 4-15):

- *Einwandfreie* Forderungen liegen vor, wenn keinerlei Hinweise darauf bestehen, dass der Zahlungseingang dieser Forderung gefährdet erscheint.
- *Zweifelhafte* Forderungen sind in ihrer Höhe gefährdet. Sie sind zweifelhaft durch Schadenersatzansprüche, Minderungsabsicht des Kunden (im Gesundheitsbereich aber auch Krankenkasse, Pflegekasse), Zahlungsverzug oder einen (gerichtlichen) Insolvenzantrag.
- *Uneinbringliche* Forderungen bestehen, wenn objektive Hinweise für einen endgültigen Verlust sprechen (z. B. fruchtlose Zwangsvollstreckung). Uneinbringliche Forderungen sind abzuschreiben.

Einzelwertberichtigung
Bei der Einzelbewertung von Forderungen wird jede Forderung für sich überprüft. Damit wird das grundlegende Prinzip der Einzelbewertung berücksichtigt. Einige Buchungsbeispiele zu unterschiedlichen Situationen zeigt Tabelle 4-21.

Pauschalwertberichtigung (PWB)
Wie bereits erwähnt, erlaubt das Handelsrecht bei der Bewertung großer Forderungsbestände eine Ausnahme von dem grundlegenden Prinzip der Einzelbewertung, da ansonsten ein Jahresabschluss nur mit hohen Aufwendungen (unwirtschaftlich) durchzuführen wäre. Von daher ist eine pauschale Bewertung großer Forderungsbestände erlaubt.

Pauschalwertberichtigungen (PWBs) werden gebildet, um das allgemeine Ausfallrisiko bei den Forderungen zu berücksichtigen. Aufgrund der betrieblichen Erfahrungen (Forderungsausfälle der letzten drei bis fünf Jahre) wird ein Prozentsatz ermittelt und auf den Bestand der Forderungen (Nettowert) angewandt. Dieser Prozentsatz muss rechnerisch nachweisbar sein. Ohne Nachweis ist steuerlich ein Pauschalsatz von 1 % erlaubt.

Bei einem großen Kundenstamm und weniger bekannten Kunden wird die Wertekorrektur des Forderungsbestandes auf diese Weise durchgeführt.

Die Pauschalwertberichtigung ist eine indirekte Abschreibung und wird aus Gründen der Klarheit nicht direkt im Haben des Kontos «Forderungen» gebucht, sondern indirekt im Haben eines besonderen Wertberichtigungs- oder Korrekturkontos. Der Abschreibungsbetrag wird zunächst im Soll des Aufwandskontos *Zuführung zu PWB* gebucht. Die entsprechende Habenbuchung erscheint auf dem Passivkonto *PWB zu Forderungen*.

Buchungen zum Jahresabschluss zeigt Abbildung 4-16. Wurde eine Pauschalwertberichtigung im Vorjahr vorgenommen, muss sie im Jahresabschluss «überprüft» werden. War sie höher, als die Forderungsfälle des laufenden Geschäftsjahres es zulassen, muss sie herabgesetzt werden. War sie niedriger, muss sie erhöht werden.

Tabelle 4-20: Berechnungsbeispiele für einige der vorgestellten Verfahren; alle Berechnungsbeispiele basieren auf Bewegungen eines fiktiven Materialbestandskontos

01.01.	Anfangsbestand	150 kg	zu 40,– €/kg
19.01.	Zugang	250 kg	zu 42,– €/kg
01.02.	Abgang	100 kg	
05.07.	Zugang	200 kg	zu 38,– €/kg
25.07.	Abgang	400 kg	
12.09.	Zugang	150 kg	zu 43,– €/kg
22.11.	Abgang	50 kg	

Der Preis am Bilanzstichtag beträgt 42,80 €/kg

Berechnung nach der gewogenen (einfachen) Durchschnittsmethode

Anfangsbestand	150 kg	zu 40,– €/kg	= 6 000,00 €
+ Zugang	250 kg	zu 42,– €/kg	= 10 500,00 €
+ Zugang	200 kg	zu 38,– €/kg	= 7 600,00 €
+ Zugang	150 kg	zu 43,– €/kg	= 6 450,00 €
	750 kg		= 30 550,00 €
– Abgänge	550 kg	zu 40,73 €/kg	= 22 403,33 €
Endbestand	**200 kg**	**zu 40,73 €/kg**	**= 8 146,67 €**

Durchschnittspreis : 30 550/750 = 40,73 €/kg

Berechnung nach der gleitenden Durchschnittsmethode

Anfangsbestand	150 kg	zu 40,– €/kg	= 6 000,00 €
+ Zugang	250 kg	zu 42,– €/kg	= 10 500,00 €
Bestand	400 kg		= 16 500,00 €
Durchschnittspreis		*= 16 500 €/400*	*= 41,25 €*
Abgang	100 kg	zu 41,25 €	= 4 125,00 €
Bestand	300 kg		= 12 375,00 €
Zugang	200 kg	zu 38,00 €	= 7 600,00 €
Bestand	500 kg		= 19 975,00 €
Durchschnittspreis		*= 19 975 €/500*	*= 39,95 €*
Abgang	400 kg	zu 39,95 €	= 15 980,00 €
Bestand	100 kg		= 3 995,00 €
Zugang	150 kg	zu 43,00 €	= 6 450,00 €
Bestand	250 kg		= 10 445,00 €
Durchschnittspreis		*= 10 445 €/250*	*= 41,78 €*
Abgang	50 kg	zu 41,78 €	= 2 089,00 €
Endbestand	**200 kg**	**zu 41,78 €**	**= 8 356,00 €**

Berechnung nach dem permanenten Lifo-Verfahren

Anfangsbestand	150 kg	zu 40,– €/kg	= 6 000,00 €
+ Zugang	250 kg	zu 42,– €/kg	= 10 500,00 €
			= 16 500,00 €
– Abgang	100 kg	zu 42,00 €	= 4 200,00 €
			= 12 300,00 €
+ Zugang	200 kg	zu 38,00 €	= 7 600,00 €
			= 19 900,00 €
– Abgang 400 kg	200 kg	zu 38,00 €	= 7 600,00 €
	150 kg	zu 42,00 €	= 6 300,00 €
	50 kg	zu 40,00 €	= 2 000,00 €
			= 4 000,00 €
+ Zugang	150 kg	zu 43,00 €	= 6 450,00 €
			= 10 450,00 €
– Abgang	50 kg	zu 43,00 €	= 2 150,00 €
Endbestand	**200 kg**	**(41,50 €/kg)**	**= 8 300,00 €**

Tabelle 4-21: Buchungsbeispiele zu unterschiedlichen Situationen (Teil 1)

Situation/Ereignis 1:

Eine Forderung wird plötzlich uneinbringlich. Der Ausfall wird *direkt* abgeschrieben und die Umsatzsteuer (falls berechnet) berichtigt.

Buchung:
Abschreibung auf Forderungen
(Gruppe: sonstige betriebliche Aufwendungen)
Umsatzsteuer   *an Forderungen*

Ein späterer unerwarteter Eingang wird gebucht:
Bank   *an sonstige betriebliche Erträge*
         an Umsatzsteuer

Situation/Ereignis 2a:

Eine Forderung wird zweifelhaft.

Buchung:
Zweifelhafte Forderungen   *an Forderungen*

Situation/Ereignis 2b:

Ein Ausfall dieser Forderung kann konkret abgesehen und bewertet (geschätzt) werden.

In diesem Falle kann eine Forderung direkt abgeschrieben werden. Abschreibungen werden vom Nettobetrag vorgenommen, da vom Finanzamt nur ein Forderungsausfall erstattet wird. Die Abschreibung wird durch einen Prozentsatz ermittelt.

Buchung:
Abschreibungen auf Forderungen   *an zweifelhafte Forderungen*

Während bei zweifelhaften Forderungen von umsatzsteuerpflichtigen Unternehmen die Umsatzsteuer nicht korrigiert werden darf (Realisationsprinzip), wird sie bei uneinbringlichen Forderungen ausgebucht.

Beispiel: Eine Forderung von 11 000,– € (netto 10 000,– €) wird am Jahresende zweifelhaft. Der vermutete Ausfall beträgt 80 %. Der tatsächliche Ausfall wird im neuen Jahr bekannt und beträgt 11 000,– €.

Buchungen im alten Jahr:
Zweifelhafte Forderungen 11 000,– €   *an Forderungen 11 000,– €*
Abschreibung auf Forderungen 8000,– €   *an zweifelhafte Forderungen 8000,– €*

Buchung im neuen Jahr:
Umsatzsteuer 1000,– €
Abschreibung auf Forderungen 2000,– €   *an zweifelhafte Forderungen 3000,– €*

Würde der tatsächliche Ausfall (wie angenommen) nur 8800,– € betragen, würde im neuen Jahr aber die Umsatzsteuer korrigiert werden müssen:
Umsatzsteuer 800,– €   *an zweifelhafte Forderungen 800,– €*

Würde hingegen der Ausfall lediglich 7700,– € betragen, hätte im neuen Jahr gebucht werden müssen:
Umsatzsteuer 700,– €
Zweifelhafte Ford. 300,–€   *an sonstige betriebliche Erträge 1000,– €*

Tabelle 4-21: Buchungsbeispiele zu unterschiedlichen Situationen (Teil 2)

Neben der direkten Abschreibung auf Forderungen sind auch *indirekte* Abschreibungen möglich. Durch indirekte Abschreibungen wird die Bilanzklarheit erhöht. Die zweifelhaften Forderungen bleiben in voller Höhe bestehen und können als solche in der Bilanz erkannt werden. Dabei muss aber eine Wertberichtigung durchgeführt werden, damit sich die Abschreibung kapitalmindernd in der Bilanz auswirkt.

Buchungen im alten Jahr (Beispiel oben):
Zweifelhafte Forderungen 11 000,– €   an Forderungen 11 000,– €
Abschreibung auf Forderungen 8000,– €   an Wertberichtigungen auf Forder. 8000,– €

Die Auflösung der Wertberichtigung erfolgt bei Bekanntwerden des tatsächlichen Forderungsausfalls im neuen Jahr.

Buchung im neuen Jahr (wenn der Ausfall, wie angenommen, 8800,– € beträgt):
Wertberichtigungen auf Forderungen 8000,– €
Umsatzsteuer 800,– €   an zweifelhafte Forderungen 8800,– €

Buchung im neuen Jahr (wenn der Ausfall 11 000,– € beträgt)
Wertberichtigungen auf Forderungen 8000,– €
Abschreibung auf Forderungen 2000,– €
Umsatzsteuer 1000,– €   an zweifelhafte Forderungen 11 000,– €

Buchung im neuen Jahr (wenn der Ausfall 7700,– € beträgt)
Wertberichtigungen auf Ford. 8000,– €
Umsatzsteuer 700,– €   an zweifelhafte Forderungen 7700,– €
     an sonstige betriebliche Erträge 1000,– €

1. Zuführung zu PWB 4600,–   an PWB zu Forderungen 4600,–

Abschlussbuchungen

2. GuV 4600,–   an Zuführung zu PWB 4600,–

3. Schlussbilanzkonto 230 000,–   an Forderungen 230 000,–

4. PWB zu Forderungen 4600,–   an Schlussbilanzkonto 4600,–

Damit ergeben sich folgende Bewegungen auf den entsprechenden Konten:

S	Zuführung zu Forderungen	H	S	GuV	H
1) PWB zu Ford. 4 600,–	2) GuV 4 600,–		2) Zuf. zu Ford. 4 600,–		

S	Forderungen	H	S	PWB zu Forderungen	H
AB 230 000,–	3) SBK 230 000,–		4) SBK 4 600,–	1) Zuf. zu Ford. 4 600,–	

S		SBK			H
Forderungen 230 000,–		4) PWB zu Forderungen			4 600,–

Abbildung 4-16: Buchungen zum Jahresabschluss

Kombination beider Prinzipien

Bei der Kombination von Einzel- und Pauschalwertberichtigung werden i.d.R. die Forderungen von größeren und bekannten Kunden einzeln, die Forderungen des restlichen Kundenstammes aber pauschal bewertet. Einzeln berichtigte Forderungen sind dann bei der Pauschalbewertung vom Forderungsendbestand abzuziehen, damit sie nicht erneut berücksichtigt werden.

Wenn indirekte Abschreibungen möglich sind, kann ein Wertberichtigungskonto für einzelne Forderungen und ein anderes für pauschal bewertete Forderungen eingerichtet werden.

4.5.6
Bewertung der Schulden

4.5.6.1
Verbindlichkeiten

Bei den Verbindlichkeiten kommt das korrespondierende Gegenstück zum Niederstwertprinzip – das *Höchstwertprinzip* – zum Tragen. Nach § 253 (1) HGB sind Verbindlichkeiten mit dem *Rückzahlungsbetrag* anzusetzen. Der Rückzahlungsbetrag ist der Betrag, der zur Tilgung der Verbindlichkeit aufgewendet werden muss.

Bei der Bewertung von Verbindlichkeiten ist stets der höhere Wert anzusetzen. Verglichen werden der *Nennbetrag* und der *Rückzahlungsbetrag* einer Verbindlichkeit. Der Nennbetrag ist der Betrag, mit der eine Verbindlichkeit bei der Entstehung angesetzt worden ist, z.B. eine Kreditaufnahme bei einer Bank von 20 000,– EUR, mit einem Auszahlungsbetrag von 19 000,– EUR. Es besteht hier kein Wahlrecht zwischen dem niedrigeren Auszahlungsbetrag des Kreditinstituts und dem höheren Rückzahlungsbetrag an das Kreditinstitut (*strenges Höchstwertprinzip*). Der Differenzbetrag kann als aktiver Rechnungsabgrenzungsposten gesondert aktiviert werden.

Auch bei einer Anleihenaufnahme oder bei Hypotheken- und Grundschulden ist der Rückzahlungsbetrag (durch ein Disagio oder ein Damnum) i.d.R. höher als der Ausgabebetrag. Auch hierbei kann der Unterschiedsbetrag als *aktiver Rechnungsabgrenzungsposten* aufgenommen werden, der zeitanteilig aufzulösen ist. Ist dagegen der Auszahlungsbetrag höher als der Rückzahlungsbetrag, handelt es sich um ein so genanntes (Auszahlungs-)Agio. Ein Agio kann als ein vom Gläubiger gewährtes Entgelt für künftige Zinszahlungen angesehen werden. Der Unterschiedsbetrag kann als *passiver Rechnungsabgrenzungsposten* aufgenommen werden, der auch wiederum zeitanteilig aufgelöst werden müsste.

Verbindlichkeiten, die in einer *fremden Währung* zurückzuzahlen sind (Valutaverbindlichkeiten), sind ebenfalls mit dem Rückzahlungsbetrag zu bewerten. Dieser ergibt sich aus dem Preis in eigener Währung, der für den geschuldeten Betrag in ausländischer Währung bezahlt werden muss (Briefkurs). Zu jedem Bilanzstichtag sind Einbuchungskurs und Bilanzstichtagskurs zu vergleichen. Liegt der Bilanzstichtagskurs über dem Einbuchungskurs, muss aufgrund des Imparitätsprinzips in Verbindung mit dem Höchstwertprinzip die Verbindlichkeit entsprechend höher bewertet werden.

Handelt es sich bei der Verbindlichkeit um eine Rentenverpflichtung, so hat die Bewertung zum versicherungsmathematischen *Barwert* zu erfolgen (§ 253 Abs. 1 HGB). Ändert sich während einer Laufzeit eine Verbindlichkeit in ihrer Höhe, so ist das Vorsichts- bzw. Imparitätsprinzip zu beachten. Demnach darf eine Minderung des Rückzahlungsbetrags *nicht* berücksichtigt werden. Eine Erhöhung *muss* aber berücksichtigt werden.

4.5.6.2
Rückstellungen

Rückstellungen sind Passivposten in der Bilanz und verringern den Gewinn. Bei den in der Bilanz anzusetzenden Rückstellungen ist nach dem Verpflichtungscharakter zu differenzieren zwischen:

● Rückstellungen auf Grund von Verpflichtungen gegenüber Dritten, so genannten *Au-*

ßenverpflichtungen, die als *Verbindlichkeits-rückstellungen* bezeichnet werden, und

● Rückstellungen auf Grund von *Innenver-pflichtungen*, den so genannten *Aufwandsrück-stellungen*. Gegenstand dieser Rückstellungen sind Selbstverpflichtungen des Unternehmens zur Durchführung bestimmter Maßnahmen in der Zukunft.

Der § 249 HGB enthält einen *abschließenden Rückstellungskatalog*. Rückstellungen für sonstige, nicht in diesem Paragraphen genannte Zwecke dürfen nicht gebildet werden (*Passivierungsverbot*).

Rückstellungen für ungewisse Verbindlichkeiten

Zu den Rückstellungen für ungewisse Verbindlichkeiten gehören Rückstellungen, die mit Außenverpflichtungen (häufig mit rechtlichen Verpflichtungen) verbunden sind. Dabei bestehen Verpflichtungen gegenüber Dritten, deren Fälligkeit und Höhe aber ungewiss sind. Beispiele für Rückstellungen für ungewisse Verbindlichkeiten sind:

● zu erwartende Steuernachzahlungen auf Grund entstandener Steuerverbindlichkeiten (nicht passiv latente Steuer)
● zu erwartende Anwalts- und Prozesskosten
● rechtliche Garantie- und Schadensverpflichtungen
● Inanspruchnahme aus Bürgschaften
● Pensionsverpflichtungen
● am Stichtag rückständige Urlaubsansprüche
● Abschlussvergütungen
● Berufsgenossenschaftsbeiträge.

Rückstellungen für drohende Verluste aus schwebenden Geschäften

Rückstellungen für drohende Verluste aus schwebenden Geschäften werden im Gesetz explizit erwähnt, obwohl diese Verluste ungewisse Verbindlichkeiten sind. Dadurch wird ihre Bedeutung, besonders im Hinblick auf eine korrekte Erfüllung des *Verlustantizipationsprinzips,* hervorgehoben. Es besteht *Passivierungspflicht*. Hier handelt es sich um ein zweiseitig verpflichtendes

Rechtsgeschäft im Zeitpunkt des Vertrages (noch nicht erfülltes Rechtsgeschäft). Voraussichtlich wird die eigene Leistung die Gegenleistung übersteigen. Beispiel: Bei einem langfristigen Auftrag mit Festpreisberechnung wird mit unerwarteten Kostensteigerungen gerechnet.

Steuerrückstellungen für passive latente Steuern

Von den Kapitalgesellschaften werden gemäß § 274 (1) HGB Rückstellungen im Sinne des § 249 (1) S. 1 HGB verlangt. Passive latente Steuern entstehen in den Fällen, in denen der Steuerbilanzgewinn kleiner ist als der Handelsbilanzgewinn und die Besteuerung in späteren Jahren nachgeholt wird. Hierbei muss es sich jedoch um eine voraussichtliche Anpassung der Steuerwerte an die Handelsbilanzwerte über mehrere Geschäftsjahre hinweg handeln. Eine entsprechende Rückstellung ist in Folge dieser latenten Steuer zu bilden.

Eine Passive Steuerrückstellung erfolgt, wenn die ausgewiesenen Ertragsteuern im Verhältnis zum Handelsbilanzgewinn als zu niedrig erscheinen. Sind die Ertragsteuern im Verhältnis zum Handelsbilanzgewinn zu hoch, erfolgt eine aktive Steuerabgrenzung. Für mittlere und große Kapitalgesellschaften entsteht hier eine Ansatzpflicht.

Rückstellungen für im Geschäftsjahr unterlassene Aufwendungen für Instandhaltung oder für Abraumbeseitigung

Diese Rückstellungen gehören zu den *Aufwandsrückstellungen*. Sie betreffen Aufwendungen für Instandhaltung oder Abraumbeseitigung, die im alten Geschäftsjahr unterlassen wurden.

Aufwendungen für unterlassene Instandhaltungen

Bei diesen Aufwendungen muss es sich um Erhaltungsarbeiten handeln, die bis zum Abschlussstichtag erforderlich gewesen wären. Wenn die *Nachholung innerhalb von drei Monaten* nach dem Abschlussstichtag erfolgt, besteht eine *Passivierungspflicht* (es muss eine Rückstellung gebildet werden).

Aufwendungen für unterlassene Abraumbeseitigung

Falls die Nachholung im folgenden Geschäftsjahr erfolgt, besteht nach § 249 Abs. 1 S. 2 Nr. 1 eine *Passivierungspflicht*. Ein Beispiel hierfür sind Ausgaben für die Beseitigung von Erd- und Gesteinsmassen sowie Rekultivierungsaufwendungen.

Rückstellungen für Gewährleistungen ohne rechtliche Verpflichtungen

Die Außenverpflichtungen müssen nicht unbedingt rechtlicher Natur sein, es kann sich auch um *wirtschaftliche Verpflichtungen* handeln. Sie werden durch § 249 Abs. 1 Nr. 2 auf Gewährleistungen beschränkt. Daher nennt man sie auch *Kulanzrückstellungen*. Kulanzleistungen sind Ersatzleistungen, die aus Kulanzgründen auch nach Ablauf der gesetzlichen Gewährleistungsfrist zur Sicherung von Geschäftsbeziehungen und der Erhaltung der Wettbewerbsposition erfolgen. Diese Rückstellungen sind *passivierungspflichtig*.

Zusammenfassende Aussagen zur Bilanzierung von Rückstellungen

Handelsrechtlich müssen Rückstellungen für ungewisse Verbindlichkeiten, drohende Verluste aus schwebenden Geschäften, unterlassene Aufwendungen für Instandhaltung und für Kulanzleistungen vorgenommen werden.

Für Rückstellungen für Abraumbeseitigung und für genau umschriebene Aufwendungen besteht ein Ansatzwahlrecht.

Kapitalgesellschaften müssen darüber hinaus ebenfalls Rückstellungen für passive latente Steuern bilden. Sie sind gesondert auszuweisen und in der Bilanz oder als Anhang zu erläutern. Weiterhin müssen sie gemäß § 266 (3) HGB ihre Rückstellungen gliedern in die Gruppen:

● Rückstellungen für Pensionen und ähnliche Verpflichtungen
● Steuerrückstellungen
● sonstige Rückstellungen.

Unter der letzten Position sind die Rückstellungen gesondert auszuweisen oder im Anhang zu erläutern (§ 285 Ziff. 12 HGB). **Abbildung 4-17**

zeigt zusammenfassend die handelsrechtliche Behandlung von Rückstellungen.

Rückstellungen lassen sich ferner durch die Grundsätze ordnungsgemäßer Buchführung begründen. So sind Verbindlichkeitsrückstellungen und Aufwandsrückstellungen mit dem *Realisationsprinzip* in Verbindung zu bringen. *Drohverlustrückstellungen* sind unter dem *Verlustantizipationsprinzip* zu betrachten.

Insbesondere Pflegeeinrichtungen, die bisher nach der Einnahmen-Ausgaben-Rechnung gebucht haben, müssen dem Thema Rückstellungen große Sorgfalt beilegen, da u. U. nach Bilanzierung (im Rahmen der hier aufgezeigten Prinzipien der kaufmännischen doppelten Buchführung und Beachtung der handelsrechtlichen Bestimmungen) aller bestehenden ungewissen Verbindlichkeiten und drohender Verluste eine zu geringe Kapitalausstattung der Pflegeeinrichtung erkennbar wird.

Bildung und Auflösung von Rückstellungen

Rückstellungen können nur im Jahr der Entstehung gebildet werden, wobei sich die Höhe der gebildeten Rückstellungen aus dem notwendigen Erfüllungsbetrag ergibt. Dabei sind insbesondere künftige Preis- und Kostensteigerungen zu berücksichtigen. Steuerrechtlich sind bei gleichartigen Verpflichtungen die Erfahrungen der Vergangenheit zu berücksichtigen. Rückstellungen für Sachleistungen sind mit Einzelkosten und einem angemessenen Teil Gemeinkosten zu bewerten. Wie Verbindlichkeiten sind sie als Verpflichtungen mit einer Restlaufzeit von mehr als 12 Monaten abzuzinsen. Voraussichtliche Einnahmen in Zusammenhang mit der Erfüllung einer ungewissen Verpflichtung sind ebenfalls rückstellungsmindernd zu berücksichtigen. Vorsteuern werden nicht berücksichtigt, da keine Rechnung vorliegt.

Eine Auflösung der Rückstellungen (Tab. 4-22) erfolgt, wenn sie ihren Zweck erfüllt haben, d. h. wenn die Zahlungen geleistet werden oder nicht mehr geleistet werden müssen.

Höhe von Rückstellungen

Grundsätzlich sind Rückstellungen nach vernünftiger kaufmännischer Bewertung anzusetzen

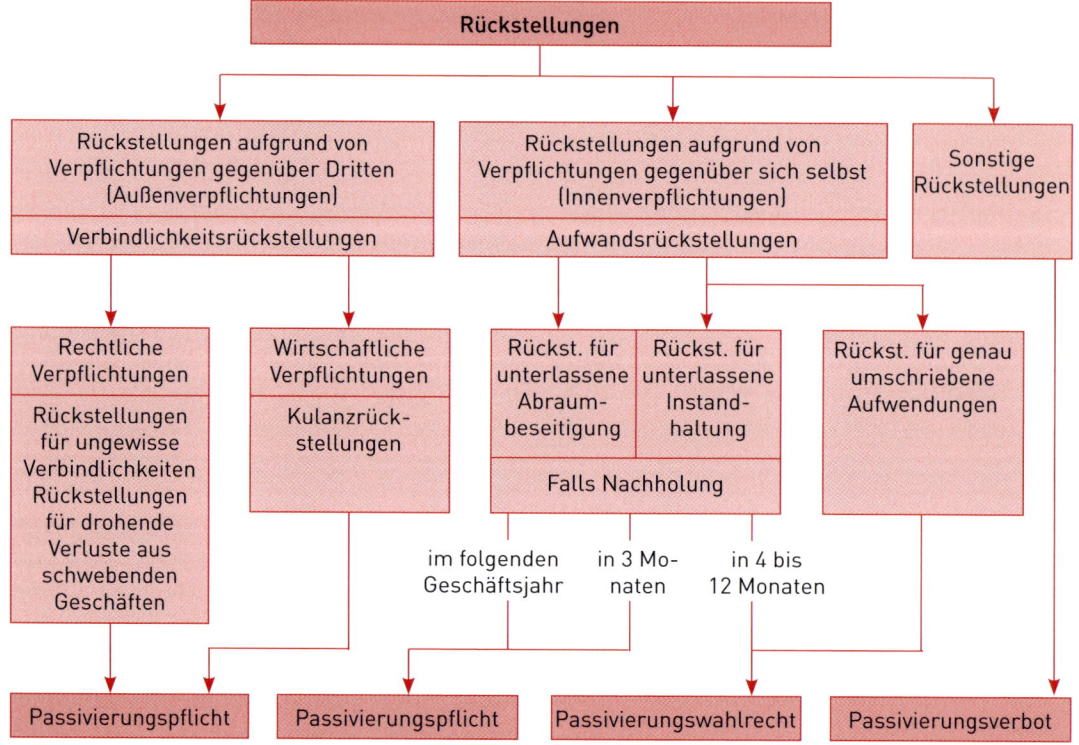

Abbildung 4-17: Handelsrechtliche Behandlung von Rückstellungen

Tabelle 4-22: Auflösung von Rückstellungen

Ein Kunde hat gegen die Ambulante Hauskrankenpflege Vitalis GbR einen Prozess angestrebt. Nach gründlicher Meinungseinholung von Experten wird der Pflegedienst verlieren und ca. 2000,– € Prozesskosten zahlen müssen.

Buchung am Jahresende bei Abschluss:
Prozesskosten 2000,– €   *an Rückstellungen für Prozesskosten 2000,– €*

Mögliche Buchungen bei Auflösung im Folgejahr:
Situation: Tatsächliche Prozesskosten betragen 2000,– €
Rückstellungen für Prozesskosten 2000,– €   *an Bank 2000,– €*

Situation: Tatsächliche Prozesskosten betragen 3000,– €
Rückstellungen für Prozesskosten 2000,– €
Prozesskosten 1000,– €   *an Bank 3000,– €*

Situation: Tatsächliche Prozesskosten betragen 1000,– €
Rückstellungen für Prozesskosten 2000,– €   *an Bank 1000,– €*
          an sonstige betriebliche Erträge 1000,– €

(notwendiger Erfüllungsbetrag). Insbesondere sind zukünftige Preis- und Kostensteigerungen zu berücksichtigen. Da sie Passivposten der Bilanz sind und im Grunde genommen den Charakter von Verbindlichkeiten haben, gilt auch für sie das Höchstwertprinzip.

Wo Rückstellungen auf eindeutigen Verpflichtungen basieren (Verbindlichkeitsrückstellungen), kann die Bewertung relativ einfach vorgenommen werden, da eine Höhe objektiviert werden kann. Werden hingegen am Bilanzstichtag Kostensteigerungen erwartet, ist es schon schwieriger und auch strittiger, eine Bewertung durchzuführen.

Wenn keine genauen Zahlen vorliegen, ist die Höhe einer Rückstellung grundsätzlich nach vernünftiger kaufmännischer Bewertung vorzunehmen. Dabei bezieht der Kaufmann ggf. Gutachten, Statistiken oder andere Unterlagen aus seiner Branche (zum Teil über Verbände zu beziehen) ein. Im Zusammenhang mit der Bildung von Gewährleistungsrückstellungen im Jahresabschluss empfiehlt es sich, hinsichtlich einer Prüfung durch die Finanzbehörde die Bildung und Fortentwicklung der Rückstellung dem Grunde und der Höhe nach jährlich zu dokumentieren.

Fällt der Umstand, der zur Rückstellungsbildung geführt hat, in einem der Folgejahre ganz oder teilweise weg, ist die Rückstellung ganz oder teilweise aufzulösen. Fällt die Unsicherheit der Inanspruchnahme weg, ist an Stelle der Rückstellung eine Verbindlichkeit in der Bilanz auszuweisen.

Steuerrechtlich werden Rückstellungen aus Verbindlichkeiten mit dem höherem Teilwert ermittelt. Hierbei sind keine zu pessimistischen Einschätzungen erlaubt. Voraussichtliche Einnahmen in Zusammenhang mit einer ungewissen Verpflichtung sind rückstellungsmindernd erlaubt.

Exkurs: BilMoG

Neuerungen bei den Rückstellungen nach dem BilMoG

Frühere Passivierungswahlrechte werden durch das BilMoG ersatzlos gestrichen. Damit sind zukünftig noch ansetzbar:

- Rückstellung für unterlassene Instandhaltung und Abraumbeseitigung, die in den ersten drei Monaten nach Abschlussstichtag nachgeholt werden und
- Gewährleistungsrückstellungen.

Die Bildung von sonstigen Aufwandsrückstellungen ist damit zukünftig verboten.

Bei der Bewertung müssen künftige Preis- und Kostensteigerungen berücksichtigt werden. Soweit mit dem Vorsichtsprinzip vereinbar, müssen auch künftige Kostensenkungen bei der Bewertung herangezogen werden.

Rückstellungen mit einer Laufzeit von mehr als einem Jahr müssen auch nach dem HGB künftig abgezinst werden.

Es gilt dabei der durchschnittliche Marktzins der letzten sieben Geschäftsjahre. Die Deutsche Bundesbank wird den Zinssatz lfd. veröffentlichen.

Pensionsrückstellungen unterliegen ebenfalls diesen Bewertungsvorschriften. Aus Vereinfachungsgründen können sie aber pauschal mit dem durchschnittlichen Marktzinssatz abgezinst werden, der sich bei einer Laufzeit von 15 Jahren ergibt. Zurzeit liegt der siebenjährige durchschnittliche Marktzinssatz bei einer Laufzeit von 15 Jahren bei etwa 4,7 %.

Einbezogen werden in Zukunft auch Schätzungen über zu erwartende Rentenanpassungen, Gehaltssteigerungen und Mitarbeiterfluktuation. Es gilt das Saldierungsgebot.

4.6
Typische Buchungsfolgen bei öffentlichen Förderungen für Anlagegüter

Steuerliche Ansatzvorschriften sehen bei der Anschaffung von Anlagevermögen in Verbindung mit einer öffentlichen Finanzierung folgenden Sachverhalt vor: Vermögensgegenstände des Anlagevermögens, die mit öffentlichen Fördermitteln oder sonstigen Zuwendungen Dritter angeschafft oder hergestellt worden sind, sind auf der Aktivseite der Bilanz mit dem Bruttowert anzusetzen. Auf der Passivseite der Bilanz sind die bereits zweckentsprechend verwendeten Fördermittel oder Zuwendungen als Sonderposten gesondert auszuweisen, vermindert um den Betrag der bis zum jeweiligen Bilanzstichtag angefallenen Abschreibungen auf die mit diesen Mitteln finanzierten Vermögensgegenstände des Anlagevermögens. Dies bedeutet, dass eine Förderung eine Einrichtung nicht begünstigen darf. Normalerweise sind bei zweckentsprechender Verwendung nicht zurückzahlbare Fördermittel als Ertrag zu buchen. Das soll hier jedoch vermieden werden.

Bei der Bilanzierung eines geförderten Anlagegutes ist darauf zu achten, dass auf der Passivseite der Bilanz ein Sonderposten gebildet wird. Dadurch wird die damit im Zusammenhang stehende Vermögensmehrung neutralisiert. Da die Abschreibung nicht nur auf dem jeweiligen Vermögenskonto berücksichtigt wird, sondern auch durch eine entsprechende Verminderung des Sonderpostens zum Ausdruck kommt, bleibt die Erfolgsneutralität einer Förderung aufrechterhalten.

Hinweis

Fördermittel sollen den Ertrag der Institution nicht beeinflussen. Bei der Förderung lang- und mittelfristiger Anlagegüter handelt es sich um eine Antragsförderung auf Einzelantrag hin, bei kurzfristigen Anlagegütern um eine Pauschalförderung.

Buchungstechnische Lösung bei einer Antragsförderung

Die Buchung bei einer Antragsförderung zeigt Tabelle 4-23.

Diese Fördermittel sowie deren Verwendung stellen sich dar, wie in Tabelle 4-24 wiedergegeben. Daraus ergeben sich folgende Buchungen mit den Kontenbezeichnungen nach der alten PBV

Beispiel

Die Pflegeheim Sonnenschein GmbH erhält aus Zuweisungen und Zuschüssen zur Finanzierung von Investitionen (Anschaffung von Anlagegütern) einen Betrag in Höhe von 200 000,– EUR. Die Mittel werden durch Bewilligungsbescheid des Fördergebers (öffentliche Hand) im Jahre 2007 bewilligt.

(Tab. 4-25 bis 4-28). Bei Betrachtung aller Bewegungen kann man feststellen, dass alle Buchungen letztendlich erfolgsneutral waren, und zwar:

- in den *Bilanzen* durch ein Gleichauf vom geförderten Anlagevermögen und Sonderposten aus Investitionszuschüssen
- in den *Gewinn- und Verlustrechnungen* durch ein Gleichauf von Erträgen aus Fördermitteln zur Finanzierung von Investitionen und Aufwendungen aus der Zuführung zu Sonderposten bzw. von Abschreibungen auf das geförderte Kapital und Erträgen aus der Auflösung von Sonderposten aus Investitionszuschüssen.

Beispiel

Auf Antrag zu einer öffentlichen Förderung erhält die Pflegeheim Sonnenschein GmbH unter dem 15. Dezember 07 einen Bewilligungsbescheid über 100 000,– EUR Fördermittel für die Anschaffung von zehn Betten für behinderte Menschen. Am 21. Dezember 07 erfolgt die Gutschrift auf dem Bankkonto. Am 22. Dezember 07 bestellt das Pflegeunternehmen bei einem Spezialbettenlieferanten diese Betten. Dieser kann ihnen jedoch eine Lieferung nur für das neue Jahr zusagen. Eine Lieferung erfolgt am 2. Januar 2008. Die Rechnung kommt am 15. Januar 2008, und der Geschäftsführer, Herr Meinolf, zahlt die Rechnung am 19. Januar 2008. Die Nutzungsdauer beträgt 10 Jahre. Die erforderlichen Buchungen zeigen Tabelle 4-29 und 4-30.

Tabelle 4-23: Buchung bei einer Antragsförderung (Erläuterung siehe Text)

Um die Erfolgsneutralität auch buchungstechnisch in allen Phasen umzusetzen, wird auf folgende Vorgehensweise hingewiesen:

a. Bei Bewilligung der Fördermittel entsteht eine Forderung, die ihre Gegenbuchung in ein Ertragskonto bekommt.
   Forderungen an Erträge aus Fördermitteln

b. Gleichzeitig entsteht uns eine Verbindlichkeit, die ihre Gegenbuchung auf das Aufwandskonto Zuführung von Förderungen erhält.
   Zuführung der Fördermittel zu Verbindlichkeiten
   an Verbindlichkeiten

} Vor Geldeingang

c. Bei Banküberweisung der Fördermittel wird die Forderung, die wir unter a) gebucht haben, wieder aufgelöst.
   Bank/Guthaben an Forderungen

d. Wir kaufen die geförderte Anlage und buchen wie gewohnt.
   Anlagenkonto an Bank

e. Die Verbindlichkeit (siehe b) wird wieder aufgelöst mit einer Gegenbuchung an das Konto Sonderposten aus Fördermitteln.
   Verbindlichkeiten
   an Sonderposten aus Fördermitteln

} Nach Kauf

f. Reguläre, zeitanteilige Abschreibung des Anlagegutes
   Abschreibung auf Sachanlagen an Anlagekonto

g. Der gebildete Sonderposten (siehe e) wird gemindert um den Betrag der Abschreibung mit der Gegenbuchung an das Konto Erträge aus der Auflösung von Sonderposten.
   Sonderposten aus Fördermitteln
   an Erträge aus der Auflösung von Sonderposten

} Am Jahresende

Tabelle 4-24: Auflistung der Fördermittel (Erläuterung siehe Text)

Abwicklung	Jahr 2007 (€)	Jahr 2008 (€)
Bewilligung der Fördermittel zur Finanzierung von Investitionen	200 000,–	
Auszahlung der Fördermittel	100 000,–	100 000,–
Verwendung für die Anschaffung von Anlagegütern	85 000,–	115 000,–
Verrechnete Abschreibungen in Höhe von	8 500,–	20 000,–

Tabelle 4–25: Buchungen im Jahre 2007 (Erläuterung siehe Text)

1.1	Buchungen bei der Bewilligung der Fördermittel:
1.1.1	*14 Forderungen aus öffentlicher Förderung 200 000,– €* *an 452 Erträge aus öffentlicher Förderung für Investitionen 200 000,– €*
1.1.2	*740 Zuführung öffentlicher Fördermittel zu Sonderposten/Verb. 85 000,– €* *an 21 Sonderposten aus öffentlichen Fördermitteln für Investitionen 85 000,– €*
1.1.3	*740 Zuführung öffentlicher Fördermittel zu Sonderposten/Verb. 115 000,– €* *an 32 Verbindlichkeiten aus öffentlicher Förderung 115 000,– €*
1.2	Buchung bei Bankeingang der Teilsumme *12 Guthaben bei Kreditinstituten 100 000,– €* *an 14 Forderungen aus öffentlicher Förderung 100 000,– €*
1.3	Buchung bei Verwendung des 1. Fördermittel-Teilbetrages durch Anschaffung von Anlagevermögen: *Kt.-Kl. 0 Anlagevermögen 85 000,– €* *an 12 Guthaben bei Kreditinstituten 85 000,– €*
1.4	Buchungen für die Abschreibung:
1.4.1	*751 Abschreibung auf Sachanlagen 8500,– €* *an Kontenklasse 0 Anlagevermögen 8500,– €*
1.4.2	*21 Sonderposten aus öffentlichen Fördermitteln für Investitionen 8500,– €* *an 472 Erträge aus der Auflösung von Sonderposten 8500,– €*

Tabelle 4-26: Buchungen im Jahre 2008 (Erläuterungen siehe Text)

2.1	Buchung bei Bankeingang der Teilsumme *12 Guthaben bei Kreditinstituten 100 000,– €* *an 14 Forderungen aus öffentlicher Förderung 100 000,– €*
2.2	Buchung bei Verwendung des 2. Fördermittel-Teilbetrages durch Anschaffung von Anlagevermögen: *Kontenklasse 0 Anlagevermögen 115 000,– €* *an 12 Guthaben bei Kreditinstituten 115 000,– €*
2.3	Buchung zur Umgliederung von Verbindlichkeiten aus öffentlicher Förderung zu Sonderposten in Höhe der Verwendung für Investitionen im Jahr 2002: *32 Verbindlichkeiten aus öffentlicher Förderung 115 000,– €* *an 21 Sonderposten aus öffentlichen Fördermitteln für Investitionen 115 000,– €*
2.4	Buchungen für die Abschreibung:
2.4.1	*751 Abschreibung auf Sachanlagen 20 000,– €* *an Kontenklasse 0 Anlagevermögen 20 000,– €*
2.4.2	*21 Sonderposten aus öffentlichen Fördermitteln für Investitionen 20 000,– €* *an 472 Erträge aus der Auflösung von Sonderposten 20 000,– €*

Tabelle 4-27: Die Bewegungen (€) auf den entsprechenden Konten im Jahre 2007 (Erläuterung siehe Text)

Bewegungen auf den Bestandskonten:

S	01–08 Anlagevermögen (Sammelkto.)		H
12 (1.3)	85 000,–	761 (1.4.1)	8 500,–
		SBK	**76 500,–**
	85 000,–		85 000,–

S	21 Sonderp. a. ö. Fördermitteln f. Invest.		H
490 (1.4.2)	8 500,–	740 (1.1.2)	85 000,–
SBK	**76 500,–**		
	85 000,–		85 000,–

S	12 Guth. bei Kreditinstituten		H
14 (1.2)	100 000,–	01–08 (1.3)	85 000,–
		SBK	**15 000,–**
	100 000,–		100 000,–

S	32 Verbindlichkeiten aus öffentl. Förderung		H
SBK	**115 000,–**	740 (1.1.3)	115 000,–

S	14 Ford. aus öffentl. Förderung		H
451 (1.1.1)	200 000,–	14 (1.2)	100 000,–
		SBK	**100 000,–**
	200 000,–		200 000,–

A	SBK		P
01–08	**76 500,–**	21	**76 500,–**
12	**15 000,–**	32	**115 000,–**
14	**100 000,–**		
	191 500,–		191 500,–

Die Bewegungen auf den Erfolgskonten:

S 740 Zuf. v. öffentl. Förderm. zu Sonderp./Verb.			H
21 (1.1.2)	85 000,–	GuV	**200 000,–**
32 (1.1.3)	115 000,–		
	200 000,–		200 000,–

S 452 Erträge aus öffentl. Förd. für Investitionen			H
GuV	**200 000,–**	14 (1.1.1)	200 000,–

S	751 Abschreibungen auf Sachanlagen		H
01–08 (1.4.1)	8 500,–	GuV	**85 000,–**

S 472 Erträge a. d. Auflös. von Sonderp. nach KHG			H
GuV	**8 500,–**	21 (1.4.2)	8 500,–

S	GuV		H
740	200 000,–	451	200 000,–
761	8 500,–	490	8 500,–
	208 500,–		208 500,–

Tabelle 4-28: Die Bewegungen (€) auf den entsprechenden Konten im Jahre 2008 (Erläuterung siehe Text)

Bewegungen auf den Bestandskonten:

S	01–08 Anlagevermögen (Sammelkto.)		H
EBK	76 500,–	761	20 000,–
12 (2.2)	115 00,–	(2.4.1) SBK	**171 500,–**
	191 500,–		191 500,–

S	21 Sonderp. a. ö. Fördermitteln f. Invest.		H
490 (2.4.2)	20 000,–	EBK	76 500,–
SBK	**171 500,–**	32 (2.3)	115 000,–
	191 500,–		191 500,–

S	12 Guth. bei Kreditinstituten		H
EBK	15 000,–	14 (2.2)	115 000,–
14 (2.1)	100 000,–	SBK	**0,–**
	115 000,–		115 000,–

S	32 Verbindlichkeiten aus öffentl. Förderung		H
21 (2.3)	115 000,–	EBK	115 000,–
SBK	**0,–**		
	115 000,–		115 000,–

S	14 Ford. aus öffentl. Förderung		H
EBK	100 000,–	12 (2.1)	100 000,–
		SBK	**0,–**
	100 000,–		100 000,–

A		SBK	P
01–08	**171 500,–**	21	171 500,–
12	**0,–**	32	0,–
14	**0,–**		
	171 500,–		171 500,–

Die Bewegungen auf den Erfolgskonten:

S 740 Zuf. v. öffentl. Förderm. zu Sonderp./Verb.		H
	GuV	**0,–**

S 452 Erträge a. öffentl. Förder. für Investitionen		H
GuV	**0,–**	

S	761 Abschreibungen auf Sachanlagen		H
0 (2.4.1)	20 000,–	GuV	**20 000,–**

S 472 Erträge a. d. Auflös. von Sonderp. nach KHG		H
GuV	**20 000,–**	21 (2.4.2)	20 000,–

S	GuV		H
761	20 000,–	490	20 000,–

Tabelle 4-29: Buchungen 2007 (Erläuterungen siehe Text)

Bei Vorliegen des Bescheides (15.12.)

14 Forderungen aus öffentlichen Förderung 100 000,– €
an 452 Erträge aus öffentlicher Förderung für Investitionen 100 000,– €

740 Zuführung von öffentlichen Fördermitteln 100 000,– €
an 32 Verbindlichkeiten aus öffentlicher Förderung 100 000,– €

Bei Bankeingang am 21.12.:

12 Guthaben bei Kreditinstituten 100 000,– €
an 14 Forderungen aus öffentlicher Förderung 100 000,– €

Tabelle 4-30: Buchungen 2008 (Erläuterungen siehe Text)

Bei Lieferung am 15.1.:

06 Einrichtung und Ausstattung 100 000,– €
    an 30 Verbindlichkeiten aus Lieferungen
    und Leistungen* 100 000,– €

32 Verbindlichkeiten aus öffentlicher Förderung 100 000,– €
    an 21 Sonderposten aus öffentlichen
    Fördermitteln für Investitionen 100 000,– €

Bei Rechnungsbegleichung am 19.1.:

30 Verbindlichkeiten aus Lieferungen und Leistungen 100 000,– €
    an 12 Guthaben bei Kreditinstituten 100 000,– €

Am Jahresende (31.12.):

Abschreibung (10 %, da 10 Nutzungsjahre)

751 Abschreibungen auf Sachanlagen 10 000,– €
    an 06 Einrichtung und Ausstattung 10 000,– €

21 Sonderposten aus öffentlichen Fördermitteln für Investitionen 10 000,– €
    an 472 Erträge aus der Auflösung von Sonderposten 10 000,– €

* Als Abgrenzung zu den Verbindlichkeiten aus öffentlichen Förderungen. Da hier die Lieferung und die Begleichung der Rechnung 17 Tage auseinander liegen, wird hiermit die Verbindlichkeit an den Lieferer dokumentiert.

Auf die Darstellung von Ausgleichsposten im Zusammenhang mit der Darlehensförderung sowie auf die Pauschalförderung wird hier verzichtet.

Exkurs: BilMoG

Neuerungen bei Sonderposten mit Rücklagenteil

Das bisherige Ansatzwahlrecht für Sonderposten mit Rücklageanteil wird mit dem BilMoG gestrichen und zum Ansatzverbot.

Daraus ergibt sich die Führung eines steuerrechtlichen Verzeichnisses über die Wirtschaftsgüter, die nicht mit dem handelsrechtlich maßgeblichen Wert in der Steuerbilanz ausgewiesen werden.

Bilanzanalyse und Kennzahlen

Durch Vergleichszahlen werden die Zahlen eines Jahresabschlusses auskunftsfreudiger. So lässt z.B. eine gewisse Gewinnhöhe alle möglichen Schlüsse zu, vergleicht man sie jedoch mit der des Vorjahres, erscheint sie in einem anderen Licht:

- Gewinn 2001: 500 000,– EUR
- Gewinn 2002: 800 000,– EUR

Kennzahlen spiegeln verschiedene Größen wider, die in ein sinnvolles Verhältnis zueinander gesetzt wurden. Ihre Aufgabe ist es, besondere Sachverhalte sichtbar zu machen, sie zu verdichten und die Transparenz zu erhöhen.

Verhältnis Anlage- und Umlaufvermögen

Zum Überblick zeigt Tabelle 4-31 eine stark vereinfachte Bilanz, in der einige Verhältniszahlen schon eingearbeitet wurden. Das *Verhältnis von Anlage- zu Umlaufvermögen* beträgt in dem Beispiel (s. Tab. 4-31) 1 : 3 (Anlagevermögen = 25 %, Umlaufvermögen = 75 %). Es gilt die Regel: Je höher das Anlagevermögen, desto beweglicher kann sich ein Unternehmen auf veränderte Bedingungen einstellen. Eine Beurteilung kann nur nach Branchen oder zu vergleichenden Tätigkeiten, Einrichtungen etc. sinnvoll sein.

Tabelle 4-31: Anlagevermögen (Erläuterung siehe Text)

Aktiva			Passiva		
I. Anlagevermögen	50 000,–	25 %	I. Eigenkapital	120 000,–	60 %
II. Umlaufvermögen			II. Fremdkapital		

1. Vorräte
  = schwer liquidierbare
  Vermögensanteile
  3. Grades
	75 000,–		1. Darlehen
			  = langfristig
				32 500,–	40 %

2. Forderungen
  = bedingt liquidierbare
  Vermögensanteile
  2. Grades
	40 000,–	75 %	2. Verbindlichkeiten
			  = kurzfristig
				47 500,–	

3. Kasse/Bank = liquide Mittel 1. Grades	35 000,–				
	200 000,–	100 %		200 000,–	100 %

Zur *Kapitalstruktur:* Ein hoher Eigenkapitalanteil – wie hier von 60 % – ist für eine Kreditaufnahme (kommendes Rating der Banken und anderer Beurteiler) sehr günstig (Strauch/ Loffing, 2001, 2002). Viele kleine und mittlere Unternehmen haben einen sehr hohen Fremdkapitalanteil und einen geringen Eigenkapitalanteil, was die Fremdkapitalbeschaffung am Bankenmarkt immer schwieriger macht. Aus dem Beispiel in **Tabelle 4-31** lassen sich weiterhin die in **Tabelle 4-32** wiedergegebenen Kennzahlen herausarbeiten.

Kapitalausstattung und Deckungsgrade

Die goldene Finanzregel besagt, dass Kapitalbindungsdauer und Kapitalüberlassungsdauer übereinstimmen sollten. Mit anderen Worten: Die auf der Vermögensseite gebundenen Mittel sollten auf der Kapitalseite erst dann fällig werden, wenn diese Mittel durch den Umsatzprozess wieder zurückgeflossen sind.

Der *Deckungsgrad A* oder Deckungsgrad 1 zeigt, in welchem Umfang das Anlagevermögen durch das Eigenkapital finanziert wurde. Je höher dieser Wert ist, desto solider das Unternehmen. Deckungsgrad A wird nach folgender Formel berechnet:

$$\text{Deckungsgrad A} = \frac{\text{Eigenkapital} \times 100}{\text{Anlagevermögen}}$$

Der *Deckungsgrad B* oder Deckungsgrad 2 zeigt, inwieweit zur Finanzierung auch langfristiges Fremdkapital genutzt werden musste. Deckungsgrad B wird nach folgender Formel berechnet:

$$\text{Deckungs-} \atop \text{grad B} = \frac{(\text{Eigenkapital} + \text{langfristiges Fremdkapital}) \times 100}{\text{Anlagevermögen}}$$

Im Pflegebereich kann eine Kapitalausstattung als angemessen (gesund) angesehen werden, bei der das langfristige Kapital (gezeichnete Kapital, Kapital- und Gewinnrücklagen, Sonderposten, langfristige Darlehen) das gesamte Anlagevermögen deckt und darüber hinaus eine Liquidität von mindestens vier bis sechs Wochen sicherstellt. Entscheidend ist aber, welches Kapital für die Liquidität benötigt wird, sodass alle laufenden Aufwendungen zeitgerecht gezahlt werden können.

Die Deckungsgrade werden auch beim Rating der Banken benutzt.

Weitere Kennzahlen zur Darstellung der Kapitalstruktur sind in **Tabelle 4-33** dargestellt.

Tabelle 4-32: Weitere Kennzahlen (Erläuterung siehe Text)

Anteil des Anlagevermögens (%)	$= \dfrac{\text{AV} \times 100}{\text{Gesamtvermögen}}$
Anteil des Umlaufvermögens (%)	$= \dfrac{\text{UV} \times 100}{\text{Gesamtvermögen}}$
Anteil des Vorräte (%)	$= \dfrac{\text{Vorräte} \times 100}{\text{Gesamtvermögen}}$
Anteil der Forderungen (%)	$= \dfrac{\text{Forderungen} \times 100}{\text{Gesamtvermögen}}$
Anteil der flüssigen Mittel 1. Grades (%)	$= \dfrac{\text{Flüssige Mittel 1. Grades} \times 100}{\text{Gesamtvermögen}}$
Anteil der flüssigen Mittel n-ten Grades (%)	$= \dfrac{\text{Flüssige Mittel n-ten Grades} \times 100}{\text{Gesamtvermögen}}$

Tabelle 4-33: Weitere Kennzahlen zur Darstellung der Kapitalstruktur

Grad der finanziellen Unabhängigkeit	$= \dfrac{\text{Eigenkapital} \times 100}{\text{Gesamtkapital}}$
Grad der Verschuldung	$= \dfrac{\text{Fremdkapital} \times 100}{\text{Gesamtkapital}}$
Anteil des langfristigen Fremdkapitals	$= \dfrac{\text{Langfrist. Fremdkapital} \times 100}{\text{Anlagevermögen}}$
Anteil des kurzfristigen Fremdkapitals	$= \dfrac{\text{Kurzfrist. Fremdkapital} \times 100}{\text{Anlagevermögen}}$

Lagerkennzahlen

Vorräte und Bestände können zu einem guten oder schlechten Betriebsergebnis beitragen. Daher ist es wichtig zu wissen:

- wie hoch die Vorräte (Lagerbestände) im Jahresdurchschnitt sind
- wie oft sich die Vorräte (Lagerbestände) umschlagen
- wie lange ein Artikel durchschnittlich im Lager bleibt, bevor er entnommen (verkauft) wird.

Auf Grund der unterschiedlichen Fragestellungen, haben sich folgende entsprechende Kennzahlen entwickelt:

$$\text{Durchschnittlicher Lagerbestand} = \frac{\text{Jahresanfangsbestand} + 12 \text{ Monatsbestände}}{13}$$

$$\text{Durchschnittliche Lagerkosten} = \text{Durchschnittl. Lagerbestand} \times \text{Lagerkosten/Stück}$$

$$\text{Durchschnittliche Kapitalbindung} = \text{Durchschnittl. Lagerbestand} \times \text{Einstandspreis/Stück}$$

$$\text{Umschlagshäufigkeit} = \frac{\text{Jahresentnahme}}{\text{Durchschnittlicher Lagerbestand}}$$

$$\text{Durchschnittliche Lagerdauer} = \frac{360 \text{ Tage}}{\text{Umschlagshäufigkeit}}$$

Der durchschnittliche Lagerbestand sollte nicht zu hoch sein, da ansonsten zu viel Kapital gebunden wird.

Liquiditätskennziffern

Die Liquidität eines Unternehmens drückt einerseits aus, wie zahlungsfähig (liquide) es ist. Auf der anderen Seite beschreibt Liquidität, wie schnell oder einfach Vermögenswerte «verflüssigt» werden können. Man unterscheidet daher drei Kategorien der Mittel:

- *flüssige Mittel 1. Ordnung:* Kassenbestand, täglich fällig werdendes Bankguthaben, Schecks, begebbare Wechsel und lombardfähige Wertpapiere
- *flüssige Mittel 2. Ordnung:* Forderungen aus Leistungen, nichtdiskontierbare Wechsel, sonstige kurzfristige Forderungen, fällige Anteile langfristiger Forderungen
- *flüssige Mittel 3. Ordnung:* langfristige Forderungen und Vermögenswerte, die erst umgesetzt werden müssen (wie Vorratsbestände).

Für die Beurteilung der Liquidität von Vermögensteilen haben sich daher drei Liquiditätskennziffern herausgebildet:

$$\text{Liquidität 1. Grades} = \frac{\text{Flüssige Mittel erster Ordnung} \times 100}{\text{Kurzfristige Verbindlichkeiten}}$$

$$\text{Liquidität 2. Grades} = \frac{\text{Flüssige Mittel bis zweiter Ordnung} \times 100}{\text{Kurzfristige Verbindlichkeiten}}$$

$$\text{Liquidität 3. Grades} = \frac{\text{Flüssige Mittel bis dritter Ordnung} \times 100}{\text{Kurzfristige Verbindlichkeiten}}$$

Rentabilitätskennzahlen

Rentabilitätskennzahlen sind insbesondere für die Kapitalgeber eines Unternehmens interessant. Allgemein üblich sind folgende, wobei bei Personengesellschaften vom Jahresüberschuss noch der kalkulierte Unternehmerlohn abzuziehen ist:

$$\text{Rentabilität des Grundkapitals} = \frac{\text{Jahresüberschuss} \times 100}{\text{Grundkapital}}$$

$$\text{Rentabilität des Eigenkapitals} = \frac{\text{Jahresüberschuss} \times 100}{\text{Eigenkapital}}$$

Rentabilität des Eigenkapitals bei Personengesellschaften:

$$\frac{(\text{Jahresüberschuss} - \text{kalk. Unternehmerlohn}) \times 100}{\text{Eigenkapital}}$$

$$\text{Rentabilität des Gesamtkapitals} = \frac{\left(\begin{array}{c}\text{Jahresüberschuss} + \text{Zinsaufwand} \\ - \text{kalk. Unternehmerlohn}\end{array}\right) \times 100}{(\text{Durchschnittliches}) \text{ Gesamtkapital}}$$

$$\text{Rentabilität des Umsatzes} = \frac{\text{Jahresüberschuss} \times 100}{\text{Umsatzerlöse}}$$

$$\text{Return on Investment (ROI)} = \frac{\text{Umsatzrentabilität} \times \text{Umsatz}}{\text{Investiertes Kapital}}$$

Eine zunehmend wichtige Kennzahl ist der *Cashflow*, der insbesondere beim Rating häufig herangezogen wird. Er kann als Erfolgs- und Liquiditätsindikator gesehen werden. Dem Cashflow werden grundsätzlich nur *ausgaben- und einnahmenbedingte Bewegungen* zu Grunde gelegt. Unternehmenspolitische Gewinnauswirkungen wie Auf- und Abwertungen, teilweise auch aperiodische Erfolge sollen hierbei bewusst ausgeklammert werden. Tabelle 4-34 zeigt Beispiele einer Cashflow-Berechnung für nichtgeförderte und geförderte Einrichtungen bzw. Krankenhäuser.

Tabelle 4-34: Cashflow-Berechnung (Quelle: in Anlehnung an Koch, 2002)

Beispiel einer Cashflow-Berechnung für nichtgeförderte Unternehmen	Beispiel einer Cashflow-Berechnung für geförderte Unternehmen
Bilanzgewinn bzw. -verlust	Bilanzgewinn bzw. -verlust
+ Zuführung zu Rücklagen	+ Zuführung zu Rücklagen
− Entnahmen aus Rücklagen	− Entnahmen aus Rücklagen
+ Erhöhung des Gewinnvortrages	+ Erhöhung des Gewinnvortrages
− Minderung des Gewinnvortrages	− Minderung des Gewinnvortrages
= Gewinn (der Einzelunternehmung)	= Gewinn (der Einzelunternehmung)
+ Abschreibungen aus Anlagevermögen	(+ Abschreibungen aus Anlagevermögen
	− Erträge aus Auflösung von Sonderposten)*
− Zuschreibungen auf Anlagevermögen	(− Zuschreibungen auf Anlagevermögen
	+ Aufwendungen aus Erhöhung von Sonderposten)*
	+ Erhöhung von Sonderposten
	− Minderung von Sonderposten
+ Erhöhung steuerfreier Rücklagen	+ Erhöhung steuerfreier Rücklagen
− Minderung steuerfreier Rücklagen	− Minderung steuerfreier Rücklagen
+ Erhöhung langfristiger Rückstellungen	+ Erhöhung langfristiger Rückstellungen
− Minderung langfristiger Rückstellungen	− Minderung langfristiger Rückstellungen
+ aperiodische Aufwendungen	+ aperiodische Aufwendungen
− aperiodische Erträge	− aperiodische Erträge
= **Cashflow**	= **Cashflow**

* Ab- und Zuschreibungen wurden durch die gleich hohen Anpassungen der Sonderposten aus Fördermitteln erfolgswirksam neutralisiert. Eine periodische Zuführung der Fördermittel bedeutet zusätzliche Finanzkraft.

4.7 Grundzüge der Steuern

Im Unterschied zum erwerbswirtschaftlichen Bereich kommt den Steuergesetzen und deren Vorschriften für viele Pflegeeinrichtungen weniger Bedeutung zu. Grundsätzlich gilt jedoch, dass die Handelsbilanz und die handelsrechtlichen Bestimmungen, auf die die PBV verweist, maßgeblich für die Steuerbilanz, also auch für die Besteuerung ist. Unter den Kapiteln zum Jahresabschluss wurde ebenfalls aufgezeigt, dass ein Kaufmann Bewertungswahlmöglichkeiten

hat und durch eine Politik der Abschreibungen, Rückstellungen und (steuerfreien) Rücklagen die steuerlichen Auswirkungen teilweise steuern kann. In diesem Zusammenhang sei auf viele ambulante Pflegeeinrichtungen verwiesen, die bei einem Wechsel von der Einnahmen-Ausgaben-Rechnung zur PBV ihr Rechnungswesen völlig umstellen müssen. Allein die damit notwendigen Rechnungsabgrenzungen wirken sich auf den Jahresüberschuss aus, der unter erwerbswirtschaftlichen Voraussetzungen u. a. Grundlage der Besteuerung ist. Inwieweit steuerliche Befreiungen in Frage kommen und unter welchen Voraussetzungen sie zum Ansatz kommen, wird bei der Behandlung der unterschiedlichen Steuern und insbesondere am Schluss dieses Kapitels betrachtet.

Für erwerbswirtschaftliche Privatunternehmen gelten die Steuervorschriften uneingeschränkt. Vor dem Hintergrund, dass im Gesundheitsbereich immer wieder neue «Geschäftsbereiche» unter Einsatz von Privatkapital diskutiert werden, erscheint auch die Frage der Besteuerung in einem anderen Licht.

4.7.1
Steuern als öffentliche Abgaben

Steuern stellen einmalige oder fortlaufende Geldleistungen dar, die keine Gegenleistung für eine besondere Leistung darstellen und von einem öffentlich-rechtlichen Gemeinwesen zur Erzielung von Einnahmen allen Bürgern und Unternehmen auferlegt werden. Demnach sind Steuern von anderen öffentlichen Abgaben, wie Gebühren und Beiträgen, zu unterscheiden, da bei diesen Abgaben eine Gegenleistung geboten wird (Tab. 4-35). Eine Übersicht über wichtige Unterscheidungskriterien der einzelnen Steuern gibt Tabelle 4-36. Eine weitere Einteilung nach *Steuerzufluss* zeigt Tabelle 4-37.

Besteuerungsgrundsätze
Zu den Besteuerungsgrundsätzen (Tab. 4-38) gehören der:

- Grundsatz zur Steuerdeckung
- Grundsatz der Steuerverwaltung
- Grundsatz der Steuerbemessung.

4.7.2
Einkommensteuer, Gewerbesteuer und Umsatzsteuer

4.7.2.1
Einkommensteuer

Durch die Erhebung der Einkommensteuer (ESt) soll die wirtschaftliche Leistungsfähigkeit der natürlichen Personen besteuert werden. Daher werden die persönlichen Verhältnisse des Steuerpflichtigen und besondere Umstände, die seine wirtschaftliche Leistungsfähigkeit beeinträchtigen können (z.B. Krankheit, Unterstützung mittelloser Angehöriger) berücksichtigt. Zur Einkommensteuer gehören ferner die:

- Körperschaftsteuer
- Lohnsteuer
- Kapitalertragssteuer

Während durch die Körperschaftsteuer nach dem Körperschaftsteuergesetz das Einkommen juristischer Personen (z.B. Aktiengesellschaften) besteuert wird, stellen die Lohnsteuer und die Kapitalertragssteuer lediglich besondere Erhebungsformen der Einkommensteuer dar. Im Folgenden werden die veranlagte Einkommensteuer, die Lohnsteuer und Köperschaftsteuer

Tabelle 4-35: Öffentliche Abgaben

Gebühren	Durch Gesetz geregelte Entgelte für besondere, individuelle Leistungen (z.B. Ausstellung und Verlängerung von Dokumenten, Beglaubigungen etc.).	Direkte Gegenleistung
Beiträge	Der Beitragszahler hat diese Leistungen nicht unmittelbar in Auftrag gegeben, er partizipiert aber unmittelbar daran (z.B. Straßenanliegerbeiträge).	Mittelbare Gegenleistung
Steuern, Zölle	Auf den Steuerpflichtigen treffen bestimmte Tatbestände zu. Daraus entsteht per Gesetz eine Leistungspflicht, z.B. Einkommenssteuer, Zölle etc.	Keine Gegenleistung

Tabelle 4-36: Steuerarten

Nach dem Gegenstand der Besteuerung	Besitzsteuern	*Personalsteuern:* Der Ertrag aus Einkommen und Vermögen von Personen wird besteuert. Dazu gehören z. B. Einkommenssteuer, Erbschafts- und Schenkungssteuer etc. *Realsteuern:* Die Erträge von Objekten/Unternehmen werden besteuert. Dazu gehören z. B. Gewerbesteuer, Grundsteuer etc.
	Verbrauchssteuern	Es wird der Verbrauch bzw. Verwendung eines Gutes besteuert, wie z. B. Mineralölsteuer, Biersteuer, Kaffeesteuer, Salzsteuer etc.
	Zölle	Es werden Vorgänge des Rechtsverkehrs besteuert. Der Vorgang selbst wird besteuert und nicht das Ergebnis, wie z. B. Grundsteuer, Umsatzsteuer etc.
	Verkehrssteuern	Der grenzüberschreitende Warenverkehr wird besteuert nach Wert und Gewicht.
Nach der Überwälzbarkeit	Direkte Steuern	Diese werden direkt von den Personen erhoben, die die Belastung auch tragen sollen.
	Indirekte Steuern	Diese werden von Wirtschaftseinheiten für den Staat erhoben. Offen oder verdeckt werden die Steuern auf andere Personen abgewälzt.

Tabelle 4-37: Steuerzufluss (Erläuterung siehe Text)

Bundessteuern	Landessteuern	Gemeindesteuern	Gemeinschaftssteuern
wie	wie	wie	wie
• Zölle	• KFZ-Steuer	• Gewerbesteuer	• Umsatzsteuer
• Versicherungssteuer	• Grunderwerbsteuer	• Grundsteuer	• Einkommensteuer
• Verbrauchssteuer (Ausnahme: Biersteuer)	• Biersteuer	• Hundesteuer	• Körperschaftssteuer
	• Erbschaftssteuer	• Vergnügungssteuer	• Lohnsteuer
			• Kapitalertragssteuer

Tabelle 4-38: Besteuerungsgrundsätze (Erläuterung siehe Text)

Grundsatz der Steuerdeckung	Der Staat soll nicht mehr und nicht weniger Steuern nehmen, als notwendig.
Grundsatz der Steuerverwaltung	Die Kosten für die Erhebung und Verwaltung des Steueraufkommens sollen so gering wie möglich sein. Die Steuer soll einfach und leicht verständlich sein. Reibungsverluste in der Abwicklung soll es nicht geben.
Grundsatz der Steuerbemessung	*Leistungsfähigkeit:* Der einzelne Steuerzahler soll entsprechend seinen Einkommens- und Vermögensverhältnissen besteuert werden. Eine wirtschaftliche Gefährdung soll vermieden werden. *Steuergerechtigkeit:* Alle Steuerzahler sollen im gleichen Verhältnis zueinander Steuern zahlen.

in ihren Grundzügen dargestellt. Auf die Darstellung der Kapitalertragssteuer wird hier verzichtet.

Veranlagte Einkommensteuer

Als Überblick für eine Ermittlung wird im Folgenden das vereinfachte Berechnungsverfahren (nach § 2 EStG) der *veranlagten Einkommensteuer* vorgestellt:

Einkünfte:

Gewinneinkünfte:
1. Einkünfte aus Land- und Fortwirtschaft
2. Einkünfte aus Gewerbebetrieb
3. Einkünfte aus selbstständiger Arbeit

Überschusseinkünfte:
4. Einkünfte aus nichtselbstständiger Arbeit
5. Einkünfte aus Kapitalvermögen
6. Einkünfte aus Vermietung und Verpachtung
7. sonstige Einkünfte (wie Spekulationsgewinne, Einkünfte aus wiederkehrenden Leistungen).

Die Berechnung des zu *versteuernden Einkommens* ergibt sich wie in Tabelle 4-39 dargestellt. Nur die Einkünfte, die in den Rahmen der sieben Einkunftsarten passen, unterliegen der Einkommensteuer. Alle anderen Einkünfte bleiben bei der Einkommensbesteuerung außer Betracht.

Lohnsteuer

Bei Einkünften aus nichtselbstständiger Arbeit wird die Einkommensteuer durch Abzug vom Arbeitslohn erhoben. Die Lohnsteuer ist daher nicht eine Steuer für sich, sondern nur eine besondere Erhebungsform der Einkommensteuer.

Unbeschränkt einkommensteuerpflichtige Arbeitnehmer bekommen von der Gemeinde eine *Lohnsteuerkarte* zugestellt. Die Gemeinde hat auf der Lohnsteuerkarte die vorgeschriebenen Eintragungen vorzunehmen. Für die Eintragungen sind die Verhältnisse zu Beginn des Kalenderjahres maßgebend, für das die Lohnsteuerkarte gilt.

Im Jahre 2011 wird die Lohnsteuerkarte in ihrer jetzigen Form abgeschafft. Sämtliche be-

Tabelle 4-39: Summe der Einkünfte (Erläuterung im Text)

Summe der positiven Einkünfte aus jeder Einkunftsart
+ Hinzurechnungsbetrag – ausgleichsfähige negative Summe der Einkünfte
= Summe der Einkünfte
– Altersentlastungsbetrag – Freibetrag für Land- und Forstwirte
= Gesamtbetrag der Einkünfte
– Verlustabzug nach § 10 d EStG (neue Fassung) – Sonderausgaben – außergewöhnliche Belastungen – Vergünstigung nach §§ 10 e–i EStG, 7 FördG – Verlustabzug nach § 10 d (vor 1997 entstanden) + hinzuzurechnende Auslandseinkommen
= Einkommen
– Kinderfreibeträge – Haushaltsfreibetrag – Härteausgleich nach § 46 Abs. 3 EStG (nur für Arbeitnehmer)
= **zu versteuerndes Einkommen**

nötigte Daten für eine Gehaltsabrechnung erhält der Arbeitgeber dann über eine zentrale Datenbank (Bundeszentralamt für Steuern) durch Vorlage der persönlichen Identifikationsnummer des Arbeitnehmers.

Der Arbeitnehmer hat die Lohnsteuerkarte seinem Arbeitgeber vor Beginn des Kalenderjahres oder zu Beginn des Dienstverhältnisses auszuhändigen. Dieser hat dann die Aufgabe, unter Berücksichtigung der Eintragungen auf der Lohnsteuerkarte, die Lohnsteuer einzubehalten und für den Arbeitnehmer an das Finanzamt abzuführen. *Steuerschuldner ist also der Arbeitnehmer. Der Arbeitgeber haftet für die Lohnsteuer, die er einzubehalten und abzuführen hat,* weil er insoweit eine öffentlich-rechtliche Aufgabe erfüllt.

Die Lohnsteuer ergibt sich aus der maßgeblichen Lohnsteuertabelle. Es handelt sich um Monats-, Wochen- oder Tageslohnsteuertabellen, die von Jahreslohnsteuertabellen abgeleitet sind.

Die Besteuerung ergibt sich nach einzelnen Lohnsteuerklassen. Bei gleichem Bruttolohn ist die steuerliche Belastung in den verschiedenen Lohnsteuerklassen unterschiedlich hoch, was sich aus der Einarbeitung von Freibeträgen (z.B. Arbeitnehmerfreibetrag) in die Tabellen ergibt.

Körperschaftsteuer

Die Körperschaftsteuer (KSt) ist die Einkommensteuer der *juristischen Personen*. Sie bezieht sich auf das zu versteuernde Einkommen, das eine juristische Person innerhalb eines Kalenderjahres bezogen hat (Ausnahme besteht bei abweichendem Wirtschaftsjahr). Im Vergleich zur Einkommensteuerberechnung ergeben sich hierbei große Unterschiede: Es gibt hier keine Sonderausgaben, keine Sonderfreibeträge und letztlich kein zu versteuerndes Einkommen (siehe oben genanntes Berechnungsmodell). Vielmehr werden zur Ermittlung der Bemessungsgrundlage Beträge in Abzug gebracht, die im Körperschaftsteuergesetz (KStG) gesondert aufgeführt sind. Die Bewertungs- und Veranlagungsvorschriften entsprechen aber denen des Einkommensteuerrechts.

Das KStG kennt grundsätzlich folgende unterschiedliche Steuersätze:

- Für *thesaurierte Gewinne* der Kapitalgesellschaften, d.h. für Gewinne, die nicht an die Anteilseigner ausgeschüttet werden, sondern im Betrieb verbleiben, beträgt der Steuersatz 25%.
- Gewinnausschüttungen werden ebenfalls einheitlich mit 25% Körperschaftsteuer belastet.

Kleinere Körperschaften, Erwerbs- und Wirtschaftsgenossenschaften und Vereine, die Land- und Forstwirtschaft betreiben, werden dadurch begünstigt, dass besondere Freibeträge bei der Berechnung der Bemessungsgrundlage in Abzug gebracht werden können. Auf die Steuer wird auch hier ein Solidaritätszuschlag in Höhe von 5,5% erhoben. Im Rahmen der Einkommensteuer der Kapitaleigner werden die Ausschüttungen im Rahmen des Halbeinkünfteverfahrens nur zur Hälfte als Einkünfte berücksichtigt.

> ### Hinweis
>
> Körperschaften, Personenvereinigungen und Vermögensmassen, die ausschließlich und unmittelbar mildtätige oder gemeinnützige Zwecke verfolgen, sind für den Wirtschaftszweckbetrieb von der Körperschaftsteuer befreit. Befreit sind auch sonstige Wirtschaftsbetriebe, wenn die Einnahmen einschließlich der enthaltenen Umsatzsteuer 30 678,– EUR nicht übersteigen.

4.7.2.2
Gewerbesteuer

Gewerbesteuer (GewSt) ist eine Gemeindesteuer, weil die Berechtigung zur Erhebung dieser Steuer nur den Gemeinden zusteht. Die Gemeinden müssen aber auf Grund dieser Einnahme Umlagen an die Finanzbehörden abführen. Die Gewerbesteuer ist eine Betriebssteuer, aber auch eine Realsteuer, weil der Gewerbebetrieb als Objekt besteuert wird. Die Rechtsgrundlagen bilden das Gewerbesteuergesetz (GewStG) und die Gewerbesteuer-Durchführungsverordnung (GesStDV). Als Verwaltungsanweisung stehen die Gewerbesteuer-Richtlinien (GewStR) zur Verfügung. Die Besteuerungsgrundlage ist der *Gewerbeertrag*. Den Gewerbeertrag bildet der Gewinn aus dem Gewerbebetrieb, der nach den Vorschriften des EStG oder des KStG zu ermitteln ist, mit den entsprechenden *Hinzurechnungen* (§ 8 GewStG) und *Kürzungen* (§ 9 GewStG).

Der Grund für Hinzurechnungen oder Kürzungen liegt in der Absicht, das zu besteuern, was der Gewerbebetrieb tatsächlich erwirtschaftet hat. Der ausgewiesene Gewinn kann aber höher oder niedriger sein. Das Grundschema zur Ermittlung der Gewerbesteuer wird in Tabelle 4-40 dargestellt. Der Gewerbeertrag ist auf volle 100,– EUR abzurunden. Der abzuziehende Freibetrag beträgt 24 500,– EUR, höchstens jedoch die Höhe des abgerundeten Gewerbeertrages, wenn es sich nicht um juristische Personen handelt. Für Einzelunternehmen und Personengesellschaften gilt eine ermäßigte Besteuerung nach der in Tabelle 4-41 dargestellten Staffel.

Wenn ein Gewerbebetrieb in mehreren Gemeinden Betriebsstätten unterhält, muss eine Aufteilung der Gewerbesteuer auf die hebeberechtigten Gemeinden erfolgen, damit jede Gemeinde den ihr zustehenden Teil an der Gewerbesteuer bekommt. Dies wird durch eine *Zerlegung des einheitlichen Steuermessbetrags* auf alle Gemeinden, in denen im Erhebungszeit-

Tabelle 4-40: Grundschema zur Ermittlung der Gewerbesteuer

Gewinn aus Gewerbebetrieb + Hinzurechnung – Kürzungen
– Gewerbeverlust
= Gewerbeertrag
– Freibetrag (§ 11 Abs. 1 GewStG)
× Steuermesszahl (regulär 5 %)
= Steuermessbetrag nach dem Gewerbeertrag
× Hebesatz der Gemeinde
= Gewerbesteuerschuld

Tabelle 4-41: Staffel zur ermäßigten Besteuerung (Erläuterung siehe Text)

Gewerbeertrag	Steuermesszahl
von 24 550,– €	1 %
von 36 550,– €	2 %
von 48 550,– €	3 %
von 60 550,– €	4 %
von 72 550,– €	5 %

raum Betriebsstätten unterhalten wurden, erreicht (§ 28 Abs. 1 GewStG).

Folgender *Zerlegungsmaßstab* wird hierfür vorgenommen (§ 29 Abs. 1 GewStG):

- bei *Wareneinzelhandelsunternehmen*: zur einen Hälfte im Verhältnis der Betriebseinnahmen und zur anderen Hälfte im Verhältnis der Löhne
- bei *sonstigen Unternehmen*: im Verhältnis der Löhne.

Eine Gewerbesteuerbefreiung kommt für Körperschaften, Personenvereinigungen und Vermögensmassen in Frage, die ausschließlich und unmittelbar mildtätige und gemeinnützige Zwecke verfolgen. Befreit sind auch solche Wirtschaftsbetriebe, wenn Einnahmen einschließlich der enthaltenen Umsatzsteuer 30 678,– EUR nicht übersteigen.

Weiterhin sind Einrichtungen zur ambulanten Pflege kranker und pflegebedürftiger Personen befreit, wenn bei diesen Einrichtungen im Erhebungszeitraum (also im Kalenderjahr) die Pflegekosten in mindestens *40 % der Fälle* von den gesetzlichen Trägern der Sozialversicherung oder Sozialhilfe ganz oder zum überwiegenden Teil getragen worden sind.

4.7.2.3
Umsatzsteuer

Das Umsatzsteuergesetz (UStG) und die Umsatzsteuerdurchführungsverordnung (UStDV) bilden die Rechtsgrundlagen der Umsatzsteuer. Ihr Aufkommen steht dem Bund und den Ländern gemeinsam zu. Sie wird deshalb auch als Gemeinschaftssteuer bezeichnet.

Bei der Besteuerung wird davon ausgegangen, dass auf jeder Stufe eines Leistungsweges «mehr Wert» geschaffen wird. Dieser Mehrwert je Stufe kommt im Unterschied zwischen Einkaufspreis und Verkaufspreis einer Leistung zum Ausdruck. Diese Wertschöpfung belegt der Staat mit Umsatzsteuer.

Der Unternehmer führt jedoch nur die Umsatzsteuer von seiner eigenen Mehrwertschöpfung an das Finanzamt ab. Sie stellt für ihn die eigentliche Steuerzahllast dar, ermittelt aus dem gesamten Umsatzsteuerbetrag auf Grund seiner Leistung und der ihm vom Vorunternehmer in Rechnung gestellten Umsatzsteuer (Vorsteuer), die er aber vom Finanzamt zurückverlangen kann. Letztendlich hat der Endverbraucher der Leistung die Umsatzsteuer zu tragen. Die Umsatzsteuer wird in der Kette der Unternehmungen vom ersten Erzeuger einer (Teil-)Leistung bis hin zum Verbraucher offen übergewälzt.

Zurzeit wird das Entgelt einer Leistung mit 19 % oder mit einem ermäßigten Steuersatz von 7 % besteuert.

Im § 1 Abs. 1 UStG sind die Umsätze, die der Umsatzsteuer unterliegen (steuerbare Umsätze) erschöpfend aufgezählt. Dazu gehören z. B.:

1. die Lieferungen und sonstigen Leistungen, die ein Unternehmer im Inland gegen Entgelt im Rahmen seines Unternehmens ausführt
2. Lieferungen und Leistungen für unternehmensfremde Zwecke, soweit Kauf und Herstellung mit zum Vorsteuerabzug berechtigter Umsatzsteuer belastet waren
3. Einfuhr von Gegenständen (aus Ländern außerhalb der EU) in das Zollgebiet (Einfuhrumsatzsteuer)
4. innergemeinschaftlicher Erwerb gegen Entgelt.

Wenn ein *steuerbarer* Umsatz vorliegt, ist noch zu prüfen, ob dieser auch *steuerpflichtig* ist. Letzteres trifft zu, wenn der Umsatz nicht unter die Steuerbefreiungen des § 4 UStG fällt. Durch Steuerbefreiungen wird beim innergemeinschaftlichen Leistungsaustausch eine Doppelbesteuerung der steuerbaren Leistungen zwischen Unternehmen in mehreren Ländern der EG vermieden. Der Nachweis der Steuerbefreiung im Herstellerland oder der Ortsbestimmung erfolgt über die Umsatzsteuer-Identifikationsnummer.

Außerdem wird bei Kleinunternehmern (Umsätze im Vorjahr bis 16 620,– EUR, im laufenden Jahr voraussichtlich nicht über 50 000,– EUR) Umsatzsteuer bis zu einer bestimmten Umsatzhöhe nicht erhoben (§ 19 UStG, Nullbesteuerung).

Ist der Umsatz jedoch steuerpflichtig, so ist entweder der allgemeine Steuersatz oder ein gemäßigter Steuersatz für die Berechnung der Umsatzsteuer auf die jeweilige Bemessungsgrundlage – bei Leistungen ist es grundsätzlich das vereinbarte Entgelt – anzuwenden.

Hinweis

Im Bereich der Pflegeeinrichtungen sind insbesondere die Leistungen der folgenden Zweckbetriebe von der Umsatzsteuer befreit:

- Alten-, Altenwohn-, Pflegeheimzweckbetriebe bzw. ambulante Pflegezweckbetriebe oder Zweckbetriebe zur vorübergehenden Pflege, wenn mindestens 40 % der Leistungen im Vorjahr an minderbemittelte Personen gingen.

- Lieferungen und Eigenverbrauch von Anlagegütern (Hilfsgeschäfte), die ausschließlich (mehr als 90 %) steuerfrei im Unternehmen genutzt wurden.

Von den unter § 1 Abs. 1 Nr. 1 fallenden Umsätzen sind steuerfrei: die mit dem Betrieb der Einrichtungen zur ambulanten Pflege kranker und pflegebedürftiger Personen eng verbundenen Umsätze, wenn im vorangegangenen Kalenderjahr die Pflegekosten zu mindestens 40 von Hundert der Fälle von den gesetzlichen Trägern der Sozialversicherung oder Sozialhilfe ganz oder zum überwiegenden Teil getragen worden sind.

Das Bundesfinanzministerium hat im Juni 2007 die zuletzt zum 1. Januar 2005 geänderten Umsatzsteuerrichtlinien (UStR) mit Wirkung zum 1. Januar 2008 geändert und hierbei insbesondere eine Anpassung an die Rechtsprechung des Europäischen Gerichtshofes (EuGH) und des Bundesfinanzhofes (BFH) aus der Zeit ab 2005 vorgenommen. Die UStR legen das Umsatzsteuerrecht für die Finanzverwaltung verbindlich aus und legen u.a. die Voraussetzungen für die Umsatzsteuerbefreiung ambulanter und stationärer Pflegeeinrichtungen fest. In diesen Bereichen sind zusätzliche Definitionen bzw. Ergänzungen aufgenommen worden. Eine Umsatzsteuerbefreiung für private Heime kann nach Abschnitt 99 in Anspruch genommen werden, wenn mehr als 40 % der Leistungen für pflegebedürftige oder im Sinne das § 53 Nr. II AO hilfsbedürftige Menschen erbracht werden. Ergänzt wurde hier die Definition der Pflegebedürftigkeit (festgestellte Pflegestufen I bis III oder nach Beurteilung des Sozialhilfeträgers festgestellte Voraussetzungen für Hilfe zur Pflege nach § 61 Abs. 1 Satz 2 SGB XII). Die Definition der Pflegebedürftigkeit in Abschnitt 99, «Altenheime, Altenwohnheime und Pflegeheime», Abs. 3 wurde geändert. Dort heißt es nunmehr:

> «Pflegebedürftig sind nach § 61 Abs. 1 SGB XII solche Personen, die entsprechend einer Beurteilung des Sozialhilfeträgers bzw. der Pflegegeldkasse (Pflegestufen I bis III) wegen einer körperlichen, geistigen oder seelischen Krankheit oder Behinderung für die gewöhnlichen und regelmäßig wiederkehrenden Verrichtungen im Ablauf des täglichen Lebens der Hilfe bedürfen. Pflegebedürftig sind auch diejenigen kranken oder behinderten Personen, bei denen – unabhängig von ihrer wirtschaftlichen Lage – entsprechend einer Beurteilung des Sozialhilfeträgers die Voraussetzungen für eine Hilfe zur Pflege nach § 61 Abs. 1 Satz 2 SGB XII vorliegen.»

Neu ist hierbei die zusätzlich eingeführte Voraussetzung der Beurteilung des Sozialhilfeträgers bzw. der Pflegekasse. Es wird klargestellt, dass unter die Steuerbefreiung des § 4 Nr. 16d des Umsatzsteuergesetzes (UStG) auch die Pflege der Personen der sog. «Pflegestufe 0» fällt.

Im Abschnitt 99a für ambulante Pflegeeinrichtungen nach § 4 Nr. 16 Buchstabe e UStG werden in den UStR 2008 ausdrücklich ambulante Betreuungsleistungen, heilpädagogische Leistungen für noch nicht eingeschulte Kinder, Betreuungsleistungen im Werkstättenbereich an behinderte Menschen sowie Rehabilitationsleistungen der Mobilitäts- und Orientierungslehrer für blinde und sehbehinderte Menschen benannt.

Rechnungserteilung, Vorsteuerabzug und Aufzeichnungspflicht

Wenn an einen Unternehmer geliefert wird, besteht eine Pflicht der *Rechnungserteilung*. Wesentlich ist die Vorschrift des gesonderten Ausweises der Umsatzsteuer. Nur bei Kleinbetragsrechnungen bis 100,– EUR und Rechnungen an den Endverbraucher braucht die Steuer nicht gesondert ausgewiesen zu werden. Hier reicht die Angabe des Steuersatzes.

Zum *Vorsteuerabzug* sind nur Unternehmer berechtigt (§ 15 UStG). Maßgebend für die Geltendmachung des Vorsteuerabzuges sind grundsätzlich der Zeitpunkt des Rechnungseingangs sowie der Zeitpunkt der Zahlung.

Für den Unternehmer besteht eine *Aufzeichnungspflicht*. Zur Feststellung der Steuer und der Grundlagen ihrer Berechnung muss er Aufzeichnungen machen, aus denen folgende Punkte hervorgehen (§ 22 UStG):

- die Entgelte – getrennt nach steuerpflichtigen und steuerfreien Umsätzen sowie nach Steuersätzen – und die Umsatzsteuer
- die Bemessungsgrundlage für unternehmensfremde Lieferungen und sonstige Leistungen und die Umsatzsteuer
- die Nettoentgelte für steuerpflichtige Leistungen an das Unternehmen sowie die darauf entfallene Vorsteuer
- die eingeführten Gegenstände, die Bemessungsgrundlage und die Einfuhrumsatzsteuer.

Zur Angabe der Identifikationsnummer des Abnehmers in den Rechnungen muss diese Nummer des Kunden bzw. des Lieferanten also ebenfalls aufgezeichnet werden. In Deutschland haben Anspruch auf die Erteilung einer Umsatzsteuer-Identifikationsnummer (USt-IdNr. mit «DE» – es folgen dann weitere neun Stellen) beim Bundesamt für Finanzen alle deutschen Unternehmer, die zum Vorsteuerabzug berechtigt sind.

Durchführung der Besteuerung

Der Unternehmer hat grundsätzlich binnen 10 Tagen nach Ablauf eines Voranmeldezeitraums (Monat) eine *Steuervoranmeldung* beim Finanzamt abzugeben. Handelt es sich um eine geringe Umsatzsteuerschuld, so kann sich der Voranmeldezeitraum auf ein Vierteljahr oder sogar auf ein Jahr verlängern. In jedem Fall ist aber mit der Voranmeldung eine *Vorauszahlung* zu leisten.

Soweit in einem vierteljährlichen Zeitraum steuerfreie innergemeinschaftliche Umsätze getätigt wurden, muss dem Bundesamt für Finanzen über das Finanzamt eine «Zusammenfassende Meldung» der Umsätze mit Identifikationsnummern der Erwerber und die Summe der Bemessungsgrundlagen abgegeben werden.

Nach Ablauf des Kalenderjahres als Besteuerungszeitraum ist eine Steuererklärung beim Finanzamt einzureichen. Daraufhin wird die Umsatzsteuer ermittelt, und die Vorauszahlungen werden mit dieser verrechnet.

4.8
Zusammenfassung und Fragen zum Selbsttest

Zusammenfassung

Beim Jahresabschluss handelt es sich um die von allen Kaufleuten aufzustellende Jahresbilanz (und Gewinn- und Verlustrechnung) auf der Grundlage handelsrechtlicher Vorschriften. Der Jahresabschluss hat den Grundsätzen ordnungsgemäßer Buchführung zu entsprechen. Sämtliche Vermögensgegenstände, Schulden, Rechnungsabgrenzungsposten, Aufwendungen und Erträge sind im Jahresabschluss auszuweisen. Der Jahresabschluss ist zehn Jahre aufzubewahren.

Bei Steuern handelt es sich um öffentliche Abgaben, die ein Gemeinwesen ohne Gewährung von Gegenleistungen erhebt. Unterschieden werden kann nach dem Gegenstand der Besteuerung zwischen Besitzsteuern, Verbrauchssteuern, Verkehrssteuern und Zöllen sowie nach der Überwälzbarkeit zwischen direkten und indirekten Steuern.

Wesentliche Änderungen durch das Bilanzrechtsmodernisierungsgesetz sind bereits heute zu beachten.

Fragen zu Kapitel 4

1. Welche Teilgebiete des Rechnungswesens können unterschieden werden?

2. Welche Einrichtungen können von der Buchführungspflicht befreit werden?

3. Differenzieren Sie die Begriffe Inventur und Inventar.

4. Was versteht man unter Erfolgskonten?

5. Was versteht man unter Fremdkapitaltausch? Nennen Sie ein Beispiel.

6. Differenzieren Sie die Begriffe lineare Abschreibung und degressive Abschreibung.

7. Was versteht man unter dem LiFo-Verfahren?

8. Was sind Rückstellungen?

9. Welche Umsätze unterliegen der Umsatzsteuer?

10. Definieren Sie den Begriff Steuer.

Literatur

Arthur Andersen Wirtschaftsprüfungsgesellschaft/Steuerberatungsgesellschaft mbH (Hrsg.): Rechnungslegung von Financial Instruments nach IAS 39 – Synopse zu den Regelungen des Standards und deren Auslegung. Eschborn 2001

Ausschuss für Bilanzierung des Bundesverbandes deutscher Banken (BvB): Bilanzielle Erfassung und Offenlegung von Kreditderivaten. Frankfurt/Main 2000

Bankenfachausschuss des IDW (BFA): Entwurf IDW – Stellungnahme zur Rechnungslegung: Bilanzierung von Kreditderivaten (IDW ERS BFA 1). Düsseldorf 2001

Böttcher, H.; Seeger, N.: Bilanzierung von Finanzderivaten nach HGB, EStG, IAS und US-GAAP. Hochschule für Bankwirtschaft (Hrsg.). Frankfurt/Main 2003

Coenenberg, A. G.: Jahresabschluss und Jahresabschlussanalyse. Betriebswirtschaftliche, handelsrechtliche, steuerrechtliche und internationale Grundlagen. Schäffer-Poeschel, Landsberg 2000

Coenenberg, A. G.: Jahresabschluss und Jahresabschlussanalyse. Betriebswirtschaftliche, handelsrechtliche, steuerrechtliche und internationale Grundlagen. Schäffer-Poeschel, Landsberg 2005

FASB, Statement No. 133, Accounting für Derivative Instruments and Hedging Activities, FASB 1998

Graumann, M.; Schmidt-Graumann, A.: Rechnungslegung und Finanzierung der Krankenhäuser. Verlag Neue Wirtschaftsbriefe, Herne 2007

International Accounting Standards Committee: IAS 39 Implementation Guidance. (Internetdokument): www.iasc.org.uk

International Accounting Standards Committee: International Accounting Standards 2000. London 2001

Koch, J.: Buchhaltung und Bilanzierung in Krankenhaus und Pflege. b.i.b. Fachbücher, Erich Schmidt Verlag, Berlin 2002

Koch, J.: Buchhaltung und Bilanzierung in Krankenhaus und Pflege. b.i.b. Fachbücher, Erich Schmidt Verlag, Berlin 2004

KPMG (Hrsg.): Financial Instruments – Einsatzmöglichkeiten, Risikomanagement und Risikocontrolling, Rechnungslegung, Besteuerung (2. Aufl.). Frankfurt/Main 1995

Lawton, John T.; Niang, N.: Accounting for Credit Derivatives – United States. In: Das, S.: Credit Derivatives and Credit Linked Notes (2nd Edn.). John Wiley & Sons (Asia) Pte Ltd, Singapore 2000, S. 792–804

PriceWaterhouseCoopers Deutsche Revision (Hrsg.) (PWC): Derivative Finanzinstrumente in Industrieunternehmen – Einsatz, Risikomanagement nach HGB, US-GAAP und IAS (3. Aufl.) Fachverlag Moderne Wirtschaft, Frankfurt/Main 2001

Scharpf, P.; Luz, G.: Risikomanagement, Bilanzierung und Aufsicht von Finanzderivaten (2. Aufl.). Schäffer-Poeschel, Stuttgart 2000

Seeger, N.: International Accounting Standards – Implications for Financial Institutions. Working Paper of Hochschule für Bankwirtschaft, Frankfurt/Main 2001

Strauch, G. M.; Loffing, C.: Ist Ihr Personalmanagement fit für ein Rating? Vorbereitung auf die Eigenkapitalvereinbarung – Teil 1. Die Pflegezeitschrift (2001) 10: 723–727

Strauch, G. M.; Loffing, C.: Die Kreditzinsen niedrig halten. Pflegedienste müssen ihre Personalprobleme lösen, um zukünftig noch Kredite zu erträglichen Zinssätzen zu erhalten. Häusliche Pflege (2002) 5: 25–28

5 Kosten- und Leistungsrechnung

Gerd Maria Strauch, Peter de Groot

Durch den Wandel der Vergütungssystematik von der Selbstkostenerstattung hin zur leistungsgerechten Vergütung gelangt der betriebswirtschaftliche Kostenbegriff in pflegerischen Einrichtungen heute mehr denn je in den Vordergrund. Kenntnisse der Kosten- und Leistungsrechnung sind auch für Führungskräfte in der ambulanten und stationären Altenhilfe zu einem elementaren Wissensbaustein geworden. Ohne ein grundlegendes Verständnis etwa der *Kostenträgerrechnung* oder der *Kostenartenrechnung* ist eine kompetente Leistungserbringung als Geschäftsführer, Heimleiter oder Pflegedienstleiter oft nicht mehr möglich.

In diesem Kapitel wird eine betriebswirtschaftlich orientierte Kosten- und Leistungsrechnung skizziert. Die mit zu betrachtenden gesetzlichen Mindestvorschriften werden dabei ebenfalls aufgezeigt. Der Leser soll Vertrautheit erlangen mit dem Aufbau sowie den Anwendungsmöglichkeiten des Instruments Kosten- und Leistungsrechnung.

Lernziele

- Vertrautheit erlangen mit den Grundbegriffen und Rahmenbedingungen der Kosten- und Leistungsrechnung

- Überblick gewinnen über die betriebliche Teilfunktion Kosten- und Leistungsrechnung

- Überblick gewinnen über die Zusammenhänge in der Kostentheorie

- Grundlagen der Kostenartenrechnung, Kostenstellenrechnung und Kostenträgerrechnung verstehen

- Vertrautheit mit dem Kostenrechnungssystem erlangen

5.1 Begriffe der Kosten- und Leistungsrechnung

Es gibt *notwendige Kosten* und *nicht notwendige Kosten*. Der umgangssprachliche Begriff «Unkosten» hat dagegen keine Relevanz. Als Kosten bezeichnet man nur den Teil der Aufwendungen, der bei der Produktion von Gütern bzw. Leistungen einer bestimmten Periode anfällt. Kosten stehen mit dem eigentlichen Sachziel eines Unternehmens, z.B. der Pflege von Menschen, in Zusammenhang und drücken den *in Geld bewerteten Verzehr* oder die *Inanspruchnahme materieller oder immaterieller Güter* aus. Dieses Verhältnis wird in Abbildung 5-1 dargestellt.

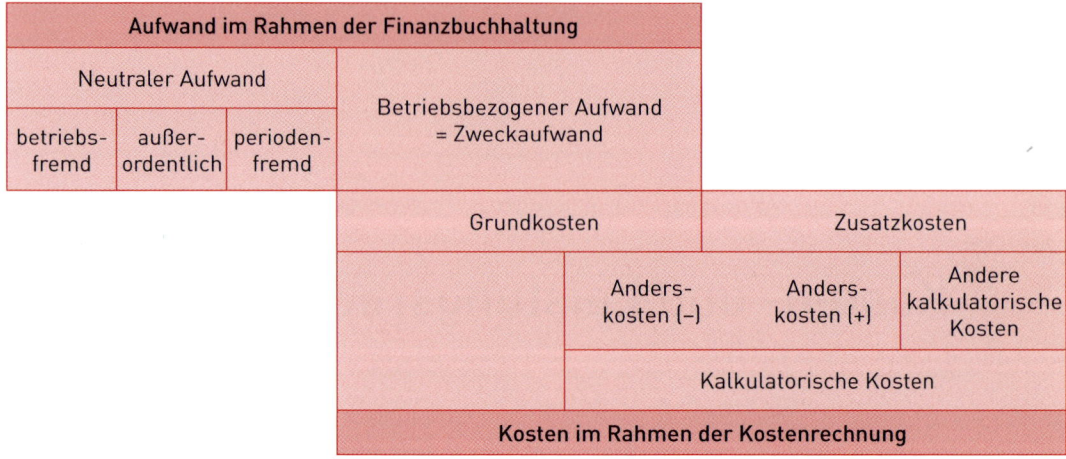

Abbildung 5-1: Abgrenzung von Aufwand und Kosten

5.1.1
Die Unterteilung von Kosten

Kosten lassen sich aus unterschiedlichen Perspektiven betrachten. Zum besseren Verständnis wird im Folgenden eine Zuordnung der Begriffe zu drei Perspektiven vorgenommen.

5.1.1.1
Unterscheidung der Kosten nach GuV-Rechnung und Kostenrechnung

Grundkosten
Grundkosten werden auch *aufwandsgleiche Kosten* genannt. Sie gehen im Rahmen der Finanzbuchhaltung sowohl in die Gewinn-und-Verlust-Rechnung (GuV-Rechnung) als auch in die Kostenrechnung ein.

Zusatzkosten
Bei den Zusatzkosten handelt es sich um *aufwandslose Kosten*, die in der Finanzbuchhaltung nicht erfasst werden. Der kalkulatorische Unternehmerlohn stellt z.B. bei Einzel- und Personengesellschaften (wie bei zahlreichen ambulanten Pflegediensten) Zusatzkosten dar, da keine entsprechenden Lohn- und Gehaltszah-

lungen anfallen. Aber auch kalkulatorische Zinsen für das Eigenkapital sind kalkulatorische Kosten, da in der Finanzbuchhaltung nur die tatsächlich getätigten Aufwendungen (Zinsen) für das Fremdkapital verbucht werden dürfen (pagatorischer Kostenansatz). Zusatzkosten gehen in diesem Fall nur in die Kostenrechnung ein. Dazu gehören auch kalkulatorische Kostenarten, deren Aufgabe die Periodisierung fremdperiodisch eintretenden betriebsbedingten Werteverzehrs ist (z.B. Wagniskosten).

Anderskosten
Anderskosten sind Kosten, die in der Kostenrechnung mit einem anderen Wert als dem entsprechenden Aufwand in der Finanzbuchhaltung erfasst werden. Dazu gehören z.B. die kalkulatorischen Abschreibungen. Bei den kalkulatorischen Abschreibungen erfolgen die Abschreibungen auf der Grundlage der Wiederbeschaffungskosten und nicht – wie bei der Finanzbuchhaltung gesetzlich vorgeschrieben – auf der Grundlage der Anschaffungs- bzw. Herstellungskosten. Wenn die Wiederbeschaffungskosten höher als die in der Bilanz angesetzten Werte sind, übersteigen die Anderskosten die Grundkosten («*Anderskosten [+]*» in **Abb. 5-1**). Sind diese niedriger oder werden bzw. können

niedrigere Abschreibungswerte für kalkulatorische Abschreibungen zur Geltung kommen, liegen die Anderskosten wertmäßig unterhalb der Grundkosten («*Anderskosten [–]*» in **Abb. 5-1**). Anderskosten bezeichnet man auch als *aufwandsungleiche Kosten*.

Neutrale Aufwendungen

Zu den neutralen Aufwendungen gehören perioden- und betriebsfremde sowie außerordentliche Aufwendungen. Sie gehören aus Sicht der betriebswirtschaftlichen Kostenrechnung nicht zu den Kosten. Betriebsfremde Aufwendungen fallen für betriebsfremde Aktivitäten an, die nicht zum eigentlichen Sachziel eines Unternehmens gehören – etwa wenn ein ambulanter Pflegedienst ein Fahrzeug unter Bilanzwert verkauft. Periodenfremde Aufwendungen sind Aufwendungen, die nicht im Rahmen einer zu betrachtenden Periode anfallen, sondern früheren oder späteren Zeiträumen zuzuordnen sind. Außerordentliche Aufwendungen sind Aufwendungen, die nicht im gewöhnlichen Zusammenhang der Leistungserstellung stehen (z. B. Schwund und Diebstahl).

5.1.1.2
Unterscheidung der Kosten nach ihrer Zurechenbarkeit

Einzelkosten

Einzelkosten sind Kosten, die für eine einzelne Leistungseinheit oder Kostenstelle genau erfasst und direkt, d. h. verursachungsgerecht, zugeordnet werden können. Man nennt sie auch *direkte Kosten* oder *Kostenträgereinzelkosten* bzw. *Kostenstelleneinzelkosten*. Kostenträgereinzelkosten sind z. B. Materialkosten. Je besser die Dokumentation in der Pflege ist, desto leichter lassen sich direkte Kosten ermitteln. Weiterhin unterscheidet man Einzelkosten in *regelmäßig anfallende Einzelkosten* (s. o.) und *Sondereinzelkosten*. Sondereinzelkosten können z. B. spezielle, ausschließlich für einen Heimbewohner beschaffte Pflegehilfsmittel sein, die einer abrechenbaren Leistung direkt zugeordnet werden können.

Gemeinkosten

Gemeinkosten sind Kosten, die für einen Abrechnungszeitraum erfasst und den einzelnen Leistungseinheiten oder Kostenträgern nicht direkt zugerechnet werden können. Sie entstehen gewöhnlich für mehrere Kostenträger (Leistungen) oder Kostenstellen (auch Betriebe). Typische Gemeinkosten sind z. B. *Verwaltungsgemeinkosten* wie Festgehälter, Mieten, Büromaterial, Versicherungen, Rechtskosten etc. Sie werden auch als *indirekte Kosten* oder *Kostenträgergemeinkosten* bzw. *Kostenstellengemeinkosten* bezeichnet. Weiterhin werden Gemeinkosten aufgeteilt in *echte Gemeinkosten* und *unechte Gemeinkosten*. Echte Gemeinkosten lassen sich Leistungseinheiten (Kostenträgern) nur indirekt zurechnen. Dies geschieht durch ein möglichst verursachungsgerechtes Schlüsselverfahren. Unechte Gemeinkosten können diesen zwar zugerechnet werden, aus wirtschaftlichen Gründen wird auf eine solche Zurechnung jedoch verzichtet und eine indirekte Zurechnung vorgenommen (z. B. Salzverbrauch bei der Speisenzubereitung).

5.1.1.3
Kostengliederung nach Art der Abhängigkeit von Kosteneinflussgrößen

Variable Kosten

Variable Kosten verändern sich mit der Beschäftigung bzw. Nutzung. So gehören beispielsweise bei der PKW-Nutzung die Kraftstoffkosten zu den variablen Kosten, da diese mit höherer Nutzung steigen. Ein weiteres Beispiel für variable Kosten ist der unbeständige Verbrauch von Lebensmitteln.

Fixkosten

Fixkosten verändern sich mit der Beschäftigung bzw. Nutzung nicht. Beispiele für fixe Kosten sind: Versicherungen, bestimmte Steuern, Personalkosten (Mindestbesetzung), Instandhaltung und Geräteüberwachung.

Kosten mit Mischcharakter

Je nach Betrachtungsweise und je nach mit Pflegeleistungen verbundenen Qualitätsmanagementstandards und Vorhalteregelungen können Kosten einmal mehr den fixen oder mehr den variablen Kosten zugeordnet werden. In diesem Zusammenhang gibt es auch Kosten, die einen Mischcharakter haben. Die Anteile, die eher als fix oder als variabel zu betrachten sind, werden in Splittungstabellen mit Prozentangaben belegt.

5.1.2
Sonstige Begriffe

5.1.2.1
Aufwendungen und Erträge

Aufwendungen und Erträge sind ein zusammenhängendes Begriffspaar innerhalb der Gewinn- und Verlustrechnung im Rahmen der Finanzbuchhaltung:

- *Aufwendungen* bedeuten eine Abnahme des Reinvermögens
- *Erträge* bedeuten eine Zunahme des Reinvermögens.

Innerhalb des Rechnungswesens sind sie die Stromgrößen des *Reinvermögens*.

5.1.2.2
Kosten und Leistungen

Kosten und Leistungen stellen ein zusammenhängendes Begriffspaar der hier zu behandelnden Kosten- und Leistungsrechnung dar:

- *Kosten:* bewerteter, leistungsbezogener Güterverzehr (= Beanspruchung von Gütern) einer bestimmten Periode; Kosten führen zur Abnahme des Betriebsergebnisses
- *Leistungen:* bewertete, leistungsbezogene Gütererstellung bzw. Leistungserstellung einer bestimmten Periode; ein Absatz von Gütern oder Leistungen ist nicht unbedingt erforderlich; Leistungen führen zur Zunahme des Betriebsergebnisses.

Bei den Leistungen unterscheidet man noch zwischen externen bzw. primären und internen Leistungen:

- *Externe (primäre)* Leistungen sind die für den Markt bestimmten Leistungen, die innerhalb des Pflegebereichs durch spezielle Abrechnungs- und Finanzierungsregelungen geprägt sind. Innerhalb von stationären und teilstationären Einrichtungen sind dies die allgemeinen Pflegeleistungen, Unterkunft und Verpflegung sowie die Zusatzleistungen. In ambulanten Pflegeeinrichtungen sind dies die Leistungskomplexe (bei Ausklammerung der Investitionen).
- *Interne Leistungen* werden im Rahmen der internen Leistungsverrechnung – als ein Bestandteil der Kostenstellenrechnung – berücksichtigt. Die Kosten, die interne Leistungen verursachen, werden dabei verursachungsgerecht auf die Kostenstellen verteilt, die sie in Anspruch genommen haben (interne Kostenverrechnung).

Innerhalb des Rechnungswesens stellen Kosten und Leistungen die *Stromgrößen des kalkulatorischen Vermögens und Kapitals* bzw. des Betriebsergebnisses dar.

Wenn mit der Bilanz und der GuV-Rechnung der Finanzbuchhaltung aufgezeigt wird, wie hoch der Gewinn oder Verlust eines Unternehmens nach einem Geschäftsjahr war (s. Kap. 4), zeigt die Kosten- und Leistungsrechnung auf, wie hoch die Anteile auf Grund betrieblicher Leistungserstellungen sind und welche Leistungen im Einzelnen daran beteiligt waren.

Mit Abschaffung der Pflegebuchführungsverordnung zum 1. Juli 2008 entfällt auch die Pflicht der Pflegeeinrichtungen, eine Kosten- und Leistungsrechnung zu führen. Aus Sicht der betriebsinternen Steuerung sowie zur Beurteilung der Wirtschaftlichkeit und Leistungsfähigkeit einer Einrichtung ist die Kosten- und Leistungsrechnung jedoch unabdingbar.

Ebenfalls ergibt sich aus den Vorschriften des 8. Kapitels SGB XI, eine Kosten- und Leistungsrechnung zu führen, welche die Ermittlung und

Abgrenzung der Kosten der jeweiligen Betriebszweige sowie die Erstellung der Leistungsnachweise ermöglicht.

Dazu gehören folgende Mindestanforderungen:

1. Die Pflegeeinrichtungen haben die auf Grund ihrer Aufgaben und Strukturen erforderlichen Kostenstellen zu bilden; dabei kann der Kostenstellenrahmen nach dem Muster der Anlage 5 angewendet werden.
2. Die Kosten sind aus der Buchführung nachprüfbar herzuleiten.
3. Die Kosten und Leistungen sind verursachungsgerecht nach Kostenstellen zu erfassen; sie sind darüber hinaus den anfordernden Kostenstellen zuzuordnen.
4. Die Kosten und Leistungen sind verursachungsgerecht den Kostenträgern zuzuordnen.

5.2
Aufbau der Kosten- und Leistungsrechnung

Die Kostenrechnung umfasst im Wesentlichen drei betriebswirtschaftliche Teilrechnungen, die aufeinander abgestimmt sein müssen (Wiesent, 2008):

- *Kostenartenrechnung:* Welche Kosten sind entstanden?
- *Kostenstellenrechnung:* Wo sind Kosten entstanden?
- *Kostenträgerrechnung:* Wofür sind diese Kosten entstanden?

Die *Kostenartenrechnung* erfasst sämtliche im Laufe einer Abrechnungsperiode anfallenden Kosten in systematisch gegliederter Form (**Abb. 5-2**). Abgrenzungen zu neutralen Aufwandsposten, Ausgaben etc. werden vorgenommen. Sie unterscheidet u. a. die Kosten zwischen Einzel- und Gemeinkosten. Die Einzelkosten gehen in die Kostenträgerrechnung ein, die Gemeinkosten in die Kostenstellenrechnung, wo sie auf die Kostenstellen verteilt und dann wiederum auf Kostenträger verrechnet werden.

Bei der *Kostenstellenrechnung* werden die einzelnen Kostenarten den Kostenstellen zugeordnet, in denen sie entstanden sind bzw. durch die sie verursacht wurden.

Innerhalb der *Kostenträgerrechnung* erfolgt eine Verrechnung der einzelnen Kosten auf die erstellten Dienstleistungen. Es wird noch unterschieden in *Kostenträgerzeitrechnung* und *Kostenträgerstückrechnung*. In der Kostenträgerzeitrechnung werden die Kosten einer Periode den Leistungen bzw. Erlösen gegenübergestellt. In der Kostenträgerstückrechnung werden die Kosten einer Leistungseinheit (Kostenträger) ermittelt.

Die Aufteilung in Kostenarten-, Kostenstellen- und Kostenträgerrechnung entspricht einer eher traditionellen betriebswirtschaftlichen Sicht- und Vorgehensweise. Eine moderne Aufteilung gliedert die Kostenrechnung in ihre Phasen der Durchführung. Dabei wird unterschieden nach:

- *Erfassungsphase* (vollständige Erfassung der Kosten)
- *Aufbereitungsphase* (Kostenzurechnung auf Kostenstellen und Kostenträger)
- *Auswertungsphase* (betriebliche Steuerung und Controllingfunktionen).

Die Leistungsrechnung hat die Aufgabe, die betrieblichen Leistungen, gemessen an den Umsatzerlösen und innerbetrieblichen Eigenleis-

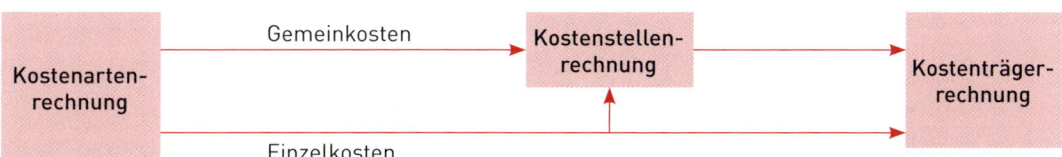

Abbildung 5-2: Kostenartenrechnung

tungen zu erfassen und sie den entsprechenden Kosten gegenüberzustellen.

5.2.1
Kostenartenrechnung

Die Kostenartenrechnung sammelt die Kosten eines bestimmten Zeitraums, die mit der Leistungserstellung in Zusammenhang stehen, und gliedert diese. Die erfassten Kosten erlangen erst dann konkrete Aussagekraft und Verwendbarkeit, wenn sie in einen zeiträumlichen Zusammenhang gestellt werden. Der konkrete Zeitraumbezug der erfassten Kosten ist nicht nur für eine artdifferenzierte Berichterstattung, sondern insbesondere für alle weiteren auf der Kostenartenrechnung aufbauenden Verrechnungen (Kostenstellen- und Kostenträgerrechnung) und Darstellungen erforderlich.

Die Abgrenzungs- und Zusatzkonten der jeweiligen Kontenpläne fungieren als «Nahtstelle» zwischen der FiBu und der Kosten- und Leistungsrechnung. Hier werden auch Modifikationen und Ergänzungen vorgenommen. Dabei sind insbesondere die kostenneutralen Aufwendungen (sachzielfremde, periodenfremde und außerordentliche Aufwendungen) zu eliminieren (abzugrenzen) und bestimmte wertmäßige Größen durch kalkulatorische Kosten (Anderskosten) zu ersetzen. Mit Hilfe der Anlagenbuchhaltung lassen sich z.B. kalkulatorische Zinsen (für das in Betriebsmitteln gebundene Kapital) ermitteln.

Je nach Typologie und Größe einer Pflegeeinrichtung (ggf. für eine Konzernstruktur) haben die Aufgaben einer Kostenartenrechnung unterschiedliche Bedeutungen. Allgemein lassen sich jedoch für eine Kostenartenrechnung folgende Aussagen treffen:

- sie ermittelt die Kostendaten für die Kostenstellen- und Kostenträgerrechnung
- sie erfasst und stellt die angefallenen Kosten für die Leistungserstellung dar, insbesondere grenzt sie Aufwand und Kosten voneinander ab

- sie kontrolliert die absolute Höhe einzelner Kostenarten im Zeitvergleich sowie den relativen Anteil einzelner Kostenarten an den Gesamtkosten.

Da bezüglich einer Gliederung der Kosten in der Literatur unterschiedliche Gliederungskriterien zu finden sind, werden im Folgenden jene genannt, die vornehmlich für Einrichtungen des Gesundheitswesens von Bedeutung sein können (s. Kap. 5.1.1):

1. Unterscheidung nach GuV-Rechnung und Kostenrechnung (*Grund-, Zusatz- und Anderskosten*)
2. Unterscheidung nach Zurechenbarkeit (*Einzelkosten, echte Gemeinkosten, unechte Gemeinkosten, Kostenträger- bzw. Kostenstelleneinzel- oder -gemeinkosten*)
3. Unterscheidung nach der Art der Abhängigkeit von Kosteneinflussgrößen (*variable Kosten, Fixkosten, gemischt variable/fixe Kosten, Intervall- und sprungfixe Kosten*)
4. Unterscheidung der Kostenarten nach Vorgabe des jeweiligen Kontenrahmens.

Eine weitere sinnvolle Gliederung der Kosten (als Vorbereitung auf die Kostenstellenrechnung) stellt die Gliederung nach der Herkunft dar:

- *Primäre Kosten:* Sie entstehen durch den Bezug von Kostengütern am Beschaffungsmarkt (z.B. Sachgütern oder Arbeitsleistungen). In der Kostenartenrechnung werden nur primäre Kostenarten erfasst.
- *Sekundäre Kosten:* Diese entstehen durch den Verbrauch innerbetrieblicher und selbst erstellter Leistungen (z.B. Reparaturdienste, Wäscherei, Küche, Putzdienste). Diese Kosten werden den anfordernden Stellen in Rechnung gestellt bzw. zugerechnet. Sekundäre Kosten werden ausschließlich im Rahmen der Kostenstellenrechnung (interne Leistungsverrechnung) erfasst und ausgewertet.

5.2.1.1
Erfassung der Verbräuche und Ermittlung der Kosten

Die Kostenartenrechnung erhält eine Vielzahl von Daten aus vorgelagerten Rechnungsstellen. So gehen z.B. die Belege für Sach- und Personalaufwendungen der Abteilungen «Materialabrechnung» bzw. «Lohn- und Gehaltsbuchhaltung» sowie Daten externer Belege, z.B. Rechnungen von Lieferanten, aus der Finanzbuchhaltung in die Kostenrechnung ein. Diese Belege enthalten idealerweise bereits entsprechende Vermerke für die Kostenartenrechnung (genaue Bezeichnung der Kostenart), Kostenstellenrechnung (Angabe der Kostenstelle) und – wenn möglich – für die Kostenträgerrechnung (Angabe für welche Leistung). Durch den Kontenplan ist eine Bezeichnung für jedes Konto und damit für jede Kostenart vorgegeben, die eine eindeutige und einheitliche Zuordnung ermöglichen soll.

Die Erfassung der Verbräuche (Mengen) und deren Bewertung findet in der Regel in differenzierter Weise statt. Dies ist notwendig, um unterschiedliche Bewertungen vornehmen zu können, aber auch hinsichtlich einer unterschiedlichen Bewertung zu Istkosten oder Plan-Kosten im Rahmen der Ist- oder Plan-Kostenrechnung. Eine Verbrauchswerteerfassung ohne die Trennung in Mengen- und Preiskomponenten kommt allenfalls dann in Betracht, wenn eine getrennte Ermittlung dieser Komponenten nicht oder nur mit erheblichem Aufwand möglich ist (z.B. bei Versicherungen und Gebühren).

In der Finanzbuchhaltung erfolgt die Bewertung nach handels- und steuerrechtlichen Vorschriften. Für die Kostenrechnung im betriebswirtschaftlichen Sinne gibt es keine Bewertungsvorschriften. In der Praxis werden Anschaffungspreise, abgeleitete oder durchschnittliche Anschaffungspreise, Wiederbeschaffungspreise oder Verrechnungspreise herangezogen.

5.2.1.2
Die wichtigsten Kostenarten im Bereich der Pflege

Im Bereich der ambulanten und stationären Altenhilfe sowie in den Krankenhäusern wird für die primäre Leistungserstellung der Großteil aller Kosten als Personalkosten verbucht. Weitere Kosten stellen Sachkosten dar. Ferner müssen noch Kosten für Fremddienstleistungen, Abschreibungen, Zinsen etc. berücksichtigt werden.

Nach Einschätzung von Piehl und Ristok (1998) kann in (teil-)stationären Einrichtungen vereinfacht von folgender Kostenstruktur ausgegangen werden: 60 bis 80% aller Kosten machen fixe Personalkosten aus, die restlichen Kosten sind Sachkosten. Zusammenfassend kommen die Autoren zu folgendem Ergebnis bzw. folgender Einschätzung:

- 60 bis 80% aller Kosten stellen fixe Personalkosten dar.
- 20 bis 40% aller Kosten bilden Sachkosten.
- 60 bis 80% sind fixe Sachkosten.
- 4 bis 16% der Sachkosten sind im betriebswirtschaftlichen Sinne variabel, aber nur 2 bis 8% sind im betriebsorganisatorischen Sinne variabel (abbaubar). So waren z.B. ausgewählte Weiterbildungen (Weiterbildungskosten sind grundsätzlich variable Kosten) bereits aufgrund der Vorgaben gemäß §11 Abs. 1 SGB XI sowie der *Gemeinsamen Grundsätze und Maßstäbe zur Qualität und Qualitätssicherung einschließlich des Verfahrens zur Durchführung von Qualitätsprüfungen nach §80 SGB XI* zwingend durchzuführen (Piehl/Ristok, 1998). Dies ist auch mit Einführung der Qualitätsprüfungsrichtlinie (QPR) nach den §114 ff. SGB XI erhalten geblieben.

Mit Abschaffung der Pflegebuchführungsverordnung sind die Spitzenverbände der Pflegekassen und die Träger der Einrichtungen angehalten, Grundsätze ordnungsmäßiger Pflegebuchführung zu vereinbaren. Da dies bisher noch nicht geschehen ist, gleichzeitig aber durchaus der Kontenrahmen der PBV und damit die Kosten-

Tabelle 5-1: Auszug aus Kontenklasse 6 und 7 nach Kontenrahmen zur PBV

Konten-gruppe	Konten-untergruppe	Erläuterungen
60		Löhne und Gehälter
	600	Leitung der Pflegeeinrichtung
	601	Pflegedienst
	602	Hauswirtschaftlicher Dienst
	603	Verwaltungsdienst
	604	Technischer Dienst
	605	Sonstige Dienste
61		Gesetzliche Sozialabgaben (Aufteilung wie 600 bis 605)
62		Altersversorgung (Aufteilung wie 600 bis 605)
63		Beihilfen und Unterstützungen (Aufteilung wie 600 bis 605)
64		Sonstige Personalaufwendungen (Aufteilung wie 600 bis 605)
65		Lebensmittel
66		Aufwendungen für Zusatzleistungen
67		Wasser, Energie, Brennstoffe
68		Wirtschaftsbedarf/Verwaltungsbedarf
71		Steuern, Abgaben, Versicherungen
72		Zinsen und ähnliche Aufwendungen
73		Sachaufwendungen für Hilfs- und Nebenbetriebe
74		Zuführung von Fördermitteln zu Sonderposten oder Verbindlichkeiten
75		Abschreibungen
76		Mieten, Pacht, Leasing
77		Aufwendungen für Instandhaltung und Instandsetzung, sonstige ordentliche Aufwendungen
78		Außerordentliche Aufwendungen

stellen und Kostenträger übernommen werden kann, stellt Tabelle 5-1 diesen Kontenrahmen dar.

Verfahren zur mengenmäßigen Erfassung von Verbrauchsmaterialien

Wie bereits erwähnt, sollte die Mengenerfassung isoliert von der Erfassung bzw. Bewertung der Wertkomponenten vorgenommen werden. Um die Verbrauchsmaterialien (Sachkosten) mengenmäßig zu erfassen, können verschiedene Verfahren angewendet werden, und zwar die:

● Festwertrechnung
● Inventurmethode
● Fortschreibungs- oder Skontrationsmethode
● Verbrauchsaufschreibung.

Festwertrechnung

Bei der Festwertrechnung werden die Verbrauchsmengen lediglich durch Feststellung des Lagerzugangs ermittelt. Es wird unterstellt, dass der Zugang dem Verbrauch entspricht. Von Nachteil ist, dass außerordentliche Verbräuche nicht festgestellt werden können. Daher kann den Gründen für Schwund oder unwirtschaftlichen Mehrverbrauch häufig nicht nachgegangen werden. Beispiel: Arzneien aus einer Lieferapotheke werden direkt an die Wohnbereiche geliefert. Dem verbrauchenden Wohnbereich werden die gelieferten Arzneien direkt als bewerteter Verbrauch berechnet.

Inventurmethode

Bei der Inventurmethode wird der Verbrauch anhand von Anfangs- und Endbeständen sowie durch Zugänge während einer Periode berechnet (Tab. 5-2). Voraussetzung ist eine regelmäßige Inventur in kurzen Abständen, die aber häufig aus zeitlichen und wirtschaftlichen Gründen nicht durchgeführt wird. Auch bei dieser Methode ist nachteilig, dass Schwund, Diebstahl oder unwirtschaftlicher Mehrverbrauch nicht ermittelt werden können.

Fortschreibungs- und Skontrationsmethode

Die Methode der Fortschreibung und Skontration ist sehr exakt, aber auch sehr kostenaufwändig. Für die verbrauchten Mengen werden Materialentnahmescheine ausgefüllt, und die Erfassung der Zugänge erfolgt durch Materialzugangsformulare. Vorteilhaft ist die Möglichkeit einer *kostenstellenbezogenen Verbrauchserfassung*, da auf diese Weise eine Kostenstellenrechnung schon vorbereitet werden kann. Abweichungen zwischen Buchbestand und Inventurbestand lassen Rückschlüsse auf Diebstahl oder Schwund zu. Oft wird die Ermittlung des Endbestandes nach einer Periode (z. B. Monat, Quartal) durchgeführt. Aufwändiger ist die permanente Methode, nach der permanent, d. h. nach jedem Zu- und Abgang, erfasst wird, beispielsweise verbunden mit der *Methode des gleitenden Durchschnitts*. Dieses Dokumentationsverfahren ist zwar aufwändig, bei besonders hochwertigen Materialien wie Spezialmedikamenten jedoch unerlässlich. Zudem kann durch eine EDV-Unterstützung, ggf. gekoppelt mit elektronischen Einlesegeräten (Balkencodelesern), der wirtschaftliche Einsatz der Skontrationsmethode und der damit verbundenen Lagerabgangsdokumentation erheblich ausgeweitet werden. Vor allem ist für Zentrallager größerer Einrichtungen oder Unternehmensgruppen die EDV-gestützte Materialabgangserfassung zu empfehlen.

Verbrauchsaufschreibungen

Verbrauchsaufschreibungen werden häufig als Ergänzung zur Skontrationsmethode genutzt, wenn zwischen Entnahme und Verbrauch eine zeitliche Differenz besteht. Somit kann der effektive Verbrauch ermittelt werden, auch wenn ein «Handlager vor Ort» (im Wohnbereich) gehalten wird. Verbrauchsaufschreibungen gelten in Verbindung mit der Skontrationsmethode als exakte Erfassungen zur Ermittlung des Verbrauchs.

Bewertung der Verbrauchsmengen

Anschaffungspreisorientierte Bewertung

Bei der anschaffungsorientierten Bewertung kommen verschiedene Bewertungsverfahren in Frage:

- *Bewertung mit Anschaffungspreisen/Einstandspreisen:* Hierbei wird auf eine Einzelbewertung, insbesondere für Güter mit relativ hohem Wert, abgestellt. Sämtliche Anschaffungs- und Bezugskosten werden mit einbezogen.
- *Bewertung mit Durchschnittspreisen:* Im Beispiel zur Skontrationsmethode wurde bereits eine Berechnung mit Durchschnittspreisen dargestellt. Dabei handelt es sich um eine periodische Ermittlung der Durchschnittspreise. Neben periodisch ermittelten Durchschnittspreisen kennt man noch gleitende Durchschnittspreise. Diese werden nach jedem Zugang neu ermittelt. Auf diese Weise werden die Durchschnittspreise stets aktualisiert.
- *Bewertung nach Verbrauchsfolgeverfahren:* Hierbei wird eine Verbrauchsfolge unterstellt (Verbrauchsfolgefiktion). Man unterscheidet zwischen zeitorientierten Fiktionen und wer-

Tabelle 5-2: Bestand und Verbrauch einer Periode

	Anschaffungspreis
	Bestand am Anfang einer Periode
+	Zugänge während der Periode
–	Bestand am Ende einer Periode
=	Verbrauch der Periode

torientierten Fiktionen. Zu den zeitorientierten Fiktionen gehören das Fifo-Verfahren bzw. das Lifo-Verfahren. Zu den wertorientierten Fiktionen gehören das Hifo-Verfahren bzw. das Lofo-Verfahren.

Bewertung zu Tagespreisen

Tagespreise orientieren sich auch an den Markt- oder Börsenpreisen (MoB). Da hier die Werte extrem schwanken können, werden für die Kostenrechnung statistische Durchschnittswerte ermittelt, ohne den pagatorischen Kostenansatz (tatsächliche Kosten am Beschaffungsmarkt) aufzugeben. Im Gegensatz zur Bewertung nach handelsrechtlichen Gesichtspunkten (Bilanzierung) gilt hierbei nicht in jedem Fall das Niederstwertprinzip (streng oder gemildert), sondern Preisansätze, die für Kalkulation und Budgetverhandlungen genutzt werden.

Bewertung mit festen Verrechnungspreisen

Verrechnungspreise werden in Anlehnung an Anschaffungs- bzw. Wiederbeschaffungspreise ermittelt. Es sind Durchschnittspreise, die innerhalb der Abrechnungsperiode konstant sind. Bei schwankenden Anschaffungs- oder Wiederbeschaffungspreisen werden Preisdifferenzen buchhalterisch ausgeglichen.

5.2.2
Kostenstellenrechnung

5.2.2.1
Aufgaben und Ziele der Kostenstellenrechnung

Die Kostenstellenrechnung ist nach der Kostenartenrechnung die zweite Stufe der Kosten- und Leistungsrechnung. Sie beantwortet die Frage, *wo* welche Kosten entstanden sind. Unter einer *Kostenstelle* versteht man eine Abteilung oder einen Leistungsbereich, der Kosten verursacht. Für die Kostenstellenrechnung wird daher ein Unternehmen in einzelne Kostenbereiche untergliedert, um diesen die Kosten verursachungsgerecht zuzuordnen. Die Kostenstellenrechnung

stellt ein Bindeglied zwischen der Kostenartenrechnung und der Kostenträgerrechnung dar und gibt Auskunft darüber:

- wo in einem Betrieb Kosten in welcher Höhe anfallen
- ob die Kosten angemessen oder zu hoch sind
- ob und in welchem Umfang Kosten gesenkt werden können
- ob die an den einzelnen Kostenstellen anfallenden Kosten von den von diesen Stellen bzw. Abteilungen erbrachten Leistungen gedeckt werden
- wie sich die Kosten bei den einzelnen Stellen bzw. Abteilungen entwickeln
- welche Kalkulationssätze für die Kalkulation angebracht sind (Kostenträgerrechnung).

5.2.2.2
Bildung und Gliederung von Kostenstellen

Eine Zurechnung der Kosten orientiert sich in der Regel in erster Linie an den aus der Aufbauorganisation resultierenden Verantwortlichkeitsbereichen. Unter einer Kostenstelle wird die kleinste nach Organisation und Verantwortlichkeit abgegrenzte Einheit eines Unternehmens verstanden. Die unterschiedlichen Kostenstellen sind in einem Kostenstellenplan verzeichnet.

Grundsätze der Kostenstellenbildung

Bei der Kostenstellenbildung sind noch folgende Grundsätze zu beachten, die auch hinsichtlich der nachfolgenden Kostenträgerrechnung wesentliche Bedeutung haben:

- *Grundsatz der Eindeutigkeit:* Kostenstellen sollen klar voneinander abgegrenzt werden, sodass eine zweifelsfreie und eindeutige Zuordnung der Kosten auf Kostenstellen möglich ist.
- *Grundsatz der Wirtschaftlichkeit und Übersichtlichkeit:* Bei der Bildung von Kostenstellen sollte beachtet werden, dass die Tiefe der Kostenstellengliederung übersichtlich bleibt, jedoch differenziert genug erfolgt. Jede weitere Differenzierung sollte unter Beachtung wirt-

schaftlicher Aspekte in Relation zur gewonnenen Erhöhung der Aussagekraft erfolgen.

- *Grundsatz der Identität von Kostenstellen und Verantwortungsbereichen:* Jede Kostenstelle soll ein selbstständiger Verantwortungsbereich sein, dem Kostenstellenverantwortlichkeit zugeteilt ist. Dies ist insbesondere deshalb erforderlich, um eine wirksame Kosten- und Wirtschaftlichkeitskontrolle durchführen zu können.

- *Grundsatz der eindeutigen Bezugsgrößenfindung:* Bezugsgrößen sind Maßstäbe der Kostenverursachung und notwendig zur Durchführung einer verursachungsgerechten Verteilung und Kalkulation in der Kostenträgerrechnung. Sie sollten die Relation von anfallenden Kosten und der Leistungserstellung möglichst eindeutig darstellen.

Kostenstellengliederung

Bei der Kostenstellengliederung stehen folgende Kriterien zur Diskussion:

- *Gliederung nach Kostenstellengesichtspunkten:* Eine Gliederung nach Kostenstellengesichtspunkten ist nur möglich, wenn diese Kostenstellen ausschließlich von einer Leistungsart in Anspruch genommen werden. In gemischten Einrichtungen ist dies kaum möglich.

- *Gliederung nach räumlichen Gesichtspunkten:* Eine Gliederung nach räumlichen Gesichtspunkten macht dann Sinn, wenn räumlich getrennte Leistungs- und Verantwortungsbereiche vorhanden bzw. vorgesehen sind.

- *Gliederung nach Verantwortungsbereichen* (s.o.)

- *Gliederung nach Funktionsbereichen:* Nach diesem Gliederungskriterium ist der in der früheren Anlage 5 zur damaligen PBV dargestellte Kostenstellenrahmen aufgebaut und enthält die folgenden Kostenstellen (Tab. 5-3).

Für gemischte Pflegeeinrichtungen kann der vom Verordnungsgeber gemachte Vorschlag einer Kostenstellengliederung als Basis dienen, der aber in vielen Fällen hinsichtlich weiterer

Tabelle 5-3: Kostenstellenrahmen

90	**Allgemeine Kostenstellen**
900	Gebäude einschließlich Grundstücke
901	Außenanlagen
902	Leitung und Verwaltung der Pflegeeinrichtung
903	Hilfs- und Nebenbetriebe
904	Ausbildung, Fortbildung
905	Personaleinrichtungen (soweit für Betrieb der Einrichtung notwendig)
906	Sonstige
91	**Versorgungseinrichtungen**
910	Wäscherei (Versorgung)
911	Küche (Versorgung)
912	Hol- und Bringdienst (Transporte innerbetrieblich)
913	Zentrale Sterilisation
914	Zentraler Reinigungsdienst
915	Energieversorgung (Wasser, Energie, Brennstoffe)
916	Sonstige
92	**Häusliche Pflegehilfe**
920	Pflegebereich – Pflegestufe I
921	Pflegebereich – Pflegestufe II
922	Pflegebereich – Pflegestufe III
923	Pflegebereich – Pflegestufe III – Härtefälle
93	**Teilstationäre Pflege (Tagespflege)**
930	Pflegebereich – Pflegeklasse I
931	Pflegebereich – Pflegeklasse II
932	Pflegebereich – Pflegeklasse III
933	Pflegebereich – Pflegeklasse III – Härtefälle
94	**Teilstationäre Pflege (Nachtpflege)**
940	Pflegebereich – Pflegeklasse I
941	Pflegebereich – Pflegeklasse II
942	Pflegebereich – Pflegeklasse III
943	Pflegebereich – Pflegeklasse III – Härtefälle
95	**Vollstationäre Pflege**
950	Pflegebereich – Pflegeklasse I
951	Pflegebereich – Pflegeklasse II
952	Pflegebereich – Pflegeklasse III
953	Pflegebereich – Pflegeklasse III – Härtefälle
96	**Kurzzeitpflege**
960	Pflegebereich – Pflegeklasse I
961	Pflegebereich – Pflegeklasse II
962	Pflegebereich – Pflegeklasse III
963	Pflegebereich – Pflegeklasse III – Härtefälle
97–99	**freibleibend**

Leistungen, die nicht im SGB-XI-Bereich liegen, erweitert werden müsste.

Unterscheidung typischer Kostenstellenfunktionen

Man unterscheidet:

- Hauptkostenstellen
- Nebenkostenstellen
- Hilfskostenstellen
- Vorkostenstellen und
- Endkostenstellen.

Haupt- und *Nebenkostenstellen* erbringen marktfähige Leistungen bzw. haben einen unmittelbaren Anteil an der Leistungserbringung zum Abnehmer. Während die Hauptkostenstellen der direkten, patienten- bzw. kundenbezogenen Leistungserstellung dienen, können die Leistungen der Nebenkostenstellen nicht dem eigentlichen Sachziel bzw. Betriebszweck zugerechnet werden.

Die *Hilfskostenstellen* erbringen in der Regel keine marktfähigen Leistungen, sondern fungieren als interne Zulieferer im Sinne der innerbetrieblichen Leistungserbringung. Eine interne Leistungserbringung erfolgt meist gegenüber anderen Leistungsbereichen (Kostenstellen) innerhalb einer Einrichtung, in der Regel auf deren Anforderung hin. Eine direkte Erlöserzielung ist diesen Kostenstellen meistens nicht möglich. Die ihnen entstehenden Kosten werden daher über eine innerbetriebliche Leistungsverrechnung den anfordernden Kostenstellen übertragen bzw. weitergegeben (Sekundärkostenrechnung). Dementsprechend werden Hilfskostenstellen abrechnungstechnisch auch als

Vorkostenstellen und die Hauptkostenstellen als *Endkostenstellen* bezeichnet.

Dieser abrechnungstechnische Zusammenhang wird in Abbildung 5-3 aufgezeigt. Dabei wird beispielhaft davon ausgegangen, dass eine Pflegeeinrichtung fünf Hilfskostenstellen und zwei Endkostenstellen hat. Wechselseitige Lieferbeziehungen zwischen den Hilfskostenstellen werden hierbei zu Gunsten einer einfacheren Darstellung nicht berücksichtigt.

Eine entsprechende Verflechtungsmatrix, die die Beziehungen der einzelnen Kostenstellen ausdrückt, zeigt Tabelle 5-4. Für die Darstellung einer internen Kosten- und Leistungsverrechnung ist eine solche Tabelle meist unverzichtbar. In diesem Fall wird nämlich aufgezeigt, dass keine *gegenseitigen Lieferungen* der Hilfskostenstellen untereinander berücksichtigt werden müssen. Die Kosten der Hilfskostenstellen werden hier von links nach rechts restlos weitergegeben. Bezüglich der Kostenstellengliederung bedeutet dies, eine Gliederung zu finden, die dies ermöglicht.

Eine Untersuchung der Verflechtungen der einzelnen Kostenstellen untereinander ist auch entscheidend dafür, mit welchen geeigneten Verrechnungsmethoden eine Kosten- und Leistungsverrechnung durchgeführt werden kann. Diese wird als Sekundärrechnung neben der Primärrechnung häufig im Betriebsabrechnungsbogen durchgeführt.

Der Betriebsabrechnungsbogen

Ein wichtiges Instrument der Kostenstellenrechnung stellt im Allgemeinen der *Betriebsabrechnungsbogen* (BAB) dar. Er wurde ursprünglich für Industrieunternehmen entwickelt und wird

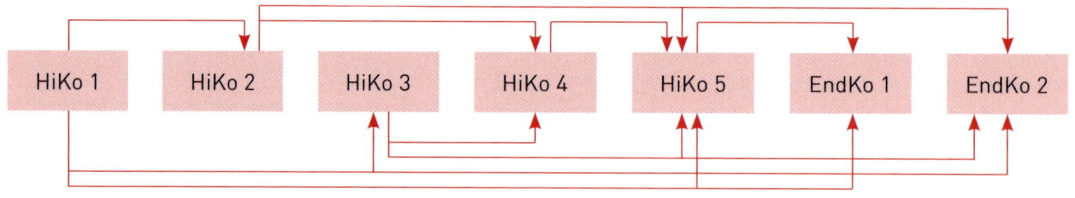

Abbildung 5-3: Lieferbeziehungen zwischen Hilfskosten- und Hauptkostenstellen (HiKo = Hilfskostenstellen; EndKo = Endkostenstellen)

Tabelle 5-4: Liefernde und empfangende Hilfskostenstellen (HiKo) und Endkostenstellen (EndKo)

Liefernde Kostenstellen	Empfangende Hilfskostenstellen				Endkostenstellen	
	HiKo 2	HiKo 3	HiKo 4	HiKo 5	EndKo 1	EndKo 2
HiKo 1	x	x	x		x	x
HiKo 2			x	x		x
HiKo 3				x		x
HiKo 4				x		x
HiKo 5					x	

außerhalb der Buchführung meist in einer statistischen Tabelle erstellt. Der Betriebsabrechnungsbogen ermöglicht:

- die Verrechnung der Gemeinkosten auf die Kostenstellen
- die Umlegung der Summen der allgemeinen Kostenstellen und der Hilfskostenstellen auf die Hauptkostenstellen
- die Ermittlung der Kalkulationssätze für die Kostenträgerrechnung
- die Errechnung statistischer Betriebskennzahlen.

Für das Kostenmanagement ergeben sich somit weitere entscheidungs- und steuerungsrelevante Informationen darüber:

- wo in einem Betrieb Kosten in welcher Höhe anfallen
- ob die Kosten angemessen oder zu hoch sind
- ob und in welchem Umfang Kosten gesenkt werden können
- ob die an den einzelnen Kostenstellen anfallenden Kosten von den von diesen Stellen bzw. Abteilungen erbrachten Leistungen gedeckt werden
- wie sich die Kosten bei den einzelnen Stellen bzw. Abteilungen entwickeln
- welche Kalkulationssätze für die Kalkulation anzusetzen sind (Überleitung zur Kostenträgerrechnung).

Ein BAB kann in einer oder in mehreren Stufen aufgebaut sein. Der *einstufige BAB* enthält nur die Hauptkostenstellen. Diese sind für die primäre externe Leistungserstellung erforderlich. Der *erweiterte einstufige BAB* unterteilt die Hauptkostenstellen weiter in Unterhauptkostenstellen. Der *mehrstufige BAB* legt die Kostensummen der allgemeinen Hilfskostenstellen und der sonstigen Hilfskostenstellen auf die Hauptkostenstellen um. Allgemeine Hilfskostenstellen können die Hilfskostenstellen zu den Basistätigkeiten oder die nach Anlage 5 zur PBV genannten allgemeinen Kostenstellen, wie Gebäude, Grundstücke, Leitung und Verwaltung, Ausbildung und Fortbildung, sein. Allgemeine Hilfskostenstellen erbringen Leistungen für den gesamten Betriebsprozess, also nicht differenziert nach bestimmten Kostenträgern. Die sonstigen Hilfskostenstellen erbringen Leistungen für bestimmte Haupt- und Endkostenstellen bzw. Kostenträger. Dies sind häufig die nach Anlage 5 zur PBV genannten Versorgungseinrichtungen, wie Wäscherei, Küche, Hol- und Bringdienste, zentraler Reinigungsdienst oder die Energieversorgung.

Wie schon erwähnt, hängen die Art der Gliederung der Kostenstellenrechnung und die Anzahl der zu bildenden Kostenstellen von der Größe des Unternehmens und von den Erfordernissen der Branche ab. Diese werden im BAB dargestellt und mit Zahlen verdeutlicht.

Tabelle 5-5: Grundstruktur eines Betriebsabrechnungsbogens

Kostenarten	Zahlen der FiBu	Hilfs- bzw. Vorkostenstellen		Hilfs- bzw. Vorkostenstellen	
		Gem. KST	KST der Versorgungseinrichtungen	Haupt-KST für die Leistungserstellungen	Neben-KST für die Leistungserstellungen
Personalkosten					
Lebensmittel					
Pfleg. Bedarf ...					

Organisatorisch ist der BAB vertikal nach Kostenarten und horizontal nach Kostenstellen bzw. Kostenstellengruppen aufgeteilt (Tab. 5-5).

Zunächst werden die Buchungsbeträge aus der Finanzbuchhaltung nach bestimmten Schlüsseln auf die einzelnen Kostenstellen verteilt. Solche Kostenverteilungsschlüssel können z. B. sein:

- zeitliche Beanspruchung der Kostenstelle (Messung durch Zeiterfassung)
- Erfassung nach Belegen (Lagerbuchhaltung oder Rechnungen)
- Energieverbrauch nach Messwerten (z. B. Heizkosten nach Kubikmetern, Stromkosten nach Kilowattstunden-Verbrauch)

Bei vielen Gemeinkosten müssen andere Verteilungsschlüssel angewendet werden. Eine kurze Auflistung allgemeiner Schlüsselgrundlagen enthält Tabelle 5-6.

Der Ausschnitt eines Betriebsabrechnungsbogens in Tabelle 5-7 stellt die Zuordnung von einzelnen Kostenpositionen (Primärkosten) auf die entsprechenden Kostenstellen beispielhaft dar (Primärkostenrechnung).

In einem zweiten Schritt (als Weiterführung der Tabelle 5-7) erfolgt die Verrechnung der aus innerbetrieblichen Leistungen resultierenden Kosten (Verrechnung der sekundären Kosten). Ziel dabei ist, die Vorkostenstellen möglichst vollständig und verursachungsgerecht auf die Endkostenstellen zu verteilen. Die Notwendig-

keit dieser Kostenüberwälzung resultiert aus der Tatsache, dass die Vorkostenstellen zwar für die wirtschaftliche Erbringung der von ihr geforderten Leistungen verantwortlich sind. Die Ursächlichkeit ihres Tätigwerdens und der damit verbundenen Kosten ist jedoch auf den innerbetrieblichen Bedarf zurückzuführen. Jede Kostenstelle ist deshalb mit den Kosten für Leistungen zu belasten, die sie von anderen internen Kostenstellen empfangen hat. Folglich setzen sich die Kosten dieser Kostenstellen aus der Summe der primären und sekundären Kosten einer Betrachtungsperiode zusammen. Um dem Ziel einer möglichst verursachungsgerechten Kostenüberwälzung zu genügen, sind – wie bereits aufgezeigt – die innerbetrieblichen Leistungsströme aufzudecken und zu dokumentieren.

Innerbetriebliche Leistungsverrechnung

Für jede Leistung wird ein Verrechnungspreis ermittelt. Die auf Grund eines Verrechnungspreises weiterverrechneten Kosten müssen am Ende einer Periode oder eines Jahres mit den tatsächlichen Kosten verglichen werden. Bei Abweichungen ist zu prüfen, ob:

- eine weitere Belastung oder eine Entlastung der empfangenden Kostenstellen vorgenommen werden soll oder ob
- die Änderungen von dem Kostenstellenverantwortlichen der Leistungsstelle zu verantworten sind.

Bei zu erwartenden Änderungen der Kosteneinflussgrößen sind die Verrechnungspreise zu aktualisieren. Die Verrechnung innerbetrieblicher Leistungen und die Bildung eines Verrechnungspreises kann nach unterschiedlichen Verfahren erfolgen, die im Folgenden näher erläutert werden. Grundsätzlich lassen sich für die innerbetriebliche Leistungsverrechnung folgende Verfahren unterscheiden:

1. *einseitige Leistungsverrechnung:*
   - Kostenstellenumlageverfahren
     - summarische Umlage
     - differenzierte oder kostenartenweise Umlage
     - Stufenverfahren (Treppenverfahren)
     - Anbauverfahren (Blockverfahren)

- Kostenartenverfahren
- Kostenstellenausgleichsverfahren
- Kostenträgerverfahren

2. *wechselseitige Leistungsverrechnung:* Hierunter werden simultane Verfahren (Gleichungsverfahren, Iterationen) verstanden.

Die Wahl des Verfahrens ist abhängig von der Art der innerbetrieblichen Leistungsverflechtung. Wenn wechselseitige Leistungsverflechtungen vorliegen, sind sie ebenfalls zu berücksichtigen und auch bei der Ermittlung von Kalkulationssätzen einzubeziehen.

In der Verrechnungspraxis im Kontext kleiner und mittlerer Betriebsgrößen werden zumeist einseitige Umlageverfahren gewählt. Im Folgenden soll auf das Stufenleiterverfahren

Tabelle 5-6: Mögliche Schlüsselgrundlagen (Erläuterung siehe Text)

Kostenart	Mögliche Schlüsselgrundlagen
Gesetzliche Sozialkosten	• nach Lohn- und Gehaltssumme
Freiwillige Sozialkosten	• nach Lohn- und Gehaltssumme
	• nach Anzahl der Mitarbeiter
	• über Kostenstelle Sozialbereich gesammelt/dokumentiert, dann Verteilung nach denselben Schlüsseln für jede Kostenstelle
Strom, Gas, Wasser, Brennstoffe (fremdbezogen)	• nach Verbrauch durch Zähler
	wenn keine genaue Messung möglich:
	• bei Kraftstrom: installierte Leitung unter Berücksichtigung von Betriebsstunden
	• bei Heizenergie: Anzahl der Heizrippen, Raumgröße in m^2 oder m^3, Heizdauer
Fernsprechgebühren	• direkte Erfassung durch Aufzeichnungen, nach Sprechstellen
(Kalkulatorische) Zinsen	• betriebsnotwendiges Kapital gemäß Kapitalverteilungsbogen
Kalkulatorische Wagnisse	• nach Verursachung auf Kostenstellen, nach Erfahrungswerten
Versicherungen	• direkt auf Kostenstellen
	• Feuer-, Wasser-, Sturmversicherung nach versicherten Sachwerten
	• Unfallversicherung nach Köpfen
Steuern	• Grundsteuer nach Fläche je Kostenstelle

Tabelle 5-7: Beispielhafter Aufbau eines BAB (Primärkostenverrechnung)

Kostenstellen / Kostenarten	Ges.-Betrag aus FiBu (€)	Verteilungsgrundlage nach	Vorkostenstellen Gemeinsame Kostenstellen (€)			Versorgungseinrichtungen (€)		Endkostenstellen Hauptkostenstellen (€)		Nebenkostenstellen (€)	
			A Tsd.	B Tsd.	C Tsd.	D Tsd.	E Tsd.	W Tsd.	X Tsd.	Y Tsd.	Z Tsd.
Personalkosten	5 777	Gehaltsliste		1 250	825	645	647	1 425	877	63	45
Lebensmittel	520	Skontrationsaufzeichnungen			520						
Pfleg. Bedarf	1 104	Materialentnahmescheine/ Rechnungen				218	162	356	312		56
Wasser, Energie, Brennstoffe	94,5	Abrechnungen Zähler	3	5	15	5	13	26	23	4,5	
Verwaltungsbedarf	87,5	Materialentnahmescheine		27	15	2,5	4,5	23	11	2,5	2
Steuern, Abgaben, Versicherungen	62,5	Anzahl Betten, Leistungen, Bemessungsgrundlage	52	3	5			1	0,5	1	
Zinsen für Betriebsmittel*	29	Gebundenes Kapital						4	16	9	
Summe	**7 674,5**		**55**	**1 285**	**1 380**	**870,5**	**826,5**	**1 835**	**1 239,5**	**80**	**103**

* Wird der BAB in Pflegesatzverhandlungen eingesetzt, dürfen nur tatsächlich gezahlte (pagatorische) Zinsen berücksichtigt werden.

und das Blockverfahren näher eingegangen werden.

Das *Stufenleiter-* oder *Treppenverfahren* verteilt die Kosten der Vorkostenstellen auf die jeweils nachgelagerten Hilfs- und Hauptkostenstellen. Da bei diesem Verfahren die wechselseitigen Beziehungen unberücksichtigt bleiben, ist es erforderlich, die Reihenfolge der Vorkostenstellen und damit die Reihenfolge der Kostenverteilung so zu wählen, dass die zuerst abgerechneten Kostenstellen möglichst keine Leistungen von nachgelagerten Kostenstellen erhalten. Das Verfahren wird so lange durchgeführt, bis alle Hilfskostenstellen ihre Kosten verteilt haben. Die Kostenstellenumlage wird summarisch durchgeführt. Dieses Verfahren, das in gewissen Stufen die Kosten verteilt, wird in der Praxis sehr häufig angewendet, obwohl es insbesondere bei vorhandenen gegenseitigen Leistungsverflechtungen wenig brauchbar erscheint. Ein Beispiel für das Stufenleiterverfahren wird in der Tabelle 5-8 dargestellt.

Im *Anbau-* oder *Blockverfahren* werden die Kosten der Vorkostenstellen unmittelbar als Block auf die Endkostenstellen verteilt. Eine Leistungsabgabe einer Vorkostenstelle an eine andere Vorkostenstelle wird nicht vorgenommen. Sämtliche Vorkostenstellen verteilen ausschließlich Primärkosten an die Endkostenstellen. Die Ermittlung des Verrechnungssatzes erfolgt wie beim Stufenleiterverfahren. Im Vergleich zu diesem Verfahren ist hier die Anzahl der Leistungen sowie von Schlüssel- und Maßgrößen jedoch kleiner, da Leistungen an andere Hilfskostenstellen unberücksichtigt bleiben. Ein Beispiel für das Anbau- oder Blockverfahren zeigt Tabelle 5-9.

Durch *simultane Verfahren* können wechselseitige Leistungsverflechtungen berücksichtigt werden. Beim *Gleichungsverfahren* werden die Verrechnungssätze, die wegen der Leistungsverflechtungen voneinander abhängen, mit Hilfe eines Systems linearer Gleichungen errechnet. Die Zahl der linearen Gleichungen entspricht der Zahl der in die Verrechnung eingehenden Kostenstellen. In die Gleichung können die Mengen innerbetrieblicher Leistungen als bekannte Daten und die zu ermittelnden Verrechnungspreise als Variable eingehen. Beim *Iterationsverfahren* wird der gesuchte Verrechnungspreis durch eine schrittweise Annäherung ermittelt, in dem die einzelnen Stufen des Prozesses (Iterationen) jeweils eine vollständige Leistungsverrechnung vornehmen. Für den ersten Schritt ist ein geschätzter oder ein auf der Basis vergangener Perioden ermittelter Verrechnungspreis zu bestimmen.

Auf die Darstellung einer Berechnung mit simultanen Methoden wird hier verzichtet. Wegen der in Zukunft stärker geforderten Wirt-

Tabelle 5-8: Verrechnung mit dem Stufen- oder Treppenleiterverfahren (Erläuterung siehe Text)

	Vorkostenstellen (€)		Endkostenstellen (€)		
	A	B	X	Y	Z
Primärkosten	150 000	1 500 000	5 000 000	4 000 000	2 500 000
		100 000	20 000	18 000	12 000
	0	1 600 000	5 020 000	4 018 000	2 512 000
				1 200 000	400 000
Primär- und Sekundärkosten nach Leistungsverrechnung	0	0	5 020 000	5 218 000	2 912 000

Tabelle 5-9: Kostenverrechnung mit dem Anbau- oder Blockverfahren

	Vorkostenstellen			Endkostenstellen		
	1	2	3	4	5	6
Primärkosten	400	900	1500	5000	8000	6000
Sekundärkosten-verrechnung (– = Entlastung; + = Belastung einer Kostenstelle)	(–400)	(–900)	(–1500)	+ 150 + 400 + 0	+ 200 + 300 + 700	+ 50 + 200 + 800
Endkosten	0	0	0	5550	9200	7050

schaftlichkeit sind aber gegenseitige Leistungs-verflechtungen zur Nutzung von Synergieeffekten unerlässlich, und diese Verfahren liefern eine hohe Genauigkeit der dabei notwendigen Kalkulationsdaten. Auch die Erwartungen hinsichtlich künftiger Kooperationsformen mit externen Stellen werden eine Abbildung gegenseitiger Leistungsverflechtungen notwendig machen. Mit Unterstützung einer EDV, die in der Regel entsprechende mathematische Funktionen enthält, wären aber solche Abbildungen durchaus zu realisieren.

In der letzten Stufe der allgemeinen Kostenstellenrechnung werden in den Hauptkostenstellen die Kalkulationssätze ermittelt, die für die Kalkulation der Kostenträger (Endprodukte) benötigt werden. Die nur noch in den Endkostenstellen ausgewiesenen Gemeinkosten werden über einen Kalkulationssatz von der Kostenstellenrechnung in die Kostenträgerrechnung übergeleitet.

Grundsätzlich ist für jede Einrichtung ein eigener Betriebsabrechnungsbogen zu entwickeln. Auch die Nutzung des BAB – als Kerninstrument einer Kostenstellenrechnung – gestaltet sich für gemischte Einrichtungen hinsichtlich der grundsätzlich zu treffenden Wahl für einen Jahresabschluss (Volljahresabschluss bzw. Teil-GuV-Rechnung) unterschiedlich. Je nach Wahl dient dann der BAB auch zur Abgrenzung von Erträgen und Aufwendungen im Rahmen einer Teil-GuV-Rechnung.

5.2.3
Kostenträgerrechnung

5.2.3.1
Aufgaben und Ziel der Kostenträgerrechnung

Die Aufgabe der Kostenträgerrechnung – als letzte Stufe der Kosten- und Leistungsrechnung – besteht darin, die Kosten der *Kostenträger* zu ermitteln. Damit wird die Frage beantwortet, *wofür* – also für welche Leistungen oder Leistungskomplexe – Kosten entstanden sind. Die Kostenträgerrechnung kann durchgeführt werden als:

● *Kostenträgerzeitrechnung* (als Betriebsergebnisrechnung oder kurzfristige Periodenrechnung) oder
● *Kostenträgerstückrechnung* (Kalkulation oder kalkulatorische Stückrechnung).

Kostenträgerzeitrechnung
Die Kostenträgerzeitrechnung hat die Aufgabe, den Betriebserfolg einer bestimmten Periode zu ermitteln. Dieser ergibt sich aus der Gegenüberstellung von Leistungen und Kosten. Man spricht auch von einer *kurzfristigen Erfolgsrechnung* (KER).

Entsprechend der Kostengliederung kann man zwei Arten der Kostenträgerzeitrechnung unterscheiden:

- *Gesamtkostenverfahren:* Die gesamten Kosten einer Periode werden nach Kostenarten gegliedert und den gesamten betrieblichen Erträgen gegenübergestellt,
- *Umsatzkostenverfahren:* Die Kosten und Erlöse der abgesetzten Produkte bzw. Leistungen werden gegenübergestellt.

Kostenträgerstückrechnung

Die Kostenträgerstückrechnung ermittelt die Kosten, die für die Erstellung einer Leistungs- oder Produkteinheit entstanden sind. Diese werden mit dem erzielten Preis verglichen. Eine Kostenträgerstückrechnung wird auch Kalkulation oder Selbstkostenrechnung genannt. Technisch betrachtet wird die Kostenträgerstückrechnung in zwei Stufen vorgenommen:

1. In einem ersten Schritt werden die Kostenträgereinzelkosten aus der Kostenartenrechnung direkt auf die Kostenträger verrechnet.
2. Dann werden die Kostenträgergemeinkosten möglichst verursachungsgerecht aus der Kostenstellenrechnung indirekt auf die einzelnen Kostenträger verrechnet. Ähnlich wie bei der Kostenstellenrechnung ergibt sich hierbei wieder das Problem der Ermittlung verursachungsgerechter Schlüsselgrößen, wobei hierbei nicht die Frage im Raume steht, welche Kostenstelle welche Kosten verbraucht hat, sondern welcher Kostenträger, also welche Leistung oder Leistungskomplexe diese Kosten verursacht hat/haben.

Eine weitere Verwendung der Kostenträgerstückrechnung kann in der Unterstützung der Planungs- und Kontrollmaßnahmen gesehen werden. Hierbei sei betont, dass die Kostenträgerstückrechnung im Zusammenwirken mit einer kurzfristigen Erfolgsrechnung (Kostenträgerzeitrechnung) wesentliche Informationen für Kontroll- und Steuerungsmaßnahmen liefert. Davon betroffen ist u. a. auch eine mögliche Modifizierung des Leistungsprogramms. Für Pflegeeinrichtungen betrifft dies insbesondere die Zusatzleistungen oder interne Leistungen des Wirtschafts- oder Versorgungsdienstes. Gerade in Zeiten der Budgetdeckelung ist nach Kosteneinsparungspotenzialen zu suchen. Häufig wird hierbei die allgemeine Entscheidungsfrage *«Make or buy?»* herangezogen, also ob bisherige Eigenleistungen (z. B. Raumpflege, Wäscherei, Küche etc.) künftig durch Fremdleistungen oder Fremdbezüge ersetzt werden können.

Beispiel

In der Pflegeheim Sonnenschein GmbH ist bereits vor vier Jahren die Küche «outgesourct» worden. Die Bewohner der Einrichtung werden von einem Catering-Unternehmen versorgt. Aus mehreren Menüs kann jeder Bewohner seine Mahlzeit wählen. Selbstverständlich gibt es auch besondere Mahlzeiten für Diabetiker. Die Zufriedenheit der Bewohner mit dem Essen ist hoch.

5.2.3.2
Kostenträger der Pflegeeinrichtungen nach der PBV

Eine Übersicht über die vom Verordnungsgeber vorgegebenen Kostenträger gibt im Folgenden die Kostenträgerübersicht nach Anlage 6 zur PBV (Straßmann, 2000):

- Für teil- und vollstationäre Pflegeeinrichtungen:
  - *Pflegeklasse I:* Pflegeleistungen – Unterkunft und Verpflegung
  - *Pflegeklasse II:* Pflegeleistungen – Unterkunft und Verpflegung
  - *Pflegeklasse III:* Pflegeleistungen – Unterkunft und Verpflegung
  - *Zusatzleistung Pflege*
  - *Zusatzleistung Unterkunft und Verpflegung*
- Für ambulante Pflegeeinrichtungen:
  - Kostenträger sind die in den Vergütungsempfehlungen der Spitzenverbände der Pflegekassen aufgeführten Leistungskomplexe.

In Einrichtungen der stationären Altenhilfe wird – vor dem Hintergrund eines vollpauschalierten Tagespflegesatzes – der Pflegetag bzw. der Vergleichstag als Kostenträger bezeichnet, da als Rechenobjekt in diesem Fall der Pflegetag gilt. Der Vergleichstag ist ein mit Äquivalenzziffern gewichteter Pflegetag. Unter dem Einfluss des Pflegeversicherungsgesetzes kann jedoch mit Veränderungen gerechnet werden. Innovative Pflegeeinrichtungen werden abhängig von ihrer individuellen Struktur und ihrem spezifischen Leistungsangebot möglicherweise eine Vielzahl unterschiedlicher Kostenträger (im Sinne unterschiedlicher Berechnungsobjekte) haben.

In Einrichtungen der ambulanten Pflege werden derzeit in allen Bundesländern nach Leistungskomplexen differenzierte Leistungsentgelte ohne Berücksichtigung der Pflegekasse des Pflegebedürftigen abgerechnet.

Im Allgemeinen kann empfohlen werden, als Kostenträger die jeweils abrechenbare Leistung zu definieren, da so die für Zwecke der Leistungsabrechnung (Rechnungserstellung) erforderliche Leistungserfassung zugleich auch für die Kosten- und Leistungsrechnung herangezogen werden kann. In Tabelle 5-10 werden mögliche Kostenträger beispielhaft den nach der PBV definierten Leistungsbereichen zugeordnet.

Verfahren zur Zurechnung der Kosten auf Kostenträger

Hinsichtlich der Zurechnung der Kosten auf die Kostenträger werden im Pflegebereich insbesondere die Verfahren *Divisionskalkulation, Äquivalenzziffernkalkulation* und *Zuschlagskalkulation* angewendet.

Divisionskalkulation

Für Unternehmen, die nur ein Produkt bzw. eine Leistung herstellen/erbringen, ist die Anwendung der Divisionskalkulation sinnvoll. Bei solchen Unternehmen ist die Massenfertigung bzw. -erstellung von Leistungen typisch. Werden mehrere Erzeugnisse/Leistungen in getrennten Betriebsbereichen hergestellt, ist die Divisionskalkulation ebenfalls möglich, wenn die Kosten für jeden Bereich getrennt erfasst werden.

Folgende Verfahren sind bei der Divisionskalkulation bekannt:

- einstufige Divisionskalkulation
- zweistufige Divisionskalkulation
- mehrstufige Divisionskalkulation.

Da die Divisionskalkulation meist nur in Betrieben mit einem Produkt bzw. einer Leistungsart – wenn auch mit Varianten – genutzt werden kann, soll hier auf eine weitere Darstellung verzichtet werden. Die meisten Pflegebetriebe sind in der Regel gemischte Einrichtungen mit mehreren Leistungen. Ferner beschränkt sich die Umsetzung dieser Kalkulation – wenn auch in mehreren Stufen – auf das einfache Dividieren der Gesamtkosten durch die Mengeneinheit (Stückkosten = Gesamtkosten : Menge).

Äquivalenzziffernkalkulation

Die Äquivalenzziffernkalkulation ist eine Weiterentwicklung der Divisionskalkulation. Betriebe mit mehreren Produkten/Leistungen können diese Art der Kalkulation anwenden. Die verschiedenen Produkte/Leistungen sind sich sehr ähnlich bzw. haben eine Ähnlichkeit in der Kostenverursachung. Die Äquivalenzziffern stellen somit Verhältniszahlen der Kostenverursachung dar und können sich z. B. auf Gewichts-, Zeit- oder Volumeneinheiten beziehen.

Diese Kalkulationsart erfordert zur Ermittlung der Äquivalenzzahlen eine Leistungsart als so genannte Einheitsart. Die Äquivalenzziffern dieser Art oder Sorte erhalten die Zahl 1. Verursacht eine andere Leistung 20 % mehr Kosten, erhält sie die Äquivalenzziffer 1,2. Verursacht ein weiteres Produkt 20 % weniger Kosten, erhält es die Äquivalenzziffer 0,8. Eine genaue Ermittlung der Äquivalenzziffern ist für brauchbare Kalkulationen unbedingte Voraussetzung.

Die Äquivalenzziffernkalkulation wird in drei Schritten durchgeführt (Tab. 5-11):

1. Die Mengen der einzelnen Leistungen werden zu einer Einheitsmenge umgerechnet. Dies geschieht durch Multiplikation der einzelnen Leistungsmengen mit den entsprechenden Äquivalenzziffern.

Tabelle 5-10: Leistungsbereiche und Kostenträger für Pflegeeinrichtungen in Anlehnung an den Caritas-Verband

Leistungsbereich	Leistung/Kostenträger
Regelleistung *Unterkunft und Verpflegung*	Pflegetag
Regelleistung *Pflege*	Pflegetag, gewichtet nach Pflegeintensität (Pflegeklassen einschl. allgemeine Pflegeklasse «0»)
Teilsstationäre *Pflege*	Pflegetag, ggf. gewichtet nach Pflegeintensität
Zusatzleistung *Unterkunft*	Pflegetag, Monatspauschale für zusätzlichen Wohnraum
Zusatzleistung *Verpflegung*	Zuschlag je Mahlzeit (z. B. besondere Qualität der Speisen, zusätzliche Auswahl von Speisen oder besonderer Service) Einzelpreise für zusätzliche Speisen oder Getränke
Sonstige Zusatzleistungen und ambulante Leistungen	Abrechenbare Einzelleistungen

Tabelle 5-11: Die drei Schritte der Äquivalenzziffernkalkulation

Ermittlung der Einheitsmenge			
Leistungsart	Menge (Stück)	Äquivalenzziffern	Einheitsmenge (Stück)
Leistung 1	8 000	1,00	8 000
Leistung 2	5 000	0,80	4 000
Leistung 3	6 000	1,20	7 200
Summe			19 200
Ermittlung der Stückkosten der Einheitsmenge			
	Gesamtkosten (€)	Menge (Stück)	Stück (€)
	250 000,00	19 200	13,02
Ermittlung der Stückkosten pro Leistungsart			
Leistungsart	Einheitsstückkosten (€)	Äquivalenzziffern	Stückkosten/ Leistungsart (€)
Leistung 1	13,02	1,00	13,02
Leistung 2	13,02	0,80	10,42
Leistung 3	13,02	1,20	15,63

2. Auf die Gesamteinheitsmenge wird nun die Divisionskalkulation angewendet. Dazu werden die Kosten durch die Gesamteinheitsmenge dividiert. Das Ergebnis sind die Stückkosten der Einheitsmenge.
3. Die Stückkosten der Einheitsmenge werden danach mit den entsprechenden Äquivalenzziffern multipliziert.

Die Kalkulation mit Äquivalenzziffern kann in stationären Pflegeeinrichtungen angewendet werden (s. Selbstkostenblätter der Heime). Die in den einzelnen Pflegestufen angefallenen Pflegetage wurden meist mit fest vorgegebenen Äquivalenzziffern bewertet und somit die «Vergleichstage» ermittelt. Durch anschließende Division der Gesamtkosten durch die Vergleichstage wurden die Kosten für den Normalpflegetag als Kostenträger ermittelt.

Auch künftig kann mit einer (sinnvollen) Anwendung dieser Methode gerechnet werden, da es sich im Bereich der Pflege insbesondere um personalintensive Leistungen handelt, die unter dem Aspekt der zeitlichen Kostenverursachung zu sehen sind. Die Gewichtung der Pflegeleistungen mit einer Zeitkomponente, um zur Ermittlung eines Entgeltes zu gelangen, wird von daher wohl auch weiterhin einen Schwerpunkt darstellen. Für die unterschiedlichen Pflegeklassen könnten sich folgende Pflegetage ergeben:

Tabelle 5-12: Ermittlung der Einheitsmenge

Ermittlung der Einheitsmenge			
Leistungsart	Menge (Stück)	Äquivalenzziffern	Einheitsmenge (Stück)
Pflegeklasse 1	15 000	1,0	15 000
Pflegeklasse 2	10 000	1,5	15 000
Pflegeklasse 3	10 000	2,0	20 000
Summe	35 000		50 000
Ermittlung der Stückkosten der Einheitsmenge			
	Gesamtkosten (€)	Menge (Stück)	Stück (€)
	1 500 000,–	50 000	30,–
Ermittlung der Stückkosten pro Leistungsart			
Leistungsart	Einheitsstückkosten (€)	Äquivalenzziffern	Stückkosten/ Leistungsart (€)
Pflegeklasse 1	30,–	1,0	30,–
Pflegeklasse 2	30,–	1,5	45,–
Pflegeklasse 3	30,–	2,0	60,–

Probe:
```
30 × 15 000 =    450 000,00 €
45 × 10 000 =    450 000,00 €
60 × 10 000 =    600 000,00 €
                1 500 000,00 €
```

- Pflegeklasse 1 mit 15 000 Tagen
- Pflegeklasse 2 mit 10 000 Tagen
- Pflegeklasse 3 mit 10 000 Tagen.

Der Zeitaufwand für die Erbringung einer Grundpflege könnte durchschnittlich betragen:

- für Pflegeklasse 1: 1,0 h
- für Pflegeklasse 2: 1,5 h
- für Pflegeklasse 3: 2,0 h.

Um die jeweiligen Äquivalenzziffern (Gewichtungsziffern) ermitteln zu können, bedarf es aber einer exakten Erfassung der Zeitaufwände über eine längere Zeitspanne hinweg, die für die Erbringung der Pflegeleistungen (im obigen Beispiel je Pflegetag) notwendig sind. Andererseits können keine realistischen Durchschnittswerte verwendet werden und infolgedessen kann dann auch keine verursachungsorientierte Kalkulation vorgenommen werden (Tab. 5-12).

Zuschlagskalkulation

Dieses Kalkulationsverfahren wird insbesondere im herstellenden, gewerblichen Bereich angewendet. Herkömmliche Anwendungsbereiche der Zuschlagskalkulation sind Produktionsbetriebe mit sehr heterogenem Produktionsprogramm, also insbesondere Unternehmen mit Sorten- und Einzelfertigung.

Die Zuschlagskalkulation basiert auf der Trennung der Gesamtkosten des Betriebs in *Kostenträgereinzelkosten* und *Kostenträgergemeinkosten*. Auf die Einzelkosten erfolgt meist ein prozentualer Zuschlag. Die einzelnen Gemeinkostenzuschlagssätze werden als Prozentsatz im BAB aus den Gemeinkosten im Verhältnis zu den jeweiligen Einzelkosten der Vorperiode gebildet. Man unterscheidet noch in summarische Zuschlagskalkulation und differenzierte Zuschlagskalkulation.

Bei der *summarischen Zuschlagskalkulation* bilden entweder die gesamten, einer Leistung direkt zurechenbaren Kosten (Tab. 5-13) oder andere ausgewählte Einzelkosten, die repräsentativ für andere stehen können, die Zuschlagsbasis (Tab. 5-14).

Bei der *differenzierten Zuschlagskalkulation* wird keine einheitliche Zuschlagsbasis verwendet, sondern es werden unterschiedliche Zuschlagsgrundlagen verwandt, die eine kausale Beziehung zu den zu verrechnenden Gemeinkosten haben. Eine differenzierte Zuschlagskalkulation ist im herstellenden Bereich Standard. Das Kalkulationsschema für ein einzelnes Pro-

Tabelle 5-13: Gesamte, einer Leistung direkt zurechenbare Kosten

Gesamte, einer Leistung direkt zurechenbare Kosten (Einzelkosten), z. B. dokumentierte Stunden des Pflegepersonals	10 000,– €
+ Zuschlagssatz (10 %), z. B. für Verbrauchsmittel, Energieverbrauch, Miete etc.	1 000,– €
= Selbstkosten	11 000,– €

Tabelle 5-14: Zuschlagskalkulation

1. Materialeinzelkosten
+ 2. Materialgemeinkosten (Prozentsatz von 1.)
= 3. Materialkosten (Zeilen 1. + 2.)
+ 4. Einzellöhne
+ 5. Fertigungsgemeinkosten (Prozentsatz von 4.)
+ 6. Evtl. Sondereinzelkosten der Fertigung (z. B. Modellkosten)
= 7. Fertigungskosten (Zeilen 4.–6.)
= 8. Herstellkosten (Zeilen 3. + 7.)
+ 9. Verwaltungsgemeinkosten (Prozentsatz von 8.)
+ 10. Vertriebsgemeinkosten (Prozentsatz von 8.)
+ 11. Evtl. Sondereinzelkosten des Vertriebs
= 12. Selbstkosten (Zeilen 8.–11.)

dukt ist so aufgebaut, dass zu den jeweiligen Einzelkosten des Material- und Fertigungsbereichs mit Hilfe von Zuschlagssätzen Materialgemeinkosten und Fertigungsgemeinkosten hinzugerechnet werden. Danach werden die Verwaltungs- und Vertriebsgemeinkosten auf die Gesamtsumme dieser Herstellkosten ebenfalls durch einen Zuschlagssatz aufgeschlagen. Das Ergebnis sind die Selbstkosten. Aber ob nun die summarische oder die differenzierte Zuschlagskalkulation gewählt wird: Grundsätzlich ergibt sich auch hier wieder das Problem der verursachungsorientierten Umlageschlüssel für die Hinzurechnung der Gemeinkosten. Denn nicht alle Leistungserstellungen folgen in ihrer Kostenentstehung der oben aufgezeigten Berechnungsmethode aus der Industrie.

Problematisch kann ein Einsatz dieser Methode für Pflegeeinrichtungen deshalb sein, weil dort die Kostenstruktur in der Regel nicht von den Einzelkosten vorgegeben ist und die Gemeinkosten eine untergeordnete Bedeutung haben. Weiterhin wird ein proportionales Verhältnis zwischen Einzel- und Gemeinkosten unterstellt, das in der Praxis nicht immer gegeben ist.

Doch letztlich wird die Güte dieser Rechenform dadurch bestimmt, wie gut, d. h. verursachungsgerecht, die Bezugsgrößen gewählt werden. Neben den bereits hinsichtlich der Kostenstellenrechnung aufgezeigten Bezugsgrößen könnte z. B. für die Kalkulation der Zusatzleistung «zusätzlicher Wohnraum» die Fläche in Quadratmetern zur Herleitung der anteiligen Abschreibung und Heizkosten dienen. Für die Zusatzleistung «Spaziergänge» oder sonstige pflegerisch-betreuende Leistungen wird wohl eher die zeitliche Inanspruchnahme des Pflegepersonals die wesentliche Bezugsgröße sein.

Zusammenfassend lässt sich festhalten, dass die Methode der Zuschlagskalkulation dann – ggf. auch nur in Teilen – anwendbar ist, wenn in Bereichen der Kalkulation durch eine sehr umfassende und differenzierte Erfassung die jeweiligen Einzelkosten – die im jeweiligen Berechnungs- und Kausalitätsrahmen bezugsgrößenfähig sind – ermittelt werden können und

diese den Hauptteil der jeweils zu betrachtenden Gesamtkosten ausmachen.

5.2.3.3
Übersicht über Kalkulationsformen und Kostenrechnungssysteme

Je nachdem, welche Kalkulationsmethodik im Rahmen der Kostenträgerrechnung benötigt wird, lassen sich wiederum unterschiedliche Kostenrechnungssysteme nennen, die diese Kalkulation unterstützen bzw. in den Teilrechnungen Kostenarten- und Kostenstellenrechnung vorbereiten. Bezogen auf Volumen bzw. Inhalt unterscheidet man die:

- *Vollkostenrechnung* bzw. Vollkostenkalkulation und
- *Teilkostenrechnung* bzw. Teilkostenkalkulation.

Die Wahl hat einerseits Auswirkungen auf den anzustrebenden Informationsnutzen, andererseits auf Struktur und Aufbau der einzelnen Unterrechnungseinheiten bzw. -systeme (Kostenarten-, -stellen- und -trägerrechnung). So muss z. B. die Kostenartenrechnung bei einer beabsichtigten Vollkostenrechnung anders angelegt sein als bei einer Teilkostenrechnung.

Vollkostenrechnung
Bei einer Vollkostenrechnung werden sämtliche in einem Betrieb angefallenen Kosten auf die Kostenträger (Produkte/Leistungen) verrechnet. Eine Vollkostenrechnung wiederum kann durchgeführt werden auf Basis der:

- Istkosten
- Normalkosten oder
- Plankosten.

Bei einer Vollkostenrechnung auf *Istkostenbasis* werden sämtliche in einem Betrieb angefallenen Kosten auf die Kostenträger (Produkte/Leistungen) verrechnet. Diese werden mit den effektiv angefallenen Preisen (Istkosten) verrechnet. Die Istkostenrechnung ist von daher vergangenheitsorientiert und für zukünftige Entscheidungen und Planungen oft mit zu großen Unsicherheiten behaftet. Sie dient in der Regel der Nachkalkulation, um eventuell entstandene Abweichungen zu Vorkalkulationen und Planungsrechnungen festzustellen. Bei gemischten Pflegeeinrichtungen mit (gewählter) Teil-GuV-Rechnung kann über diese Methode eine Abgrenzung von SGB-XI-Aufwendungen und Erträgen vorgenommen werden.

Eine Vollkostenrechnung auf *Normalkostenbasis* ist vom Grundansatz her ebenfalls vergangenheitsorientiert. Die Normalkosten ergeben sich aus geglätteten Zahlen (Durchschnittsberechnung) der Istkosten vergangener Perioden. Somit werden Schwankungen, die sich aus Zufälligkeiten oder Unregelmäßigkeiten ergeben, ausgeschlossen.

Eine Vollkostenrechnung auf *Plankostenbasis* ist zukunftsorientiert. Hierbei wird auf der Grundlage geschätzter bzw. geplanter Kosten gerechnet. Bezogen auf eine Pflegeeinrichtung bedeutet dies, dass auf diese Weise in der Gegenüberstellung der geplanten Leistungen die Preise – d.h. die Pflegesätze bzw. Teilentgelte für Pflege, Unterkunft und Verpflegung, Investitionskostenanteile, Zusatzleistungen etc. – ermittelt werden können. Da die Pflegesätze bzw. Teilentgelte prospektiv (vorausschauend) ermittelt werden müssen, ist der Plankostenrechnung eine besondere Bedeutung zuzumessen.

Teilkostenrechnung

Im Unterschied zur Vollkostenrechnung, bei der sämtliche Einzel- und Gemeinkosten verrechnet werden, werden bei der Teilkostenrechnung nur die anteiligen *variablen Kosten* auf die Kostenstellen und Kostenträger verrechnet. Die fixen Kostenanteile, die sich in der Regel nicht verursachungsgemäß zurechnen lassen, werden als Block berücksichtigt. Bei einer Teilkostenrechnung werden je nach Rechnungszweck (z.B. für die Wirtschaftlichkeitskontrolle, Budgetierung, rechnerische Grundlage für unternehmerische Entscheidung) jeweils nur die relevanten bzw. von den Kostenstellen (Kostenverantwortlichen) zu beeinflussenden variablen Kosten einbezogen.

Eine Teilkostenrechnung wiederum kann durchgeführt werden auf der Basis von:

- Istkosten
- Normalkosten oder
- Plankosten.

Eine Teilkostenkalkulation wird in der Regel nur parallel zur Vollkostenkalkulation durchgeführt. Im Rahmen unternehmerischer Entscheidungen werden mit dieser Rechnung häufig Preisuntergrenzen ermittelt bzw. Entscheidungen über das Leistungsprogramm getroffen. Im Pflegebereich betrifft dies insbesondere auch die internen Leistungsbereiche, wie Versorgungsbereiche (z.B. Wäscherei).

Deckungsbeitragsrechnung

Ein wichtiges Instrument der Teilkostenrechnung ist die Deckungsbeitragsrechnung. Das Grundschema zeigt, dass von den Verkaufserlösen die beschäftigungsvariablen Kosten (variable Kosten) abgezogen werden. Die beschäftigungsvariablen Kosten müssen über die Kostenstellen auf der Basis von Bezugsgrößen, die als *Maßstab der Beschäftigung* für die einzelnen Kostenstellen gelten, auf die Kostenträger verteilt werden. Die Bezugsgrößen sind dabei nach Möglichkeit so zu wählen, dass sich zum einen die leistungsvariablen Kosten linear zur Veränderung der Bezugsgröße verhalten und zum anderen ein linearer Zusammenhang zwischen Bezugsgrößenvolumen und der Leistungsmenge besteht. Dieser betriebswirtschaftlich allgemeinen Definition steht in der praktischen Anwendung im Pflegebereich ein abgewandeltes Verständnis gegenüber. In diesem Zusammenhang spricht man auch oft von Kosten, die einer Leistung direkt zugeordnet werden können, und von Kosten, die einer Leistung nicht direkt zugerechnet werden können. Die direkt zurechenbaren Kosten werden in diesem Fall von den Erlösen abgezogen.

Die Differenzbeträge zwischen den ermittelten bzw. geplanten variablen Kosten der Kostenträger und ihren Verkaufserlösen stehen als Beitrag zur Deckung der gesamten nicht zugerechneten, aber in die Ergebnisrechnung einfließenden Fixkosten zur Verfügung. Diesen Beitrag nennt man den *Deckungsbeitrag*.

Die Beurteilung der Kostenträger wird nur auf der Grundlage ihres Deckungsbeitrages vorgenommen. Solange eine Leistung einen positiven Deckungsbeitrag erzielt, trägt sie zur Deckung der Fixkosten bei. Ein Produkt bzw. eine Leistung ist somit für das Unternehmen von gesteigerter Wichtigkeit, je höher sein/ihr Deckungsbeitrag ist. Damit lässt sich auch eine Erfolgsanalyse nach der Ertragskraft von Produkt- bzw. Leistungsgruppen, Verkaufsgebieten oder Kundengruppen durchführen. Ein Beispiel einer einfachen Deckungsbeitragsrechnung zeigt **Tabelle 5-15**.

Tabelle 5-15: Beispiel einer einfachen Deckungsbeitragsrechnung

Leistungen	A	B	C	Gesamt
Umsatzerlöse (€)	300,–	100,–	100,–	500,–
– variable Kosten (€)	200,–	70,–	90,–	360,–
= Deckungsbeitrag (€)	100,–	30,–	10,–	140,–
Fixe Kosten (Block) (€)				40,–
Betriebsergebnis (€)				100,–
Rangfolge	1	2	3	

Tabelle 5-16: Beispiel einer zweistufigen Deckungsbeitragsrechnung

Leistungsgruppe	I		II		Gesamt
	A	B	C	D	
Leistung	Tsd. €	Tsd. €	Tsd. €	Tsd. €	Tsd. €
Umsatzerlöse	34,0	22,5	45,0	11,4	112,9
– variable Kosten	20,0	10,5	22,5	4,8	57,8
= Deckungsbeitrag I	14,0	12,0	22,5	6,6	55,1
Gruppendeckungsbeitrag	26,0		29,1		55,1
– spezielle Fixkosten der Gruppe	3,0		11,1		14,1
Gruppen-Deckungsbeitrag II	23,0		18,0		41,0
Allgemeine Fixkosten des Unternehmens (Block)					35,0
Betriebsergebnis					6,0
Rangfolge der Leistungen	2	3	1	4	
Rangfolge der Leistungsgruppen	1		2		

Wenn Leistungen in Leistungsgruppen eingeteilt und die Fixkosten für die Erstellung speziell für diese Gruppen ermittelt werden können, lässt sich eine zweistufige Deckungsbeitragsrechnung durchführen (Tab. 5-16). Auf diese Weise können die Fixkosten für die Leistungserstellung und als Restfixkosten die allgemeinen Fixkosten ermittelt werden, die dem gesamten Unternehmen zuzuordnen sind.

Wenn als zusätzliche Differenzierung der Fixkosten noch die Erstellungsfixkosten je Leistungsart ermittelt werden können, ließe sich eine dreistufige Deckungsbeitragsrechnung durchführen. In dem in Tabelle 5-17 dargestellten Beispiel wurden 14100,– EUR als Erstellungsfixkosten ermittelt und vom Deckungsbeitrag I abgezogen. Die speziellen Fixkosten der

Leistungsgruppen bleiben gleich. Ansonsten wird hinsichtlich der Erlöse und variablen Kosten je Leistungsart von den gleichen Grunddaten ausgegangen. Entsprechend wird das Betriebsergebnis gleich hoch sein, nur der Restfixkostenbetrag als allgemeiner Fixkostenblock wird reduziert.

Aus Tabelle 5-17 ist zu ersehen, dass der Deckungsbeitrag II für Leistung D –2000,– EUR beträgt. Die Rangfolge der Leistungen hat sich verändert. Leistung C hat zwar immer noch Rang 1, Leistung A wird aber hierbei nicht mehr in Rang 2 eingestuft, sondern auf Rang 3. Rang 2 hat nun Leistung B. Produkt D hat weiterhin den Rang 4. Mit der zusätzlichen Information, dass Leistung D jedoch einen negativen Deckungsbeitrag aufweist, lassen sich Überle-

Tabelle 5-17: Beispiel einer dreistufigen Deckungsbeitragsrechnung

Leistungsgruppe	I		II		Gesamt
	A	B	C	D	
Leistung	Tsd. €	Tsd. €	Tsd. €	Tsd. €	Tsd. €
Umsatzerlöse	34,0	22,5	45,0	11,4	112,9
– variable Kosten	20,0	10,5	22,5	4,8	57,8
= Deckungsbeitrag I	14,0	12,0	22,5	6,6	55,1
Erstellungsfixkosten pro Leistung	3,0	0,0	2,5	8,6	14,1
= Deckungsbeitrag II	11,0	12,0	20,0	–2,0	41,0
Gruppen-Deckungsbeitrag	23,0		18,0		41,0
Spezielle Fixkosten der Gruppe	3,0		11,1		14,1
Gruppen-Deckungsbeitrag	20,0		6,9		26,9
Allgemeine Fixkosten des Unternehmens (Block)					35,0
Betriebsergebnis					6,0
Rangfolge der Leistungen	3	2	1	4	
Rangfolge der Leistungsgruppen		1		2	

gungen anstellen, Leistung D aus dem Leistungskatalog herauszunehmen.

Auffällig bei beiden Berechnungen ist, dass die Leistung mit dem höchsten Deckungsbeitrag (Leistung C) sich in der schlechteren Leistungsgruppe befindet und die schlechteren Deckungsbeiträge der Leistung D über den Gruppendeckungsbeitrag etwas ausgeglichen hat.

Aus den bisherigen Beispielen wird deutlich, dass eine dreistufige Deckungsbeitragsrechnung einen höheren Informationswert hat als eine zweistufige. Jede zusätzliche Differenzierung der allgemeinen Fixkosten des Unternehmens bringt grundsätzlich einen höheren Informationsgehalt. Dadurch sind aber auch mehr Aufwendungen verbunden und das Kosten-Nutzen-Verhältnis sollte ausgewogen sein.

Im Hinblick auf eine zunehmende integrierte Versorgung wird im Folgenden die Deckungsbeitragsrechnung im Zusammenhang mit der Bewertung von Fallpauschalen im Krankenhausbereich dargestellt.

Beispiel

Das St. Josef Hospital ist Kooperationspartner der Ambulanten Hauskrankenpflege Vitalis GbR. Das Hospital bietet Leistungen an, die über vier unterschiedliche Fallpauschalen (A, B, C, D) abgewickelt werden. Tabelle 5-18 enthält Angaben über Menge, Stückerlös sowie die direkt den Fallpauschalen zurechenbaren variablen Kosten.

In der Fallpauschalengruppe I fallen auf die Gruppe bezogen direkt zurechenbare Kosten in Höhe von 20 000,– EUR an. In der Fallpauschalengruppe II fallen auf die Gruppe bezogen direkt zurechenbare Kosten in Höhe von 45 500,– EUR an. Für das Gesamtkrankenhaus wurden nicht direkt zurechenbare Kosten in Höhe von 80 000,– EUR festgestellt. Auf Grund dieser Datenlage ergibt sich die Aufstellung in Tabelle 5-19.

Insbesondere Fallpauschale B sollte bezüglich der Erlössituation genau analysiert werden. In diesem Bereich sind die Möglichkeiten für Erlössteigerungen zu untersuchen. Darüber hinaus sind auch die für diese Leistung variablen Kosten auf Einsparpotenziale hin zu untersuchen. Fallpauschalengruppe I hat einen erheblich hohen negativen Deckungsbeitrag. Zu untersuchen wäre, ob sich bei Wegfall der Leistung B eine wesentliche Verbesserung für den Gruppendeckungsbeitrag ergäbe und wie hoch unter diesen Bedingungen das Betriebsergebnis wäre.

Break-even-Analyse

Auch die *Break-even-Analyse* (Abb. 5-4) gehört zu den klassischen Anwendungsgebieten der Kostenrechnung (als Teilkostenrechnung). Hierbei kann bestimmt werden, ab welcher Menge einer Leistungserstellung ein Gewinn erwirtschaftet wird.

Wie bereits ausgeführt, setzen sich die Gesamtkosten zusammen aus fixen und variablen Kosten. Auch wenn die Beschäftigung eines Unternehmens und damit die Menge der Leistungserstellung gleich 0 ist, entstehen fixe Kosten. Daher spricht man auch von einem Fixkostenblock. Zu beachten ist, dass alle betrieblichen Dispositionen, die kurzfristiger Natur sind, in der Regel keinen Einfluss auf die Fixkosten haben. Bei langfristigen Entscheidungen verhält sich das anders. Je länger eine Planungsperiode ist, desto geringer wird der Anteil der Fixkosten an den Gesamtkosten.

Auf dem Fixkostenblock setzen die variablen Kosten auf. Aus Vereinfachungsgründen werden sie hier mit einem proportionalen Verlauf dargestellt (z. B. die Lebensmittelentnahme für jeweils gleiche Menüs).

Im Nullpunkt setzt die Erlöskurve an, die hier ebenfalls aus Vereinfachungsgründen als Gerade dargestellt wird. Somit werden keine Mengenrabatte oder sonstige Preisnachlässe berücksichtigt.

Da, wo die Erlöse gleich den Gesamtkosten sind, befindet sich der *Break-even-Punkt*. Eine Mehrbeschäftigung ab bzw. nach diesem Punkt, übertragen auf die Mengenachse, bedeutet die

Tabelle 5-18: Fallpauschalen (Erläuterung siehe Text)

Fallpauschale	Menge (Stück)	Erlös/Stück (€)	Variable Kosten/Stück (€)
FP A (Gruppe I)	200	1000,–	900,–
FP B (Gruppe I)	300	1200,–	1400,–
FP C (Gruppe II)	150	2000,–	1000,–
FP D (Gruppe II)	400	900,–	700,–

Tabelle 5-19: Fallpauschalengruppen (Erläuterung siehe Text)

Fallpauschalengruppen	I (y)		II (y	
Fallpauschalen	A	B	C	D
Erlöse (gesamt)	200 000,–	360 000,–	300 000,–	360 000,–
– variable Kosten	180 000,–	420 000,–	150 000,–	280 000,–
= Deckungsbetrag I	20 000,–	– 60 000,–	150 000,–	80 000,–
= Gruppen-Deckungsbetrag I	– 40 000,–		230 000,–	
– Spezielle Fixkosten der Gruppe (je FP-Gruppe zurechenbare Kosten)	20 000,–		45 000,–	
= Gruppen-Deckungsbeitrag II	– 60 000,–		185 000,–	
Summe Deckungsbeitrag II	125 000,–			
– Allgemeiner Fixkostenblock des Krankenhauses	80 000,–			
= Betriebsergebnis	45 000,–			

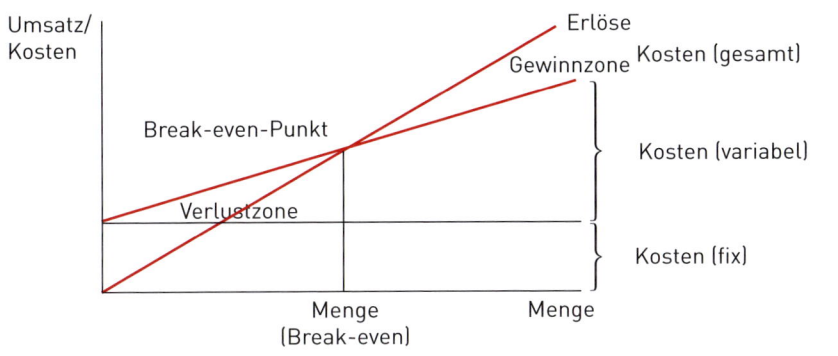

Abbildung 5-4:
Break-even-Analyse
(Erläuterung siehe Text)

Erwirtschaftung von Gewinn. Liegt eine geringere Beschäftigung als die Menge des Break-even vor, erwirtschaftet ein Unternehmen oder eine Abteilung Verluste.

Beispiel

Eine Abteilung der Pflegeheim Sonnenschein GmbH hat jährliche Fixkosten in Höhe von 1 000 000,– EUR. Die variablen Kosten betragen 50,– EUR je Berechnungstag. Der Erlös je Berechnungstag beträgt 450,– EUR. Hier soll unterstellt werden, dass an einem Kalendertag mehrere Berechnungstage (multipliziert mit der Anzahl der Bewohner/Patienten) berechnet werden können.

Der Break-even-Punkt, auch Kostendeckungspunkt genannt, wird wie folgt berechnet:

- U (Umsatz) = K (Kosten gesamt)
- Preis × Menge = k_v (variable Stückkosten) × Menge + k_f (Fixkosten)

Somit lässt sich folgende Gleichung aufstellen und die gesuchte Menge x ermitteln:

$$450 x = 50 x + 1\,000\,000$$
$$400 x = 1\,000\,000$$
$$x = 2500$$

Ab 2500 Berechnungstagen würde die Abteilung Gewinn erwirtschaften.

Berechnung des Break-even-Punktes

Die Berechnung des Break-even-Punktes lässt sich auch skizzenhaft grafisch darstellen (Abb. 5-5):

1. Schritt 1: Einzeichnen des Fixkostenblocks (1 000 000 auf der y-Achse) (1)
2. Schritt 2: Mengenpunkt (Break-even) auf der x-Achse eintragen und Hilfslinie (90 Grad) nach oben ziehen (2)
3. Schritt 3: Gesamtkosten für z. B. 3000 Berechnungstage bestimmen (= 3000 × 50 + 1 000 000 = 1 150 000) und als Punkt (x = 3000/y = 1 150 000) eintragen. Dieser Punkt

wird mit dem Punkt (x = 0/y = 1 000 000) verbunden (3)
4. Schritt 4: Erlösgerade einzeichnen. Sie beginnt im Punkt (x = 0/y = 0) und geht durch den Punkt, an dem die Hilfslinie und die Gerade der Gesamtkosten sich schneiden (4).

Eine Lösung für die Bestimmung des Break-even-Punktes und seiner Menge hätte auch grafisch ermittelt werden können, in dem beispielsweise für die Menge 3000 die Erlöse errechnet werden (= 1350,– EUR). Dieser Punkt (x = 3000/y = 1350) wird mit dem Punkt (x = 0/y = 0) verbunden. Dort wo dann die Erlöskurve und die Kurve der variablen Kosten sich schneiden, liegt der Break-even-Punkt und – übertragen auf die Mengen-Achse x – die Menge zum Break-even.

Für die Bestimmung eines Gewinnes nach dem Break-even-Punkt (also in der Gewinnzone) lässt sich mit folgender allgemeiner Formel operieren:

$$G = E - K.$$

Ein Gewinn für die Menge 3000 würde demnach wie folgt berechnet:

$$G = 3000 \times 450 - (3000 \times 50 + 1\,000\,000)$$
$$G = 1\,350\,000 - (150\,000 + 1\,000\,000)$$
$$G = 200\,000$$

Dieses Ergebnis lässt sich auch aus der Abbildung 5-5 ablesen.

Vollkosten- und Teilkostenrechnung im Vergleich

Wie bereits ausgeführt, werden die Vollkosten- und Teilkostenrechnung häufig in Ergänzung zueinander durchgeführt. Damit wird einerseits gewährleistet, dass alle Kosten berücksichtigt werden, und andererseits, dass eine rechnerische Fundierung für kurz- und mittelfristige Entscheidungen geschaffen wird. Die Anwendung beider Rechnungen soll im folgenden Beispiel auf Grund einheitlicher Grunddaten aufgezeigt werden. Für die Teilkostenrechnung wird die Deckungsbeitragsrechnung gewählt.

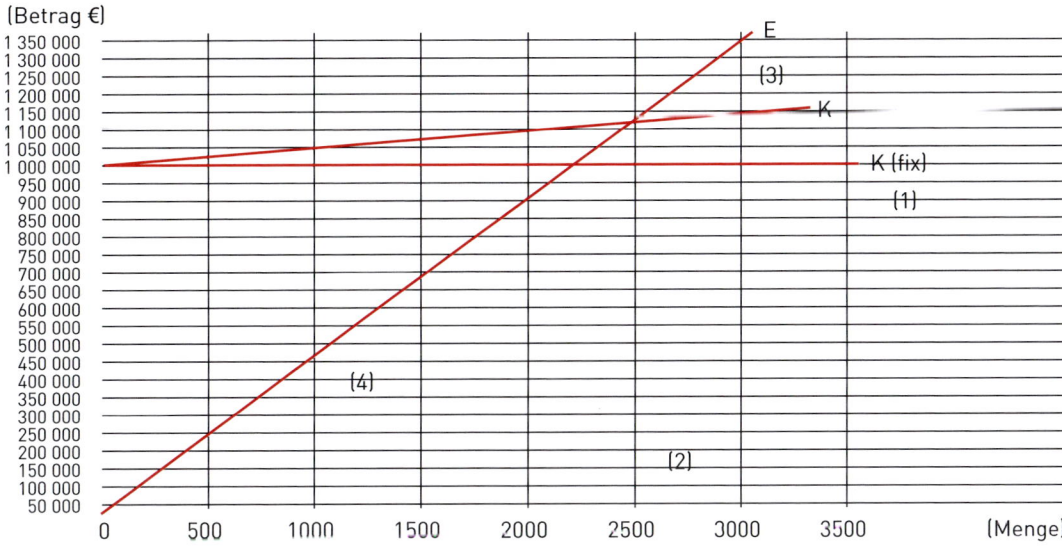

Abbildung 5-5: Break-even-Punkt (Erläuterung siehe Text)

Beispiel

Die HNO-Abteilung des Krankenhauses führte im Jahre 2000 die Fallpauschalen A, B und C durch. Die Fallpauschale A wurde 200 Mal durchgeführt und erbrachte pro Durchführung einen Erlös von 1400,– EUR bei Vollkosten von 1500,– EUR und variablen Kosten von 1100,– EUR. Fallpauschale B wurde 100 Mal durchgeführt und erbrachte einen Erlös von 5000,– EUR bei Vollkosten von 4000,– EUR und variablen Kosten von 3000,– EUR. Die Fallpauschale C wurde 50 Mal durchgeführt und erbrachte einen Erlös von 3000,– EUR bei Vollkosten von 2500,– EUR und variablen Kosten von 2000,– EUR. Die gesamten Fixkosten betragen 205 000,– EUR.

Die Berechnung eines Gewinns bzw. Verlustes für jede Fallpauschale unter Berücksichtigung der Vollkosten ist in **Tabelle 5-20** dargestellt.

Die Berechnung der Deckungsbeiträge unter Berücksichtigung der variablen Kosten sowie die Gesamtgewinnermittlung sind in **Tabelle 5-21** wiedergegeben.

Eine häufige Anwendung der Deckungsbeitragsrechnung besteht darin, der entscheidungsorientierten Fragestellung nachzugehen, was passieren würde, wenn ein Produkt bzw. eine Leistung nicht mehr erstellt wird. Da in unserem Beispiel die Fallpauschale A unter Berücksichtigung der entsprechenden Vollkosten einen Verlust erwirtschaftet, soll in der Berechnung in **Tabelle 5-22** die Fallpauschale A wegfallen und durch keine andere Leistung ersetzt werden.

Würde Fallpauschale A nicht mehr durchgeführt, so würden nur noch 45 000,– EUR Gesamtgewinn erzielt, also im Vergleich zur ersten Berechnung 60 000,– EUR weniger. Das Ergebnis mag auf den ersten Blick erstaunen, da man eine Leistung, die Verlust produziert, doch einfach weglässt. Dies hängt damit zusammen, dass die fehlenden Erlöse und der fehlende Deckungsbeitrag der Fallpauschale A (also der fehlende Beitrag zur Deckung der fixen Kosten) einen negativen Effekt auf die Gesamtgewinnberechnung haben, da die gesamten Fixkosten erst einmal unberührt bleiben. Sollten sich die gesamten Fixkosten durch den Wegfall der Fallpauschale A längerfristig abbauen lassen, würde der Wegfall zu einem günstigeren Ergebnis führen.

Tabelle 5-20: Gewinn- und Verlustberechnung für jede Fallpauschale unter Berücksichtigung der Vollkosten (Erläuterung siehe Text)

Fallpauschalen	A	B	C	Gesamt
Erlöse (€)	280 000,–	500 000,–	150 000,–	930 000,–
– Vollkosten (€)	300 000,–	400 000,–	125 000,–	825 000,–
Gewinn/Verlust (€)	– 20 000,–	100 000,–	25 000,–	105 000,–

Tabelle 5-21: Berechnung der Deckungsbeiträge unter Berücksichtigung der variablen Kosten (Erläuterung siehe Text)

Fallpauschalen	A	B	C	Gesamt
Erlöse (€)	280 000,–	500 000,–	150 000,–	930 000,–
– variable Kosten (€)	220 000,–	300 000,–	100 000,–	620 000,–
Deckungsbeitrag (€)	60 000,–	200 000,–	50 000,–	310 000,–
Fixkosten ges. (€)				205 000,–
Gewinn/BE (€)				105 000,–

Tabelle 5-22: Deckungsbeitragsberechnung ohne Fallpauschale A (Erläuterung siehe Text)

Fallpauschalen	B	C	Gesamt
Erlöse (v)	500 000,–	150 000,–	650 000,–
– variable Kosten (€)	300 000,–	100 000,–	400 000,–
Deckungsbeitrag (€)	200 000,–	50 000,–	250 000,–
Fixkosten ges. (€)			205 000,–
Gewinn/BE (€)			45 000,–

Eine solche vergleichende Berechnung könnte – sofern die entsprechenden Kostendaten zur Verfügung stehen – auch mehrstufig durchgeführt werden.

Vor- und Nachkalkulation

Die Kostenträgerrechnung kann als *Vor-* oder *Nachkalkulation* durchgeführt werden. Vor- bzw. Plankalkulationen werden vor Beginn der Leistungserstellung durchgeführt. Unter Plankalku-

lation versteht man Kalkulationen, bei denen für eine bestimmte Planperiode im Voraus geplante Erstellungs- bzw. Selbstkosten pro Leistungseinheit ermittelt werden. Die Kostendaten der Plankalkulation entsprechen der nach Kostenarten und Kostenstellen differenzierten Kostenplanung.

Aus der Vorkalkulation eines Pflegesatzes ergibt sich gewöhnlich der geforderte Pflegesatz für Pflegesatzverhandlungen. Der durch eine

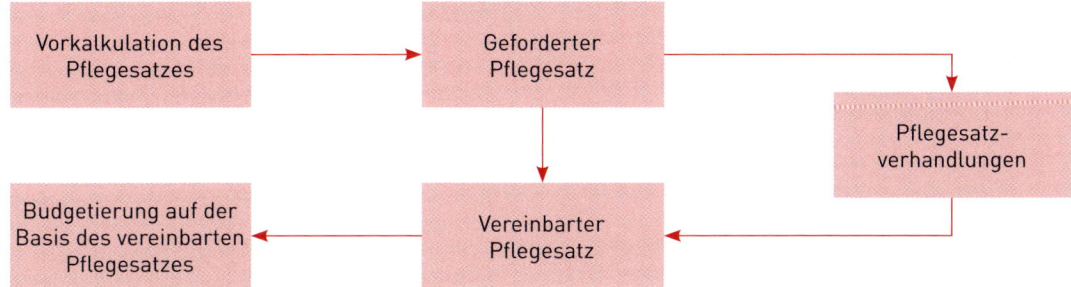

Abbildung 5-6: Von der Vorkalkulation zur Budgetierung (Quelle: in Anlehnung an Piehl/Ristok: 1998)

Verhandlung vereinbarte Pflegesatz bedarf dann noch der Budgetierung für die wesentlichen Betriebsbereiche, sodass für die Planperiode die Einhaltung der jeweiligen Plandaten und -kosten durch Vergleiche überprüft werden können (Abb. 5-6).

Eine Nachkalkulation wird – wie der Name schon sagt – im Nachhinein durchgeführt und dient ebenfalls der Erfolgskontrolle während einer Planperiode auf der Basis von Istkosten. Dadurch wird insbesondere eine *stückbezogene Erfolgskontrolle* der jeweiligen Leistungen unterstützt.

5.3
Fazit

Die Kosten- und Leistungsrechnung (KLR) ist in den meisten Unternehmen des Wirtschaftslebens freiwillig und frei gestaltbar, sie dient der Unternehmenssteuerung. Für Pflegeunternehmen sind nach PBV Mindestvoraussetzungen genannt. KLR wird immer wichtiger für Partner, Stakeholder etc. und im Rahmen von Basel II für die Banken und sonstige Kapitalbeschaffung (Strauch/Loffing, 2001 und 2002). Wird heute noch nur nach Bilanzen gefragt, kann man künftig damit rechnen, auch immer eine Kosten- und Leistungsrechnung oder zumindest relevante Elemente daraus abliefern zu müssen. Dies gilt insbesondere für Kooperationspartnerschaften und zu bildende Netzwerke der integrierten Versorgung nach Managed Care.

5.4
Zusammenfassung und Fragen zum Selbsttest

Zusammenfassung

Aus der Perspektive der ambulanten und stationären Altenhilfe hat das Themengebiet der Kosten- und Leistungsrechnung eine hohe Relevanz. Aus der PBV geht hervor, dass die zugelassenen Pflegeeinrichtungen eine Kosten- und Leistungsrechnung zu führen haben, die eine betriebsinterne Steuerung sowie eine Beurteilung der Wirtschaftlichkeit und Leistungsfähigkeit ermöglicht.

Es gibt *notwendige Kosten* und *nicht notwendige Kosten*. Der umgangssprachliche Begriff «Unkosten» kann getrost vergessen werden. Im Wesentlichen wurde in diesem Kapitel auf die Grundlagen der Kostenrechnung eingegangen. Diese umfasst die drei betriebswirtschaftlichen Teilrechnungen, die aufeinander abgestimmt sein müssen:

● *Kostenartenrechnung:* Welche Kosten sind entstanden?

● *Kostenstellenrechnung:* Wo sind Kosten entstanden?

● *Kostenträgerrechnung:* Wofür sind diese Kosten entstanden?

Fragen

1. Was versteht man unter der Kostenträgerrechnung?

2. Was versteht man unter der Kostenstellenrechnung?

3. Was versteht man unter der Kostenartenrechnung?

4. Wie wird der Break-even-Punkt berechnet?

5. Was sind die wesentlichen Aussagen der PBV?

6. Was versteht man unter der Deckungsbeitragsberechnung?

7. Beschreiben Sie die Grundstruktur eines Betriebsabrechnungsbogens.

8. Nennen Sie drei Beispiele für Anderskosten in Ihrem Tätigkeitsbereich.

9. Was versteht man unter der Zuschlagskalkulation?

10. Beschreiben Sie zwei Möglichkeiten der innerbetrieblichen Leistungsverrechnung

Literatur

Baukmann, D.: Die Kosten- und Erlösrechnung im Krankenhaus und ihre Prüfung. Idw-Verlag, Düsseldorf 2001

Keun, F.: Einführung in die Krankenhauskostenrechnung – Anpassung an neue Rahmenbedingungen. Betriebswirtschaftlicher Verlag Dr. Th. Gabler GmbH, Wiesbaden 2001

Piehl, A.; Ristok, B.: Kosten senken – Erlöse steigern in stationären Pflegeeinrichtungen. Lambertus-Verlag, Freiburg 1998

Strauch, G. M.; Loffing, C.: Ist Ihr Personalmanagement fit für ein Rating? Vorbereitung auf die Eigenkapitalvereinbarung – Teil 1. Die Pflegezeitschrift (2001) 10: 723–727

Strauch, G. M.; Loffing, C.: Die Kreditzinsen niedrig halten. Pflegedienste müssen ihre Personalprobleme lösen, um zukünftig noch Kredite zu erträglichen Zinsen zu erhalten. Häusliche Pflege (2002) 5: 25–28

Straßmann, W.: Pflegebuchführungsverordnung. Vincentz Verlag, Hannover 2000

Wiesent, H.: Kostenrechnung in der stationären Altenhilfe. WiKu-Verlag, Duisburg 2008

6 Qualitätsmanagement für Pflegeunternehmen

Petra Keitel, Christian Loffing, Eva-Maria Kristen-Seydel

Qualitätsmanagement hat sich in den vergangenen Jahren zu einer zentralen Aufgabe im Dienstleistungssektor Pflege entwickelt (Offermann, 2002; Reck-Hog, 2002; Loffing, 2005). Ergebnisse zahlreicher Prüfungen durch den Medizinischen Dienst der Krankenversicherung (MDK) belegten, dass intensive Bemühungen im Qualitätsmanagement in vielen Pflegeeinrichtungen notwendig waren (König, 2005, 2007; Büker, 2006). Die steigenden Kundenerwartungen sowie die stetig zunehmenden Forderungen seitens des Gesetzgebers an den Leistungserbringer zwangen Einrichtungen zum Handeln. Neben einzelnen Maßnahmen der Qualitätssicherung (z.B. Durchführung von Pflegevisiten) wurde die Implementierung eines geeigneten Qualitätsmanagementsystems empfohlen. Hiermit wurde in den vergangenen Jahren auf der einen Seite eine entscheidende Grundlage zur Erfüllung der gesetzlichen Anforderungen geschaffen. Auf der anderen Seite konnte ein Qualitätsmanagementsystem zur Kundenorientierung und Verbesserung der Dienstleistungsqualität beitragen. Auch ein begleitender Marketingeffekt war zu erwarten. Bemühungen in Sachen Qualität konnten somit zu einem Wettbewerbsvorteil und damit zu einem langfristigen Erfolg auf dem hart umkämpften Pflegemarkt beitragen.

Die Herausforderung für die kommenden Jahre liegt nun in der Weiterentwicklung der aufgebauten Qualitätsmanagementsysteme, dem so genannten *Verbesserungsmanagement*. Dieser Entwicklungsprozess muss unter Berücksichtigung weiterer Kundenerwartungen geschehen, wobei die Kostenregulierung bedingt durch transparente und nachweisbare Qualität nicht aus dem Auge verloren werden darf.

Lernziele

- Einblick in die gesetzlichen Forderungen im Zusammenhang mit dem Begriff *Qualität*

- Kenntnis und Vertrautheit mit den Grundlagen und Begriffen des Qualitätsmanagements

- Kenntnisse über den Aufbau der komplexen Strukturen der DIN EN ISO 9000-Serie

- Fähigkeit, die Auditarten zu unterscheiden

- Kenntnisse über Auditplanung, -durchführung und -dokumentation

- Kenntnisse über die Zertifizierungsgrundlagen

- Kenntnisse über den Aufbau eines Verbesserungsmanagementsystems.

6.1
Relevanz des Qualitätsmanagements

6.1.1
Zur Geschichte der Qualität

Im Folgenden werden einige wesentliche Entwicklungen bis zur heutigen Philosophie des Qualitätsmanagements skizziert (Zollondz, 2002).

6.1.1.1
Qualitätskontrollen von der Antike bis zur Industrialisierung

Schon bei den Ägyptern gab es Verantwortliche, die sich beim Bau der Pyramiden mit dem Messen beschäftigten. Qualitätskontrollen wurden regelmäßig durchgeführt. Weitaus detailliertere Formen, die Qualität handwerklicher Leistungen zu kontrollieren und zu sichern, finden sich im Mittelalter. Die mittelalterlichen Zünfte besaßen ein umfangreiches System zur Kontrolle von Qualität. Schlechte Produktqualität wurde von den Zünften streng geahndet: durch Geldstrafen, öffentliche Bekanntmachungen oder – in besonders schweren Fällen – durch Ausschluss aus der Zunft, was dem Verlust der wirtschaftlichen Existenz gleichkam. Insgesamt wurde Qualität von der Antike bis zum Mittelalter durch Selbstkontrolle gewährleistet. Negative Sanktionen (Bestrafungen) motivierten zu qualitätsorientiertem Handeln.

Vom Mittelalter bis zum Einsetzen der Industrialisierung waren es dann vornehmlich die Zünfte und Gilden, welche Regeln für die Arbeit oder für Produkte aufstellten. Zu dieser Zeit übernahmen die Handwerker, die damals Generalisten im Erbringen ihres Handwerks waren und den gesamten Produktionsprozess überblickten, selbst die gesamte Produktion und damit auch die Qualitätskontrolle. Der Handwerksmeister prüfte das Endprodukt und gab es schließlich zum Handel frei oder übergab es direkt demjenigen, der das Produkt bestellt hatte.

Mit dem Aufkommen der Arbeitsteilung in den Fabriken war dieser zuvor beschriebene Vorgang der Qualitätskontrolle auf Grund zunehmender Komplexität nicht mehr möglich. Als Konsequenz wurde diese Tätigkeit an andere Personen oder sogar ganze Abteilungen übertragen. Selbstkontrolle wurde durch Fremdkontrolle ersetzt (Zollondz, 2002).

6.1.1.2
Von der Endkontrolle zur Systemkontrolle

Eine weitere Entwicklung im Qualitätsmanagement brachte der 2. Weltkrieg. Der Kriegseintritt der USA erforderte dort die Massenproduktion von zum Teil äußerst komplexen Rüstungsgütern in möglichst kurzer Zeit. Die Produktqualität wurde zum obersten Gebot. Das Kriegsmaterial durfte im Kampfeinsatz nicht versagen. Statistikern ist es zu verdanken, dass man von der Endkontrolle zu einer begleitenden Stichprobenprüfung kam. Der Prüfaufwand konnte dadurch erheblich verringert werden. Mit der Festlegung von Anforderungen, Qualitätsplanungen bei den Arbeitsschritten, Zwischenprüfungen und regelmäßiger Überprüfung der Fertigungseinrichtungen wurde das System der Nachkontrolle verlassen. Durch vorbeugende Maßnahmen wurde versucht, das Entstehen von Fehlern zu reduzieren. Der entscheidende Schritt von der Qualitätskontrolle zur *Qualitätssicherung* war damit vollzogen (Zollondz, 2002).

6.1.1.3
Von der Qualitätssicherung zum Qualitätsmanagement

Nach dem 2. Weltkrieg entwickelte sich mit amerikanischer Unterstützung durch die Qualitätspioniere Deming und Juran in Japan die Qualitätssicherung weiter zum *Qualitätsmanagement*. Qualitätsbemühungen wurden zu einer entscheidenden Aufgabe des Managements, das erkannte, dass nur eine ständige Verbesserung der *Prozessqualität* bei der Produktion zu einer ständig verbesserten Qualität der Produkte führt. Ishikawa prägte schließlich die Philosophie, dass alle Mitarbeiter, alle Geschäftsprozesse und der gesamte Produktzyklus in die Qualitätsbemühungen einbezogen werden müssen. Durch *Total Quality Management* (TQM) soll die konsequente Befriedigung von Kundenbedürfnissen erreicht werden. Diese Weiterentwicklung verschaffte der japanischen Industrie bedeutende Wettbewerbsvorteile (s. Kap. 1.2.3.2). Nicht mehr allein die technische Spezifikation eines Produktes steht im Vordergrund, sondern dessen *Gebrauchstauglichkeit* in den Augen des Kunden, auch als *fitness for use* bezeichnet (Zollondz, 2002).

6.1.2
Gesetzliche Forderungen und Kundenerwartungen

Qualitätsforderungen sind in zahlreichen für Pflegeeinrichtungen relevanten Gesetzen niedergelegt. Der Gesetzgeber formuliert damit klare Vorstellungen hinsichtlich der Sicherung der Qualität bei der pflegerischen Dienstleistungserbringung, wie z.B. anhand der Qualitätsprüfungsrichtlinie – QPR zur Prüfung der in Pflegeeinrichtungen erbrachten Leistungen und deren Qualität nach § 114 SGB XI vom 11. Juni 2009 in der Fassung vom 30. Juni 2009 ersichtlich wird (GKV/MDS, 2009). Die Forderungen beziehen sich hier auf die drei Prüfebenen:

- Strukturqualität
- Prozessqualität
- Ergebnisqualität

Diese drei Prüfebenen werden nachfolgend erläutert. Exemplarisch sei an dieser Stelle auf ausgewählte Prüfbereiche verwiesen, an die sich Forderungen richten. Die Basis stellen die jeweils gültigen und einzuhaltenden gesetzlichen Regelungen dar.

6.1.2.1
Strukturqualität

Elemente und Kriterien der Strukturqualität sind u.a. (König, 2005, 2007; Büker, 2006):

- Personalausstattung (Anzahl, Ausbildung und Zusatzqualifikation)
- räumliche Ausstattung
- Aus-, Fort- und Weiterbildungsstand der Beschäftigten
- Maßnahmen der internen und externen Qualitätssicherung
- Pflegeleitbild und Pflegekonzept
- Pflegedokumentation.

Beispiel

Im Rahmen einer Stichprobenprüfung durch den MDK wurde bei der Ambulante Hauskrankenpflege Vitalis GbR vor allem ein Punkt kritisiert: Die Einrichtung konnte keinen Qualitätsmanagementbeauftragten vorweisen. Das vorgelegte Organisationsdiagramm der Einrichtung (s. **Abb. 2-6**) offenbarte dieses Defizit. Frau Kramer und Frau Chmielewski hatten sich bislang zwar um die Qualitätssicherung in ihrem Unternehmen bemüht, allerdings eher unsystematisch. Eine Qualifizierung zum Qualitätsmanagementbeauftragten konnte ebenfalls niemand vorweisen. Frau Kramer wird sich nun verstärkt um diesen Bereich bemühen, sie hat sich bereits für den Besuch eines Lehrgangs zum Qualitätsmanagementbeauftragten und internen Auditor ausgesprochen. Diesen absolviert sie bei einem Anbieter, der den Lehrgang mit einer Prüfung bei einem akkreditierten Unternehmen abschließt. Das Zertifikat der bestandenen Prüfung ist weltweit gültig. Außerdem erhält sie für diese Aufgabe eine eigene Funktionsbeschreibung, die sowohl ihre Aufgaben als auch ihr Über- und Unterstellungsverhältnis sowie die Vertreterregelung ausweist.

6.1.2.2
Prozessqualität

Elemente und Kriterien der Prozessqualität sind u.a. (König, 2007; Büker, 2006):

- Einhaltung innerbetrieblicher Vorgaben
- Führung der Pflegedokumentation
- Einarbeitung neuer Mitarbeiter
- innerbetriebliche Kommunikation
- Zusammenarbeit mit anderen Leistungserbringern.

6.1.2.3
Ergebnisqualität

Elemente und Kriterien der Ergebnisqualität sind u.a. (König, 2007; Büker, 2006):

- pflegerischer und gesundheitlicher Zustand des Pflegebedürftigen
- Ernährung und Flüssigkeitsversorgung
- Aktivierung und Mobilisierung
- Betreuung und Versorgung
- Einhaltung vertraglicher Vereinbarungen mit dem Pflegebedürftigen.

Bei den vielfältigen gesetzlichen Vorgaben und Forderungen bleibt jedoch unklar, ob diese auch vom Kunden wahrgenommen werden. Die besonderen Qualifikationen der Mitarbeiter, die Umsetzung eines Pflegekonzeptes, die systematische Einarbeitung neuer Mitarbeiter sowie die Personalentwicklung, die kontinuierlichen Beurteilungsgespräche, die regelmäßig stattfindenden Teambesprechungen usw. werden vom Kunden vielfach nur am Rande registriert. Dieser assoziiert mit dem Begriff *Qualität* dagegen primär die Erfüllung seiner persönlichen Bedürfnisse und Wünsche. Zu seinen wichtigsten Bedürfnissen gehört u.a. eine gute pflegerische Versorgung. Die Qualität der pflegerischen Leistung kann er selbst jedoch nur in den wenigsten Fällen fachlich beurteilen. Dies ist auch nicht nötig, da ein neuer Patient bzw. Bewohner die pflegerische Qualität als *Basisleistung* des Dienstleistungserbringers voraussetzt. Für den

Betrieb eines ambulanten Pflegedienstes oder Pflegeheims setzt er eine Prüfung der pflegerischen Qualität durch den Gesetzgeber voraus. Neben der pflegerischen Qualität rücken für den Kunden eher Service und Dienstleistungsqualität in den Vordergrund. Während es früher noch ein Luxus war, wenn der Zahnarzt in die Altenpflegeeinrichtung kam, gilt dies heute aus Perspektive des Bewohners als selbstverständlich. Während es den Kunden vor Jahren noch große Überwindung kostete, häusliche Pflege in Anspruch zu nehmen und fremde Menschen ins eigene Haus zu lassen, so ist auch dies heute für viele Pflegebedürftige selbstverständlich. Verlangt werden in vielen Fällen sogar *Zusatzleistungen*, die ein wenig mehr Lebensqualität vermitteln (s. Kap. 9.5.3). Es ist daher von großer Bedeutung, die Bedürfnisse, Wünsche und Ziele der Kunden regelmäßig zu ermitteln und in ein Gesamtkonzept der Qualitätsbemühungen zu integrieren. Wettbewerbsvorteile sichern sich damit die Einrichtungen, die nicht nur die gesetzlichen Qualitätsforderungen erfüllen, sondern sich gleichzeitig in der Lage sehen, Kundenzufriedenheit zu erzeugen (s. Kap. 9.2).

> ### Exkurs: Veröffentlichung von Qualitätsberichten
>
> Die freiwillige Veröffentlichung von Qualitätsberichten kann einen Beitrag zum besseren Verständnis der Bemühungen einer Pflegeeinrichtung auf Seiten des Kunden respektive Interessierten erzeugen: «Transparenz schafft Vertrauen» (Loffing, 2008).

6.1.3
Qualität und Mitarbeiter

Die Mitarbeiter nehmen im Zusammenhang mit den Qualitäts- und Zufriedenheitsbemühungen in einer pflegerischen Einrichtung den höchsten Stellenwert ein. Ohne sie ist die Umsetzung von Qualität überhaupt nicht möglich. Ihre Einbeziehung ist unerlässlich, wenn Qualität langfristig eine Chance haben soll. Vor allem zwei Gründe müssen in diesem Zusammenhang angeführt werden. Zum einen kennt kaum einer die Prozesse in einem Unternehmen so gut wie der ausführende Mitarbeiter. Die Mitarbeiter einzubeziehen heißt damit, auf ihre Kompetenz und ihr Wissen zu bauen. Zum anderen müssen mit den Veränderungen, die mit den Qualitätsbemühungen einhergehen, Veränderungswiderstände überwunden werden. Dies gelingt umso leichter, je mehr die Mitarbeiter die Notwendigkeit der Veränderung verstehen. Damit die Umsetzung der Qualitätsbemühungen auch gelingt, bedarf es gerade in der Anfangszeit umfassender Gespräche, denn jede Veränderung erfordert zunächst die Akzeptanz und das Verständnis des Mitarbeiters. Im Rahmen der Personalentwicklung werden schließlich die benötigten Fähigkeiten und Fertigkeiten trainiert (s. Kap. 8.7).

6.1.4
Qualität, Wirtschaftlichkeit und Wettbewerb

Das Qualitätsmanagement verfolgt die Strategie, die Erfüllung von Kunden- sowie Mitarbeiterbedürfnissen und Wirtschaftlichkeit zu vereinigen. Durch die Einführung eines Qualitätsmanagementsystems können Anforderungen systematisch ermittelt und Prozesse kontinuierlich weiterentwickelt werden. Kostenintensive Fehlleistungen können vermieden und die Konkurrenzfähigkeit kann erhöht werden. Eine Erhöhung der Kunden- und Mitarbeiterzufriedenheit sowie eine Optimierung von Abläufen sind zu erwarten.

6.2
Begriffe des Qualitätsmanagements

6.2.1
Audit

Audit stammt aus dem Lateinischen von *audire* (hören). Das heißt, der Auditor ist jemand, der

Mitarbeitern und Führungskräften, ggf. sogar Kunden und Lieferanten, während eines Audits zuhört. Das *Audit* selbst ist eine systematische und unabhängige Untersuchung, um festzustellen, ob die qualitätsbezogenen Tätigkeiten und damit zusammenhängende Ergebnisse den geplanten Anordnungen entsprechen und ob diese Anordnungen wirkungsvoll verwirklicht und geeignet sind, die Ziele zu erreichen (DIN EN ISO 8402).

6.2.2
Qualität

Qualität ist der Grad, in dem ein Satz inhärenter Merkmale Anforderungen erfüllt (DIN EN ISO 9000:2008). Der Begriff *Qualität* kann in diesem Zusammenhang mit Adjektiven wie «gut», «schlecht» oder «hervorragend» umschrieben werden. «Inhärent» bedeutet in diesem Fall: einer Einheit als ständiges Merkmal innewohnend. Qualität ist damit also die Erfüllung von Anforderungen und Erwartungen. Forderungen werden in diesem Zusammenhang von Patienten, Bewohnern und Angehörigen gestellt, aber auch von Kranken- und Pflegekassen, vom Gesetzgeber, Hausarzt usw. Sie beinhalten in der Regel seit vielen Jahren auch eine Kosten-Nutzen-Analyse. Über den Grad der Erfüllung entscheidet letztendlich immer der Kunde.

6.2.3
Qualitätsmanagement

Zum Qualitätsmanagement (QM) zählen alle Tätigkeiten der Gesamtführungsaufgabe, welche Qualitätspolitik, Ziele und Verantwortungen festlegen und diese durch Mittel wie Qualitätsplanung, -lenkung, -sicherung und -verbesserung im Rahmen des Qualitätsmanagements verwirklichen (DIN EN ISO 8402). QM definiert betriebsinterne Regeln mit dem Ziel, kontinuierliche Verbesserung einzuleiten. QM meint die Steuerung und Koordinierung aller qualitätsbezogenen Tätigkeiten und Zielsetzungen. Es soll keine zusätzliche Aufgabe, sondern Teil der täglichen Arbeitsroutine sein.

Qualität muss von der Unternehmensleitung als oberstes Ziel auf der Basis der Kundenbedürfnisse definiert werden. Geeignete Mittel und Ressourcen müssen zur Verfügung gestellt werden. Optimale Abläufe sind eine wichtige Voraussetzung für zufriedene Kunden. Abweichungen von festgelegten Abläufen oder schlecht informierte Mitarbeiter können schnell zu verärgerten Kunden und erhöhten Kosten führen. QM heißt Teamarbeit und persönliche Verantwortung. Es gibt kein «man könnte», «man müsste», «man sollte» mehr. Nur durch geplante und geregelte Prozesse sowie durch klare Zielvorgaben kann ein qualitativ gutes Management erfolgen. QM ordnet also Ungeordnetes und schafft Klarheit im Unternehmen. QM umfasst alle Aktivitäten, die dazu beitragen, dass eine mindestens zufrieden stellende Qualität erreicht wird.

6.2.4
Total Quality Management (TQM)

Total Quality Management (TQM) ist nichts völlig Neues, schließlich gesellt sich zum QM lediglich der Zusatz «Total». TQM ist konsequentes, alles umfassendes Qualitätsmanagement (s. Kap. 1.2.3.2). Es geht um die totale Beherrschung der Qualität von Produkten und Prozessen. TQM impliziert dabei Denken in abteilungsübergreifenden Prozessen. Alle Mitarbeiter und Unternehmensbereiche bemühen sich gemeinsam um die totale Zufriedenstellung von Kundenwünschen. Die Bausteine von TQM sind «Mitarbeiterbeteiligung», «Verantwortung der Leitung» und «Qualität der Produkte durch Qualität der Prozesse» (DGQ, 1994; Schildknecht, 1994).

6.2.5
Qualitätspolitik und Qualitätsziele

Als Qualitätspolitik bezeichnet man die übergeordneten Absichten und Ausrichtungen einer Organisation zur Qualität, wie sie durch die oberste Leitung formell ausgedrückt werden (DIN EN ISO 8402). Die Qualitätspolitik wird meist sehr global/abstrakt formuliert und ist allgemein gültig. Qualitätsziele sind messbare Forderungen, meist zeitlich begrenzt, und werden in regelmäßigen QM-Bewertungen, den Managementberichten, evaluiert.

Qualitätspolitik alleine reicht jedoch nicht aus. Es müssen erreichbare und messbare Ziele formuliert werden. Die Festlegung der Qualitätspolitik sowie die Entscheidung für ein bestimmtes Qualitätsmanagementsystem (QMS) obliegt der obersten Leitung. Die höchste Führungsebene entscheidet über das Qualitätsniveau, die Vorgehensweise zur Einführung eines QMS, die dafür notwendigen Ressourcen personeller und finanzieller Art und die Rolle des Personals sowie über die Verwirklichung, Aufrechterhaltung und Weiterentwicklung.

6.2.6
Qualitätsmanagementsystem

Ein Qualitätsmanagementsystem (QMS) ist ein System für die Festlegung der Qualitätspolitik und der Qualitätsziele sowie der Instrumente

---

Exkurs: Risikomanagement

Einen wesentlichen Beitrag zu TQM in ambulanten und stationären Pflegeeinrichtungen leistet ein komplexes *Risikomanagementsystem*. Prof. Dr. Christian Loffing hat diesbezüglich zusammen mit der DAN Produkte Pflegedokumentation GmbH in den Jahren 2007 bis 2009 ein erstes komplexes Risikomanagementsystem entwickelt und evaluiert. Das Instrument RisiCare® berücksichtigt die Dimensionen *Patient/Bewohner, Arbeitsabläufe, Umgebung* und *Fehlerkultur*. Insbesondere der Fehlerkultur in einem Unternehmen kommt hierbei eine besondere Bedeutung zu. Nähere Angaben zum Instrument RisiCare® erhält der interessierte Leser unter www.danprodukte.de.

zum Erreichen dieser Ziele (DIN EN ISO 9000). Das QMS dient der Realisierung der festgelegten Qualitätspolitik. Hier werden Strategien zur Umsetzung der Ziele entwickelt, dokumentiert, eingeführt und aufrechterhalten (Sperl, 1996).

Ein Qualitätsmanagementsystem regelt die «W-Fragen»: *Wer* macht *was, wann* und *wie* im Betrieb? Es geht hier um die Gesamtheit der Aufbau- und Ablauforganisation, die von den einrichtungsinternen Zielsetzungen abhängig ist (s. Kap. 2.3 und 2.4). Systematisch sollen alle Arbeitsabläufe dokumentiert und optimiert werden. Überflüssige Arbeitsschritte sollen vermieden werden. Ein QMS zielt aber auch darauf ab, die Zusammenarbeit mit den schnittstellenübergreifenden Bereichen (Sanitätshaus, Apotheke, Hausarzt usw.) insbesondere da zu verbessern, wo Schwachstellen auftreten. So sorgt man nicht nur für Transparenz im Unternehmen, sondern auch für reibungslose Abläufe.

Letztendlich entscheidend für die Einführung, Umsetzung, Aufrechterhaltung und Weiterentwicklung eines QMS ist die Einbindung der Mitarbeiter. Es genügt nicht, den Mitarbeitern ein Qualitätsmanagementhandbuch vorzulegen, in dem alle Prozesse beschrieben sind. Die Geschäftsführung muss dafür Sorge tragen, dass die festgelegte Qualität in die tägliche Arbeit einfließt. Daher muss im Vorfeld auch genau überlegt werden, welches das passende System für die Einrichtung ist. Derzeit existiert eine Vielzahl an Qualitätsmanagementsystemen auf dem Markt. Die wohl bekanntesten sind die ISO-Norm und EFQM.

QM-Modelle sind Anleitungen dafür, wie Organisationen am besten geordnet werden können und welche Ergebnisse sie hervorbringen sollen. Während einige Modelle klare Vorgaben machen, erteilen andere Modelle ausschließlich Empfehlungen. Trotz zahlreicher Unterschiede gibt es jedoch vor allem auch inhaltliche Gemeinsamkeiten in den Modellen. Exemplarisch seien an dieser Stelle die folgenden Themenbereiche erwähnt (Offermann, 1998, 2002):

- Führung
- zielsichere Tätigkeit
- Wertschöpfung
- Prozesse, die Kundengewinnung ermöglichen
- Umgang mit Fehlern
- Weiterentwicklung
- Anpassung an Neuerungen muss möglich sein
- Transparenz für den Kunden
- Mitarbeiter und Patienten müssen Ziele, Preise, Leistungen etc. kennen
- Zufriedenheit mit der Organisation
- Kundenzufriedenheit als wichtiges Gut.

Differenziert werden kann zwischen internationalen QM-Modellen und deutschen QM-Prüfungsmodellen (Abb. 6-1).

6.2.6.1
Internationale QM-Modelle

DIN EN ISO 9000-Serie
- eines der ältesten und anerkanntesten QM-Modelle
- verwaltet vom Deutschen Institut für Normung (DIN)
- in Europa (EN) und auf der ganzen Welt anerkannt; bei der Internationalen Standardisierungsorganisation (ISO – International Standard Organization) sind fast alle Normierungsinstitute der Welt Mitglied
- entstanden aufgrund der Zunahme internationaler Geschäftsbeziehungen
- zur neuen ISO 9000-Familie (DIN EN ISO 9000:2008), die seit dem 15. November 2008 gültig ist, gehören vier Einzelnormen (Graebig, 2009):
  - ISO 9000: Grundlagen und Begriffe
  - ISO 9001: Forderungen an QM-Systeme
  - ISO 9004: Leitfaden zur Leistungsverbesserung
  - ISO 19011: Leitfaden für das Audit
- Vier Hauptteile bestimmen den Inhalt der ISO 9001:2008, auf die es ankommt, wenn man eine Zertifizierung bestehen will:

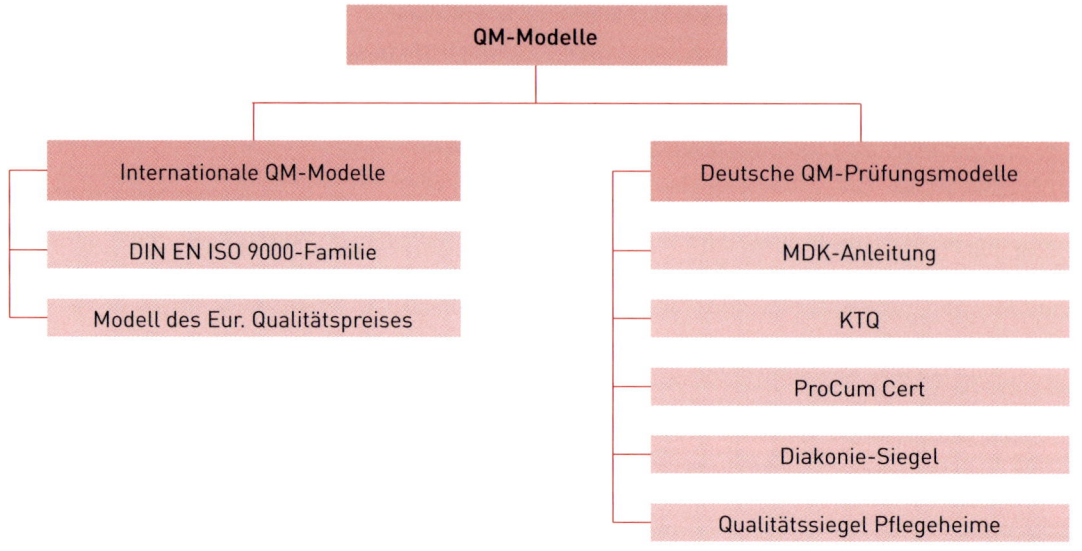

Abbildung 6-1: Ausgewählte QM-Modelle in der Übersicht

- Verantwortung der Leitung
- Management von Ressourcen
- Produktrealisierung oder das Erbringen der Dienstleistung
- Messung, Analyse und Verbesserung.

EFQM-Modell

- die Europäische Stiftung für Qualitätsmanagement (EFQM – European Foundation for Quality Management) wurde 1988 von 14 führenden europäischen Unternehmen gegründet und ist entstanden, um Organisationen mit besonders guten QM-Systemen zu preisen
- der Unterschied zur ISO 9000-Familie besteht darin, dass sich Unternehmen anhand der Kriterien auch selbst bewerten können
- die Bewertung der Organisation wird vorgenommen anhand zweier Arten von Kriterien:
  - die Befähiger *(enabler)*, die dazu beitragen sollen, bestimmte Ergebnisse zu erreichen und
  - die Ergebnisse *(results)*, die die Organisation erreichen soll

6.2.6.2
Deutsche QM-Prüfungsmodelle

MDK-Anleitung zur Prüfung der Qualität

- Der MDK (Medizinischer Dienst der Krankenversicherung) führt Qualitätsprüfungen im Auftrag der Landesverbände der Pflegekassen durch, dabei handelt es sich um:
  - Einzelprüfungen
  - Stichprobenprüfungen oder
  - vergleichende Prüfungen
- die Einrichtungen sind verpflichtet, sich vom MDK prüfen zu lassen
- die Prüfer des MDK können alle Leistungsbereiche prüfen, die das Pflegeversicherungsgesetz umfasst
- Qualitätsdimensionen, die von den Prüfern in den Blick genommen werden, sind:
  - die Strukturqualität
  - die Prozessqualität
  - die Ergebnisqualität
- die Prüfer des MDK beurteilen die Einrichtung aus zwei Perspektiven: sie befragen die

Exkurs: Neue QPR ambulant

Wesentliche Inhalte der Qualitätsprüfungsrichtlinie QPR zur Prüfung der in *ambulanten Pflegeeinrichtungen* erbrachten Leistungen und deren Qualität nach § 114 SGB XI vom 11. Juni 2009 in der Fassung vom 30. Juni 2009 (GKV/MDS, 2009):

Prüfung im ambulanten Pflegedienst (Struktur- und Prozessqualität):
1. Angaben zur Prüfung und zum Pflegedienst
2. Allgemeine Angaben
3. Aufbauorganisation Personal
4. Ablauforganisation
5. Konzeptionelle Grundlagen
6. Qualitätsmanagement
7. Pflegedokumentationssystem
8. Hygiene

Prüfung beim Pflegebedürftigen (Prozess- und Ergebnisqualität):
9. Allgemeine Angaben
10. Behandlungspflege
11. Mobilität
12. Ernährung und Flüssigkeitsversorgung
13. Ausscheidung
14. Umgang mit Demenz
15. Körperpflege und sonstige Aspekte der Ergebnisqualität
16. Sonstiges
17. Zufriedenheit des Leistungsbeziehers

Exkurs: Neue QPR stationär

Wesentliche Inhalte der Qualitätsprüfungsrichtlinie – QPR zur Prüfung der in *stationären Pflegeeinrichtungen* erbrachten Leistungen und deren Qualität nach § 114 SGB XI vom 11. Juni 2009 in der Fassung vom 30. Juni 2009 (GKV/MDS, 2009):

Prüfung in stationären Pflegeeinrichtungen (Struktur- und Prozessqualität):
1. Angaben zur Prüfung und zur Einrichtung
2. Allgemeine Angaben
3. Aufbauorganisation Personal
4. Ablauforganisation
5. Konzeptionelle Grundlagen
6. Qualitätsmanagement
7. Pflegedokumentationssystem
8. Hygiene
9. Verpflegung
10. Soziale Betreuung

Prüfung beim Pflegebedürftigen (Prozess- und Ergebnisqualität):
11. Allgemeine Angaben
12. Behandlungspflege
13. Mobilität
14. Ernährung und Flüssigkeitsversorgung
15. Urininkontinenz
16. Umgang mit Demenz
17. Körperpflege
18. Sonstige Aspekte der Ergebnisqualität
19. Sonstiges
20. Befragung der Bewohner

Kunden und zum anderen die verantwortlichen Leitungskräfte und Mitarbeiter
- die Ergebnisse der in den Exkursen beschriebenen Prüfungen werden zukünftig veröffentlicht; zur besseren Einschätzung der Qualität einer ambulanten oder stationären Pflegeeinrichtung werden Vergleichswerte (Durchschnitt) genannt

Kooperation für Transparenz und Qualität im Krankenhaus (KTQ)
- KTQ ist die Bezeichnung für ein Zertifizierungsverfahren, das mit der Gründung der KTQ GmbH im Jahre 2002 offiziell eingeführt wurde
- bis 2007 handelte es sich um ein krankenhausspezifisches System. Seit 2008 können

sich u. a. Mitarbeiter von Pflegeeinrichtungen für eine KTQ-Pilotphase bewerben; folgende Inhalte (vereinbart von VDAK, AEV, BÄK, DKG) mit insgesamt 80 Kriterien sind zu bearbeiten:

- Patientenorientierung
- Mitarbeiterorientierung
- Sicherheit
- Informationswesen
- Krankenhausführung und
- Qualitätsmanagement.

- im Rahmen einer Selbstbewertung soll das Unternehmen zu jedem Kriterium einen kleinen Bericht verfassen; Überschriften:
  - Schilderung des Istzustands im Rahmen der Selbstbewertung
  - ständiger Verbesserungsprozess
  - mögliche Verbesserungen
  - Verantwortliche
  - Bewertung des Erfüllungsgrades des Kriteriums durch das Krankenhaus.
- die Ergebnisse sollen dazu beitragen, die Transparenz der Krankenhäuser nach außen zu erhöhen
- außerdem wird ein ständiger Verbesserungsprozess (KVP) implementiert; er dient dazu, die eigenen Strukturen kontinuierlich selbstkritisch zu hinterfragen und ggf. im Hinblick auf neue Anforderungen zu verändern

proCum Cert

- die konfessionellen Träger der evangelischen und katholischen Kirchen haben zusätzlich zu den Kriterien der KTQ ethische Qualitätsforderungen erstellt, die von der Zertifizierungsorganisation proCum Cert nach den Regeln der KTQ überprüft werden
- zu den 80 Berichten nach KTQ kamen ab 2001 noch einmal ca. 200 Berichte hinzu; seit 2007 ist das Verfahren grundsätzlich überarbeitet; die zu bearbeitenden Kriterien konnten deutlich reduziert werden
- was bleibt, sind die unterschiedlichen Bewertungssysteme innerhalb eines proCum Cert-Selbstbewertungsberichtes bei den KTQ-Kriterien und den proCum Cert-Kriterien

Diakonie-Siegel

- im Jahre 2000 wurde das Bundesrahmenhandbuch «Diakonie-Siegel Pflege – Leitfaden für die Altenhilfe und ambulanten Dienste» fertig gestellt; seit dem 18. Juni 2006 liegt das Bundesrahmenhandbuch in der Version 2 vor
- Anlass der Überarbeitung war die nicht mehr als aktuell geltende Untergliederung der Qualitätskriterien in Struktur-, Prozess- und Ergebnisqualität, die zu «Schnittstellen» bzw. Problemen der Abgrenzung und Doppelung führte (vgl. Präsentation Bundesrahmenhandbuch Version 2, Diakonie); außerdem fehlten die Expertenstandards in der Pflege
- für die Überprüfung der Pflegeorganisationen gibt es eine Audit-Checkliste, die gemeinsam mit der Zertifizierungsgesellschaft EQ Cert unter Beteiligung der Landesverbände erarbeitet wurde; eingearbeitet sind weiterhin die Forderungen der ISO 9000:2008 bzw. ISO 9001:2008
- die Gliederung des Rahmenhandbuchs ist eine Empfehlung und zeigt folgende inhaltlichen Schwerpunkte:
  - Führungsprozesse, auch als Managementprozesse bezeichnet
    - Führung, Politik und Strategie
    - Personal
    - Qualitätsmanagementsystem
    - Sicherheit
  - Kundenprozesse
    - Pflege
    - Hauswirtschaft
    - Beratung und Betreuung
  - Unterstützungsprozesse
    - Betriebswirtschaft und Verwaltung
    - Öffentlichkeitsarbeit
    - Fahrdienst.

Qualitätssiegel Pflegeheime

- Praktiker unterschiedlicher Trägerschaften im Pflegebereich, Vertreter des Verbraucherschutzes und ein wissenschaftliches Expertenteam haben seit 1996 ein Prüfverfahren entwickelt, das den Anspruch hat, einfach und verständlich zu sein; im Jahre 1998 wurde das Qualitätssiegel für ambulante Dienste entwickelt, 2001 folgte das Qualitätssiegel «Besondere Betreuung von Menschen mit Demenz» und 2007 das Qualitätssiegel für die Tagespflege

- die MDK-Anleitung zur Prüfung der Qualität der stationären Pflege ist Bestandteil des Fragebogens für das Qualitätssiegel; Grundlage ist das Handbuch zum Qualitätssiegel für Pflegeheime
- Abgefragte Bereiche:
  - Bauwerk
  - Organisation
  - Pflege
  - Hauswirtschaft
  - soziale Betreuung.
- vergleichbar mit der MDK-Anleitung werden Mitarbeiter und Bewohner anonym befragt
- die Einrichtung wird begangen mit dem Ziel, Struktur-, Prozess- und Ergebnisqualität einer Einrichtung zu ermitteln und Verbesserungen im Sinne der Kundenzufriedenheit zu ermöglichen

Exkurs: Qualitätssiegel

Einen guten Überblick über 14 Qualitätssiegel und Zertifikate für Pflegeeinrichtungen liefert die Studie «Qualitätssiegel und Zertifikate für Pflegeeinrichtungen – Ein Marktüberblick» des Wissenschaftlichen Instituts der AOK (WIdO): WIdO, Kortrijker Str. 1, DE-53177 Bonn.

Zunehmend entstehen weitere Qualitätssiegel und auch Stiftung Warentest hat z. B. in Mülheim a. d. Ruhr ambulante Pflegedienste getestet. Die Inflation der Qualitätssiegel erhöht jedoch nicht zwingend die Qualität.

6.2.7
Qualitätsmanagementhandbuch (QMH)

Ein Qualitätsmanagementhandbuch ist ein Dokument, in dem die Qualitätspolitik dargelegt und das Qualitätsmanagementsystem einer Organisation beschrieben wird (DIN EN ISO 8402). Die systematische Erfassung des Qualitätsmanagements (QM) durch eine ausführliche QM-Dokumentation schafft die Basis für den Nachweis eines eingeführten QM. Es beinhaltet die grundlegenden Aussagen zur Qualitätspolitik, alle qualitätsrelevanten Vorgänge, Regelungen zu Verantwortlichkeiten und Zuständigkeiten sowie die Verfahren und Anweisungen zur Umsetzung einzelner Maßnahmen. Mit dem QMH lassen sich alle wichtigen Prozesse, d. h. Arbeitsabläufe, nachvollziehen, überprüfen und zurückverfolgen. Es ist ein wichtiges Führungsinstrument und dient nicht nur als Nachschlagewerk für die Mitarbeiter, sondern auch als Nachweis im Haftungsfall.

Die Dokumentation kann in jeder Form eines Mediums realisiert werden. Üblich ist die Dokumentation in Papierform, aber im Zeitalter der EDV ist selbstverständlich auch die PC-gestützte Dokumentation zulässig.

Qualitätsebenen
Die Qualitätsebenen, auch Qualitätsdimensionen genannt, sind von Donabedian (1966, 1980) skizziert worden und derzeit im deutschsprachigen Raum maßgebend. Sie bilden die Grundlage der MDK-Prüfungen und unterteilen sich in Struktur-, Prozess-, Ergebnisqualität (s. Kap. 6.1.2).

Verfahrensanweisung
Eine Verfahrensanweisung (VA) ist eine schriftliche und/oder grafische Darstellung von Abläufen in ihrer Reihenfolge, deren Anwendungsergebnis die Qualität einer Einheit beeinflusst. Ein Beispiel für eine VA zeigt Abbildung 6-2. In Gebrauch ist in diesem Zusammenhang auch der Begriff des Prozesses bzw. der Prozessbeschreibung.

Verifizierung
Verifizieren beutet sicherzustellen, dass die Ergebnisse die Vorgaben erfüllen. Gemeint ist eine Bestätigung durch Bereitstellen eines objektiven Nachweises dafür, dass festgelegte Anforderungen erfüllt wurden (z. B. letzte Überprüfung eines Pflegestandards, bevor dieser für alle Mit-

Verfahrensanweisung (VA): Umgang mit Kundeneigentum

Zweck
Die Regelungen in dieser VA sollen den ordnungsgemäßen Umgang mit dem Eigentum unserer Kunden sicherstellen, solange sich dies zur Aufbewahrung in der Einrichtung befindet.

Geltungsbereich
Diese VA gilt für alle Produkte, die uns vom Kunden zur Durchführung eines Auftrages zur Verfügung gestellt werden.

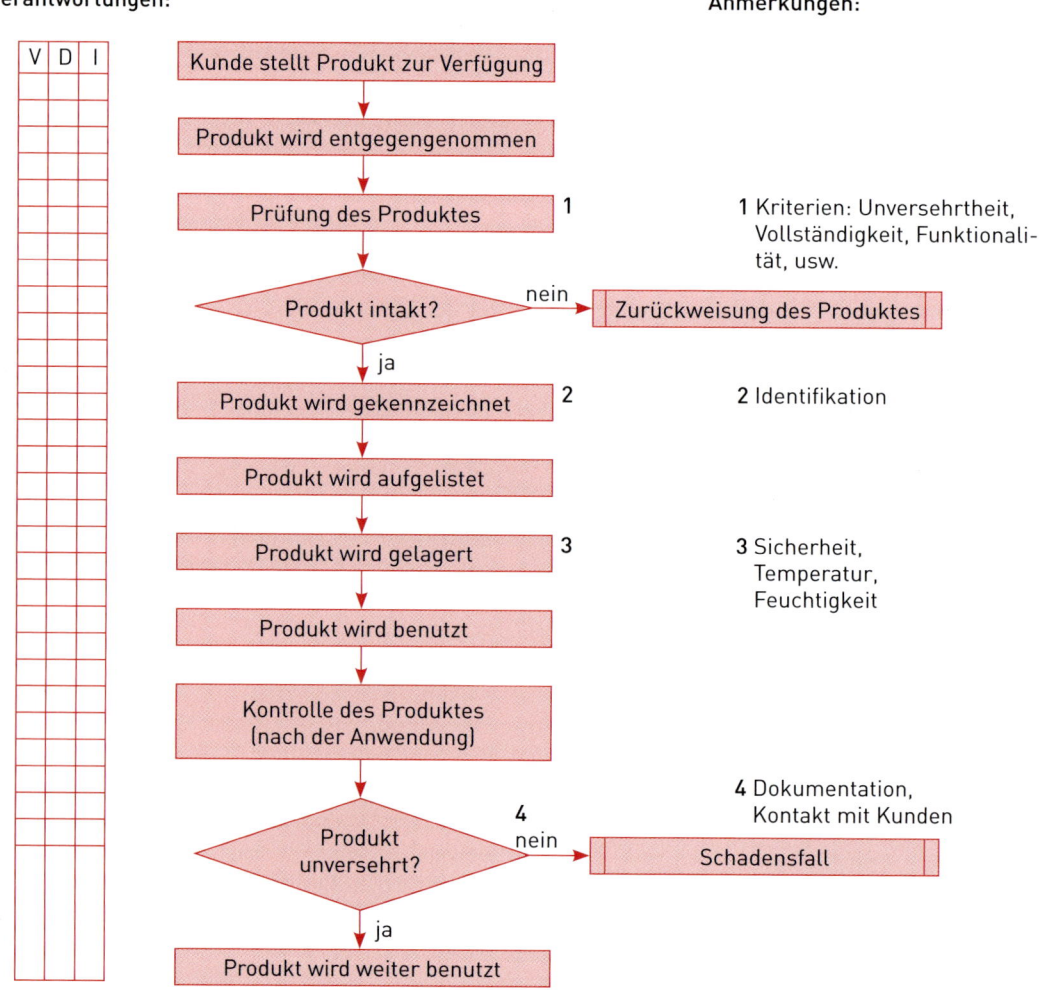

Legende: V = Verantwortung, D = Durchführung, I = Information

Abbildung 6-2: Verfahrensanweisung «Umgang mit Kundeneigentum»

arbeiter verbindlich von der Geschäftsführung genehmigt wird).

Validierung

Validieren bedeutet sicherzustellen, dass die Anforderung für die festgelegte Verwendung auch erfüllt wird. Die Bestätigung erfolgt durch Bereitstellen eines objektiven Nachweises, dass die Anforderungen für einen spezifischen beabsichtigten Gebrauch oder eine spezifisch beabsichtigte Anwendung erfüllt wurde.

6.3
Grundlagen zur DIN EN ISO 9000:2008-Familie

Die ISO (International Organization for Standardization bzw. Internationale Organisation für Normung) mit Sitz in Genf ist eine internationale Vereinigung, die 1947 gegründet wurde, um weltweit Normen für Produktion, Handel und Kommunikation einzuführen. Sie kann als übergeordnete Organisation aller nationalen Normungsinstitute betrachtet werden. Die DIN EN ISO 9000 ff. wurde erstmals 1987 veröffentlicht und vereinheitlichte die bis dahin existierenden nationalen QM-Normen zu einem einheitlichen, international geltenden Regelwerk. EN steht für Europäische Norm, DIN steht für das Deutsche Institut für Normung. DIN EN ISO bedeutet also: Es handelt sich um eine in Deutschland geltende, europaweit gültige und weltweit eingeführte Norm.

Die aktuelle ISO 9000-Familie besteht aus den drei Dokumenten ISO 9000, ISO 9001 und ISO 9004, welche Grundlagen und Begriffe, Anforderungen an das Qualitätsmanagementsystem und die Verbesserung von Qualität beschreiben. In der ISO 19011 findet man relevante Informationen zum Audit. Die überarbeitete und derzeit gültige Version der 9000er-Familie (DIN EN ISO 9000:2008-Familie) ist für jede Art von Unternehmen, auch für den Dienstleistungsbereich, anwendbar. Die ISO konzentriert sich auf das Qualitätsmanagement mit *prozessorientiertem Ansatz*. Wenn sich eine Ein-

richtung zu einer Zertifizierung entschieden hat, kann sie gegenüber ihren Kunden belegen, dass die Einrichtung genau das tut, was sie vorgegeben hat zu tun. Bei der ISO 9000er-Reihe handelt es sich nicht um eine Produkt- oder Dienstleistungsnorm, sondern ausschließlich um eine *Systemnorm*. Die Umsetzung wird den jeweiligen Einrichtungen selbst überlassen. Das heißt, es wird ausschließlich geprüft, ob die Prozesse, wie sie beschrieben sind (z.B. die Pflegestandards), auch genau so umgesetzt werden. Die ISO gibt nicht vor, wie der Patient oder Bewohner zu pflegen und zu betreuen ist. Stattdessen muss belegt werden, dass die Dokumentations- und Leistungsforderungen des QM-Systems sowie aller gesetzlichen Vorgaben erfüllt werden.

Die ISO verdankt ihren Aufstieg im Gesundheitswesen vor allem den gesetzlichen Bestimmungen. Mit der Verpflichtung zur Sicherung der Qualität und Erbringung eines geeigneten Nachweises bereiten sich zunehmend mehr soziale Einrichtungen auf eine Zertifizierung nach DIN EN ISO vor. Ein wesentlicher Vorteil der ISO beruht vor allem darauf, dass die *gesamte Organisationsstruktur* (Aufbau- und insbesondere Ablauforganisation) der Einrichtung *transparent* gemacht wird. Es hilft den Beteiligten, die Qualität sämtlicher Belange – wie Dienstleistungs- und Prozesserbringung, Ziel- und Leitbildverwirklichung – besser umzusetzen und leben zu können. Ein weiterer Grund für die zunehmende Anzahl an Zertifizierungen beruht auf der Prüfungsgrundlage des MDK. Die Qualität pflegerischer Arbeit wird vom MDK bislang auf der Grundlage der Struktur-, Prozess-, und Ergebnisqualität beurteilt. Diese Einteilung lässt sich problemlos mit dem prozessorientierten Ansatz (Abb. 6-3) der ISO vereinbaren. Die *Verantwortung der Leitung* und das *Management der Mittel* reflektieren die Strukturqualität in der Einrichtung. Die *Produkt- bzw. Dienstleistungsrealisierung*, welche vom Kunden später beurteilt wird, entspricht der Prozessqualität. Die Darstellung von Messung, Analyse und Verbesserung entspricht der Ergebnisqualität.

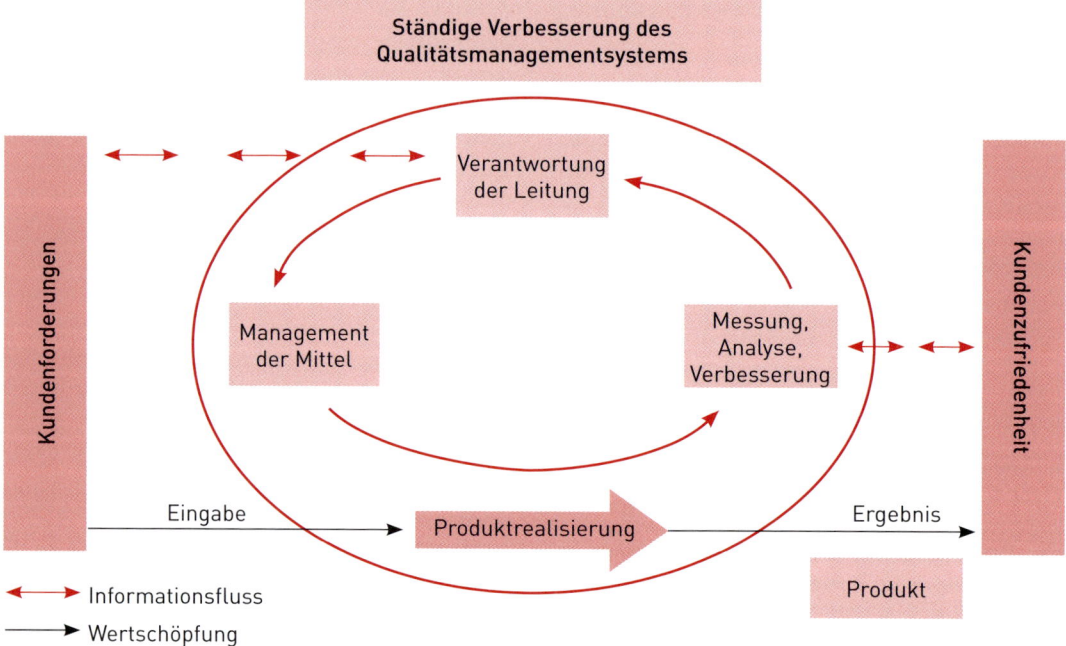

Abbildung 6-3: Modell eines prozessorientierten Qualitätsmanagementsystems (Quelle: ISO 9001:2000: 13)

6.3.1
Prozessorientierung

Die Forderungen der ISO 9001:2008 betreffen die *Prozesse* in einem Unternehmen. Ein erwünschtes Ergebnis lässt sich effizient erreichen, wenn Tätigkeiten und dazu gehörende Ressourcen als Prozess geleitet und gelenkt werden. Bei der Verwendung im QMS betont ein derartiger Ansatz die Bedeutung des Verstehens und Erfüllens von Anforderungen sowie die Notwendigkeit, Prozesse auch aus der Sicht der Wertschöpfung zu betrachten und eine ständige Verbesserung von Prozessen zu erzielen.

Das Prozessmodell der ISO 9001:2008 zeigt die schematische Darstellung der allgemeinen Forderungen an ein QM-System, die in der Norm festgelegt sind. Das Modell spiegelt die Integration der Normforderungen grafisch wieder.

In diesem Zusammenhang sei auf den so genannten Plan-Do-Check-Act-Kreis oder *Deming-Kreis* (Abb. 6-4) verwiesen. Dieser stellt innerhalb eines QMS einen dynamischen Kreislauf

dar, der auf alle einzelnen Prozesse innerhalb der Einrichtung, aber auch auf das gesamte System angewandt werden kann. Folgendermaßen kann der PDCA-Kreis beschrieben werden:

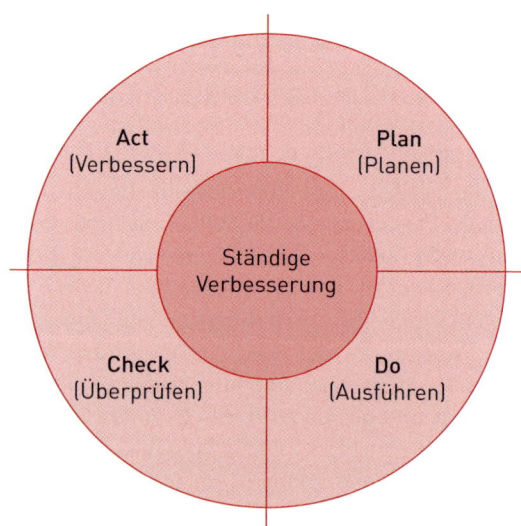

Abbildung 6-4: PDCA-System bzw. Deming-Kreis zur permanenten Qualitätsverbesserung

- *Plan:* Festlegen der Ziele und Prozesse, die zum Erzielen von Ergebnissen in Übereinstimmung mit den Kundenanforderungen und der Politik der Organisation notwendig sind
- *Do:* Verwirklichen der Prozesse
- *Check:* Überwachen und Messen von Prozessen und Produkten anhand der Politik, Ziele und Anforderungen an die Dienstleistung sowie Berichten der Ergebnisse
- *Act:* Ergreifen von Maßnahmen zur ständigen Verbesserung der Prozessleistung.

Ein Unternehmen kann nur dann erfolgreich sein, wenn jeder Mitarbeiter bewusst eine Mitverantwortung für die Qualität und Verbesserung übernimmt und dies als kontinuierlichen Prozess auffasst.

6.3.2
Systemorientierung

Die Abläufe verschiedener Prozesse bzw. Tätigkeiten müssen aufeinander abgestimmt sein. Jeder muss Prozesse, die miteinander in Wechselwirkung stehen, erkennen, verstehen und handhaben können. Hier geht es z. B. um die Frage, welche Personen- oder Berufsgruppen bei der Aufnahme ins Heim informiert bzw. involviert werden müssen.

Exkurs: PDCA-Zyklus

Bereits in der MDK-Anleitung zur Prüfung der Qualität nach §§ 112, 114 SGB XI in der ambulanten/stationären Pflege vom 10. November 2005 wurde der PDCA-Zyklus explizit erwähnt.

Beispiel

Die oberste Leitung der Pflegeheim Sonnenschein GmbH stellt Ressourcen und Mittel (Mitarbeiter, Zeit, Arbeitshilfsmittel usw.) zur Verfügung, um den Bewohnern ein geeignetes Mittagsmenü servieren zu können:

- *Kundenforderung* bzw. *Eingabe:* das Essen soll gut temperiert, gar, schmackhaft und optisch ansprechend hergerichtet sein; Diäten und Nährwerte sollen beachtet werden
- *Produktrealisierung* bzw. *Prozess:* Verarbeitung (Zubereiten, Kochen) durch eigene Küche, Auslieferung in speziellem Geschirr im Speisewagen
- *Ergebnis* bzw. *Kundenrealisierung:* Kunde ist zufrieden und satt, oder Kunde lässt das Essen zurückgehen
- *Messung, Analyse, Verbesserung:* Endprüfung, bevor das Essen auf den Tisch kommt; Kundenbefragung; Rückstellproben vom Essen lt. LMHG.

6.4
DIN EN ISO 9000:2008 – Qualitätsmanagementsysteme, Grundlagen und Begriffe

Die Norm ist auf alle Branchen und Tätigkeitsgebiete anwendbar. Sie ist eine *Grundlagennorm.* Sie enthält keine bindenden Forderungen, die erfüllt werden müssen. Sie beantwortet Fragen zur Begründung eines QM-Systems. Sie dient zur generellen Orientierung in der gesamten Normenreihe und erläutert bzw. definiert wichtige Begriffe und sorgt damit für internationale Gültigkeit. Sie ist damit das offizielle «Wörterbuch» in der Normenreihe DIN EN ISO 9000: 2008 ff., das eine internationale Anwendbarkeit garantieren soll. Die ISO 9000:2008 ist in fünf Abschnitte gegliedert:

0. Einleitung
1. Anwendungsbereich
2. Verweis auf andere Normen
3. Grundlagen für Qualitätsmanagementsysteme
4. Begriffe, Benennungen und Definitionen.

Um eine Pflegeeinrichtung erfolgreich führen und betreiben zu können, ist es wichtig, dass Strukturen und Prozesse systematisch erfasst werden. Acht so genannte Managementgrundsätze aus der Norm stellen die Basis für Erfolg dar:

1. *Kundenorientierung:* Kundenorientierung bedeutet, Kundenforderungen zu ermitteln, zu verstehen und zu erfüllen. Um die Kundenanforderungen zu erfüllen, müssen zunächst Kundenumfragen und Marktanalysen betrieben werden. Erst dann erfährt man, welche Wünsche die Kunden wirklich haben. Erst in einem zweiten Schritt geht es um die Frage der Möglichkeiten zur Erfüllung der Kundenwünsche. Dies beinhaltet eine Abwägung von Kundennutzen und den damit verbundenen Kosten.

2. *Führung:* Führungskräfte lenken die Einrichtung. Sie legen die Zielsetzung des Unternehmens fest und sorgen dafür, dass die Voraussetzungen zur Zielerreichung geschaffen werden und erhalten bleiben. Sie schaffen die Möglichkeiten zur Umsetzung von QM, indem sie entsprechende Mittel und Ressourcen zur Verfügung stellen (z. B. Computer, Arbeitszeit usw.).

3. *Einbeziehung der Personen:* Um Erfolg zu haben, muss QM für alle Betroffenen verständlich gemacht werden. Eine unabdingbare Voraussetzung für den Erfolg besteht darin, dass alle Mitarbeiter vollständig einbezogen werden. Das Potenzial der Mitarbeiter muss ermittelt und entsprechend genutzt werden. Über die Köpfe der Mitarbeiter hinweg kann QM weder implementiert noch langfristig gelebt werden.

4. *Prozessorientierter Ansatz:* Es muss dafür Sorge getragen werden, dass Abläufe einheitlich und für alle Mitarbeiter verständlich sind. Tätigkeiten und dazu gehörende Ressourcen bzw. Mittel müssen als Prozess (Ablauf) beschrieben und verstanden werden. Prozesse müssen benannt sein und umgesetzt werden. In diesem Zusammenhang geht es z. B. um die Frage, wie die Aufnahme eines Bewohners im Heim oder im Pflegedienst erfolgt.

5. *Systemorientierter Ansatz:* Erkennen, Verstehen und Handhaben von verschiedenen Prozessen, die miteinander in Wechselwirkung stehen, d. h. Steuerung und Koordinierung verschiedener Abläufe. Ziel ist es, optimale Bedingungen zu schaffen.

6. *Ständige Verbesserung:* Dienstleistungen, Prozesse und Kundenbeziehungen müssen ständig überprüft werden. Ständige Verbesserung basiert auf funktionsübergreifender Zusammenarbeit und prozessorientierter Sichtweise. Sie zielt auch auf eine verbesserte Fähigkeit der Mitarbeiter ab, Probleme zu erkennen und zu lösen. Das klassische Vorschlagswesen kann dabei ein Bestandteil sein. Die kontinuierliche Verbesserung in allen Bereichen ist ein permanentes Ziel.

7. *Sachbezogener Ansatz zur Entscheidungsfindung:* Hier müssen Informationen durch Datensammlung und -analysen gewonnen werden, um über weitere Strategien und Vorgehensweisen zu entscheiden (z. B. systematische Ermittlung von Beschwerden, Fehlerauswertung).

8. *Lieferantenbeziehungen zum gegenseitigen Nutzen:* Die Zusammenarbeit mit Kooperationspartnern muss kontinuierlich gefördert und kontrolliert werden. Daraus entsteht langfristig eine Wertschöpfungsfähigkeit beider Seiten, denn Einrichtungen und Lieferanten sind voneinander abhängig. Beide Seiten stellen Ressourcen und Mittel zur Verfügung, um Qualität zu erzielen, die letztlich wieder dem Kunden zu Gute kommt.

6.5
Leitfaden zur Umsetzung wesentlicher Forderungen der DIN EN ISO 9001:2008

Die ISO 9001:2008 beschreibt die Anforderungen an das QM-System der Einrichtung. Dies geschieht unabhängig von der Unternehmensgröße und der erbrachten Dienstleistung.

Sie verfolgt einen prozessorientierten Ansatz mit dem Ziel, notwendige Prozesse für die Kundenzufriedenheit zu ermitteln und permanent zu verbessern.

Die ISO 9001:2008 schreibt nicht vor, wie die Anforderungen umgesetzt werden müssen. Es ist nicht erklärt, wie z.B. ein Beschwerdemanagementsystem gestaltet sein muss. Wenn jedoch ein Beschwerdemanagement implementiert ist, so fordert die ISO, dass es schriftlich fixiert und nachweislich eingeführt und umgesetzt ist. Des Weiteren muss dargestellt werden, wie das System aufrechterhalten und weiterentwickelt wird. Die ISO 9001:2008 ist also eine *Nachweisnorm.*

In den Abschnitten 0 bis 3 werden Hilfestellungen und Anleitungen zum Umgang mit der Norm gegeben. Die wesentlichen Forderungen der ISO 9001:2008 beginnen mit dem Abschnitt 4. In den Abschnitten 4, 5, 6, 7 und 8 sind alle Forderungen zusammengefasst, die an ein QMS zu stellen sind. Folgendes sollte beim Lesen der folgenden Angaben beachtet werden:

- Die folgenden Überschriften und die Abschnittsnummern entsprechen den Angaben in der Norm.
- Die in den Abschnitten 4 bis 8 genannten Normforderungen und Maßnahmen zur Umsetzung sowie die Nachweisquellen erheben nicht den Anspruch auf Vollständigkeit. Wesentliche Forderungen und ausgewählte Maßnahmen sind jeweils kurz beschrieben.

6.5.1
Abschnitt 0: Einleitung

In Abschnitt 0 werden einige allgemeine Angaben zur Einführung eines QMS gemacht. Es wird u.a. darauf verwiesen, dass die Einführung eines QMS eine strategische Entscheidung sein sollte. Die Prozessorientierung wird anhand des Modells in **Abbildung 6-3** erläutert. Neben der Kompatibilität mit anderen Managementsystemen werden allgemeine Erläuterungen zum Zweck der Norm gegeben.

6.5.2
Abschnitt 1: Anwendungsbereich

Im Abschnitt *Anwendungsbereich* wird dargestellt, dass es um die Erfüllung der Kundenforderungen und Messung der Kundenzufriedenheit geht, sowie um die gesetzlichen und behördlichen Anforderungen. Es wird darauf hingewiesen, dass die Möglichkeit zur Einschränkung des Anwendungsbereichs besteht. Diese Einschränkung ist unter bestimmten Voraussetzungen möglich. Sie ist aber ausschließlich auf Forderungen begrenzt, die in Kapitel 7 (Produktrealisierung) genannt werden.

6.5.3
Abschnitte 2 und 3: Normative Verweisungen und Begriffe

Die Abschnitte 2 und 3 enthalten Verweise auf andere Normen und auf die DIN EN ISO 9000:2008. Des Weiteren wird darauf verwiesen, dass die Begriffe der ISO 9000 verwendet werden. Für pflegerische Einrichtungen entscheidend ist der Hinweis, dass der Begriff «Produkt» immer auch den Begriff «Dienstleistung» einschließt.

6.5.4
Abschnitt 4: Qualitätsmanagementsystem

In Abschnitt 4 geht es um Forderungen im Zusammenhang mit dem Aufbau sowie der Dokumentation, Verwirklichung, Aufrechterhaltung und Verbesserung eines QMS. Abschnitt 4 enthält folgende Kapitel:

4.1   Allgemeine Anforderungen
4.2   Dokumentationsanforderungen
4.2.1 Allgemeines
4.2.2 Qualitätsmanagementhandbuch
4.2.3 Lenkung von Dokumenten
4.2.4 Lenkung von Aufzeichnungen.

6.5.4.1
Wesentliche Normforderungen

1. Die Einrichtung muss ein QMS aufbauen, dokumentieren, verwirklichen, aufrechterhalten und ständig verbessern
2. Sie muss das wirksame Durchführen aller Prozesse ermöglichen, lenken und langfristig sicherstellen
3. In der Dokumentation zum QMS müssen Qualitätspolitik und Qualitätsziele enthalten sein
4. Es muss ein QMH mit allen in der ISO geforderten Verfahren oder Verweisen inklusive Wechselwirkungen zwischen Prozessen erstellt werden
5. Die Einrichtung muss ein Verfahren zur Lenkung von Dokumenten und Aufzeichnungen entwickeln

6.5.4.2
Ausgewählte Maßnahmen zur Umsetzung der Normforderungen

Die Einrichtung verpflichtet sich, ein QMS aufzubauen und die dazu benötigten Strukturen und personellen Voraussetzungen zu schaffen. Ein QMS zu verwirklichen und aufrechtzuerhalten bedeutet, dass es in die tägliche Arbeit integriert und von allen Mitarbeitern gelebt wird. Es muss bei Veränderungen (z.B. Anpassung an neue Gesetzesgrundlagen, Konsequenzen aus Fehlern) kontinuierlich angepasst werden. Um zu belegen, dass ein Prozess (z.B. Pflegedokumentation) wirksam ausgeführt wird, muss die Einrichtung dafür Sorge tragen, dass dieser von allen involvierten Mitarbeitern verstanden wird. Dies kann durch entsprechende Fortbildungen, aber auch durch die Einstellung von qualifiziertem Personal usw. sichergestellt werden. Das QMS wird in der QM-Dokumentation, also im Qualitätsmanagementhandbuch (QMH), beschrieben, über dessen Gliederung frei entschieden werden kann. Möglich ist, dass die Gliederung an der ISO 9001:2008 angelehnt wird, denkbar ist aber auch eine Darstellung anhand

der Prozesse in dem Unternehmen. Wenn eine prozessorientierte Aufteilung stattfindet, muss eine Beziehung zu den ISO-Kriterien hergestellt werden. Im QMH finden sich auch Aussagen zur Qualitätspolitik und den Qualitätszielen. Zudem fordert die ISO u.a. Verfahrensanweisungen zu folgenden Bereichen: Lenkung von Dokumenten, Lenkung von Aufzeichnungen, Lenkung fehlerhafter Produkte sowie Korrektur- und Vorbeugemaßnahmen. Der Umfang der Dokumentation kann von Einrichtung zu Einrichtung unterschiedlich sein. Zum einen ist dies abhängig von der Unternehmensgröße und den zu erbringenden Dienstleistungen, zum anderen aber auch von den dazu gehörenden Prozessbeschreibungen und den Fähigkeiten der Mitarbeiter. Die Dokumentation kann per EDV oder in Papierform erfolgen.

Ziel der Erstellung eines QMH ist es, Tätigkeiten der Organisation zu regeln und darzustellen. Zur Erstellung eines QMH ist Folgendes erforderlich:

1. Benennung und Formulierung aller qualitätsrelevanten Prozesse, die beschrieben werden sollen
2. Einbeziehung der schnittstellenübergreifenden Abläufe (Wechselwirkungen)
3. Sofern eine Einrichtung i.d.R. keine neue Dienstleistung entwickelt, kann der Bereich «7.3 Produktentwicklung» ausgeschlossen werden; dies muss jedoch begründet werden

Die Einrichtung muss zur Lenkung aller Dokumente und Daten Anweisungen bzw. Verfahrensanweisungen erstellen und aufrechterhalten, die sich auf die Forderungen der ISO-Norm beziehen. Dies betrifft auch Dokumente und Anweisungen externer Stellen wie die gesetzlichen und behördlichen Regelungen, Vereinbarungen mit den Kostenträgern und andere relevante Vorgaben. Hilfreich ist hier eine Dokumentationsmatrix (Abb. 6-5), die für eine übersichtliche Darstellung der Herausgabe, Änderung, Verteilung usw. sorgt. Auch muss eine Festlegung zum Umgang mit ungültigen Dokumenten vorliegen, um einen Gebrauch von ungültigen Dokumenten zu verhindern.

Pflegeheim Sonnenschein GmbH	Verzeichnis der Änderungsstände; Herausgabe; Verteilung; Aufbewahrung									Geltungsbereich Pflegedienst
Beispiele										
Dokumententitel	Verzeichnis	Seite	Änderungsstand	Geändert am:	Herausgabe am:	Verteiler	Aufbewahrung des Originals	Aufbewahrungsdauer	Vernichtung	
Stellenbeschreibung	Personalwesen	12	1	01-05-08	10-05-08	MA; VW; PDL	PC; VW	lt. gesetzlicher Vorschrift	Reißwolf	
Pflegevertrag	Vertragswesen	43	2	01-05-09	04-05-09	HL; VW	PC; VW	lt. gesetzlicher Vorschrift	s. o.	
Kundenumfrage	Analyse, Statislik	154	1	15-06-08	02-10-08	HL; PDL	PC; HL	lt. gesetzlicher Vorschrift	s. o	
Pflegekonzept	Pflege	5	0	0	01-12-08	Pflege; HL	PC	lt. gesetzlicher Vorschrift	s. o.	
Hygieneplan	Küche/ Service	87	0	0	07-06-08	Küche Service	Küchenleitung Serviceleitung	lt. gesetzlicher Vorschrift	s. o.	
Fortbildungsnachweise	Personalwesen		0	0	15-06-08			lt. gesetzlicher Vorschrift	s. o.	

Legende: MA: Mitarbeiter; VW: Verwaltung; PDL: Pflegedienstleitung; HL: Heimleitung

Freigabe:	Bearbeitung:	Änderungsstand:	Datum:	Seite:
GF	LK	1	21-06-2009	1 / 6

Abbildung 6-5: Dokumentationsmatrix (Erläuterung siehe Text)

6.5.4.3
Nachweisquellen

Nachweise für die Erfüllung der Normforderungen lassen sich in folgenden Bereichen finden: QMH, Verfahrensanweisungen bzw. Prozesse, Organisationsdiagramm, QM-Bewertungen – sprich Audits, Analysen, Investitionspläne, Protokolle, Checklisten, Standards, Dokumentationsmatrix u. v. m.

6.5.5
Abschnitt 5: Verantwortung der Leitung

In Abschnitt 5 geht es um die Verpflichtung der obersten Leitung, den Prozess zur Verwirklichung des QMS mit allen erforderlichen Mitteln zu unterstützen. Abschnitt 5 enthält folgende Kapitel:

5.1   Verpflichtung der Leitung
5.2   Kundenorientierung
5.3   Qualitätspolitik

Beispiel

Auszug aus dem QMH der Pflegeheim Sonnenschein GmbH:

Die Einführung eines QMS in unserer Einrichtung soll bewirken, dass die qualitätspolitischen Zielsetzungen in die Praxis umgesetzt werden. Durch unsere Bemühungen im Bereich der Personalentwicklung werden unsere Mitarbeiter qualifiziert und mit den erforderlichen Befugnissen ausgestattet, um zur Verwirklichung des Qualitätsmanagements beitragen zu können. Soweit es für die wirksame Durchführung und Lenkung der Prozesse notwendig ist, werden Verfahrensanweisungen angewandt [...] Unser QMH enthält die Qualitätspolitik und die Qualitätsziele zur Sicherstellung der geforderten Qualität unserer Dienstleistung. Es beschreibt die Aufbau- und Ablauforganisation unseres Hauses sowie die Kompetenzen, Verantwortungen und Aufgaben der Mitarbeiter. Es dient uns als Informationsquelle und Basis zur Einarbeitung neuer Mitarbeiter, aber auch als Grundlage interner und externer Audits.

Die festgelegten Regelungen zur Lenkung von Qualitätsdokumenten stellen das Funktionieren des Qualitätsmanagementsystems sicher. Ordnungsgemäß gelenkte Dokumente sind Anleitungen zur Erfüllung der Kundenanforderungen und Instrumente zur Überwachung und Weiterentwicklung des Qualitätsmanagementsystems. Dokumente werden in Zusammenarbeit mit den Abteilungsleitungen und dem Qualitätsmanagementbeauftragten (QMB) erstellt. Die Freigabe erfolgt über die Geschäftsführung. Eine Herausgabe erfolgt über den QMB an die betroffenen Mitarbeiter. Die Einweisung neuer bzw. geänderter Verfahrensanweisungen wird von den jeweils zuständigen Führungskräften vorgenommen und dokumentiert. Die Aufnahme in den Änderungsdienst erfolgt ebenfalls durch den QMB.

5.4 Planung
5.4.1 Qualitätsziele
5.4.2 Planung des Qualitätsmanagementsystems
5.5 Verantwortung, Befugnis und Kommunikation
5.5.1 Verantwortung und Befugnis
5.5.2 Beauftragter der obersten Leitung
5.5.3 Interne Kommunikation
5.6 Managementbewertung
5.6.1 Allgemeines
5.6.2 Eingaben für die Bewertung
5.6.3 Ergebnisse der Bewertung.

6.5.5.1
Wesentliche Normforderungen

Wesentliche Normforderungen sind folgende:

1. Vermittlung der Bedeutung der Erfüllung von Kundenanforderungen einschließlich der gesetzlichen und behördlichen Anforderungen
2. Sicherstellung der Ermittlung und Erfüllung von Kundenanforderungen
3. Festlegung der Qualitätspolitik und Qualitätsziele
4. Durchführung von Managementbewertungen
5. Sicherstellung von Ressourcen
6. Festlegung und Bekanntgabe von Verantwortungen und Befugnissen
7. Ernennung eines Qualitätsmanagementbeauftragten (QMB)
8. Sicherstellung geeigneter interner Kommunikation
9. Bewertung des QMS in geplanten Abständen mit dem Ziel der Überprüfung auf Angemessenheit, Eignung und Wirksamkeit
10. Optimierung des QMS.

6.5.5.2
Ausgewählte Maßnahmen zur Umsetzung der Normforderungen

Sobald sich der Träger, die Geschäftsführung und/oder der Inhaber einer Einrichtung entschieden hat, ein QMS einzuführen, ist er verpflichtet, die Voraussetzungen zur Verwirklichung und Entwicklung eines QMS zu schaffen. Die oberste Leitung vermittelt nun allen Mitarbeitern die Bedeutung der Kundenanforderungen und deren Erfüllung. Die Einrichtungsleitung verpflichtet sich, dem gesamten Team gesetzliche, vertragliche und behördliche Anforderungen zu vermitteln. Dazu gehören z. B. Hygieneverordnung, Medizinprodukteverordnung, Unfallverhütungsvorschriften, MDK-Anforderungen u. v. m. Die oberste Leitung ist für die ständige Verbesserung der Wirksamkeit des QMS verantwortlich und muss allen Mitarbeitern die Qualitätspolitik und die Qualitätsziele des Hauses transparent machen. Das gesamte QM muss in regelmäßigen Abständen (i. d. R. einmal jährlich) bezüglich seiner Wirksamkeit von der obersten Leitung bewertet werden (Managementreview). Die benötigten Materialien zum Aufbau und zur Verwirklichung eines QMS müssen zur Verfügung gestellt werden. Dies können qualifizierte Mitarbeiter, wie z. B. ein QMB, aber auch Arbeitsmittel wie Computer, Fachliteratur usw. sein.

Der Aspekt der Kundenorientierung wird in der Norm separat aufgeführt und genießt einen hohen Stellenwert. Unter Kunden versteht man nicht nur die Patienten oder Bewohner. Zu den Kunden zählen u. a. auch die Mitarbeiter, Angehörige, andere Abteilungen, Kranken- und Pflegekassen, MDK, Hausärzte, Sanitätshäuser. Die Einrichtung muss ermitteln, welche Kundenforderungen heute und zukünftig bestehen (z. B. durch regelmäßig stattfindende Umfragen) und geeignete Maßnahmen zur Erfüllung festlegen.

Die Festlegung der Qualitätspolitik und deren Dokumentation ist Aufgabe der obersten Leitung. Eine Qualitätspolitik bzw. ein Leitbild wird benötigt, um allen Kundengruppen darzulegen, welchen Qualitätsanspruch und welche Quali-

tätsziele man langfristig verfolgt. Wichtig ist, dass die Qualitätspolitik auf die individuellen Bedürfnisse der Einrichtung ausgerichtet ist, also angemessen dargestellt wird. Die Führungsebene muss nicht nur dafür sorgen, dass die Qualitätspolitik allen Mitarbeitern bekannt gemacht wird, sondern sie muss auch sicherstellen, dass sie von allen verstanden wird. Meist sind Schulungen der Mitarbeiter notwendig. Ferner muss die Qualitätspolitik bezüglich ihrer Zielsetzungen kontinuierlich überprüft und verbessert werden. Dies geschieht durch die internen Audits und das jährliche *Managementreview*. Qualitätsziele müssen messbar gemacht werden.

Die Planung des QM-Systems ist notwendig, um die festgelegten Qualitätsziele sowie die Anforderungen der Norm und gesetzlichen sowie behördlichen Grundlagen zu erfüllen. Verantwortlichkeiten und Zuständigkeiten müssen klar geregelt sein, um eine entsprechende Umsetzung und Verbesserung zu gewährleisten. Dies geschieht in der Regel durch die Veröffentlichung eines entsprechenden Organisationsdiagramms. Die Einrichtung muss außerdem unmissverständlich definieren, wer für welche Aufgaben zuständig bzw. verantwortlich ist und dies auch veröffentlichen, etwa in Form von Stellenbeschreibungen oder einer Verantwortungsmatrix. Der QMB ist dafür verantwortlich, dass das QM-System funktioniert, das heißt, der QMB lenkt, überwacht, überprüft und koordiniert alle qualitätsrelevanten Prozesse. Er sorgt für die Bewusstseinsförderung von Kundenanforderungen bei den Mitarbeitern. Er informiert die Leitungsebene über die Wirksamkeit des QMS und weist ggf. auf Verbesserungspotenziale und Schwachstellen hin.

Um die Mitarbeiter über Qualitätspolitik, Qualitätsmanagement, Kunden- und Qualitätsanforderungen, Ergebnisse aus Prozessanalysen usw. zu informieren, bedarf es geeigneter Kommunikationsinstrumente. Hierzu gehören u. a. Betriebsversammlungen, Dienstbesprechungen, Schulungen, Intranet, Pinnwände und Infoblätter.

Den regelmäßigen Vorgang zur Bewertung des QM-Systems bezeichnet man in der ISO als

Managementreview. Gemeint ist hier, dass das Management das QM-System bewertet und nicht das Management als solches bewertet wird. Ziel ist es, Verbesserungsmöglichkeiten hinsichtlich des Systems, der Qualitätspolitik und der Qualitätsziele zu entdecken. In regelmäßigen Zeitabständen werden repräsentative und valide Daten zum Leistungsspektrum und der Qualität der erbrachten Leistung veröffentlicht.

Zur Managementbewertung sollen Auditergebnisse, Beschwerden, Umfragen, Auswertungen von Verbesserungsvorschlägen, Maßnahmen zur Einleitung von Fehlervermeidung, Ergebnisse von Prozessbewertungen, Vorschriften, Gesetzesänderungen usw. hinzugezogen werden. Die Durchführung erfolgt mindestens einmal jährlich. Die Ergebnisse müssen zu Maßnahmen führen, die eine kontinuierliche Verbesserung der Prozesse und des QMS, unter Festlegung der erforderlichen Ressourcen, bewirken. Die Aufzeichnungen und Ergebnisse müssen aufbewahrt werden (vgl. ISO 9001:2008, Kapitel 4.2.3 Lenkung von Dokumenten und 4.2.4 Lenkung von Aufzeichnungen).

6.5.5.3
Nachweisquellen

Nachweise für die Erfüllung der Normforderungen lassen sich u. a. in folgenden Bereichen finden:

- Qualitätspolitik, Managementreviews, Prüfberichte, Schulungspläne, Kundenanalysen, Mitarbeiterinformationen wie Aushänge und Informationsveranstaltungen
- Auswertung von Kundenumfragen, Ergebnisse von Marktanalysen, Qualitätskontrollen, Pflegevisiten, Beschwerdemanagement, Lieferantenbewertungen, Bewertung von Kontrollinstanzen (MDK, Heimaufsicht)
- Verfahrensanweisungen, Auditberichte.

Beispiel

Auszug aus dem QMH der Pflegeheim Sonnenschein GmbH:

Die Geschäftsführung verpflichtet sich, zur Einhaltung unseres QM-Systems die entsprechenden Ressourcen zur Verfügung zu stellen. Abgeleitet aus unserer Qualitätspolitik und den Qualitätszielen werden die erforderlichen Mittel und das qualifizierte Personal dafür bereitgestellt […] Unsere Qualitätspolitik ist in Übereinstimmung mit unseren Grundsätzen festgelegt. Sie unterstützt die daraus abgeleiteten Qualitätsziele und Maßnahmen zur Zielerreichung. Die gesetzlichen und behördlichen Anforderungen finden hierbei selbstverständlich Berücksichtigung. Durch die Installation eines QMS bemühen wir uns, unsere Dienstleistungsqualität sicherzustellen und kontinuierlich zu verbessern […] Die oberste Zielsetzung unseres Hauses ist die Kundenzufriedenheit. Die entscheidenden Grundlagen für eine gute und langfristige Zusammenarbeit sind die individuelle und kompetente Beratung und Betreuung sowie motivierte und qualifizierte Mitarbeiter […] Die Geschäftsführung bewertet in regelmäßigen Abständen den Zustand und die Wirksamkeit des QM-Systems. Korrekturmaßnahmen werden durch die Geschäftsleitung vor und nach größeren Systemänderungen vorgenommen. Dadurch wird die Weiterentwicklung des QMS ständig beurteilt und sichergestellt. Die Ergebnisse der Bewertung des QMS werden in den Protokollen der Geschäftsleitung dokumentiert und die beschlossenen Maßnahmen zur Weiterentwicklung des QM-Systems im Sinne der kontinuierlichen Verbesserung regelmäßig vom QMB aufbereitet. Danach gehen diese in adäquater Form den betroffenen Bereichen zur weiteren Bearbeitung und zur Information der betroffenen Mitarbeiter zu. […]

6.5.6
Abschnitt 6: Management von Ressourcen

Die Organisation muss zur Umsetzung des QM-Systems rechtzeitig Mittel bestimmen, die benötigt werden, um die Prozesse des QM-Systems einzuführen und zu verbessern. Abschnitt 6 enthält folgende Kapitel:

6.1   Bereitstellung von Ressourcen
6.2.   Personelle Ressourcen
6.2.1 Allgemeines
6.2.2 Kompetenzen, Bewusstsein und Schulung
6.3   Infrastruktur
6.4   Arbeitsumgebung

6.5.6.1
Wesentliche Normforderungen

1. Die Einrichtung muss die erforderlichen Ressourcen ermitteln und bereitstellen, damit:
   - das QMS verwirklicht, aufrechterhalten und verbessert werden kann und
   - die Kundenzufriedenheit erfüllt und erhöht werden kann.
2. Es muss eine adäquate Infrastruktur und Arbeitsumgebung geschaffen werden.

6.5.6.2
Ausgewählte Maßnahmen zur Umsetzung der Normforderungen

Die Pflegeeinrichtung muss zur Einführung eines QMS den Bedarf an benötigten Ressourcen ermitteln. Hier geht es um Fragen der Personalbedarfsermittlung ebenso wie um Zeitfaktorermittlung, Kostenanalyse, Bereitstellung von Arbeitsmitteln, Gestaltung der Arbeitsumgebung, Schaffung einer geeigneten Infrastruktur oder ausreichend Schulungen und Beratung. Die Einrichtung muss eine systematische Ermittlung des Schulungsbedarfs für die Ausübung der Tätigkeiten erstellen und für entsprechende Fort- und Weiterbildungen sorgen. Mitarbeiter, die für die direkte Qualitätssteuerung zuständig sind (z. B. QMB) und somit eine spezielle Aufgabe zu erfüllen haben, müssen durch angemessene Ausbildung, Schulung oder berufliche Erfahrung so qualifiziert sein, dass sie den Anforderungen genügen. Jeder Mitarbeiter einer stationären Einrichtung oder eines ambulanten Pflegedienstes hat Einfluss auf die Qualität der zu erbringenden Dienstleistung. Daher hat die Forderung nach entsprechender Schulung eine große Bedeutung.

Beispiel

Auszug aus dem QMH der Pflegeheim Sonnenschein GmbH:

Die Ermittlung des Fortbildungsbedarfs geschieht in der Pflegeheim Sonnenschein GmbH nicht willkürlich, sondern systematisch. Man spricht von einer prospektiven Jahresfortbildungsbedarfsermittlung.

Beispielhafter Ablauf:

- Mitarbeiter erhalten die Möglichkeit, eigene Wünsche zu äußern. Dazu wird eine Fortbildungswunschliste ausgelegt, und alle Mitarbeiter tragen dort ihre Themenvorschläge ein. Diese Wunschliste wird später nicht einfach aussortiert, sondern gilt sozusagen als Nachweisdokument bei einer Qualitätsprüfung.

- Gesetzliche Forderungen werden besonders berücksichtigt (z. B. regelmäßige Schulung für Ersthelfer, Einweisung in die UVV, Hygiene, Einweisung in Medizinprodukte usw.). Ebenso die Forderungen der Führungskräfte.

- Anschließend wird ein Bildungs-Budget ermittelt.

- Wünsche und Forderungen werden zusammengefasst und in einem Jahresfortbildungsplan den Mitarbeitern präsentiert.

Forderung der ISO und Ziel des Einrichtungsträgers ist es, dass die Inhalte von Fortbildungen in die Praxis einfließen und die Wirksamkeit der Fortbildungen nachgewiesen wird. Denn sonst steht der Nutzen einer Fortbildung in keinem Verhältnis zu den Kosten. Die Transfersicherung einer Fortbildungsmaßnahme ist z.B. gegeben, wenn die Inhalte der Fortbildung bei einer nächsten Teambesprechung von den jeweiligen Teilnehmern vorgestellt werden bzw. ein Referat dazu gehalten wird. Die Wirksamkeit der Fortbildungsmaßnahme kann durch die WBL (Wohnbereichsleitung), PDL (Pflegedienstleitung) bei Pflegevisiten, Dienstbesprechungen usw. überprüft werden. Hilfreich ist hier eine Checkliste oder Matrix. Aufzeichnungen über Fort- und Weiterbildungen müssen aufbewahrt werden (Sammlung der Protokolle). Bei internen Fortbildungen werden Teilnehmerlisten als Nachweis-Dokument geführt und zusammen mit den jeweiligen Unterlagen aufbewahrt.

Des Weiteren muss die zur Erbringung der Dienstleistung erforderliche Infrastruktur vorhanden sein. Für eine stationäre Altenpflegeeinrichtung gelten hier u.a. die Heimmindestbauverordnung und die Arbeitsstättenverordnung, aber auch die im Rahmen der Kundenanforderungen und Unternehmenspolitik festgelegten Anforderungen. Die Kundenerwartungen verändern sich stetig: Während ein so genannter *Snoezel*-Raum heute noch eher ungewöhnlich ist, könnte dieser bereits in ein paar Jahren zur Standardausstattung einer stationären Pflegeeinrichtung gehören. Bei dieser Normforderung geht es auch um die gesetzlichen und behördlichen Bestimmungen, z.B.:

- Ergonomie am Arbeitsplatz
- Arbeitsplatzsicherheit
- mitarbeiterfreundliche Arbeitsplätze (Licht, Lärm usw.)
- Bereitstellung aller Ressourcen zur Einhaltung der Hygienevorschriften (z.B. Schutzkleidung).

6.5.6.3
Nachweisquellen

Nachweise für die Erfüllung der Normforderungen lassen sich in folgenden Bereichen finden:

- Stellenplanung, Investitionskostenpläne, Anschaffungsbelege
- Stellenbeschreibungen, Arbeitsverträge, Qualifikationsbescheinigungen, Auswertungen von Mitarbeitergesprächen, Qualifikationsmatrix, Einarbeitungspläne, Nachweise über die Wirksamkeit von Fortbildungen
- Mietverträge, Begehungsprotokolle, Nachweis über Einweisung in die Arbeitssicherheit und die Unfallverhütungsvorschriften, Brandschutz, Investitionspläne, Erstellung und Auswertung von Gefährdungsbeurteilungen, Wartungs- und Instandhaltungspläne, Mitarbeiter- und Kundenzufriedenheitsanalyse.

6.5.7
Abschnitt 7: Produkt- bzw. Dienstleistungsrealisierung

6.5.7.1
Planung der Produkt- bzw. Dienstleistungsrealisierung (7.1)

In Abschnitt 7.1 geht es um die Planung der Realisierung von Produkten bzw. Dienstleistungen. Der Gebrauch des Wortes *Produkt* beinhaltet in der ISO 9001:2008 auch die Erbringung einer Dienstleistung.

Wesentliche Normforderungen

1. Die Einrichtung ist verpflichtet, die Prozesse, die für die Dienstleistung erforderlich sind, zu planen und zu entwickeln; dies muss unter Berücksichtigung der Qualitätsziele und Dienstleistungsanforderungen geschehen
2. Prozesseinführung sowie entsprechende Dokumentation und Bereitstellung von Ressourcen
3. Festlegen, wie und nach welchen Kriterien die Dienstleistung überwacht und geprüft wird

Ausgewählte Maßnahmen zur Umsetzung der Normforderungen

Hier werden sämtliche Anforderungen zur Erbringung einer Dienstleistung beschrieben. Es gilt zu beschreiben, wie die Planung und Entwicklung einer Dienstleistung erfolgt. Zu beachten ist, dass die Planung mit den allgemeinen Forderungen an das QM-System in Einklang steht. Das heißt, dass sich der ambulante Pflegedienst oder die Altenpflegeeinrichtung zunächst einmal überlegen muss, welche *Kernprozesse* zur Dienstleistungsrealisierung zur Verfügung stehen. Zum Kernprozess «Einarbeitung eines neuen Mitarbeiters» gehören etwa folgende weitere Prozesse: Patientenversorgung, Pflegeprozessarbeit, Tourenbegleitung, Übergabe, Verordnungswesen, Dienstbesprechungen, Fallbesprechungen, Pflegevisiten, Dienst- und Tourenplanung usw. Laut der ISO 9001:2008-Forderung in Abschnitt 4.1 ist es nun Aufgabe der Einrichtung, die Kernprozesse unter Einbeziehung der ergänzenden Schnittstellen festzulegen und zu beschreiben. Dies geschieht stets unter Berücksichtigung der gesetzlichen und behördlichen Vorgaben. Die erforderlichen personellen und materiellen Mittel sind ebenfalls einzubeziehen. Jeder Prozess muss überwacht und geprüft werden. Dies kann in Form von Messung und Bewertung erfolgen (Checkliste zur Einarbeitung, Mitarbeiter-Entwicklungsgespräch usw.). Es obliegt der Einrichtung zu entscheiden, ob die Darstellung der Dienstleistungsplanung in Papier- oder elektronischer Form erfolgt. Bei Veränderungen bzw. Weiterentwicklung des Prozesses sollten am Ende immer die Fragen stehen:

- Erfüllt die geplante Dienstleistung auch die Kundenforderung? Ist der Prozess vollständig?
- Stehen die entsprechenden Mitarbeiter zur Verfügung?
- Sind die Zuständigkeiten geregelt?
- Sind die gesetzlich notwendigen Dokumentationspflichten erfüllt?

Nachweisquellen

Nachweise für die Erfüllung der Normforderungen lassen sich in folgenden Bereichen finden:

- Verfahrensanweisung, Protokolle über Prozessbewertungen (Auditberichte), Prozessfreigabekriterien

Beispiel

Auszug aus dem QMH der Pflegeheim Sonnenschein GmbH:

Die in unserem Hause zur Dienstleistungsrealisierung getroffenen Regelungen machen den Prozess der Leistungserstellung prüfbar, steuerbar und damit beherrschbar. Die notwendigen Prozessplanungen und Entwicklungen erfolgen bei uns systematisch, rasch und zielsicher. Die Regelungen zur Prozesslenkung gelten für alle Bereiche. Die betreffenden Festlegungen zu diesen Verfahren sind in Verfahrensanweisungen beschrieben und erfüllen die gesetzlichen Vorgaben.

6.5.7.2
Kundenbezogene Prozesse (7.2)

In Abschnitt 7.2 geht es um Ermittlung der Kundenanforderungen, Bewertung der Produktanforderungen und Kommunikation mit den Kunden. Er enthält folgende Unterkapitel:

7.2.1 Ermittlung der Anforderungen in Bezug auf die Dienstleistung
7.2.2 Bewertung der Anforderungen in Bezug auf das Produkt
7.2.3 Kommunikation mit den Kunden

Wesentliche Normforderungen
1. Ermittlung der Kundenanforderung sowie der gesetzlichen und behördlichen Anforderungen und der internen Anforderungen
2. Die Einrichtung muss vor Ausübung der Dienstleistung eine Bewertung bzw. Prüfung vornehmen, Unklarheiten beseitigen und entscheiden, ob die Anforderung erfüllt werden kann

3. Die Einrichtung trifft mit dem Kunden Regelungen zur Beratung und Information, zum Umgang mit Anfragen, Aufträgen, Verträgen und zur Rückmeldung einschließlich Beschwerden

Ausgewählte Maßnahmen zur Umsetzung der Normforderungen

Mit dieser Forderung wird erneut die starke Kundenorientierung deutlich. Die Einrichtungen müssen die Anforderungen der Bewohner, Patienten, Kostenträger, Mitarbeiter usw. ermitteln. Zudem müssen die gesetzlichen und behördlichen Grundlagen zwingend eingehalten werden, aber auch die Anforderungen anderer Bereiche bzw. Abteilungen. Verantwortlichkeiten, Vorgehensweisen und Bewertungskriterien sind zu bestimmen. Regelungen für die Bearbeitung von Anfragen und Verträgen sowie eine geeignete Nachweisführung von durchgeführten Vertragsprüfungen müssen erarbeitet werden.

Auch Vertragsgestaltung und Vertragsprüfung spielen eine Rolle. Bevor es zu einem Vertragsabschluss zwischen dem Kunden und dem Unternehmen kommt, muss z.B. bei Pflege- bzw. Heimverträgen Folgendes geprüft werden:

- Bestehen von Leistungsansprüchen
- Regelung der Kostenübernahme
- Prüfung vorhandener Kapazitäten, um den Wünschen und Ansprüchen gerecht zu werden.

Hier gilt es sicherzustellen, ob:

- die Forderungen aus den Verträgen angemessen festgelegt und dokumentiert sind
- bei zusätzlichen Leistungen, die von den üblichen Leistungen abweichen, die jeweiligen Forderungen geklärt sind und
- das Unternehmen diesen Auftrag auch annehmen kann.

Außerdem fällt in die Vertragsprüfung eine:

- regelmäßige Kontrolle der Verträge auf Aktualität hinsichtlich der gesetzlichen Normen

(Rahmenverträge, Pflegeverträge, Arbeitsverträge, Kooperationsverträge, usw.) sowie
- Prüfung der Genehmigungen der Verordnungen.

Des Weiteren hat die Einrichtung festzulegen, wie eine Vertragsänderung durchzuführen ist:

- Vertragsänderungen müssen mit dem jeweilig Betroffenen abgesprochen werden und mit der Heimaufsicht abgeklärt werden
- Vertragsänderungen müssen dokumentiert werden.

Der (potenzielle) Kunde soll mit ausreichend und gut aufbereiteten Informationen versorgt werden. Eine Beratung muss möglich sein und schriftliche Leistungsangebote sind vorzulegen. Viele Pflegeeinrichtungen präsentieren sich darüber hinaus bereits seit Jahren im Internet (Lier/Meyer/Wittalski, 2000). Die Pflegeeinrichtung hat ferner Prozesse zur telefonischen und schriftlichen Kundenanfrage zu beschreiben und die Abläufe zur internen Informationsweitergabe zu regeln. Ein Beschwerdemanagement muss installiert und regelmäßig ausgewertet werden.

Nachweisquellen

Nachweise für die Erfüllung der Normforderungen lassen sich in folgenden Bereichen finden:

- Kundenanfrage, Auftrag, Auftragsbestätigungen, Vertrag, Nachweise von Vertragsprüfungen, Gesetzesvorschriften
- Verfahrensanweisung, Broschüren, Patienteninformationsblätter, Auswertung von Beschwerden

Beispiel

Auszug aus dem QMH der Pflegeheim Sonnenschein GmbH:

Durch eine systematische Ermittlung der unterschiedlichen Anforderungen wird gewährleistet, dass die Forderungen hinsichtlich ihrer Eindeutigkeit, Vollständigkeit und Erfüllbarkeit überprüft sind. Die entsprechenden Maßnahmen werden eingeleitet, und die Anforderungen werden in unseren Verträgen dokumentiert und umgesetzt.

Grundsätzlich werden jeder Vertrag sowie die dazugehörigen Unterlagen einer individuellen Prüfung unterzogen. Werden während oder nach Vertragsprüfungen Änderungen an bestehenden Verträgen relevant, so werden diese schriftlich festgehalten. Alle involvierten Mitarbeiter werden darüber informiert. Aufzeichnungen über Vertragsprüfungen werden in der EDV gespeichert. Leitungskräfte und Mitarbeiter sind stete Ansprechpartner für Kunden. Beratungs- und Informationsgespräche werden nach entsprechender Terminvereinbarung mit der Leitungskraft durchgeführt. Broschüren und Informationsmaterial liegen im Eingangsbereich aus. Beschwerden werden in unserem Hause erfasst und sehr ernst genommen. Sie bieten uns eine echte Chance der Verbesserung.

6.5.7.3
Entwicklung (7.3)

In Abschnitt 7.3 geht es um die Planung der Entwicklung eines Produkts. Er enthält folgende Unterkapitel:

7.3.1 Entwicklungsplanung
7.3.2 Entwicklungseingaben
7.3.3 Entwicklungsergebnisse
7.3.4 Entwicklungsbewertung
7.3.5 Entwicklungsverifizierung
7.3.6 Entwicklungsvalidierung
7.3.7 Lenkung von Entwicklungsveränderungen

Wesentliche Normforderungen
1. Die Organisation muss die Entwicklung eines Produkts planen und lenken
2. Die Entwicklungsergebnisse müssen dargestellt werden

3. Es muss eine Überprüfung und Bewertung der Fähigkeit zur Erfüllung der Vorgaben vorgenommen werden
4. Es müssen Entwicklungsaufzeichnungen angefertigt werden

Die Entwicklungsplanung soll sicherstellen, dass bereits im Entwicklungs- und Konstruktionsstadium qualitätsmindernde Fehler vermieden werden.

Für Unternehmen, die keine eigenen Produkte entwickeln und nach einem bereits festgelegten Plan Waren produzieren oder Dienstleistungen erbringen, ist hier eine Einschränkung des Anwendungsbereichs der Norm möglich. Dies ist schriftlich zu begründen. Dadurch ist die Norm vor allem auch für pflegerische Einrichtungen anwendbar, die keine eigene Produktentwicklung haben.

6.5.7.4
Beschaffung (7.4)

In Abschnitt 7.4 geht es um die Planung der Entwicklung eines Produkts oder einer Dienstleistung. Er enthält folgende Unterkapitel:

7.4.1 Beschaffungsprozess
7.4.2 Beschaffungsangabe
7.4.3 Verifizierung von beschafften Produkten

Wesentliche Normforderungen
1. Ermittlung des Beschaffungsbedarfs
2. Sicherstellung, dass die beschafften Produkte auch den festgelegten Anforderungen entsprechen
3. Lieferantenauswahl und Lieferantenbewertung
4. Eindeutige Beschaffungsangaben festlegen
5. Wareneingangsprüfung

Ausgewählte Maßnahmen zur Umsetzung der Normforderungen
Zunächst muss geregelt werden, wie die Einrichtung ihre Produkte (Medikamente, Hilfsmittel, Büromaterialien usw.) bei welchem Lieferanten beschafft. Auswahlkriterien von Lieferanten müssen eindeutig definiert werden, damit eine

Lieferantenauswahl und spätere Lieferantenbeurteilung möglich werden. Auswahlkriterien können sein: Service, Preis, Flexibilität, umweltfreundliche Verpackung. Die Beschaffungsdokumente (Bestellschein, Rezept usw.) müssen Angaben enthalten, die das bestellte Produkt klar beschreiben. Dadurch sollen Fehllieferungen oder nicht vereinbarte Leistungen vermieden werden. Nach Lieferung muss geprüft werden, ob die gelieferte Ware auch den Anforderungen entspricht (Wareneingangsprüfung: Produkt-, Mengen- und Qualitätsprüfung). Die Einrichtung muss den Lieferanten bzw. Kooperationspartner regelmäßig prüfen und beurteilen. Entsprechende Kriterien hierfür sind vorab festzulegen und Aufzeichnungen aufzubewahren.

Nachweisquellen

Nachweise für die Erfüllung der Normforderungen lassen sich in folgenden Bereichen finden:

- Bestellformulare
- Checklisten
- Bewertungskriterien
- Lieferantenbewertungen
- Prüfvorschriften
- Prüfprotokolle
- Wareneingangsprüfung
- Reklamationsstatistiken

Beispiel

Auszug aus dem QMH der Pflegeheim Sonnenschein GmbH:

Zur Sicherstellung der Qualität aller bestellten und eingekauften Produkte und Materialien werden die Beschaffungsmaßnahmen geplant und überwacht. Die Verfahren und Festlegungen für die Beschaffungsprozesse sind daher darauf ausgerichtet, die geregelte Beschaffung sowie die bedarfs- und auftragsgerechte Versorgung zu gewährleisten. Die Überprüfung der beschafften Produkte erfolgt durch qualifiziertes Personal.

6.5.7.5
Produktion und Dienstleistungserbringung (7.5)

In Abschnitt 7.5 geht es um die Planung der Entwicklung eines Produkts oder einer Dienstleistung. Er enthält folgende Unterkapitel:

7.5.1 Lenkung der Produktion und der Dienstleistungserbringung

7.5.2 Validierung der Prozesse zur Dienstleistungserbringung

7.5.3 Kennzeichnung und Rückverfolgbarkeit

7.5.4 Eigentum des Kunden

7.5.5 Produkterhaltung

Wesentliche Normforderungen

1. Die Einrichtung muss die Produktion und die Dienstleistungserbringung unter beherrschten Bedingungen planen und durchführen
2. Sämtliche Prozesse müssen validiert bzw. verifiziert werden
3. Eine Rückverfolgbarkeit muss dort gewährleistet sein, wo der Aufwand zweckmäßig ist; Kennzeichnung und Aufzeichnung spielen in diesem Zusammenhang eine Rolle
4. Mit Kundeneigentum muss sorgfältig umgegangen werden
5. Ein schonender Umgang mit Produkten wird gefordert

Ausgewählte Maßnahmen zur Umsetzung der Normforderungen

Der Begriff *beherrschte Bedingungen* bedeutet so viel wie perfekte Organisation. Die Einrichtung muss also in der Lage sein, die Prozessabläufe zur Dienstleistungserbringung klar zu benennen und zu beschreiben. Zu den patienten-/bewohnerbezogenen Prozessen gehören die Aufnahme, pflegerische Versorgung und Betreuung. Unterstützende Prozesse sind die Pflegedokumentation, Dienstplangestaltung, Verwaltungsprozesse usw. Entsprechende Ressourcen, wie Standards und Gebrauchsanweisungen, müssen zur Verfügung gestellt werden. Außerdem müssen Kontrollen durchgeführt werden. Dazu sind wiederum so genannte Überwachungs- und Messmittel zur Verfügung zu stellen. Instrumente zur Messung und Überwachung sind z. B. BZ-Gerät, RR-Gerät, Thermometer, Waage, aber auch die Pflegevisite, Pflegeplanung, Pflegedokumentation und interne Audits.

Die Rückverfolgbarkeit bezieht sich in der ambulanten und stationären Altenhilfe auf das Dokumentationswesen (s. Kap. 3.6). Es muss jederzeit nachvollziehbar sein, welche Dienstleistungen bislang erbracht wurden. Ergebnisse und Konsequenzen müssen ebenso ersichtlich sein wie weitere geplante Maßnahmen und Ziele. Gerade im Haftungsfall muss eine hinreichende Rückverfolgbarkeit sichergestellt sein. Kennzeichnungsmittel können z. B. Handzeichen, Wunddokumentation, Bilanzierung, Pflegeplanung, Reitersystem, Etiketten sein. Es muss aber auch sichergestellt werden, dass bestellte Produkte nicht verwechselt werden können. Eine Kennzeichnung von Medikamenten, Inkontinenzprodukten, Patientenwäsche, Medizinprodukten usw. ist ebenfalls erforderlich. Rückverfolgbarkeit spielt insbesondere in stationären Einrichtungen gerade in der Küche eine wichtige Rolle. Um etwa die Ursache von Salmonellen ermitteln zu können, müssen so genannte *Rückstellproben* abgefüllt werden, die wiederum eindeutig gekennzeichnet sein müssen. Jedem mit diesen Aufgaben betrauten Mitarbeiter haben sowohl die gesetzlichen Grundlagen als auch die daraus abgeleiteten Qualitätsstandards bekannt zu sein.

Zum Kundeneigentum gehören z. B. Medikamente, Schlüssel, Zahnprothese, Brille, Kleidung, Hilfsmittel, Haushaltsgeräte, Möbel und Taschengeld. Die Pflegeeinrichtung muss den sorgfältigen Umgang mit dem Kundeneigentum gewährleisten. Vor und nach Inbetriebnahme muss sich der Mitarbeiter über die Unversehrtheit und Funktionstüchtigkeit des zur Verfügung gestellten Produktes überzeugen, soweit dies möglich ist. Falls ein Gegenstand des Patienten bzw. Bewohners verloren geht oder beschädigt und/oder unbrauchbar wird, muss der Kunde informiert und der Vorgang entsprechend dokumentiert werden.

Die Pflegeeinrichtung muss Methoden entwickeln, die eine Beschädigung oder Beeinträchtigung von Produkten verhindern (Haltbarkeit, Verfallsdatum, vorgeschriebene Lagerbedingungen, Getrennthaltung usw.). Sie muss Lagerbereiche, Produkte und Waren kennzeichnen. Sie muss sicherstellen, dass die Handhabung bestimmter Produkte (z. B. Einweisung in Medizinprodukte) gewährleistet ist und dass Regelungen für die Annahme und Abgabe von Produkten festlegt sind. Sofern erforderlich, müssen geeignete Transportmaßnahmen sichergestellt werden (z. B. Personen, Medikamente, Behälter). Der Produktzustand muss in angemessenen Abständen kontrolliert werden. Bei der Warenentnahme aus Lagerbereichen muss grundsätzlich der Qualitätsstandard des *first in first out* beachtet werden. Außerdem müssen die Prozesse des Einpackens, Verpackens und der Kennzeichnung überwacht werden, um die Erfüllung der festgelegten Qualitätsforderungen sicherzustellen.

Nachweisquellen

Nachweise für die Erfüllung der Normforderungen lassen sich in folgenden Bereichen finden:

- Prozessbeschreibungen, Arbeitsanweisungen, Pflegevisitenprotokolle, Verantwortungsmatrix, Checklisten, Wartungsberichte
- Lieferschein als Dokument zur Rückverfolgbarkeit von Produkten
- Bestellschein für Medikamente, Pflegedokumentation
- Bestandsliste des Kundeneigentums, Etiketten, Protokolle, Eingangsprüfung
- Bedienungsanleitung, Verfahrensanweisung, Checklisten, Verfallsdatenüberwachung, Auditberichte, Protokolle

Beispiel

Auszug aus dem QMH der Pflegeheim Sonnenschein GmbH:

Wir stehen für den Schutz des Eigentums unserer Kunden mit unserem Namen ein. Ein sorgsamer Umgang sowie die richtige Aufbewahrung und Kennzeichnung des Kundeneigentums sind wesentliche Aspekte, die in unserem Hause Berücksichtigung finden. Ein Verfahren zum Umgang mit dem persönlichen Eigentum liegt vor. Es beinhaltet die Kriterien der sachgerechten Lagerung, Schlüsselverwaltung und Umgang mit Medikamenten sowie das Verfahren in einem Schadensfall und die sofortige Information an den Eigentümer.

6.5.7.6
Lenkung von Überwachungs- und Messmitteln (7.6)

In Abschnitt 7.6 geht es um geeignete Prüf- und Überwachungsmittel. Nur dadurch können wirklich brauchbare Ergebnisse geliefert werden.

Wesentliche Normforderungen
1. Erforderliche Überwachungs- und Messmittel identifizieren
2. Messmittel müssen regelmäßig kalibriert und justiert werden, eine Kennzeichnung ist erforderlich

Ausgewählte Maßnahmen zur Umsetzung der Normforderungen
Die Einrichtung muss zunächst überlegen, welche Überwachungen und Messungen durchgeführt werden sollen und welche Prüfmittel erforderlich sind (RR-Gerät, BZ-Gerät, Waage, Thermometer, Uhr, Messbecher, Briefwaage, Antivirenprogramm usw.). Die Messmittel müssen in einwandfreiem Zustand sein und, sofern erforderlich, die Medizinproduktebetreiberverordnung berücksichtigen. Außerdem müssen eine Erfassung und Kennzeichnung aller vorgesehenen Messmittel erfolgen. Ein Verfahren zur Festlegung der Intervalle der Überprüfungen muss ebenso geregelt werden, wie die Bereitstellung von qualifizierten Kräften zur Lenkung und Überwachung der Messmittel. Die regelmäßige Überprüfung der Messmittel auf Funktionalität, Verstellung, Überprüfungszeiträume, Sicherheit ist zu dokumentieren.

Nachweisquellen
Nachweise für die Erfüllung der Normforderungen lassen sich in folgenden Bereichen finden:

- Checklisten
- Protokolle
- Eichzertifikate
- Prüfmittelliste

> **Beispiel**
>
> Auszug aus dem QMH der Pflegeheim Sonnenschein GmbH:
>
> Das festgelegte Verfahren zur Prüfmittellenkung stellt sicher, dass nur Messmittel für qualitätsrelevante Prüfungen eingesetzt werden, die zweifelsfrei tauglich sind. Außerdem ist festgelegt, welche Prüfmittel für welche Überwachungen eingesetzt werden dürfen. Die Überwachung, Kalibrierung und erforderlichenfalls Justierung sowie die Instandhaltung können je nach gesetzlicher Bestimmung und Qualifikation intern oder extern erfolgen.

6.5.8
Abschnitt 8: Messung, Analyse und Verbesserung

In Abschnitt 8 geht es um die Überwachung und Messung des Produkts oder einer Dienstleistung, Lenkung fehlerhafter Produkte und kontinuierliche Verbesserungsmaßnahmen. Er enthält folgende Unterkapitel:

8.1   Allgemeines
8.2   Überwachung und Messung
8.2.1 Kundenzufriedenheit
8.2.2 Internes Audit

8.2.3 Überwachung und Messung von Prozessen

8.2.4 Überwachung und Messung des Produkts

8.2.5 Lenkung fehlerhafter Produkte

8.2.6 Datenanalyse

8.3 Verbesserung

8.3.1 Ständige Verbesserung

8.3.2 Korrekturmaßnahmen

8.3.3 Vorbeugungsmaßnahmen

6.5.8.1
Wesentliche Normforderungen

1. Überwachungs-, Mess-, Analyse-, und Verbesserungsprozesse müssen geplant und verwirklicht werden.
2. Die Kundenzufriedenheit muss überwacht werden, die Verwertung der Ergebnisse muss festgelegt werden.
3. In regelmäßig geplanten Abständen müssen interne Audits durchgeführt werden.
4. Die Organisation muss Verfahren zur Prüfung und zum Nachweis der Prozessfähigkeit sowie Verfahren für Korrekturmaßnahmen regeln.
5. Es müssen auch Verfahren zur Prüfung und zum Nachweis der Merkmale des Produkts geregelt werden.
6. Regelungen zur Kennzeichnung und Lenkung fehlerhafter Produkte dürfen nicht fehlen.
7. Zur Beurteilung des QM-Systems müssen geeignete Daten ermittelt, erfasst und analysiert werden.
8. Die Organisation muss die Wirksamkeit des QM-Systems durch den Einsatz von Korrektur- und Vorbeugemaßnahmen ständig verbessern.

6.5.8.2
Ausgewählte Maßnahmen zur Umsetzung der Normforderungen

In der ISO-Norm wird häufig die Konformität des Produktes oder des QM-Systems erwähnt. Gemeint ist hiermit die Erfüllung entsprechender Anforderungen. Im Prinzip geht es darum, die Kundenzufriedenheit, die Prozesse, die Dienstleistung und das QM-System mit bestimmten Methoden zu überwachen, zu messen, zu analysieren und zu verbessern. Hier müssen Entscheidungen auf der Grundlage von Zahlen, Daten und Fakten getroffen werden. Moderne Methoden der Statistik und Analyse müssen sichergestellt sein (FMEA, SULA, Pareto, Ishikawa u.a.). Die Verantwortungen, Dokumentations- und Auswertungsintervalle müssen bestimmt werden.

Vor allem die Kundenzufriedenheit soll als ein Maß für die Messung des QM-Systems genutzt werden. Alle Patienten bzw. Bewohner müssen hierbei einbezogen werden. Ein sinnvolles Mittel zur Überprüfung der Kundenzufriedenheit ist eine regelmäßige Kundenbefragung. Hierbei sollte ein standardisiertes Verfahren verwendet werden, um eine Analyse über einen längeren Zeitraum vornehmen zu können und etwaige Vergleiche zu anderen Stichproben ziehen zu können. Erforderlich sind auch die Festlegung einer Bewertungsgrundlage und die Einleitung geeigneter Korrektur- und Vorbeugemaßnahmen.

Die ISO-Norm zählt zu den Kunden auch die Mitarbeiter der Einrichtung. Es geht also auch hier um die Ermittlung der Mitarbeiterzufriedenheit mit einem standardisierten Verfahren.

Ein Audit ist eine systematische und unabhängige Überprüfung von Prozessen, mitgeltenden Unterlagen und QM-Systemen (s. Kap. 6.7). Geprüft wird, ob die qualitätsbezogenen Tätigkeiten und die damit verbundenen Ergebnisse den Vorgaben entsprechen. Außerdem gilt es herauszufinden, ob diese Vorgaben geeignet sind, die Ziele zu erreichen.

Interne Audits müssen regelmäßig durchgeführt werden und schaffen die Basis für Korrektur- und Vorbeugemaßnahmen. Zur effektiven Auditdurchführung sollte eine Verfahrensanweisung vorliegen.

Sinn und Zweck dieser Forderung sind, die einzelnen Prozesse zu überwachen, um sicherzugehen, dass mit diesem Ablauf die gesetzten Ziele und Anforderungen erfüllt bzw. erreicht werden.

Exkurs: Wundversorgung

Es gilt zu überprüfen, ob der Prozess «Wundversorgung» nach aktuellen pflegewissenschaftlichen Erkenntnissen erfolgt, ob dieser nur von Pflegefachpersonal durchgeführt wird, ob der entsprechende Standard Berücksichtigung findet, ob der Heilungsprozess voranschreitet usw.

Des Weiteren müssen geeignete Maßnahmen und Methoden zur Überwachung und Messung der Prozesse festgelegt werden. Unterweisungen und Schulungen von Mitarbeitern müssen erfolgen, um einen effizienten Prozessablauf zu gewährleisten. Falls die Messungen und Analysen Abweichungen von Prozessen ergeben bzw. man nicht das gewünschte Ergebnis erzielt hat, müssen entsprechende Korrekturen vorgenommen werden. Die Aufzeichnungen diesbezüglich sind aufzubewahren.

Die Einrichtung muss eine Verfahrensanweisung erstellen, die sicherstellt, dass ein Produkt oder eine Dienstleistung, welche die festgelegten Qualitätsanforderungen nicht erfüllt, nicht zum Schaden von Kunden führen kann. Außerdem müssen Maßnahmen für den Fall beschrieben werden, dass doch einmal ein Fehler auftritt. Kennzeichnung, Dokumentation und Beurteilung fehlerhafter Produkte bzw. Dienstleistungen müssen durchgeführt werden, und eine Benachrichtigung der betroffenen Mitarbeiter und Kunden muss erfolgen. Aufzeichnungen über die Art des Fehlers und der Folgemaßnahmen sind ebenfalls zu erstellen. Geeignete Daten müssen ermittelt und erfasst werden, um die Wirksamkeit des QM-Systems zu beurteilen und um Verbesserungsmöglichkeiten zu finden. Ermittlung und Erfassung können durch Überwachung und Messung, aber auch durch andere relevante Quellen erfolgen (Qualitätskontrollen, Umfragen usw.). Es muss eine Datenanalyse zu den Bereichen Kundenzufriedenheit, Konformität der Dienstleistungsanforderung, Vorbeugemaßnahmen und Lieferantenbeurteilung geben. Das Verfahren zur Auswertung und Aufbereitung der ausgewählten Daten muss beschrieben sein. Die Verantwortlichkeiten zur Ermittlung, Bewertung, Sammlung und Analyse von Daten müssen ebenfalls geregelt sein.

Die Einrichtung ist verpflichtet, die Wirksamkeit des QM-Systems kontinuierlich zu verbessern und weiterzuentwickeln. Ziel ist es, aus eigenem Interesse eine Verbesserung der Prozesse anzustreben und nicht auf negative Ereignisse (Fehler) zu warten. Da sich Fehler aber nie vermeiden lassen, müssen diese immer wieder ermittelt werden. Sie müssen bewertet und die Ursachen genau festgestellt werden. Dann sind systematische Korrektur- und Vorbeugemaßnahmen zu treffen und umzusetzen. Die Ergebnisse der neu eingeführten Maßnahmen müssen entsprechend dokumentiert und erneut bewertet werden. Eine Verfahrensanweisung muss erstellt werden, die Folgendes beinhaltet:

- Ermittlung potenzieller Fehler und Fehlerursachen

- Beurteilung des Handlungsbedarfs

- Ermittlung der erforderlichen Maßnahmen

- entsprechende Aufzeichnungen über die Ergebnisse der Maßnahmen und

- eine Bewertung der ergriffenen Korrektur- und Vorbeugemaßnahmen.

6.5.8.3
Nachweisquellen

Nachweise für die Erfüllung der Normforderungen lassen sich in folgenden Bereichen finden:

- Prüfberichte, Protokolle, Vorschlagswesen
- Auswertung der Kunden- und Mitarbeiterumfragen, Auswertung von Beschwerden

- Auditpläne, Auditberichte, Abweichungsberichte, Maßnahmenkatalog
- Checklisten, Qualitätsaufzeichnungen, statistische Auswertungen
- Verfahrensanweisung, Fehlerprotokolle, Prüfnachweise, Kundeninformation
- Managementreviews, Qualitätszirkel, Ergebnisprotokolle.

Beispiel

Auszug aus dem QMH der Pflegeheim Sonnenschein GmbH:

Prüfungen ermöglichen uns ein rechtzeitiges Erkennen und Beseitigen von Qualitätseinbrüchen. Die Kundenzufriedenheit wird durch regelmäßige Umfragen und Auswertungen von Beschwerden überwacht. Außerdem werden durch die interne Kommunikation der kurzen Wege eventuelle Unzufriedenheiten schnell erfasst und gelöst.

Die internen Audits bilden die Grundlage zur Beurteilung des Qualitätsmanagementsystems auf Zweckmäßigkeit und Wirksamkeit sowie zu dessen kontinuierlicher Weiterentwicklung. Interne Audits werden in regelmäßigen Abständen durchgeführt. Der Auditplan wird von dem QMB erstellt und der Geschäftsführung zur Genehmigung vorgelegt. Alle Auditberichte werden der Geschäftsführung zur Kenntnis überreicht und nach Bearbeitung archiviert.

Durch die unterschiedlichen Prüfungen wird sichergestellt, dass die Prozesse und Dienstleistungen unseren Qualitätsstandards entsprechen. Die Kriterien für diese Prüfungen sind in den entsprechenden Verfahrensanweisungen klar spezifiziert und nachvollziehbar. Die Ergebnisse der Prüfungen werden elektronisch dokumentiert und unterliegen dem gültigen Verfahren zur Verwaltung von Qualitätsaufzeichnungen.

Durch unsere Verfahrensanweisung schaffen wir Regelungen zum Umgang mit fehlerhaften Abläufen in unserem Hause. Mittels der entsprechenden Kennzeichnung erreichen wir, dass diese fehlerhaften Produkte bzw. Dienstleistungen von einer weiteren Verwendung ausgeschlossen sind.

Die Datenanalyse liefert uns Angaben über Kundenzufriedenheit, indem z. B. die Umfragen und die Beschwerden systematisch ausgewertet und analysiert werden. Ergeben sich aus den Daten Korrektur- oder Vorbeugungsmaßnahmen, werden diese umgehend eingeleitet.

Die ständige Verbesserung der Wirksamkeit unserer Einrichtung ist das Ziel aller Mitarbeiter. Alle dazu erforderlichen Maßnahmen und Gelegenheiten werden aufgegriffen. Für die Einleitung, Durchführung und Überwachung von Korrektur- und Vorbeugungsmaßnahmen und deren Erfolgskontrolle existiert ein generelles Verfahren. Detailschritte sowie die Zuständigkeiten sind in der Verfahrensanweisung beschrieben. Ziel der Korrektur- und Vorbeugemaßnahme ist es sicherzustellen, dass Ursachen für tatsächliche oder potenzielle Fehler bzw. Qualitätsabweichungen erkannt, beseitigt und überwacht werden.

6.6
Qualitätsmanagementhandbuch (QMH)

6.6.1
Begriffsbestimmung und Ziele

Die QM-Dokumentation ist die Grundlage für ein Qualitätsmanagementsystem und dient als Nachweis der Qualitätsfähigkeit. Die Qualitätsdokumente aus den Bereichen der Aufbau- und Ablauforganisation lassen sich am besten in einem so genannten Qualitätsmanagementhandbuch (QMH) festhalten. Das QMH ist das zentrale Dokument des QM-Systems (Mildner, 1996; Montnacher, 1996). Es enthält verbindlich die Einstellung des Managements sowie die Absichten und Maßnahmen zur Sicherung und Verbesserung der Qualität. Im Handbuch werden alle wichtigen Regelungen, Vorgehensweisen, Verantwortlichkeiten und Zuständigkeiten einer Einrichtung beschrieben. Das Handbuch ist ein lebendiges Dokument und es muss ein leichtes und sicheres Austauschen von Qualitätsdokumenten und -aufzeichnungen gewährleistet sein. Daher bietet sich eine im Ordner befindliche Loseblattsammlung an. So können im Rahmen der Änderungsdienste Kapitel oder Seiten leichter ausgetauscht werden. Mitarbeitern soll ein ständiger Zugriff auf das QMH möglich sein.

Neben der Darstellung der gesamtorganisatorischen Abläufe eignet sich das QMH noch als:

- Gedächtnisstütze und Orientierung für Mitarbeiter
- Instrument zur Einarbeitung neuer Mitarbeiter
- Führungsinstrument
- Präsentation des Unternehmens
- Werkzeug zur Überprüfung der korrekten Ausführung der Tätigkeiten.

6.6.2
QM-Dokumentation

Die Norm macht hierzu keine konkreten Angaben. Sie fordert zwar ein QMH, aber es bleibt der Einrichtung selbst überlassen, wie die QM-Dokumentation aufgebaut wird. Bewährt haben sich jedoch vier Ebenen der Qualitätsdokumentation (Abb. 6-6).

6.6.2.1
Ebene 1: Qualitätsmanagementhandbuch

Das QMH beschreibt das QM-System der Einrichtung und hat die Funktion eines Nachschlagewerkes. Der gezielte Zugriff auf qualitätsrelevante Informationen prägt den Nutzwert des QMH. Die Abläufe im Unternehmen werden für Leser und Anwender nachvollziehbar und damit überprüfbar.

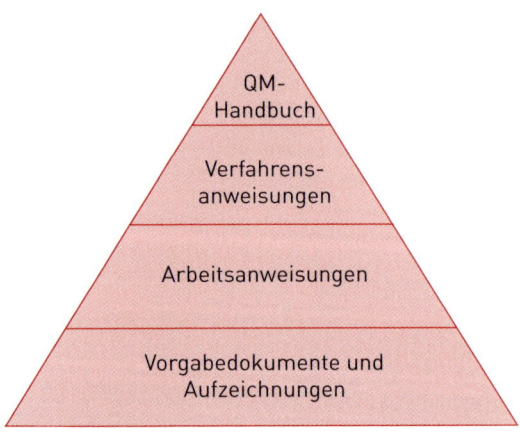

Abbildung 6-6: Ebenen der Qualitätsdokumentation

6.6.2.2
Ebene 2: Verfahrensanweisungen

Eine Verfahrensanweisung (VA), auch bezeichnet als Prozess bzw. Prozessbeschreibung, beinhaltet i. d. R. ein Flussdiagramm zur Darstellung ablauforganisatorischer Vereinbarungen. Sie beschreibt außerdem die einzelnen Tätigkeiten in ihrer Reihenfolge sowie die jeweils dazu gehörenden Qualitätsstandards. Sie ist das übergeordnete Dokument einer Arbeitsanweisung. Der Aufbau sollte immer gleich sein:

- Ziel und Zweck
- Geltungsbereich
- Begriffe
- Beschreibung der einzelnen Schritte (als Text und/oder als Ablaufdiagramm)
- mitgeltende Unterlagen (Vorgabedokumente und Aufzeichnungen wie Formulare, Checklisten, etc.)
- Verteiler.

Bei der Erstellung einer VA geht man unter Benennung des Geltungsbereichs folgendermaßen vor:
1. Rahmenbedingungen festlegen:
   - Zweck definieren
   - Zuständigkeiten regeln
   - Anfang und Ende des zu beschreibenden Prozesses festlegen

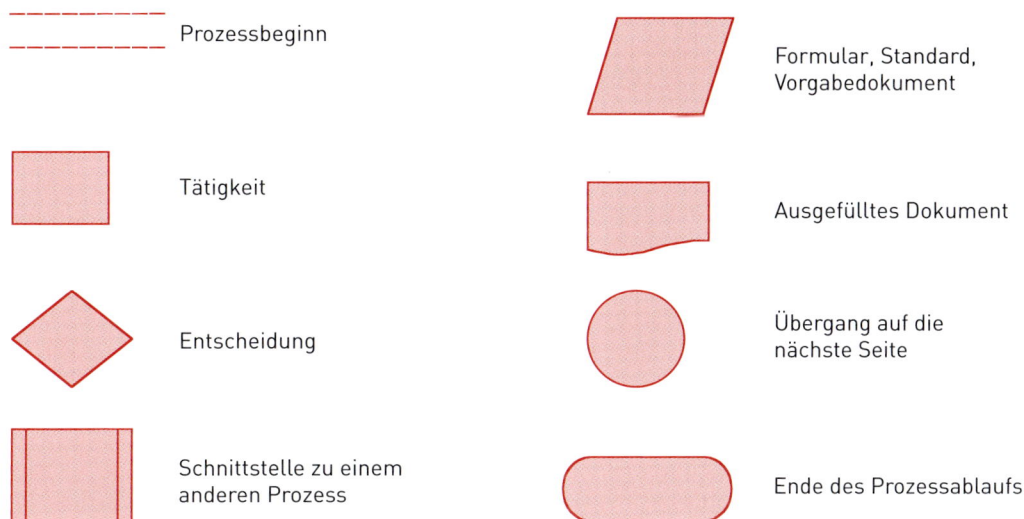

Abbildung 6-7: Ausgewählte Symbole in einem Flussdiagramm

- Festlegen, wie detailliert die Verfahrensanweisung gestaltet werden soll
2. Prozessschritte bestimmen:
   - Brainstorming zu den einzelnen Schritten, die den Ablauf einer Tätigkeit ausmachen
   - mitgeltende Unterlagen berücksichtigen
3. Reihenfolge festlegen:
   - Schritte nach Durchführungsfolge ordnen
   - Ablauf des Verfahrens
4. Flussdiagramm erstellen:
   - Zeichnen der VA unter Anwendung der Symbole (Abb. 6-7)
5. Vollständigkeit der VA prüfen:
   - Revisionsstandleiste vorhanden?
   - Alle notwendigen Symbole vorhanden?
   - Zuständigkeiten vermerkt?
   - Alle notwendigen Anlagen vermerkt?
6. VA fertig stellen und genehmigen lassen

Jeder qualifizierte Mitarbeiter kann ein Dokument erstellen. Die Genehmigung und Freigabe des QMH obliegt allerdings der obersten Leitung. Der QMB ist für die Einhaltung des im QMS definierten Layouts zuständig.

6.6.2.3
Ebene 3: Arbeitsanweisungen

Arbeitsanweisungen (AA) sind detaillierte, arbeitsplatzbezogene Tätigkeitsbeschreibungen. Sie werden i.d.R. nur dann erstellt, wenn dies für den Ablauf einzelner, meist komplexer Tätigkeiten erforderlich ist. Sie sind immer Bestandteil einer Verfahrensanweisung. Zu den Arbeitsanweisungen zählen etwa Bedienungsanleitungen, Herstellervorschriften, Standards, Rezepturen.

6.6.2.4
Ebene 4: Vorgabedokumente und Aufzeichnungen

In der Nomenklatur des Qualitätsmanagements werden weitere Begrifflichkeiten häufig benutzt, die sich vom alltäglichen Sprachgebrauch unterscheiden. *Formulare* sind Vordrucke, die noch nicht bearbeitet oder ausgefüllt wurden. Sobald sie ausgefüllt oder bearbeitet werden, werden sie zu *Aufzeichnungen* bzw. *Nachweisdokumenten*

Kopfzeile

Name der Einrichtung	Titel des Dokuments	Geltungsbereich

Hier folgt der Text zum oben genannten Thema

Fußzeile

Freigabe:	Bearbeitung:	Änderungsstand:	Datum:	Seite:
GF	LK	0	01.08.09	1 / 4

Abbildung 6-8: Kopf- und Fußzeile eines Dokuments

(Protokolle, Auditberichte, Auditprotokolle, QM-Berichte, Schulungsdokumentation, Kundenumfragen, Arztbriefe, OP-Berichte, Patientenakten, Befunde, Pflegedokumentation, Teilnehmerlisten, Dienstpläne, Tourenpläne etc.). *Vorgabedokumente* werden weder ausgefüllt noch bearbeitet, sie dienen dem Benutzer zur Information oder zur Anweisung (Dienstanweisungen, Standards usw.). Unter Vorgabedokumenten, vor allen Dingen externen, werden beispielhaft verstanden: Gesetze und Verordnungen, Produkt- und Verfahrensnormen, Unterlagen zur Produkthaftung, Vorschriften zur Arbeitssicherheit aber auch interne Organisationsrichtlinien.

6.6.3
Lenkung von Dokumenten

Die Lenkung von Dokumenten beinhaltet die Bearbeitung, Herausgabe, Verteilung, Änderung, Freigabe und Aufbewahrung. Hierzu werden alle Dokumente mit bestimmten Angaben versehen.

6.6.3.1
Kopf- und Fußzeile

Die Kopf- und Fußzeile dient der einwandfreien Identifizierung von Dokumenten. Die Kopfzeile zeigt an, für welche Einrichtung es gilt, um welches Dokument es sich handelt und für welche Bereiche es Gültigkeit hat. Die Fußzeile zeigt an, wer das Dokument zur Verwendung freigegeben hat (i.d.R. die oberste Leitung), wer es erstellt hat, wie oft es bereits verändert wurde, wann es jeweils eingeführt wurde und wie viele Seiten es umfasst (Abb. 6-8).

Qualitätsaufzeichnungen wie Auditberichte, Prüfberichte, Protokolle, Teilnehmerlisten usw. können durchaus anders gestaltet werden.

6.6.3.2
Herausgabe, Änderung, Verteilung

Die Dokumente des QMH müssen vor ihrer Ausgabe durch befugtes Personal überprüft und genehmigt werden. Nach der Freigabe muss sichergestellt werden, dass die aktuelle Ausgabe überall dort verfügbar ist, wo die beschriebenen Tätigkeiten durchgeführt werden. In der Regel ist der QMB für die Verteilung zuständig. Ungültige Dokumente müssen sofort entfernt werden, um einen unbeabsichtigten Gebrauch zu vermeiden. Sollten überholte Dokumente, z.B. wegen gesetzlicher Bestimmungen weiterhin aufbewahrt werden, müssen sie entsprechend gekennzeichnet werden. Es muss ein Verzeichnis der Änderungsstände angelegt werden, das den laufenden Revisionsstatus von Dokumenten belegt (s. Abb. 6-5).

6.6.3.3
Aufbewahrung

Bei der Aufbewahrung von Dokumenten müssen konkrete Regelungen hinsichtlich Aufbewahrungsort, -dauer und -art getroffen werden. Die Aufbewahrung von Qualitätsaufzeichnungen unterliegt gesetzlichen Bestimmungen:

- Produkthaftungsgesetz: zehn Jahre nach Einführung des Produkts
- Finanzamt: zehn Jahre
- BGB: bis zu 30 Jahre.

Sonstige Dokumentenfristen können einrichtungsintern festgelegt werden. Die Unterlagen müssen so gelagert sein, dass sie vor Wasser und Feuer geschützt sind (Personalakten müssen z.B. in einem feuerfesten, abschließbaren Schrank aufbewahrt werden und dürfen Dritten nicht zugänglich sein). Ob EDV oder Papier ist hierbei eher unwichtig. Papier und Datenträger müssen jedoch auch nach Jahren noch lesbar sein. Besonderen Datenschutzbestimmungen unterliegen ebenfalls Patientenakten (BDSG Art. I G vom 22. August 2006 I 1970).

6.7
Audits

Auch Audits haben historische Vorläufer. Im Mittelalter wurden alle Abläufe und Prozesse von der verantwortlichen Person im Unternehmen überprüft. Dies war mit zunehmender Komplexität der Aufgaben nicht mehr möglich, und man führte daraufhin die so genannte «Schau» ein. Diese diente dazu, die Vorgaben der Zünfte zu überwachen. Produkte und Prüfmittel (z.B. Waagen) wurden durch unabhängig bestellte und vereidigte Sachkundige geprüft und gekennzeichnet. Dies diente vor allem dazu, den Konsumenten zu schützen und das Ansehen der Zunft zu wahren (Zollondz, 2002).

Ein Audit im Sinne der DIN EN ISO 9000:2008 ist ein systematischer, unabhängiger und dokumentierter Prozess zur Erlangung von Auditnachweisen und zu deren objektiver Auswertung. Es soll ermittelt werden, inwieweit die Auditkriterien erfüllt sind. Vereinfacht formuliert handelt es sich um eine systematische Überprüfung und Bewertung des QM-Systems oder einzelner Prozesse durch Fachleute nach festgelegten Kriterien.

Die zum QM-System gehörenden Prozesse müssen in regelmäßig stattfindenden Intervallen in einem internen Audit bezüglich der Normforderungen überwacht werden. Diese Audits müssen von kompetenten Mitarbeitern durchgeführt werden, die vom auditierten Bereich unabhängig sind. Die Audits werden geplant, durchgeführt und in einem Auditbericht zusammengefasst. Die Ergebnisse dienen der späteren QM-Bewertung und leiten den Verbesserungsprozess ein. Interne Qualitätsaudits müssen entsprechend der Bewertung und der Bedeutung der Tätigkeit, die zu auditieren ist, in einem Plan (*Auditplan*) festgelegt werden. Diese Audits werden von den Mitarbeitern ausgeführt, die unabhängig sind von denjenigen, die direkte Verantwortung für die zu auditierende Tätigkeit haben. Die Ergebnisse der internen Qualitätsaudits müssen aufgezeichnet (*Auditnachweis*) und den Personen mitgeteilt werden, welche die Verantwortung im auditierten Bereich tragen. Sie gehören fest zur Gesamtbewertung des QM-Systems durch die Einrichtungsleitung und den Träger. Bei der Erstellung des Mangementreviews fließen die Ergebnisse der internen Audits und die sich daraus ergebenden Maßnahmen in den Bericht ein.

6.7.1
Ziele von Qualitätsaudits

Übergeordnetes Ziel der Durchführung von Qualitätsaudits ist es, einen Beitrag zur Verbesserung der Qualität zu leisten. Im Detail geht es um die:

- Ermittlung, ob die Kriterien des QM-Systems die festgelegten Forderungen erfüllen
- Ermittlung der Wirksamkeit des verwirklichten QM-Systems in Bezug auf die Erfüllung der festgelegten Qualitätsziele
- Überprüfung, inwiefern die Forderungen aus Vorschriften erfüllt werden.

6.7.2
Arten von Audits

Es können unterschiedliche Auditarten differenziert werden (Abb. 6-9 und 6-10).

6.7.2.1
Internes Audit

Das interne Audit (*First Party Audit*) dient der Verbesserung und Entwicklung des eigenen QM-Systems und wird im Auftrag der Leitung regelmäßig durchgeführt. Die Durchführung erfolgt von Personen ohne direkte Verantwortung im auditierten Bereich. Der Auditor hat ausschließlich eine Beraterfunktion. Zu seinen Aufgaben im Detail gehören:

- Erstellen eines Auditplans
- Festlegen der Auditziele
- richtiges Anwenden des QM-Regelwerks
- Ermittlung des Sollzustands
- Ermittlung des Istzustands
- Einleiten von etwaigen Korrekturmaßnahmen
- Dokumentation des Ergebnisses.

Im Rahmen der Vorbereitung eines internen Audits müssen Ziel, Umfang und Mittel festgelegt werden. Checklisten werden erstellt, eine etwaige Vorgeschichte wird noch einmal reflektiert. Die Durchführung beginnt mit einem Einführungsgespräch mit den Beteiligten. Das Audit wird mit einem Abschlussgespräch beendet. Abweichungen werden hierbei diskutiert und Maßnahmen zur Korrektur festgelegt. Die Auditierung endet mit der Erstellung eines Auditberichts.

6.7.2.2
Externes Audit

Das externe Audit (*Second Party Audit*) dient der Feststellung der Qualitätsfähigkeit durch einen Beauftragten des Kunden. Ein solches Audit wird durchgeführt, wenn z. B. Qualitätseinbrüche oder erhebliche Verfahrensänderungen stattgefunden haben. Die Basis eines externen Audits sind die vertraglichen Grundlagen. Ein Lieferantenaudit kann ein externes Produkt-, Verfahrens- oder Systemaudit sein. In einer Kunden-Lieferanten-Beziehung vergewissert sich z. B. eine der Parteien (meist der Kunde), ob die andere Partei gemäß der Auditgrundlage (meist eine Norm) arbeitet. Externe Audits können einmalig oder regelmäßig durchgeführt werden, wobei Art und Umfang sich auf ein vernünftiges und notwendiges Maß beschränken sollten.

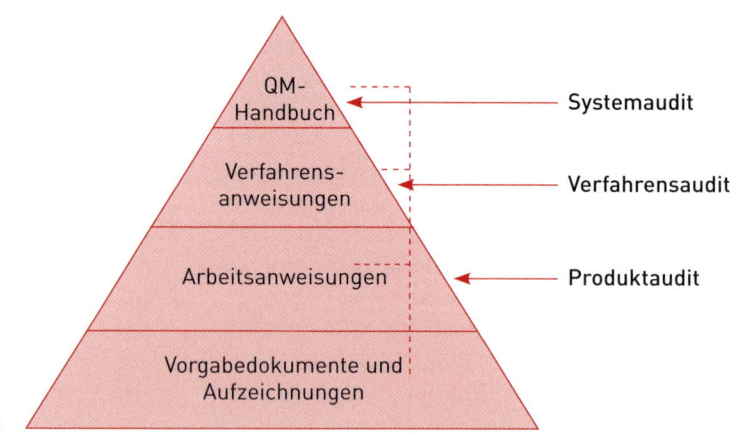

Abbildung 6-9: Die Auditpyramide

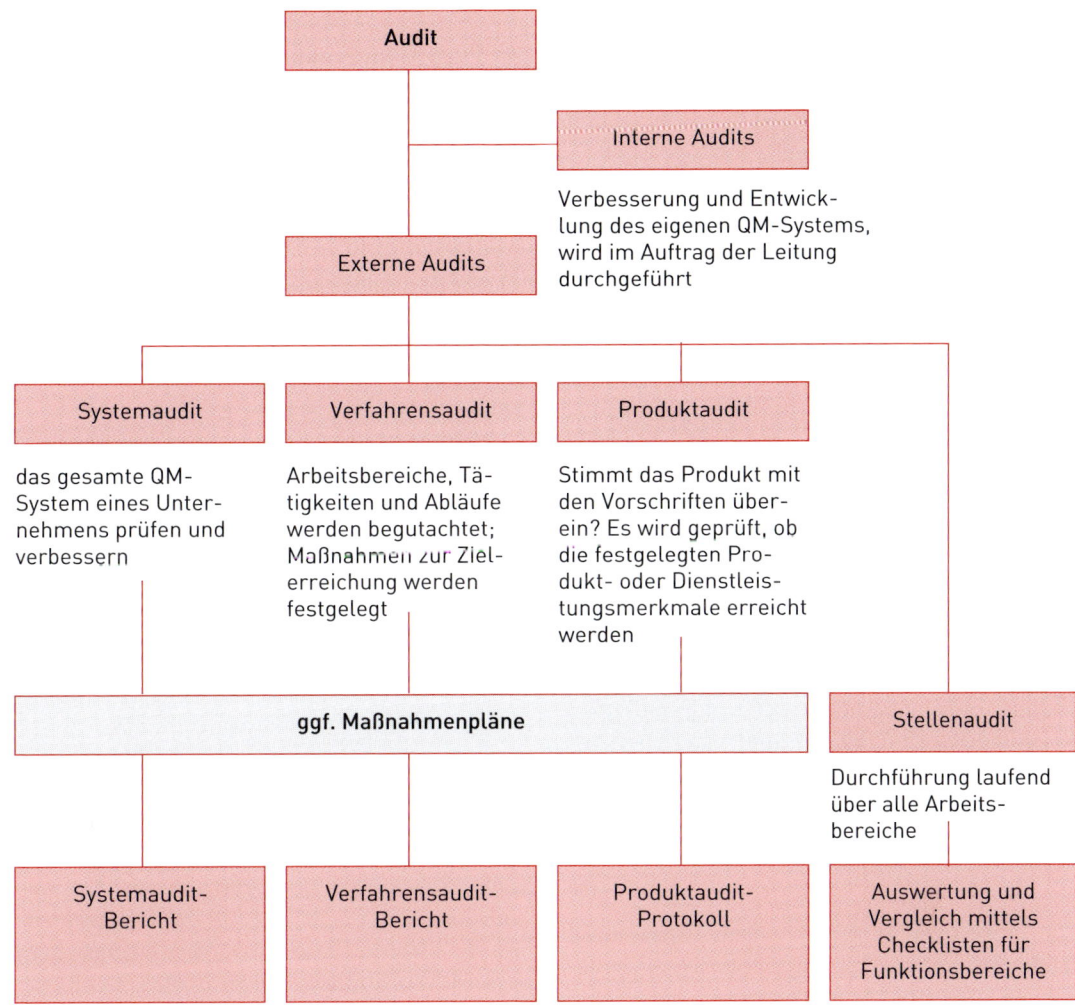

Abbildung 6-10: Übersicht der Auditarten

6.7.2.3
Zertifizierungsaudit

Das Zertifizierungsaudit (*Third Party Audit*) dient der Begutachtung zur Bescheinigung eines funktionstüchtigen QM-Systems durch eine neutrale, akkreditierte Stelle. Grundlage ist die ISO 9001:2008. Auditoren stellen Übereinstimmung bzw. Abweichungen gegenüber dieser Grundlage fest. Auditoren dürfen hier nicht beratend tätig sein. Eine Zertifizierung verhindert die Mehrfach-Auditierung durch Kunden und weist die *Qualitätsfähigkeit* eines Unternehmens nach. Das Zertifizierungsverfahren kann in vier Phasen unterteilt werden:

1. Phase: Hier findet eine Vorbereitung auf das Zertifizierungsaudit statt. Anhand einer Fragenliste kann sich das Unternehmen zunächst selbst beurteilen.
2. Phase: In dieser Phase werden die Dokumente des Unternehmens überprüft.
3. Phase: Hier wird schließlich das Zertifizierungsaudit durchgeführt.

4. Phase: Ist das Zertifizierungsaudit positiv verlaufen, wird dem Unternehmen das Zertifikat erteilt. Die Gültigkeit dieses Zertifikats beträgt drei Jahre. Einmal jährlich werden i. d. R. Überwachungsaudits durchgeführt.

Andere Qualitätsmanagementsysteme, wie KTQ und proCum Cert, bezeichnen die Zertifizierung auch als Visitation.

6.7.3
System-, Verfahrens- und Produktaudit

Audits können – wie bereits beschrieben – in Produkt-, Verfahrens- und Systemaudits differenziert werden.

Systemaudit
Das Ziel eines Systemaudits besteht darin, das gesamte QM-System eines Unternehmens zu prüfen und zu verbessern. Grundlagen eines Systemaudits sind interne und externe Richtlinien, Ergebnisse vorangegangener Audits, Kundenreklamationen und interne Beanstandungen.

Verfahrens- bzw. Prozessaudit
Die Frage beim Verfahrens- bzw. Prozessaudit lautet: Stimmt das Verfahren mit den Anforderungen überein? Arbeitsbereiche, Tätigkeiten und Abläufe werden mit diesem Audit begutachtet. Es werden Maßnahmen zur Zielerreichung festgelegt. Typische Fragen für ein Verfahrensaudit sind:

- Ist der Prozess skizziert (VA, Flussdiagramm)?
- Läuft der Prozess ohne Probleme?
  - Wenn nein: Sind die Probleme dokumentiert? Sind die Probleme den Entscheidern bekannt? Was wurde bisher unternommen?
- Sind alle Verantwortlichkeiten in den VAs geregelt?

Produktaudit
Die Frage beim Produktaudit lautet: Stimmt das Produkt mit den Vorschriften überein? Es wird geprüft, ob die festgelegten Produkt- oder Dienstleistungsmerkmale erreicht werden. Hierfür muss der Auditor genaue Kenntnisse über das Produkt und seine Herstellverfahren haben. Produktaudits führen zu besserer Produktqualität und damit höherer Kundenzufriedenheit.

Den Zusammenhang zwischen internen und externen Audits auf der einen Seite und System-, Verfahrens- und Produktaudit auf der anderen Seite verdeutlichen Abbildung 6-9 und 6-10.

Wichtig ist, dass die Auditoren eine positive Auditkultur erzeugen. Audits sollen konstruktiven Charakter haben, Beteiligte sollen auf jeden Fall einbezogen werden. Der maximale Erfolg eines Audits ist zu erwarten, wenn ein Audit als Hilfe und nicht als lästige Überprüfung empfunden wird.

6.7.4
Aufgaben und Verhalten des Auditors

Anhand von Nachweisen müssen vor Ort die Angemessenheit und Wirksamkeit der festgelegten Regelungen überprüft werden. Auditgespräche werden nicht nur mit dem Verantwortlichen, sondern auch mit den Mitarbeitern geführt. Der Auditor überprüft alle systembezogenen Dokumente und Abläufe. Festgestellte Mängel erfasst er im *Abweichungsbericht.*

Das Verhalten des Auditors soll objektiv, kompetent und unabhängig sein. Er soll kommunikationsfähig, sachlich und fair sein. Der Auditor sollte nie Suggestivfragen stellen, sich gegenüber Kunden nie negativ über Berater äußern, sich gegenüber Mitarbeitern nie negativ über die Leitung äußern und den zeitlichen Rahmen nie deutlich überschreiten. Die Fähigkeiten, die ein Auditor mitbringen muss, sind ausgesprochen vielfältig. Neben einer fachlichen Qualifikation im Bereich QM werden u. a. analytisches Denken, Kommunikationskompetenz und Fähigkeit zu beratenden Tätigkeiten verlangt.

6.8
Zusammenfassung und Fragen zum Selbsttest

Zusammenfassung

Qualitätsmanagement ist aus dem Gesundheitswesen nicht mehr wegzudenken. Die Qualitätsforderungen von Kunden und Kostenträgern sind in den vergangenen Jahren immens gestiegen. Zahlreiche Einrichtungen haben bereits ein Qualitätsmanagementsystem eingeführt und sich zertifizieren lassen, um einen Nachweis ihrer Qualitätsbemühungen liefern zu können. Auf dem Weg dorthin stellen sich zahlreiche Fragen: Wie muss ein QM-System aufgebaut sein? Welche qualitätswirksamen Elemente muss es erhalten? Eine Antwort auf diese und weitere Fragen liefert die Normenreihe DIN EN ISO 9000:2008 ff., ein internationales Regelwerk zum Aufbau und zur Bewertung von QM-Systemen. Die aktuelle ISO 9000-Familie besteht aus drei Dokumenten: ISO 9000:2008, ISO 9001:2008 und ISO 9004:2008. Darin werden die Grundlagen und Begriffe, Anforderungen an das Qualitätsmanagementsystem und die Verbesserung von Qualität beschrieben. Die überarbeitete und derzeit gültige Version der 9000er-Familie (DIN EN ISO 9000:2008-Familie) ist für jede Art von Unternehmen, auch für den Dienstleistungsbereich, anwendbar. Auf dem Weg zur Zertifizierung ist die Beteiligung der Mitarbeiter ebenso unabdingbar wie die Bereitschaft der obersten Unternehmensleitung zu einem umfassenden Qualitätsmanagement. Neben dem so genannten Zertifizierungsaudit finden jährlich interne Audits statt. Allesamt tragen diese dazu bei, die Qualität der Dienstleistungserbringung zu steigern.

Abschließend noch ein paar kritische Worte. Ein erfolgreiches Zertifizierungsaudit sichert nicht unbedingt eine qualitativ hochwertige Dienstleistungserbringung in der Pflege. Qualitätsmanagement ist ein Prozess, der von den Mitarbeitern und den Führungskräften in einem Unternehmen gelebt werden muss. Wahre Wettbewerbsvorteile sind nur dann zu erwarten, wenn sich alle Mitarbeiter und Führungskräfte am QM-Gedanken beteiligen.

Eine konsequente Weiterentwicklung anhand von Qualitätsstandards findet nur in den Bereichen statt, in denen Führungskräfte und Mitarbeiter in den täglichen Abläufen die Sinnhaftigkeit dieser Standards akzeptieren und leben. Den Führungskräften kommt hier eine besondere Vorbildfunktion zu. Dazu gehört ein Führungsstil, der zusammen mit motivierten und engagierten Mitarbeitern patienten- bzw. kundenorientiert arbeitet. Für Einrichtungen, die heute mit dem Aufbau eines Qualitätsmanagementsystems starten, bedeutet das:

- hohes Augenmerk auf die Führungskultur zu richten
- von Beginn an alle Betroffenen in das «Projekt QM» einzubeziehen
- aktuelle Kenntnisse zum Thema «Projektarbeit» zur Grundlage des Aufbaus des QM zu nutzen.

Fragen zu Kapitel 6

1. Was versteht man unter dem Deming-Kreis?

2. Welche Qualitätsdimensionen werden von den Prüfern des MDK in den Blick genommen?

3. Was versteht man unter dem Begriff Nachweisnorm?

4. In welche Abschnitte ist die DIN EN ISO 9000:2008 gegliedert?

5. Was fordert Abschnitt 7 der DIN EN ISO 9001:2008?

6. Was versteht man unter einem First Party Audit?

7. Was bedeutet Verantwortung der obersten Leitung?

8. Was versteht man unter internen und externen Kunden?

9. Welche Angaben gehören in die Kopf- und Fußzeile eines QM-Dokuments?

10. Wer ist i. d. R. für die Freigabe von Dokumenten verantwortlich?

11. Nach wie vielen Jahren ist ein Wiederholungsaudit notwendig?

12. Was ist ein Managementreview und wer erstellt es?

Literatur

Büker, C.: Wenn der MDK kommt. Qualitätsprüfungen in der Pflege. W. Kohlhammer GmbH, Stuttgart 2006

Deutsches Institut für Normung e.V. (Hrsg.): DIN EN ISO 9001:2000 Qualitätsmanagement-Systeme, Anforderungen. Beuth Verlag, Berlin 2000

Deutsches Institut für Normung e.V. (Hrsg.): DIN EN ISO 9004:2000 Qualitätsmanagement-Systeme, Leitfaden zur Verbesserung. Beuth Verlag, Berlin 2000

Deutsches Institut für Normung e.V. (Hrsg.): DIN EN ISO 8402 Qualitätsmanagement (Begriffe). Beuth Verlag, Berlin 1995

Deutsches Institut für Normung e.V. (Hrsg.): DIN EN ISO 19011 Leitfaden für Audits von Qualitätsmanagement- und/oder Umweltmanagementsystemen. Beuth Verlag, Berlin 2002

Deutsches Institut für Normung e.V. (Hrsg.): DIN Taschenbuch 226. Qualitätsmanagement-Verfahren (6. Auflage). Beuth Verlag, Berlin 2009

Donabedian, A.: Evaluating the quality of medical care. Milbank Memorial Fund Quarterly, 1966

Donabedian, A.: The definition quality and approaches to its assessment. Health Administration Press, Ann Arbor 1980

DGQ (Deutsche Gesellschaft für Qualität e.V.) (Hrsg.): Qualitätslehre, DGQ Leitfaden. Beuth Verlag, Berlin 1994

Europäisches Komitee für Normung (Hrsg.): DIN EN ISO 9000:2000 Qualitätsmanagement-Systeme, Grundlagen und Begriffe. Beuth Verlag, Berlin 2000

GKV; MDS: Richtlinien des GKV-Spitzenverbandes über die Prüfung der in Pflegeeinrichtungen erbrachten Leistungen und deren Qualität nach § 114 SGB XI (Qualitätsprüfungs-Richtlinien – QPR). Berlin, Essen 2009

Graebig, K.: DIN EN ISO 9001:2008. Änderungen und Auswirkungen (4. Aufl.) Beuth Verlag, Berlin 2009

König, J.: 100 Fehler bei der MDK-Prüfung und was Sie dagegen tun können. Schlütersche Verlagsbuchhandlung, Hannover 2005

König, J.: Der MDK – Mit dem Gutachter eine Sprache sprechen. Schlütersche Verlagsbuchhandlung, Hannover 2007

Lier, A.; Meyer, E.; Wittulski, E.: Öffentlichkeitsarbeit für Altenpflegeeinrichtungen. Vom Logo bis zum Internet. Urban & Fischer, München, Jena 2000

Loffing, C.: Qualitätszirkel erfolgreich gestalten. So nutzen Sie die Kreativität ihrer Mitarbeiter. W. Kohlhammer GmbH, Stuttgart 2005

Loffing, C.: Transparenz verschafft Vertrauen. Der Nutzen intern erstellter, veröffentlichter Qualitätsberichte. Häusliche Pflege (2008) 7, S. 38–40

Mildner, R.: Dokumentation mit Leben erfüllen. QZ 40 (1996) 5, S. 600

Montnacher, W.: Ein QM-Handbuch nach Maß – Ein Vorschlag für ein schlankes und flexibles Qualitätsmanagement-Handbuch. QZ 41 (1996) 8, S. 1044

Offermann, C.: Überprüfbare Qualitätsmanagementmodelle: Von der ISO 9000 zum Europäischen Qualitätspreis. In: Blonski, H. (Hrsg.): Qualitätsmanagement in der Altenpflege. Brigitte Kunz Verlag, Hagen 1998

Offermann, C.: Selbst- und Qualitätsmanagement für Pflegeberufe. Verlag Hans Huber, Bern 2002

Reck-Hog, U.: Qualitätsmanagement in ambulanten Pflegediensten und Tagespflegeeinrichtungen. Ein Handbuch für die Praxis. Lambertus, Freiburg im Breisgau 2002

Schildknecht, R.: Total Quality Konzepte – Entwicklungslinien und Überblick. In: Zink, K.-J. (Hrsg.): Qualität als Managementaufgabe. Total Quality Management. Verlag Moderne Industrie, Landsberg/Lech 1994

Sperl, D.: Qualitätssicherung in der Pflege. Schlütersche Verlagsbuchhandlung, Hannover 1996

Zollondz, H.-D.: Grundlagen Qualitätsmanagement. Einführung in Geschichte, Begriffe, Systeme und Konzepte. Oldenbourg, München 2002

7 Recht in der Pflege

Isabel Romy Bierther

Was ist Recht? Das, was im Gesetz steht? Das, was der Richter am Ende einer Verhandlung urteilt? Das, was die meisten Menschen für richtig halten? Oder etwa Gerechtigkeit?

Der Versuch, Recht mit einem Satz beschreiben zu wollen, wird oft an den vielfältigen Erscheinungsformen scheitern. Das heutige deutsche Recht ist in weiten Teilen auf die Einigungsbestrebungen der einzelnen deutschen Staaten im 19. Jahrhundert zurückzuführen. Damals begann man, die verschiedenen existierenden Regelungen schriftlich zu fixieren. So macht das geschriebene Recht in Form von Gesetzen, Rechtsverordnungen und Satzungen den größten Teil des deutschen Rechts aus. Dadurch sollen Verlässlichkeit und Orientierungssicherheit geschaffen werden. Wegen des deutschen Bedürfnisses zur umfassenden Regelung verwundert es dann nicht, dass es beispielsweise ein «Gesetz über die Mitbestimmung der Arbeitnehmer in den Aufsichtsräten und Vorständen der Unternehmen des Bergbaus und der Eisen und Stahl erzeugenden Industrie», abgekürzt Montan-MitbestG, gibt.

Kennzeichnend für das deutsche *geschriebene Recht* ist, dass die Regelungen abstrakt und generell, also für eine Vielzahl von Einzelfällen bestimmt sind. Der Richter kann so bei Anwendung der jeweiligen Normen sämtliche Umstände des Einzelfalles berücksichtigen.

Neben dem geschriebenen Recht gibt es auch das *ungeschriebene Recht* in Form von Gewohnheitsrecht. Gewohnheitsrecht entsteht durch eine lang andauernde Übung sowie die Überzeugung von der Rechtmäßigkeit dieser Übung. Im Wegerecht beispielsweise bestimmt sich die Einordnung eines Weges als privater oder öffentlicher Weg anhand von Gewohnheitsrecht.

Die dritte Quelle des Rechts bildet schließlich die Rechtsprechung selbst. Bedeutung hat diese Quelle vor allem dann, wenn der Gesetzgeber bewusst sehr abstrakte Regelungen trifft und die konkrete Entwicklung und Ausgestaltung der Rechtsprechung überlässt.

Eine weitere Besonderheit im deutschen Recht besteht darin, dass es – neben dem für das gesamte Bundesgebiet geltenden *Bundesrecht* – auch das *Landesrecht* gibt, dessen Geltung auf das jeweilige Bundesland beschränkt ist. Die Entscheidung darüber, welche Materien vom Bundesgesetzgeber zu regeln und welche dem Landesgesetzgeber überlassen sind, ist im Grundgesetz – der Verfassung der Bundesrepublik Deutschland – getroffen. Das Grundgesetz steht an oberster Stelle im deutschen Rechtssystem und sowohl der Bundes- als auch der Landesgesetzgeber müssen sich danach richten. In unserer Verfassung ist auch geregelt, dass Bundesrecht gleich lautendem Landesrecht vorgeht und das neuere Gesetz das ältere verdrängt. Bestimmte Sachgebiete sind dem Landesgesetzgeber zugeordnet, weil eine bundeseinheitliche Regelung nicht zwingend erforderlich ist und deshalb Unterschiede zwischen den einzelnen

Bundesländern hingenommen werden können. Als Folge der dann verschiedenen Regelungen in den Bundesländern darf man beispielsweise in Berlin während einer polizeilichen Vernehmung auch in geschlossenen Räumen rauchen, wohingegen dies in Nordrhein-Westfalen verwehrt bleibt.

Eine andere Frage ist, wie der Bürger oder der Staat das geltende Recht durchsetzen kann. Nach dem fehlgeschlagenen Versuch einer friedlichen und gütlichen Einigung mit dem Gegner trifft man sich meist doch vor Gericht wieder. Abhängig vom Gegenstand der Auseinandersetzung ist der Weg zu bestimmten Gerichten eröffnet. Die in Deutschland bestehenden Gerichtszweige werden unterschieden in die Sozial-, Arbeits-, Finanz- und Verwaltungsgerichtsbarkeit sowie die ordentliche Gerichtsbarkeit. Letztere ist weiter unterteilt in Straf- und Zivilgerichtsbarkeit. Je nachdem, vor welchem Gericht verhandelt wird, muss entweder das Gericht selbst oder der Bürger den Sachverhalt aufklären und beweisen.

Im Strafprozess müssen das Gericht und die Staatsanwaltschaft die dem Angeklagten vorgeworfene Tat aufklären und nachweisen. Gelingt der Nachweis nicht, muss der Angeklagte freigesprochen werden. Deshalb gilt im Strafprozess der Grundsatz, dass der Angeklagte so lange unschuldig ist und bleibt, bis seine Schuld bewiesen ist. Im Zivilprozess hingegen, wo sich als Parteien normale Bürger gegenüber stehen, obliegt ihnen die Aufgabe, dem Gericht sämtliche relevanten Tatsachen beizubringen und vorzutragen, damit es auf dieser Grundlage entscheiden kann. Anders als im Strafprozess ermittelt das Gericht hier nicht selbst. Deshalb kann es auch zu dem für den Bürger unbefriedigenden und vielleicht auch unverständlichen Ergebnis kommen, dass eine Klage abgewiesen wird, obwohl das eingeklagte Recht an sich besteht. Das liegt meist daran, dass der erforderliche Nachweis durch den Kläger nicht geführt werden konnte. Der zuständige Richter muss in diesem Fall die Klage abweisen. Daher auch der bekannte Ausspruch: «Recht haben heißt nicht, Recht bekommen!»

Recht ist somit all das, was wir auf Grund von Gesetzen oder langjähriger Übung als für uns verbindlich ansehen, wonach wir uns im Alltag richten und was für ein erträgliches Miteinander unerlässlich ist.

Lernziele

- Einordnung der Rechtsbeziehungen zwischen den Beteiligten
- Kenntnis der Grundzüge des Sozialrechts
- Kenntnis der Grundzüge des Arbeitsrechts
- Einblick in den Umgang mit freiheitsentziehenden Maßnahmen
- Einblick in die Behandlungspflege von der Verordnung bis zur gerichtlichen Durchsetzung
- Kenntnis des zivilrechtlichen Forderungsmanagements

7.1
Die Versorgung gesetzlich Versicherter

7.1.1
Einführung

Deutschland hat für seine Bürger einen hoch entwickelten Sozialstaat geschaffen. Seine Bürger erhalten von der Geburt bis zum Tod im Bedarfsfalle Unterstützung. Geschichtlich begann sich der Sozialstaat im 19. Jahrhundert zu entwickeln, indem man begann, die Bevölkerung gegen soziale Risiken abzusichern.

Das Sozialstaatsprinzip ist in § 20 Abs. 1 Grundgesetz festgeschrieben. Es bedeutet, dass der Sozialstaat seinen Bürgern die Sicherung existenzieller Lebensbedingungen schuldet und gleichzeitig die Voraussetzungen für die Freiheit seiner Bürger sichern muss. Hierbei soll die staatliche Fürsorge das Existenzminimum sichern, aber auch die Freiheit und Eigenverantwortung des Einzelnen fördern.

Die gesetzlichen Regelungen des Sozialrechts finden sich im Wesentlichen in den zwölf Sozialgesetzbüchern. Daneben gibt es viele weitere Gesetze, welche die Rechte und Pflichten den Bürgern begründen und absichern.

Die Gliederung der Sozialgesetzbücher
- 1. Buch – Allgemeiner Teil
- 2. Buch – Grundsicherung für Arbeitssuchende
- 3. Buch – Arbeitsförderung
- 4. Buch – Gemeinsame Vorschriften für die Sozialversicherung
- 5. Buch – Gesetzliche Krankenversicherung
- 6. Buch – Gesetzliche Rentenversicherung
- 7. Buch – Gesetzliche Unfallversicherung
- 8. Buch – Kinder- und Jugendhilfe
- 9. Buch – Rehabilitation und Teilhabe behinderter Menschen
- 10. Buch – Verwaltungsverfahren und Sozialdatenschutz
- 11. Buch – Soziale Pflegeversicherung
- 12. Buch – Sozialhilfe

7.1.2
Die Kranken- und Pflegeversicherung und das Sachleistungsprinzip

Für die gesetzliche Kranken- und Pflegeversicherung sind die Betreiber ambulanter Pflegedienste und stationärer Pflegeeinrichtungen von elementarer Bedeutung. Ihrer bedienen sich die Kassen, um für ihre Versicherten Leistungen zu erbringen. Man spricht hier vom *Sachleistungsprinzip* (§ 2 Abs. 2 SGB V). Es ist eine Grundsatzentscheidung des Gesetzgebers, dass die Versicherten bei Krankheit oder Pflegebedürftigkeit einen Anspruch auf die erforderlichen medizinischen und pflegerischen Dienste und Leistungen als solche haben. Dies gilt insbesondere im Krankenversicherungsrecht. Die Kassen stellen den Versicherten ihre Leistungen als Naturalleistungen (als Dienstleistung) zur Verfügung. Nur in Ausnahmefällen, wenn die Kasse eine Leistung nicht rechtzeitig erbringen kann oder eine Leistung zu Unrecht ablehnt, hat der Versi-

cherte gemäß § 13 Abs. 3 SGB V einen Kostenerstattungsanspruch gegen seine Krankenkasse, wenn er sich zuvor selbst diese Leistung beschafft hat.

Vielfach gilt dieses Sachleistungsprinzip auch in der Pflegeversicherung (§ 4 Abs. 1 SGB XI), wobei die Leistungen der Pflegeversicherung auch Dienstleistungen oder Geldleistungen an den Versicherten oder an eine von ihm besorgte Pflegeperson sein können.

Um diese Verpflichtung für ihre Versicherten erbringen zu können, schließen die Kassen Verträge mit Leistungserbringern wie z. B. Ärzten, Krankenhäusern, Hebammen, stationären Pflegeeinrichtungen und ambulanten Pflegediensten. Diese Vertragspartner erbringen dann die Leistung gegenüber dem Versicherten. Durch die Leistung des Leistungserbringers erhält der Versicherte eine Leistung der Kranken- oder Pflegekasse. Der Leistungserbringer erfüllt damit gleichzeitig seine Verpflichtung aus dem Vertrag mit der Kasse und mit dem Versicherten. Er kann dann seine Leistungen gegenüber der Kasse abrechnen und erhält von ihr die Vergütung.

Beispiel

Fall A

Frau Kramer von der Ambulante Hauskrankenpflege Vitalis GbR hat einen neuen Kunden, Herrn August, der gesetzlich kranken- und pflegeversichert ist. Herr August hat eine ärztliche Verordnung, nach der er zweimal täglich Augentropfen verabreicht bekommen soll. Er fragt sich, gegen wen er welche Ansprüche in sozial- und zivilrechtlicher Hinsicht hat.

Frau Kramer erklärt ihm, dass er zunächst gegen seine Krankenversicherung einen Anspruch auf Versorgung mit den erforderlichen medizinischen Leistungen hat. Auf Grund von Augenproblemen muss er die Dienstleistungen eines Augenarztes in Anspruch nehmen. Herr August kann jedoch nur solche

Ärzte besuchen, die zur vertragsärztlichen Versorgung zugelassen sind (Vertragsärzte). Zwar könnte sich Herr August auch von einem Arzt ohne Kassenzulassung behandeln lassen, jedoch muss er dann die Kosten allein tragen, da die Kasse die Leistungen dieses Arztes nicht übernimmt. Herr August macht, wenn er einen Arzt zur Behandlung aufsucht, seinen Sachleistungsanspruch (§ 2 Abs. 2 SGB V) gegenüber seiner Krankenkasse geltend, indem er seine Versichertenkarte vorlegt und eine Behandlung einfordert.

Zwischen dem Arzt und Herrn August entsteht gleichzeitig – zivilrechtlich – ein Behandlungsvertrag. Den Arzt treffen somit Sorgfaltspflichten. Verletzt er diese, so ist er Herrn August zu Schadensersatz verpflichtet.

Einen Vergütungsanspruch hat der Arzt gegen Herrn August jedoch nicht. Als Vertragsarzt stellt er ihm keine Rechnung, sondern rechnet seine Leistungen über die Kassenärztliche Vereinigung mit dessen Krankenkasse ab.

Welche Leistungen der Arzt für Herrn August erbringen darf, richtet sich nach dem SGB V. Da dort jedoch nicht jede einzelne Leistung aufgeführt werden kann, weil dies das Gesetzgebungsverfahren überlasten würde, ist der Sachleistungsanspruch in vielen Richtlinien des Gemeinsamen Bundesausschusses ausführlich geregelt.

Ähnlich verhält es sich bei der Ambulanten Hauskrankenpflege Vitalis GbR, die nach dem Gesetzeswortlaut zu den sonstigen Leistungserbringern (§§ 132 bis 134a SGB V) gehört. Aber auch hier kann sich Herr August nicht von jedem ambulanten Pflegedienst behandeln lassen, sondern nur von solchen, die einen Versorgungsvertrag gemäß §§ 132 und 132a SGB V mit der Krankenkasse des Herrn August haben. Die Ambulante Hauskrankenpflege Vitalis GbR verfügt über einen solchen Vertrag. Sie darf also Leistung für die Krankenkasse an Herrn August erbringen. Allerdings darf sie nur *notwendige Leistungen* erbringen (§ 37 SGB V). Die Leistungen werden zunächst vom Vertragsarzt verordnet. Diese Verordnung muss der Versicherte dann bei seiner Kasse einreichen und eine Genehmigung der Leistung beantragen. Die genehmigten Leistungen darf dann ein zugelassener ambulanter Pflegedienst erbringen und direkt mit der Krankenkasse des Herrn August abrechnen. Die Ambulante Hauskrankenpflege Vitalis GbR erbringt täglich die verordnete Leistung, nämlich die Gabe von Augentropfen für Herrn August, und rechnet dies am Ende des Monats gegenüber der Kasse ab.

7.1.3
Versorgungsverträge ambulant

7.1.3.1
Krankenversicherung

Die Krankenkassen erbringen die Leistungen an ihren Versicherten nicht selbst, sondern lassen sie durch selbstständige Leistungserbringer verrichten. Dazu schließen sie mit diesen Versorgungsverträge ab. Im Bereich der Krankenversicherung gibt es z.B. Versorgungsverträge für die Versorgung mit häuslicher Krankenpflege und mit Haushaltshilfen gemäß §§ 132 und 132a SGB V.

Die Ansprüche des Versicherten sind in §§ 37 und 38 SGB V geregelt. Die Kassen müssen Verträge mit den Leistungserbringern schließen, in denen Inhalt, Umfang, Vergütung, Prüfung von Qualität und Wirtschaftlichkeit der Dienstleistung vereinbart werden. Wie der Name schon sagt, stehen sich Kasse und Leistungserbringer als Vertragspartner gegenüber, das bedeutet, dass die Kasse nicht hoheitlich handeln und z.B. einen Leistungserbringer ablehnen darf, weil bereits genügend andere Leistungserbringer vorhanden sind. Dies ist kein Kriterium für die Ablehnung eines Vertragsangebotes eines ambulanten Pflegedienstes. Egal wie viele Leistungserbringer vorhanden sind, wenn ein ambulanter Pflegedienst die Voraussetzungen erfüllt, dann ist die Kasse verpflichtet, mit ihm einen Versorgungsvertrag abzuschließen.

Die Kassen stellen bestimmte Ansprüche an die Ausstattung ihrer Leistungserbringer. Welche Anforderungen ein Unternehmen erfüllen muss, regelt der jeweilige Versorgungsvertrag. Ambulante Pflegedienste können diesen Vertrag mit den Kassen selbst aushandeln oder sich einem Trägerverband anschließen, der für seine Mitglieder die Vertragskonditionen aushandelt. Als Beispiel soll auf den Vertrag des Verbands Deutscher Alten- und Behindertenhilfe e.V. für das Land Nordrhein-Westfalen näher eingegangen werden. Mitglieder dieses Verbandes können diesem Rahmenvertrag beitreten, wenn sie folgende Voraussetzungen erfüllen:

- organisatorisch:
  - Leistungen der häuslichen Krankenpflege erbringen
  - unter ständiger Verantwortung einer ausgebildeten Pflegefachkraft stehen
  - unabhängig vom Bestand ihrer Mitarbeiter eine qualitativ ausreichende, gleichmäßige und konstante pflegerische Versorgung in ihrem Einzugsgebiet gewährleisten
  - eine Versorgung der Versicherten «rund um die Uhr», auch an Wochenenden und Feiertagen, ggf. durch Kooperationen, sicherstellen
  - ständig erreichbar sein
- personell:
  - mindestens vier Vollzeitbeschäftigte, davon mindestens drei Fachkräfte

Sobald ein Mitglied des Fachverbandes diese Voraussetzungen nachweist und dem Vertrag beigetreten ist, kann es Leistungen zugunsten der gesetzlich Versicherten erbringen und gegenüber der Kasse nach der Vergütungsvereinbarung abrechnen.

7.1.3.2
Pflegeversicherung

Auch für die ambulante Erbringung von Leistungen der Pflegeversicherung werden zwischen den Kassen und den Leistungserbringern Verträge gemäß § 75 Abs. 1 SGB XI geschlossen. Auch hier werden von den Trägerverbänden Rahmenverträge mit dem Ziel abgeschlossen, eine wirksame und wirtschaftliche pflegerische Versorgung der Versicherten sicherzustellen. Diese wesentlichen Anforderungen, die an eine Einrichtung gestellt werden, sind in den §§ 71 bis 75 SGB XI geregelt. Auch hier sind die Kassen durch das Gesetz verpflichtet, mit dem Leistungserbringer die Verträge abzuschließen, sobald die Voraussetzungen nachgewiesen sind.

7.1.4
Versorgungsvertrag stationär

Stationäre Einrichtungen sind selbstständig wirtschaftende Einrichtungen unter ständiger Leitung einer Pflegefachkraft, in denen Pflegebedürftige ganztägig (vollstationär) untergebracht und betreut werden (§ 71 Abs. 2 SGB XI).

Auch in solchen Einrichtungen dürfen gesetzlich Versicherte nur aufgenommen werden, wenn mit dieser Einrichtung und der Kasse ein Versorgungsvertrag besteht. Nur solche Einrichtungen, die zur Versorgung gesetzlich Versicherter zugelassen sind, erhalten für die betreuten Versicherten die gesetzliche Vergütung. Bei der vollstationären Unterbringung der pflegebedürftigen Versicherten beteiligt sich die Pflegekasse mit pauschalen Zahlungen je nach Pflegestufe des Versicherten an den Kosten der Unterbringung (§ 43 Abs. 5 SGB XI).

Die Kassen als Kostenträger und die Heime (stationäre Einrichtungen) verhandeln über die Kosten, welche die Einrichtung für die von ihr erbrachten Pflegeleistungen sowie für Unterkunft und Verpflegung in Rechnung stellen darf (§ 82 SBG XI). Die Einzelheiten über die Berechnung der Leistungen können den §§ 84 bis 88 SGB XI entnommen werden.

Zusätzliche Leistungen der Krankenversicherung für Behandlungspflege gibt es nicht. Zwar sah § 43b SGB XI (alte Fassung) vor, dass ab dem 1. Juli 2007 die Krankenkassen die Kosten für die medizinisch notwendige Behandlungspflege in stationären Einrichtungen übernehmen. Dieser Paragraph wurde durch das Pflegeleistungs-Ergänzungsgesetz im Jahr 2002 eingeführt. Die konkrete Ausgestaltung sollte jedoch einem weiteren Gesetz überlassen bleiben. Aber noch bevor diese Regelung wirksam werden konnte, wurde sie wieder gestrichen. Damit ist vorerst klar, dass medizinische Behandlungspflege, die in stationären Einrichtungen erbracht wird, ausschließlich durch die Pflegeversicherung finanziert wird. Eine Ausnahme besteht nur bei besonders hohem Bedarf an medizinischer Behandlungspflege, sofern diese zur Sicherung des Ziels der ärztlichen Behandlung erforderlich ist (vgl. § 37 II, Satz 3 SGB V).

In den Versorgungsverträgen ambulanter und stationärer Einrichtungen werden insbesondere folgende Inhalte geregelt:

- der Inhalt der Pflegeleistungen sowie, bei stationärer Pflege, die Abgrenzung zwischen den allgemeinen Pflegeleistungen, den Leistungen bei Unterkunft und Verpflegung sowie den Zusatzleistungen
- die allgemeinen Bedingungen der Pflege einschließlich der Kostenübernahme, der Abrechnung der Entgelte und der hierzu erforderlichen Bescheinigungen und Berichte
- Maßstäbe und Grundsätze für eine wirtschaftliche und leistungsbezogene, am Versorgungsauftrag orientierte personelle und sächliche Ausstattung der Pflegeeinrichtungen
- die Überprüfung der Notwendigkeit und Dauer der Pflege
- Abschläge von der Pflegevergütung bei vorübergehender Abwesenheit (Krankenhausaufenthalt, Beurlaubung) des Pflegebedürftigen aus dem Pflegeheim
- der Zugang des Medizinischen Dienstes und sonstiger von den Pflegekassen beauftragter Prüfer zu den Pflegeeinrichtungen
- die Verfahrens- und Prüfungsgrundsätze für Wirtschaftlichkeitsprüfungen
- die Grundsätze zur Festlegung der örtlichen oder regionalen Einzugsbereiche der Pflegeeinrichtungen, um Pflegeleistungen ohne lange Wege möglichst orts- und bürgernah anzubieten

- die Möglichkeiten, unter denen sich Mitglieder von Selbsthilfegruppen, ehrenamtliche Pflegepersonen und sonstige zum bürgerschaftlichen Engagement bereite Personen und Organisationen in der häuslichen Pflege sowie in ambulanten und stationären Pflegeeinrichtungen an der Betreuung Pflegebedürftiger beteiligen können.

7.2
Ansprüche gegen die Kranken- und Pflegekasse

Beispiel

Fall B

Frau Lehmann ist Diabetikerin und fast blind. Da sie bereits Kontrakturen in kleinen Gelenken hat, verordnet ihr der Hausarzt u. a. dreimal täglich die Insulingabe per subkutaner Injektion. Mit dieser Verordnung wendet sich Frau Lehmann an die Ambulante Hauskrankenpflege Vitalis GbR und schließt mit ihr einen Pflege- und Betreuungsvertrag ab. Danach soll ab dem 1. August 2009 ein Mitarbeiter der Ambulante Hauskrankenpflege Vitalis GbR dreimal täglich Insulin spritzen. Die Ambulante Hauskrankenpflege Vitalis GbR hatte Frau Lehmann zugesagt, das Rezept bei ihrer Krankenkasse einzureichen. Das wird jedoch mehrere Tage lang vergessen. Das Rezept wird am 8. September 2009 bei der Kasse mit der Bitte um Genehmigung eingereicht. Die Kasse lehnt die Leistungen ab. Ihre Ablehnung begründet sie damit, dass die Ambulante Hauskrankenpflege Vitalis GbR die Verordnung entgegen der HPK-Richtlinien zu spät eingereicht hätte, nach dieser Richtlinie hätte die Verordnung spätestens vier Tage nach Ausstellung eingereicht werden müssen. Weiterhin sei die Nachbarin von Frau Lehmann bereit, die Injektionen zu übernehmen.

Welche Fehler sind im Bescheid der Kasse enthalten? Wer sollte gegen den Bescheid etwas unternehmen und was sollte diese Person unternehmen?

Fall C

In der Pflegeheim Sonnenschein GmbH ist Herr Rudolf eingezogen. Er hat bisher allein gelebt, durch seine fortschreitende Demenz ist dies jedoch nun zu gefährlich für ihn und seine Nachbarn. Körperlich ist Herr Rudolf topfit. Er war bis ins hohe Alter Sportler. Herr Rudolf hatte bei seiner Pflegekasse einen Antrag auf Einstufung in eine Pflegestufe gestellt. Die Kasse lässt dazu ein Gutachten des Medizinischen Dienstes der Krankenversicherungen (MDK) erstellen. Da Herr Rudolf körperlich keine Einschränkungen aufweist, stellt der MDK fest, er habe keinen Anspruch auf Zuordnung zu einer Pflegestufe. Die Pflegekasse schickt Herrn Rudolf einen ablehnenden Bescheid. Die Pflegeheim Sonnenschein GmbH erhält eine Durchschrift. Die Pflegedienstleitung stellt beim Lesen des Bescheides fest, dass der Gutachter entgegen den Ausführungen der bei der Begutachtung anwesenden Pflegefachkraft und den Eintragungen in der Pflegedokumentation den Aufwand für die Anleitung und Beaufsichtigung, die tagesstrukturierenden Maßnahmen und die Aufforderungen, ausreichend zu trinken, nicht berücksichtigt hat.

Was kann Herr Rudolf gegen diesen ablehnenden Bescheid der Pflegekasse unternehmen?

7.2.1
Ansprüche gegen die Krankenkasse

Alle gesetzlich Versicherten haben gegen ihre Krankenkasse einen Anspruch auf Krankenbehandlung, wenn sie notwendig ist, um eine Krankheit zu erkennen, zu heilen, ihre Verschlimmerung zu verhüten oder Krankheitsbeschwerden zu lindern (§ 27 SGB V). Einen Anspruch auf Versorgung mit ambulanter Hilfe haben die Versicherten weiter, wenn eine Krankenhausbehandlung geboten, aber nicht ausführbar ist oder wenn die Krankenhausbehandlung durch die häusliche Krankenpflege vermieden oder verkürzt werden kann (§ 37 SGB V). Die häusliche Krankenpflege umfasst die im Einzelfall erforderliche Grund- und Behandlungspflege sowie hauswirtschaftliche Versorgung. Der Anspruch besteht bis zu vier Wochen je Krankheitsfall. In begründeten Ausnahmefällen kann die Krankenkasse die häusliche Krankenpflege für einen längeren Zeitraum bewilligen, wenn der Medizinische Dienst der Krankenversicherungen (§ 275 SGB V) festgestellt hat, dass dies erforderlich ist.

Versicherte erhalten in ihrem Haushalt oder ihrer Familie als häusliche Krankenpflege Behandlungspflege, wenn sie zur Sicherung des Ziels der ärztlichen Behandlung erforderlich ist (§ 37 Abs. 1 SGB V). Der Anspruch auf häusliche Krankenpflege besteht aber nur dann, wenn nicht eine im Haushalt lebende Person den Kranken im erforderlichen Umfang pflegen und versorgen kann (§ 37 Abs. 3 SGB V). Kann die Krankenkasse keine Kraft für die häusliche Krankenpflege stellen oder besteht Grund, davon abzusehen, sind den Versicherten die Kosten für eine selbst beschaffte Kraft in angemessener Höhe zu erstatten (§ 37 Abs. 4 SGB V). Gemäß § 92 Abs. 7 Satz 1 SGB V sind durch Richtlinien nach § 92 Abs. 1 Satz 2 Nr. 6 SGB V zu regeln, wie die Verordnung der häuslichen Krankenpflege und deren ärztliche Zielsetzung sowie der Inhalt und Umfang der Zusammenarbeit des verordnenden Vertragsarztes mit dem jeweiligen Leistungserbringer und dem Krankenhaus umzusetzen sind. Gleichfalls haben die Spitzenverbände der Krankenkassen und die für die Wahrnehmung der Interessen ambulanter Pflegedienste maßgeblichen Spitzenorganisationen auf Bundesebene unter Berücksichtigung der Richtlinien nach § 92 Abs. 1 Satz 2 Nr. 6 SGB V gemeinsam Rahmenempfehlungen für die einheitliche Versorgung mit häuslicher Krankenpflege (HKP-Richtlinie) aufzustellen:

● In diesen Richtlinien finden sich verschiedene Definitionen, danach versteht man unter hauswirtschaftlicher Versorgung alle

Maßnahmen, die zur Aufrechterhaltung der grundlegenden Anforderungen einer eigenständigen Haushaltsführung allgemein notwendig sind.

- Unter Grundpflege sind alle Grundverrichtungen des täglichen Lebens zu fassen.
- Behandlungspflege sind alle Maßnahmen der ärztlichen Behandlung, die Krankheiten heilen, ihre Verschlimmerung verhüten oder Beschwerden lindern sollen und üblicherweise an Pflegefachkräfte/Pflegekräfte delegiert werden können.

Die Verordnung häuslicher Krankenpflege durch Vertragsärzte erfolgt bei medizinischer Notwendigkeit. Dabei sind der Eigenverantwortungsbereich des Versicherten und wirtschaftliche Versorgungsalternativen zu berücksichtigen. So kann z. B. die Verordnung eines teuren Arznei-, Verbands- oder Hilfsmittels wirtschaftlich sein, wenn der finanzielle Aufwand für diese Maßnahmen bei gleicher Wirksamkeit geringer ist als der für die sonst notwendigen Maßnahmen der häuslichen Krankenpflege. Die verordnungsfähigen Maßnahmen der häuslichen Krankenpflege können dem Leistungsverzeichnis der Richtlinie entnommen werden.

Dort nicht aufgeführte Maßnahmen, insbesondere solche der ärztlichen Diagnostik und Therapie (z. B. venöse Blutentnahmen), sind nicht als häusliche Krankenpflege verordnungsfähig und dürfen von der Krankenkasse nicht genehmigt werden, wobei zu beachten ist, dass dieses Leistungsverzeichnis nicht abschließend ist. Sofern für die Behandlung eines Patienten eine bestimmte Therapie notwendig ist, z. B. eine neu entwickelte und erwiesenermaßen wirksame Therapie, so ist dies verordnungsfähig, da der Versicherte einen Anspruch gemäß § 27 SGB V darauf hat. Die Richtlinie kann den gesetzlichen Anspruch nicht einschränken. Dies liegt in der Normenhierarchie begründet: Die Richtlinie leitet sich aus dem Gesetz ab. Sie muss daher gesetzeskonform sein und darf die gesetzlichen Ansprüche nicht schmälern.

Die Verordnung häuslicher Krankenpflege ist nur zulässig, wenn der Versicherte wegen einer Krankheit der ärztlichen Behandlung bedarf und die häusliche Krankenpflege Bestandteil des ärztlichen Behandlungsplans ist. Häusliche Krankenpflege ist dann eine Unterstützung der ärztlichen Behandlung mit dem Ziel, dem Versicherten das Verbleiben oder die möglichst frühzeitige Rückkehr in seinen häuslichen Bereich (Krankenhausvermeidungspflege) oder ambulante ärztliche Behandlung zu ermöglichen und deren Ergebnis zu sichern (Sicherungspflege) (§ 37 Abs. 1 SGB V).

7.2.2
Krankenhausvermeidungspflege

Häusliche Krankenpflege als Krankenhausvermeidungspflege kann verordnet werden, wenn Krankenhausbehandlung geboten, aber nicht ausführbar ist. Dies ist z. B. der Fall, wenn ein Versicherter die Zustimmung zur Krankenhauseinweisung aus nachvollziehbaren Gründen verweigert. Dies ist gegeben, wenn durch die Ergänzung der ambulanten ärztlichen Behandlung mit Maßnahmen der häuslichen Krankenpflege die ansonsten erforderliche Krankenhausbehandlung ersetzt oder verkürzt werden kann. Die Krankenhausvermeidungspflege umfasst die im Einzelfall erforderliche Behandlungs- und Grundpflege sowie hauswirtschaftliche Versorgung.

7.2.3
Sicherungspflege

Häusliche Krankenpflege kann auch als Sicherungspflege verordnet werden, wenn die ambulante vertragsärztliche Versorgung nur mit Unterstützung durch Maßnahmen der häuslichen Krankenpflege durchgeführt werden kann. In diesen Fällen ist häusliche Krankenpflege nur als Behandlungspflege verordnungsfähig. Grundpflege und hauswirtschaftliche Versorgung können im Rahmen der Sicherungspflege nicht eigenständig, sondern nur im Zusammenhang mit erforderlicher Behandlungspflege verordnet werden. Voraussetzung ist ferner, dass die Satzung der Krankenkasse dies vorsieht und der Versicherte keine Leistungen der Pflegeversicherung bezieht.

7.2.4
Verordnungsvoraussetzungen

Voraussetzung für die Verordnung häuslicher Krankenpflege ist, dass sich der Vertragsarzt vom Zustand des Kranken und von der Notwendigkeit häuslicher Krankenpflege persönlich überzeugt hat oder dass ihm beides aus der laufenden Behandlung bekannt ist.

Die ärztliche Verordnung erfolgt auf dem vereinbarten Vordruck. Das Muster ist in der Richtlinie hinterlegt. Der Arzt hat auf dem Verordnungsvordruck anzugeben:

- die verordnungsrelevante(n) Diagnose(n) als medizinische Begründung für die häusliche Krankenpflege,
- die zu erbringenden Leistungen sowie
- deren Beginn, Häufigkeit und Dauer.

Kann eine im Haushalt des Versicherten lebende Person nach Einschätzung des Arztes die erforderlichen Maßnahmen durchführen und ist diese Person auch dazu bereit (niemand kann durch die Krankenkasse dazu gezwungen werden), z. B. dem Mitbewohner die Injektion zu verabreichen, so hat die Verordnung gemäß § 37 Abs. 4 SGB V zu unterbleiben. Dies gilt auch für Teilbereiche der häuslichen Krankenpflege.

Sofern der Arzt Änderungen oder Ergänzungen der Verordnungen vornimmt, bedürfen diese seiner erneuten Unterschrift mit Stempel und Datum auf der Verordnung.

Der Arzt darf keine rückwirkende Verordnung ausstellen. Verordnet er trotzdem rückwirkend, muss er diese Ausnahmen besonders begründen.

Die Begründung der Kasse in dem dargestellten Beispiel enthält – obwohl sie so kurz ist – gleich mehrere Fehler.

Die Kasse hat die Richtlinie falsch wiedergegeben, denn die rückwirkende Verordnung ist in

> **Beispiel**
>
> Fall D
>
> Der Arzt verordnet am 29. Januar 2009 für den Zeitraum vom 26. Januar bis 31. März 2009 eine zweimal täglich durchzuführende Medikamentengabe bei paranoider Schizophrenie und intermittierenden totalen Verwirrtheitszuständen. Diese Verordnung wird bei der Kasse mit dem Antrag auf Genehmigung eingereicht. Die Kasse entscheidet am 5. Februar 2009, dass sie nur eine beschränkte Genehmigung ab dem 29. Januar bis zum 31. März 2009 erteilt und begründet ihre Entscheidung mit der Richtlinie, nach welcher die rückwirkende Verordnung nicht zulässig ist. Weiterhin sei der Zeitraum für die Dauer der Verordnung überschritten, denn Erstverordnungen dürfen nur über 14 Tage ausgestellt werden.

Ausnahmefällen zulässig, sie muss nur besonders begründet werden. Die Kasse hat auch die Textstelle nicht bezeichnet, aus der sie ihre Begründung ableitet. Gegen diese Ablehnung sollte sich der Versicherte wehren. Mit einer entsprechenden Begründung des Arztes ist diese Verordnung durch die Kasse zu genehmigen.

Wenn der verordnende Arzt eine Maßnahme der häuslichen Krankenpflege für erforderlich hält, dann ist diese Maßnahme verordnungsfähig, auch über einen längeren Zeitraum. Der Arzt hat sich vom Erfolg der verordneten Maßnahmen zu vergewissern. Um dies sicherzustellen, soll die Erstverordnung einen Zeitraum von bis zu 14 Tagen nicht überschreiten. Ist aber aus dem Zustand des Versicherten erkennbar, dass der Zeitraum von 14 Tagen nicht ausreicht, so kann die Verordnung auch für eine längere Dauer ausgestellt werden, wenn der Arzt die Notwendigkeit in der Verordnung begründet.

Werden verordnete Maßnahmen nicht oder nicht in vollem Umfang genehmigt, hat die Krankenkasse den Arzt über die Gründe zu informieren.

Die Krankenkasse übernimmt bis zur Entscheidung über die Genehmigung die Kosten für die vom Arzt verordneten und vom ambulanten Pflegedienst erbrachten Leistungen, wenn die Verordnung spätestens am zweiten der Ausstellung folgenden Arbeitstag der Krankenkasse vorgelegt wird, so die HKP-Richtlinie unter V, Ziffern 19 und 23. Diese Regelung schützt den ambulanten Pflegedienst, der nicht das Risiko der Genehmigungsfähigkeit einer Verordnung tragen soll. Wenn der ambulante Pflegedienst die Genehmigung zwar rechtzeitig bei der Kasse einreicht, die Verordnung jedoch nicht genehmigt werden kann, so erhält der ambulante Pflegedienst die Leistungen, die er bis zur Mitteilung der Kasse über die Ablehnung der Verordnung erbracht hat.

Manche Kassen versuchen diese Regelung entgegen ihrem Sinn und Zweck auszulegen. Sie behaupten dann, da die Genehmigung nicht rechtzeitig vorgelegt worden sei, könne die Leistung erst ab dem Zeitpunkt der Vorlage genehmigt werden. Eine solche Verpflichtung gibt es jedoch nicht. Die einzige – wenn auch nicht unerhebliche – Folge einer verspäteten Vorlage der Verordnung ist, dass der ambulante Pflegedienst die bis dahin erbrachten Leistungen nicht durch die Kasse vergütet bekommt, wenn die Verordnung nicht genehmigungsfähig ist. Eine Rechtsgrundlage für die Ablehnung eines Teils der Verordnung ergibt sich für die Kasse daraus nicht.

Ein ambulanter Pflegedienst sollte bei einer Verordnung immer prüfen:

- die Verordnung wurde durch einen zugelassenen Arzt ausgestellt
- Beginn, Häufigkeit und Dauer sind in der Verordnung enthalten
- Abweichungen von den Richtlinien wurden begründet
- Verordnungen, auch für einen zurückliegenden Zeitraum, wurden besonders begründet
- eine Erstverordnung sollte einen Zeitraum von 14 Tagen nicht überschreiten, Ausnahmen sind besonders zu begründen
- Folgeverordnungen wurden begründet

- Eine Folgeverordnung sollte vom Vertragsarzt in den letzten drei Werktagen vor Ablauf der Verordnung ausgestellt worden sein
- ggf. sollte eine Erklärung vorliegen, dass eine im Haushalt des Patienten lebende Person die Leistung nicht übernehmen kann
- verordnungsrelevante Diagnosen sind angegeben
- Leistungen und Diagnosen passen zusammen
- verordnete Medikamente sind mit Dosierung und Häufigkeit angegeben
- Änderungen/Ergänzungen sind mit Datum, erneuter Unterschrift und Stempel des Arztes versehen.

Bezogen auf die Verordnung muss der Patient bei seiner Kasse einen Antrag auf Genehmigung der verordneten Leistung stellen. Die Kasse prüft die Genehmigungsfähigkeit, möglicherweise unter Einschaltung des MDK. Ihre Entscheidung muss die Kasse dem Versicherten in einem schriftlichen Bescheid mitteilen, der i.d.R. mit einer Rechtsbehelfsbelehrung (§ 66 SGG) endet. In der Rechtsbehelfsbelehrung wird dem Versicherten mitgeteilt, wie er sich gegen eine Ablehnung der Behandlungspflege wehren kann, indem er innerhalb eines Monats nach Eingang der Ablehnung bei der Krankenkasse schriftlich oder zur Niederschrift seinen Widerspruch einlegt (§ 84 SGG).

Dieses Recht auf Widerspruch hat nur der Versicherte. Der Widerspruch muss also vom Versicherten, von seinem Betreuer oder seinem Rechtsbeistand eingelegt werden. Hierzu hat der Versicherte einen Monat Zeit; fehlt die Belehrung über die Widerspruchsmöglichkeit oder ist sie falsch, kann der Versicherte innerhalb eines Jahres Widerspruch einlegen. Der ambulante Pflegedienst selbst kann keinen Widerspruch einlegen.

Die Kasse muss zunächst den Widerspruch prüfen und dann einen *Widerspruchsbescheid* erlassen, der schriftlich zu begründen und dem Versicherten zuzustellen ist.

Die Kasse hat verschiedene Handlungsmöglichkeiten:

- Die Begründung des Widerspruchs und die nochmalige Prüfung können dazu führen, dass die Kasse die Verordnung genehmigt. Die Kasse erlässt dann einen *Abhilfebescheid*.
- Sie kann aber auch bei ihrer Ablehnung bleiben und einen *Widerspruchsbescheid* erlassen, der eine Rechtsmittelbelehrung enthalten muss. Darin muss die Kasse angeben, bei welchem Gericht der Versicherte unter Einhaltung einer Monatsfrist ab Zustellung des Bescheides Klage erheben kann.
- Ist die Kasse der Auffassung, nur einen Teil der beantragten Leistung gewähren zu können, so erlässt sie einen *Teilabhilfebescheid*, indem sie die Teilleistung gewährt. Über den nicht genehmigten Teil der Verordnung würde sie dann einen Widerspruchsbescheid erlassen. Üblicherweise würde dies in einem Bescheid zusammengefasst und als *Teilabhilfe-* und *Teilwiderspruchsbescheid* bezeichnet.

Bei abgelehnten Verordnungen ist der Rechtsweg zu den Sozialgerichten eröffnet. Lehnt auch das Sozialgericht als erste Instanz die Genehmigung ab, kann der Versicherte Berufung beim Landessozialgericht einreichen. Gegen eine ablehnende Entscheidung des Landessozialgerichtes ist Revision zum Bundessozialgericht möglich.

Beispiel

Falllösung Fall B

Die Ablehnung der Leistung mit der Begründung, die Verordnung sei zu spät eingereicht, ist falsch. Es gibt keine gesetzliche Grundlage dafür. Die Vorlagefrist in der HKP-Richtlinie begründet nicht den Leistungsausschluss. Außerdem ist die Nachbarin keine im Haushalt der Versicherten lebende Person, welche die Pflege übernehmen kann. Ein Ablehnungsgrund gemäß § 37 Abs. 4 SGB V liegt folglich ebenfalls nicht vor. Gegen diesen Bescheid kann Frau Lehmann Widerspruch einlegen.

7.2.5
Einstufungen

Gemäß dem Recht der gesetzlichen Pflegeversicherung erhält ein Pflegebedürftiger Leistungen der Pflegeversicherung. Pflegebedürftig ist, wer auf Grund einer körperlichen, geistigen oder seelischen Krankheit oder Behinderung für die gewöhnlichen und regelmäßig wiederkehrenden Verrichtungen im Ablauf des täglichen Lebens auf Dauer, voraussichtlich für mindestens sechs Monate hilfebedürftig ist (§ 14 Abs. 1 SGB XI).

Hilfeleistung im Sinne des Gesetzes sind Unterstützungen durch vollständige oder teilweise Übernahme der Verrichtung durch die Pflegekraft. Wenn ein Pflegebedürftiger nicht mehr allein sein Essen zerschneiden kann, muss die Hilfestellung bei der Zerteilung des Essens durch die Pflegekraft vollständig übernommen werden.

Aber auch die Beaufsichtigung und Anleitung des Pflegebedürftigen zählen zu diesen notwendigen Hilfestellungen (§ 14 Abs. 3 SGB XI). Das bedeutet, auch Pflegebedürftige, die zwar körperlich keinen Einschränkungen unterliegen, aber erheblichen Bedarf an Beaufsichtigung und Anleitung bei der selbstständigen Durchführung der täglichen Verrichtungen haben, gelten im Sinne des Gesetzes als pflegebedürftig.

Zu den Verrichtungen der Grundpflege zählen

- im Bereich der Körperpflege:
  - Waschen
  - Duschen
  - Baden
  - Zahnpflege
  - Kämmen
  - Sich-Rasieren
  - Darm- und Blasenentleerung
- im Bereich der Ernährung:
  - mundgerechtes Zubereiten der Nahrung
  - Aufnahme der Nahrung
- im Bereich der Mobilität:
  - selbstständiges Aufstehen und Zu-Bett-Gehen
  - An- und Auskleiden
  - Gehen
  - Stehen

- Treppensteigen
- Verlassen und Wiederaufsuchen der Wohnung
- im Bereich der hauswirtschaftlichen Versorgung:
  - Einkaufen
  - Kochen
  - Reinigen der Wohnung
  - Spülen
  - Wechseln und Waschen der Wäsche, Kleidung
  - Beheizen.

Das Gesetz unterscheidet zwischen drei Pflegestufen:

- *Erheblich pflegebedürftig* sind Menschen, die bei der Körperpflege, Ernährung oder Mobilität für mindestens zwei Verrichtungen mindestens einmal täglich Hilfe bedürfen und zusätzlich mehrfach in der Woche Hilfe bei der hauswirtschaftlichen Versorgung benötigen (§ 15 Abs. 1 Nr. 1 SGB XI). Der Zeitaufwand für diese Hilfeleistungen muss bei mindestens 90 Minuten liegen, wobei hiervon mindestens 45 Minuten auf die Hilfe bei der Grundpflege entfallen müssen (§ 15 Abs. 3 SGB XI). Pflegebedürftige mit diesem Umfang an Hilfeleistungen werden in die *Pflegestufe I* eingestuft.

- *Schwerpflegebedürftige* sind Menschen, die dreimal täglich bei verschiedenen Verrichtungen der Grundpflege Hilfe brauchen und deren zeitlicher Umfang mindestens 180 Minuten beträgt, wobei mindestens 120 Minuten auf die Hilfestellungen im Bereich der Grundpflege notwendig sind. Pflegebedürftige mit diesem Umfang an Hilfeleistungen werden in die *Pflegestufe II* eingestuft (§§ 15 Abs. 1 Nr. 2 und 15 Abs. 3 SGB XI).

- *Schwerstpflegebedürftige* brauchen rund um die Uhr, also auch nachts Hilfe, zusätzlich zur hauswirtschaftlichen Versorgung. Der Zeitaufwand darf 300 Minuten nicht unterschreiten, wobei auf die Grundpflege mindestens 240 Minuten entfallen müssen (§§ 15 Abs. 1 Nr. 3 und 15 Abs. 3 Nr. 3 SGB XI). Pflegebe-

dürftige, die diese Voraussetzungen erfüllen, werden in die *Pflegestufe III* eingestuft.

Jeder gesetzlich Versicherte kann bei seiner Pflegekasse einen Antrag auf Einstufung in eine Pflegestufe stellen. Die Pflegekassen bedienen sich auch hier des MDK (Medizinischer Dienst der Krankenversicherungen) zur medizinischen und pflegefachlichen Beurteilung. Leistungen der Pflegeversicherung werden ambulant und stationär betreuten Menschen gewährt, wobei das SGB XI der ambulanten Versorgung den Verzug gibt (§ 3 SGB XI).

Ambulant gibt es für Versicherte Pflegesachleistungen für die grundpflegerische und hauswirtschaftliche Versorgung (§ 36 SGB XI). Weiter gibt es Pflegegeld für eine selbst beschaffte Pflegeperson (§ 37 SGB XI). Außerdem kann der Versicherte Pflegehilfsmittel und technische Hilfen (z. B. Wannenlifter) von seiner Kasse gestellt bekommen.

Ambulant versorgte Menschen können überdies Tages- oder Nachtpflege in Anspruch nehmen. Dies soll insbesondere die pflegenden Angehörigen entlasten.

Pflegebedürftige, die in stationären Einrichtungen untergebracht sind, erhalten einen pauschalen Zuschlag für die Kosten ihrer Unterbringung.

> **Beispiel**
>
> Falllösung Fall C
>
> Herr Rudolf kann gegen den Bescheid der Pflegekasse Widerspruch einlegen. Seinen Widerspruch kann er mit dem notwendigen Aufwand für Beaufsichtigung und Anleitung begründen. Da dieser Aufwand in der Pflegedokumentation enthalten ist und auch von den Pflegefachkräften bestätigt wird, hat der Widerspruch des Herrn Rudolf Aussicht auf Erfolg.
>
> Sofern Herr Rudolf nicht selbst Widerspruch einlegen kann, könnte er sich eines Betreuers bedienen oder einen spezialisierten Rechtsanwalt beauftragen.

7.3
Rechtliche Beziehungen zu Patienten/Bewohnern

Auch zwischen den gesetzlich Versicherten und den ambulanten Pflegediensten bzw. stationären Einrichtungen kommt ein Vertragsverhältnis zu Stande. Hierbei handelt es sich um einen zivilrechtlichen Vertrag.

7.3.1
Der Pflege- und Betreuungsvertrag in ambulanten Pflegediensten

Ambulante Pflegedienste, die berechtigt sind, Leistungen an gesetzlich Versicherte abzugeben, schließen mit diesen Patienten auch privatrechtliche Pflege- und Betreuungsverträge. Zivilrechtlich kommen Verträge durch zwei übereinstimmende Willenserklärungen zu Stande (§ 142 BGB). Wenn der Patient also sagt: «Bitte erbringen Sie für mich folgende Leistungen …» und der Inhaber des ambulanten Pflegedienstes dem zustimmt, so ist zivilrechtlich ein Pflege- und Betreuungsvertrag zwischen dem ambulanten Pflegedienst und dem Patienten zu Stande gekommen. Diese Verträge bedürfen keiner bestimmten Form; sie müssen nicht schriftlich sein. Sie können mündlich abgeschlossen werden. Ein Problem gibt es nur dann, wenn später ein Streit entsteht und der ambulante Pflegedienst den Umfang seiner Beauftragung darle-

gen und beweisen muss. Die Beauftragung lässt sich im Regelfall durch die Dokumentation und die Leistungsnachweise darlegen. Wie viele Leistungen der Patient haben wollte, lässt sich damit jedoch nicht beweisen, sodass es für die ambulanten Pflegedienste wichtig ist, auch den Umfang der abgefragten Leistungen beweisbar festzuhalten. Dies gilt natürlich auch für jede Änderung. Darauf sollte jeder Inhaber besondere Sorgfalt verwenden, denn sonst hat er später Probleme, seine Leistung vergütet zu bekommen oder gerichtlich durchzusetzen.

Gleichfalls wird der ambulante Pflegedienst damit auch seiner Verpflichtung aus § 120 Abs. 2 SGB XI gerecht. Danach muss der Pflegevertrag dem Patienten zumindest schriftlich bestätigt werden. Eine fehlende Schriftform macht den Vertrag jedoch nicht nichtig, eine solche Rechtsfolge ist in § 120 SGB XI nicht festgelegt, sondern gibt dem Patienten nur das Recht, den Vertrag ohne Einhaltung einer Frist zu kündigen.

7.3.2
Der Heimvertrag

Zum Heimvertrag gibt es für stationär versorgte Bewohner Sonderregelungen im Heimgesetz. Das Heimgesetz ist ein Bundesgesetz, das zivilrechtliche Regelungen über die Vertragsbeziehungen zwischen dem Pflegeheim und dem Bewohner aufstellt. Es gelten insbesondere folgende Regelungen:

Exkurs: § 5 Heimvertrag
(1) Zwischen dem Träger und der künftigen Bewohnerin oder dem künftigen Bewohner ist ein Heimvertrag abzuschließen. Der Inhalt des Heimvertrags ist der Bewohnerin oder dem Bewohner unter Beifügung einer Ausfertigung des Vertrags schriftlich zu bestätigen.

(2) Der Träger hat die künftigen Bewohnerinnen und Bewohner vor Abschluss des Heimvertrags schriftlich über den Vertragsinhalt zu

informieren und sie auf die Möglichkeiten späterer Leistungs- und Entgeltveränderungen hinzuweisen.

(3) Im Heimvertrag sind die Rechte und Pflichten des Trägers und der Bewohnerin oder des Bewohners, insbesondere die Leistungen des Trägers und das von der Bewohnerin oder dem Bewohner insgesamt zu entrichtende Heimentgelt, zu regeln. Der Heimvertrag muss eine allgemeine Leistungsbeschreibung des

Heims, insbesondere der Ausstattung, enthalten. Im Heimvertrag müssen die Leistungen des Trägers, insbesondere Art, Inhalt und Umfang der Unterkunft, Verpflegung und Betreuung einschließlich der auf die Unterkunft, Verpflegung und Betreuung entfallenden Entgelte angegeben werden. Außerdem müssen die weiteren Leistungen im Einzelnen gesondert beschrieben und die jeweiligen Entgeltbestandteile hierfür gesondert angegeben werden.

(4) Wird die Bewohnerin oder der Bewohner nur vorübergehend aufgenommen, so umfasst die Leistungspflicht des Trägers alle Betreuungsmaßnahmen, die während des Aufenthalts erforderlich sind.

(5) In Verträgen mit Personen, die Leistungen nach den §§ 41, 42 und 43 des Elften Buches Sozialgesetzbuch in Anspruch nehmen (Leistungsempfänger der Pflegeversicherung), müssen Art, Inhalt und Umfang der in Absatz 3 genannten Leistungen sowie die jeweiligen Entgelte den im Siebten und Achten Kapitel oder den aufgrund des Siebten und Achten Kapitels des Elften Buches Sozialgesetzbuch getroffenen Regelungen (Regelungen der Pflegeversicherung) entsprechen sowie die gesondert berechenbaren Investitionskosten (§ 82 Abs. 3 und 4 des Elften Buches Sozialgesetzbuch) gesondert ausgewiesen werden. Entsprechen Art, Inhalt oder Umfang der Leistungen oder Entgelte nicht den Regelungen der Pflegeversicherung, haben sowohl der Leistungsempfänger der Pflegeversicherung als auch der Träger einen Anspruch auf entsprechende Anpassung des Vertrags.

(6) In Verträgen mit Personen, denen Hilfe in Einrichtungen nach dem Zwölften Buch Sozialgesetzbuch gewährt wird, müssen Art, Inhalt und Umfang der in Absatz 3 genannten Leistungen sowie die jeweiligen Entgelte den aufgrund des Zehnten Kapitels des Zwölften Buches Sozialhilfegesetzbuch getroffenen Vereinbarungen entsprechen. Absatz 5 Satz 2 findet entsprechende Anwendung.

(7) Das Entgelt sowie die Entgeltbestandteile müssen im Verhältnis zu den Leistungen angemessen sein. Sie sind für alle Bewohnerinnen und Bewohner eines Heims nach einheitlichen Grundsätzen zu bemessen. Eine Differenzierung ist zulässig, soweit eine öffentliche Förderung von betriebsnotwendigen Investitionsaufwendungen nur für einen Teil eines Heims erfolgt ist. Eine Differenzierung nach Kostenträgern ist unzulässig. Abweichend von Satz 4 ist eine Differenzierung der Entgelte insofern zulässig, als Vergütungsvereinbarungen nach dem Zehnten Kapitel des Zwölften Buches Sozialgesetzbuch über Investitionsbeträge oder gesondert berechnete Investitionskosten getroffen worden sind.

(8) Im Heimvertrag ist für Zeiten der Abwesenheit der Bewohnerin oder des Bewohners eine Regelung vorzusehen, ob und in welchem Umfang eine Erstattung ersparter Aufwendungen erfolgt. Die Absätze 5 und 6 finden Anwendung.

(9) Werden Leistungen unmittelbar zu Lasten eines gesetzlichen Leistungsträgers erbracht, ist die Bewohnerin oder der Bewohner unverzüglich schriftlich unter Mitteilung des Kostenanteils hierauf hinzuweisen.

(10) Der Träger hat die künftige Bewohnerin oder den künftigen Bewohner bei Abschluss des Heimvertrags schriftlich auf sein Recht hinzuweisen, sich beim Träger, bei der zuständigen Behörde oder der Arbeitsgemeinschaft nach § 20 Abs. 5 beraten zu lassen sowie sich über Mängel bei der Erbringung der im Heimvertrag vorgesehenen Leistungen zu beschweren. Zugleich hat er die entsprechenden Anschriften mitzuteilen.

(11) Erbringt der Träger die vertraglichen Leistungen ganz oder teilweise nicht oder weisen sie nicht unerhebliche Mängel auf, kann die Bewohnerin oder der Bewohner unbeschadet weitergehender zivilrechtlicher Ansprüche bis

zu sechs Monate rückwirkend eine angemessene Kürzung des vereinbarten Heimentgelts verlangen. Dies gilt nicht, soweit nach § 115 Abs. 3 des Elften Buches Sozialgesetzbuch wegen desselben Sachverhaltes ein Kürzungsbetrag vereinbart oder festgesetzt worden ist. Bei Personen, denen Hilfe in Einrichtungen nach dem Zwölften Buch Sozialgesetzbuch gewährt wird, steht der Kürzungsbetrag bis zur Höhe der erbrachten Leistungen vorrangig dem Träger der Sozialhilfe zu. Versicherten der Pflegeversicherung steht der Kürzungsbetrag bis zur Höhe ihres Eigenentgelts am Heimentgelt zu; ein überschießender Betrag ist an die Pflegekasse auszuzahlen.

(12) War die Bewohnerin oder der Bewohner zu dem Zeitpunkt der Aufnahme in ein Heim geschäftsunfähig, so gilt der von ihr oder ihm geschlossene Heimvertrag in Ansehung einer bereits bewirkten Leistung und deren Gegenleistung, soweit diese in einem angemessenen Verhältnis zueinander stehen, als wirksam.

Exkurs: § 6 Anpassungspflicht

(1) Der Träger hat seine Leistungen, soweit ihm dies möglich ist, einem erhöhten oder verringerten Betreuungsbedarf der Bewohnerin oder des Bewohners anzupassen und die hierzu erforderlichen Änderungen des Heimvertrags anzubieten. Sowohl der Träger als auch die Bewohnerin oder der Bewohner können die erforderlichen Änderungen des Heimvertrags verlangen. Im Heimvertrag kann vereinbart werden, dass der Träger das Entgelt durch einseitige Erklärung in angemessenem Umfang entsprechend den angepassten Leistungen zu senken verpflichtet ist und erhöhen darf.

(2) Der Träger hat die Änderungen der Art, des Inhalts und des Umfangs der Leistungen sowie gegebenenfalls der Vergütung darzustellen. § 5 Abs. 3 Satz 3 und 4 findet entsprechende Anwendung.

(3) Auf die Absätze 1 und 2 finden § 5 Abs. 5 bis 7 und § 7 Abs. 4 Satz 1 und Abs. 5 Satz 1 entsprechende Anwendung.

Exkurs: § 7 Erhöhung des Entgelts

(1) Der Träger kann eine Erhöhung des Entgelts verlangen, wenn sich die bisherige Berechnungsgrundlage verändert und sowohl die Erhöhung als auch das erhöhte Entgelt angemessen sind. Entgelterhöhungen aufgrund von Investitionsaufwendungen des Heims sind nur zulässig, soweit sie nach der Art des Heims betriebsnotwendig sind und nicht durch öffentliche Förderung gedeckt werden.

(2) Die Erhöhung des Entgelts bedarf außerdem der Zustimmung der Bewohnerin oder des Bewohners. In dem Heimvertrag kann vereinbart werden, dass der Träger berechtigt ist, bei Vorliegen der Voraussetzungen des Absatzes 1 das Entgelt durch einseitige Erklärung zu erhöhen.

(3) Die Erhöhung des Entgelts wird nur wirksam, wenn sie vom Träger der Bewohnerin oder dem Bewohner gegenüber spätestens vier Wochen vor dem Zeitpunkt, an dem sie wirksam werden soll, schriftlich geltend gemacht wurde und die Begründung anhand der Leistungsbeschreibung und der Entgeltbestandteile des Heimvertrags unter Angabe des Umlagemaßstabs die Positionen beschreibt, für die sich nach Abschluss des Heimvertrags Kostensteigerungen ergeben. Die Begründung muss die vorgesehenen Änderungen darstellen und sowohl die bisherigen Entgeltbestandteile als auch die vorgesehenen neuen Entgeltbestandteile enthalten. § 5 Abs. 3 und 5 bis 9 gilt entsprechend. Die Bewohnerin oder der Bewohner sowie der Heimbeirat müssen Gelegenheit erhalten, die Angaben des Trägers durch Einsichtnahme in die Kalkulationsunterlagen zu überprüfen.

(4) Bei Leistungsempfängern der Pflegeversicherung wird eine Erhöhung des Entgelts außerdem nur wirksam, soweit das erhöhte Entgelt den Regelungen der Pflegeversicherung entspricht. Absatz 2 Satz 1 findet keine Anwendung. Der Träger ist verpflichtet, Vertreterinnen und Vertreter des Heimbeirats oder den Heimfürsprecher rechtzeitig vor der Aufnahme von Verhandlungen über Leistungs- und Qualitätsvereinbarungen sowie über Vergütungsvereinbarungen mit den Pflegekassen anzuhören und ihnen unter Vorlage nachvollziehbarer Unterlagen die wirtschaftliche Notwendigkeit und Angemessenheit der geplanten Erhöhung zu erläutern. Außerdem ist der Träger verpflichtet, Vertreterinnen und Vertretern des Heimbeirats oder dem Heimfürsprecher Gelegenheit zu einer schriftlichen Stellungnahme zu geben. Diese Stellungnahme gehört zu den Unterlagen, die der Träger rechtzeitig vor Beginn der Verhandlungen den als Kostenträgern betroffenen Vertragsparteien vorzulegen hat. Vertreterinnen und Vertreter des Heimbeirats oder der Heimfürsprecher sollen auf Verlangen vom Träger zu den Verhandlungen über Leistungs- und Qualitätsvereinbarungen sowie über Vergütungsvereinbarungen hinzugezogen werden. Sie sind über den Inhalt der Verhandlungen, soweit ihnen im Rahmen der Verhandlungen Betriebsgeheimnisse bekannt geworden sind, zur Verschwiegenheit verpflichtet. Absatz 3 findet Anwendung.

(5) Bei Personen, denen Hilfe in Einrichtungen nach dem Zwölften Buch Sozialgesetzbuch gewährt wird, wird eine Erhöhung des Entgelts nur wirksam, soweit das erhöhte Entgelt den Vereinbarungen nach dem Zehnten Kapitel des Zwölften Buches Sozialgesetzbuch entspricht. Vertreterinnen und Vertreter des Heimbeirats oder der Heimfürsprecher sollen auf Verlangen vom Träger an den Verhandlungen über Leistungs-, Vergütungs- und Prüfungsvereinbarungen hinzugezogen werden. Im Übrigen findet Absatz 4 entsprechende Anwendung.

(6) Eine Kündigung des Heimvertrags zum Zwecke der Erhöhung des Entgelts ist ausgeschlossen.

Exkurs: § 8 Vertragsdauer

(1) Der Heimvertrag wird auf unbestimmte Zeit geschlossen, soweit nicht im Einzelfall eine befristete Aufnahme der Bewohnerin oder des Bewohners beabsichtigt ist oder eine vorübergehende Aufnahme nach § 1 Abs. 3 vereinbart wird.

(2) Die Bewohnerin oder der Bewohner kann den Heimvertrag spätestens am dritten Werktag eines Kalendermonats für den Ablauf desselben Monats schriftlich kündigen. Bei einer Erhöhung des Entgelts ist eine Kündigung abweichend von Satz 1 jederzeit für den Zeitpunkt möglich, an dem die Erhöhung wirksam werden soll. Der Heimvertrag kann aus wichtigem Grund ohne Einhaltung einer Kündigungsfrist gekündigt werden, wenn der Bewohnerin oder dem Bewohner die Fortsetzung des Heimvertrags bis zum Ablauf der Kündigungsfrist nicht zuzumuten ist. Hat in den Fällen des Satzes 3 der Träger den Kündigungsgrund zu vertreten, hat er der Bewohnerin oder dem Bewohner eine angemessene anderweitige Unterkunft und Betreuung zu zumutbaren Bedingungen nachzuweisen und ist zum Ersatz der Umzugskosten in angemessenem Umfang verpflichtet. Im Falle des Satzes 3 kann die Bewohnerin oder der Bewohner den Nachweis einer angemessenen anderweitigen Unterkunft und Betreuung auch dann verlangen, wenn sie oder er noch nicht gekündigt hat. § 115 Abs. 4 des Elften Buches Sozialgesetzbuch bleibt unberührt.

(3) Der Träger kann den Heimvertrag nur aus wichtigem Grund kündigen. Ein wichtiger Grund liegt insbesondere vor, wenn

1. der Betrieb des Heims eingestellt, wesentlich eingeschränkt oder in seiner Art verän-

dert wird und die Fortsetzung des Heimvertrags für den Träger eine unzumutbare Härte bedeuten würde,

2. der Gesundheitszustand der Bewohnerin oder des Bewohners sich so verändert hat, dass ihre oder seine fachgerechte Betreuung in dem Heim nicht mehr möglich ist,

3. die Bewohnerin ihre oder der Bewohner seine vertraglichen Pflichten schuldhaft so gröblich verletzt, dass dem Träger die Fortsetzung des Vertrags nicht mehr zugemutet werden kann, oder

4. die Bewohnerin oder der Bewohner

   a) für zwei aufeinander folgende Termine mit der Entrichtung des Entgelts oder eines Teils des Entgelts, der das Entgelt für einen Monat übersteigt, im Verzug ist oder

   b) in einem Zeitraum, der sich über mehr als zwei Termine erstreckt, mit der Entrichtung des Entgelts in Höhe eines Betrags in Verzug gekommen ist, der das Entgelt für zwei Monate erreicht.

(4) In den Fällen des Absatzes 3 Nr. 4 ist die Kündigung ausgeschlossen, wenn der Träger vorher befriedigt wird. Sie wird unwirksam, wenn bis zum Ablauf von zwei Monaten nach Eintritt der Rechtshängigkeit des Räumungsanspruchs hinsichtlich des fälligen Entgelts der Träger befriedigt wird oder eine öffentliche Stelle sich zur Befriedigung verpflichtet.

(5) Die Kündigung durch den Träger bedarf der schriftlichen Form; sie ist zu begründen.

(6) In den Fällen des Absatzes 3 Nr. 2 bis 4 kann der Träger den Vertrag ohne Einhaltung einer Frist kündigen. In den übrigen Fällen des Absatzes 3 ist die Kündigung spätestens am dritten Werktag eines Kalendermonats für den Ablauf des nächsten Monats zulässig.

(7) Hat der Träger nach Absatz 3 Nr. 1 und 2

gekündigt, so hat er der Bewohnerin oder dem Bewohner eine angemessene anderweitige Unterkunft und Betreuung zu zumutbaren Bedingungen nachzuweisen. In den Fällen des Absatzes 3 Nr. 1 hat der Träger die Kosten des Umzugs in angemessenem Umfang zu tragen.

(8) Mit dem Tod der Bewohnerin oder des Bewohners endet das Vertragsverhältnis. Vereinbarungen über eine Fortgeltung des Vertrags hinsichtlich der Entgeltbestandteile für Wohnraum und Investitionskosten sind zulässig, soweit ein Zeitraum von zwei Wochen nach dem Sterbetag nicht überschritten wird. In diesen Fällen ermäßigt sich das Entgelt um den Wert der von dem Träger ersparten Aufwendungen. Bestimmungen des Heimvertrags über die Behandlung des im Heim befindlichen Nachlasses sowie dessen Verwahrung durch den Träger bleiben wirksam.

(9) Wenn die Bewohnerin oder der Bewohner nur vorübergehend aufgenommen wird, kann der Heimvertrag von beiden Vertragsparteien nur aus wichtigem Grund gekündigt werden. Die Absätze 2 bis 8 sind mit Ausnahme des Absatzes 3 Satz 2 Nr. 2 und 3 und des Absatzes 8 Satz 1 nicht anzuwenden. Die Kündigung ist ohne Einhaltung einer Frist zulässig. Sie bedarf der schriftlichen Form und ist zu begründen.

(10) War die Bewohnerin oder der Bewohner bei Abschluss des Heimvertrages geschäftsunfähig, so kann der Träger eines Heimes das Heimverhältnis nur aus wichtigem Grund für gelöst erklären. Absatz 3 Satz 2, Absätze 4, 5, 6, 7, 8 Satz 1 und Absatz 9 Satz 1 bis 3 finden insoweit entsprechende Anwendung.

Exkurs: § 9 Abweichende Vereinbarungen

Vereinbarungen, die zum Nachteil der Bewohnerin oder des Bewohners von den §§ 5 bis 8 abweichen, sind unwirksam.

Obwohl durch die Föderalismusreform die Gesetzgebungskompetenz auf die Länder übergegangen ist, bleiben diese Regelungen zunächst weiter bestehen, da die Länder keine Gesetzgebungskompetenz für das Zivilrecht haben (Art. 74 Abs. 1 Nr. 1 GG). Sie dürfen jedoch das Ordnungsrecht, das bisher auch im Heimgesetz enthalten war, neu gestalten. Der Gesetzgeber beabsichtigt, die oben genannten zivilrechtlichen Regelungen in ein neues Bundesgesetz, nämlich das Wohn- und Betreuungsvertragsgesetz (WBVG) zu erlassen. In vielen Ländern entstehen derzeit neue Heimgesetze, die eine individuelle Sichtung notwendig machen.

Auch hiernach ist der Heimvertrag gesetzlich nicht zwingend schriftlich abzuschließen, sondern muss – dies aber zwingend – schriftlich bestätigt werden. Um jedoch den Aufforderungen des Heimgesetzes gerecht zu werden und sämtliche Informationen, die gegeben werden müssen, beweisen zu können, ist es ratsam, einen schriftlichen Heimvertrag abzuschließen.

7.3.3
Betreuungsrecht

Ambulante Pflegedienste und stationäre Einrichtungen werden die beschriebenen Verträge üblicherweise mit dem Patienten oder Bewohner schließen. Dabei wird sich oft die Frage stellen, ob der ältere Mensch diese Verträge überhaupt wirksam abschließen kann.

Beispiel

Fall D

Bei der Pflegeheim Sonnenschein GmbH stellt sich Herr Newton vor. Er erklärt, er sei Physiker und möchte in das Pflegeheim Sonnenschein einziehen. Er braucht aber ein großes Zimmer, damit er seine physikalischen Experimente durchführen kann. Man kommt überein, Herrn Newton das größte Zimmer zu überlassen. Herr Newton kündigt an, am nächsten Ersten einzuziehen. Die Heimleitung fragt sich, ob Herr Newton, der mit bürgerlichem Namen Meier heißt und Physiklehrer war, mit ihr rechtswirksam den Heimvertrag abschließen konnte. Herr Newton hat bereits einen Betreuer von Amtsgericht zur Seite gestellt bekommen, wovon die Heimleitung aber nichts weiß.

Für Menschen, die ihre Angelegenheiten nicht selbst regeln können, sieht das Gesetz die Möglichkeit der Einrichtung einer *Vormundschaft*, einer *rechtlichen Betreuung* oder einer *Pflegschaft* vor (§§ 1773 bis 1921 BGB).

Einen Vormund erhalten Kinder und Jugendliche, die elternlos sind. Diese Regelungen finden sich in den §§ 1773 bis 1895 BGB. Psychisch kranke und geistig oder seelisch behinderte Erwachsene erhalten eine Betreuung (§§ 1896 bis 1908i BGB). Weiterhin gibt es die Möglichkeit, eine Pflegschaft einzurichten, die bei der Besorgung einzelner oder mehrerer Angelegenheiten helfen soll. Die Pflegschaft ist in den §§ 1909 bis 1921 BGB geregelt.

Im Regelfall werden in den Einrichtungen Menschen leben, die rechtlich betreut werden. Diese Betreuung kann von einem Richter angeordnet sein oder der Betreute hat vorgesorgt und durch eine entsprechende Vollmacht einen Verwandten oder Bekannten zu seinem Vertreter gemacht. Durch eine solche Vollmacht kann die ausgewählte Person im Namen des Betreuten und mit Wirkung für ihn Erklärungen abgeben, z.B. Blumen auf seine Rechnung kaufen, ein Konto auflösen oder auch den Mietvertrag seiner Wohnung kündigen.

Eine Vollmacht setzt natürlich voraus, dass der Betreute zu dem Zeitpunkt, als er die Vollmacht erteilte, geschäftsfähig war. Die Geschäftsunfähigkeit ist in § 104 BGB geregelt. Danach ist geschäftsunfähig, wer noch nicht sieben Jahre alt ist oder wer sich in einem die freie Willensbestimmung ausschließenden Zustand befindet. Das Gesetz sieht daher zunächst alle Menschen als geschäftsfähig an. Erst wenn festgestellt wird, dass jemand – aus welcher Ursache auch immer

– nicht fähig ist, seinen Willen zu bilden, wird ihm ein Betreuer zur Seite gestellt (§ 1896 Abs. 1 BGB). Hierbei ermittelt das Gericht nicht von Amts wegen, sondern nur auf Antrag. Diesen Antrag kann jedermann bei Gericht stellen.

Ein Betreuer bedeutet jedoch nicht, dass der Betreute gar nichts mehr für sich entscheiden darf. Ein Betreuer wird immer für bestimmte Aufgabenkreise bestellt (§ 1896 Abs. 2 BGB), und zwar nur für die Bereiche, für die die Betreuung erforderlich ist. Diese Aufgabenbereiche erfährt man aus der Urkunde des Betreuers. Wenn eine Vorsorgevollmacht vorliegt, wird darin etwas geregelt sein. Bei einer gerichtlich angeordneten Betreuung findet man die Aufgabenbereiche im richterlichen Beschluss. Die Bezeichnung der einzelnen Aufgabenbereiche ist dabei von Richter zu Richter unterschiedlich, da es keine gesetzlichen Vorgaben gibt. Daher sollte sich jede Einrichtung die Urkunden vorlegen lassen und eine Kopie zu ihren Unterlagen nehmen, um im Zweifelsfall überprüfen zu können, ob der Betreuer zuständig ist.

Aus dem richterlichen Beschluss erfährt die Einrichtung auch, ob der Betreute unter Einwilligungsvorbehalt (§ 1903 BGB) steht. Der Betreute kann demnach Rechtsgeschäfte nur mit Einwilligung des Betreuers abschließen. Eine Willenserklärung eines solchen Betreuten ist so lange schwebend unwirksam, bis der Betreuer sie genehmigt. Nur Geschäfte, die dem Betreuten einen Vorteil bringen, z. B. die Schenkung von Geld, darf er ohne Einwilligung des Betreuers annehmen, aber auch Geschäfte des täglichen Lebens wie den Kauf von Nahrungsmitteln kann der Betreute allein erledigen (§1903 Abs. 3 BGB).

Beispiel

Falllösung Fall D

Ob Herr Newton seinen Heimvertrag wirksam abschließen konnte, richtet sich nach dem Inhalt seiner Betreuung. Steht er nicht unter Einwilligungsvorbehalt, so ist der Vertrag wirksam. Wäre die Versorgung von Herrn Newton ambulant sichergestellt, könnte der Betreuer den Vertrag kündigen, um Herrn Newton vor der doppelten Inanspruchnahme des ambulanten Pflegedienstes und des Pflegeheims zu schützen. Hierbei hat er jedoch den Willen von Herrn Newton zu berücksichtigen.

Steht Herr Newton jedoch unter Einwilligungsvorbehalt, so ist seine Willenserklärung erst wirksam, wenn auch der Betreuer zustimmt. Stimmt er zu, so zieht Herr Newton ein. Stimmt er nicht zu, ist der Vertrag unwirksam. Die Einrichtung könnte Schadensersatz – so ihr ein Schaden entstanden ist – gegen Herrn Newton, vertreten durch seinen Betreuer geltend machen. Ein Schaden wäre z. B. entstanden, wenn das Zimmer an einen anderen Bewohner hätte vermietet werden können, dies aber im Vertrauen auf den Vertrag mit Herrn Newton unterblieben ist und das Zimmer nun nicht vermietet werden konnte.

7.4
Schadensersatzansprüche der Patienten und Bewohner

Haftungsfragen werden in der täglichen Arbeit in stationären Pflegeeinrichtungen und in ambulanten Pflegediensten immer bedeutsamer. Auch weil immer mehr Krankenversicherungsträger bei solchen Schadensereignissen versuchen, Rückgriff bei den Pflegeeinrichtungen für die notwendigen Operationen und Behandlungskosten ihrer Versicherten zu nehmen.

In einem solchen Fall sollte stets die Haftpflichtversicherung des ambulanten Pflegedienstes oder der stationären Einrichtung informiert werden, und zwar unverzüglich.

Im Folgenden werden die Haftungsgrundlagen dargestellt, das heißt, es wird der Frage nach der Anspruchsgrundlage für einen Geschädigten nachgegangen. Hierbei wird es neben der Frage, welche Handlung zu Schadensersatz verpflichtet und welche nicht, vorrangig um die in solchen Fällen regelmäßig entscheidende Frage des Beweises der behaupteten Umstände gehen.

> **Beispiel**
>
> Fall E
>
> In der Pflegeheim Sonnenschein GmbH ist eine Bewohnerin zu Schaden gekommen. Sie war im Schlaf aus dem Bett gefallen und hatte sich dabei einen Bruch zugezogen. Eine Pflegekraft war nicht anwesend. Die Bewohnerin nimmt nun die Pflegeheim Sonnenschein GmbH in die Verantwortung und verlangt Schmerzensgeld für die bei diesem Sturz erlittenen Schmerzen.

7.4.1
Haftungsgrundlagen

Die Rechtsgrundlage für die zivilrechtliche Haftung ist § 280 BGB in Verbindung mit dem Heimvertrag. Anknüpfungspunkt für eine Haftung ist das Vorliegen eines Pflichtenverstoßes, der zur Verletzung des Körpers oder der Gesundheit eines Pflegebedürftigen geführt hat. Diese Pflichtverletzung muss ursächlich, die Juristen sagen: «kausal», für die eingetretene Schädigung des Pflegebedürftigen geworden sein (BGH in NJW 1988, 2949 ff.).

Weiterhin muss die Verletzungshandlung schuldhaft, also dem einzelnen Schädiger persönlich zuzurechnen gewesen sein.

Die geltend gemachten Schadenspositionen müssen kausal auf die Verletzung der Rechte des Pflegebedürftigen zurückgehen, sodass also nicht jeder Nachteil, der im Zuge einer Schädigung entsteht, eine Ersatzpflicht auslöst.

7.4.2
Sorgfaltspflichtverletzung durch die Pflegekraft

Ein Sorgfaltspflichtverstoß liegt vor, wenn die Pflegekraft gegen feststehende Regeln verstoßen hat, die grade dem Schutz vor Verletzungen dienen. Mit Blick auf das Pflegeweiterentwicklungsgesetz, das die Expertenstandards gesetzlich festschreibt, dürfte ein Verstoß gegen die Standards das Vorliegen eines Sorgfaltspflichtverstoßes begründen. Ganz praktisch bedeutet das, pflegerische Leistungen müssen auf einem Niveau erbracht werden, das dem eines ausgebildeten Krankenpflegers oder Altenpflegers entspricht. Die Kenntnisse und Fähigkeiten einer Pflegefachkraft sind somit der Maßstab für die zu erbringende Leistung.

7.4.3
Verschulden

Verschulden bedeutet nach § 276 BGB das Außer-Acht-Lassen der im Verkehr erforderlichen Sorgfalt. In jedem Falle verursacht jemand schuldhaft einen Schaden, wenn er eine bewusste und willentliche Pflichtverletzung begeht, also vorsätzlich handelt. Neben Vorsatz kommt auch fahrlässige Pflichtverletzung in Betracht. Schuldhaft handelt danach, wer individuell vorwerfbar die im Verkehr erforderliche Sorgfalt außer Acht lässt. Das ist der Fall, wenn der drohende Pflichtenverstoß für die Pflegekraft erkennbar und abwendbar war.

7.4.4
Beweislast

Im Zivilprozess kommt es darauf an, ob die erheblichen Tatsachen bewiesen werden können. Die Beweispflicht trifft immer denjenigen, der einen Anspruch zu seinen Gunsten einklagt. In den Haftungsfällen sind dies zunächst der Pflegebedürftige, sein Erbe oder seine Krankenkasse, die Schadensersatz begehren. Hierzu muss der Pflegebedürftige den gesamten Sachverhalt darstellen, sodass sein Anspruch nachvollziehbar erscheint. Wenn die Einrichtung nun einzelne Tatsachen bestreitet, muss der Pflegebedürftige seine Behauptungen beweisen. Kann er das nicht, verliert er den Prozess.

In bestimmten Fällen sieht die Rechtsprechung diese Regelung als grob ungerecht an und weicht von dieser Regelung ab. Diese Erleichterungen kommen aus dem Arzthaftungsrecht. Sie sind zum Teil auf den pflegerischen Bereich übertragbar. Das bedeutet, dass z. B. das Vorliegen eines Dekubitus darauf schließen lässt, dass dieser durch einen kausalen Behandlungsfehler der Einrichtung entstanden ist. In einem solchen Falle müsste die Pflegeeinrichtung beweisen, dass der Dekubitus nicht auf mangelnder pflegerischer Tätigkeit beruht, sondern auf eine andere Ursache zurückzuführen ist. Hilfreich hierfür ist eine ordnungsgemäß geführte Pflegedokumentation, aus der ersichtlich ist, dass der Bewohner regelmäßig gelagert wurde. Dies kann dann einen Behandlungsfehler der Einrichtung ausschließen.

Hieran ist erkennbar, wie wichtig die Pflegedokumentation der Einrichtung ist. Sie dient der Gedankenstütze des Arztes oder der Pflegekraft, gleichzeitig aber auch dem Interesse des Pflegebedürftigen, dass alle Maßnahmen, die an ihm erbracht wurden, festgehalten werden. Fehlt die Pflegedokumentation oder ist sie lückenhaft, so kann dies zu erheblichen Beweiserleichterungen bis hin zur Beweislastumkehr zu Gunsten des Pflegebedürftigen führen. Daraus leitet sich die Verpflichtung der Einrichtungsträger ab, die Dokumentationsunterlagen so zu verwahren, dass eine Einsichtnahme möglich bleibt. Verschwinden Teile der Dokumentation, so trifft die Verantwortung den Träger (BGH in NJW 1996, 779). Eine Dokumentation wird vom Gericht nur dann als Beweismittel anerkannt, wenn sie plausibel und ordnungsgemäß geführt ist.

Beispiel

Falllösung Fall E

Ein Schadensersatzanspruch der Bewohnerin könnte bestehen, wenn der Einrichtung eine Pflichtverletzung (§ 280 BGB in Verbindung mit dem Heimvertrag bzw. § 823 BGB) zur Last gelegt werden kann. Das schädigende Ereignis trat jedoch nicht anlässlich einer Pflegemaßnahme ein. Vielmehr war bei diesem Vorfall gerade keine Pflegekraft anwesend, die hätte eingreifen können. Eine Kontrolle rund um die Uhr muss eine Einrichtung ebenfalls nicht leisten. Sofern eine freiheitsentziehende Maßnahme angezeigt gewesen wäre, also bei einer akuten Verletzungsgefahr, hätte die Einrichtung dies dokumentieren und den Betreuer oder die Bewohnerin um ihre Einwilligung bitten müssen. Wie die Antwort auch ausgefallen wäre, sie muss in jeden Fall dokumentiert werden. Die Einrichtung kann daher nicht für den Sturz verantwortlich gemacht werden.

7.4.5
Umfang des Ersatzanspruchs

Nach § 249 BGB richtet sich der Umfang des zu erstattenden Schadens. Hierunter fallen Behandlungskosten, die regelmäßig von Krankenversicherungsträgern geltend gemacht werden, sowie Schmerzensgeld für den Bewohner oder Patienten.

7.4.6
Ersatzpflichtiger

Für Pflegefehler haftet zunächst einmal diejenige Pflegekraft, durch deren Handeln oder Unterlassen der Schaden entstanden ist. Weiterhin haften die Pflegedienst- und Wohnbereichsleitungen auch, wenn ihnen ein Organisationsverschulden zur Last gelegt werden kann, z. B. wenn die Pflegedienstleitung zu wenig Fachkräfte in einer Schicht einsetzt.

Die Haftung einer Heimleitung kann auch durch ein Organisationsverschulden begründet werden. Dann muss sich jedoch nachweisen lassen, dass der Heimleiter die nötigen sächlichen und personellen Mittel nicht vorgehalten hat oder eine ordnungsgemäße Einweisung des Personals nicht stattfand. Mit der gleichen Begründung könnte sich auch die Haftung eines Einrichtungsträgers begründen lassen. Für Pflichtverletzungen durch seine Arbeitnehmer (d.h. Pflegekräfte) haftet der Inhaber ebenfalls, weil er sich ihrer als so genannte Verrichtungs- bzw. Erfüllungsgehilfen bedient (§ 831 BGB). Liegen also die Haftungsvoraussetzungen in der Person eines Arbeitnehmers vor, so haftet auch der Arbeitgeber als Geschäftsherr.

7.4.7
Anspruchsinhaber

Anspruchsinhaber sind neben dem Pflegebedürftigen selbst dessen Erben gemäß § 1922 BGB als Gesamtrechtsnachfolger. Auch dem Sozialversicherungsträger (Krankenkasse/Sozialhilfe) kann ein Schadensersatzanspruch zustehen, wenn der Sozialleistungsträger seinerseits auf Grund desselben Ereignisses Sozialleistungen an den Geschädigten erbringt, die zur Behebung des Schadens dienen. In diesem Fall geht der Schadensersatzanspruch des Geschädigten gemäß § 116 SGB X kraft Gesetzes auf den Sozialversicherungsträger über.

7.5
Herausgabepflicht der Pflegedokumentation

> **Beispiel**
>
> Fall F
>
> Frau Sauer wird von der Ambulanten Hauskrankenpflege Vitalis GbR gepflegt. Nach ihrem Tod will ein Angehöriger das letzte Testament der Frau Sauer anfechten, weil die Tante ihr Vermögen der Kirche vererbt hat. Um zu beweisen, dass seine Tante bei Errichtung des letzten Testaments nicht mehr ge-

schäftsfähig war, will er Einsicht in die Pflegedokumentation nehmen. Muss die Ambulante Hauskrankenpflege Vitalis GbR ihm Einsicht gewähren?

Lange wurde vor Gerichten darum gestritten, ob der Patient ein Einsichtsrecht in seine ärztlichen Behandlungsunterlagen hat. Der BGH hat diesen Anspruch weitestgehend bejaht, soweit es um «objektive physische Befunde und Berichte über Behandlungsmaßnahmen» geht. Gleiches gilt auch für die Pflegedokumentation bei der Versorgung alter und pflegebedürftiger Menschen.

> **Beispiel**
>
> Falllösung Fall F
>
> Ein Einsichtsrecht besteht nur, wenn der Angehörige Pflegefehler geltend macht und deshalb die Dokumentation einsehen will. Ein Einsichtsrecht besteht jedoch nicht, wenn der Angehörige dadurch beweisen will, dass Frau Sauer geschäftsunfähig war, als sie ihr letztes Testament erstellt und alles der Kirche überschrieben hat. Die Ambulante Hauskrankenpflege Vitalis GbR muss die Einsicht in die Pflegedokumentation nicht gewähren.

7.6
Forderungseinzug

> **Beispiel**
>
> Fall G
>
> In der Pflegeheim Sonnenschein GmbH wohnt Frau Meier. Frau Schulz ist ihre gesetzliche Betreuerin. Frau Meier hat die Pflegestufe II und erhält nur eine kleine Rente von 500,00 EUR. Im April, Mai und Juni 2009 hat die Bewohnerin nur Zahlungen in Höhe ihrer Rente an die Pflegeheim Sonnenschein GmbH geleistet. Ob Frau Meier Vermögen

hat, ist der Einrichtung nicht bekannt. Was sollte die Pflegeheim Sonnenschein GmbH nun unternehmen?

welche Rechnung (Rechnungsnummer, -datum, -betrag) geltend gemacht wird. Spätestens jetzt sollte ein Zeitpunkt bestimmt werden, zu dem die Zahlung erfolgen soll.

7.6.1
Außergerichtliche Mahnschreiben

Ambulante Pflegedienste und stationäre Einrichtungen sollten ein professionelles Forderungsmanagement betreiben. Einrichtungen sollten nicht warten, bis die Außenstände ins Unendliche anwachsen, sondern sich frühzeitig darum kümmern. Bei Einzug eines neuen Bewohners sollte auch immer das Sozialamt über den Einzug informiert werden. Auch sollten die Bewohner und deren Betreuer über die Möglichkeit eines Sozialhilfeantrags aufgeklärt werden.

In Pflege- bzw. Heimverträgen sollte unbedingt eine Regelung über die Fälligkeit der Vergütung aufgenommen werden. Fehlt sie dort, sollte auf der Rechnung ein Fälligkeitszeitpunkt angegeben werden. Dies kann z. B. mit der Formulierung: «Dieser Rechnungsbetrag ist am 15. September 2009 zur Zahlung fällig», realisiert werden. Fällig ist eine Zahlung, wenn der Schuldner diese an den Gläubiger leisten muss. Sobald der Patient diesen Zeitpunkt verstreichen lässt, ist er zum Ersatz des Schadens verpflichtet, der durch seine verspätete Zahlung entsteht (§ 286 BGB).

Wurde ein Zahlungszeitpunkt weder im Vertrag noch in der Rechnung angegeben, so kommt der Patient erst dann in Verzug, wenn er gemahnt wird (§ 286 Abs. 2 BGB). Ein solches Mahnschreiben sollte unbedingt beinhalten,

Beispiel

Falllösung Fall G

Als erste Maßnahme könnte die Pflegeheim Sonnenschein GmbH an die Betreuerin ein außergerichtliches Forderungsschreiben bzw. eine Mahnung richten (Abb. 7-1).

7.6.2
Mahnverfahren

Beispiel

Fall H

Trotz außergerichtlichen Mahnschreibens geht das Geld auf den Konten des Hauses Sonnenschein nicht ein. Auch die Betreuerin meldet sich nicht. Es ist nicht ersichtlich, warum die weitere Bezahlung der Rechnung verweigert wird. Welches sollte der nächste Schritt sein, den das Haus Sonnenschein geht?

Sofern eine Zahlung nicht freiwillig erfolgt, sollte gerichtliche Hilfe in Anspruch genommen werden. Zivilrechtlich einen Titel zu erwirken, geht in der Regel am schnellsten, wenn das Mahnbescheidsverfahren gewählt wird (§§ 688 ff. ZPO). Das Mahnbescheidsverfahren ist eine Prozessart, in der für Geldforderungen, die voraussichtlich unstrittig sind, ohne Verhandlung ein zivilrechtlicher Titel beschafft werden kann. Titel sind Entscheidungen oder beurkundete Erklärungen, aus denen kraft Gesetzes die Zwangsvollstreckung betrieben werden kann (Thomas/Putzo, Vorbemerkung zu § 704, Randziffer 14).

Vollstreckungstitel können sein:

- Urteile (§ 704 ZPO)
- Arreste
- einstweilige Verfügungen
- Prozessvergleiche
- Anwaltsvergleiche und
- Vollstreckungsbescheide (§ 700 ZPO).

Haus Sonnenschein GmbH

Remscheid

An die Betreuerin
Maria Schulz
Auf dem Felde 11

42853 Remscheid   Remscheid, den 01.09.2009

Ihre Betreute Anna Meier
Hier: offene Rechnungen für die Monate April, Mai, Juni

Sehr geehrte Frau Schulz,

seit dem 01.02.2007 wohnt Ihre Betreute, Frau Meier, bei uns im Haus Sonnenschein.
Leider musste unsere Buchhaltung feststellen, dass Teile unserer Rechnungen aus den
o. g. Monaten offen sind. Unsere Forderung setzt sich wie folgt zusammen:

April 2009
Pflegekosten Pflegestufe II	á 43,97 €	für 30 Tage	1319,10 €
Unterkunft und Verpflegung	á 16,96 €	für 30 Tage	508,80 €
Abzüglich Zahlungen			
Pflegekasse			1279,00 €
Zahlung der Frau Meier (Rente)			500,00 €
Restliche Forderung:			**48,90 €**

Mai 2009
Pflegekosten Pflegestufe II	á 43,97 €	für 31 Tage	1363,07 €
Unterkunft und Verpflegung	á 16,96 €	für 31 Tage	525,76 €
Abzüglich Zahlungen			
Pflegekasse			1279,00 €
Zahlung der Frau Meier (Rente)			500,00 €
Restliche Forderung:			**109,83 €**

Juni 2009
Pflegekosten Pflegestufe II	á 43,97 €	für 30 Tage	1319,10 €
Unterkunft und Verpflegung	á 16,96 €	für 30 Tage	508,80 €
Abzüglich Zahlungen			
Pflegekasse			1279,00 €
Zahlung der Frau Meier (Rente)			500,00 €
Restliche Forderung:			**48,90 €**

Dies ergibt eine **Gesamtforderung von 207,10 €**. Wir fordern Sie hiermit auf, diese
Forderung bis zum 15.09.2009 auf unser Ihnen bekanntes Konto zu überweisen. Sollten wir
innerhalb dieser Frist keinen Zahlungseingang feststellen können, werden wir gerichtliche
Schritte einleiten.

Sollte Ihre Betreute nicht in der Lage sein, den Betrag auf einmal zu zahlen, sind wir auch
bereit eine Ratenzahlungsvereinbarung abzuschließen. In diesem Fall setzen Sie sich bitte
mit unserer Verwaltung in Verbindung.

Mit freundlichen Grüßen

Julius Meinolf

Abbildung 7-1: Beispiel für ein Mahnschreiben

Falllösung Fall H

Das Haus Sonnenschein sollte sich nun aus einem gut sortierten Schreibwarenladen das Formular eines Mahnbescheidsantrags besorgen und es ausfüllen (Abb. 7-2). Dann kann der Antrag in den Postkasten des Amtsgerichts Remscheid eingeworfen werden.

Das Gericht stellt den Mahnbescheid sodann der Betreuerin zu (§ 693 ZPO). Sollte diese nicht innerhalb einer Frist von 14 Tagen Widerspruch (§ 694 ZPO) bei Gericht einlegen, so kann die Pflegeheim Sonnenschein GmbH einen Vollstreckungsbescheid (§ 699 ZPO) beantragen.

Auch dieser Antrag auf Erlass eines Vollstreckungsbescheides wird der Betreuerin zugestellt. Gegen den Vollstreckungsbescheid kann die Betreuerin Einspruch einlegen. Wenn sie das nicht tut, so kann mit dem Vollstreckungsbescheid die Zwangsvollstreckung eingeleitet werden.

Würde die Betreuerin gegen den Mahnbescheid Widerspruch oder gegen den Vollstreckungsbescheid Einspruch einlegen, so würde das Verfahren an das zuständige Gericht abgegeben werden. Das zuständige Gericht wäre hier das Amtsgericht in Remscheid. Das Gericht würde dann die Pflegeheim Sonnenschein GmbH auffordern, die Klage zu begründen. Danach würde es die Betreuerin auffordern, zu dieser Begründung Stellung zu nehmen. Unterstellen wir, dass kein triftiger Grund besteht, nach dem die Betreuerin die Zahlung verweigern kann, so würde das Gericht durch ein Urteil die Bewohnerin, vertreten durch ihre Betreuerin, dazu verurteilen, 207,10 EUR nebst Zinsen an die Pflegeheim Sonnenschein GmbH zu zahlen.

Mit diesem Urteil kann dann die Pflegeheim Sonnenschein GmbH gegen die Bewohnerin vollstrecken. In diesem Zwangsvollstreckungsverfahren ist die Bewohnerin bzw. ihre Betreuerin verpflichtet, ihr Vermögen offen zu legen.

7.7 Freiheitsentziehende Maßnahmen

Fall I

Die Ambulante Hauskrankenpflege Vitalis GbR betreut einen bettlägerigen Patienten, der Leistungen nach SBG V und XI erhält. Er kann sich selbst kaum noch bewegen und die vaskuläre Demenz schreitet immer weiter fort. Im Anschluss an ihren Pflegeeinsatz verlässt Schwester Anja die Wohnung und schließt ganz in Gedanken die Wohnungstür ab. Hat sie sich strafbar gemacht?

Fall J

In der Pflegeheim Sonnenschein GmbH wird Herr Himmel aufgenommen. Er ist körperlich und geistig fit. Aus nicht erkennbarer Ursache schlägt Herr Himmel um sich, bedroht und beschimpft die anderen Bewohner und die Pflegekräfte vor Ort. Beherzt greift Pfleger Achim ein, hält Herrn Himmel fest und lässt ihn nicht wieder los, bis der herbeigerufene Notarzt eintrifft. Liegt hier eine Straftat vor?

7.7.1 Einführung

Ambulant und stationär betreute Menschen verfügen, wie jeder andere Mensch auch, über Rechte, die jede andere Person respektieren muss. Hier ist zunächst das Grundrecht auf Menschenwürde (Art. 1 GG) und das Allgemeine Persönlichkeitsrecht (Art. 2 GG) der Betreuten zu nennen. Um diese Grundrechte abzusichern, bestimmt Artikel 104 GG, dass die Freiheit einer Person nur auf Grund eines förmlichen Gesetzes beschränkt werden darf und dass festgehaltene Personen weder seelisch noch

Raum für Vermerke des Gerichts

Antrag auf Erlass eines Mahnbescheids
– Nur für Gerichte, die die Mahnverfahren maschinell bearbeiten. –

Bitte beachten Sie die Ausfüllhinweise!

Zeilen-Nummer

1	Datum des Antrags: **19.09.2009**

Antragsteller

Bei mehreren Antragstellern: Es wird versichert, dass der in Spalte 1 Bezeichnete bevollmächtigt ist, die weiteren zu vertreten.

Spalte 1

Vorname — 1 = Herr / 2 = Frau

Spalte 2 — **Weiterer Antragsteller**

Vorname — 1 = Herr / 2 = Frau

Nachname

Nachname

Straße, Hausnummer – **bitte kein Postfach!** –

Straße, Hausnummer – **bitte kein Postfach!** –

Postleitzahl | Ort | Ausl. Kz.

Postleitzahl | Ort | Ausl. Kz.

Spalte 3   **Nur Firma, juristische Person u. dgl. als Antragsteller**

Rechtsform, z. B. GmbH, AG, OHG, KG

3 = **nur** Einzelfirma   4 = **nur** GmbH u. Co KG   **sonst** Rechtsform: **GmbH**

Vollständige Bezeichnung

Haus Sonnenschein GmbH

Fortsetzung von Zeile 9

Straße, Hausnummer – **bitte kein Postfach!** –   Postleitzahl | Ort | Ausl. Kz.

Sonnenscheinstraße 1-3   **42853** | **Remscheid**

Gesetzlicher Vertreter

3 ◄ Nr. der Spalte, in der der Vertretene bezeichnet ist

Stellung (z. B. Geschäftsführer, Vater, Mutter, Vormund)

Geschäftsführer

Vor- und Nachname

Julius Meinolf

Straße, Hausnummer – **bitte kein Postfach!** –

Postleitzahl | Ort | Ausl. Kz.

Gesetzlicher Vertreter (auch weiterer)

◄ Nr. der Spalte, in der der Vertretene bezeichnet ist

Stellung

Vor- und Nachname

Straße, Hausnummer – **bitte kein Postfach!** –

Postleitzahl | Ort | Ausl. Kz.

Antragsgegner

Antragsgegner sind Gesamtschuldner

Spalte 1

2 ◄ 1 = Herr / 2 = Frau

Vorname

Anna

Nachname

Meier

Straße, Hausnummer – **bitte kein Postfach!** –

Sonnenscheinstraße 1-3

Postleitzahl | Ort | Ausl. Kz.

42853 | **Remscheid**

Spalte 2 — **Weiterer Antragsgegner**

Vorname — 1 = Herr / 2 = Frau

Nachname

Straße, Hausnummer – **bitte kein Postfach!** –

Postleitzahl | Ort | Ausl. Kz.

Spalte 3   **Nur Firma, juristische Person u. dgl. als Antragsgegner**

Rechtsform, z. B. GmbH, AG, OHG, KG

3 = **nur** Einzelfirma   4 = **nur** GmbH u. Co KG   **sonst** Rechtsform:

Vollständige Bezeichnung

Fortsetzung von Zeile 24

Straße, Hausnummer – **bitte kein Postfach!** –   Postleitzahl | Ort | Ausl. Kz.

Gesetzlicher Vertreter

1 ◄ Nr. der Spalte, in der der Vertretene bezeichnet ist

Stellung (z. B. Geschäftsführer, Vater, Mutter, Vormund)

Betreuerin

Vor- und Nachname

Maria Schulz

Straße, Hausnummer – **bitte kein Postfach!** –

Auf dem Felde 11

Postleitzahl | Ort | Ausl. Kz.

42853 | **Remscheid**

Gesetzlicher Vertreter (auch weiterer)

◄ Nr. der Spalte, in der der Vertretene bezeichnet ist

Stellung

Vor- und Nachname

Straße, Hausnummer – **bitte kein Postfach!** –

Postleitzahl | Ort | Ausl. Kz.

Fassung 1. 1. 02

Bitte die nächste Vordruckseite beachten!

Mahnbescheidsantrag (1450-VI/04)   Bestell-Nr. 33077-00

DIERKE & KRÜGER

Soldan — Dienste für Anwälte

Bezeichnung des Anspruchs

I. Hauptforderung – siehe Katalog in den Hinweisen –

Zeilen-Nummer	Katalog-Nr.	Rechnung/Aufstellung/Vertrag oder ähnliche Bezeichnung	Nr. der Rechng./des Kontos u. dgl.	Datum bzw. Zeitraum vom	bis	Betrag EUR
32	9	April 2009	510	05.04.2009		48,90
33	9	Mai 2009	638	02.05.2009		109,83
34	9	Juni 2009	708	04.06.2009		48,90

35 Postleitzahl Ort als Zusatz bei Katalog-Nr. 19, 20, 90   Ausl. Kz.   Vertragsart als Zusatz bei Katalog-Nr. 28

-Vertrag

36 Sonstiger Anspruch – nur ausfüllen, wenn im Katalog nicht vorhanden – mit Vertrags-/Lieferdatum/Zeitraum vom . . . bis . . .

Fortsetzung von Zeile 36   vom   bis   Betrag EUR

37

Datum

38 Nur bei Abtretung oder Forderungsübergang: Seit diesem Datum ist die Forderung an den Antragsteller abgetreten/auf ihn übergegangen.
Früherer Gläubiger – Vor- und Nachname, Firma (Kurzbezeichnung)   Postleitzahl   Ort   Ausl. Kz.

39

IIa. Laufende Zinsen

Zeilen-Nr. der Hauptforderung	Zinssatz %	oder % über Basiszinssatz	1 = jährl. 2 = mtl. 3 = tägl.	Betrag EUR nur angeben, wenn abweichend vom Hauptforderungsbetrag.	Ab Zustellung des Mahnbescheids, wenn kein Datum angegeben. ab oder vom	bis
40	32	5		1		15.09.2009	
41	33	5		1		15.09.2009	
42	34	5		1		15.09.2009	

IIb. Ausgerechnete Zinsen | III. Auslagen des Antragstellers für dieses Verfahren

Gemäß dem Antragsgegner mitgeteilter Berechnung für die Zeit   Vordruck/Porto   Sonstige Auslagen
vom   bis   Betrag EUR   Betrag EUR   Betrag EUR   Bezeichnung

43

IV. Andere Nebenforderungen

Mahnkosten   Auskünfte   Bankrücklastkosten   Inkassokosten   Sonstige Nebenforderung
Betrag EUR   Betrag EUR   Betrag EUR   Betrag EUR   Betrag EUR   Bezeichnung

44

Ein streitiges Verfahren wäre durchzuführen vor dem

45
1 = Amtsgericht
2 = Landgericht
3 = Landgericht – KfH   Postleitzahl   Ort
6 = Amtsgericht – Familiengericht
8 = Sozialgericht

[1 ◄]   in   **42853   Remscheid**

Im Falle eines Widerspruchs beantrage ich die Durchführung des streitigen Verfahrens. [◁]

Prozessbevollmächtigter des Antragstellers

Ordnungsgemäße Bevollmächtigung versichere ich.   Betrag EUR

46
1 = Rechtsanwalt   4 = Herr, Frau
2 = Rechtsanwälte   5 = Rechtsanwältin
3 = Rechtsbeistand   6 = Rechtsanwältinnen

[5]
Vor- und Nachname

Bei Rechtsanwalt oder Rechtsbeistand:
Anstelle der Auslagenpauschale des § 26 BRAGO werden die nebenstehenden Auslagen verlangt, deren Richtigkeit versichert wird.   **[X] ◁**

Der Antragsteller ist nicht zum Vorsteuerabzug berechtigt.

47   Isabel Romy Bierther
Straße, Hausnummer – bitte kein Postfach! –   Postleitzahl   Ort   Ausl. Kz.

48   Königsteiner-Str. 11   45145   Essen
Bankleitzahl   Konto-Nr.   bei der/dem

49

50 Von Kreditgebern (auch Zessionar) zusätzlich zu machende Angaben bei Anspruch aus Vertrag, für den das Verbraucherkreditgesetz oder die §§ 491 bis 504 BGB gelten:

Zeilen-Nr. der Hauptforderung	Vertragsdatum	Effektiver Jahreszins	Zeilen-Nr. der Hauptforderung	Vertragsdatum	Effektiver Jahreszins	Zeilen-Nr. der Hauptforderung	Vertragsdatum	Effektiver Jahreszins

Geschäftszeichen des Antragstellers/Prozessbevollmächtigten

51 .

Ich beantrage, einen Mahnbescheid zu erlassen und in diesen die Kosten des Verfahrens aufzunehmen.
Ich erkläre, dass der Anspruch von einer Gegenleistung

An das
Amtsgericht
– Mahnabteilung –

[X] ◁ abhängt, diese aber bereits erbracht ist.   **[ ] ◁** nicht abhängt.

52

Unterschrift des Antragstellers/Vertreters/Prozessbevollmächtigten

53   58081 Hagen
Postleitzahl, Ort

Fassung 1.1.02

Abbildung 7-2: Formular für einen Mahnbescheid, im Schreibwaren- und Zeitschriftenhandel erhältlich

körperlich misshandelt werden dürfen. Über die Fortdauer eines Freiheitsentzugs hat ein Richter zu entscheiden, so Artikel 104 Abs. 2 GG. Dies findet in § 1906 BGB seinen Ausdruck. Im vierten Buch des BGB sind die Grundlagen einer Betreuung geregelt. Ein Betreuer darf seinen Betreuten unterbringen und diese Unterbringung darf mit so genannten freiheitsentziehenden Maßnahmen verbunden werden, wenn z. B. bei dem Betreuten auf Grund einer psychischen Krankheit die Gefahr besteht, dass er sich selbst tötet oder sich erheblichen gesundheitlichen Schaden zufügt. Für diese Unterbringung muss der Betreuer sich jedoch eine Genehmigung des Vormundschaftsgerichts besorgen (§ 1906 Abs. 2 BGB).

7.7.2
Definition

Freiheitsentziehende Maßnahmen liegen vor, wenn die Fortbewegungsfreiheit eines Menschen gegen seinen Willen eingeschränkt oder diese ihm sogar komplett entzogen wird. Es gibt vielfältige Möglichkeiten, z. B. durch räumliche Beschränkungen oder auch durch die Einschränkung der körperlichen und geistigen Fähigkeiten.

Aber nicht nur das Verschließen von Türen stellt eine freiheitsentziehende Maßnahmen dar, auch die Verwendung von Bettgittern, Bauchgurten im Rollstuhl oder Bett, eine medikamentöse Sedierung, die Wegnahme von Hilfsmitteln oder auch das Bereiten von Hindernissen, die der Pflegebedürftige nicht überwinden kann, sind freiheitsentziehende Maßnahmen.

Strafrechtlich ist dieses Verhalten ebenfalls relevant. Der § 239 StGB schützt die Bewegungsfreiheit eines jeden Menschen. Wer einen anderen Menschen einsperrt oder ihn auf andere Weise der Freiheit beraubt, wird mit einer Freiheitsstrafe von bis zu fünf Jahren bestraft. Wer dabei eine schwere gesundheitliche Schädigung des Opfers verursacht, wird mit einer Freiheitsstrafe von mindestens einem bis zehn Jahren bestraft.

> **Beispiel**
>
> Falllösung Fall I
>
> Dadurch, dass Schwester Anja vom ambulanten Pflegedienst die Tür zur Wohnung verschlossen hat, würde sie allen Menschen in der Wohnung die Möglichkeit nehmen, sich fortzubewegen, falls ein Schlüssel für die Wohnung nicht mehr in der Wohnung ist. Eine Freiheitsberaubung könnte durch das Verschießen der Tür begangen werden.
>
> Nur wer sich noch bewegen kann, kann in seiner Freiheit eingeschränkt werden. Hier zählt nur die körperliche Einschränkung. Auch demente Patienten können noch einen Fortbewegungswillen haben, der auch sehr stark ausgeprägt sein kann. Da der Patient des ambulanten Pflegedienstes über diese Fähigkeit der Fortbewegungsfreiheit nicht mehr verfügt, liegt eine Freiheitsberaubung jedoch nicht vor. Daher hat Schwester Anja sich nicht strafbar gemacht.
>
> Auch wenn der Patient selbst die Schwester dazu angewiesen hätte, die Tür zu verschließen, läge keine strafbare Handlung vor, denn die Einwilligung des Patienten schließt dies aus.

7.7.3
Besonderheiten in stationären Einrichtungen

Sollen freiheitsentziehende Maßnahmen im stationären Bereich durchgeführt werden, so sind die Besonderheiten des § 1906 BGB zu beachten: § 1906 Abs. 1 BGB spricht von einer freiheitsentziehenden Unterbringung. Hierunter kann auch die Unterbringung in einem Pflegeheim fallen. Die Unterbringung eines Betreuten in einem Pflegeheim – ohne Zwang durchgeführt – ist nicht genehmigungspflichtig, unabhängig davon, ob es sich um ein offenes oder geschlossenes Pflegeheim handelt. Nur wenn der Betreute gegen seinen Willen in einem geschlossenen Pflegeheim untergebracht werden soll, ist diese

Unterbringung genehmigungspflichtig, da nur bei einer geschlossenen Einrichtung eine freiheitsentziehende Maßnahme vorliegt. Soll der Betreute in einem offenen Pflegeheim untergebracht werden, und zwar gegen seinen Willen, so kann dies nicht genehmigt werden, da eine zwangsweise freiheitsentziehende Unterbringung nicht vorliegt: Der Bewohner kann das offene Pflegeheim jederzeit verlassen, sodass es an einer Freiheitsentziehung fehlt (Palandt, Kommentar zum BGB, § 1906, RZ. 5).

Werden bei einem Bewohner die genannten freiheitsentziehenden Maßnahmen durchgeführt, so ist die Einwilligung des Betreuers durch das Vormundschaftsgericht genehmigungspflichtig (§ 1906 Abs. 4 BGB analog). Nur wenn Gefahr in Verzug vorliegt, also eine akute Gefahr für die Gesundheit und das Leben der Bewohners besteht, reicht kurzfristig die alleinige Genehmigung des Betreuers aus (§ 1906 Abs. 2, 1. Halbsatz BGB). Der Betreuer muss jedoch die Genehmigung durch das Vormundschaftsgericht für diese Maßnahme unverzüglich nachholen (§ 1906 Abs. 2, 2. Halbsatz BGB). Sobald die Voraussetzungen für die Unterbringung weggefallen sind, muss der Betreuer die Maßnahmen aufheben und dies auch dem Gericht mitteilen (§ 1906 Abs. 3 BGB).

Steht der Bewohner nicht unter Betreuung, so kann er selbst diesen Maßnahmen zustimmen oder sie ablehnen. Bestehen Zweifel an der Geschäftsfähigkeit des Bewohners, so sollte die Anregung einer Betreuung beim Vormundschaftsgericht in Betracht gezogen werden. Hat der Bewohner für sich einen Vertreter bestimmt, so muss die Genehmigung für eine freiheitsentziehende Maßnahme von diesem Vertreter eingeholt werden.

Beispiel

Falllösung Fall J

Der Fall im Haus Sonnenschein stellt sich ebenfalls als Freiheitsberaubung gegenüber dem Bewohner dar. Dieser kann nämlich – solange ihn der Pfleger Achim festhält – nicht frei über seinen Aufenthaltsort bestimmen. Dennoch hat sich Pfleger Achim nicht strafbar gemacht. Da Herr Himmel eine Gefährdung für andere Bewohner und Mitarbeiter darstellte, war die kurzfristige Freiheitsberaubung gerechtfertigt. Bei einer akuten Eigen- und/oder Fremdgefährdung ist eine freiheitsentziehende Maßnahme auch ohne Einwilligung des gesetzlichen Vertreters bzw. des Betreuers und ohne Einwilligung des Vormundschaftsgerichts rechtmäßig.

7.8
Arbeitsrecht in ambulanten Pflegediensten und stationären Einrichtungen

7.8.1
Das arbeitsgerichtliche Verfahren

Einen besonderen Teil des Privatrechts, mit besonderen Regelungen und einer eigenen Gerichtsbarkeit, stellt das Arbeitsrecht dar. Auch hier stehen sich zwei Privatpersonen gegenüber, deren Angelegenheiten geregelt werden sollen. Das Arbeitsrecht regelt die Rechte und Pflichten der Arbeitnehmer und Arbeitgeber im weitesten Sinne. Im Gegensatz zum Sozialrecht, wo die Regelungen in den Sozialgesetzbüchern zusammengetragen sind, verfügt das Arbeitsrecht nicht über ein eigenes Gesetzbuch. Viele Regelungen finden sich im Bürgerlichen Gesetzbuch (BGB), aber auch in einigen Gesetzen, wie z.B. dem Kündigungsschutzgesetz (KSchG), dem Teilzeit- und Befristungsgesetz (TzBfG) oder dem Arbeitszeitgesetz (ArbZG). Mehrere Gesetzesvorhaben zur Schaffung eines einheitlichen Arbeitsgesetzbuches sind bisher gescheitert. Da sich der Bundesgesetzgeber im Einigungsvertrag verpflichtet hat, ein solches Gesetzbuch zu schaffen, bleibt abzuwarten, wann es denn soweit ist. Am Rande sei bemerkt, dass die DDR über ein solches Gesetzbuch verfügte.

Gemäß Artikel 95 GG ist die Arbeitsgerichtsbarkeit ein eigenständiger Gerichtszweig, dem die arbeitsrechtlichen Streitigkeiten zugewiesen sind. Durch diese Spezialisierung der Gerichte soll ein schnelles und – im Gegensatz zu anderen Gerichtsbarkeiten – kostengünstiges Verfahren bereitgestellt werden (Merschky, 2006).

Wer je in ein solches Verfahren verwickelt war, weiß, dass die Arbeitsgerichte sehr schnell Termine vergeben. Die Richter sind gehalten, innerhalb von drei Wochen nach Eingang der Klage einen Termin zur Güteverhandlung anzuberaumen und durchzuführen. Zu diesem Termin kann der Richter das persönliche Erscheinen der Parteien anordnen. Dies macht er, um den Sachverhalt zu klären und um den Streit durch einen Vergleich beenden zu können. Sobald Arbeitgeber eine Ladung zu einem solchen Termin bekommen, müssen sie darauf achten, wer an diesem Termin teilnehmen muss. Ist das persönliche Erscheinen nicht angeordnet, kann z. B. der Anwalt oder der Personalleiter den Termin wahrnehmen. Andernfalls muss der Arbeitgeber selbst an diesem Termin teilnehmen.

Mit dem Gütetermin beginnt die mündliche Verhandlung in der ersten Instanz. Die erste Instanz sind alle Arbeitsgerichte in Deutschland. Die Arbeitsgerichte sind in jeder Phase des Verfahrens dazu angehalten, auf eine gütliche Einigung der Parteien hinzuwirken. Daher endet ein großer Teil aller Verfahren vor dem Arbeitsgericht mit einem Vergleich. Können sich die Parteien nicht einigen, fällt das Arbeitsgericht ein Urteil. Sofern eine Partei mit dem Ergebnis nicht zufrieden ist, kann sie dagegen *Berufung* einlegen.

Mit diesem Rechtsmittel geht das Verfahren dann in die nächsthöhere Instanz, d. h. zum Landesarbeitsgericht. In Nordrhein-Westfalen gibt es drei Landesarbeitsgerichte und zwar in Hamm, Köln und Düsseldorf, die dann die Entscheidung des Arbeitsgerichts hinsichtlich des Sachverhalts und der Rechtsanwendung überprüfen. Sofern sich die Parteien auch in dieser Instanz nicht vergleichen, ergeht ein Berufungsurteil.

Gegen dieses Berufungsurteil können die Parteien dann *Revision* einlegen. Das Revisionsgericht ist das Bundesarbeitsgericht (BAG) in Erfurt. Das BAG prüft die bereits ergangenen Entscheidungen nach, jedoch nur hinsichtlich der Rechtsanwendung. Das BAG ermittelt den Sachverhalt nicht selbst. Gelangt das BAG zu der Auffassung, dass die vorherigen Instanzen keine Fehler gemacht haben, ist die Revision erfolglos. Stellt das BAG fest, dass ein Gericht das Recht falsch angewendet hat, so hebt es die Entscheidung auf und entscheidet selbst durch ein Revisionsurteil. Dies tut es jedoch nur dann, wenn die Vorinstanzen den Sachverhalt ausreichend ermittelt haben. Ist das BAG der Auffassung, dass der Sachverhalt nicht ausreicht, um zu entscheiden, so hebt es das Urteil zwar auf, verweist das Verfahren aber zurück an das LAG, mit der Auflage, zu ermitteln und neu zu entscheiden.

Alle Regelungen, die dieses Verfahren betreffen, finden sich im Arbeitsgerichtsgesetz.

7.8.2
Zur Entstehung von Arbeitsverträgen

Beispiel

Fall K

Die Mitarbeiterin Sonja der Pflegeheim Sonnenschein GmbH ist eine Teilzeitkraft. Sie ist in der Woche für zehn Stunden zur Arbeit verpflichtet. Da Sonja immer vergisst, auf den Dienstplan zu schauen, kommt sie nicht zu ihren geplanten Diensten, sondern wann sie will. Muss die Pflegeheim Sonnenschein GmbH Sonja außerhalb des Dienstplanes einsetzen?

Der Arbeitsvertrag ist ein privatrechtlicher Vertrag, der, wie viele andere Verträge, durch die Vereinbarung der vertragschließungswilligen Personen zu Stande kommt (Merschky, 2006). Im BGB findet sich dazu keine Sonderregelung, es wird vielmehr §611 BGB auch auf Arbeitsverträge angewandt. Wenn man § 611 BGB liest, wird man feststellen, dass dieser nur von Dienstverträgen spricht. Ein Arbeitsvertrag ist dort nicht aufgeführt. Der Gesetzgeber, auf den das BGB zurückgeht, hielt es nicht für notwendig, besondere Regelungen über Arbeitsverträge aufzunehmen. Nur die Erbringung höherer Dienste sollte in § 611 BGB geregelt werden. Unter diesen Dienstvertrag fällt auch der Arbeitsvertrag. Der Dienstvertrag zerfällt in zwei Gruppen:

- *freie, unabhängige Dienste:* Solche Verträge schließen z. B. Anwälte mit ihrem Mandanten ab. Der Anwalt kann frei entscheiden, ob der den Auftrag annimmt, wann und wo er ihn bearbeitet. Der beauftrage Anwalt ist daher ein unabhängiger Dienstleister.
- *abhängige Beschäftigungen:* Die abhängige Beschäftigung zeichnet sich dadurch aus, dass der Arbeitnehmer in den Betrieb des Arbeitgebers eingebunden wird und den Anweisungen bezüglich Arbeitsart, Arbeitszeit und Arbeitsort zu folgen hat. Diese Weisungsbefugnis des Arbeitgebers wird als Direktionsrecht bezeichnet. Der Arbeitnehmer ist ein abhängig Beschäftigter.

Beispiel

Falllösung Fall K

Die Pflegeheim Sonnenschein GmbH hat Sonja kraft ihres Direktionsrechtes zum Dienst eingeteilt. Außerhalb dieser Zeiten ist das Haus nicht verpflichtet, die Arbeitsleistung von Sonja anzunehmen. Vielmehr kann Sonja eine Abmahnung oder Kündigung für das unentschuldigte Fehlen erhalten.

7.8.2.1
Die Form des Arbeitsvertrages

Der Abschluss eines Arbeitsvertrages ist nicht formbedürftig, das heißt, der Arbeitsvertrag muss nicht schriftlich erfolgen. Die mündliche Vereinbarung ist ausreichend. Um jedoch den Arbeitsvertrag nach den Wünschen und Bedürfnissen des jeweiligen Unternehmens zu gestalten, ist ein schriftlicher Arbeitsvertrag sinnvoll. Auch um vereinbarte Sonderregelungen im arbeitsgerichtlichen Verfahren beweisen zu können, sollten schriftliche Verträge abgeschlossen werden, oder – so will es das Nachweisgesetz – ein mündlich abgeschlossener Arbeitsvertrag muss schriftlich bestätigt werden. Für Einrichtungen, die Versorgungsverträge mit den Kassen abschließen wollen, sind schriftliche Arbeitsverträge auch wichtig, um die erforderliche Personalstruktur gegenüber den Kassen nachweisen zu können.

7.8.2.2
Stellenausschreibung

Da bereits vor Beginn eines Arbeitsverhältnisses Fehler gemacht werden können, soll nun kurz die Phase vor Abschluss eines Arbeitsvertrages beleuchtet werden.

Üblicherweise werden ambulante Pflegedienste und Pflegeheime in den gängigen Tageszeitungen oder Fachzeitschriften Anzeigen schalten, um Mitarbeiter anzuwerben. Dabei sollte unbedingt darauf geachtet werden, dass Stellenausschreibungen geschlechtneutral formuliert sind (Bierther/Kaminski, 2007, S. 10 ff.). § 611 b BGB verpflichtet den Arbeitgeber, eine Stellenausschreibung geschlechtneutral zu formulieren. Die auf eine EU-Richtlinie zurückgehende Regelung soll eine geschlechtsspezifische Diskriminierung verhindern. Unabhängig davon, wo Arbeitsplätze beworben werden, sind sie in jedem Fall geschlechtneutral auszuschreiben. Dazu muss die Berufsbezeichnung in der männlichen und in der weiblichen Form verwendet werden. Sofern es einen geschlechtsunabhängigen Oberbegriff gibt, z. B. Heimleitung oder Pflegedienstleitung, kann auch dieser Begriff benutzt werden. Wird dies nicht beachtet, können potenzielle Arbeitnehmer Schadensersatzansprüche gegen die Einrichtung geltend machen.

Exkurs: Allgemeines Gleichbehandlungsgesetz

Seit In-Kraft-Treten des Allgemeinen Gleichbehandlungsgesetzes (AGG) im August 2006 sind auch Inhaber ambulanter Pflegedienste und stationärer Einrichtungen an die besonderen Regelungen gegen Diskriminierung gebunden. Bei allen Kontakten mit Menschen, besonders aber auch bei Arbeitsverhältnissen, müssen Arbeitgeber Folgendes beachten:

§ 1 AGG regelt, dass die Benachteiligungen wegen

- des Geschlechts
- einer Behinderung
- des Alters
- der Rasse und der ethnischen Herkunft
- der Religion und Weltanschauung
- der sexuellen Identität

unzulässig ist.

Das AGG definiert unzulässige Verhaltensformen. Nach § 3 AGG sind unmittelbare Benachteiligungen verboten, bei denen eine Person oder eine Personengruppe wegen eines Diskriminierungsmerkmals direkt ungünstiger behandelt wird als eine andere, die dieses Diskriminierungsmerkmal nicht erfüllt, und wenn diese Ungleichbehandlung nicht gerechtfertigt ist (§§ 8, 9, 10 AGG). Als Beispiel für eine unmittelbare Benachteiligung sind z. B. Einrichtungen zu nennen, die nur männliche Pflegedienstleitungen oder Heimleiter einsetzen. Hier läge eine Diskriminierung wegen des Geschlechts vor.

Das AGG will aber auch mittelbare Benachteiligungen unterbinden. Mittelbare Benachteiligungen sind da anzunehmen, wo zwar eine neutrale Regelung vorliegt, diese sich aber nachteilig für Personen oder Personengruppen auswirkt, die eines der Diskriminierungsmerkmale erfüllen.

Beispiel

Der ambulante Pflegedienst Belanow sucht zur Betreuung seines großen russischen Kundenstammes in einer Stellenanzeige ausdrücklich eine/n russische/n Mitarbeiter/in. Ist in dieser Stellenanzeige eine Diskriminierung aller nichtrussischen Bewerber zu sehen?

Es könnte eine Benachteiligung aller anderen potenziellen Bewerber wegen ihrer ethnischen Herkunft vorliegen. Dieser Begriff umfasst Herkunft, Gebräuche, äußeres Erscheinungsbild, Hautfarbe, Sprache und Religion sowie die daraus folgende einheitliche Wahrnehmung als Gruppe von Menschen. Der Begriff der ethnischen Herkunft ist dabei sehr weit zu fassen. In der Stellenausschreibung des ambulanten Pflegedienstes liegt eine Diskriminierung vor, weil sich die Stellenausschreibung nur an russische Bewerber richtet. Gemäß § 8

AGG könnte diese Ungleichbehandlung gerechtfertigt sein, wenn die Benachteiligung aller anderen potenziellen Bewerber angemessen und erforderlich ist. Dies erscheint zweifelhaft; da es ausreichend sein dürfte, wenn der Arbeitgeber Mitarbeiter mit russischen Sprachkenntnissen sucht. Denn allein die Sprachkenntnisse sind ausreichend, um die Kommunikation mit den Pflegebedürftigen sicherzustellen. Wenn jedoch der ambulante Pflegedienst nur russischstämmige Mitarbeiter sucht, weil er Wert darauf legt, dass seine Patienten nur von eigenen Landsleuten gepflegt werden, so würde eine Diskriminierung vorliegen. Diese Begründung ist vom Ausnahmetatbestand des § 8 AGG nicht gedeckt. Die Stellenanzeige des ambulanten Pflegedienstes lässt eine Benachteiligung vermuten und verstößt daher gegen das AGG.

Exkurs: Belästigung

Auch Belästigung definiert das AGG als unzulässige Verhaltensform. Unter Belästigung versteht man eine unerwünschte Verhaltensweise, die mit einem Diskriminierungsmerkmal im Zusammenhang steht und die bezweckt oder bewirkt, dass die Würde der betreffenden Person verletzt und ein von Einschüchterungen, Anfeindungen, Erniedrigungen, Entwürdigungen oder Beleidigungen gekennzeichnetes Umfeld geschaffen wird. Das unerwünschte Verhalten bezieht sich auf Kollegen, Vorgesetzte oder Dritte. Dass dieses Verhalten unerwünscht ist, muss nicht gerade durch die Person zum Ausdruck gebracht werden, sondern es reicht aus, wenn ein objektiver Beobachter dieses Verhalten so einschätzen würde. Die Belästigung kann verbaler oder nonverbaler Art sein.

Beispiel

Die Mitarbeiterin einer stationären Einrichtung stammt aus Ägypten. Der Kollegin werden ständig Bananen und Kokosnüsse auf ihren Spind gelegt. Unter dem Scheibenwischer ihres PKWs klemmen dauernd Angebote für Flugreisen nach Ägypten, jedoch nur für Hinflüge. Das Verhalten verletzt die Würde dieser Mitarbeiterin. Dieses Verhalten ist kein geringfügiger Eingriff, sondern es wird ein feindliches Umfeld geschaffen.

Exkurs: Ungerechtfertigte Benachteiligungen

Ungerechtfertigte Benachteiligungen sind nicht nur verboten, sondern ziehen auch Schadensersatz- und Schmerzensgeldansprüche nach sich. Inhaber ambulanter und stationärer Pflegeeinrichtungen sind verpflichtet, geeignete Maßnahmen gegen die Verstöße zu ergreifen, indem sie das Personal entsprechend schulen, und müssen auch Beschwerdestellen vorhalten, um die Durchsetzung des AGG zu gewährleisten. Nach §15 Abs. 1 AGG besteht ein Schadensersatzanspruch für jeden Vermögensschaden auf Grund einer Benachteiligung, die durch das AGG verhindert werden soll.

§15 Abs. 2 AGG umfasst darüber hinaus einen Schadensersatzanspruch für Nichtvermögensschäden. Damit sind Schmerzensgeldansprüche gemeint, die durch eine Verletzung des AGG entstanden sein können.

Eine Entschädigung für eine Nichteinstellung ist auf drei Monatsgehälter beschränkt. Es besteht darüber hinaus kein Anspruch auf Abschluss eines Arbeitsvertrages. Verstößt ein Arbeitgeber bei der Stellenausschreibung oder bei der Wahl des einzustellenden Arbeitnehmers gegen das AGG, so hat der Arbeitnehmer, dessen Rechte verletzt wurden, einen Schadensersatzanspruch in Höhe von drei Monatsgehältern, sofern er dem Arbeitnehmer den Verstoß gegen das AGG nachweisen kann. Diesbezüglich enthält §22 AGG eine Beweislastumkehr. Mit Beweislast ist das Risiko eines Klägers gemeint, der in einem Prozess die Voraussetzungen für das Vorliegen eines Anspruchs beweisen muss, da er sonst den Prozess verliert. Lässt sich der Anspruch nicht beweisen, entscheidet das Gericht auf Grund der Zweifel gegen den Kläger. Unter diesen Bedingungen müsste ein diskriminierter Arbeitnehmer beweisen, dass er tatsächlich diskriminiert wurde. Dieses Prinzip kehrt das AGG jedoch um. So trifft die Beweislast den Arbeitgeber (d.h. den Beklagten), wenn der Arbeitnehmer Indizien darlegen und beweisen kann, die eine Benachteiligung vermuten lassen. Indizien können sich aus einer Stellenanzeige, einem Personalfragebogen, aus Arbeitsverträgen oder Stellenbeschreibungen ergeben. Den Beweis einer Diskriminierung muss der Arbeitnehmer nicht führen, vielmehr reicht es aus, Anzeichen für eine Diskriminierung darzulegen. Der Arbeitgeber ist dann verpflichtet, zu beweisen, dass er nicht diskriminiert hat.

7.8.2.3
Bewerbungsunterlagen und Bewerbungsgespräche

Gehen Bewerbungsunterlagen ein, sind diese sorgfältig zu behandeln und aufzubewahren. Wird ein Bewerber nicht eingestellt, sind die Bewerbungsmappen unverzüglich zurückzusenden. Nur wenn in der Stellenausschreibung deutlich darauf hingewiesen wurde, dass eine Rücksendung nicht erfolgt, ist die Rücksendung nicht vom Arbeitgeber zu veranlassen.

Auch die Fahrtkosten des Bewerbers zu einem vom Arbeitgeber veranlassten Vorstellungsgespräch hat dieser zu tragen, es sei denn, der Arbeitgeber hat dies in seiner Stellenanzeige oder in einem Telefonat vor dem Gespräch ausgeschlossen.

7.8.2.4
Unzulässige Fragen im Vorstellungsgespräch

In einem Bewerbungsgespräch wollen Arbeitgeber sehr viel über den Bewerber herausfinden. Hierzu werden verschiedene Fragen gestellt. Mittlerweile hat sich zur Zulässigkeit bestimmter Fragen eine Rechtsprechung herausgebildet. Nur Fragen, an deren wahrheitsgemäßer Beantwortung der Arbeitgeber ein berechtigtes, billigenswertes und schutzwürdiges Interesse hat, muss der Bewerber auch wahrheitsgemäß beantworten (Bierther/Kaminski, 2007: 21 ff.). Ist die Frage unzulässig, so darf der Bewerber lügen. Bei unzulässigen Fragen bleibt die unwahre Antwort des eingestellten Bewerbers ohne Konsequenzen. War die Frage zulässig, kann der Arbeitgeber den Abschluss des Arbeitsvertrages wegen einer Täuschung anfechten. Das Arbeitsverhältnis wird dann beendet, ohne dass es einer Kündigung bedarf.

Sämtliche Fragen zum beruflichen Werdegang des Bewerbers, einschließlich der Aus- und Weiterbildung, sind ohne Einschränkungen zulässig.

In Pflegeeinrichtungen ist die Frage nach dem Gesundheitszustand im Allgemeinen un-

zulässig. Die Frage nach ansteckenden Krankheiten ist wiederum zulässig, da die Fürsorgepflicht des Arbeitgebers ihn verpflichtet, seine anderen Mitarbeiter zu schützen.

Die Zulässigkeit einer Frage nach der Behinderung eines Bewerbers ist nicht einfach zu beantworten. Das BAG hat in einigen neueren Entscheidungen festgestellt, dass die Frage nach einer Schwerbehinderung wieder uneingeschränkt zulässig sein soll, weil das Schwerbehindertenrecht dem Arbeitgeber während der gesamten Dauer des Arbeitsverhältnisses zahlreiche gesetzliche Pflichten auferlegt. Seit In-Kraft-Treten des Allgemeinen Gleichbehandlungsgesetzes dürfte die Frage nach der Schwerbehinderung jedoch unzulässig sein. Ziel dieses Gesetzes ist es, eine Benachteiligung auch wegen einer Behinderung zu verhindern. Da bereits die Frage nach einer Behinderung eine potenzielle Diskriminierung ist, dürfte diese Frage unzulässig sein.

Eine Bewerberin darf Fragen nach einer – bestehenden oder geplanten – Schwangerschaft stets unwahr beantworten. Diese Frage ist unzulässig. Wobei unerheblich ist, ob mit der Bewerberin ein befristetes oder unbefristetes Arbeitsverhältnis abgeschlossen werden soll. In dieser Frage liegt eine Diskriminierung von Frauen, da von Natur aus nur Frauen schwanger werden können. Diesen Fall hat der Gesetzgeber ausdrücklich verboten (§ 611a BGB) und für Betroffene einen Schadensersatzanspruch nach § 611a Abs. 2 BGB geschaffen.

7.8.2.5
Betriebsrat

Besteht ein Betriebsrat, so ist dieser vor jeder Einstellung zu unterrichten (§ 92 BetrVG). Dem Betriebsrat müssen sämtliche eingegangenen Bewerbungsunterlagen vorgelegt und Auskunft über die Person der Bewerber erteilt werden. Vor der Einstellung des Bewerbers hat der Betriebsrat dieser Maßnahme gemäß § 99 BetrVG zuzustimmen. Das Gesetz gibt einen bestimmten Zeitpunkt für die Unterrichtung nicht vor. Es gibt vor, dass der Betriebsrat vor der jeweiligen Maßnahme zu unterrichten ist. Spätestens ist der Betriebsrat eine Woche vor Durchführung der Maßnahme zu unterrichten, da der Betriebsrat, sobald er seine Zustimmung verweigert, dies unter Angaben von Gründen innerhalb von einer Woche schriftlich mitzuteilen hat. Erfolgt die Information jedoch nicht vollständig und reicht der Arbeitgeber in diesem Verfahren Unterlagen nach, so beginnt die Wochenfrist jeweils neu. Dies verzögert dann auch den Zeitpunkt der Einstellung.

7.8.2.6
Einfühlungsverhältnis – Arbeit auf Probe

Viele Arbeitgeber vereinbaren mit potenziellen Arbeitnehmern ein so genanntes *Einfühlungsverhältnis*, bei dem sich Arbeitgeber und Arbeitnehmer besser kennen lernen sollen. Dies sollte nur für sehr kurze Zeit vereinbart werden. Es sollte jedenfalls nicht länger als eine Woche dauern. Während dieser Zeit besteht für den Arbeitgeber keine Pflicht zur Vergütung und den Arbeitnehmer keine Pflicht zu arbeiten.

Vom Einfühlungsverhältnis ist das *Probearbeitsverhältnis* zu unterscheiden. Hier besteht bereits ein richtiger Arbeitsvertrag, der jedoch unter erleichterten Bedingungen kündbar ist, diese sind in § 622 Abs. 3 BGB ausdrücklich geregelt. Die Kündigungsfrist beträgt lediglich zwei Wochen.

7.8.3
Befristungsrecht

Der Gesetzgeber gibt durch das Teilzeit- und Befristungsgesetz (TzBfG) den Inhabern ambulanter und stationärer Pflegeeinrichtungen die Möglichkeit, Arbeitsverhältnisse zu befristen (Merschky, 2006). Ein befristetes Arbeitsverhältnis zeichnet sich dadurch aus, dass die Arbeitnehmer nach Ablauf der im Vertrag bestimmten Zeit den Arbeitnehmer entlassen können, ohne dass es einer Kündigung bedarf. Auch wenn der Arbeitnehmer über besonderen Kündigungs-

schutz verfügen sollte, läuft das Arbeitsverhältnis aus. Besonderen Kündigungsschutz genießen besonders schutzbedürftige Arbeitnehmer, z. B. Schwangere, Schwerbehinderte oder Eltern in Elternzeit. Diese kann der Arbeitgeber nicht kündigen. Kündigungen, die trotz Verbots oder ohne die erforderliche Zustimmung ausgesprochen werden, sind unwirksam und berühren den Bestand des unbefristeten Arbeitsverhältnisses nicht (§ 9 MuSchG, § 18 BEEG und § 85 SGB IX; Bierther/Kaminski, 2007: 152 ff.).

Der Gesetzgeber unterscheidet im Wesentlichen zwei Arten von Befristungen, nämlich die Befristungen, für die es einen sachlichen Grund gibt, und solche ohne sachlichen Grund.

Die sachgrundlose Befristung
Eine sachgrundlose Befristung kann gemäß § 14 Abs. 2 TzBfG für die Dauer von bis zu zwei Jahren vertraglich vereinbart werden. Diese zeitliche Befristung ist nur möglich, wenn der Arbeitnehmer noch nie für diesen Arbeitgeber gearbeitet hat (Vorbeschäftigungsverbot, § 14 Abs. 2 Satz 2 TzBfG).

Dabei ist jedoch zu beachten, dass die sachgrundlose Befristung nur für die Dauer von bis zu zwei Jahren zulässig ist, innerhalb dieser zwei Jahre kann der Vertrag dreimal verlängert werden (§ 14 Abs. 2 Satz 1 TzBfG). Für die Praxis heißt das, wenn ein Arbeitsvertrag befristet für ein Jahr abgeschlossen wird, kann dieser vor Ablauf der Befristung verlängert werden, und zwar drei Mal.

Aber gerade bei der Verlängerung befristeter Arbeitsverträge passieren häufig Fehler, die dazu führen, dass aus dem befristeten Arbeitsverhältnis ein unbefristetes wird.

Alle Befristungen unterliegen der Schriftform, das heißt, mündliche Befristungsabreden sind unwirksam. Dass das Arbeitsverhältnis nur für eine bestimmte Zeit bestehen soll, muss gemäß § 14 Abs. 4 TzBfG schriftlich fixiert werden. Wird hier ein Fehler gemacht, entsteht ein unbefristetes Arbeitsverhältnis und der Arbeitgeber braucht einen Kündigungsgrund, um sich von dem Arbeitnehmer zu trennen, dabei ist der Arbeitgeber jedoch an die fehlerhafte Befristung gebunden. Er kann eine Kündigung erst nach

Ablauf der vertraglich vereinbarten Zeit aussprechen, sofern er sich nicht die Kündigung des Arbeitsverhältnisses im Arbeitsvertrag vorbehalten hat (§ 16 TzBfG). Daher darf eine Kündigungsregelung auch in befristeten Verträgen nicht fehlen.

Weiterhin ist darauf zu achten, dass der befristete Arbeitsvertrag vor Antritt der Arbeit unterzeichnet wird. Wird dies vergessen, ist auch dieser befristete Vertrag unwirksam und es liegt ein unbefristeter Arbeitsvertrag vor.

Die Befristung mit sachlichem Grund

Das Arbeitsverhältnis kann ohne zeitliche Einschränkung befristet werden, wenn und so lange hierfür ein Sachgrund vorliegt. Das Gesetz führt unter § 14 Abs. 1 Satz 2 TzBfG acht Beispielfälle auf, in denen ein sachlicher Grund für die Befristung eines Arbeitsverhältnisses vorliegt. Der Arbeitgeber ist jedoch nicht auf diese acht Fälle beschränkt, er kann auch in anderen Fällen eine Befristung wirksam vereinbaren, wenn die Interessenlage den Fällen im Gesetz entspricht. Der Grund, warum das Arbeitsverhältnis befristet wird, braucht nicht im Vertrag schriftlich festgehalten werden. Daher wäre es im Fall einer gerichtlichen Auseinandersetzung auch später noch möglich, die Gründe der Befristung zu nennen.

Der häufigste Grund für eine Befristung ist die Vertretung eines anderen Mitarbeiters (§ 14 Abs. 1 Satz 2 Ziffer 3 TzBfG). Arbeitnehmer, die durch Krankheit, Schwangerschaft oder sonstige Beurlaubung vorübergehend an der Erbringung ihrer Arbeitsleistung verhindert sind, werden durch andere Arbeitnehmer vertreten. Diese können befristet eingestellt werden. Der Arbeitskräftebedarf der Einrichtung ist gleich bleibend, es muss nur eine vorübergehende Lücke im Personalbestand geschlossen werden.

Eine sachgrundlose Befristung ist möglich, wenn beim ambulanten Pflegedienst oder in der stationären Pflegeeinrichtung nur ein vorübergehender Arbeitskräftebedarf vorliegt (§ 14 Abs. 1 Nr. 1 Satz 2 TzBfG). Hierfür reichen die üblichen wirtschaftlichen oder konjunkturellen Schwankungen nicht aus, der Gesetzgeber meint

vielmehr den betrieblichen Bedarf, dessen Verringerung mit einiger Sicherheit zu erwarten sein muss. Die Rechtsprechung verlangt hierfür eine fundierte Prognose, da die bloße Unsicherheit über die spätere Entwicklung kein Befristungsgrund ist. Gemeint sind vielmehr typische Saisonarbeiten, wie z. B. die Spargelernte.

Ein Sachgrund liegt weiter vor:

- wenn ein Mitarbeiter im Anschluss an eine Ausbildung oder an ein Studium eingestellt werden soll
- um den Übergang in eine Anschlussbeschäftigung zu erleichtern (§ 14 Abs. 1 Satz 2 Nr. 2 TzBfG)
- wegen der Eigenart der Arbeitsleistung (§ 14 Abs. 1 Satz 2 Nr. 4 TzBfG)
- wegen der gegenseitigen Erprobung von Arbeitnehmer und Arbeitgeber (§ 14 Abs. 1 Satz 2 Nr. 5 TzBfG)
- wenn Gründe in der Person des Arbeitnehmers dies begründen (§ 14 Abs. 1 Satz 2 Nr. 6 TzBfG)
- wenn die Befristung in einem gerichtlichen Vergleich vereinbart wird (§ 14 Abs. 1 Satz 2 Nr. 8 TzBfG)

Wenn mehrfach mit demselben Arbeitnehmer befristete Verträge abgeschlossen werden, so überprüft die Rechtsprechung immer nur das zuletzt abgeschlossene befristete Arbeitsverhältnis. Nur dieser befristete Vertrag wird auf das Vorliegen eines sachlichen Grundes hin überprüft, denn die Rechtsprechung nimmt an, dass die Arbeitsvertragsparteien mit diesem neuen Vertrag ihre Rechtsbeziehungen auf diese Grundlage stellen wollen. Dies bestätigt § 17 TzBfG. Wenn der Arbeitnehmer nicht innerhalb von drei Wochen nach Auslaufen des befristeten Vertrages eine Klage vor dem Arbeitsgericht erhoben hat, gilt die Befristung als wirksam. Die zuvor abgeschlossenen Befristungen werden nicht überprüft.

Sofern der Arbeitnehmer nach § 17 TzBfG eine *Befristungskontrollklage* erhebt, prüft das Gericht, ob bei Abschluss des Vertrages ein

Sachgrund vorlag. Kann der Arbeitgeber den Sachgrund darlegen und beweisen, hat die Befristungsabrede Bestand. Kann er es nicht, würde das Gericht feststellen, dass die Befristungsabrede unwirksam ist und das Arbeitsverhältnis unbefristet fortbesteht.

Nach dem TzBfG ist es möglich, im Anschluss an ein sachgrundlos befristetes Arbeitsverhältnis ein neues sachgrundbefristetes Arbeitsverhältnis abzuschließen. Solange der Arbeitgeber sich auf einen Sachgrund für die Befristung berufen kann, kann er wiederholt und ohne zahlenmäßige Einschränkung sachgrundbefristete Arbeitsverhältnisse abschließen.

Eine Sonderregelung gilt für Existenzgründer. Nach § 14 Abs. 2a TzBfG können Existenzgründer in den ersten vier Jahren nach Gründung ihres Unternehmens bis zu einer Dauer von vier Jahren befristete Arbeitsverhältnisse ohne Vorliegen eines sachlichen Grundes wirksam vereinbaren.

Am Rande sei erwähnt, dass § 14 Abs. 3 TzBfG nach Auffassung des EuGH europarechtswidrig und damit nichtig ist. Die Norm sieht vor, dass ein Arbeitsverhältnis mit einem Arbeitnehmer, der das 52. Lebensjahr vollendet hat und vor Abschluss des Vertrages mindestens vier Monate beschäftigungslos war, ohne Sachgrund auf die Dauer von bis zu fünf Jahren befristet werden kann. Eine rechtssichere Befristung nach dieser Regelung scheint daher zurzeit nicht möglich. Eine Befristung kann zwar darauf gestützt werden, ist jedoch nicht ratsam.

7.8.4
Die Beendigung von Arbeitsverhältnissen

7.8.4.1
Das Kündigungsschutzgesetz

Die Anwendbarkeit des Kündigungsschutzgesetzes ist für Inhaber ambulanter Pflegedienste oder stationärer Pflegeeinrichtungen von immenser Bedeutung. Denn nur wenn das Kündigungsschutzgesetz anwendbar ist, muss sich der Arbeitgeber bei Ausspruch der Kündigung auf einen Kündigungsgrund berufen können

(Bierther/Kaminski, 2007: 224 ff.). Ist das Kündigungsschutzgesetz nicht anwendbar, kann der Arbeitgeber unter Einhaltung der ordentlichen Kündigungsfrist das Arbeitsverhältnis beenden (LAG Mainz 30.08.2007, Az. 2 Sa 373/07). Der Gesetzgeber nimmt Kleinstbetriebe aus dem Anwendungsbereich des Kündigungsschutzgesetzes aus, weil sie nicht die Ressourcen haben, sich mit dem komplizierten Kündigungsschutz zu befassen und aufwendige, kostenintensive Arbeitsgerichtsverfahren zu führen.

7.8.4.2
Anwendungsbereich

Beschäftigt ein Arbeitgeber in der Regel mehr als zehn Arbeitnehmer, so ist das Kündigungsschutzgesetz anwendbar (§ 23 KSchG). Hierzu werden die Arbeitnehmer jedoch nicht nach Köpfen, sondern mit ihrem Vollzeitstellenanteil gezählt. Teilzeitarbeitnehmer, die nicht mehr als 20 Stunden wöchentlich arbeiten, werden mit einem Vollzeitstellenanteil von 0,5 berücksichtigt. Teilzeitarbeitnehmer, die nicht mehr als 30 Stunden wöchentlich arbeiten, werden mit 0,75 berücksichtigt. Unberücksichtigt bleiben die Auszubildenden des Unternehmens.

Beispiel

Fall L

Die Pflegeheim Sonnenschein GmbH beschäftigt 24 Mitarbeiter. Davon arbeiten zwölf Mitarbeiter in Teilzeit, d.h. 20 Stunden in der Woche, und zwölf Mitarbeiter in Vollzeit. Ist das Kündigungsschutzgesetz anwendbar?

Fall M

Bei der Ambulante Hauskrankenpflege Vitalis GbR arbeiten derzeit 14 Mitarbeiter. Davon arbeiten fünf in Vollzeit. Weitere zwei Mitarbeiter arbeiten wöchentlich 25 Stunden und sieben Mitarbeiter arbeiten fünf Stunden wöchentlich. Ist das Kündigungsschutzgesetz anwendbar?

Falllösung Fall L

In der Pflegeheim Sonnenschein GmbH arbeiten zwölf Mitarbeiter in Teilzeit. Diese sind jeweils mit 0,5 Vollzeitstellen zu berücksichtigen. Alle Teilzeitmitarbeiter sind mit 6,0 Vollzeitstellen im Betrieb vorhanden. Dazu kommen noch weitere zwölf Vollzeitmitarbeiter, sodass die Pflegeheim Sonnenschein GmbH insgesamt 18 Mitarbeiter kündigungsrechtlich beschäftigt. Das Kündigungsschutzgesetz ist damit in der Pflegeheim Sonnenschein GmbH anwendbar.

Falllösung Fall M

In der Ambulanten Hauskrankenpflege Vitalis GbR werden fünf Vollzeitmitarbeiter beschäftigt. Hinzu kommen zwei Teilzeitmitarbeiter, die mehr als 20 Stunden wöchentlich arbeiten. Diese Mitarbeiter werden jeweils mit 0,75 berücksichtigt. Es sind somit 6,5 Beschäftigte. Hinzu kommen noch sieben Mitarbeiter unter 20 Stunden, die mit 0,5 zu berücksichtigen sind. Folglich arbeiten zehn (5 + 1,5 + 3,5) Mitarbeiter bei der Ambulante Hauskrankenpflege Vitalis GbR. Das Kündigungsschutzgesetz ist jedoch nur anwendbar, wenn der Arbeitgeber mehr als zehn Arbeitnehmer beschäftigt, sodass es bei den Mitarbeitern der Ambulante Hauskrankenpflege Vitalis GbR nicht anwendbar ist.

Das Kündigungsschutzgesetz ist weiterhin nur dann anzuwenden, wenn der Arbeitnehmer im selben Betrieb oder Unternehmen ohne Unterbrechung länger als sechs Monate beschäftigt ist (§ 1 Abs. 1 KschG).

Nur wenn die Betriebsgröße erreicht ist und der Arbeitnehmer eine Beschäftigungsdauer von mindestens sechs Monaten ausweist, gilt das Kündigungsschutzgesetz in diesem Betrieb und für diesen Arbeitnehmer.

7.8.4.3
Allgemeine Grundsätze zum Ausspruch von Kündigungen

Folgende Grundsätze sind bei Ausspruch jeder Kündigungen einzuhalten, unabhängig davon, ob das Kündigungsschutzgesetz zur Anwendung kommt.

Schriftform

Im Gegensatz zum Abschluss eines Arbeitsverhältnisses, das formfrei begründet werden kann, muss eine Kündigung schriftlich erfolgen, so regelt es § 623 BGB. Danach müssen Kündigungen und Aufhebungsverträge schriftlich vereinbart werden. Das bedeutet, dass die Kündigung vom Arbeitgeber unterzeichnet ist und dieses Original dem Arbeitnehmer übergeben wird. Den Arbeitgeber trifft in einem möglichen arbeitsgerichtlichen Prozess die Beweislast dafür, dass die Kündigung dem Arbeitnehmer zugegangen ist. Er muss also beweisen können, dass das Schreiben dem Arbeitnehmer übergeben wurde. Dies kann er z. B. durch Zeugen beweisen. Er übergibt unter Beisein der Pflegedienstleitung das Kündigungsschreiben, so kann im Verfahren die Pflegedienstleitung als Zeuge durch den Richter vernommen werden. Er kann das Schreiben auch per Einschreiben mit Rückschein übersenden und hätte dann den Rückschein mit der Unterschrift als Beweis. Dies wäre dann ein Urkundsbeweis im Sinne der Zivilprozessordnung. Es kann jedoch das Problem auftreten, dass der Arbeitnehmer dieses Schreiben von der Post nicht abholt und es nach zehn Tagen Aufbewahrung bei der Post zurückkehrt. Der Arbeitgeber muss dann die Zustellung noch mal versuchen, die Kündigung würde dann erst mit dem späteren Zugang wirksam. Zwischenzeitlich könnte sich die Kündigungsfrist verlängert haben.

Beweismittel im Sinne des Zivilprozessgesetzes sind:

- Sachverständigengutachten
- Augenschein
- Parteivernehmung
- Urkunden
- Zeugenbeweis

Kündigungsfristen

Bei Ausspruch sollten die jeweiligen Kündigungsfristen beachtet werden. Regelungen zu Kündigungsfristen sind im Gesetz, in Tarifverträgen oder im Arbeitsvertrag zu finden. Hier soll nur die gesetzliche Regelung dargestellt werden.

Die Kündigungsfristen sind in § 622 BGB geregelt. Je länger ein Arbeitsverhältnis bestanden hat, umso länger sind die Kündigungsfristen für den Arbeitgeber. Der Arbeitnehmer hat kraft Gesetzes nur eine kurze Kündigungsfrist von vier Wochen zum 15. des Monats oder zum Ende des Monats. Aber Vorsicht! In den meisten Arbeitsverträgen wird vereinbart, dass für den Arbeitnehmer die gleichen Fristen gelten sollen wie für den Arbeitgeber.

Die Kündigungsfristen erhöhten sich mit der Dauer des Bestands des Arbeitsverhältnisses. Nach zweijähriger Betriebszugehörigkeit gilt eine Kündigungsfrist von einem Monat zum Ende des Kalendermonats. Besteht das Arbeitsverhältnis länger als 20 Jahre, so muss der Arbeitgeber eine Kündigungsfrist von sieben Monaten zum Ende des Kalendermonats einhalten (Tab. 7-1).

7.8.4.4
Probezeitkündigung

Eine besondere Regelung gilt, wenn die Arbeitsvertragsparteien eine Probezeit vereinbart haben. Eine Probezeit kann bis zu sechs Monaten dauern und soll den Beteiligten dazu dienen, sich besser kennen zu lernen. Während dieser Zeit ist es möglich, das Arbeitsverhältnis innerhalb einer verkürzten Frist von zwei Wochen ohne festen Endtermin zu kündigen. Da das Kündigungsschutzgesetz noch nicht anwendbar ist, weil die Wartezeit von sechs Monaten noch nicht vorüber ist, kann die Kündigung auch ohne Vorliegen eines Kündigungsgrundes ausgesprochen werden. Wichtig ist: Die Kündigung kann noch am letzten Tag vor Ablauf der Probezeit mit der verkürzten Frist ausgesprochen werden. Man muss die Kündigung also nicht – wie weithin geglaubt – schon 14 Tage vor Ablauf der Probezeit aussprechen.

Tabelle 7-1: Übersicht über die gesetzlichen Kündigungsfristen

Dauer des Arbeitsverhältnisses	Kündigungsfrist
2 Jahre	1 Monat zum Ende eines Kalendermonats
5 Jahre	2 Monate zum Ende eines Kalendermonats
8 Jahre	3 Monate zum Ende eines Kalendermonats
10 Jahre	4 Monate zum Ende eines Kalendermonats
12 Jahre	5 Monate zum Ende eines Kalendermonats
15 Jahre	6 Monate zum Ende eines Kalendermonats
20 Jahre	7 Monate zum Ende eines Kalendermonats

7.8.4.5
Besonderer Kündigungsschutz

Besonders schutzwürdige Arbeitnehmer erhalten neben dem allgemeinen noch einen besonderen Kündigungsschutz, und zwar unabhängig davon, ob in der Einrichtung allgemeiner Kündigungsschutz besteht, d.h. ganz gleich, wie groß der Arbeitgeber ist. Als besonders schützenswert sieht der Gesetzgeber Schwangere, Arbeitnehmer in Elternzeit, Schwerbehinderte, Soldaten und Zivildienstleistende an.

Schwangerschaft
Während jeder Schwangerschaft und bis zum Ablauf von vier Monaten nach der Entbindung ist die Kündigung einer Frau durch den Arbeitgeber unzulässig (§ 9 MuSchG). Die Frau kann das Arbeitsverhältnis jedoch durch Eigenkündigung beenden, und zwar gemäß § 10 MuSchG ohne Einhaltung einer Frist zum Ende der Schutzfrist nach der Entbindung.

Elternzeit
Ein Kündigungsverbot gilt auch während der Elternzeit (§ 18 BErzGG) und zwar ab dem Zeitpunkt, ab dem Elternzeit verlangt wurde, höchstens jedoch acht Wochen vor Beginn der Elternzeit und während der gesamten Elternzeit. Ein Anspruch auf Elternzeit hat jeder Arbeitnehmer und jede Arbeitnehmerin, wenn sie mit einem Kind, für das ihnen oder ihrem Ehegatten oder Lebenspartner die Personensorge zusteht, in einem Haushalt leben und sie dieses Kind selbst betreuen und erziehen (§ 15 BEEG).

Schwerbehinderte
Die ordentliche Kündigung eines Schwerbehinderten ist zwar nicht per se verboten, bedarf jedoch zu ihrer Wirksamkeit der vorherigen Zustimmung der zuständigen Behörde (§ 85 SGB IX). Auch für eine außerordentliche Kündigung muss der Arbeitgeber eine Zustimmung der Behörde gemäß § 91 SGB IX beantragen und erteilt bekommen.

7.8.4.6
Kündigungsgründe nach dem KSchG

Sobald das Kündigungsschutzgesetz (KSchG) anwendbar ist, muss der Arbeitgeber für eine Kündigung auch einen Kündigungsgrund haben (Bierther/Kaminski, 2007: 226 ff.). Das Kündigungsschutzgesetz gibt drei Kündigungsgründe vor: betriebs-, verhaltens- und personenbedingt.

Betriebsbedingte Kündigung
Der Arbeitgeber kann eine Kündigung aussprechen, wenn ein betriebliches Erfordernis dafür vorliegt (§ 1 Abs. 2 KSchG). Die Gründe für diese Kündigung finden sich im Betrieb des Arbeitgebers. Der Arbeitgeber hat die Möglichkeit, mit dieser Kündigung auf außerbetriebliche Ereignisse durch Reduzierung seiner Arbeitnehmerschaft zu reagieren.

In einem ambulanten Pflegedienst können z.B. bestimmte Entwicklungen eintreten, die dazu führen, dass die Nachfrage nach ambulanter Versorgung sinkt und somit auch der Umsatz des betroffenen Unternehmens zurückgeht. Eine stationäre Pflegeeinrichtung könnte aber auch ihre Tätigkeit rationalisieren wollen, indem Stationen zusammengelegt werden und dadurch weniger Arbeit zu bewältigen ist.

In beiden Fällen will und muss der Arbeitgeber auf diese Ereignisse reagieren. Er muss eine unternehmerische Entscheidung treffen, wie mit dieser veränderten Situation umgegangen werden soll. Diese Entscheidung wird durch ein Arbeitsgericht überprüft, wenn ein Arbeitnehmer *Kündigungsschutzklage* erhebt. Dabei prüft das Gericht nicht, ob die Entscheidung sinnvoll war, sondern nur, ob sie unsachlich, unvernünftig oder willkürlich war. Der Arbeitgeber muss weiter darlegen und beweisen, dass seine unternehmerische Entscheidung zum Wegfall der Beschäftigungsmöglichkeit des Arbeitnehmers geführt hat. Jeder Arbeitgeber sollte daher ein nachvollziehbares Konzept entwickeln, aus dem hervorgeht, auf welche Entwicklung er mit welchen Mitteln reagieren will.

Außerdem muss der Arbeitgeber prüfen, ob er die Kündigung nicht verhindern kann, z. B. indem er den Mitarbeiter auf einen anderen freien Arbeitsplatz versetzt. Nur wenn dies nicht möglich ist, darf er zum letzten Mittel der Kündigung greifen.

Nachdem der Inhaber einer Einrichtung festgestellt hat, dass er Arbeitnehmern betriebsbedingt kündigen muss, muss er eine *Sozialauswahl* durchführen. Dadurch wird bestimmt, welcher Mitarbeiter sozial am wenigsten schutzwürdig und daher zu kündigen ist. Die Sozialauswahl wird unter vergleichbaren Arbeitnehmern durchgeführt. Das Direktionsrecht des Arbeitgebers bestimmt, welche Arbeitnehmer miteinander zu vergleichen sind. Alle Arbeitnehmer, die der Arbeitgeber auf den weggefallenen Arbeitsplatz hätte einsetzen können, sind vergleichbar und müssen in die Sozialauswahl einbezogen werden.

Die Sozialauswahl wird anhand von vier Kriterien durchgeführt:

- Lebensalter
- Unterhaltspflichten
- Dauer der Betriebszugehörigkeit
- Schwerbehinderung

Wer nach diesen Kriterien am wenigsten schutzwürdig ist, verliert seine Arbeit auf Grund einer betriebsbedingten Kündigung.

Kann der Arbeitgeber die betriebsbedingten Gründe in einem Kündigungsschutzprozess nicht darlegen oder ist ihm ein Fehler bei der Sozialauswahl unterlaufen, ist die Kündigung unwirksam und er verliert den Prozess.

Verhaltensbedingte Kündigung

Das Arbeitsverhältnis kann aber auch gekündigt werden, wenn das Verhalten des Arbeitnehmers dazu Anlass gibt (§ 1 Abs. 2 KSchG). Hierzu hat sich seit Bestehen des Kündigungsschutzgesetzes eine umfangreiche Fallsammlung entwickelt.

Die Kündigung eines Arbeitnehmers ist nach der Rechtsprechung des BAG berechtigt, wenn die Verhaltensweisen des Arbeitnehmers bei ver-

ständiger Würdigung und unter Abwägung der Interessen der beiden Vertragsparteien nicht billigenswert und angemessen sind. Leider hilft diese Formel des BAG bei der Rechtsanwendung nicht weiter. Der Kündigungsgrund ist im Verhalten des Arbeitnehmers zu suchen. Alle Verhaltensweisen, die der Arbeitnehmer beeinflussen kann, können eine Kündigung begründen, wenn der Arbeitgeber den Arbeitnehmer vor Ausspruch der Kündigung darauf hingewiesen hat, dass er dieses Verhalten nicht dulde. Diese Aufforderung an den Arbeitnehmer, sich anders zu verhalten, wird als *Abmahnung* bezeichnet. Ein Arbeitnehmer kann für alle seine arbeitsvertraglichen Haupt- und Nebenpflichten, die er verletzt, abgemahnt werden.

Für ambulante Pflegedienste und stationäre Pflegeeinrichtungen ist besonders die ordnungsgemäß geführte Dokumentation wichtig, und zwar für ihre eigene haftungsrechtliche Absicherung und für die Abrechnung gegenüber den Kostenträgern und zum anderen für die Qualitätsprüfungen durch den MDK. Das ordnungsgemäße Führen einer Dokumentation gehört auch zu den Hauptleistungspflichten der Arbeitnehmer in der Pflege. Insbesondere im eigenen Interesse sollten Inhaber und Leitungskräfte peinlichst genau die Führung der Dokumentation überwachen, Fehlverhalten abmahnen und – falls notwendig – Kündigungen aussprechen (s. Kap. 3 u. 6).

Hat der Arbeitgeber eine solche Abmahnung erteilt und verstößt der Arbeitnehmer nochmals gegen diese oder eine ähnliche Verpflichtung, so besteht die Vermutung, dass der Arbeitnehmer auch zukünftig wieder seine vertraglichen Pflichten verletzen wird (negative Prognose).

Nur bei besonders schwer wiegenden Verstößen ist der Arbeitgeber ausnahmsweise berechtigt, ohne eine einschlägige Abmahnung zu kündigen. Diese Ausnahmen hat das BAG zugelassen bei:

- schweren Beleidigungen
- Manipulationen der Zeiterfassung und
- Vermögensdelikten, die durch den Arbeitnehmer begangen werden.

Der Arbeitgeber muss vor Ausspruch der Kündigung die beiderseitigen Interessen unter Bewertung des konkreten Einzelfalls gegeneinander abwägen. Dabei hat er sein Interesse an der Beendigung des Arbeitsverhältnisses in Bezug zu setzen zum Interesse des Arbeitnehmers am Erhalt des Arbeitsplatzes. Bei dieser Gesamtschau muss der konkrete Pflichtverstoß die Kündigung rechtfertigen.

Personenbedingte Kündigung

Als weiterer Kündigungsgrund gibt es die personenbedingte Kündigung. Hier liegt der Grund für die Kündigung in der Person des Arbeitnehmers. Dieser Kündigungsgrund liegt vor, wenn das Fehlverhalten nicht vom Arbeitnehmer steuerbar ist. Dies ist zum Beispiel bei schweren Erkrankungen (z. B. Alkoholismus) der Fall.

Die erste Voraussetzung für eine personenbedingte Kündigung ist, dass eine Vertragsstörung vorliegt, die zu einer erheblichen Beeinträchtigung der betrieblichen Interessen des Arbeitgebers geführt hat. Wenn der Arbeitnehmer seine arbeitsvertraglich geschuldete Verpflichtung nicht oder schlecht erfüllt, liegt eine Vertragsstörung vor. Für den Inhaber eines ambulanten Pflegedienstes kann auch der Entzug der Fahrerlaubnis eines Arbeitnehmers ein personenbedingter Kündigungsgrund sein, da der Arbeitnehmer dann seine Tätigkeit nicht mehr verrichten kann – es sei denn, er kann seine Tätigkeit mit dem Rad oder zu Fuß erledigen.

Diese Beeinträchtigung der Arbeitsleistung des Arbeitnehmers muss bei Zugang der Kündigung noch vorliegen, sodass nach Ablauf der Kündigungsfrist mit weiteren Störungen zu rechnen ist.

Weitere Voraussetzung ist, dass im Unternehmen kein freier Arbeitsplatz vorhanden ist, auf den der Arbeitnehmer versetzt werden kann. Der Mitarbeiter des ambulanten Pflegedienstes, der seine Fahrerlaubnis verloren hat, könnte z. B. in der Verwaltung eingesetzt werden, da er dort seine Fahrerlaubnis nicht braucht.

Hauptsächlich wird die personenbedingte Kündigung bei krankheitsbedingten Kündigungen eingesetzt. Die Rechtsprechung hat hierzu mehrere Untergruppen entwickelt, die im Folgenden kurz dargestellt werden sollen. Es wird zwischen Kündigungen wegen häufiger Kurzerkrankungen, wegen einer Langzeiterkrankung und wegen einer dauerhaften Leistungsunfähigkeit unterschieden.

Häufige Kurzerkrankungen. Die Rechtsprechung des BAG bejaht einen solchen Kündigungsgrund, wenn innerhalb der letzten 15 Monate des Arbeitsverhältnisses mehr als 42 Krankheitstage vorlagen. Besonderheit ist dabei, dass der Arbeitnehmer häufig kurz vor oder nach dem Wochenende krank wurde. Mit diesen Ausfallzeiten muss der Arbeitgeber auch zukünftig rechnen können. Wenn z. B. die Kurzerkrankungen auf ein Grundleiden zurückgehen, dieses Leiden durch eine medizinische Maßnahme als ausgeheilt gilt und sich der Arbeitnehmer im Prozess darauf beruft, wäre die negative Prognose für das weitere Auftreten dieser häufigen Kurzerkrankungen erschüttert und die Kündigung unwirksam. Auch hier muss der Arbeitgeber vor Ausspruch der Kündigung wieder eine Interessenabwägung durchführen. Er hat sein Interesse an der Kündigung gegen das Interesse des Arbeitnehmers am Bestand des Arbeitsverhältnisses abzuwägen und dadurch eine Einzelfallwertung vorzunehmen.

Langandauernde Erkrankung. Der Arbeitgeber ist zu einer Kündigung berechtigt, wenn der Arbeitnehmer arbeitsunfähig erkrankt ist und auch nicht damit zu rechnen ist, dass er in absehbarer Zeit wieder arbeitsfähig wird. Diesen absehbaren Zeitraum definiert das BAG mit 24 Monaten. Wenn nicht damit gerechnet werden kann, dass der Arbeitnehmer in diesem Zeitraum wieder gesund und arbeitsfähig wird, ist eine Kündigung gerechtfertigt. Denn der Ausfall des Arbeitnehmers führt zu einer erheblichen Beeinträchtigung im Betrieb des Arbeitgebers, z. B. durch den zusätzlichen Einsatz an Arbeitskräften, Überstunden anderer Mitarbeiter usw. Die gesundheitliche Prognose würde in gerichtlichen Verfahren z. B. durch die Zeugenaussage des Arztes oder durch ein Sachverständigengutachten ermittelt.

Dauernde Arbeitsunfähigkeit. Bei diesem Kündigungsgrund steht fest, dass der Arbeitnehmer dauerhaft nicht in der Lage ist, seine vertraglich geschuldete Verpflichtung zu erbringen. Dies berechtigt den Arbeitgeber zum Ausspruch einer ordentlichen Kündigung.

Außerordentliche Kündigung. Wenn der Arbeitnehmer einen besonders schweren Vorstoß gegen seine Verpflichtungen aus dem Arbeitsvertrag begangen hat, kann auch eine außerordentliche Kündigung ausgesprochen werden. Sie ist in § 626 BGB geregelt, bildet den absoluten Ausnahmefall und kann nur ausgesprochen werden, wenn die Fortsetzung des Arbeitsverhältnisses für den Arbeitgeber selbst bis zum Ablauf der ordentlichen Kündigungsfrist unzumutbar ist. Ausschlaggebend dabei sind jedoch nicht die aktuellen «Gefühlsregungen» des Arbeitgebers, sondern die Fakten und der Kontext, den ein besonnener Arbeitgeber zu berücksichtigen hätte. Wenn der Arbeitgeber das Verhalten des Arbeitnehmers als unzumutbar empfindet, kommt es nicht auf seine persönliche Meinung, sondern vielmehr auf die des Richters – also eines unbeteiligten Dritten an – der das Verhalten des Arbeitnehmers bewertet.

Wichtig ist, dass die Kündigung innerhalb von zwei Wochen nach Kenntnis des Vorfalls der Kündigung ausgesprochen und dem Arbeitnehmer zugehen muss (§ 626 Abs. 2 BGB).

Die Kündigung nach § 1a KSchG

Der Gesetzgeber hat in § 1a Kündigungsschutzgesetz (KSchG) eine Möglichkeit geschaffen, mit der sich der Arbeitgeber von einem Kündigungsschutzverfahren «freikaufen» kann, indem er eine Kündigung wegen dringender betrieblicher Erfordernisse ausspricht und dem Arbeitnehmer gleichzeitig im Kündigungsschreiben die Zahlung einer Abfindung anbietet, sofern der Arbeitnehmer keine Kündigungsschutzklage erhebt. Ein Anspruch des Arbeitnehmers auf Zahlung eine Abfindung besteht dann, wenn der Arbeitnehmer die dreiwöchigen Klagefrist verstreichen lässt.

Die Kündigung und Zahlung der Abfindung löst in sozialversicherungsrechtlicher Hinsicht keine Sperrzeit aus, sodass Arbeitgeber und Arbeitnehmer das Arbeitsverhältnis gegen Zahlung einer Abfindung bedenkenlos auflösen können.

Betriebsratsanhörung

In vielen großen stationären Pflegeeinrichtungen – seltener bei ambulanten Pflegediensten – besteht ein Betriebsrat, der an jeder Kündigung beteiligt werden muss. Bei ordentlichen Kündigungen muss der Betriebsrat nach § 102 Abs. 1 Betriebsverfassungsgesetz vor Ausspruch einer Kündigung angehört werden. Dies gilt für jede Kündigung, auch für Kündigungen in der Probezeit. Nur wenn das Arbeitsverhältnis auf Grund einer Befristung endet, bedarf es keiner Anhörung.

Der Betriebsrat muss durch den Arbeitgeber über die beabsichtigte Kündigung und deren Gründe informiert werden, hat dann eine Woche Bedenkzeit und kann dem Arbeitgeber innerhalb dieser Frist schriftlich mitteilen, welche Bedenken er gegen diese Kündigung hat. Äußert sich der Betriebsrat nicht, gilt die Kündigung als genehmigt. Auch wenn der Arbeitgeber eine außerordentliche Kündigung aussprechen will, muss er den Betriebsrat anhören. Dieser kann seine Bedenken gegen die Kündigung innerhalb einer Frist von drei Tagen äußern.

Kündigt ein Arbeitgeber, ohne den Betriebsrat angehört zu haben, so ist die Kündigung unwirksam.

7.9
Erbrecht

7.9.1
Der Tod eines Pflegebedürftigen

Mit dem Tod verliert ein Mensch die Fähigkeit, Inhaber von Rechten und Pflichten zu sein. Mit dem Erbfall geht das Vermögen des Erblassers (d. h. des Verstorbenen) als Ganzes auf den Erben über (§ 1922 BGB). Der juristische Fachbegriff lautet *Universalsukzession*. Auf den Erben gehen jedoch nicht nur das Vermögen des Erblassers, sondern auch dessen Verbindlichkeiten über (§ 1967 BGB).

Das Erbrecht ist im 5. Buch des BGB geregelt und unterscheidet zwischen der gesetzlichen und der gewillkürten Erbfolge. Wenn ein Erblasser ein *Testament* hinterlassen hat, so bestimmt sein letzter Wille über die Verteilung seines Nachlasses.

Nur wenn der Erblasser kein Testament errichtet hat, ist die gesetzliche Erbfolge auf den Erbfall anzuwenden. Hier gilt grundsätzlich, dass die so genannten Abkömmlinge den Erblasser beerben (§ 1924 BGB). Abkömmlinge sind die mit dem Erblasser in gerader Linie verwandten Personen, d.h. Kinder, Enkel und Urenkel (Erben erster Ordnung). Wenn der Erblasser davon keine hinterlässt, erben die Erben zweiter Ordnung (§ 1925 BGB). Das sind die Eltern des Erblassers und deren Abkömmlinge, also die Geschwister des Erblassers und deren Kinder. Sollten auch diese Erben nicht vorhanden sein, sind die Erben dritter Ordnung berufen (§ 1926 BGB). Das sind die Großeltern des Erblassers und ihre Abkömmlinge sowie Onkel, Tanten, Vetter und Basen des Verstorbenen.

War der Erblasser zum Zeitpunkt des Todes verheiratet, steht auch dem überlebenden Ehegatten ein Erbrecht zu. Dies ist in § 1931 BGB geregelt: Der Ehegatte erbt neben den Erben erster Ordnung – also den Kindern des Ehegatten – ein Viertel und neben den Verwandten zweiter Ordnung die Hälfte des Nachlasses.

Nach dieser kurzen Einführung dürfte nachvollziehbar sein, dass in der Praxis selten auf den ersten Blick erkennbar ist, wer Erbe nach einem Bewohner oder Patienten geworden ist. Meist wissen das die Angehörigen selbst nicht genau. Um sich als Erbe ausweisen zu können, stellt das Nachlassgericht dem Erben einen Erbschein aus (§ 2353 BGB). Mit diesem Erbschein kann der Erbe Dritten gegenüber beweisen, dass ihm das Erbrecht zusteht. Er kann damit Dritten gegenüber die Herausgabe von Nachlassgegenständen geltend machen.

> **Beispiel**
>
> Fall N
>
> In der Pflegeheim Sonnenschein GmbH wohnt Anna. Sie ist 53 Jahre alt und leidet an einer schweren Erkrankung. Annas Eltern leben noch und besuchen sie regelmäßig. Auch ihre Kinder kommen in unregelmäßigen Abständen vorbei. Die Bewohnerin Anna verwahrt in ihrem Zimmer Schmuckstücke, Möbel und ein Sparbuch. Als Anna plötzlich verstirbt, steht auf ihrem Taschengeldkonto, das die Pflegeheim Sonnenschein GmbH für seine Bewohner führt, ein Guthaben vom 3000,– EUR. Nach dem Tod der Bewohnerin melden sich die Kinder, Enkel, Eltern und die ehemaligen Nachbarn der verstorbenen Bewohnerin und verlangen die Herausgabe der Gegenstände von der Pflegeheim Sonnenschein GmbH. An wen zahlt die Pflegeheim Sonnenschein GmbH das Geld aus und an wen übergibt sie die Gegenstände?

Wie bereits dargestellt, sind die Kinder als Abkömmlinge die Erben erster Ordnung. Sie schließen die Erben zweiter Ordnung und folglich die Eltern von der Erbschaft aus. Das Erbrecht der Kinder verhindert aber auch, dass die Enkel erben (§ 1924 Abs. 2 BGB). Danach schließen die zur Zeit des Erbfalls lebenden Abkömmlinge (Kinder) die durch sie mit dem Erblasser verwandten Abkömmlinge (Enkel) von der Erbschaft aus. Die Nachbarn stehen in keinem Verwandtschaftsverhältnis zu Anna und können daher keine gesetzlichen Erben sein.

Leider wissen die Inhaber des Pflegeheims nicht, ob die gesetzliche Erbfolge anwendbar ist. Es wäre möglich, dass Anna ein Testament hinterlassen und den allen unbekannten Hans zu ihrem Erben ernannt hat. Wenn die Pflegeheim Sonnenschein GmbH im guten Glauben an das Erbrecht der Kinder die Nachlassgegenstände an diese herausgegeben hat, macht sie sich gegenüber dem wahren Erben Hans schadensersatzpflichtig. Das bedeutet, die Pflegeheim Sonnenschein GmbH ist zweimal zur Leistung verpflichtet. Zwar kann sie von den Kindern die fälschlicherweise übergebenen Nachlassgegenstände herausverlangen, wenn die Kinder diese aber bereits «verjubelt» haben, bleibt die Pflegeheim Sonnenschein GmbH dem wirklichen Erben zur Leistung verpflichtet. Dieser Schadensersatzverpflichtung kann die Pflegeheim Sonnenschein GmbH nur entgehen, wenn sie sich vor der Herausgabe einen Erbschein vorlegen lässt. Dann gilt die Herausgabe der Erbschaftsgegenstände an den Erben gemäß § 2367 BGB als bewirkt, auch wenn er tatsächlich nicht Erbe geworden ist.

Beispiel

Falllösung Fall N

In solchen Fällen wird sich der Inhaber der Pflegeheim Sonnenschein GmbH zukünftig immer den Erbschein zeigen lassen.

7.9.2
Rechtsnachfolge in Unternehmen

Auch die Rechtsnachfolge in ambulanten Pflegediensten oder in einer stationären Pflegeeinrichtung bestimmt sich nach diesen Regelungen. Wird ein ambulanter Pflegedienst als Einzelunternehmer geführt, so erben die testamentarischen oder gesetzlichen Erben das Unternehmen. Das bedeutet, die Erben treten in die Stellung des Erblassers ein. Auf sie gehen alle Arbeitsverhältnisse, Mietverträge, Leasingverträge und Pflegeverträge mit den Patienten über.

Wurde der ambulante Pflegedienst in Form einer GbR, also einer Personengesellschaft, geführt und stirbt ein Gesellschafter, so wird die Gesellschaft gemäß § 727 BGB mit dem Tod eines Gesellschafters aufgelöst. Die Gesellschaft wird dann abgewickelt und den Erben steht der sich daraus ergebende Erlös zu. Die Gesellschafter

können im Gesellschaftsvertrag regeln, dass der Gesellschaftsanteil vererbbar ist. Dann könnten z.B. die Erben des verstorbenen Gesellschafters den Platz in der Gesellschaft einnehmen.

Wird ein Pflegeheim in Form einer Kommanditgesellschaft (KG) geführt und stirbt ein persönlich haftender Gesellschafter (Komplementär), so scheidet dieser Gesellschafter durch seinen Tod aus der Gesellschaft aus (§ 131 Abs. 3 HGB) und den anderen Gesellschaftern wächst der Gesellschaftsanteil des Verstorbenen zu (§ 105 Abs. 3 HGB i.V.m. § 738 Abs. 1 BGB): Die ABC-KG wird von den Komplementären A, B und C betrieben. Alle haben einen Gesellschaftsanteil von einem Drittel. Beim Tod des C wachsen die Gesellschafteranteile von A und B auf ein Halb an, sofern der Gesellschaftsvertrag nicht eine vom Gesetz abweichende Regelung trifft. Die Erben des C werden also nicht Gesellschafter der KG. Sie können jedoch einen Abfindungsanspruch gegen die verbliebenen Gesellschafter A und B haben, wenn dieser nicht im Gesellschaftsvertrag ausgeschlossen ist.

Anders sieht es aus, wenn das Pflegeheim in Form einer GmbH geführt wird, denn GmbH-Geschäftsanteile sind kraft Gesetzes vererblich (§ 15 Abs. 1 GmbHG). Die Vererblichkeit kann auch durch den Gesellschaftsvertrag nicht ausgeschlossen werden. Wäre die ABC-Gesellschaft eine GmbH, so wären die Erben des C Gesellschafter der GmbH geworden.

7.10
Zusammenfassung und Fragen zum Selbsttest

Zusammenfassung

Das Rechtssystem der Bundesrepublik Deutschland ist ein kompliziertes Gebilde, das dieses Kapitel auszugsweise vorstellt und in den praxisrelevanten Punkten erläutert. Für die Betreiber ambulanter Pflegedienste und stationärer Pflegeeinrichtungen ist die

Kenntnis der Grundzüge unseres Sozialstaates wichtig. Ebenso wichtig sind die zivilrechtlichen Beziehungen, die sie mit Kunden und Mitarbeitern eingehen. Dabei sind Recht und Gesetz auf Grund verfahrenstechnischer Merkmale allerdings kein Synonym für Gerechtigkeit.

Fragen zu Kapitel 7

1. Was bedeutet das Sachleistungsprinzip der gesetzlichen Krankenversicherung?

2. Wer darf – zu Lasten der Kranken- und Pflegekasse – Leistungen für gesetzlich Versicherte erbringen? Welchen Vertrag schließen ambulante und stationäre Pflegeeinrichtungen dazu mit den Kassen ab?

3. Nennen Sie die wichtigsten Punkte, auf die ein ambulanter Pflegedienst beim Einreichen einer Verordnung achten sollte.

4. Was bedeutet der Einwilligungsvorbehalt bei der gesetzlichen Betreuung?

5. Welche rechtlichen Schritte können Sie einleiten, wenn Zahlungen von Kunden ausbleiben?

6. Was versteht man unter einer freiheitsentziehenden Maßnahme? Nennen Sie Beispiele für Handlungen, auf Grund derer ambulant oder stationär versorgten Menschen die Freiheit entzogen werden kann.

7. Welcher Form bedürfen ein Arbeitsvertrag, eine Kündigung und eine Befristungsabrede?

8. Welche Arten der Befristung gibt es nach dem Teilzeit- und Befristungsgesetz?

9. Wann ist das Kündigungsschutzgesetz anwendbar und welche Kündigungsgründe werden darin genannt?

10. Was bedeutet Universalsukzession?

Literatur

Bierther, I. R.; Kaminski, R.: Arbeitsrecht, Problemlösung in 50 Fallbeispielen. Vincentz Network, Hannover 2007

Erfurter Kommentar zum Arbeitsrecht. Verlag C. H. Beck, München 2008

Merschky, A.: Richtig einstellen und kündigen. Arbeitsrecht für Anwender. W. Kohlhammer GmbH, Stuttgart 2006

Palandt, Kommentar zum Bürgerlichen Gesetzbuch. Verlag C. H. Beck, München 2008

Zöller, Kommentar zur Zivilprozessordnung. Verlag C. H. Beck, München 2008

8 Personalmanagement im Pflegeunternehmen

Christian Loffing, Dirk Heiter

«Eine Organisation kann nur so gut sein, wie ihre Mitarbeiter», schreiben Haubrock und Schär (2002: 244). Investitionen in die eigenen Mitarbeiter, etwa in Form von Personalentwicklung und betrieblicher Sozialpolitik gewinnen aus diesem Grund auch in der ambulanten und stationären Pflege zunehmend an Bedeutung. Insbesondere dort, wo Mitarbeiter in engem Kundenkontakt stehen, hat das Personal großen Einfluss auf die von den Kunden wahrgenommene Dienstleistungsqualität, die wiederum zum entscheidenden Erfolgsfaktor im Wettbewerb geworden ist (Bruhn/Stauss, 2000: 9; Stauss, 2000: 205).

Zukünftig gewinnen personalwirtschaftliche Aufgaben auch vor folgendem Hintergrund an Bedeutung: Der Bedarf an qualifiziertem und vor allem flexiblem Pflegepersonal wird dramatisch steigen. Das Wirtschaftsforschungsinstitut Prognos rechnete zwischen den Jahren 2000 und 2020 mit einem Zuwachs von insgesamt 400 000 Stellen in der Pflege. Nur mit ihnen können die zukünftigen Herausforderungen im Rahmen einer guten Gesundheitsversorgung der Bevölkerung bewältigt werden (Loffing, 2003a).

Hinzu kommt, dass sich das Personalmanagement in Unternehmungen der Gesundheitswirtschaft aufgrund der komplexen Dienstleistungen an Patienten mit der notwendigen hohen Fachkompetenz und den hohen psychischen und physischen Belastungen von dem Management anderer Unternehmungen unterscheidet (von Eiff, 2006: 26)

Lernziele

- Verständnis für die Bedeutung des Personalwesens im Unternehmen
- Überblick über die wichtigsten Ziele und Aufgabenbereiche des Personalwesens
- Einsicht in die Aufgaben und Ziele einer Personalplanung sowie der sich daraus ergebenden Vorteile
- Überblick über die Hilfsmittel der Personalplanung
- Überblick über die Möglichkeiten der Personalbeschaffung
- Einblick in vielfältige Möglichkeiten der Personalbeschaffung
- Einsicht in grundsätzliche Überlegungen zur Personalauswahl
- Überblick über die Vorgehensweise einer systematischen Einführung neuer Mitarbeiter
- Überblick über die Ziele und Aufgaben der Personalbeurteilung

- Einblick in die Personalentwicklung
- Einblick in die verschiedenen Entlohnungsformen
- Überblick über wesentliche Aufgaben und Durchführung der Personalverwaltung

8.1
Grundlagen der Personalwirtschaft

8.1.1
Zum Begriff der Personalwirtschaft

Die Potenziale der Personalwirtschaft wurden im Gesundheitswesen zunächst nicht erkannt. Personalwirtschaft war viele Jahre nur ein Synonym für Personalverwaltung. Heute wird sie dagegen als Gesamtheit der mitarbeiterbezogenen Verwaltungs- und Gestaltungsaufgaben in einem Unternehmen verstanden. Dementsprechend hat ein Wandel von der Personalverwaltung zum Personalmanagement stattgefunden. Neben klassischen Themen des Personalmanagements, von der Personalplanung über die Personalbeschaffung, -auswahl und -entwicklung zu weiteren Themen führen ökonomische und personalpolitische Aspekte zu einer ganzheitlichen Betrachtung der Personalwirtschaft (Neuberger, 1997; Boden, 2003; Loffing/Geise 2005; Loffing/Hofmann/Splietker, 2006; Loffing, 2006).

Ein professionelles, erfolgreiches Personalmanagement muss aktiv und gestaltend sein. Unter diesen Voraussetzungen trägt es zur Wertschöpfung des gesamten Unternehmens bei (von Eiff, 2006: 32). **Abbildung 8-1** verdeutlicht dies.

8.1.2
Zielsetzung der Personalwirtschaft

Die personalwirtschaftlichen Ziele sind an den Zielen des Unternehmens auszurichten, das heißt, sie dürfen nicht mit ihnen konkurrieren. Im Mittelpunkt der Personalwirtschaft stehen wirtschaftliche und soziale Ziele (Olfert/Steinbuch, 1999). Neben den wirtschaftlichen und

sozialen Zielen müssen aber auch weitere Ziele, wie z.B. rechtliche Ziele, organisatorische Ziele und volkswirtschaftliche Ziele beachtet werden.

Wirtschaftliche Ziele orientieren sich am Wirtschaftlichkeitsprinzip. Hier geht es primär um ein möglichst günstiges Verhältnis zwischen Personalkosten und Personalleistungen. Beispiele für wirtschaftliche Ziele im Rahmen der Personalwirtschaft sind:

- Senkung der für das beschäftigte Personal anfallenden Personalkosten
- Senkung der Personalkosten durch Abbau nicht zwingend benötigter Stellen
- qualifikationsbezogener Einsatz der Mitarbeiter
- Steigerung der Mitarbeiterleistungen durch Verbesserung des Leistungsprozesses und
- Nutzung der Kreativität und Erfahrung der Mitarbeiter im Leistungsprozess.

Soziale Ziele der Personalwirtschaft beziehen sich auf die Umstände, unter denen die Arbeit zu leisten ist. Beispiele für soziale Ziele sind hier:

- gesundheitsförderliche Arbeitsplatzgestaltung und angemessener Arbeitsschutz
- umfassendes Angebot betrieblicher Sozialleistungen und weiterer Anreize sowie
- ein breites Angebot an Schulungsmöglichkeiten.

Bei den sozialen Zielen sollte berücksichtigt werden, dass diese am jeweiligen Individuum ausgerichtet werden müssen. Erschwerend wirkt sich hierbei aus, dass Mitarbeiter ihre Bedürfnisse und Erwartungen und damit auch ihre persönlichen Ziele im Laufe der Zeit verändern. Regelmäßige Mitarbeitergespräche und Mitarbeiterbefragungen liefern in diesem Zusammenhang entscheidende Informationen.

Beispiel

In der Pflegeheim Sonnenschein GmbH konnten wirtschaftliche und soziale Ziele miteinander vereinbart werden. In einem Ge-

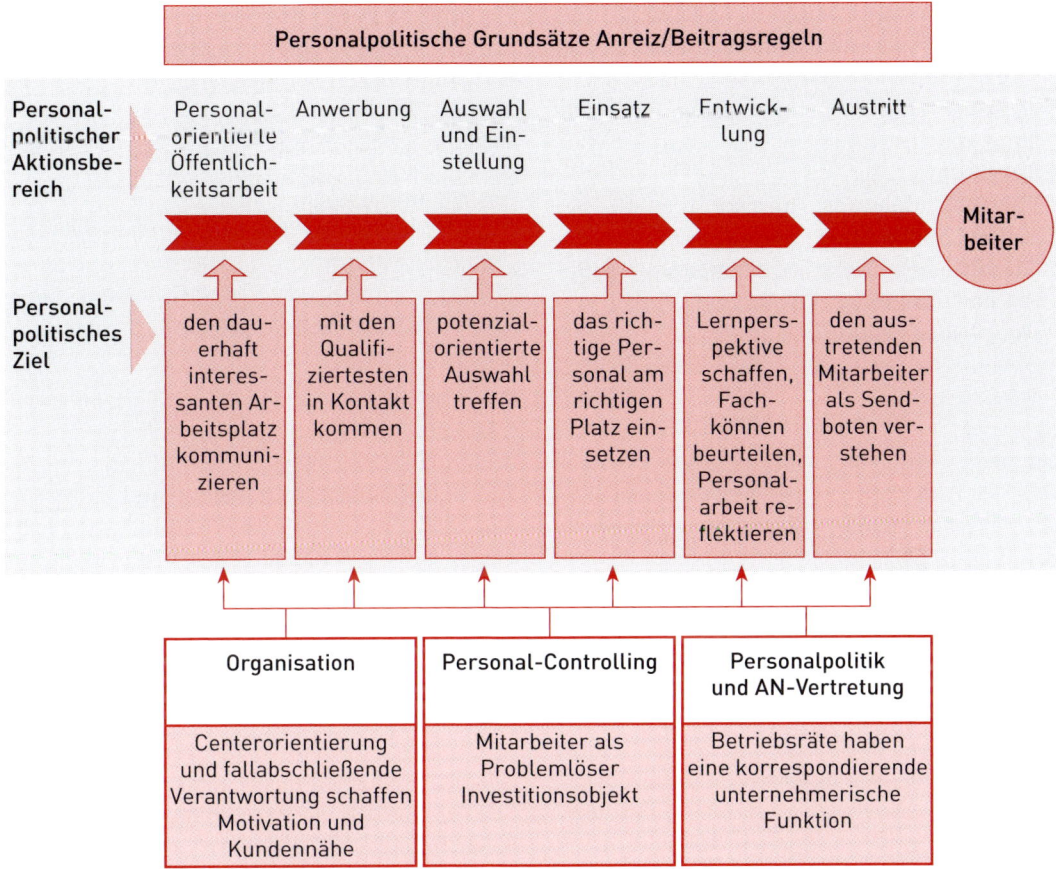

Abbildung 8-1: Der prozessorientierte Ansatz des Personalmanagements (Quelle: von Eiff, 2006: 32)

sundheitszirkel hat Herr Meinolf zusammen mit weiteren Mitarbeitern wichtige Maßnahmen der gesundheitsfördernden Arbeitsplatzgestaltung beschlossen. Dies verursacht zunächst zwar Kosten, langfristig erhofft man sich jedoch eine Verringerung des Krankenstandes, was sowohl aus sozialer wie wirtschaftlicher Perspektive interessant ist.

8.1.3
Aufgabenstellung der Personalwirtschaft

«Der Produktionsfaktor Arbeit ist ein Kostenfaktor, der effizient genutzt werden soll» (Boden, 2003: 3). Die Aufgaben der Personalwirtschaft

sind entsprechend vielfältig (Olfert/Steinbuch, 1999; Neuberger, 1997; Wimmer/Neuberger, 1998; Boden, 2003). Sie umfassen u.a. folgende Bereiche:

- Personalplanung (beinhaltet u.a. die Personalbestandsplanung, -bedarfsplanung, -einsatzplanung, -veränderungsplanung, -entwicklungsplanung, -kostenplanung)
- Personalbeschaffung (umfasst u.a. die korrekte Personalanforderung, Kenntnisse unterschiedlicher Beschaffungswege, Kenntnisse in der Analyse von Bewerbungsunterlagen, Gestaltung angemessener Auswahlverfahren, Vorbereitung von Arbeitsverträgen)
- Personaleinsatz (inklusive der Bereiche «Ein-

arbeitung neuer Mitarbeiter» und «angemessener örtlicher und zeitlicher Einsatz von Mitarbeitern»)

- Personalführung (meint auch die Bereitstellung von Instrumenten, wie z.B. die Mitarbeiterbeurteilung)
- Personalentlohnung (umfasst u.a. die Bereiche Lohnfindung, Entlohnung)
- Personalentwicklung (beinhaltet u.a. die Bereiche Ausbildung, Fortbildung)
- Personalfreistellung (s. Kap. 7)
- Personalverwaltung (u.a. das Führen der Personalakten).

Zur Vereinheitlichung von Aufgaben im Rahmen der Personalwirtschaft verwendet man in Unternehmen häufig allgemein verbindliche Handlungsstrategien. Diese findet man als personalpolitische Grundsätze in einer Unternehmenssatzung, Geschäftsordnung oder Betriebsordnung, in speziellen Arbeitsordnungen, Arbeitsanweisungen, Organisationsrichtlinien und in Grundsatzerklärungen beschrieben. Olfert und Steinbuch (1999) zufolge können diese Handlungsstrategien in Form von personalpolitischen Grundsätzen wie folgt differenziert werden:

- Allgemeine Grundsätze (z.B. «Prinzip der internen Aufstiegsbesetzung», «Prinzip der repräsentativen Meinungsermittlung», «Prinzip der Mitarbeiterbeteiligung»)
- Grundsätze für Vorgesetzte (z.B. «Prinzip der offenen Tür», «Prinzip der 360°-Beurteilung», «Prinzip der Mitarbeiterförderung»)
- Grundsätze für das Personalwesen (z.B. «Prinzip der Behindertenbevorzugung», «Prinzip der Zusammenarbeit», «Prinzip der Qualifizierungsangebote»).

8.1.4
Organisatorische Einordnung der Personalwirtschaft

Mit der Gesamtheit der mitarbeiterbezogenen Gestaltungs- und Verwaltungsaufgaben befassen sich in großen Unternehmen Spezialisten der Personalabteilung, in kleineren Unternehmen sind diese Aufgaben oft bei den Geschäftsinhabern angesiedelt (Loffing/Geise, 2005).

Beispiel

In der Ambulanten Hauskrankenpflege Vitalis GbR kümmern sich ausschließlich die Geschäftsinhaberinnen, Frau Kramer und Frau Chmielewski, um die Gesamtheit der personalwirtschaftlichen Aufgaben.

Dort, wo eine Personalabteilung vorhanden ist, trägt diese zusammen mit den Führungskräften in den einzelnen betrieblichen Abteilungen die Personalwirtschaft unmittelbar und führt mit den Führungskräften die personalwirtschaftlichen Aufgaben durch. Dabei wirkt die Personalabteilung auch mit der Unternehmensleitung und dem Betriebsrat zusammen. Nur auf diese Weise können die umfassenden wirtschaftlichen und sozialen Ziele der Personalwirtschaft verfolgt werden (s. Kap. 8.1.2).

Die Zusammenarbeit der Personalabteilung mit den Fachabteilungen kann unterschiedlich gestaltet werden. So ist es möglich, dass personalwirtschaftliche Aufgaben wahrgenommen werden:

- eigenverantwortlich von der Fachabteilung
- im Zusammenwirken von Personalabteilung und Fachabteilung oder
- allein von der Personalabteilung.

Die Struktur einer Personalabteilung kann sehr unterschiedlich sein. In kleineren Unternehmen werden die personalbezogenen Aufgaben vom Unternehmer oder vom kaufmännischen Leiter, allenfalls von einer Personalstelle wahrgenommen (s. Ambulante Hauskrankenpflege Vitalis GbR). In mittelständischen Unternehmen gibt es häufig eine relativ kleine Personalabteilung.

Beispiel

In der Pflegeheim Sonnenschein GmbH existiert zur Unterstützung von Herrn Meinolf eine kleine Personalabteilung aus insgesamt drei Mitarbeitern. Herr Meinolf übernimmt als Geschäftsführer und Heimleiter auch die Aufgabe des Personalleiters. Die in Teilzeit beschäftigten Mitarbeiter Frau Wanzlick und Herr Meier-Baumbach kümmern sich um wichtige Fragen der Gehaltsabrechnung und Personalverwaltung. Frau Fischer ist Mitarbeiterin in der Pflege und übernimmt zusätzlich die Aufgabe der Personalentwicklungsbeauftragten (Stabsstelle). In Zusammenarbeit mit Frau und Herrn Meinolf soll Frau Fischer eine systematische und qualitätssichernde Personalentwicklung gewährleisten.

In großen Unternehmen findet sich eine Personalabteilung als Organisationseinheit, die mehrere personalbezogene Bereiche umfasst (z.B. Abrechnung/Entlohnung, Personalentwicklung).

Die Zuordnung des Personalwesens als Stabsstelle zur Geschäftsführung empfiehlt sich nicht, weil die überwiegenden Aufgaben des Personalwesens keine Stabs-, sondern Linienaufgaben sind (s. Kap. 2.3.4). Ist der Personalleiter nicht Mitglied der Unternehmensleitung, sollte das Personalwesen hierarchisch zumindest auf höchstmöglicher Ebene stehen. Es ist der Aufgabe der Personalwirtschaft nicht angemessen, organisatorisch auf Abteilungsebene angesiedelt zu sein. Bei einer divisionalen Organisation besitzen die verschiedenen Unternehmens- oder Geschäftsbereiche eigenständige Personalabteilungen.

8.2
Personalplanung

Gedanklich wird mit der Personalplanung das zukünftige Personalgeschehen in einem Unternehmen vorweggenommen (Fischer/Reihsner, 2002; Horsch, 2003). Eine Planung ist besonders erforderlich in den Bereichen:

- Personalbedarf
- Personalbeschaffung
- Personaleinsatz
- Personalkosten
- Personalentwicklung und
- Personalfreistellung

Bereits im Rahmen der Personalbeschaffung wird der Stellenwert einer guten Personalplanung deutlich. Eine prospektive Planung kann hierbei frühzeitig ein Personaldefizit aufdecken. Mehr Zeit steht damit für die Akquisition und Einarbeitung eines adäquaten Mitarbeiters zur Verfügung. Mehrarbeit und kurzfristiges Einstellen eines nur bedingt geeigneten Bewerbers können somit vermieden werden. Beck fordert in diesem Zusammenhang: «Die Personalbeschaffung sollte vom Grundsatz her keine Ad-hoc-Handlung sein, sondern ein Ergebnis konsequenter Planungsarbeit» (2003: 31). Nur mit einer guten Personalplanung kann eine geordnete Leistungserbringung im Unternehmen gewährleistet werden. Eine fehlerhafte Personalplanung stellt dagegen langfristig den Unternehmenserfolg in Frage. Im genannten Beispiel führt kurzfristige Mehrarbeit zu Arbeitsunzufriedenheit, die wiederum Absentismus und Fluktuation fördert.

Getragen wird die Personalplanung von unterschiedlichen Personen. Einen maßgeblichen Anteil der Aufgaben übernimmt die Personalabteilung. Allerdings ist auch jede Führungskraft in einzelne planerische Aufgaben involviert (Loffing, 2005).

8.2.1
Grundlagen der Personalplanung

8.2.1.1
Ziele der Personalplanung

Mit der Personalplanung werden wichtige Ziele in einem Unternehmen verfolgt, hohe Erwartungshaltungen werden von Arbeitgebern und Arbeitnehmern an die Personalplanung gestellt (Wimmer/Neuberger, 1998). In Anlehnung an die bereits in Kapitel 8.1.2 genannten überge-ordneten Ziele der Personalwirtschaft formulie-ren Olfert und Steinbuch (1999) für die Per-sonalplanung folgende Ziele aus der Sicht des Unternehmens (wirtschaftliche Ziele) bzw. des Mitarbeiters (soziale Ziele):

- Ziele der Personalplanung aus der Sicht des Unternehmens:
  - optimaler Mitarbeitereinsatz
  - Minimierung der Kosten
  - Steuerung der Mitarbeiterleistung sowie
  - Nutzung der Mitarbeitererfahrung und -kreativität
- Ziele der Personalplanung aus der Sicht des Mitarbeiters:
  - angemessener Einsatz (Überstunden soll-ten vermieden werden)
  - Arbeitsplatzsicherheit und
  - Zufriedenheit

Die genannten Ziele kommen natürlich nur dann zum Tragen, wenn weitere Ziele Berück-sichtigung finden, welche die Personalplanung direkt betreffen (Olfert/Steinbuch, 1999). Hier-zu zählen:

- Fehlerfreiheit
- Einflussnahme und
- Konfliktminderung

Unabdingbare Voraussetzung für eine gute Per-sonalplanung ist das Erstellen eines Anforde-rungsprofils (Beck, 2003). Hier werden die notwendigen Voraussetzungen hinsichtlich der Qualifikation und Kompetenzen sowie deren Ausprägungen festgelegt.

8.2.1.2
Bedeutung der Personalplanung

Insbesondere im Gesundheitswesen, wo Perso-nalkosten häufig den größten Kostenfaktor dar-stellen, wird deutlich, dass die Personalplanung über den Unternehmenserfolg entscheiden kann. Neben einer solchen monetären Perspektive muss aber auch das Personalmarketing beachtet

werden (Bruhn/Stauss, 2000: 9; Stauss, 2000: 205, 207 ff.). Insbesondere in weniger attrakti-ven Regionen ist es heute nicht leicht, qualifizier-tes und motiviertes Personal zu gewinnen. Je früher eine Aussage über einen zukünftigen Personal-bedarf geäußert werden kann, desto größer sind die Chancen, eine geeignete Pflegekraft zu ak-quirieren (Loffing/Köhler/Mantei, 2002).

Die Personalplanung wird aus folgenden Grün-den verstärkt durchgeführt:

- sie ist wesentlicher Teil einer Unternehmens-planung
- sie gibt quantitative Ziele vor
- sie hilft, Fehlentwicklungen zu vermeiden
- sie verringert Unsicherheit
- sie fördert die Verstetigung von Entwicklun-gen.

8.2.1.3
Aufgaben der Personalplanung

«Generell kann die Aufgabe der Personalplanung darin gesehen werden, dass Unternehmen durch die Analyse vergangener und zukünftiger Ent-wicklungen vor den Auswirkungen unerwarteter Ereignisse wie etwa Personalengpässe oder teu-ere Personalüberhänge bzw. nutzlose Redun-danzen zu schützen», fasst Neuberger (1997: 5) die Aufgaben der Personalplanung treffend zu-sammen.

Die Personalplanung muss immer vom aktu-ellen *Personalbestand* abhängig gemacht werden. Dem Personalbestand wird der Personalbedarf gegenübergestellt. Hieraus ergibt sich ein *Perso-naldefizit* (in diesem Fall fehlen Mitarbeiter, die die anstehenden Aufgaben bewältigen können) oder ein *Personalüberhang* (in diesem Fall sind zu viele Mitarbeiter vorhanden). Die Konse-quenzen sind leicht ableitbar. Bei einem Perso-naldefizit müssen Mitarbeiter eingestellt werden, bei einem Personalüberhang müssen Mitarbeiter entlassen werden. Beides will geplant sein. Ähn-lich verhält es sich mit mangelnden Qualifika-tionen oder einer Überqualifikation von Mitar-beitern. Auch dies muss vermieden werden.

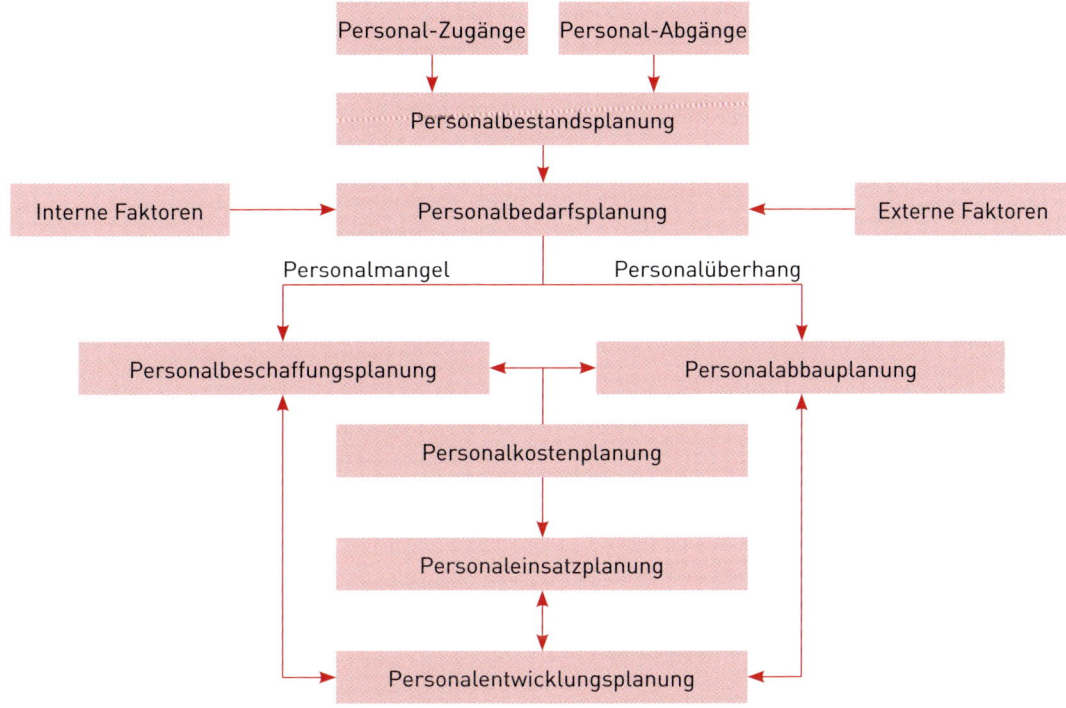

Abbildung 8-2: Der Prozess der Personalplanung

Da die Personalplanung (Abb. 8-2) auf die Zukunft ausgerichtet ist, müssen sowohl der zukünftige Personalbestand als auch der Personalbedarf ermittelt werden. Dies kann als Prognose nie mit hundertprozentiger Sicherheit festgelegt werden. Statistiken und Vergleiche mit anderen Unternehmen helfen jedoch dabei, eine möglichst genaue Prognose vorzunehmen.

Die Vorteile einer effizienten Personalplanung können Tabelle 8-1 entnommen werden.

8.2.2
Personalplanung und Hilfsmittel

Die Personalplanung ist eine ausgesprochen komplexe Aufgabe, die Abstimmung und Koordination erfordert. Soll eine kompetente Erfüllung personalwirtschaftlicher Aufgaben erreicht werden, muss Folgendes gewährleistet sein:

- Zugang zu sämtlichen benötigten Informationen
- Zeit für die Erfüllung der Aufgabe und
- Unterstützung durch diejenigen, deren Einsatz geplant ist.

Insbesondere der Forderung nach Zeit zur Erfüllung personalwirtschaftlicher Aufgaben wird in der Praxis oft nicht nachgekommen. Die Konsequenz sind Fehler, die sich wiederum auf Zufriedenheit der Mitarbeiter und Qualität der Dienstleistungserbringung auswirken können.

> **Beispiel**
>
> Der Personalbeschaffungsplanung wurde in der Ambulanten Hauskrankenpflege Vitalis GbR viele Jahre kaum Aufmerksamkeit geschenkt. Mangelnde Kommunikation mit

Tabelle 8-1: Vorteile der Personalplanung (Quelle: Horsch, 2003: 215)

Vorteile aus der Sicht des Unternehmens	Vorteile aus der Sicht der Mitarbeiter
• Personalengpässe werden frühzeitig erkannt und berücksichtigt.	• Durch die Planung des Personalbedarfs werden Härten bei Um- oder Freisetzung reduziert.
• Personal wird anforderungs- und eignungsgerecht eingesetzt.	• Die frühzeitige Anpassung der Mitarbeiter an veränderte bzw. wachsende Anforderungen erhöht die Sicherheit der Arbeitsplätze.
• Personalentwicklungsbedarf wird rechtzeitig erkannt; wenn betriebsintern eine qualifizierte Belegschaft zur Verfügung steht, bleibt man weitgehend unabhängig vom externen Arbeitsmarkt.	• Auf Arbeitsplatzveränderungen sind die Mitarbeiter gut vorbereitet.
• Wenn rechtzeitig Klarheit über künftige Arbeitsgebiete und -anforderungen besteht, werden vorhandene Qualifikations- und Arbeitskraftreserven besser genutzt.	• Durch eine bessere Transparenz des Personalbereichs verbessern sich die Aufstiegschancen (z. B. im Rahmen einer Laufbahn- und Nachfolgeplanung).
• Kosten für die Personalbeschaffung entfallen durch Stellenbesetzung aus den eigenen Reihen.	• Über wirtschaftliche und soziale Rahmenbedingungen des technischen und strukturellen Wandels wird frühzeitig informiert und diskutiert.
• Je frühzeitiger Personalüberdeckung festgestellt wird, desto wahrscheinlicher gelingt eine soziale und kostengünstige Personalanpassung.	
• Kosten durch ungeplante und damit teure personelle Maßnahmen entfallen.	
• Die Entwicklung der Personalkosten ist besser vorhersehbar.	
• Organisatorische und technische Innovationsprozesse lassen sich besser steuern.	
• Die Zusammenarbeit mit dem Betriebsrat versachlicht sich.	

Tabelle 8-2: Quellen der Personalplanung (Quelle: Horsch, 2003: 219)

Unternehmensexterne Faktoren	Unternehmensinterne Faktoren
• Branchenentwicklung bzw. Marktstrukturveränderungen	• Unternehmensplanung
• technische Entwicklungen	• Arbeitsorganisation
• Gesetze bzw. Tarifpolitik	• Betriebszeiten
	• Arbeitszeitformen
	• Belegschaftsdaten
	• Verhalten des Betriebsrats
	• entgeltbezogene Daten

den eigenen Mitarbeitern führte dazu, dass Kündigungen erst am letztmöglichen Tag eingingen und eine Suche nach neuen Mitarbeitern dadurch sehr kurzfristig zu erfolgen hatte. In einigen Fällen ließ sich ein geeigneter neuer Mitarbeiter nicht sofort finden. Die Konsequenzen waren Überlastung der Mitarbeiter durch Mehrarbeit, Arbeitsunzufriedenheit und Fehlentscheidungen bei der Personalauswahl.

Potenzielle Quellen der Personalplanung sind in Tabelle 8-2 dargestellt.

8.2.2.1
Personalbestandsplanung

Die Grundlage einer jeden Personalplanung ist der aktuelle *Personalbestand*, der grundsätzlich problemlos zu ermitteln ist. Er ändert sich jedoch im Zeitablauf, da Mitarbeiter in das Unternehmen eintreten und aus ihm ausscheiden (Olfert/Steinbuch, 1999).

Der aktuelle Personalbestand wird häufig in Prozent der Vollbeschäftigten angegeben. Festgelegt werden muss, wie Teilzeitbeschäftigte, Leiharbeitnehmer und Langfristurlauber in die Bestimmung des Personalbestandes einfließen. Da der Personalbestand Grundlage nachfolgender Bestimmungen ist, muss auf Richtigkeit und ausreichend Genauigkeit geachtet werden.

Mit der *Fluktuationsplanung* werden die Personalveränderungen des aktuellen Personalbestandes bis zu einem zukünftigen Zeitpunkt prognostiziert und geplant. Eine hundertprozentige Aussage ist nicht möglich, da neben den unternehmerseitig veranlassten Zugängen (z.B. Neueinstellungen, Übernahme von Auszubildenden) und Abgängen (z.B. Ausscheiden auf Grund von Kündigungen, Langzeitbeurlaubung) auch unternehmerseitig nicht beeinflussbare Zugänge (z.B. Arbeitswiederaufnahme von Langzeiterkrankten, Arbeitsgerichtsentscheidungen) und arbeitnehmerseitig veranlasste Abgänge (z.B.

Kündigungen, Arbeitsunfähigkeit) zu verzeichnen sind. Die beiden zuletzt genannten Bereiche können nur schwer kontrolliert werden und machen die Planung unsicher, aber deshalb nicht weniger notwendig.

Die Planung des zukünftigen Personalbestandes erfolgt durch Addition des aktuellen Personalbestandes und des Personalzugangs sowie anschließende Subtraktion des Personalabgangs.

8.2.2.2
Personalbedarfsplanung

Mit der *Personalbedarfsplanung* wird der Personalbedarf zu einem bestimmten Zeitpunkt in der Gegenwart oder Zukunft mit Hilfe verschiedener Methoden ermittelt (Olfert/Steinbuch, 1999). Gängige Methoden sind:

- *Kapazitätsrechnung:* Die Arbeitserfordernisse sind die Ausgangsbasis für die Kapazitätsrechnung. Durch die Multiplikation von Arbeitszeiten und Vorgangsmengen (Arbeitsumfang) lässt sich der Nettokapazitätsbedarf errechnen. Dieser wird mit ausgewählten Einflussfaktoren korrigiert (z.B. durchschnittlicher Leistungsgrad der Mitarbeiter, Mittelwert der krankheitsbedingten Ausfallzeiten, Sonderfehlzeiten etc.), die erfahrungsgemäß eine Kapazitätsminderung von ungefähr 10–20 % ausmachen.
- *Kennzahlentechnik:* Hierbei wird eine Kennzahl für den Personalbedarf je Vorgang ermittelt, die sich an Branchenmittelwerten, Konzerndurchschnittswerten, Simulationsergebnissen etc. orientieren kann.
- *Stellenmethode:* Basis dieser Planungsmethode für den Personalbedarf ist der aktuelle Bestand an Personalplanstellen. Der genehmigte Bestand an Planstellen ist üblicherweise in einem Stellenplan festgeschrieben.
- *Direktionsverfahren:* Bei diesem Verfahren werden zunächst Personalbedarfszahlen von allen Instanzen des Unternehmens für die gewünschte Planungsperiode angefordert. Diese werden anschließend korrigiert, da sie

i.d.R. überhöht sind. Über eine weitere Korrektur werden schließlich Planzahlen festgelegt.

8.2.2.3
Personaleinsatzplanung

Die *Personaleinsatzplanung* betrifft die aktuelle Personalsituation in einem Unternehmen. Umgesetzt wird diese Aufgabe von ausgewählten Führungskräften, wie z.B. der Pflegedienstleitung in einem ambulanten Pflegedienst (Olfert/Steinbuch, 1999).

Ziel der Personaleinsatzplanung ist, unter Beachtung von Personalbestand und *Personal-Portfolio* (Abb. 8-3), eine möglichst optimale quantitative und qualitative sowie zeitliche und räumliche Zuordnung von Mitarbeitern und Arbeitsaufgaben sicherzustellen. Neben der zuverlässigen Erfüllung vorhandener Sachaufgaben im Unternehmen geht es auch um den Einsatz der Mitarbeiter entsprechend ihrer Kenntnisse, Fähigkeiten und Neigungen. Im Hinblick auf die quantitative und qualitative Personaleinsatzplanung ist es wichtig, dass auf der einen Seite – z.B. über Arbeitsplatzanalysen, Stellenbeschreibungen oder Zeitstudien – *tätigkeits-, aufgaben- und arbeitsplatzbezogene Anforderungsprofile* vorliegen. In Form von Leistungsprofilen und Qualifikationsprofilen sollten auf der anderen Seite Informationen über Eignung und Leistung der Mitarbeiter vorhanden sein. Über den Vergleich von Anforderungs- und Qualifikationsprofilen ergeben sich schließlich wichtige Hinweise darauf, welche Mitarbeiter sich in welchem Ausmaß für welche Arbeitsplätze und -aufgaben eignen. Die Qualität der Profile und ihres Vergleichs ist entscheidend für die qualitativen Einsatzentscheidungen und Stellenbesetzungen. Die Notwendigkeit besonderer zeitlicher Personaleinsatzplanung ergibt sich aus einem schwankenden Arbeitsaufkommen, Arbeitszeitflexibilisierung, Mehrschichtbetrieb sowie vorhersehbaren wie unvorhersehbaren Abwesenheiten der Mitarbeiter, wie z.B. Urlaub oder Fehlzeiten. Hier entsteht Planungsbedarf, der aufwändige Zeitplanungen

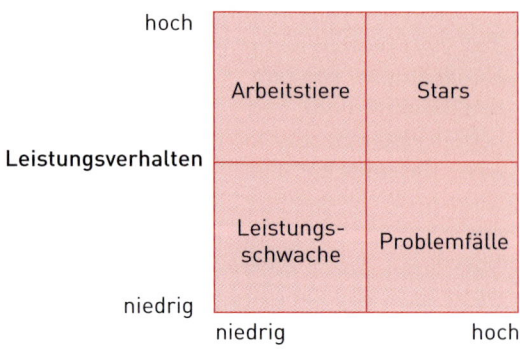

Abbildung 8-3: Personal-Portfolio

(z.B. Schichtwechselpläne, Urlaubspläne) sowie Vertretungsregelungen und Springereinsätze erforderlich macht. Die räumliche Personaleinsatzplanung ist in Unternehmen von Bedeutung, die über einen hohen Anteil mobiler Arbeitsplätze verfügen. Neben diesen als *Zuordnungsfunktion* der Personaleinsatzplanung bezeichneten Aufgaben hat die Personaleinsatzplanung auch eine *Ausgleichsfunktion*. Sie besteht darin, mögliche Differenzen zwischen Arbeitsanforderungen und Mitarbeiterqualifikation über geeignete Maßnahmen auszugleichen (z.B. über Personalentwicklung).

8.2.2.4
Personalentwicklungsplanung

Auch die Personalentwicklungsplanung wird aus der Personaleinsatzplanung abgeleitet. Hilfreich und sogar notwendig ist hier eine Zusammenarbeit mit den Mitarbeitern in einem Unternehmen. Ebenso notwendig sind Erkenntnisse über zukünftige Strategien des Unternehmens (Loffing/Geise, 2005; Loffing, 2006).

Beispiel

Uta Kramer und Susanne Chmielewski wollen das Angebotsspektrum in ihrem ambulanten Pflegedienst erweitern und zukünftig auch eine qualifizierte Ayurveda-Behandlung anbieten. Bei der Analyse der Mitarbeiterqualifikationen stellte sich heraus, dass zwei Mitarbeiterinnen bereits Grundkenntnisse über fernöstliche Therapiemethoden besitzen. Derzeit überlegen die Geschäftsinhaberinnen, ob eine dieser Mitarbeiterinnen bei Interesse zu einem weiterführenden Lehrgang in der Ayurveda-Therapie geschickt werden soll.

Ausbildungsplanung

Unabdingbare Voraussetzung für eine Planung der Ausbildung ist die grundsätzliche Bereitschaft des Unternehmens zur Ausbildung. Mit der Verabschiedung des neuen Altenpflegegesetzes haben sich für die ambulante und stationäre Altenhilfe neue Möglichkeiten eröffnet. Entgegen der bisherigen Ausbildungspraxis in zahlreichen Bundesländern sind nicht mehr die Fachseminare für Altenpflege für die Ausbildungsplanung hauptverantwortlich, sondern die Einrichtungen selbst, die entsprechend dem dualen System in anderen Branchen nun Ausbildungsverträge mit interessierten und geeigneten Bewerbern eingehen. Hilfreich ist in diesem Zusammenhang eine möglichst enge Zusammenarbeit mit erfahrenen Fachseminaren, welche die schulische Ausbildung übernehmen.

Förderungsplanung

Im Rahmen der Weiterbildungsplanung ist man besonders auf die Unterstützung der Mitarbeiter und Führungskräfte angewiesen. Mit geeigneten Instrumenten (wie z. B. standardisierten Fragebögen) können das Personalentwicklungsinteresse auf der einen Seite und der notwendige Personalentwicklungsbedarf auf der anderen Seite ermittelt werden. Checklisten und Standards helfen gezielt bei der internen Förderung der Qualifikation der Mitarbeiter sowie im Rahmen der Einarbeitung neuer Mitarbeiter (Olesch, 1992; Neuberger, 1994; Loffing/Geise, 2005; Loffing, 2006). Vorteilhaft kann auch das Outsourcen der gesamten Personalentwicklung

sein. Zahlreiche Bildungseinrichtungen bieten entsprechende Dienstleistungen an. Hier hat man den Vorteil, mit einem Partner zusammenarbeiten zu können, der seine Stärken im Bereich der Personalentwicklung hat.

8.2.2.5
Personalkostenplanung

Die Personalkostenplanung hat die wichtige Aufgabe, die *kostenmäßigen Auswirkungen* aller personalbezogenen Maßnahmen zu definieren und zu überwachen (Fischer/Reihsner, 2002). Als Grundlagen der Berechnung dienen hier der geplante zukünftige Personalbestand sowie die erwartete Lohnentwicklung. Dabei stehen folgende Fragen im Vordergrund:

- Welche Personalkosten entstehen wo?
- Wie entwickeln sich die Personalkosten?
- Wie entwickeln sich die Einflussfaktoren der Personalkosten?
- Wie hoch ist der Anteil der Personalkosten an den Gesamtkosten im Unternehmen?
- Ist eine angemessene Dienstleistungserbringung mit den geplanten Personalkosten möglich?

Viele Unternehmen arbeiten daher mit *Personalkostenkennzahlen,* um schnell einen detaillierten Überblick über Struktur und Gewichtung von Personalkosten zu erhalten.

Eine einfache, aber effektive Methode der Personalkostenplanung ist die Ermittlung anhand einer einfachen Tabellenkalkulation (z. B. Excel) unter Zuhilfenahme der aus einem Abrechnungssystem zur Verfügung stehenden Daten. Hier sind sämtliche angefallenen Personalkosten einer Zeitperiode zu ermitteln und dem eingesetzten Personal gegenüberzustellen. Somit können für Beschäftigtengruppen die durchschnittlichen Personalkosten der betrachteten Zeitperiode ermittelt werden und mit den bekannten Veränderungen (z. B. Neueinstellung, Ausscheiden, Sonderurlaube, Zeiten ohne Entgeltanspruch) sowie den bekannten Entgeltveränderungen (z. B. TV-Erhöhungen, Einmalzahlungen) auf das zu betrachtende Geschäftsjahr hochgerechnet werden.

Da die Personalkosten ca. 70 bis 75 % der Gesamtkosten eines Unternehmens in der Gesundheitswirtschaft ausmachen, ist die Personalkostenplanung ein besonders wichtiges Element der Personalwirtschaft. Neben der Möglichkeit, die berechneten Personalkosten in *Abteilungsbudgets* aufzuteilen und diese in die Verantwortung der Abteilungsleitungen zu geben, ist vor allem dann einzuwirken, wenn festgestellt wird, dass die hochgerechneten Gesamtkosten des Unternehmens über den hochgerechneten Einnahmen liegen.

8.3
Personalbeschaffung

Eine zunehmende Anzahl der in Personalverantwortung stehenden Führungskräfte in Einrichtungen des Gesundheitswesens erlebt bereits heute oder befürchtet für die nahe Zukunft einen akuten «Pflegenotstand» (Mangel an qualifiziertem Pflegepersonal). Personalmarketing ist gefragt, wenn es um die Beantwortung von Fragen geht, wie z. B. die Fluktuation unter den

Mitarbeitern reduziert bzw. das Unternehmen für potenzielle Bewerber besonders interessant gemacht werden kann.

Aufbauend auf der Personalbedarfsplanung befasst sich die Personalbeschaffung mit der «Bereitstellung der für das Unternehmen erforderlichen Arbeitskräfte in qualitativer, quantitativer, zeitlicher und örtlicher Hinsicht» (Olfert/ Steinbuch, 1999: 111). In der Literatur wird grundsätzlich zwischen zwei verschiedenen Beschaffungswegen, die dem Unternehmen zum Zweck der Personalgewinnung zur Verfügung stehen, differenziert (Beck, 2003; Loffing, 2001a). Hierbei handelt es sich zum einen um den *internen Beschaffungsweg* und zum anderen um den *externen Beschaffungsweg* (Abb. 8-4).

8.3.1
Interne Beschaffungswege

Dem Arbeitsmarkt, der innerhalb des Unternehmens liegt, widmen sich die internen Beschaffungswege (Beck, 2003). Differenziert werden kann zwischen der Personalbeschaffung mit Personalbewegung (z. B. Personalentwicklung) und der Personalbeschaffung ohne Personalbewegung (z. B. Mehrarbeit). Vor- und Nachteile interner Personalbeschaffung zeigt Tabelle 8-3.

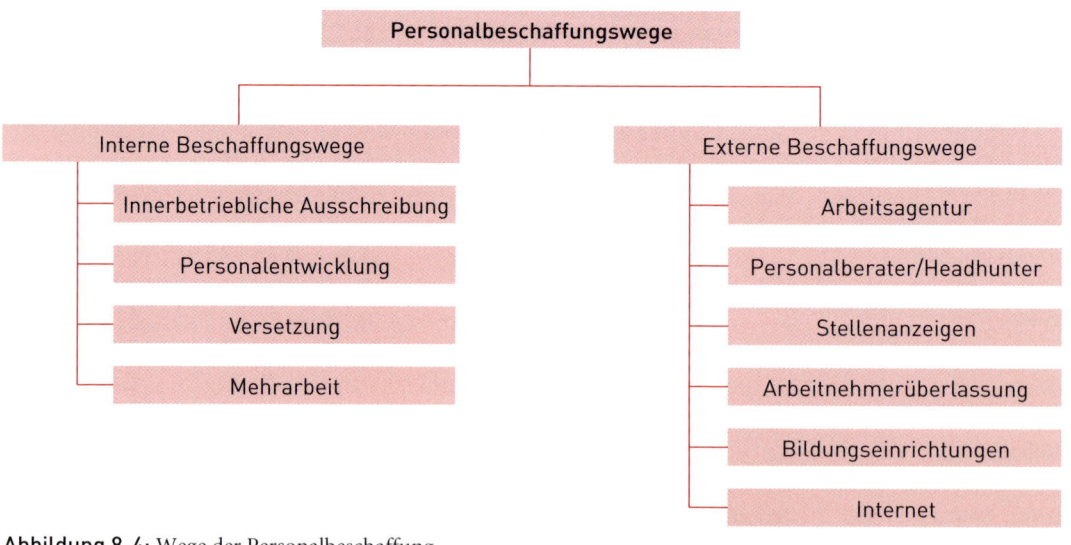

Abbildung 8-4: Wege der Personalbeschaffung

Tabelle 8-3: Vor- und Nachteile interner Personalbeschaffung

Vorteile	Nachteile
• motivierende Wirkung für den eigenen Mitarbeiter	• Gefahr von Konflikten durch den Rollenwechsel vom Mitarbeiter zur Führungskraft
• kürzere Einarbeitungszeit	• Betriebsblindheit
• bekanntes Qualifikationsportfolio des Mitarbeiters	• bei kommissarischer Übernahme anschließende Konflikte zwischen kommissarischem Leiter und neuem Leiter
• geringere Kosten durch geringere Einarbeitungszeit und geringere Kosten bei der Einstellung eines Mitarbeiters auf einer niedrigeren Hierarchiestufe	
• bereits vorhandenes Vertrauensverhältnis	
• Unabhängigkeit vom externen Beschaffungspotenzial bei kontinuierlicher Personalentwicklung	
• Förderung der Qualifikationen und Motivation eines Mitarbeiters auch bei kommissarischer Übernahme einer Führungsaufgabe	
• geringerer Zeitaufwand	
• geringere Frustrationsgefahr durch unerfüllte Erwartungen	
• Kenntnisse über Betriebsinterna	

8.3.1.1
Innerbetriebliche Ausschreibung, Personalentwicklung und Versetzung

Vor der Besetzung einer vakanten Stelle hat sich in zahlreichen Einrichtungen bewährt, zunächst zu prüfen, inwieweit bereits im Unternehmen tätige Arbeitskräfte für die Besetzung eben dieser Stelle in Betracht gezogen werden können.

8.3.1.2
Mehrarbeit

Aus personalpsychologischer Perspektive erscheint Mehrarbeit (Überstunden, Änderung der betriebsüblichen Arbeitszeit, Urlaubsvertretung, Krankheitsvertretung) lediglich im Rahmen kurzfristiger und nicht vorhersehbarer Personalengpässe geeignet. Für das Unternehmen ergibt sich hier der Vorteil, dass Neueinstellungen vermieden werden. Auf motivierte Mitarbeiter, denen der Grund für die anfallende Mehrarbeit transparent gemacht wird, können zahlreiche Unternehmen zurückgreifen. Dieses Potenzial darf jedoch nicht ausgenutzt werden. Sehr schnell kann die Motivation der Mitarbeiter in einen Zustand der Demotivation und Frustration umschlagen, wenn aus der angekündigten kurzfristigen Mehrarbeit ein Dauerzustand wird. Die Vorschriften des Arbeitszeitgesetzes (ArbZG) sind bei den angesprochenen Formen der Mehrarbeit zwingend zu berücksichtigen. In Unternehmen mit einer Personalvertretung ist darauf zu achten, dass die entsprechenden Mitbestimmungsrechte berücksichtigt werden.

Tabelle 8-4: Vor- und Nachteile externer Personalbeschaffung

Vorteile	Nachteile
● neue Ideen	● längere Einarbeitungszeit als bei der internen Personalbeschaffung
● Unvoreingenommenheit	● weniger bekanntes Qualifikationsportfolio
● klare Rollenverteilung (Führungskraft vs. Mitarbeiter)	● Demotivation interner Bewerber
	● kostenintensiver als interne Stellenbesetzung
	● aufwändiger als interne Stellenbesetzung

8.3.2
Externe Beschaffungswege

Dem Arbeitsmarkt, der außerhalb des Unternehmens liegt, widmen sich die externen Beschaffungswege (Beck, 2003; Loffing, 2001a). Vor- und Nachteile externer Personalbeschaffung zeigt Tabelle 8-4.

8.3.2.1
Bewerberkartei

Unternehmen, die eine *Bewerberkartei* erstellen, können mitunter erhebliche Kosten im Rahmen der Personalakquisition sparen. Ehemalige Bewerber werden hier mit ihren persönlichen Daten wie Anschrift und Telefonnummer sowie wenigen Hinweisen zu Ausbildungsweg, Erscheinungsbild und – wenn ein Gespräch stattgefunden hat – positiven oder auch negativen Eindrücken gespeichert. Von Bewerbern, die nicht eingestellt wurden, bleibt das Bewerbungsschreiben bei der Einrichtung. Es sollte angeheftet werden oder direkt – mit einigen handschriftlichen Ergänzungen – als Bewerberkarte verwendet werden. Viele Personalverantwortliche haben die Erfahrung gemacht, dass selbst Jahre nach einer Bewerbung noch oder wieder Interesse an dem Unternehmen besteht.

8.3.2.2
Agentur für Arbeit

Die Agentur für Arbeit bietet unterschiedliche kostenlose Serviceangebote an, die bei der Suche nach einem neuen Mitarbeiter in Anspruch genommen werden können. So ist z. B. die Veröffentlichung einer Stellenanzeige im Internet ebenso möglich wie spezielle Aushänge mit Stellenangeboten in den Räumlichkeiten der örtlichen Agentur für Arbeit. Konkrete Nachfragen bei den Arbeitsvermittlern und -beratern erhöhen hier vielfach die Chance, potenzielle Bewerber zu finden.

8.3.2.3
Private Arbeitsvermittler bzw. Personalberater und Headhunter

Zur Unterstützung der Arbeitsagenturen wurden in den vergangenen Jahren immer mehr private Arbeitsvermittler zugelassen. Auch die hier angebotenen – i. d. R. jedoch nicht entgeltfreien – Dienstleistungen stehen Einrichtungen im Gesundheitswesen selbstverständlich offen. Das Engagement privater Arbeitsvermittler ist meist höher als das Engagement staatlicher Stellen. Über den Vermittlungsgutschein der Arbeitsagentur findet dabei die Abrechnung statt, für Bewerber und suchendes Unternehmen sind die Dienstleistungen kostenfrei.

Headhunting ist dagegen allenfalls für die höhere und hohe Hierarchie-Ebene geeignet, da es ausgesprochen kostenintensiv, aber dafür auch sehr erfolgreich ist.

8.3.2.4
Stellenanzeigen

Eine weitere effektive Möglichkeit, Personal zu gewinnen, besteht im Schalten einer speziellen Stellenanzeige. Hierbei wird meist auf die folgenden Printmedien zurückgegriffen (s. Kap. 9.5.6):

- regionale Tageszeitungen
- überregionale Tageszeitungen
- überregionale Wochenzeitungen und
- Fachzeitschriften

Auf der Suche nach einer Pflegehilfskraft erscheint die regionale Tageszeitung neben so genannten für Leser kostenlosen Wochenkurieren am besten geeignet. Bei der Suche nach Führungskräften sind überregionale Zeitungen und Fachzeitungen als Anzeigenträger sinnvoll. Die Preise für Anzeigen liegen hierbei deutlich über denen in regionalen Tageszeitungen. Sofern ein gewisser zeitlicher und monetärer Spielraum bei der Suche nach einem neuen Mitarbeiter existiert, sollte auf jeden Fall der Anzeigentermin berücksichtigt werden, um die Zahl potenzieller Zuschriften und damit die Möglichkeiten der Auswahl unter den Bewerbern zu erhöhen. So ist das Ende des ersten Quartals ein günstiger Ankündigungstermin, eine vom Unternehmen gezahlte Weihnachtsgratifikation muss bei einer späteren Anstellung nicht mehr zurückgezahlt werden. Für den Samstag spricht vielfach, dass an diesem Tag ein umfassendes, konzentriertes Angebot erfolgt, das auch Nicht-Abonnenten erreichen kann, die sich lediglich die Wochenendausgabe kaufen. Ein anderer Wochentag kann dagegen den Vorteil haben, dass die einzelne Stellenanzeige größere Aufmerksamkeit auf sich zieht, weil das Gesamtangebot insgesamt wesentlich kleiner und damit übersichtlicher wird.

Hinsichtlich der Anzeigenart und -gestaltung wählen die meisten Einrichtungen die Möglichkeit, neben der Stellenanzeige auch das Unternehmen sowie das Dienstleistungsangebot vorzustellen. Eine zu diesem Zweck optisch ansprechende Anzeige ist kostenintensiver als eine einfache Wortanzeige, besitzt jedoch auch eine deutlich höhere Werbewirksamkeit. Vor allem hinsichtlich der Platzierung einer Anzeige sollte Einfluss auf die Bearbeiter bzw. Setzer der jeweiligen Zeitung oder Zeitschrift genommen werden. Erfahrungsgemäß sind Anzeigen auf den ersten rechten Seiten des Anzeigenteils – und zwar rechts oben – besonders wirksam.

Daneben sollte ein regelmäßiges Betrachten und Auswerten der Stellengesuche im Rahmen eines effektiven Personalmarketings auf keinen Fall außer Acht gelassen werden.

8.3.2.5
Arbeitnehmerüberlassung – Personalleasing

Eine Arbeitnehmerüberlassung erweist sich in vielen Situationen als sinnvoll. Insbesondere ein stark schwankender Personalbedarf kann hierüber abgedeckt werden, da der Arbeitgeber kein Risiko in Form einer Festanstellung eingeht. Befristet kann z. B. ein ambulanter Pflegedienst als Entleiher über einen Arbeitnehmerüberlassungsvertrag mit dem Verleiher einen Leiharbeitnehmer gegen eine Entleihgebühr beschäftigen (Wimmer/Neuberger, 1998).

> **Beispiel**
>
> In der Pflegeheim Sonnenschein GmbH konnten positive Erfahrungen mit den Mitarbeitern einer Zeitarbeitsfirma gemacht werden. Bei der Pflegepartner Dienstleistungs GmbH werden ausschließlich erfahrene Pflegekräfte vermittelt, die eine Herausforderung darin sehen, in fremden Unternehmen auszuhelfen. Die Zeitarbeit-Mitarbeiter zeichnen sich dadurch aus, dass sie sich besonders

schnell in ein fremdes Unternehmen und ein fremdes Team integrieren können. Fach-, Methoden- und Sozialkompetenz sind bei den Mitarbeitern der Pflegepartner Dienstleistungs GmbH ausgesprochen hoch. Bereits mehrfach hat Herr Meinolf für einen Zeitraum von bis zu zwei Monaten Mitarbeiter für die Pflege aus diesem Unternehmen rekrutiert. Die Vorteile dieser Form der Anstellung in «Notsituationen» überwiegen aus seiner Perspektive die höheren Kosten.

8.3.2.6
Kontakte zu Bildungseinrichtungen

Der Kontakt zu Fort- und Weiterbildungsinstituten im Gesundheitswesen ist für eine effektive Mitarbeitergewinnung hilfreich. Häufig besteht die Möglichkeit zu Aushängen an einem schwarzen Brett sowie zu Ankündigungen in einzelnen Fort- und Weiterbildungskursen. Je besser der Kontakt zu den Verantwortlichen der Fort- und Weiterbildungsinstitution ist, desto größer ist auch die Unterstützung, die von dieser Seite erwartet werden kann.

Während sich über Fort- und Weiterbildungsinstitute ein Kontakt zu Fach- und Führungskräften aufbauen lässt, dient die Beziehung zu allgemein bildenden Schulen eher der Akquisition von Auszubildenden. Eine Teilnahme an Berufsinformationsveranstaltungen für Schulabgänger kann als Maßnahme im Bereich der *Öffentlichkeitsarbeit* (s. Kap. 9.5.6) ebenso genutzt werden, wie zur bereits erwähnten Akquisition potenzieller Auszubildender. Zu diesem Zweck sollte auch das Angebot zur Betreuung von Schülerpraktikanten regelmäßig der Schulleitung unterbreitet werden. Auch regionale Radiosender verweisen meist entgeltfrei auf Praktikums- und Ausbildungsplätze.

Die Pflege erfährt bereits seit mehr als zehn Jahren eine Akademisierung. Mittlerweile werden bundesweit Studiengänge mit den Schwerpunkten Pflegemanagement, Pflegewissenschaft und Pflegepädagogik angeboten. Bei den Stu-

dierenden handelt es sich um examinierte Alten- oder Krankenpfleger, die ihr Studium meist durch eine geringfügige oder Teilzeitbeschäftigung in einer pflegerischen Einrichtung finanzieren. Hier kann man nicht nur eine Fachkraft gewinnen, die gelegentlich aushilft, sondern sich gleichzeitig neueste Erkenntnisse aus der Pflegeforschung ins Haus holen.

8.3.2.7
Internet

Eine weitere und weitgehend entgeltfreie Möglichkeit der Mitarbeitersuche bietet selbstverständlich die eigene Homepage (Loffing, 2001b). Der größte Teil der Personen, die sich beruflich neu orientieren möchten, sucht auch über das Medium Internet nach einer neuen Arbeitsstelle. Eine bereits als interessant bekannte Homepage wird dabei selbstverständlich auch bei der Jobsuche wieder aufgesucht.

Darüber hinaus bietet das Internet die Möglichkeit, Stellenanzeigen aufzugeben. Empfohlen seien zu diesem Zweck spezielle Jobbörsen für Pflegekräfte und Sozialberufe (z. B. www.karrierepflege.de, www.vincentz.net, www.conquaesso.de). Die Wahrscheinlichkeit, dass ein potenzieller Bewerber diese vom Umfang der Anzeigen her eher kleinen Jobbörsen aufsucht, ist auf Grund der Spezialisierung erheblich größer als bei den bekannten großen Jobbörsen, in denen Sozialberufe meist kaum Berücksichtigung finden. Diese Jobbörsen bieten jedoch nicht nur die Möglichkeit, eine Stellenanzeige aufzugeben, sondern auch die Möglichkeit, die Stellengesuche durchzusehen. Auch hierbei lässt sich meist der eine oder andere interessante Kandidat für eine vakante Stelle finden.

8.3.3
Maßnahmen zur Verringerung der Fluktuation

In Anbetracht dessen, dass sich die Suche nach qualifiziertem Personal zunehmend schwieriger gestaltet, muss der Fokus der Unternehmensführung insbesondere auch auf eine Verringerung der *Fluktuation* unter den beschäftigten Mitarbeitern gerichtet werden.

Nerdinger konnte aufzeigen, dass die Fluktuation vor allem Ausdruck einer hohen Arbeitsunzufriedenheit ist (Nerdinger, 1995). Maßnahmen zur Verringerung der Fluktuation müssen dementsprechend gerade darauf abzielen, die Zufriedenheit unter den Mitarbeitern zu erhalten bzw. zu erhöhen (Loffing, 2002). Regelmäßige Mitarbeiterbefragungen sind dabei ein wichtiges Kontrollinstrument (s. Kap. 9.6.3.1). Die auf diese Weise erhaltenen Ergebnisse können zur Entwicklung konkreter Maßnahmen und damit zur Erhöhung der Mitarbeiterzufriedenheit genutzt werden (Loffing, 2003b).

8.4
Personalauswahl

Die Auswahl von Mitarbeitern entwickelt sich zunehmend zu einer Managementaufgabe höchster Priorität (Loffing, 2001c). Es geht heute mehr denn je darum, die «richtige» Auswahlentscheidung zu treffen und die geeigneten Mitarbeiter langfristig an das Unternehmen zu binden.

Ziel ist es, einen Kandidaten zu finden, bei dem die Übereinstimmung zwischen Fähigkeits- und Anforderungsprofil der Stelle maximal ist (von Eiff, 2006: 166).

8.4.1
Grundsätze der Personalauswahl

Ausgangspunkt für die Personalbeschaffung und -auswahl muss grundsätzlich eine detaillierte und vorausschauende Personalbedarfsplanung sein (Loffing, 2001a). Als wichtige Planungsgrundlage für die qualitative Auslegung der Personalbedarfsplanung empfiehlt Odiorne (1984) ein Personal-Portfolio (s. **Abb. 8-3**).

Das Personal-Portfolio sollte als Ist- und Zielportfolio angelegt werden. Im Rahmen eines Vergleichs werden Abweichungen transparent, die ein rechtzeitiges Einleiten personalbezogener Maßnahmen ermöglichen. Unter zusätzlicher Berücksichtigung der Stellenbeschreibungen können wichtige Anforderungskriterien für die Besetzung einer Stelle abgeleitet werden. Vielfach wird auch ein separates Anforderungsprofil erstellt.

8.4.2
Maßnahmen der Personalauswahl

Neue Überlegungen hinsichtlich eines geeigneten Verfahrens zur Auswahl von Bewerbern sind vor folgendem Hintergrund notwendig:

- *Schulzeugnisse* sind (insbesondere mit zunehmendem Lebensalter) immer weniger aussagekräftig und häufig nur bei genauer Kenntnis der lokalen Gegebenheiten (Schule bzw. Ausbildung) sachgerecht zu interpretieren.
- *Arbeitszeugnisse*, Empfehlungen etc. sind meist nur dann aussagekräftig, wenn man einen unmittelbaren persönlichen Kontakt zu dem früheren Arbeitgeber/Empfehler herstellen kann.
- *Bewerbungsschreiben* (sowohl von Anfängern als auch von berufserfahrenen Kräften) werden durch die weite Verbreitung von «Bewerbungstrainings» und entsprechender Literatur zunehmend homogen und verlieren damit deutlich an Aussagekraft.

Ein weiteres Problem besteht darin, dass viele der für den Erfolg in den Pflegeberufen erforderlichen Persönlichkeitseigenschaften an den Bewerbungsunterlagen nicht abzulesen sind und sich oft auch in einem normalen persönlichen Gespräch nicht mit ausreichender Sicherheit einschätzen lassen, so z. B. die «Frustrationstoleranz» oder «Patientenorientierung» (Stauss, 2000: 213).

Damit stellt sich die Frage, welche Instrumente eine Unterstützung, keineswegs einen Ersatz der üblichen Auswahlverfahren (Analyse der Bewerbungsunterlagen, Bewerbungsgespräche etc.) darstellen können (Loffing, 2001c; Loffing, 2002). Eine Hilfe im Rahmen dieser Entscheidung geben wegweisende Metaanalysen zur Aussagekraft verschiedener Auswahlinstrumente (Schmidt/Hunter, 1998). Die besonders häufig angewandten «normalen» Einstellungsgespräche sind mit einer Aussagekraft (*Validität*) für den Berufserfolg von durchschnittlich nur 0,38 wesentlich schlechter als z. B. Testverfahren oder fachmännisch konzipierte und komplex strukturierte Interviews. Besonders auffallend ist in den Ergebnissen dieser Metaanalyse, dass gerade die Zusammenführung von standardisierten Testverfahren mit einem «persönlichen», zwischenmenschlichen Verfahren (Einstellungsgespräch, Assessment-Center) eine gute Validität für die Vorhersage des Berufserfolgs erbringt. Ein solcher «Methoden-Mix» ist auch dringend zu empfehlen, da persönliche Erfahrungen in besonderem Maße geeignet sind, jene Eigenschaften von Bewerbern abzuschätzen, die sich mit Testverfahren nicht oder kaum erfassen lassen (z. B. «persönliche Ausstrahlung», «sympathische Erscheinung», «Redegewandtheit» etc.). Besser als eine solche Kombination ist nur der Einsatz von Arbeitsproben, die sich natürlich nur dann realisieren lassen, wenn der Bewerber bereits entsprechende Berufserfahrungen hat, und die auch dann immer vor dem Problem eines sehr großen Aufwands stehen. **Abbildung 8-5** zeigt Methoden der Personalauswahl in der Übersicht.

8.4.2.1
Klassische Methoden der Mitarbeiterauswahl

Analyse der Bewerbungsunterlagen mit anschließendem Auswahlinterview

In den meisten Unternehmen im Gesundheitswesen konzentriert sich die Mitarbeiterauswahl auf einen zunächst durchgeführten Check der Bewerbungsunterlagen, dem bei einem positiven Ergebnis ein Bewerbungsinterview folgt. Der Bewerbungsunterlagen-Check dient i. d. R. dazu, sich ein erstes Bild von einem potenziellen Bewerber zu machen. Die zentrale Frage betrifft hier eine grundsätzliche Übereinstimmung zwischen dem Bewerberprofil und dem Profil der zu besetzenden Stelle (Fokus Fachkompetenz: Ausbildung, Spezialkenntnisse, Erfahrungen). Auf der Grundlage der gesammelten Erkenntnisse aus den Bewerbungsunterlagen wird eine Entscheidung gefällt, ob der Bewerber zu einem Interview eingeladen wird oder ob ihm eine Absage erteilt wird (Schuler, 1996).

Für die optimale Verwertung von Bewerbungsunterlagen liegen derzeit noch wenig wissenschaftliche Erkenntnisse vor. Die Aussagekraft einzelner Aspekte darf jedoch auf keinen Fall überschätzt werden. So kann die Bewertung

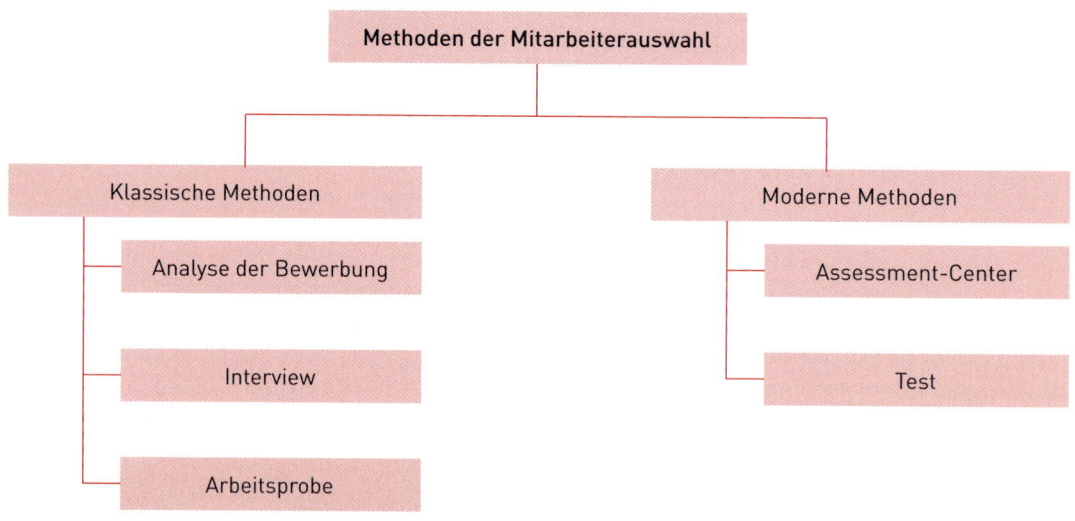

Abbildung 8-5: Methoden der Personalauswahl

der formalen Aspekte durchaus Rückschlüsse auf die Motivation des Bewerbers, eine neue Stelle zu finden und/oder auf seine Einstellung zum Thema Ordnung und Sorgfalt zulassen. Hierbei kann es jedoch leicht zu einer Fehlbewertung kommen, wenn der Bewerber seine Bewerbungsunterlagen z.B. von einem Bewerbungsbüro hat erstellen lassen. Diese finden sich mittlerweile in fast jeder Arbeitsagentur und bieten eine für den Bewerber entgeltfreie Unterstützung an. Auch Anschreiben und Lebenslauf können hier gestaltet worden sein. Erheblich aussagekräftiger sind dagegen sicherlich die Zeugnisse. Erzielte Noten und besuchte Fortbildungen lassen Rückschlüsse auf die Fachkompetenz des Bewerbers sowie dessen Bereitschaft zur ständigen Weiterentwicklung zu. Auch Arbeitszeugnisse sind aussagekräftig. Bei der Analyse sollte jedoch vor allem die Frage im Vordergrund stehen, ob derjenige, der das Zeugnis erstellt hat, auch wirklich Zeugnisse schreiben konnte. Die Analyse unter Zuhilfenahme des so genannten Zeugniskodes führt in vielen Fällen zu Fehlurteilen.

Exkurs: Arbeitszeugnis

Die Analyse eines Arbeitszeugnisses, das von einer 59-jährigen Pflegedienstleiterin verfasst wurde, führte in eine völlig falsche Richtung, da die Verfasserin den Zeugniscode nicht kannte und ein durch positive Emotionen geprägtes Zeugnis erstellte. Die Formulierung: «*Wir wünschen Ihnen für die Zukunft alles erdenklich Gute!*» wurde später auf Grund des Ausrufezeichens interpretiert als: «*Wir sind froh, dass Sie weg sind!*» Dabei handelt es sich in Wirklichkeit nur um eine ausgesprochen nett gemeinte Formulierung, der mit Hilfe des Ausrufezeichens besonderer Nachdruck verliehen werden sollte.

Nasemann (1996) zufolge sind jedoch neben einigen sehr fadenscheinigen Interpretationen auch relativ verbindliche Codes entstanden. Eine Auswahl ist in Tabelle 8-5 aufgeführt.

Die Analyse der Berufserfahrung führt eher seltener zu Fehlurteilen. Hobbys sowie ein außerberufliches Engagement lassen in vielen Fällen Rückschlüsse auf Kriterien wie z.B. Leistungsmotivation, Kreativität und Mobilität zu.

Auswahl- oder Einstellungsgespräche sind nach der Auswertung der Bewerbungsunterlagen die verbreitetste Methode der Personalauswahl (Schuler, 1996). In Anbetracht dessen, dass das Interview der erste Kontakt des vielleicht neuen Mitarbeiters zu einem Unternehmen ist, sollte das Gespräch gut vorbereitet werden. Ein reibungsloser Ablauf ist als eine Selbstverständlichkeit anzusehen. Im Rahmen der Vorbereitung eines Bewerbungsgesprächs muss auch die Frage nach den Gesprächsteilnehmern Berücksichtigung finden. Eine Analyse zahlreicher Stellenbeschreibungen zeigte, dass neben dem Geschäftsführer oder -inhaber einer Einrichtung auch die Pflegedienstleitung Auswahlgespräche führen sollte. Hinsichtlich der Besetzung mancher Positionen ist sogar das Führen eines gemeinsamen Auswahlgesprächs sinnvoll. Die Gefahr einer Wahrnehmungsverzerrung wird auf diese Weise deutlich verringert. Auch ein Auswahlgespräch im Kreis des Mitarbeiterteams erfreut sich zunehmender Beliebtheit. Dies erscheint vor allem auf Grund der Tatsache angemessen, dass ein neuer Mitarbeiter nach seiner Einstellung den meisten Kontakt mit den alten Mitarbeitern haben wird. Zur frühen Einbindung des neuen Mitarbeiters in das bestehende Team und zur Förderung der Akzeptanz des neuen Teammitglieds kann die Integration der Teammitglieder in den Prozess der Mitarbeiterauswahl eine entscheidende Maßnahme sein.

Beispiel

In der Pflegeheim Sonnenschein GmbH sind bei der Auswahl eines Mitarbeiters für die Pflege unterschiedliche Personen beteiligt. Herr und Frau Meinolf führen in ihren Funktionen als Geschäftsführer bzw. Heimleiter und Pflegedienstleiterin ein erstes Auswahl-

Tabelle 8-5: Mehr oder weniger verbindliche Beurteilungen aus dem Zeugniscode

Zusammenfassende Leistungsbeurteilung	
Sehr gut	«Er hat die ihm übertragenen Aufgaben stets zu unserer vollsten Zufriedenheit erledigt.»
Gut	«Er hat die ihm übertragenen Aufgaben stets zu unserer vollen Zufriedenheit erledigt.»
Befriedigend	«Er hat die ihm übertragenen Aufgaben zu unserer vollen Zufriedenheit erledigt.»
Ausreichend	«Er hat die ihm übertragenen Aufgaben stets zu unserer Zufriedenheit erledigt.»
Mangelhaft	«Er hat die ihm übertragenen Aufgaben im Großen und Ganzen zu unserer Zufriedenheit erledigt.»
Ungenügend	«Er hat sich bemüht, die ihm übertragenen Aufgaben zu unserer Zufriedenheit zu erledigen.»

Besondere Leistungsbeurteilung	

Fachwissen

Sehr gut	«… beherrschte sein Arbeitsgebiet umfassend.»
Gut	«… arbeitete sicher und selbstständig.»
Befriedigend	«… fand brauchbare Lösungen.»
Ausreichend	«… zeigte das entsprechende Fachwissen.»

Arbeitsbereitschaft

Sehr gut	«… zeigte stets Initiative, großen Fleiß und Eifer.»
Gut	«… zeigte Initiative, großen Fleiß und Eifer.»
Befriedigend	«… zeigte Initiative, Fleiß und Eifer.»
Ausreichend	«… zeigte bei entsprechendem Anstoß Fleiß und Eifer.»

Führungsverhalten

Sehr gut	«… war aufgrund seiner Führungsleistungen als Vorgesetzter voll anerkannt und allseits beliebt.»
Gut	«… war aufgrund seiner Führungsleistungen als Vorgesetzter anerkannt und beliebt.»
Befriedigend	«… wurde im Großen und Ganzen als Vorgesetzter geschätzt und anerkannt.»
Ausreichend	«… war ein nicht unbeliebter Vorgesetzter.»

Zuverlässigkeit

Sehr gut	«… war immer pflichtbewusst und stets zuverlässig.»
Gut	«… war pflichtbewusst und zuverlässig.»
Befriedigend	«… war durchaus pflichtbewusst und zuverlässig.»
Ausreichend	«… war meistens zuverlässig.»

gespräch. Meist wird hieran schon die Wohnbereichsleitung des Wohnbereichs beteiligt, in dem der neue Mitarbeiter eingesetzt werden soll. Nach diesem Gespräch findet grundsätzlich eine Begehung des Hauses statt, bevor der Bewerber ein Teamgespräch mit den Mitarbeitern dieses Wohnbereichs führt. Gemeinsam mit den an der Auswahl beteiligten Personen wird abschließend eine Entscheidung getroffen, ob der Bewerber eingestellt werden soll.

In der Praxis kommen unterschiedliche Gesprächsformen zur Anwendung. Neben freien Gesprächsformen – diese stellen die häufigste Gesprächsform in pflegerischen Einrichtungen dar – werden teilstrukturierte und vollstrukturierte Varianten mit standardisierten Abläufen und Fragestellungen eingesetzt. Die gestellten Fragen beziehen sich auf Berufsausbildung und -erfahrung, auf aus dem Lebenslauf abgeleitete Fragen und gelegentlich auch auf persönliche Bereiche. Mit so genannten *situationalen Fragen* («Stellen Sie sich vor, Ihre Frau wäre zu Besuch bei ihren Eltern und Ihr 6-jähriger Sohn wird an einem Arbeitstag morgens plötzlich krank. Was würden Sie tun?») und *biografischen Fragen* («Berichten Sie mir bitte, wann Sie in der letzten Zeit nicht zur Arbeit gehen konnten. Was war die Ursache? Was taten Sie?») kann der Bewerber mit berufsrelevanten Situationen konfrontiert werden, die spontan beantwortet werden müssen und Rückschlüsse auf sein zukünftiges Arbeitsverhalten erlauben (Staufenbiel/Rösler, 1999).

Die Antworten des Bewerbers, Eindrücke des Gesprächsverlaufs sowie sein nonverbales Verhalten werden schließlich zu einem Urteil zusammengefasst und schriftlich festgehalten. Vor allem die Vorbereitung der Fragen hat dabei entscheidenden Einfluss auf die Güte des Ergebnisses.

Viele Personalverantwortliche haben in diesem Vorgehen im Laufe der Zeit eine große Routine entwickeln können. Dennoch liegt das größte Problem bei den zwar erfahrenen, aber vielfach nicht ausreichend geschulten Personalverantwortlichen. Insbesondere im ambulanten Bereich sowie in der Mehrzahl der Altenheime wurden die wenigsten Führungskräfte im Laufe ihrer Karriere mit wichtigen eignungsdiagnostischen Grundlagen konfrontiert. Eine Qualifizierung in diesem Bereich dahingehend, dass die zukünftige Auswahl auf einer fundierten psychologischen Basis aufbauen kann, erscheint dringend notwendig. Insbesondere vor dem Hintergrund der enormen monetären und zeitlichen Verluste, die mit einer nicht optimalen Besetzung verbunden sind, erhalten diese Überlegungen starkes Gewicht.

Arbeitsproben

Arbeitsproben im herkömmlichen Sinne bezeichnen standardisierte Aufgaben oder Tests, bei denen erfolgsrelevantes Arbeitsverhalten ausgeführt werden muss. Im weiteren Sinne können hierunter jedoch auch weniger standardisierte Methoden zusammengefasst werden. Von einer Bewerberin für die Stelle der Pflegedienstleitung könnte eine Arbeitsprobe z.B. im Bereich der Dienstplangestaltung verlangt werden. Hier könnte ein komplexes Problem in einen Dienstplan eingearbeitet werden, das in einer vorgegebenen Zeit von der Bewerberin gelöst werden muss. Die Kompetenz beim Lösen komplexer Probleme und im Umgang mit einem Dienstplan kann auf diese Weise sehr gut überprüft werden.

8.4.2.2
Neuere Methoden der Mitarbeiterauswahl

Fragen zur Erhöhung der Prognosegenauigkeit im Rahmen der Bewerberauswahl beschäftigen Wissenschaftler und Praktiker gleichermaßen. Mittlerweile stehen unzählige Methoden zur Verfügung, die den Anspruch erheben, ausgewählte Erfolgskriterien überprüfen zu können.

Assessment-Center
Im Assessment-Center werden verschiedene eignungsdiagnostische Methoden sinnvoll mitein-

ander kombiniert. Zielgruppe dieser Verfahren – die zwischen einem halben Tag und insgesamt drei Tagen dauern – sind meist Führungskräfte. Allerdings können auch z. B. Krankenpflegeschulen bei der Auswahl von Schülern große Erfolge mit diesem Verfahren erzielen. Zu den im Kontext der Assessment-Center häufig zum Einsatz kommenden Verfahren zählen Gruppendiskussionen, Postkorb-Übungen (eine größere Menge an Schriftstücken muss in einer vorgegebenen Zeit bearbeitet werden), Präsentationen, Fallstudien und Planspiele.

Hinsichtlich des vorhersagbaren Berufserfolgs liegen zahlreiche positive Belege vor. Auf Grund des großen Aufwands bei der Konstruktion, Durchführung und Auswertung bleibt dieses Verfahren jedoch eher großen Einrichtungen vorbehalten.

Tests

Tests sind standardisierte Messinstrumente, mit denen bestimmte Personenmerkmale erfasst werden können. Im Rahmen der Personalauswahl beschränkt man sich auf die Verfahren, mit denen Aussagen hinsichtlich wichtiger Kriterien für den späteren Berufserfolg getroffen werden können (Schuler/Höft, 2001). Hier sind als Beispiele zu nennen:

- allgemeine Intelligenztests
- Tests spezifischer kognitiver Fähigkeiten
- Tests der Aufmerksamkeit und Konzentration
- Tests sensorischer und motorischer Leistungen
- sonstige Leistungstests
- allgemeine Persönlichkeitstests
- spezifische Persönlichkeitstests sowie
- Einstellungs-, Motivations- und Interessenstests.

Vorteile für die praktische Anwendung bieten insbesondere computergestützte Testverfahren. Die Vorgabe erfolgt hierbei individuell am Bildschirm, sodass keine weitere Kontrolle durch einen Testleiter erforderlich ist. Vorgabe, Auswertung und Standardisierung der Ergebnisse erfolgen vollständig automatisch und fehlerfrei. Bei manchen computergestützten Testsystemen und -bibliotheken steht sogar eine Vielzahl von Instrumenten zur Verfügung, die für die Bewerberauswahl, auch im Bereich der *Softskills*, speziell entwickelt wurden (Loffing/Wottawa, 2002).

Was in jedem Fall vor dem Einsatz solcher Verfahren geleistet werden muss, ist eine besonders sorgfältige Anforderungsanalyse an die spätere berufliche Tätigkeit bzw. die Ausbildung. Es gibt nicht den «Pflegeberufetest», sondern man muss für die einzelne Stellenbesetzung bzw. bei der Auswahl für berufliche Ausbildungen sorgfältig überlegen, welche konkreten Anforderungen bestehen, und auf dieser Basis aus den verfügbaren Testdimensionen jene auswählen, die tatsächlich für die Entscheidungsfindung nützlich sind. Im Eligo-Testsystem beispielsweise gibt es 98 verschiedene Testskalen zur Auswahl (www.eligo.de). Für einen typischen Pflegeberuf sind folgende Testdimensionen denkbar:

- kognitive Leistungsfähigkeit (wie z. B. verbale Denkfähigkeit, Prozessdenken, allgemeine Problemlösefähigkeit)
- Gedächtnisleistungen (vor allem, wenn es um die Frage der Eignung zu anspruchsvollen Ausbildungen geht)
- Konzentrationsfähigkeit (wie z. B. Daueraufmerksamkeit)
- emotionale und soziale Kompetenzen (wie z. B. richtiges Wahrnehmen von Gesprächssituationen, aktives Durchsetzen, angemessener Umgang mit Kritik und Konflikten, zielorientierte Kooperation)
- Fragen der Kunden- und Patientenorientierung (wie z. B. Einfühlungsvermögen, Selbstbeobachtung, Leistungsmotivation, Dienstleistungsbereitschaft)
- Aspekte der Teamfähigkeit (wie z. B. Umgang mit Kritik, Kontaktstreben, einfühlsamer bzw. sachorientierter Umgang mit Anderen, bevorzugter Kooperationsstil im Sinne von unabhängig vs. kollegial)

- Arbeitsstile (wie z. B. spontanes vs. überlegtes Handeln, Entschlussfähigkeit, Niveau des Anspruchs an die eigene Leistung, Exaktheit bei der Leistungserbringung) und
- Belastbarkeit (wie z. B. mangelnde Erholungsfähigkeit, Frustrationstoleranz, Umgang mit Misserfolgen, Ungeduld).

Man sollte daher eine Auswahl nach der besonderen Wichtigkeit für die jeweilige Tätigkeit bzw. Ausbildung treffen. Außerdem muss im Rahmen dieser Anforderungsanalyse festgelegt werden, welche Ausprägungsgrade auf den einzelnen Dimensionen erforderlich erscheinen. Hier geht es also um die Frage, ob für eine bestimmte berufliche Position die Konzentrationsleistung beispielsweise höher sein muss als beim Durchschnitt der Bevölkerung oder sogar im obersten Viertel zu liegen hat, ob die Dienstleistungsbereitschaft deutlich über dem Durchschnitt liegen muss etc. Diese Überlegungen ergeben dann für jede ausgewählte Testdimension den «zulässigen Bereich», in dem die Ergebnisse jener Bewerber, die man in die engste Wahl ziehen möchte, nach Möglichkeit liegen sollten.

Die Testdurchführung mit Eligo erfolgt prinzipiell an einem PC, wobei die Dauer abhängig von der Anzahl der zu überprüfenden Kriterien ist. Die Auswertung, die knappe zehn Sekunden pro Bewerber dauert, erfolgt unmittelbar nach der Testung. Damit besteht die Möglichkeit, die Bewerber «zeitversetzt» einzuladen. Der erste Bewerber wird kurz begrüßt und interviewt, dann führt er die Testung am PC durch, während der zweite, dritte etc. Bewerber interviewt werden kann und jeweils zeitversetzt mit der Testung beginnt. Nach Ende der Testung des ersten Bewerbers sieht die für die Einstellung verantwortliche Person sofort dessen Ergebnisse und kann das weitere Interview gezielt auf den Resultaten aufbauen. Bestehen z. B. Hinweise auf eine fehlende Dienstleistungsmentalität oder auf eine zu geringe Konzentrationsfähigkeit, lässt sich anhand entsprechender Interviewfragen überprüfen, ob hier eventuell Missverständnisse oder Messfehler bei der Testung vorliegen oder sich vergleichbare Hinweise auch tatsächlich im Lebenslauf oder im Interviewverhalten des Bewerbers zeigen.

Als Hauptvorteile des Computereinsatzes sind die hohe Objektivität bei der Durchführung und die schnelle und fehlerfreie Auswertung hervorzuheben. Hinzu kommt eine Zeitersparnis, da ein Bewerbungsinterview im Falle eines schlechten Ergebnisses ganz entfällt oder bei einem positiven Ergebnis deutlich verkürzt werden kann. Letzteres erscheint möglich, da die relevanten Kriterien für den Berufserfolg bereits getestet wurden und im Bewerbungsinterview nur noch offene Fragen und eine grundsätzliche Passung geklärt werden müssen. Selbstverständlich erfordert auch der Einsatz dieser Verfahren genaue Kenntnisse in der speziellen Anwendung. Die Hersteller dieser Produkte bieten vielfach Schulungen an, mit denen diese Wissenslücke geschlossen werden kann. Zum Teil kann die Auswertung jedoch auch als Dienstleistung des Herstellers in Anspruch genommen werden. Man erhält ein detailliertes Gutachten, auf dessen Grundlage ein weiteres Gespräch genau geplant und eine Entscheidung vorbereitet werden kann.

Vor allem als Ergänzung zu den bereits oben beschriebenen klassischen Methoden der Mitarbeiterauswahl können computerunterstützte Testverfahren sinnvoll zum Einsatz kommen. Die Prognosegenauigkeit wird auf diese Weise in vielen Fällen signifikant erhöht.

8.5
Personaleinführung bzw. Implacement

Die Einführung neuer Mitarbeiter sollte systematisch geplant, realisiert und evaluiert werden (Becker, 1999; Engelhardt, 2006). Nur so kann bereits im Rahmen der *betrieblichen Sozialisation* – die auf eine emotionale, atmosphärische Integration des Mitarbeiters sowie auf Qualifizierungsmaßnahmen zur kompetenten Wahrnehmung der übertragenen Aufgaben abzielt – ein erster und entscheidender Beitrag zum Personalmarketing und damit auch zum langfristigen Unternehmenserfolg geleistet werden.

8.5.1
Methoden der fachlichen Einarbeitung neuer Mitarbeiter

Viele Einrichtungen nutzen ineffektive Methoden der Einarbeitung neuer Mitarbeiter. Becker (1999) diskutiert in diesem Zusammenhang drei Extremstrategien der Einarbeitung, die alle mit erheblichen negativen Konsequenzen für den neuen Mitarbeiter, das Unternehmen und letztendlich auch den Patienten einhergehen. Berücksichtigt werden sollten in der Praxis dagegen effektive integrative Strategien (Abb. 8-6). Beide werden nachfolgend erläutert.

8.5.1.1
Ineffektive Extremstrategien

Im Rahmen der «Schonstrategie» wird der neue Mitarbeiter durch einfache Aufgaben nur wenig beansprucht. Er bekommt großzügige Zeitvorgaben und kaum *Feedback*. Dieses auf den ersten Blick gut gemeinte Vorgehen birgt zahlreiche Gefahren. Neben der für den neuen Mitarbeiter geringeren Möglichkeit einer Bewährung, mit der das Selbstbewusstsein gestärkt werden könnte, bleibt zu befürchten, dass ein neuer Mitarbeiter in einem ambulanten Pflegedienst sich schnell an eine «Schontour» gewöhnt oder die anderen Mitarbeiter Unverständnis für die eigene Benachteiligung zeigen. Eine weitere große Gefahr besteht darin, dass die unter Umständen zusätzlich verfügbare Zeit beim Patienten verbracht wird, der mitunter keine Erklärung für die unterschiedlichen zeitlichen Ressourcen der Pflegekräfte findet, wodurch der ambulante Pflegedienst in einen unnötigen und zeit- und nervenraubenden Erklärungszwang gerät.

Bei der «Wirf-ins-kalte-Wasser-Strategie» und der extremeren «Entwurzelungsstrategie» wird der neue Mitarbeiter ohne Einarbeitung vom ersten Arbeitstag an mit schwierigen Arbeitsaufgaben und hoher Verantwortung konfrontiert. Eine notwendige Unterstützung fehlt. Misserfolgserlebnisse, die die Motivation und das Selbstbewusstsein des neuen Mitarbeiters negativ beeinflussen sind vorprogrammiert. Schlimmstenfalls können Verunsicherung und Hilflosigkeit auftreten. Problematisch ist dabei auch, dass sich dies auf die Tätigkeit des Mitarbeiters und damit auf die Pflege am Patienten auswirken kann.

8.5.1.2
Effektive Strategien

Ein geeignetes Modell zur Einarbeitung neuer Mitarbeiter sollte unterschiedliche Kriterien erfüllen (Neuberger, 1994; Ergelhardt, 2006). Zum einen muss eine vollständige Einarbeitung ge-

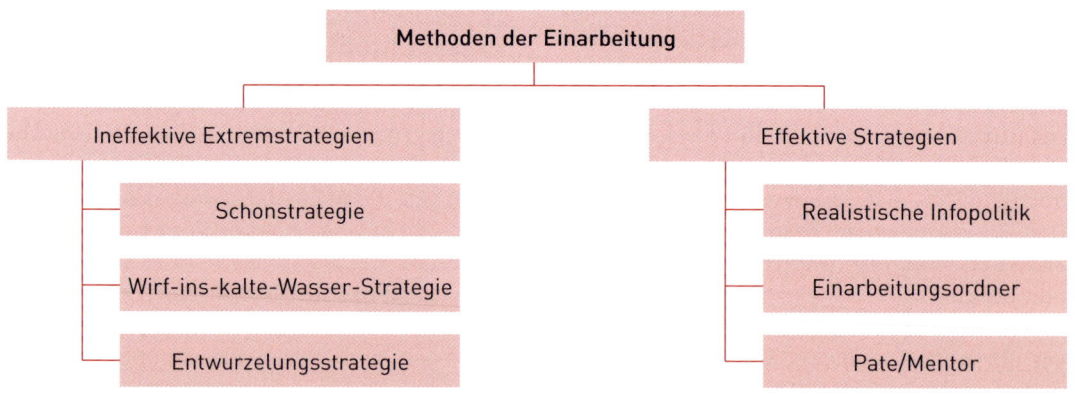

Abbildung 8-6: Methoden der Einarbeitung

währleistet werden, was wiederum bedeutet, dass der Mitarbeiter sämtliche für ihn wichtigen Informationen erhält. Zum anderen sollte der Aufwand sowohl für den Mitarbeiter als auch für die für die Einarbeitung verantwortliche Person so gering wie möglich und so groß wie nötig gehalten werden. Monetäre Überlegungen sowie die bereits oben diskutierten hohen Belastungen der Mitarbeiter können hier als Gründe für eine wünschenswerte Aufwandoptimierung angeführt werden.

In einem von Loffing entwickelten *Modell zur effektiven Einarbeitung neuer Mitarbeiter* für die ambulante Pflege erfahren diese Aspekte ausreichend Berücksichtigung (2001a). Grundlage des Modells stellt dabei ein so genannter update-fähiger Einarbeitungsordner dar, in dem alle für den Mitarbeiter relevanten Aspekte des Unternehmens beschrieben werden. Im Einzelnen finden sich darin wichtige Informationen zur Aufbau- und Ablauforganisation sowie alle weiteren wichtigen allgemeinen Informationen. Eine didaktisch sinnvolle Gestaltung dieses Ordners, der auch nach der Einarbeitungsphase jedem Mitarbeiter zugänglich sein sollte, erhöht den Lernerfolg maßgeblich und sollte dementsprechend gewährleistet werden. Die in vielen Einrichtungen insbesondere in der Anfangsphase der Einarbeitung übliche Unterstützung durch einen Paten muss ebenfalls beibehalten werden. Unter anderem das Kennenlernen der Touren und Patienten in der ambulanten Pflege kann auf diese Art und Weise am Besten gewährleistet werden. Notwendige Voraussetzung dafür stellt die Auswahl und anschließende Schulung eines geeigneten Paten dar. Dem Paten stehen als Hilfsmittel Checklisten zur Verfügung, in denen alle Inhalte der Einarbeitung aufgeführt sind. Hierüber wird auch gewährleistet, dass der Mitarbeiter am ersten Tag alle für diesen Tag relevanten Dinge erlernt. Aspekte, die erst in der zweiten Woche von Bedeutung sind, werden damit auch erst zu diesem Zeitpunkt vermittelt. Der Vorteil besteht vor allem darin, dass der Mitarbeiter kognitiv nicht überfrachtet wird. Lässt man ihn in einer solchen Checkliste die einzelnen Punkte unter-

zeichnen, so hat man auch zu einem späteren Zeitpunkt einen klaren Hinweis darauf, dass dem neuen Mitarbeiter entsprechende Inhalte mitgeteilt wurden. In Kombination mit einem einführenden Training durch den Geschäftsinhaber sowie einem Training mit der Pflegedienstleitung und einer abschließenden Lernerfolgskontrolle wird die Einarbeitung in diesem Modell abgerundet. Die Zeitangaben sind dabei variabel und hängen von der Lernfähigkeit des neuen Mitarbeiters sowie der zu besetzenden Position und den damit einhergehenden Aufgaben ab. Diese Methode der Einarbeitung entfaltet weitere Vorteile im Verlauf der Tätigkeit jedes neuen Mitarbeiters. So wird z. B. die Anzahl ungeklärter Fragen deutlich reduziert. Häufige Fehler, die neue Mitarbeiter begehen, können nahezu vollständig ausgeschlossen werden. Die Zufriedenheit des neuen Mitarbeiters und aller anderen Beschäftigten steigt signifikant mit der sinkenden Fehlerrate. In Bezug auf die Patienten lassen sich ebenfalls positive Konsequenzen ableiten, die mit den gerade diskutierten Vorteilen einer optimierten Einarbeitung einhergehen.

8.5.2
Maßnahmen zur sozialen Integration neuer Mitarbeiter

Neben der fachlichen Einarbeitung des neuen Mitarbeiters ist eine soziale Einführung wichtig. Diese übernimmt i. d. R. der direkte Vorgesetzte, den der Mitarbeiter ja bereits aus dem Vorstellungsgespräch kennt. Der neue Mitarbeiter sollte seine Arbeitskollegen, Vorgesetzten sowie wichtige Stabsmitarbeiter kennen lernen. Er muss lernen, wer in welchem Bereich sein Ansprechpartner ist. Die meisten Unternehmen nutzen die erste Arbeitswoche auch für eine soziale Einführung in den neuen Kollegen- und Vorgesetztenkreis des eingestellten Mitarbeiters. Am ersten Tag erfolgt ein Kennenlernen der unmittelbaren Teamkollegen. Auch informelle Regeln werden auf diese Weise gelernt.

Beispiel

Ein neuer Mitarbeiter in der Pflegeheim Sonnenschein GmbH beginnt seinen ersten Arbeitstag mit einem gemeinsamen kleinen Frühstück im Kreise seiner neuen Kollegen. Dies findet statt, bevor die ersten Bewohner versorgt werden. Meist befindet sich auf dem Tisch auch eine kleine Vase mit einer Blume für den neuen Mitarbeiter sowie eine Willkommenskarte, die jeder Mitarbeiter unterschrieben hat. Im Hause Sonnenschein soll der erste Arbeitstag eines neuen Mitarbeiters mit «Sonnenschein» beginnen.

8.5.3
Sonstige Maßnahmen

Nicht vergessen werden darf, dass zwischen Arbeitgeber und Arbeitnehmer zu Beginn des Beschäftigungsverhältnisses ein wichtiger Unterlagentausch stattfinden muss (Olfert/Steinbuch, 1999). Das Unternehmen verlangt von einem neuen Mitarbeiter i.d.R. mindestens folgende Unterlagen:

- Lohnsteuerkarte
- polizeiliches Führungszeugnis
- Sozialversicherungsheft
- Personalfragebogen
- Arbeitserlaubnis (bei ausländischer Staatsangehörigkeit)
- Bescheinigung der Krankenkasse und
- weitere relevante Unterlagen.

Diese Unterlagen werden für die Anmeldung des Mitarbeiters und damit für die ordnungsgemäße Abführung der Sozialversicherungsbeiträge sowie das Anlegen der Personalakte und Personalkartei benötigt (s. Kap. 8.9.4). Im Gegenzug bekommt der Mitarbeiter ebenfalls zahlreiche Unterlagen. Der Arbeitsvertrag liegt meist schon vor dem Beschäftigungsbeginn vor. Zu den ferner benötigten Unterlagen können zählen:

- Einführungs- und Informationsmaterial

- Arbeits- und Betriebsordnung
- Betriebs- oder Werksausweis
- Schlüssel für Spind etc.
- Sicherheitsvorschriften und Unfallverhütungsregeln
- Einarbeitungsordner und
- weitere relevante Unterlagen.

Der Empfang ausgewählter Unterlagen oder Gegenstände (z.B. Schlüssel) muss quittiert werden.

Tabelle 8-6 gibt einen umfangreichen Überblick über die Maßnahmen im Zusammenhang mit der Einarbeitung eines neuen Mitarbeiters (von Eiff, 2006: 173).

8.6
Personalbeurteilung

Die Mitarbeiterbeurteilung ist ein effizientes Instrument im Personalmanagement, das in vielen Unternehmen zur Motivation, Mitarbeiterförderung und Karriereplanung eingesetzt wird. Erste Erfahrungen mit dem Vorgang der Beurteilung sammeln Pflegekräfte i.d.R. bereits im Rahmen ihrer Ausbildung. Die Beurteilung durch einen mehr oder weniger erfahrenen Praxisanleiter, Mentor oder sonstigen Verantwortlichen stellt auch heute noch ein entscheidendes Element auf dem Weg zum Pflegeexamen dar (Quernheim, 1997; Weeren, 2007).

8.6.1
Gründe und Zeitpunkte der Beurteilung

Selbstverständlich wird die Beurteilung von Schülern in der Alten- und Krankenpflege auch nach In-Kraft-Treten des Bundesgesetzes zur Ausbildung in diesen Berufen ein elementarer Bestandteil der Ausbildung sein. Durch eine Qualifizierung ausgewählter Mitarbeiter zu *Praxisanleitern* kann eine unter pädagogischen Gesichtspunkten sinnvolle und erfolgreiche praktische Ausbildung gewährleistet werden. Stärken und Schwächen werden bei der Begleitung durch Praxisanleiter transparent und können auf dem Weg zum Examen weiter gefördert

Tabelle 8-6: Einarbeitung neuer Mitarbeiter im Krankenhaus (Quelle: von Eiff, 2006: 173)

Vor dem 1. Arbeitstag	
Formalitäten	• Arbeitsvertrag • Personalbogen • Anschreiben zum Dienstbeginn (wann, wo, bei wem, Wegbeschreibung)
Arbeitsplatz	• Raum klären, ggf. Raumausstattung beschaffen • Bereitstellung notwendiger Arbeits- und Hilfsmittel (PC, Netzzugang, Werkzeug, Telefon, Telefonverzeichnis, Dienstvorschriften, Organigramm etc.) • Arbeitsschutzkleidung bzw. Arbeitskleidung bereitstellen
Am 1. Arbeitstag	
Begrüßung	• in kleinen Krankenhäusern von einem Vertreter der Klinikleitung • in großen Krankenhäusern von der Bereichsleitung • es sollte Zeit für ein persönliches Gespräch mit dem Vorgesetzten eingeplant werden
Informationsheft für neue Mitarbeiter	• Beschreibung des Krankenhauses (Historie, Lage, Aufteilung auf Kliniken etc.) • Ansprechpartner • Umfeld des Krankenhauses (Stadt/Kreis, Anbindung an Nahverkehr) • zentrale Dienstleistungen (z. B. Bibliothek, Kopiererei etc.) • Organigramm
Notwendige Unterlagen aushändigen	• Arbeitsordnung, Dienstvorschriften • Werksausweis • Unfallverhütungsbelehrung • Hinweise zur ärztlichen Eingangsuntersuchung
Orientierung am Arbeitsplatz	• Arbeitsplatz zeigen • Telefon, Faxgerät, E-Mail etc. erklären • wichtige Formularvordrucke zeigen • Zeiterfassung erläutern • direkte Kollegen und solche, zu denen Arbeitskontakte bestehen, vorstellen
Rundgang durch das Krankenhaus	• Räumlichkeiten • Umkleidemöglichkeiten • schwarze Bretter • Postfach • Sanitärräume • Serviceangebot (Cafeteria, Bibliothek etc.) • Mitarbeiterparkplätze zeigen und Parkplatzregelung erklären
Im Laufe der ersten Arbeitswochen	
Unternehmenskultur/Leitbild	• Sammeltermin: Einführung neuer Mitarbeiter bereichs- und berufsgruppenübergreifend. Eine solche Veranstaltung sollte von der Klinikleitung durchgeführt werden. • Leitbild aushändigen

bzw. ausgeglichen werden. Nicht nur zum Ende des Schülerpraktikums, sondern auch im Rahmen einer Zwischenbeurteilung sollte ein Schüler beurteilt werden, um ihm die Möglichkeit zur Verhaltensänderung einzuräumen. Besteht der ausdrückliche Wunsch nach einer Beurteilung, so muss diese unter Berücksichtigung von § 82 Betriebsverfassungsgesetz (BetrVG) auch außerhalb des eigentlichen Beurteilungsrhythmus vorgenommen werden.

Für die Beurteilung bereits examinierter sowie ungelernter Mitarbeiter können neben den zuvor für Schüler genannten Gründen weitere Gründe für eine Beurteilung angeführt werden:

- Ende der Probezeit
- im Rahmen der Versetzung und
- im Rahmen periodischer Beurteilungen.

Ein positiver Einfluss auf die Motivation der Mitarbeiter konnte bereits in zahlreichen Studien nachgewiesen werden (Gaugler/Ripke/Beyss/Foerst/Kunow/Roepke-Apel, 1981). Voraussetzung hierfür sind ein transparenter Beurteilungsprozess sowie ein geeignetes Beurteilungsverfahren. Ein Arbeitsklima, in dem der Einsatz von Beurteilungen auf Grund des erkannten Nutzens auch von den Mitarbeitern verlangt wird, wäre wünschenswert.

Neben Schülern und Mitarbeitern können sich selbstverständlich auch Vorgesetzte regelmäßig beurteilen lassen. Insbesondere im Zuge der positiven Erfahrungen mit *360°-Feedbacks*, bei denen Rückmeldungen von Mitarbeitern, Vorgesetzten und Kunden zusammenfließen, wird die Beurteilung von Vorgesetzten zukünftig ebenfalls weiter zunehmen. Diese Entwicklung ist zu begrüßen, denn je höher Mitarbeiter in der Unternehmenshierarchie aufsteigen, desto weniger Rückmeldungen bekommen sie in Bezug auf ihr Handeln. Dabei gewinnt gerade mit einem Aufstieg in der Hierarchie eine differenzierte kontinuierliche Rückmeldung, z. B. in Bezug auf das eigene Führungsverhalten, an Bedeutung. Verfolgt eine Führungskraft das Ziel, sich kontinuierlich weiterzuentwickeln, dann wird die Beurteilung durch die Mitarbeiter zu einer Selbstverständlichkeit. Positive Auswir-

kungen auf das Betriebsklima und die Entwicklung einer Kultur, in der der Nutzen von Mitarbeiterbeurteilungen erkannt und regelmäßige Beurteilungen verlangt werden, sind auf diese Weise zu erwarten.

8.6.2
Beurteilungskriterien

Sinnvoll erscheinen bei der vielschichtigen pflegerischen Tätigkeit sowohl eine Leistungs- als auch eine Persönlichkeitsbeurteilung. Dabei kann das Ermitteln der qualitativen und quantitativen Arbeitsleistung über das Prüfen und Messen von Zielabweichungen erfolgen. Eine Persönlichkeitsbeurteilung wird meist über das Erfassen so genannter *Schlüsselqualifikationen* vorgenommen. Um sich im Beruf zu behaupten, muss ein Mitarbeiter über angemessene Handlungskompetenz verfügen, die sich aus Fachkompetenz, Methodenkompetenz und Sozialkompetenz zusammensetzt (Weidlich, 1998; Weeren, 2007).

8.6.3
Beurteilungsarten

In der Literatur werden grundsätzlich drei Arten der Beurteilung differenziert:

1. freie Beschreibung
2. Erstellen einer Rangreihe
3. Beurteilen auf der Grundlage eines Beurteilungskatalogs.

Neben einer *freien Beschreibung* ist das einfache *Erstellen einer Rangreihe* – die Mitarbeiter werden hinsichtlich ausgewählter Kriterien zum Besten, Zweitbesten, Drittbesten etc. Mitarbeiter kategorisiert – möglich. Beide Beurteilungssysteme weisen jedoch zahlreiche Nachteile auf. Im Rahmen der freien Beschreibung – die ein großes Maß an Flexibilität bietet – können zwar zahlreiche wichtige Aspekte erfasst werden, eine Transparenz für den Mitarbeiter lässt sich auf diese Weise jedoch eher nicht erreichen. Ein notwendiger Abgleich von Selbst- und Fremdbeurteilung gestaltet sich ausschließlich auf der Basis einer freien Beschreibung ebenfalls sehr schwierig. In welchen übergeordneten Bereichen – Teamfähigkeit, Kommunikationsfähigkeit, Umgang mit Kollegen etc. – potenzielle Probleme liegen, lässt sich hier ebenfalls nur sehr schwer eruieren. Auch das Zuordnen in eine Rangreihe entpuppt sich in vielerlei Hinsicht als ausgesprochen problematisch und eher wenig aussagekräftig. Insbesondere der auf diese Weise geförderte Konkurrenzgedanke unter den Kollegen wirkt sich meist negativ auf zahlreiche Bereiche der Zusammenarbeit aus (Loffing, 1999, 2000).

Geeignet erscheint stattdessen das *Beurteilen auf der Grundlage eines Beurteilungskatalogs*. Auch hierbei sind jedoch zahlreiche Aspekte zu berücksichtigen, damit das Beurteilen nicht zum Verurteilen wird. Viele Merkmalskataloge, die in der Praxis zum Einsatz kommen, sind unausgereift und zeichnen sich durch zahlreiche Ungereimtheiten und Fehler aus. Diese Instrumente beinhalten die große Gefahr, dass die angestrebten Ziele nicht erreicht werden und sogar weitere negative Konsequenzen, z.B. in Form einer Verschlechterung des Arbeitsklimas unter den Mitarbeitern, erwartet werden müssen. Eine detaillierte Entwicklung gemeinsam mit den Mitgliedern des Teams sowie eine kontinuierliche Weiterentwicklung und Anpassung des Beurteilungsinstruments erscheinen notwendig (Weidlich, 1998; Weeren, 2007). Ausgehen sollte die Entwicklung eines Beurteilungsinstruments von der Frage nach den konkreten Beurteilungskriterien. Dabei sollte das Generieren von Beurteilungskriterien von den oben genannten Kompetenzen ausgehen. Ist dies geschehen, müssen die Kriterien in eine Form gebracht werden, die eine konkrete Beurteilung erlaubt. Das Augenmerk muss dabei darauf gerichtet werden, dass die Beschreibungen der Kriterien unterschiedlichen Bewertungen genügen. So spricht die Formulierung «jederzeit sehr gut belastbar» für eine sehr gute Bewertung des Kriteriums *Belastbarkeit*. Die Formulierung «gut belastbar» entspricht dagegen einer guten Bewertung, «gleichmäßig belastbar» einer befriedigenden Bewertung, «wenig belastbar» einer ausreichenden Bewertung und «nicht ausdauernd» einer mangelhaften Bewertung des zuvor genannten Kriteriums. Anhand eines weiteren Beispiels soll diese Vorgehensweise noch deutlicher gemacht werden. Beurteilt werden soll das nicht nur für Pflegeberufe wichtige Kriterium *Pflichtgefühl und Verantwortungsbewusstsein*. Die Formulierung «handelt sehr gewissenhaft» weist auf eine sehr gute Bewertung hin, «erledigt Arbeiten sorgfältig und gewissenhaft» stellt eine immer noch gute Bewertung dar, «erledigt Arbeiten ordentlich» ist eine befriedigende Beurteilung, «arbeitet oberflächlich» eine ausreichende Bewertung und «arbeitet flüchtig und nachlässig» eine mangelhafte Bewertung.

Beurteilungskriterien müssen zielabhängig, kompatibel mit übergeordneten Unternehmenszielen, allen bekannt und jederzeit einsehbar sein. Des Weiteren müssen sie regelmäßig kommuniziert und evaluiert werden. Sie müssen veränderbar und beobachtbar sein, und sie müssen dem Arbeitsbereich des Mitarbeiters entsprechen.

Eine konkrete Bewertung anhand von ausführlichen Beschreibungen der jeweiligen Kriterien erhöht die Güte der Beurteilung deutlich im Vergleich zu einem einfachen Notensystem. Darüber hinaus muss die konkrete Beschreibung von Arbeitssituationen an dieser Stelle Erwähnung finden. Konkret heißt in diesem Fall, dass Sie bei einem Vorfall – der Mitarbeiter arbeitet «oberflächlich» – Datum, Beteiligte und eine genaue Beschreibung des Vorfalls notieren.

Sollte im Unternehmen kein Beurteilungsbogen vorliegen, besteht die Möglichkeit, ein solches Instrument gemeinsam mit den Mitarbeitern zu entwickeln. Eine Steigerung der Akzeptanz ist auf diese Weise unter zusätzlichem Rückgriff auf die Kreativität der Mitarbeiter möglich.

Beispiel

Sehr positive Erfahrungen hat die Pflegedienstleiterin in der Pflegeheim Sonnenschein GmbH mit der gemeinschaftlichen Entwicklung eines Mitarbeiterbeurteilungsbogens gemacht. Zusammen mit den Wohnbereichsleitungen und ausgewählten Mitarbeitern wurde ein Bogen entwickelt, der allen Mitarbeitern vor der Einführung vorgelegt wurde. Für jeden Mitarbeiter bestand die Möglichkeit, eigene Ideen einfließen zu lassen und Kritik zu äußern. Anschließend wurde ein Formular entwickelt und freigegeben, das sich auch heute noch durch hohe Akzeptanz und Praktikabilität auszeichnet. Alle sechs Monate wird jeder Mitarbeiter und auch jeder Vorgesetzte beurteilt.

8.6.4
Beurteilungsablauf

Vor der Beurteilung eines Mitarbeiters im Rahmen eines Beurteilungsgesprächs muss selbstverständlich gründlich beobachtet und dokumentiert werden. Die Kriterien, die hier zu Grunde gelegt werden, müssen allen Mitarbeitern zugänglich und transparent sein. Ein zeitnahes Anerkennen bzw. Kritisieren darf dadurch jedoch nicht entfallen. Kontinuierliche Rückmeldungen durch den Vorgesetzten gehören auch nach Einführung eines Beurteilungssystems zu den wichtigen Führungsaufgaben eines Vorgesetzten. Die periodische Mitarbeiterbeurteilung – die meist einmal pro Jahr vorgenommen wird – stellt eine Zusammenfassung der Leistungen des Mitarbeiters sowie eine Überprüfung und Korrektur der Zielvereinbarungen dar. Berücksichtigt werden sollte auch, dass eine Abstimmung des Beurteilungstermins mit dem Mitarbeiter ausreichend langfristig erfolgt (Weeren, 2007).

Steht der Termin schließlich unmittelbar bevor, sollte eine geeignete Atmosphäre geschaffen werden. Es ist notwendig, ungestört ein Gespräch führen zu können. Ein «runder Tisch» und nicht der Schreibtisch sollte gewählt werden, an dem Führungskraft und Mitarbeiter sich gegenüber sitzen. Alle notwendigen Notizen und der Beurteilungsbogen müssen bereitliegen. Neben der inhaltlichen Vorbereitung ist auch eine mentale Vorbereitung notwendig.

Während der Beurteilung richtet die Führungskraft ihre volle Aufmerksamkeit auf den Prozess der Beurteilung. Eine vorausgehende gute Vorbereitung des Beurteilungsgesprächs sollte eine Selbstverständlichkeit sein. Im Rahmen der Eröffnung des Gesprächs ist partnerschaftliche Zuwendung wichtig, damit Gesprächsbereitschaft des Mitarbeiters entsteht. Aktives und verständnisvolles Zuhören sowie offene Fragestellungen werden im Rahmen der Beurteilung gerade zum Erfahren von Gedanken und Gefühlen wichtig. Selbstsicher anhand der Beispiele sollte schließlich beurteilt werden. Ein Vergleich erfolgt mit der Selbstbeurteilung des Mitarbeiters. Eine abschließende Beteiligung des Mitarbeiters an der *Zielvereinbarung* ist ebenfalls wichtig, damit er sich mit eben diesen identifiziert und diese auch wirklich aus eigener Kraft anstrebt (Kirchner, 1998). Die Terminierung der Maßnahmen trägt dabei maßgeblich zur Motivation und der daraus resultierenden Zielerreichung bei.

Im Anschluss an das Beurteilungsgespräch sollte das Gespräch anhand eines Selbsteinschätzungsbogens evaluiert werden, in dem reflektiert wird, ob beim Mitarbeiter Widerstand erzeugt wurde, er selbstsicherer wurde, ausreichend konkrete Maßnahmen vereinbart wurden, um die identifizierten Defizite aufzuarbeiten, beim Mitarbeiter Zuversicht in seine Fähigkeiten geweckt wurde. Im Anschluss an das Gespräch muss die Beurteilung vom Mitarbeiter unterzeichnet werden und mitsamt den Notizen über die Zielvereinbarungen sowie etwaige Kommentare des Mitarbeiters zur Beurteilung in seiner Personalakte abgeheftet werden (Weeren, 2007).

8.6.5
Kritik an Mitarbeiterbeurteilungen

Die Kritik an Mitarbeiterbeurteilungen bezieht sich auf unterschiedliche Aspekte. Berechtigt erscheint sie vor allem dann, wenn kein geeignetes Beurteilungsinstrument zur Verfügung steht. Wie bereits weiter oben diskutiert wurde, ist der Erfolg primär von dem vorliegenden Beurteilungsbogen und den darin operationalisierten Beurteilungskriterien abhängig. Des Weiteren bezieht sich die Kritik auf *Beurteilungsfehler*, denen die Mitarbeiter im Beurteilungsprozess unterliegen. Auch in diesem Fall erscheint die Kritik vielfach berechtigt. Man stelle sich einen Schüler vor, der im Rahmen seines Praxiseinsatzes in einem ambulanten Pflegedienst primär durch Unzuverlässigkeit (häufiges Zu-spät-Kommen, unentschuldigtes Fehlen), schlechte Fachkenntnis und daraus resultierende gefährliche Pflege, Missachten der Hygieneregeln und schlechtes Teamverhalten (bringt sich nicht ein, nimmt keine Kritik an) auffällt. Selbst nach der Zwischenbeurteilung und zahlreichen konkreten Hilfestellungen sieht sich dieser Schüler nicht in der Lage, seine Defizite abzustellen. Der Meinung des Praxisanleiters nach müsste man dieses mangelhafte Verhalten auch in das Abschlussurteil aufnehmen. Aus sozialer Rücksichtnahme wird jedoch oft die Gesamtleistung noch mit «ausreichend» bewertet. In diesem Fall unterliegt man einem klassischen Beurteilungsfehler, der so genannten «Tendenz zur Milde». Das heißt, dass eine mildere Beurteilung als die eigentlich zutreffende vorgenommen wird. Viele Praxisanleiter standen sicherlich schon einmal vor eben dieser oder zumindest einer ähnlichen Entscheidung und haben Milde walten lassen. Ob man dem betroffenen Schüler damit im Endeffekt wirklich weitergeholfen oder ihm eher geschadet hat, da er sich vielleicht weiter durch die Ausbildung «mogelte» und erst im Examen mehrfach durchfiel, bleibt an dieser Stelle unbeantwortet. Die Kritik an dem Vorgang der Beurteilung wird jedoch deutlich. Zahlreichen weiteren Beurteilungsfehlern können wir unterliegen. Bremm (1997) unterscheidet dabei insgesamt drei Gruppen von Beurteilungsfehlern:

1. Wahrnehmungsverzerrungen
2. Maßstabsprobleme
3. bewusstes Verfälschen.

Diese werden in Tabelle 8-7 näher beschrieben. Das Vermeiden dieser Beurteilungsfehler sollte im Vordergrund der Bemühungen um eine ob-

Tabelle 8-7: Typische Beurteilungsfehler (Quelle: Bremm, 1997)

Beurteilungsfehler: Wahrnehmungsverzerrungen
• Überstrahlungen: ausgehend von einer einzelnen guten/schlechten Leistung wird ein Gesamturteil gefällt
• Recency-Effekt: Beurteilung aufgrund eines kürzlichen Ereignisses
• Primacy-Effekt: Beurteilungen aufgrund des ersten Eindrucks
• Kleber-Effekt: unbewusste schlechte Einschätzung länger nicht beförderter Mitarbeiter
• Statusfehler: Mitarbeiter höherer Ebenen werden tendenziell besser beurteilt
• Lorbeer-Effekt: Fixieren auf in der Vergangenheit erreichte Lorbeeren
• Vorurteile

Beurteilungsfehler: Maßstabsprobleme
• Tendenz zur Milde
• Tendenz zur Strenge
• Sympathie
• Antipathie

Beurteilungsfehler: bewusstes Verfälschen
• Egoismus/Mikropolitik: jemanden bewusst besser/schlechter beurteilen

jektive Beurteilung stehen. Eine gründliche Vorbereitung sowie geeignete Beurteilungskriterien leisten hierzu einen großen Beitrag. Das Bewusstmachen der Subjektivität der eigenen Wahrnehmung und die kontinuierliche Evaluation der eigenen Beurteilung tragen neben einer Schulung der Beurteilungsfähigkeit zusätzlich zu einer Prävention von Beurteilungsfehlern bei. Auch das Wahren der Neutralität und das Vermeiden von Vorurteilen sind als Kennzeichen einer guten Führungskraft im Rahmen der Fehlerprävention wichtig.

Die Beurteilung von Mitarbeitern kann unter Berücksichtigung der genannten Aspekte maßgeblich zur Steigerung der Motivation der Mitarbeiter, zu einer höheren Passung zwischen Anforderungen und Fähigkeiten der Mitarbeiter und somit zu einer qualifizierteren Leistungserbringung beitragen. Grund genug, um Mitarbeiterbeurteilungen zukünftig verstärkt in der Pflege einzusetzen. Schließlich kommen Mitarbeiterbeurteilungen nicht nur dem Betrieb, sondern gerade auch dem Mitarbeiter zu Gute (Knebel, 1995; Weeren, 2007). Denkt man die Kette von Kausalverknüpfungen ausgehend von diesen Vorteilen weiter, so wird deutlich, dass Mitarbeiterbeurteilungen letztendlich auch einen Beitrag dazu leisten, den Patienten in den Mittelpunkt aller Bemühungen zu rücken (s. Kap. 9.2) (Gremmel-Thomas/Petrachi, 1998).

8.7
Personalentwicklung

Eine im Gesundheitswesen bislang vielfach vernachlässigte personalwirtschaftliche Aufgabe stellt die *Personalentwicklung* dar. Ohne prospektiven Plan und eher punktuell wurde lange Zeit Personalentwicklung betrieben. Hohe Absentismus- und Fluktuationsraten sowie umfassende Reformen im Gesundheitswesen fordern allerdings zunehmend ein Personalmanagement, das auf die «Pflege» des *Humankapitals* ausgerichtet ist. Erfolgreich sind die Unternehmen, die eine strategieorientierte Personalentwicklung zu einer Managementaufgabe höchs-

ter Priorität gemacht haben. Positive Ergebnisse der Evaluation von Personalentwicklungsmaßnahmen hinsichtlich unterschiedlicher Produktivitätskriterien, wie z.B. Arbeitsleistung, Rückzug und Störungen, befürworten, dass der Personalentwicklung hohe Aufmerksamkeit geschenkt werden sollte (Holling/Liepmann, 1993; Neuberger, 1994).

Die Personalentwicklung hat sich zu einer der wichtigsten Managementaufgaben im Gesundheitswesen entwickelt. Sie bereitet das Fundament, auf dem Mitarbeiter Höchstleistungen erbringen. Mit Hilfe der Personalentwicklung können Mitarbeiter an das Unternehmen gebunden werden (Loffing/Geise, 2005; Loffing, 2006: 13).

8.7.1
Ziele und Aufgaben der Personalentwicklung

Mentzel zufolge kann Personalentwicklung heute definiert werden als «Inbegriff aller Maßnahmen, die der individuellen beruflichen Entwicklung der Mitarbeiter dienen und ihnen unter Beachtung ihrer beruflichen Entwicklung und ihrer persönlichen Interessen die zur optimalen Wahrnehmung ihrer jetzigen und künftigen Aufgaben erforderlichen Qualifikationen vermitteln» (1992: 5). Im Einzelnen zählen zur Personalentwicklung somit die Bereiche Aus-, Fort- und Weiterbildung. Andere Autoren, wie z.B. Ulich (1999), gehen in ihren Ausführungen noch etwas weiter, wenn sie den Fokus auf die Arbeitsgestaltung als besonders wichtiges Instrument zur Personalentwicklung richten. Die moderne Personalentwicklung versteht sich als *strategieorientierte Personalentwicklung*, die auf der Grundlage gesetzlicher Forderungen, Wünsche der Mitarbeiter und unternehmensstrategischer Überlegungen durchgeführt wird (Loffing, 2006).

Die konkreten Ziele, die mit Personalentwicklung verfolgt werden, sind sehr vielfältig (Kirchner, 1998):

- Gewinnung von Nachwuchskräften aus den eigenen Reihen

- Unabhängigkeit vom externen Arbeitsmarkt
- Erhaltung vorhandener Qualifikationen bzw. Qualifikationsanpassung an veränderte Anforderungen
- Vorbereitung auf höhere Tätigkeiten
- Verminderung von Fluktuation
- Kostenreduzierung und
- Motivation zur Übernahme von Verantwortung

8.7.2
Durchführung der Personalentwicklung

8.7.2.1
Bedarfsermittlung

Voraussetzung für die erfolgreiche Durchführung aller Personalentwicklungsmaßnahmen ist die Ermittlung des Personalentwicklungsbedarfs (s. Kap. 8.2.2.4). Grundlage bildet hier ein Soll-Ist-Vergleich (Neuberger, 1994). Im Einzelnen finden dabei in Übereinstimmung zahlreicher Autoren *organisationale, tätigkeitsbezogene* und *personale Merkmale* Berücksichtigung (Sonntag, 1999; Loffing, 2006). Dabei ist grundsätzlich allen drei Bestandteilen gleiche Aufmerksamkeit zu schenken. Für die Personalentwicklungsverantwortlichen bedeutet dies, Daten zu den Unternehmenszielen, den Aufgabenanforderungen sowie der Eignung und Neigung der Mitarbeiter zusammenzutragen und zu vereinen (Abb. 8-7).

Aus den Ergebnissen der Datenerhebung resultiert schließlich ein spezieller Trainingsbedarf, mit dessen Konzeption und Umsetzung geeignete Trainer beauftragt werden können. Kostenersparnispotenziale liegen hier z. B. in der Kooperation mit anderen Einrichtungen. Zu erwähnen wären Gemeinschaftsveranstaltungen oder der Austausch interner Trainer. Der Erfolg der Maßnahme sollte schließlich anhand der Kriterien *Reaktion* (Bewertung des Trainings), *Lernen* (Lernerfolg), *Verhalten* (Umsetzung in der Praxis) sowie der *Resultate* (z. B. ökonomische Größen) festgemacht werden (Neuberger, 1994).

8.7.2.2
Entscheidung zur Personalentwicklung

Ausgangspunkt und unabdingbare Voraussetzung für die Durchführung der Personalentwicklung ist eine *Leistungsbeurteilung* (s. Kap. 8.6). Hierdurch wird eine effiziente Bildung in der Einrichtung erst ermöglicht. Es werden die Mitarbeiter gefördert, die für die vorgesehenen Aufgaben am besten geeignet erscheinen. *Personalentwicklungsgespräche* tragen auch zur Potenzialeinschätzung und damit zur Förderungsentscheidung und -planung bei. Zahlreiche Unternehmen führen sogar *Personalentwicklungs-Assessment-Center* durch, über die die jeweils am besten geeigneten Kandidaten identifiziert werden sollen (s. Kap. 8.4.2.2).

8.7.2.3
Ausgewählte Maßnahmen der Personalentwicklung

Personalentwicklungsmaßnahmen lassen sich nach den Kriterien *on the job* (in der täglichen Arbeit eingebaut) bzw. *off the job* (losgelöst von der Alltagssituation) unterscheiden (Flarup, 2003).

Zu den Personalentwicklungsmaßnahmen *on the job* zählen:

- Einarbeitung
- Job Enrichment (mehr Verantwortung bzw. Aufgabentiefe)
- Job Enlargement (Übernahme zusätzlicher Aufgaben)
- Job Rotation (Aufgabenwechsel)
- Projektarbeit (zeitweise Übernahme von neuen Aufgaben in einem interdisziplinären Team)
- Gruppenarbeit (gemeinsame Bearbeitung einer Aufgabe) und
- Qualitätszirkel (freiwillige Teilnahme an einem Zirkel, der Aktivitäten in Richtung Qualitätssicherung ergreift).

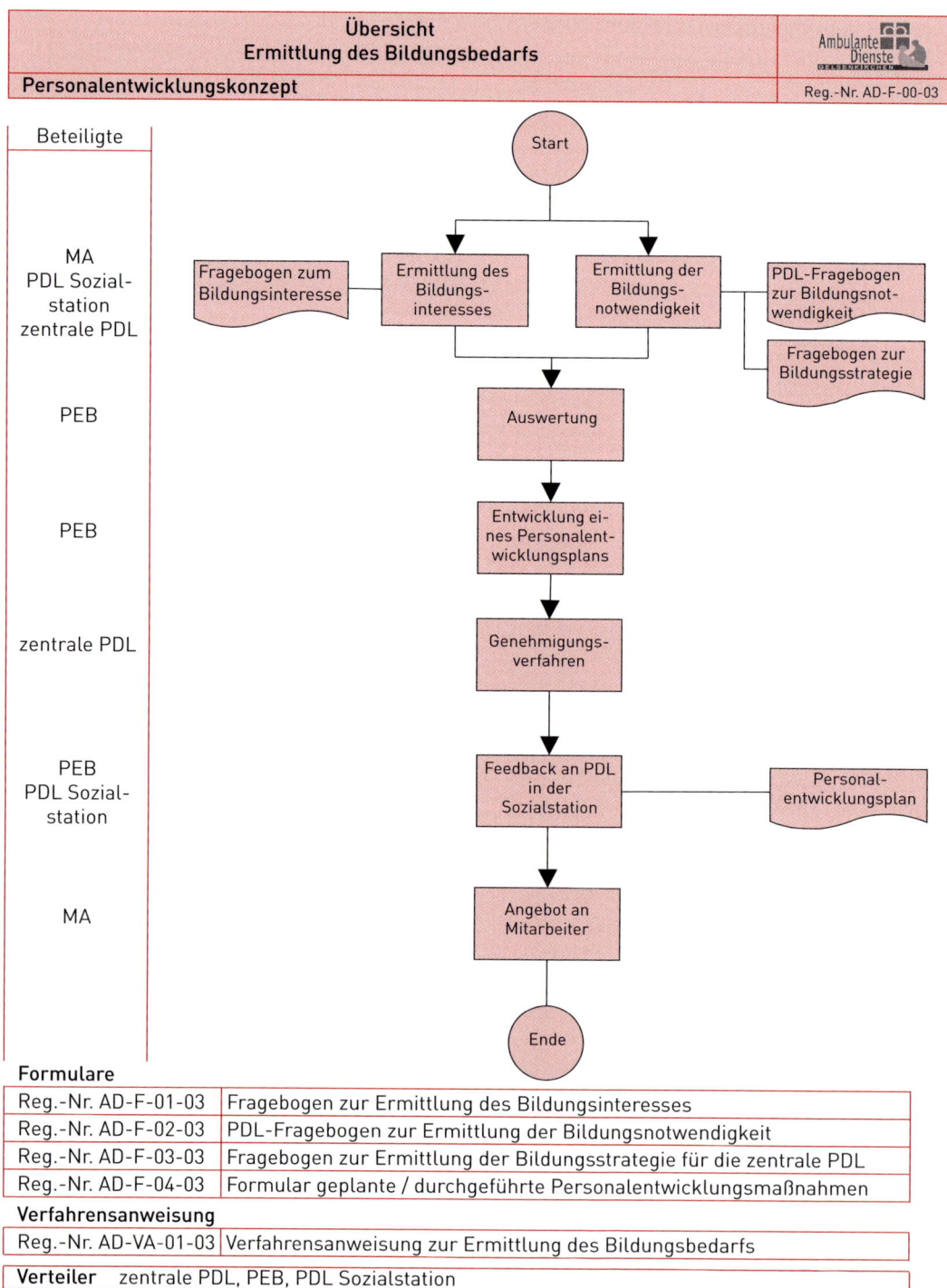

	Übersicht Ermittlung des Bildungsbedarfs	Ambulante Dienste GELSENKIRCHEN
Personalentwicklungskonzept		Reg.-Nr. AD-F-00-03

Formulare

Reg.-Nr. AD-F-01-03	Fragebogen zur Ermittlung des Bildungsinteresses
Reg.-Nr. AD-F-02-03	PDL-Fragebogen zur Ermittlung der Bildungsnotwendigkeit
Reg.-Nr. AD-F-03-03	Fragebogen zur Ermittlung der Bildungsstrategie für die zentrale PDL
Reg.-Nr. AD-F-04-03	Formular geplante / durchgeführte Personalentwicklungsmaßnahmen

Verfahrensanweisung

Reg.-Nr. AD-VA-01-03	Verfahrensanweisung zur Ermittlung des Bildungsbedarfs

Verteiler zentrale PDL, PEB, PDL Sozialstation				
Bearbeitung	**Freigabe**	**Datum**	**Änderungsstand**	
Loffing	Jahndorf	18.01.04	1. Entwurf	Seite 1/2

Abbildung 8-7: Ermittlung des Personalentwicklungsbedarfs bei der Ambulante Pflegedienste Gelsenkirchen gGmbH

Zu den Personalentwicklungsmaßnahmen *off the job* zählen:

- Seminare
- Trainings
- Weiterbildungen
- Förder-Assessment-Center und
- E-Learning

Hinzu kommen Maßnahmen, wie *Supervision, Coaching* und *Mentoring.* Allesamt sollen sie dazu beitragen, die Leistungen des Mitarbeiters anzupassen oder zu verbessern. Über ausgewählte Personalentwicklungsmaßnahmen können Mitarbeiter auf die Übernahme zukünftiger Führungsaufgaben oder schwieriger Fachaufgaben vorbereitet werden. Auf diese Weise kann eine kompetente Leistungserbringung gewährleistet werden.

Die Durchführung der Personalentwicklungsmaßnahmen erfordert besondere Qualifikationen. Vor allem im Rahmen der Auswahl ist auf geeignete Trainer zu achten. Auf diese Weise kann zumindest ein Einfluss auf die *Strukturqualität* ausgeübt werden. Die *Prozessqualität* kann des Weiteren durch die Planung der Intervention beeinflusst werden. Zur Messung der *Ergebnisqualität* bieten sich geeignete Evaluationsinstrumente an (Neuberger, 1994).

Abbildung 8-8 gibt einen weiteren Überblick über die Aktivitäten der Personalentwicklung (von Eiff, 2006: 175).

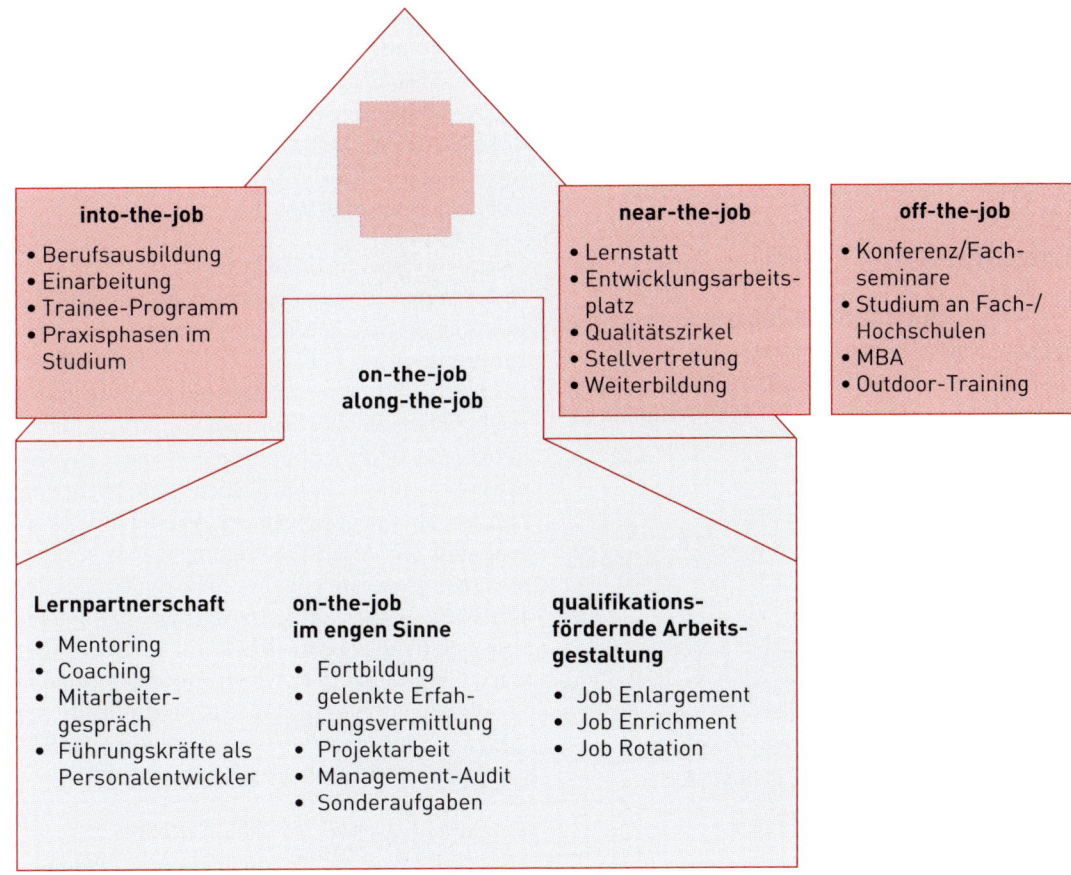

Abbildung 8-8: Aktivitäten der Personalentwicklung (Quelle: von Eiff, 2006: 175)

8.7.3
Relevanz der Personalentwicklung

Die hier aufgezeigten Möglichkeiten dürfen jedoch nicht darüber hinwegtäuschen, dass ein langfristiger Erfolg nur unter Anerkennung des hohen Stellenwerts der Personalentwicklung durch die Unternehmensleitung sowie über ausreichend qualifizierte Personalentwickler gewährleistet werden kann.

Personalentwicklung darf nicht nur eine unter vielen Aufgaben der Pflegedienstleitung in einem ambulanten Pflegedienst oder einem Pflegeheim sein, die in vielen Fällen gar nicht durchgeführt wird. Personalentwicklung muss mindestens von einer Personalentwicklungsbeauftragten mit geeigneter Zusatzqualifikation ausgeübt werden. In größeren Unternehmen empfiehlt sich die Gründung einer Abteilung Personalentwicklung. Denkbar wäre alternativ ein Outsourcing dieses Bereichs. Ein professioneller Dienstleister kann eine erfolgreiche Planung und Durchführung gewährleisten.

8.8
Entgeltpolitik

Die Entgeltpolitik widmet sich der Entlohnung der Mitarbeiter in einem Unternehmen. Sie umfasst alle Maßnahmen, die mit der Bereitstellung finanzieller Leistungen eines Unternehmens an

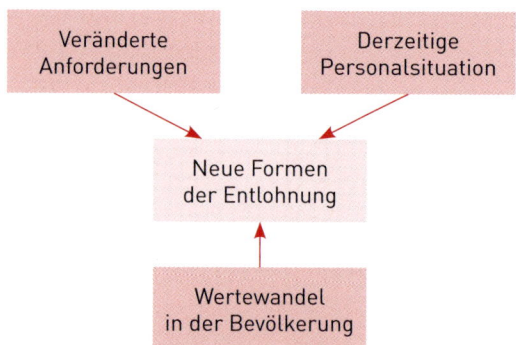

Abbildung 8-9: Faktoren, die neue Formen der Entlohnung in der Pflege bedingen

bzw. für seine Arbeitnehmer zusammenhängen. Sie ist Gegenleistung für die von den Arbeitnehmern erbrachten Arbeitsleistungen und kann erfolgen in Form von *Geldleistungen* und *geldwerten Leistungen* (Olfert/Steinbuch, 1999). Es geht also nicht nur um die Lohnhöhe, sondern auch um weitere Anreize. Ein Blick in die Geschichte der Entlohnung zeigt, dass der einfache Zeitlohn mittlerweile auch im Gesundheitswesen ausgedient hat. Bereits seit einigen Jahren wird über motivationspsychologisch sinnvollere Formen der Vergütung nachgedacht (Krause, 1994; Lehmann, 1994; Schwarz, 1994).

8.8.1
Entlohnung im Wandel der Zeiten

Im Verlauf des vergangenen Jahrhunderts hat sich die Entgeltpolitik in vielen Branchen grundlegend geändert (Steinmann/Schreyögg, 1997; Loffing/Strauch, 2004). Deutlich erkennbar ist ein Trend, der vom starren Zeitlohn hin zu einer flexiblen und leistungsbezogenen Vergütung führt. Dieser Wandel wird vor allem von drei Faktoren bestimmt (Abb. 8-9).

Faktor 1: veränderte Anforderungen
Insbesondere in den letzten 15 Jahren sind die geistigen sowie z. T. auch körperlichen Anforderungen in vielen Berufen wie auch in der Pflege gestiegen. Eine exemplarische Analyse zahlreicher Stellenbeschreibungen von Pflegedienstleitungen wies insbesondere einen Anstieg verantwortungsvoller Aufgaben nach. Nicht einheitlich, aber dennoch einem Wandel unterworfen, sind die Arbeitsbedingungen bzw. Umgebungseinflüsse, welche den Arbeitenden bei der Erfüllung seiner Arbeitsaufgaben behindern, belästigen oder gefährden können. Die bisherigen Ergebnisse der *Arbeitsbewertung* (Olfert/Steinbuch, 1999), die ja eine Grundlage der Lohnfindung darstellen, müssen damit grundlegend überprüft werden (Tab. 8-8).

Faktor 2: derzeitige Personalsituation
Der akute Mangel an qualifiziertem Personal fordert Entlohnungs- und Anreizsysteme, mit

Tabelle 8-8: Anforderungsbezogene Lohnfindung

Summarische Arbeitsbewertung (betrachtet den Gegenstand der Bewertung als geschlossene Einheit; es erfolgt eine Gesamteinschätzung)	
Rangfolgeverfahren	• Die im Unternehmen anfallenden Arbeiten werden zunächst aufgelistet. • Danach werden diese Arbeiten nach Maßgabe der Arbeitsschwierigkeit in eine Rangfolge gebracht. • Das Rangfolgeverfahren bietet sich v.a. für kleine Unternehmen an.
Lohngruppenverfahren	• Bei diesem Verfahren werden mehrere Lohn- oder Gehaltsgruppen gebildet, die unterschiedliche Schwierigkeitsgrade darstellen. • Diese werden durch inhaltliche Beschreibungen und Beispiele erläutert. • Das Verfahren findet häufig in Tarifverträgen Anwendung.
Analytische Arbeitsbewertung (hier wird nicht die Arbeitsschwierigkeit als Ganzes bewertet, sondern die Höhe der Beanspruchung für jede Anforderungsart einzeln ermittelt)	
Rangreihenverfahren	• Bei diesem Verfahren wird eine Einordnung von der einfachsten bis zur schwierigsten Verrichtung vorgenommen, allerdings für jede Anforderungsart (geistige Anforderung, körperliche Anforderung, Verantwortung, Arbeitsbedingungen) getrennt.
Stufenwertzahlverfahren	• Bei diesem Verfahren wird für jede einzelne Anforderungsart eine Punktwertreihe erstellt. • Jede Bewertungsstufe der Punktwertreihe ist definiert und durch Arbeitsbeispiele erläutert. • Es erfolgt eine Gewichtung (getrennt oder gebunden).
Arbeitsplatzbewertung (Basis sind die Stellen- oder Arbeitsplatzbeschreibungen; die Bewertung erfolgt mit Hilfe von vereinbarten Bewertungskriterien)	

denen ein effektives *Personalmarketing* betrieben werden kann. Das eigene Unternehmen muss für qualifizierte Fachkräfte interessant gemacht werden. Nur so kann langfristig ein entscheidender Wettbewerbsvorteil entstehen. Die Lohnfindung muss eventuell an Qualifikationen, Leistungen oder den Marktbedingungen festgemacht werden (Tab. 8-9).

Faktor 3: Wertewandel

Hinzu kommt der *Wertewandel* in der Gesellschaft, der ebenfalls die Forderung nach neuen Formen der Entlohnung bekräftigt. Opaschowski (1991) zeigt auf, dass die Leistungsmotivation und Arbeitszufriedenheit der Arbeitnehmer von fünf Hauptmerkmalen beeinflusst wird, und zwar von den Faktoren Spaß, Geld, Sinn, Zeit und Status. Alle fünf Faktoren sind dabei auf ein Ziel ausgerichtet: «*Mehr vom Leben haben*». Hinsichtlich des Stellenwertes dieser einzelnen Faktoren gibt es jedoch bedeutende individuelle Unterschiede, die in einem entsprechenden Entlohnungs- und Anreizsystem berücksichtigt werden sollten.

Bereits hier lässt sich erkennen, dass die Wirksamkeit eines Entlohnungs- und Anreizsystems in der Pflege maßgeblich von dessen Flexibilität abhängig ist (Schanz, 1991; Steinmann/Schreyögg, 1997). Daneben müssen in Bezug auf die Gestaltung eines Systems noch

Tabelle 8-9: Weitere Formen der Lohnfindung

Qualifikationsbezogene Lohnfindung	• Hier rückt die Qualifikation der Mitarbeiter in den Mittelpunkt der Lohnfindung. • Mit der Höhe der Qualifikation steigt auch der Lohn.
Leistungsbezogene Lohnfindung	• Hierbei steht das Arbeitsergebnis im Mittelpunkt der Betrachtung. • Hat der Mitarbeiter quantitativ und/oder qualitativ viel geleistet, steht ihm ein höherer Lohn zu als bei geringerer Leistung.
Marktbezogene Lohnfindung	• Hierbei wird weniger die absolute Höhe, sondern mehr die relative Lohnhöhe in Abhängigkeit von regionalen Gegebenheiten und konjunkturellen oder saisonalen Unterschieden betrachtet.

weitere motivationspsychologische Grundlagen sowie betriebswirtschaftliche, steuerliche und rechtliche Aspekte berücksichtigt werden.

8.8.2
Bestandteile eines modernen Entlohnungs- und Anreizsystems

Ein Entlohnungs- und Anreizsystem ist ein Führungsinstrument, das zur Motivation der Mitarbeiter bzw. zur Verbesserung ihres Leistungsverhaltens im Unternehmen eingesetzt werden kann. In der Betriebswirtschaftslehre spricht man oft von *monetären* und *nichtmonetären* Anreizen. Ferner unterscheidet man zwischen:

- *unentgeltlichen Anreizen*, wie Anerkennung, gute Einführung, einen Paten zur Seite stellen, flexible Arbeitszeiten etc. Diese führen nicht direkt zu finanziellen Belastungen und machen zu großen Teilen die Basis einer qualitativen Mitarbeiterführung aus. Hierbei wird vor allem in Zeit, Professionalität und Aufmerksamkeit investiert.
- *geldwerten Anreizen*, wie Fahrzeugüberlassung, Betriebswohnung zu günstigen Konditionen, günstige Darlehen, betriebliche Altersversorgung, Weitergabe von Einkaufsrabatten etc. Diese beinhalten keine direkten Auszahlungen. Sie bauen aber auf den unentgeltlichen Anreizen auf bzw. ergänzen oder erweitern sie.

- *geldlichen Anreizen*, wie Leistungszulagen, Prämien, Unternehmensbeteiligungen etc. Diese beinhalten direkte Auszahlungen. Früher wurde versucht, insbesondere mit solchen Anreizen zu mehr Leistung zu motivieren, was aber – wie bereits erwähnt – heute auf Grund des allgemeinen Wertewandels in Frage gestellt werden muss.

Für die konkrete Gestaltung eines Entgelt- und Anreizsystems stehen zahlreiche Möglichkeiten zur Verfügung, deren Erfolg davon abhängt, inwieweit den aufgezeigten drei Bedingungsfaktoren (veränderte Anforderungen, derzeitige Personalsituation und Wertewandel) flexibel entsprochen werden kann. Neben der Wirksamkeit sind aber auch die Realisierbarkeit eines Systems und die damit verbundene Kostenlandschaft wesentlich.

8.8.3
Strategische Anforderungen an ein Entlohnungs- und Anreizsystem

Die Möglichkeiten der Gestaltung eines Entlohnungs- und Anreizsystems sind ausgesprochen vielfältig. Das optimale System gibt es jedoch nicht. Zahlreiche Aspekte müssen im Rahmen der Gestaltung beachtet werden. Im Folgenden wird hierauf eingegangen.

8.8.3.1
Klassische Entlohnungsformen

Der Lohn kann in verschiedenen Formen vergütet werden: zum einen als *Zeitlohn* ohne quantitative Leistungskomponente, zum anderen als *Akkordlohn, Prämienlohn* oder *Pensumlohn*. Bei der zuletzt genannten Entlohnungsform wird die besondere Leistung mit entlohnt.

Zeitlohn
Beim Zeitlohn erfolgt die Entlohnung nach der Dauer der geleisteten Arbeitszeit, das heißt, es wird ein bestimmter Lohnsatz pro Zeiteinheit (Stunde, Schicht, Tag, Woche, Dekade, Monat, Jahr) festgelegt. Der Zeitlohn kann als reiner Zeitlohn gewährt werden. Zunehmend häufiger findet sich jedoch mittlerweile ein Zeitlohn mit Leistungszulage. Hier wird eine Prämie für Qualität, Menge, Pünktlichkeit, Anwesenheit, Ersparnis etc. gewährt.

Der Zeitlohn wird insbesondere dort gewährt, wo eine Leistung nur schwer zu bemessen ist und primär die Qualität im Vordergrund steht. Aus diesen Gründen überwiegt der Zeitlohn in der ambulanten und stationären Pflege. Vor- und Nachteile des reinen Zeitlohns zeigt Tabelle 8-10.

Akkordlohn
Beim Akkordlohn wird die Arbeitskraft für die von ihr geleistete Arbeitsmenge entlohnt. Er weist damit einen unmittelbaren Leistungsbezug auf. Der Akkordlohn besteht aus einem Mindestlohn und einem Akkordzuschlag. Er kann gestaltet werden als Stück- und Zeitakkord bzw. als Einzel- und Gruppenakkord. Vor- und Nachteile des Akkordlohns zeigt Tabelle 8-11.

Tabelle 8-10: Vor- und Nachteile des reinen Zeitlohns (Quelle: Olfert/Steinbuch, 1999: 350)

Vorteile	Nachteile
● Schonung der Menschen	● Risiko bei Minderleistung
● Schonung der Betriebsmittel	● erhöhte Stückkosten bei Minderleistung
● Sicherung bzw. Erhöhung der Qualität	● kein Anreiz zu Mehrleistung
● Planbarkeit des Entgelts	● Unzufriedenheit leistungsstarker Mitarbeiter
● verminderte Stückkosten bei Mehrleistung	
● Verringerung der Unfallgefahr	
● Vereinfachung der Abrechnung	

Tabelle 8-11: Vor- und Nachteile des Akkordlohns (Quelle: Olfert/Steinbuch, 1999: 353)

Vorteile	Nachteile
● Leistungsgerechtigkeit der Entlohnung	● Überanstrengung der Arbeitskräfte
● Anreiz der Arbeitskraft zu erhöhten Arbeitsleistungen	● Überbelastung der Betriebsmittel
● Ausschluss des unternehmerischen Risikos für Minderleistungen	● Verminderung der Qualität
● einfache Kostenrechnung durch konstante Lohnkosten pro Stück	● aufwendige Ermittlung der Daten
	● aufwendige Kontrolle der Daten
	● aufwendige Anpassung an den technischen Fortschritt
	● Vorhalten ausreichend geschulter Fachkräfte zur Datenermittlung, Datenkontrolle und Datenanpassung

Tabelle 8-12: Vor- und Nachteile des Prämienlohns (Quelle: Olfert/Steinbuch, 1999: 367)

Vorteile	Nachteile
• Leistungsanreiz für die Arbeitskräfte	• mit der Abrechnung verbundener erhöhter Aufwand
• Möglichkeit, quantitative und qualitative Merkmale zu berücksichtigen	• Lohnbegrenzung nach oben
• Möglichkeit, einzelne Merkmale miteinander zu kombinieren	

Tabelle 8-13: Vor- und Nachteile des Pensumlohns (Quelle: Olfert/Steinbuch, 1999: 371)

Vorteile	Nachteile
• kein Leistungsdruck durch garantierten Lohn	• kein direkter Leistungsanreiz
• weniger Unstimmigkeiten über Vorgabezeiten	• Produktivität einer Gruppe von Führungskraft abhängig
• einfache Lohnabrechnung ohne Lohnscheine	• EDV-gestütztes Fertigungssystem erforderlich
• keine Leistungszurückhaltung aus kollegialen Gründen	• starke Betreuung und Motivation der Mitarbeiter notwendig
• keine permanente Motivation zur Ergebnissteigerung	• Schulung der Vorgesetzten in Mitarbeiterführung unerlässlich

Prämienlohn

Der Prämienlohn besteht aus zwei Teilen, einem leistungsunabhängigen und einem leistungsabhängigen Teil. Mit dem Grundlohn wird der Lohn anforderungsbezogen, mit der Prämie leistungsbezogen differenziert. Der Prämienlohn findet Anwendung, wenn das Arbeitsergebnis vom Arbeitnehmer (noch) beeinflussbar ist, die Ermittlung genauer Akkordvorgaben aber z. B. wegen zu kleiner Auftragsgrößen unwirtschaftlich ist oder wegen fehlender Arbeitsstudienfachkräfte nicht möglich ist. Vor- und Nachteile des Prämienlohns zeigt **Tabelle 8-12**.

Pensumlohn

Der Pensumlohn stellt eine Weiterentwicklung der traditionellen Lohnformen dar. Wie der Akkordlohn und der Prämienlohn ist auch er ein Leistungslohn. Von beiden Lohnformen unterscheidet er sich grundlegend dadurch, dass er sich auf künftig erwartete und nicht auf in der Vergangenheit erbrachte Leistungen bezieht.

Ähnlich dem Prämienlohn besteht auch der Pensumlohn aus zwei Teilen. Zum einen aus dem Grundlohn, der anforderungsbezogen differenziert wird, und zum anderen aus dem Pensumanteil, dessen Differenzierung leistungsbezogen erfolgt. Vor- und Nachteile des Pensumlohns zeigt **Tabelle 8-13**.

8.8.3.2
Leistungsorientierte Vergütung

Bei der Entlohnungsgestaltung muss beachtet werden, dass im Ergebnis der leistungsabhängige Anteil des Gesamtentgeltes insoweit gesteigert wird, als es zu einer neuen Ausbalancierung zwischen fixen und variablen Bezügen kommen kann. Dies sollte nach dem Grundsatz geschehen: *Je höher die Position oder der Einfluss auf die Arbeitsleistung, desto höher der Anteil der variablen Bezüge.* In der gewerblichen Wirtschaft geht man im Allgemeinen davon aus, dass der Anteil der variablen Bezüge bei etwa 20 % liegen sollte. Sinnvoll ist es, diesen Anteil mit den betrieblich bewertbaren und messbaren Daten zu verknüpfen und damit das *Controlling* einzubeziehen.

Spätestens hier wird deutlich, dass die Einführung eines Entlohnungs- und Anreizsystems niemals isoliert gesehen werden darf, sondern immer im Zusammenhang mit der Unternehmenskultur, Unternehmensorganisation und personalwirtschaftlichen Fragestellungen betrachtet werden muss. Dabei sind insbesondere die strategische Ausrichtung und die übergeordneten Ziele eines Unternehmens zu berücksichtigen. Ein strategisches Anreizsystem soll helfen, ein Unternehmen dahin zu bewegen, wo es morgen stehen will. Die Controlling-Anbindung ist wesentlich, da moderne Verfahren (z. B. «Balanced Scorecard», s. Kap. 1.2.3.5) neben strategischen Kennzahlen auch jene Kennzahlen einbeziehen, die insbesondere die operative Umsetzung strategischer Unternehmensziele beschreiben (Friedag/Schmidt, 2000). Die geforderte Ziel- und Strategieausrichtung des Unternehmens muss einen konkreten Niederschlag in der Zielfindung des Entlohnungssystems beinhalten. Gefordert ist eine exakte Definition, die auf die betrieblichen Gegebenheiten Bezug nimmt. Das bedeutet als Zielsetzung z. B. nicht nur «Umsatzsteigerung» oder «Kostensenkung», sondern «Steigerung der Umsätze im Bereich A für die Produkte/Leistungen X, Y, Z um a/b/c %» oder «Kostensenkung durch Umstellung der Verhaltensweisen X, Y, Z und damit Rückgang des Fehlverhaltens um x %». Kennziffern müssen für ein Anreiz- und Entlohnungssystem *vor der Einführung* fixiert sein und unabhängig vom System Entwicklungsorientierungen liefern. Neben den quantitativen Aspekten der Entlohnung sollten auch die qualitativen Aspekte berücksichtigt und ebenfalls durch brauchbare und praxisfähige Kennziffern messbar gemacht werden. Ferner muss berücksichtigt werden, ob Leistungen einer Einzelperson oder eher einem Team zuzuordnen sind (Vollmuth, 2002; Ossola-Haring, 2003).

Welche Kennziffern, Bestandteile und Komponenten auch immer letztlich für die Gestaltung eines Systems gewählt werden: Keine materielle Entlohnung vermag langfristig so zu motivieren, wie die Beachtung und Wertschätzung der jeweiligen Person (Sprenger, 1996; Kreuschel, 1996; Loffing/Hofmann/Splietker, 2006). Sehr pointiert äußert sich hierzu Sprenger (1996), indem er darauf hinweist, dass in Unternehmen, in denen versteckte Motivationsversuche von den Mitarbeitern durchschaut werden, die besten Mitarbeiter als Erste gehen. Entlohnungssysteme, die nicht an der Motivation als mitgebrachtem Potenzial der Mitarbeiter ansetzen, schicken – symbolisch betrachtet – einen Misstrauensbonus voraus. «Wir trauen Ihnen nicht (zu), 100-prozentige Leistung aus eigener Motivation heraus zu erbringen», ist die implizite Botschaft. Dies kann ein sehr erfolgskritischer Faktor für die Einführung eines Systems sein, wie auch das Fehlen von *Commitment fördernden Verhaltensweisen* der Führungskräfte, wie Zuhören (als Voraussetzung für ein Gehörtwerden auf der Mitarbeiterseite) und ehrliche Kommunikation. Aber auch das Fehlen einer konstruktiven Teamarbeit im Kontext einer leistungsförderlichen Unternehmenskultur hat negativen Einfluss auf die Motivation. Der Arbeitspsychologe Semmer bezeichnet einige dieser Commitment fördernden Komponenten als wesentliche Bestandteile eines *psychologischen Vertrags*, der neben dem juristisch-ökonomischen (arbeitsrechtlichen) Vertrag erst zur eigentlichen Mehrwertschaffung innerhalb eines Arbeitsverhältnisses (als *Arbeitsbeziehung*) führt: «Wenn Leute das Gefühl bekommen, es geht nicht mehr fair zu, alte Schwierigkeiten gehen auf ihre Kosten, dann ist der psychologische Vertrag verletzt» (Semmer, 2000: 245). Will man das Motivationsinstrument Entlohnungs- und Anreizsystem also einführen, sollte bereits in der ersten Phase einer Istanalyse die bestehende «Hier-und-Jetzt-Situation» und ein aus ihr abzuleitendes Motivationsausgangsprofil berücksichtigt werden. Ansonsten besteht die Gefahr, dass dieses System von den Mitarbeitern als «unangenehmes» Motivierungssystem interpretiert und das eigentliche Ziel, Motivation zu spenden, nicht erreicht wird.

Beispiel

Sehr positive Erfahrungen hat die Pflegedienstleiterin in der Pflegeheim Sonnenschein GmbH mit der gemeinschaftlichen Entwicklung eines Mitarbeiterbeurteilungsbogens gemacht. Zusammen mit den Wohnbereichsleitungen und ausgewählten Mitarbeitern wurde ein Bogen entwickelt, der allen Mitarbeitern vor der Einführung vorgelegt wurde. Für jeden Mitarbeiter bestand die Möglichkeit, eigene Ideen einfließen zu lassen und Kritik zu äußern. Anschließend wurde ein Formular entwickelt und freigegeben, das sich auch heute noch durch hohe Akzeptanz und Praktikabilität auszeichnet. Alle sechs Monate wird jeder Mitarbeiter und auch jeder Vorgesetzte beurteilt.

Trotz ausgesprochen positiver Ergebnisse darf nicht vergessen werden, dass die Einführung eines leistungsorientierten und an den Bedürfnissen der Mitarbeiter ausgerichteten Entlohnungssystems kein Allheilmittel ist. Transparentes Handeln und den Mitarbeitern immer mit der gebührenden Wertschätzung zu begegnen, sind wesentliche Basisanforderungen an Personalverantwortliche (Loffing, 2005). Auf das Verantwortungsbewusstsein und die Kompetenz der Mitarbeiter muss gesetzt werden. Nur so kann man gemeinsam die Herausforderungen der Zukunft bewältigen. Ein modernes Entlohnungs- und Anreizsystem ist nur ein Baustein auf dem Weg zu diesem Ziel.

Insbesondere private ambulante Pflegedienste können die Chancen nutzen, die ihnen ein leistungsorientiertes Personalmanagement bietet. Wer heute damit anfängt, durchläuft entscheidende Lernprozesse für die Zukunft. In den Einrichtungen, denen eine Vergütungsordnung zu Grunde liegt, müssen die Möglichkeiten zur flexiblen Anwendung eines vermeintlich völlig starren Systems überprüft werden.

Mit Einführung des TVöD (Tarifvertrag für den öffentlichen Dienst) zum 1. Oktober 2005, der den BAT (Bundes-Angestellten-Tarifvertrag) abgelöst hat, wurde neben dem Wegfall der Unterscheidung zwischen Arbeitern und Angestellten sowie der Abschaffung der alters- und familienstandsbezogenen Vergütung, eine leistungsorientierte Vergütung eingeführt. Dies bietet eine große Chance.

Exkurs: Vergütungsstudie

Unter der Leitung von Prof. Dr. Christian Loffing und in Zusammenarbeit mit der Personalberatung conQuaesso® wurden in den Jahren 2008 und 2009 zwei wegweisende Vergütungsstudien im Sozial- und Gesundheitswesen durchgeführt. Diese zeigen große Differenzen in der Vergütung von Leitungstätigkeiten auf. Auch hinsichtlich variabler Vergütungsbestandteile zeigen sich erhebliche Differenzen. Nähere Angaben zu den konkreten Ergebnissen erhält der interessierte Leser unter www.conquaesso.de respektive www.contec.de.

8.9
Personalverwaltung

Bei der Personalverwaltung handelt es sich um die Gesamtheit aller administrativen Routinetätigkeiten im Bereich der Personalwirtschaft (Olfert/Steinbuch, 1999). Hierzu gehören alle Aufgaben, die mit der Suche und Einstellung, der Beschäftigung, der Qualifizierung und dem Austritt von Mitarbeitern zusammenhängen (Datenschutz, Personalstatistik, Anlegen und Führen von Personalakten, Arbeitszeiterfassung etc.). Die Personalverwaltung kann *zentral* oder *dezentral* organisiert sein. Einzelne Bereiche können auf externe Dienstleister übertragen werden. Ungeachtet der organisationalen Einbindung stellt die Personalverwaltung eine Unterstützung für die Arbeit jeder einzelnen Führungskraft dar, vorausgesetzt, sie erfüllt die an sie gestellten Herausforderungen.

Für die Durchführung der Personalverwaltung gibt es vielfältige Gründe:

- gesetzliche und behördliche Veranlassungen
- Erfordernisse auf Grund von Tarifverträgen und Betriebsvereinbarungen
- Anforderungen durch Verbände, Sozialversicherungsträger etc.
- Anforderungen und Wünsche der Mitarbeiter und
- innerbetriebliche Bedürfnisse des Managements, der Personalleitung, der Abteilungsleitung etc.

8.9.1
Aufgaben der Personalverwaltung

In Anlehnung an Olfert und Steinbuch (1999) werden vor allem fünf Aufgabenkomplexe der Personalverwaltung gesehen:

1. Informationsaufgaben (Inhalte: Informationen über Mitarbeiter oder über Gruppen bzw. die gesamte Belegschaft; Aufgaben: Gewinnung, Speicherung, Selektion, Verdichtung, Aufbereitung und Ausgabe von Personaldaten)
2. Abwicklungsaufgaben (z.B. Einstellung, Versetzung, Beförderung, Veränderung, Austritt)
3. Abrechnungsaufgaben (z.B. Entgeltabrechnung, Reisekostenabrechnung etc.)
4. Meldeaufgaben (Lohnsteueranmeldungen, Meldungen an Sozialversicherungsträger, etc. sowie interne Meldungen)
5. Überwachungsaufgaben (Krankenstand, Fluktuation, Arbeitszeit etc.)

Unterstützt wird die Personalverwaltung, insbesondere in größeren Unternehmen, durch moderne Informationsverarbeitungstechniken, meist in Verbindung mit Personalinformationssystemen. Hierunter werden primär Systeme gezählt, welche die unter Einsatz der EDV erstellten statistischen Angaben über den einzelnen Mitarbeiter zur Verfügung stellen (Schmeisser/Clermont/Protz, 1999).

8.9.2
Ziele der Personalverwaltung

Die Ziele der Personalverwaltung sind eng verbunden mit den allgemeinen Zielen der Personalwirtschaft. Transparenz, Aktualität, Fehlerfreiheit und Aussagekraft müssen Informationen aus der Personalverwaltung auszeichnen, wenn sie Führungskräften als Hilfe zur Verfügung stehen sollen. Im Rahmen der Gewinnung, Speicherung, Selektion, Verdichtung, Aufbereitung und Ausgabe von Daten muss darüber hinaus der Faktor Wirtschaftlichkeit beachtet werden (Binder, 1994).

In Ergänzung der zuvor genannten Ziele muss vor allem die Sicherung der Vertraulichkeit aller Personaldaten Erwähnung finden. Gemäß dem Bundesdatenschutzgesetz (BDSG) versteht man unter Datenschutz «*Maßnahmen zum Schutz vor dem Missbrauch personenbezogener Daten*» (Gola/Wronka, 2003). Ziele des Datenschutzes sind damit:

- die Sicherung der Privatsphäre der Mitarbeiter
- das Bewahren der Vertraulichkeit der Mitarbeiterdaten und
- das Verhüten des Missbrauchs dieser Daten.

Nach §6 Abs. 1 BDSG sind zum Datenschutz vornehmlich folgende Erfordernisse gegeben:

- Zugangskontrolle
- Abgangskontrolle
- Speicherkontrolle
- Benutzerkontrolle
- Zugriffskontrolle
- Übermittlungskontrolle
- Eingabekontrolle
- Auftragskontrolle
- Transportkontrolle und
- Organisationskontrolle

Hierbei müssen Aufwand und angestrebter Schutzzweck in einem angemessenen Verhältnis stehen. Die schutzbedürftigen Personaldaten müssen bei konventioneller Archivierung in der

Personalakte und Personalkartei vornehmlich durch Verwahrung unter Verschluss sowie eine Zugangsberechtigung ausschließlich für ausgewählte Mitarbeiter geschützt werden. Für Personaldaten, die über Terminals abgerufen werden können, gibt es eine Reihe von Maßnahmen, um den geforderten Schutz sicherzustellen:

- Zugriff nur über bestimmte Terminals
- Zugriff nur von bestimmten Mitarbeitern
- Zugriff nur auf definierte Daten
- Manipulation der Daten nur durch bestimmte Mitarbeiter und
- «Vier-Augen-Prinzip» für bestimmte Manipulationsarten.

Informationen über den Datenschutz von A bis Z können auch auf der Seite des Bundesbeauftragten für Datenschutz abgerufen werden (www.bfd.bund.de).

8.9.3
Durchführung der Personalverwaltung – Abrechnung

Die Personalverwaltung ist eine typische Datenverarbeitungsaufgabe, die manuell und/oder maschinell durchgeführt werden kann. In den meisten Fällen erfolgt die Personalverwaltung dabei im Dialog mit Personalcomputern oder Großrechnern mit Terminals.

8.9.3.1
Personaldatenverwaltung

Zur Personaldatenverwaltung gehören in jedem Fall die *Personaldaten*. Daneben können von ihr aber auch weitere Datenbereiche verwaltet werden. Zu erwähnen wären beispielsweise Arbeitsplatzdaten, Tätigkeits- und Fähigkeitsdaten, Fort- und Weiterbildungen sowie Führungsdaten.

Die Personaldaten müssen mehreren Forderungen genügen, wenn die Personalarbeit und insbesondere die Personalverwaltung optimal durchgeführt werden sollen. Hierzu zählen:

- redundanzfreie Speicherung
- direkter Datenzugriff
- Schutz- und Sicherungseinrichtungen und
- Datenunabhängigkeit.

Zu den im Rahmen der Personaldatenverwaltung betreuten Personen gehören die aktiven Mitarbeiter (Angestellte, Auszubildende, Praktikanten). Rentner werden in die Personaldatenverwaltung einbezogen, wenn sie ein Altersruhegeld vom Unternehmen beziehen. Ausgeschiedene Mitarbeiter finden in der Personaldatenverwaltung für den Zeitraum der Aufbewahrungsfristen noch Berücksichtigung. Aushilfskräfte werden wie Dauerbeschäftigte behandelt und ebenfalls mit verwaltet. Bewerber werden in der Anwerbephase berücksichtigt und natürlich auch, nachdem sie eingestellt sind. Abgelehnte Bewerber werden ebenfalls weiter verwaltet, jedoch als eben solche gespeichert.

Für die Ausführung der Personalverwaltung stehen unterschiedliche Hilfsmittel zur Verfügung (s. Kap. 8.9.4).

8.9.3.2
Entgelt-Abrechnung

Eine wichtige Aufgabe der Personalverwaltung ist die Entgeltabrechnung (Olfert/Steinbuch, 1999). Die Personalverwaltung pflegt und sammelt die erforderlichen Daten:

- Personalstammdaten (z.B. Personalnummer, Name und Gehalt)
- Bewegungsdaten (z.B. Überstunden oder Fehlzeiten, variable Bezüge) und
- Steuerungsdaten (z.B. Lohnarten, Tariftabellen, Abteilungen, in denen der Mitarbeiter tätig ist, Reisekosten-Eckdaten, Gratifikationsansätze).

Bruttorechnung
Für die Bruttorechnung werden unterschiedliche Daten benötigt:

- Personalstammdaten
- Zeitdaten wie Anwesenheitszeiten, Überstunden usw.

- Lohn- und Provisionssätze sowie
- Zulagen, Prämien, Beihilfen, Zuschüsse, Erstattungen, Gutschriften usw.

Das Ergebnis der Bruttorechnung in Form von Bruttolöhnen und Provisionen ist der Ausgangspunkt für die Nettorechnung, die oft unmittelbar mit der Bruttorechnung verbunden ist.

Nettorechnung

Die Ermittlung des Nettoverdienstes ist Aufgabe der Nettorechnung. Dazu sind – bezogen auf das Bruttoentgelt – folgende Abzüge zu ermitteln und vom Bruttoentgelt abzuziehen:

- Lohnsteuer (einschl. Solidaritätszuschlag)
- Kirchensteuer
- Rentenversicherungsbeitrag
- Krankenversicherungsbeitrag
- Pflegeversicherungsbeitrag und
- Arbeitslosenversicherung.

Zur Errechnung dieser Abzüge wird eine Vielzahl von Daten benötigt, die üblicherweise in der Personalstammdatei gespeichert sind:

- Lohn- und Kirchensteuerdaten (Steuerklasse, Familienstand, Steuerfreibetrag, Konfession, Finanzamt, Lohnsteuergemeinde etc.) sowie
- Sozialversicherungsdaten (Rentenversicherungsträger, Versicherungsnummer, Pflichtkrankenkasse, freiwillige Krankenkasse etc.).

Zur Errechnung des Nettoentgelts ist eine Reihe jeweils gültiger gesetzlicher Vorschriften und Bestimmungen zu berücksichtigen. Da es in diesem Bereich häufig zu Änderungen kommt, müssen die Programme der Nettorechnung häufig angepasst werden.

Zahlungsrechnung

Die mit der Nettorechnung ermittelten Nettoverdienste müssen anschließend zur Zahlung aufbereitet werden. Zahlungen im Entgeltbereich müssen an unterschiedliche Empfänger geleistet werden.

Mitarbeiterabrechnung. Nicht immer ist der ermittelte Nettobetrag gleich dem Auszahlungs-

betrag. Vom Nettobetrag müssen eventuell noch abgezogen werden:

- vermögenswirksame Leistungen
- Lohnpfändungen
- Darlehensrückzahlungen
- Mieteinbehaltungen und/oder
- Vorschusszahlungen.

Für jeden Mitarbeiter muss eine Entgeltabrechnung erstellt werden. In ihr sind alle Abrechnungsdaten der Brutto-, Netto- und Zahlungsrechnung auszuweisen. Neben den Beträgen der betrachteten Periode können auch die aufgelaufenen Summen des Kalenderjahres ausgedruckt werden. Damit kann die Entgeltabrechnung auch als Verdienstbescheinigung verwandt werden.

Für das Unternehmen und die Lohnsteuerprüfung ist ein Lohnkonto auszudrucken. In ihm sind nach der Lohnsteuerdurchführungsverordnung je Abrechnungszeitraum folgende Daten auszuweisen:

- geleistete Stunden
- Bruttoentgelt
- Lohn- und Kirchensteuerdaten
- Sozialversicherungsdaten
- Abzugswerte und Zuzahlungen
- Nettoverdienst und
- Zahlbetrag.

Steuerabrechnung. Die Lohnsteueranmeldung ist mit einem maschinellen Meldeverfahren durchzuführen. Hierdurch werden dem zuständigen Betriebsstättenfinanzamt die Höhe der insgesamt angefallenen steuerpflichtigen Bruttoentgelte der Mitarbeiter sowie die Höhe der zu entrichtenden Lohn- und Kirchensteuer sowie des Solidaritätszuschlags mitgeteilt. In einem weiteren Schritt sind die entsprechenden Beträge an das Betriebsstättenfinanzamt abzuführen.

Durch die im Kalenderjahr 2005 eingeführte elektronische Lohnsteuerbescheinigung (*ElsterLohn I*) ist die frühere Lohnsteuerbescheinigung auf der Rückseite der Lohnsteuerkarte weggefallen. Am Ende eines Kalenderjahres bzw. beim Ausscheiden eines Beschäftigten erhält dieser lediglich noch einen Ausdruck der elektronisch übermittelten Daten. Die Lohnsteuerkarte verbleibt beim Arbeitgeber bzw. kann vernichtet werden.

Voraussichtlich ab dem Kalenderjahr 2011 wird auch die Lohnsteuerkarte entfallen und durch die elektronischen Lohnsteuerabzugsmerkmale ersetzt *(Elster-Lohn II)*. Die notwendigen persönlichen Besteuerungsdaten der Beschäftigten (Identifikationsnummer, Steuerklasse, Freibeträge, Anzahl der Kinder, Konfession, Geburtsdatum) werden dann den Arbeitgebern über ein elektronisches Abrufverfahren über das Bundeszentralamt für Steuern zur Verfügung gestellt.

Sozialversicherungsabrechnung. Im Gegensatz zur Lohn- und Kirchensteuer sowie zum Solidaritätszuschlag, die der Arbeitnehmer allein zu zahlen hat, werden folgende Versicherungen teilweise vom Arbeitgeber getragen:

- Sozialversicherungen
- Rentenversicherung
- Krankenversicherung
- Arbeitslosenversicherung und
- Pflegeversicherung.

Die Unfallversicherung hat der Arbeitgeber vollständig aufzubringen.

Auswertungsrechnung

Während mit der Zahlungsrechnung Unterlagen für unternehmensexterne Erfordernisse erstellt werden, ist es Aufgabe der Auswertungsrechnung, Ergebnisse und Belege für unternehmensinterne Belange zu erarbeiten.

Vornehmlich für die folgenden Aufgaben ist die Entgeltrechnung fortzuführen:

- Buchhaltung
- Kostenrechnung
- Controlling und
- Kostenstellenkontrolle.

Daneben kann es noch viele weitere Erfordernisse zur Auswertung der Entgeltrechnungsergebnisse geben.

8.9.4
Hilfsmittel der Personalverwaltung

Für die Speicherung, Verarbeitung und zeitnahe Bereitstellung personenbezogener Daten bedient man sich in der Personalverwaltung unterschiedlicher Hilfsmittel.

8.9.4.1
Personalakte

In der Personalakte werden alle arbeitsvertragsgestaltenden Dokumente aufbewahrt, die als Belege benötigt werden könnten. Dabei sind verschiedene Beleggruppen zu unterscheiden:

- Personalbelege (z.B. Personalbogen, Zeugnisse, polizeiliches Führungszeugnis)
- Vertragsbelege (z.B. Arbeitsvertrag, Vertragsänderungen, Beförderung) und
- Tätigkeitsbelege (z.B. Versetzungsbelege, Beurteilungen).

Alle wesentlichen Daten und Veränderungen sind schriftlich festzuhalten. Für jeden Mitarbeiter wird eine Akte angelegt. Alle Personalakten werden in der Personalabteilung oder beim zuständigen Referenten zentral geführt (Zweitakten, Nebenakten sollten vermieden werden). Es herrscht das *Prinzip der Vollständigkeit*, das heißt, Ergänzungen werden laufend vorgenommen.

Alle Mitarbeiter sind jederzeit dazu berechtigt, Einsicht in die Personalakte zu nehmen. Grundsätzlich sind das Lesen und die Kenntnisnahme zu gestatten, Personalakten werden aber nicht dem Mitarbeiter überlassen. Der Mitarbeiter ist berechtigt, Erklärungen zu seiner Akte abzugeben. In manchen Einrichtungen wird in die Personalakte obenauf eine Personalkarteikarte gelegt. Meist stellt sie einen Extrakt aller wesentlichen Daten dar.

8.9.4.2
Personalkartei

Die Personalkartei ist das Handwerkszeug der Personalverwaltung. Sie enthält auf Karteikarten im Format DIN A4 oder DIN A5 alle wesentlichen Daten der Mitarbeiter und ermöglicht somit:

- einen schnellen Überblick über jeden Mitarbeiter
- eine gute Vergleichsmöglichkeit zwischen den Mitarbeiterdaten
- einen aktuell durchführbaren Änderungsdienst und
- eine Sortierung nach verschiedenen Kriterien.

Eine Personalkartei enthält folgende Daten:

- Personalien (Personalnummer, Nachname, Vorname, Geburtsdatum, Geburtsort, Staatsangehörigkeit, Konfession, Anschrift)
- Familienverhältnisse (Ehepartner, Kinder)
- Einsatz (Eintrittsdatum, Einsatzdauer, Einsatzabteilung, Tätigkeitsart)
- Erwerbsminderung (Minderungsart, Minderungshöhe)
- Entgelt (Lohn- oder Gehaltshöhe, Entgeltgruppe, Beginntermin) und
- Austritt (Austrittsdatum, Austrittsgrund).

8.9.4.3
Personaldatei bzw. Personaldatenbank

Bei der Personaldatei bzw. -datenbank handelt es sich um die Organisation der Personaldaten auf maschinenlesbaren Datenträgern. In den meisten Unternehmen werden Personaldaten in komplexen Datenbanken gespeichert, die den Vorteil der Verknüpfung und Filterung aufweisen. Die Inhalte der Datenbank können entsprechend umfangreich sein und in Bezug auf das Personal alle wesentlichen Inhalte umfassen. Zur Struktur einer Personaldatenbank können beispielsweise folgende Kriterien gehören:

- Identifizierungsdaten (Name, Vorname, Geburtstag, Geburtsort, Staatsangehörigkeit, Geschlecht und Familienstand)
- Verwaltungsdaten der Einrichtung (z. B. Auskunft über das Eintrittsdatum, die Dauer der Betriebszugehörigkeit, ggf. Tätigkeitsschlüssel, Angaben zum Arbeitseinsatz, Stellenbeschreibung, Grundtätigkeit, Urlaubsdaten,

Arbeitszeitkonto, ggf. Passnummer, betriebliche Telefonnummer, Probezeit, Bewerbungsdaten, Kündigungsfristen, normale Arbeitszeit, Sonderarbeitszeiten)
- Entgeltdaten (z. B. Lohnstufe/-gruppe, Lohnart, Leistungszulagen, sonstige Zulagen, Ergebnis von Leistungsbewertungen, Name des Kreditinstituts mit Bankleitzahl, Kontonummer und Kontoinhaber)
- sozial- und steuerrechtliche Daten (z. B. Lohn- und Einkommensteuer, Kirchensteuer, Sozialabgaben, Kranken-, Lebens- und andere freiwillige Versicherungen)
- Fähigkeits- bzw. Verhaltensdaten (z. B. Kenntnisse und Fähigkeiten, ggf. auch physische und psychische Kriterien und Einschätzungen) und/oder
- Ergänzungsdaten (z. B. frühere und zukünftige Einsatzorte und Einsatzzeiten mit den Möglichkeiten für Einsätze).

8.9.5
Personalstatistiken

Die Personalstatistik stellt eine im Gesundheitswesen viel zu oft vernachlässigte Aufgabe dar. Dabei ist sie die Grundlage einer Reihe von Personalaufgaben im Rahmen der Personalpolitik, Personalplanung und z. B. Personalbetreuung. Sie hat die Aufgabe, die personalen Gegebenheiten zu erfassen, auszuwerten, darzustellen und zu erläutern (Daul, 1964).

8.9.5.1
Personalstruktur

Zur statistischen Ermittlung der Personalstruktur muss eine Reihe von Merkmalen der Mitarbeiter betrachtet und ausgewertet werden. Dazu zählen insbesondere:

- Arbeitnehmerart (z. B. Angestellter, Auszubildender)
- Geschlecht
- Alter und Unternehmenszugehörigkeit
- Abteilungs- und Funktionszuordnung

- Qualifikation (z. B. examinierte Altenpflegerin, Pflegehilfskraft)
- Staatsangehörigkeit
- Arbeitsart (z. B. Vollzeit, Teilzeit, Zeitarbeit) und
- Position (z. B. Pflegedienstleitung, Stationsleitung).

Entscheidend ist ein Vergleich mit Bezugswerten, was zu Erkenntnissen über wesentliche Merkmale der Personalstruktur führt. Bezugswerte können sein:

- Vergangenheitswerte (z. B. Vormonat, Vorjahr)
- Anteilswerte zur Gesamtbelegschaft
- Planwerte des Personalplans
- Personalkennzahlen befreundeter Unternehmen
- Branchendurchschnittswerte (s. Kap. 9.3.2) und
- Sollvorgaben der Unternehmensleitung.

Selbstverständlich können die genannten Mitarbeitermerkmale, welche die Personalstruktur repräsentieren, auch zueinander in Bezug gesetzt werden. Der Detaillierungsgrad von Strukturstatistiken sollte von ihrem Verwendungszweck bestimmt sein. In vielen Personalabteilungen wird bei der Ausarbeitung von Personalstrukturstatistiken übertrieben. Eine kritische Durchforstung dieser Statistiken lässt häufig den Aufwand minimieren, ohne dass Einbußen an wichtigen Informationen entstehen.

8.9.5.2
Personalereignisse

Neben der Personalstruktur muss die Personalstatistik insbesondere die laufenden Ereignisse im Personalbereich erfassen und auswerten. Zu den bedeutsamen Personalereignissen zählen:

- Betriebsunfälle
- Einstellungen
- Fehlzeiten
- Fluktuation
- Fluktuationsgründe

- Gleitzeitverhalten
- Jubiläen
- Krankheitsumfang
- Überstunden
- Urlaubsinanspruchnahme
- Versetzungen.

Durch Kennzahlen für diese Personalereignisse und die Bildung von Zeitreihen können die Ergebnisse transparent gemacht werden.

8.9.5.3
Personalaufwand

Während die Erarbeitung der Personalstruktur- und Personalereignisstatistiken von der Personalabteilung ausgeführt wird, gibt es für die Aufwands- und Sozialstatistik einen anderen Aufgabenträger, das Rechnungswesen. Nur besondere Auswertungen in diesem Bereich werden üblicherweise von der Personalabteilung erarbeitet. Für den Personalaufwand sind von besonderer Bedeutung und müssen deswegen statistisch ausgewertet werden:

- die Höhe des Personalaufwands und
- die Verursacher des Personalaufwands

Durch die Bildung von Kennzahlen und Zeitreihen können die Aufwandsangaben in ihrer Abhängigkeit und in ihrer Entwicklung verdeutlicht werden.

8.9.5.4
Sozialaufwand

Sozialbilanzen und -berichte sind für externe Empfänger bestimmt, die Statistiken über den Sozialaufwand und die Sozialgegebenheiten dagegen ausschließlich für betriebsinterne Zwecke:

- Entwicklung der Sozialleistungen und Sozialeinrichtungen
- Effizienz und Angemessenheit des Sozialaufwands
- Einsatz und Nutzung des Sozialaufwands.

Die Sozialstatistik umfasst vornehmlich die nachstehenden Merkmale:

- Arten des betrieblichen Sozialaufwands
- Nutzer oder Empfänger des betrieblichen Sozialaufwands.

Dem Sozialaufwand sollten die durch ihn verursachten Leistungen statistisch gegenübergestellt werden.

8.10
Zusammenfassung und Fragen zum Selbsttest

Zusammenfassung
Die Personalwirtschaft genießt unter den Managementaufgaben höchste Priorität. Ausgehend von einer prospektiven Personalplanung geht es um einen effizienten Einsatz des Produktionsfaktors Mensch. Gewährleistet werden kann dies durch die Auswahl der am besten geeigneten Mitarbeiter, die nach einer integrativen Einarbeitung professionell tätig sind. Mit Hilfe der Personalentwicklung werden Potenziale des Mitarbeiters gefördert und Schwächen eliminiert. Eine leistungsgerechte Entlohnung, Mitarbeiterbeurteilungen und weitere Instrumente unterstützen die Führungskraft im Rahmen ihrer Motivationsarbeit.

Personalwirtschaft ist mehr als Personalverwaltung. Es geht nicht nur um das Führen von Personalakten und -statistiken, sondern auch um vielfältige weitere Aspekte. Zunehmende Relevanz genießen personalwirtschaftliche Aufgaben vor dem Hintergrund des Stellenwerts der Dienstleistungsqualität auf Märkten mit Sättigungserscheinungen. Mitarbeiter in der ambulanten und stationären Pflege, die in direktem Kundenkontakt stehen, haben den größten Einfluss auf die Zufriedenheit des Kunden und damit auf den langfristigen Erfolg des Unternehmens.

Fragen zu Kapitel 8

1. Welche sicheren Informationen lassen sich auf den einzelnen Stufen im Rahmen der Mitarbeiterauswahl ableiten?

2. Welche Unterlagen gehören in eine Personalakte?

3. Welche Konsequenzen sind bei der «Wirf-ins-kalte-Wasser-Strategie» zu erwarten?

4. Welche Aspekte sind hinsichtlich der Formulierung von Beurteilungskriterien zu berücksichtigen?

5. Was versteht man unter Zeitlohn?

6. Welche Leistungen könnten bei einer Pflegedienstleitung in eine leistungsorientierte Vergütung einfließen?

7. Wie lässt sich der Personalentwicklungsbedarf in einem ambulanten Pflegedienst ermitteln?

8. Welche Ziele liegen der Personalplanung zu Grunde?

9. Welche Vorteile gehen mit einer innerbetrieblichen Stellenbesetzung einher?

10. Was versteht man unter der Bruttorechnung?

Literatur

Beck, C.: Personalmanagement und Gewinnung von Mitarbeitern. In: Franke, D.; Boden, M.: Personal Jahrbuch 2004. Wolters Kluwer, Neuwied 2003

Becker, M.: Personalentwicklung: Bildung, Förderung und Organisationsentwicklung in Theorie und Praxis. Schäffer-Poeschel, Stuttgart 1999

Binder, K. O.: Personaldatenverwaltung mit elektronischer Datenverarbeitung. Verlag Moderne Industrie, Landsberg 1994

Boden, M.: Personalmanagement im Überblick. In: Franke, D.; Boden, M.: Personal Jahrbuch 2004. Wolters Kluwer, Neuwied 2003

Bremm, K.-J.: Beurteilung von Mitarbeitern als Führungsinstrument. In: Zwierlein, E.: Klinikmanagement: Erfolgsstrategien für die Zukunft. Urban & Schwarzenberg, München 1997

Bruhn, M.; Stauss, B.: Vorwort. In: Bruhn, M.; Stauss, B.: Dienstleistungsqualität: Konzepte – Methoden – Erfahrungen. Betriebswirtschaftlicher Verlag Dr. Th. Gabler GmbH, Wiesbaden 2000

Daul, H.: Personalstatistik. Westdeutscher Verlag, Wiesbaden 1964

Eiff, W. v.: Professionelles Personalmanagement, Schriftenreihe Gesundheitswirtschaft, Band 4, Wikom GmbH, Wegscheid 2006

Engelhardt, S.: Neue Mitarbeiter erfolgreich einarbeiten. Erfolgreiche Unternehmen investieren in ihr Humankapital. W. Kohlhammer GmbH, Stuttgart 2006

Fischer, U.; Reihsner, R.: Personalplanung. Bund-Verlag, München 2002

Flarup, J.: Personalentwicklung und Recht. In: Franke, D.; Boden, M.: Personal Jahrbuch 2004. Wolters Kluwer, Neuwied 2003

Friedag, H. R.; Schmidt, W.: Balanced Scorecard. Mehr als ein Kennzahlensystem. Haufe, Freiburg 2000

Gaugler, E.; Ripke, M.; Beyss, B.; Foerst, R.; Kunow, J.; Roepke-Apel, H.: Erprobung neuer Beurteilungsverfahren. Evaluierungsbericht im Auftrag des Bundesministers des Inneren, APF Arbeitsgemeinschaft Planungsforschung. Nomos Verlagsgesellschaft, Baden-Baden 1981

Gola, P.; Wronka, G.: Handbuch zum Arbeitnehmerdatenschutz. Rechtsfragen und Handlungshilfen für die betriebliche Praxis. Datakontext, Köln 2003

Gremmel-Thomas, E.; Petrachi, T.: Der Vergleich mit anderen Mitarbeitern ist für alle von Nutzen. Die Pflegezeitschrift (1998) 3, S. 205–208

Haubrock, M.; Schär, W.: Betriebswirtschaft und Management im Krankenhaus (3. Aufl.). Verlag Hans Huber, Bern 2002

Holling, H.; Liepmann, D.: Personalentwicklung. In: Schuler, H.: Lehrbuch Organisationspsychologie. Verlag Hans Huber, Bern 1993

Horsch, J.: Personalplanung. In: Franke, D.; Boden, M.: Personal Jahrbuch 2004. Wolters Kluwer, Neuwied 2003

Innerhofer, Ch.; Innerhofer, P.; Lang, E.: Leadership Coaching: Führen durch Analyse, Zielvereinbarung und Feedback. Luchterhand, Neuwied/Kriftel 1999

Kirchner, H.: Gespräche im Pflegeteam: mit Beispielen aus der Führungspraxis (2. Aufl.). Thieme, Stuttgart 1998

Knebel, H.: Taschenbuch für Personalbeurteilung (9. Aufl.). Sauer-Verlag, Heidelberg 1995

Krause, H. P.: Vom Sozial- zum Budgettarifvertrag – Hat der Bundes-Angestelltentarifvertrag im Krankenhausbereich ausgedient? In: Ditzel, H.: Arbeitgeber Krankenhaus. Probleme und Zukunftslösungen der Personalgewinnung. GIT, Darmstadt 1994

Kreuschel, E.: Die Weisheit des Erfolgs. Kösel, München 1996

Lehmann, D.: Zwang zur Steigerung von Effektivität und Effizienz im Krankenhauswesen fordert neue Entgeltpolitik. In: Ditzel, H.: Arbeitgeber Krankenhaus. Probleme und Zukunftslösungen der Personalgewinnung. GIT, Darmstadt 1994

Loffing, C.: Teamentwicklung im «Kranken Haus» – Ein Beispiel psychologischer Gestaltungsarbeit. Der Andere Verlag, Bad Iburg 1999

Loffing, C.: Der Patient ist der Leidtragende – Eine Studie über die aktuellen Probleme deutscher Krankenhäuser sowie deren Konsequenzen. Die Pflegezeitschrift (2000) 5, S. 327–329

Loffing, C.: Pflegenotstand – nein danke! Neue Mitarbeiter gewinnen und halten. In: Eisenreich, Th.; BALK: Handbuch Pflegemanagement. Erfolgreich führen und wirtschaften in der Pflege. Luchterhand, Neuwied 2001a

Loffing, C.: Dabeisein ist längst nicht mehr alles. Erfolgreiche Darstellung von ambulanten Pflegediensten im Netz. Häusliche Pflege (2001b) 5, S. 24–27

Loffing, C.: Den passenden Mitarbeiter finden. Effektive Methoden der Personalauswahl. Häusliche Pflege (2001c) 12, S. 27–33

Loffing, C.; Köhler, P.; Mantei, R.: Der Familienfreundliche Pflegedienst. Familienbewusste Personalpolitik motiviert die Mitarbeiter und sichert so die Zukunft der Einrichtung. Häusliche Pflege (2002) 07, S. 29–32

Loffing, C.; Wottawa, H.: Mit einem Methoden-Mix die richtige Entscheidung treffen. Bewerberauswahl in der Pflege. Die Pflegezeitschrift (2002) 4, S. 267–270

Loffing, C.: Karriereplanung in der Pflege. Verlag Hans Huber, Bern 2003a

Loffing, C.: «Wer fragt, der führt» – die Mitarbeiterbefragung. Pflegezeitschrift (2003b) 8, S. 575–577

Loffing, C.; Strauch, G. M.: Vom klassischen Zeitlohn zur leistungsorientierten Bezahlung – Anforderungen an ein strategieorientiertes Entlohnungs- und Anreizsystem. Pflegezeitschrift (2004) 4, S. 271–274

Loffing, C.: Mitarbeiter richtig führen. Erfolgreiche Führungskräfte führen flexibel. W. Kohlhammer GmbH, Stuttgart 2005

Loffing, C.; Geise, St.: Personalentwicklung in der Pflege. Verlag Hans Huber, Bern 2005

Loffing, C.: Strategische Personalentwicklung, W. Kohlhammer GmbH, Stuttgart 2006

Loffing, C.; Hofmann, C.; Splietker, M.: Mitarbeitermotivation leicht gemacht. Tipps für die Motivationsarbeit. W. Kohlhammer GmbH, Stuttgart 2006

Mentzel, W.: Unternehmenssicherung durch Personalentwicklung. Haufe, Freiburg 1992

Nasemann, A.: Arbeitszeugnisse. Rechtslage, Zeugnissprache, Experteninterviews. Falken Verlag, Niederhausen 1996

Nerdinger, F. W.: Motivation und Handeln in Organisationen: Eine Einführung. W. Kohlhammer GmbH, Stuttgart 1995

Neuberger, O.: Personalentwicklung. Ferdinand Enke Verlag, Stuttgart 1994

Neuberger, O.: Führen und geführt werden (5. Aufl.). Ferdinand Enke Verlag, Stuttgart 1995

Neuberger, O.: Personalwesen 1: Grundlagen, Entwicklung, Organisation, Arbeitszeit, Fehlzeiten. Ferdinand Enke Verlag, Stuttgart 1997

Odiorne, G. S.: Strategic Management of Human Resources. Jossey-Bass, San Francisco 1984

Olesch, G.: Praxis der Personalentwicklung: Weiterbildung im Betrieb. Sauer, Heidelberg 1992

Olfert, K.; Steinbuch, P. A.: Personalwirtschaft. Kiehl, Ludwigshafen 1999

Opaschowski, H. W.: Von der Geldkultur zur Zeitkultur. Neue Formen der Arbeitsmotivation für zukunftsorientiertes Management. In: Schanz, G.: Handbuch Anreizsysteme. Poeschel, Stuttgart 1991

Ossola-Haring, C.: Das große Handbuch Kennzahlen zur Unternehmensführung. Kennzahlen richtig verstehen, verknüpfen und interpretieren. Redline Wirtschaft Verlag moderne Industrie, Landsberg 2003

Quernheim, G.: Spielend anleiten: Hilfen für die praktische Pflegeausbildung. Urban & Schwarzenberg, München 1997

Schanz, G.: Motivationale Grundlagen der Gestaltung von Anreizsystemen. In: Schanz, G.: Handbuch Anreizsysteme. Poeschel, Stuttgart 1991

Schmeisser, W.; Clermont, A.; Protz, A.: Personalinformationssysteme und Personalcontrolling. Auf dem Weg zum Personalkosten-Management. Luchterhand, Neuwied 1999

Schmidt, F. L.; Hunter, J. E.: The validity and utility of selection methods in personnel psychology: Practical and theoretical implications of 85 years of research findings. Psychological Bulletin (1998) 124, S. 262–274

Schuler, H.: Psychologische Personalauswahl. Einführung in die Berufseignungsdiagnostik. Verlag für angewandte Psychologie, Göttingen 1996

Schuler, H.; Höft, S.: Konstruktorientierte Verfahren der Personalauswahl. In: Schuler, H.: Lehrbuch der Personalpsychologie. Hogrefe, Göttingen 2001

Schwarz, R.: Der mühsame Weg eines kommunalen Krankenhauses zu einem leistungsorientierten Personalmanagement. In: Ditzel, H.: Arbeitgeber Krankenhaus. Probleme und Zukunftslösungen der Personalgewinnung. GIT, Darmstadt 1994

Semmer, N.: Mitarbeiterbindung: Strategien gegen Stress und Fluktuation. In: Schuler, H.; Pabst, J.: Personalentwicklung im Call Center der Zukunft – Fluktuation verhindern, Mitarbeiter langfristig binden. Luchterhand, Neuwied 2000

Sonntag, K. H.: Personalentwicklung in Organisationen. Hogrefe, Göttingen 1999

Sprenger, R. K.: Mythos Motivation. Campus, Frankfurt 1996

Staufenbiel, Th.; Rösler, F.: Personalauswahl. In: Hoyos, C. G.; Frey, D.: Arbeits- und Organisationspsychologie. Ein Lehrbuch. Psychologie Verlags Union, Weinheim 1999

Stauss, B.: Internes Marketing als personalorientierte Qualitätspolitik. In: Bruhn, M.; Stauss, B.: Dienstleistungsqualität: Konzepte – Methoden – Erfahrungen. Betriebswirtschaftlicher Verlag Dr. Th. Gabler GmbH, Wiesbaden 2000

Steinmann, H.; Schreyögg, G.: Management. Grundlagen der Unternehmensführung. Betriebswirtschaftlicher Verlag Dr. Th. Gabler GmbH, Wiesbaden 1997

Ulich, E.: Lern- und Entwicklungspotentiale in der Arbeit – Beiträge der Arbeits- und Organisationspsychologie. In: Sonntag, K.: Personalentwicklung in Organisationen: Psychologische Grundlagen, Methoden und Strategien. Hogrefe, Göttingen 1999

Vollmuth, H. J.: Kennzahlen. Haufe, Planegg 2002

Weeren, M.: Mitarbeiterbeurteilung leicht gemacht. Erfolg durch Defizitbeseitigung und Ressourcenförderung. W. Kohlhammer GmbH, Stuttgart 2007

Weidlich, U.: Mitarbeiterbeurteilung in der Pflege: systematisch bewerten – Zeugnisse schreiben. Urban & Schwarzenberg, München 1998

Wimmer, P.; Neuberger, O.: Personalwesen 2. Personalplanung, Beschäftigungssysteme, Personalkosten, Personalcontrolling. Ferdinand Enke Verlag, Stuttgart 1998

9 Marketing in der Pflege

Stephanie Geise, Michael Horst

Die heutigen Märkte sind für alle Unternehmen geprägt von einer deutlichen *Verschärfung des Wettbewerbs* und erhöhter *Markttransparenz*, von zunehmender Globalisierung und Internationalisierung. Damit einhergehend zeigen sich eine *Deregulierung* und *Liberalisierung* der Märkte, verkürzte Innovations- und Produktlebenszyklen und eine *Homogenisierung* des Angebots. Parallel dazu führen Wertewandel und eine fortschreitende Differenzierung der Gesellschaft zu einem veränderten Konsumentenverhalten, die Kundenbindung an Marken und Unternehmen sinkt.

Die bestehenden und neu entstehenden Märkte sind in der Regel *Käufermärkte*, die durch ein hohes Maß an Verdrängungswettbewerb geprägt sind. Auf dem Käufermarkt ist der Kunde in der dominierenden Position, denn er kann aus dem bestehenden *Angebotsüberhang* frei wählen. Anbieter stehen dagegen einer starken Konkurrenzsituation gegenüber, in der die Akquisition neuer Kunden zunehmend erschwert ist.

Infolgedessen besteht für Unternehmen fortwährend die Notwendigkeit, dem Kunden den eigenen Marktvorteil zu präsentieren und um ihn zu werben. Auf einem Käufermarkt tätig zu sein bedeutet für jeden Anbieter, sich mit seinen Aktivitäten stets am Kunden auszurichten.

Auch für den Bereich des Gesundheitswesens gilt dies in zunehmendem Maße. Seit dem 1. Januar 1996 sind die hier tätigen Unternehmen als Folge des Gesundheitsstrukturgesetzes den vielfach noch ungewohnten «harten» Bedingungen der freien Marktwirtschaft ausgesetzt. Damit ist plötzlich die Orientierung an den Wünschen und Anforderungen der Kunden bzw. Patienten auch für Pflegeunternehmen zur zentralen Erfolgsgröße geworden. Gesetzliche Bestimmungen, z. B. in der Qualitätssicherung, und die veränderte Wettbewerbsintensität zwingen Unternehmen im Gesundheitswesen zu einer umfassenden Markt- und Kundenorientierung. Genau hieraus erwächst die Notwendigkeit für ein durchdachtes, zielführendes *Marketing*, das nicht nur hierfür notwendige Begrifflichkeiten, Methoden und Instrumente, sondern eben auch die überlebenswichtigen Lösungsansätze liefert.

Lernziele

- Kenntnis der Begrifflichkeiten des Marketings
- Verständnis für die Relevanz des Marketings im Unternehmen
- Aufgaben und Zielsetzungen des Marketings
- Überblick über die Teilbereiche der Wertangebote im Marketing
- Fähigkeit zur Analyse der Stärken und Schwächen von Unternehmen

- Kenntnis der verschiedenen Methoden der strategischen Analyse zur Entwicklung einer Marketingstrategie

- Kenntnisse über Maßnahmen zur Auswahl des Zielmarktes

- Kenntnisse über die Bedeutung der Marktsegmentierung im sozialen Bereich

- Vertrautheit mit den Methoden der strategischen Planung als Basis einer Marketingkonzeption

- Vertrautheit mit dem Transfer von der Zielsetzung zur Planung

- Bewusstsein für den erfolgreichen Einsatz der Instrumente des Marketing-Mix

- Einblick in Bedeutung und Methoden der Markt- und Marketingforschung als Grundlage einer Marketingkonzeption

- Fähigkeit, die Arbeit in der Alten- und Krankenpflege aus Marketingsicht zu gestalten

- Kenntnisse über Bedeutung und Auswirkung der vermittelten Theorien in der Praxis

9.1
Grundlagen des Marketings

9.1.1
Der Begriff des Marketings

Marketing (von englisch *to market*: Handel treiben bzw. von *market*: Markt) ist der Definition nach die ganzheitliche Ausrichtung sämtlicher unternehmerischer Aktivitäten auf die Bedürfnisse, die Wünsche und die Probleme der Abnehmer (Bruhn, 1995: 16). Kernaufgabe des Marketings ist es traditionell, den Absatz des Unternehmens zu sichern bzw. zu fördern.

Der Begriff des Marketings für eine primär am Markt ausgerichtete Unternehmungsführung bzw. Unternehmenspolitik entstand in den 50er-Jahren des 20. Jahrhunderts in den USA, als sich dort allmählich ein Wandel vom *Verkäufermarkt* zum *Käufermarkt* vollzog. Eine deutschsprachige Entsprechung zum Begriff Marketing gibt es nicht. Marketing im traditionellen betriebswirtschaftlichen Sinne wird häufig mit den Unternehmensbereichen *Absatzwirtschaft* und *Vertrieb* gleichgesetzt, da die Sicherung und Steigerung des Absatzes prinzipiell im Fokus aller Marketingaktivitäten stehen. Neuere Definitionen gehen allerdings über diese Konzentration auf den absatzwirtschaftlichen Bereich hinaus (Meffert, 1986: 29; Nieschlag/Dichtl/Hörschgen, 1994: 25; Wöhe, 1996: 598). Marketing wird hier als unternehmerische Leitaufgabe gesehen, die *Austauschbeziehungen* zwischen Individuen, Institutionen und Gruppen analysieren und zielgerichtet gestalten soll. In diesem Zusammenhang erklärt etwa Kotler: «Marketing ist ein Prozess im Wirtschafts- und Sozialgefüge, durch den Einzelpersonen und Gruppen ihre Bedürfnisse befriedigen, indem sie Produkte und andere Dinge von Wert erzeugen, anbieten und miteinander austauschen» (1999: 27).

Für den Bereich des Gesundheitswesens erscheint die Definition von Marketing als ein *Prozess der Gestaltung von Austauschbeziehungen* als besonders passend. Die stark absatzwirtschaftlichen Marketinginterpretationen werden dagegen den Bedingungen im Gesundheitswesen weniger gerecht, da sie eine Vielzahl von Schlüsselvariablen zur Gestaltung zwischenmenschlicher und interinstitutionaler Prozesse vernachlässigen. Dies gilt insbesondere für zahlreiche Umfeldfaktoren, wie umweltbezogene, sozial-gesellschaftliche, politische, rechtliche oder technische Determinanten, für die die klassischen Konzeptionen zu wenig Raum lassen. Für die Übertragung in das Gesundheitswesen erscheint dies problematisch, da sich gerade hier eine wachsende Bedeutung der umfeldbezogenen Faktoren abzeichnet (Haubrock/Schär, 2002: 291).

Entwicklungsphasen des Marketings
Die Entwicklungsphasen des Marketings lassen sich wie folgt skizzieren (Bruhn, 1995: 17 ff.):

- Phase der *Produktionsorientierung* (50er-Jahre des 20. Jh.):
  - Nach dem Ende des Zweiten Weltkrieges steht für Unternehmen der Aufbau der Produktion im Vordergrund.
  - Von Seiten der Verbraucher besteht ein enormer Nachfrageüberhang: Es liegt ein Verkäufermarkt vor, bei dem der Verkäufer in der dominierenden Position ist.
  - Vor allem die Quantität der Produktion (z.B. durch Massenfertigung) erweist sich in dieser Phase als entscheidend für den unternehmerischen Erfolg.
- Phase der *Verkaufsorientierung* (60er-Jahre des 20. Jh.):
  - Durch das enorm gestiegene Angebot kommt es auf dem Absatzmarkt zu einer Situation zunehmender Herstellerkonkurrenz.
  - Der Aufbau und die Optimierung der Absatzwege stehen für die Unternehmen zunehmend im Fokus.
  - Damit stellt sich der Vertrieb als zentrale Erfolgsgröße dar.
- Phase der *Marktorientierung* (70er-Jahre des 20. Jh.):
  - Allmählich stellt sich auf dem Absatzmarkt eine Marktsättigung ein.
  - Der Wandel vom Verkäufermarkt zum Käufermarkt ist vollzogen: Der Kunde ist nun in der bestimmenden Marktposition; er kann aus einem breiten Angebot den Anbieter frei wählen.
  - Damit ist die Orientierung an den Bedürfnissen und Wünschen der Abnehmer für den Erfolg entscheidend.
- Phase der *Wettbewerbsorientierung* (80er-Jahre des 20. Jh.):
  - Bei Unternehmen zeigen sich verstärkt gleichgerichtete Marktaktivitäten; dies verdeutlicht sich beispielhaft in einer steigenden Homogenität des Angebots.
  - Für Unternehmen wird es damit schwieriger, sich von der Konkurrenz abzuheben und dem Kunden den eigenen Differenzierungsvorteil darzustellen.
  - Als erfolgsentscheidend zeigen sich Errei-

chung und Ausbau von signifikanten Wettbewerbsvorteilen.
- Phase der *Umfeldorientierung* (90er-Jahre des 20. Jh.):
  - Durch Internationalisierung und gesellschaftliche Entwicklungen kommt es zu einer wachsende Bedeutung der umfeldbezogenen Faktoren, wie z.B. umweltbezogene, politische, rechtliche und technische Determinanten.
  - In diesem Kontext erweisen sich eine schnelle Reaktionsfähigkeit und Flexibilität des Unternehmens als für den Erfolg bestimmend.
  - Es zeigt sich eine Entwicklung vom Produkt- bzw. Innovationswettbewerb zum «Zeitwettbewerb».

9.1.2
Vom Absatzmarketing zum Marketing als unternehmerisches Leitkonzept

Wie in Kapitel 9.1.1 skizziert, konzentriert sich die traditionelle Definition von Marketing im betriebswirtschaftlichen Sinne auf den Bereich der *Absatzwirtschaft*. Der Begriff *Absatz* definiert einerseits die Menge der von einem Unternehmen innerhalb einer Zeitperiode verkauften Güter bzw. Dienstleistungen, andererseits wird auch die Endphase der betrieblichen Leistungserstellung als Absatz bezeichnet, in der der Verkauf der Güter auf dem *Absatzmarkt* vorbereitet und durchgeführt wird.

Während in der klassischen Sichtweise Marketing demnach als ein *betriebswirtschaftlicher Prozess* im Sinne von Vertrieb verstanden wurde, wird Marketing heute zunehmend als *Leitkonzept der Unternehmensführung* angesehen. Damit wird es nicht anderen Unternehmensbereichen gleichgestellt, sondern erfährt eine übergeordnete Interpretation. Entsprechend definiert Bruhn:

> «Marketing ist eine unternehmerische Denkhaltung. Sie konkretisiert sich in der Planung, Organisation, Durchführung und Kontrolle sämtlicher interner und externer Unterneh-

mensaktivitäten, die durch eine Ausrichtung der Unternehmensleistungen am Kundennutzen im Sinne einer konsequenten Kundenorientierung darauf abzielen, absatzmarktorientierte Unternehmensziele zu erreichen.» (Bruhn, 1995: 16)

9.1.3
Social Marketing

Der Begriff des Social Marketing (auch: Sozio-Marketing) bezeichnet eine Marketingkonzeption zur Förderung eines angestrebten sozialen Wandels. Hierbei zielt das Social Marketing insbesondere auf Verhaltensänderungen ab, die schließlich zu gesellschaftlichen Korrekturen führen sollen. Ansatzpunkte des Social Marketing sind also gesellschaftliche Einstellungen (Leitideen, Werte) und Aktivitäten (Handlungen, Verhalten), die durch die Verwendung von Marketingprinzipien und Marketingtechniken langfristig verändert werden sollen. In der Praxis sind häufig so genannte Non-Profit-Organisationen Träger von Social-Marketing-Aktivitäten.

Ein in diesem Zusammenhang prominentes Beispiel für Social Marketing einer Non-Profit-Organisation ist die «mach's mit-Kampagne» der Bundeszentrale für gesundheitliche Aufklärung (Abb. 9-1). Als Profit-Unternehmen hat dagegen Benneton versucht, sich durch eine gesellschaftliche Missstände aufzeigende Kampagne zu profilieren. Nicht zuletzt, weil Aktivitäten des Social Marketing generell in einem Spannungsfeld zwischen Intention, Leistung und Gegenleistung stehen, wurde die Kampagne in der Öffentlichkeit kontrovers diskutiert.

Die zunehmende Bedeutung des Social Marketing für ökonomisch orientierte Unternehmen ergibt sich durch die veränderten Markt- und Wettbewerbsbedingungen. Unternehmen sehen sich vor diesem Hintergrund zunehmend gezwungen, höhere Entwicklungsstufen der Austauschbeziehungen mit ihren Kunden bzw. mit ihrer Umwelt anzustreben. Dadurch soll langfristig die Wettbewerbsfähigkeit gesichert

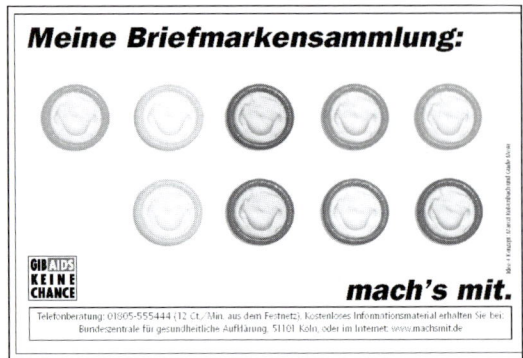

Abbildung 9-1: Anzeigenmotiv aus der «mach's mit-Kampagne»

bleiben. Während einerseits Unternehmen die Relevanz eines nichtökonomischen Engagements erkennen, scheint auch die Öffentlichkeit von Unternehmen verstärkt die Übernahme gesellschaftlicher Verantwortung zu erwarten. Eine Umfrage des Meinungsforschungsinstituts Ipsos bestätigt diese Tendenz: 91 % der in Deutschland befragten Personen bejahten die Aussage, dass große Unternehmen ihre Ressourcen auch dazu verwenden sollten, zur Lösung gesellschaftlicher Probleme wie Arbeitslosigkeit, Armut oder Umweltverschmutzung beizutragen und medizinische und gesundheitliche Aspekte zu berücksichtigen. Interessant ist hier vor allem, dass ebenfalls 91 % der Befragten angaben, sie wären auch stärker geneigt, Produkte eines Unternehmens zu kaufen, von dem sie wüssten, dass dieses Unternehmen hilft, die Gesellschaft zu verbessern (Köppl, 2000: 57).

Im Rahmen der durch Social Marketing ausgedrückten oder wahrgenommenen gesellschaftlichen Verantwortung der Unternehmen wird häufig kritisiert, dass die Unternehmen diese als ein weiteres, gerade modernes Marketinginstrument nutzten, ohne Rücksicht auf ethische oder moralische Grenzen zu nehmen. Dem sei entgegengesetzt, dass Social Marketing keine einmaligen Sponsoring-Aktivitäten als Schuldablass meint. Vielmehr bezieht sich die Konzeption auf ein auf Dauer angelegtes Bestreben, gesellschaftliche Verantwortung zum Wohle von Kunden, Mitarbeitern und der Gesellschaft wahrzunehmen.

Dabei sind die Grenzen des Social Marketing klar in der Wirtschaftlichkeit des Unternehmens zu sehen. Wirtschaftlicher Erfolg ist und bleibt auch bei der Wahrnehmung gesellschaftlicher Verantwortung die primäre Zielrichtung des Unternehmens. Hierzu erklärt Köppl: «So sehr auch die Übernahme gesellschaftlicher Verantwortung von den Unternehmen erwartet wird, verlangt niemand, dass jedes Wirtschaftsunternehmen eine karitative Organisation ist» (2000: 53).

9.1.4
Relevanz des Marketings

Für ein Unternehmen ergibt sich die Relevanz des Marketings vor allem aus zwei elementaren Faktoren: Dem *allgemeinen Marktrisiko* und der zunehmenden *Sättigung des Absatzmarktes*, der gleichzeitig durch zunehmenden Verdrängungswettbewerb gekennzeichnet ist. Dabei liegt das allgemeine Marktrisiko vor allem darin, dass die unternehmerischen Entscheidungen in der *Gegenwart* getroffen werden, die Auswirkungen aber erst in der *Zukunft* liegen. Die notwendigerweise in der Gegenwart getroffenen Entscheidungen können sich also in der Zukunft als falsch erweisen, denn die Erwartungen und Annahmen über möglicherweise vorhandene Einflussfaktoren sind *ungewiss und unvollständig.* Jedes Unternehmen muss daher, um das Risiko so gering wie möglich zu halten, traditionelles Marketing im Sinne einer planmäßigen Absatzvorbereitung und -durchführung auf der Basis einer systematischen Informationsgewinnung ausführen.

Darüber hinaus führen vielschichtige Entwicklungstendenzen dazu, dass es für Unternehmen schwieriger wird, sich im Wettbewerb durchzusetzen und Kunden langfristig zu binden, Waren oder Dienstleistungen zu verkaufen und den eigenen Marktanteil zu halten. Gute Qualität, angemessener Preis und guter Service sind nur noch Grundvoraussetzungen, um überhaupt am Markt «geduldet» zu sein. Für einen langfristigen Unternehmenserfolg müssen Unternehmen der ganzheitlichen Marketinginterpretation folgend:

- Austauschprozesse zwischen Individuen, Institutionen und Gruppen zielgerichtet gestalten
- neue Märkte erschließen und neue Kunden gewinnen (z. B. durch Expansion bei Internationalisierung oder Differenzierung des Angebots)
- für die vorhandenen Märkte und Kunden neue Produkte schaffen
- latent vorhandene Bedürfnisse und Wünsche durch Marketing so ansprechen, dass sie zu Kaufhandlungen führen (Horst, 2006; Loffing/Horst, 2008).

Dabei ist mit steigender Marktsättigung und Wettbewerbsintensität von einer wachsenden Bedeutung einer *ganzheitlichen* Marketingkonzeption auszugehen. So schreibt Koblitz:

«Wenn Unternehmen nur darauf bedacht sind, die Kosten zu senken, die Qualität zu verbessern und schlanker zu produzieren, so wird das am Ende kaum reichen. Ein derart erzielter Wettbewerbsvorteil […] ist selten von Dauer – am wenigsten in Zeiten, in denen sich Märkte und Techniken stürmisch ändern.» (Koblitz, 2000: 7)

9.1.5
Relevanz des Marketings
für das Gesundheitswesen

Bis 1995 ließ sich der Gesundheitsmarkt vor allem durch zwei wesentliche Determinanten beschreiben: Die mehrheitliche Finanzierung der Anbieter nach dem Prinzip der Selbstkostendeckung sowie ein kaum ausgeprägter Wettbewerb. Damit einhergehend lässt sich die zentrale Bedeutung freigemeinnütziger Einrichtungen erkennen, die auch heute noch für das Gesundheitswesen kennzeichnend ist. Seit dem 1. Juli 1996 gilt für den stationären Bereich das Pflegeversicherungsgesetz. Die Einrichtung der fünften Säule der Sozialversicherung zieht weit reichende Konsequenzen für Unternehmen und Kunden des Gesundheitswesens nach sich:

- Die finanzielle Unterstützung zur Absicherung des Pflegerisikos erfolgt nicht unbegrenzt, sondern unterliegt einer gesetzlich festgelegten Budgetierung.
- Private und freigemeinnützige Träger erhalten Vorrang vor öffentlichen Einrichtungen. Damit eng verbunden ist die grundsätzliche Forderung nach massiver Kostenreduktion, die auch in anderen Bereichen deutlich wird.
- Es gilt die Priorität «ambulant vor stationär». Da häuslicher Pflege eine Vormachtstellung eingeräumt wird, erfolgt die Patientenpflege länger zu Hause.
- Zukünftig werden wohl verstärkt leistungsbezogene Entgelte für Pflegeeinrichtungen erhoben werden.

Mit der Einführung des diagnosebezogenen Fallpauschalengesetzes (DRG) zum 1. Januar 2004 vollzieht sich ein grundlegender Wandel im Gesundheitswesen, der zunächst in den Krankenhäusern spürbar wurde. Letztlich wird jedoch das gesamte Gesundheitswesen die daraus resultierenden Tendenzen einer zunehmend *integrierten Versorgung* tragen müssen. Die Umsetzung der diagnoseorientierten Fallpauschalen wird langfristig eine neue Versorgungslogik und damit ein verändertes Marktverhalten von Anbietern und Nachfragern in Deutschland begründen. So heißt es in der Begründung zum Regierungsentwurf GKV-Gesundheitsreformgesetz 2000: «Mit der ersten Grundsatzreform werden …

> … weit reichende Strukturveränderungen im Krankenhausbereich und eine Reduzierung der Bettenzahlen angestrebt. Sie sind Voraussetzung dafür, dass die Beitragssätze in der Gesetzlichen Krankenversicherung in Zukunft stabil gehalten werden können […] Von den Krankenhäusern und deren Beschäftigten müssen zum Teil erhebliche Veränderungen und Flexibilität erwartet werden.» (BT-Drs. 14/1245: 113)

Vor allem sollen die Kosten durch Verkürzung der Krankenhausverweildauer gesenkt werden, indem auf eine zielgenauere und erfolgssteigernde Diagnostik und Behandlung gesetzt wird.

Neben den Veränderungen für Krankenhäuser wird sich damit auch der Markt für ambulante Pflegedienste neu positionieren müssen. Aber auch stationäre Einrichtungen der Altenhilfe müssen sich umstellen. Ungeachtet aller Spekulationen lassen sich zusammenfassend folgende Auswirkungen ableiten, die vom neuen Vergütungssystem ausgehen:

- Die Verweildauer der Patienten in den Krankenhäusern wird abnehmen.
- Die ambulanten Leistungen der Krankenhäuser werden zunehmen.
- Die qualitativen Anforderungen an die häusliche Pflege werden steigen.
- Für die Abrechnung von Behandlungs- und Pflegeleistungen kann es neue Vertragspartner geben.
- Die Einbindung ambulanter Pflegedienste wird schon in der Entlassungsphase notwendig.
- In diesem Zusammenhang gewinnen vertraglich abgesicherte sektorinterne und -übergreifende Kooperationen an Bedeutung.
- Eine zielgerichtete Kommunikation mit dem Kunden, Spezialisierungen und eine klare strategische Positionierung des Pflegeunternehmens werden zunehmend wichtiger.
- Insgesamt ist damit von einem weiter ansteigenden Wettbewerb um Patienten, Ressourcen und Nischen in der ambulanten Versorgung auszugehen.

Aus der skizzierten Entwicklung wird vor allem eines deutlich: Die Voraussetzungen und Rahmenbedingungen für den erfolgreichen Betrieb von Pflegeeinrichtungen haben sich in den letzten Jahren grundlegend gewandelt. Der Gesundheitsmarkt befindet sich im Umbruch. Der *Wandel vom Verkäufermarkt zu einem Käufermarkt* zeigt sich sehr deutlich an den veränderten Verhandlungspositionen von Anbietern und Patienten/Bewohnern. Insbesondere wird

Pflege vor diesem Hintergrund zunehmend als eine Dienstleistung verstanden, die wie jede andere Dienstleistung kalkuliert, beworben und auf dem freien Markt gehandelt wird. Entsprechend formulieren Lier/Meyer/Wittulski (2000: 49):

> «Die soziale Marktwirtschaft erfordert für die Zukunft, dass auch in diesem Bereich Angebot und Nachfrage regeln, wer zukünftig eine Daseinsberechtigung im sozialen Bereich innehat. [...] Alteneinrichtungen sind verstärkt gefordert, ihr Profil nach außen zu verdeutlichen und ihre Leistungen darzustellen. [...] Qualität, Service und Kundenorientierung sind die Schlagworte der Zukunft – Worte, denen Taten folgen müssen.»

Unternehmen im Gesundheitswesen müssen sich also verstärkt den üblichen Marktmechanismen stellen, sich markt- und kundengerecht verhalten. Themen wie Kundenorientierung und Kundenzufriedenheit, Marktanalyse, Zielgruppensegmentierung oder Corporate Design nehmen damit Einzug in das strategische Management von Unternehmen im Gesundheitswesen. Vor allem aber die Kenntnis und die Orientierung an den Bedürfnissen und Wünschen der Kunden stellen sich in diesem Zusammenhang als die zukünftigen Erfolgsgrößen dar (Horst, 2006; Loffing/Horst, 2008).

9.1.6
Bedürfnisse als Grundlage des Marketings

Das elementare Konstrukt, das dem Marketing zu Grunde liegt, ist das Konzept der menschlichen *Bedürfnisse* (s. Kap. 1.1.1.1). Ein Bedürfnis ist ein Zustand, in dem ein Mangel empfunden wird (Kotler, 1999: 28). Jeder Mensch hat zahlreiche Bedürfnisse. Diese können *physischer* Art sein, wie etwa das Bedürfnis nach Essen, Bekleidung, Wärme oder *sozialer* Natur, wie das Bedürfnis nach sozialer Integration, Freundschaft oder Zuneigung. Schließlich hat jeder Mensch noch *individuelle* Bedürfnisse, die er zu

befriedigen sucht: etwa Selbstverwirklichung im Beruf, Eigenverantwortung oder der nächste Urlaub in den Bergen. Wenn ein Bedürfnis noch nicht befriedigt ist, hat der Mensch als Kunde prinzipiell zwei Möglichkeiten:

- Er kann auf dem Markt nach einem Angebot suchen, dass sein Bedürfnis befriedigt.
- Er kann auf sein Bedürfnis verzichten (z. B. durch Abwertung) oder einen Kompromiss eingehen.

Wird ein Bedürfnis am Markt artikuliert und ist dieses Bedürfnis mit einer Kaufabsicht verbunden, spricht man von einem *Bedarf*. Dabei kann es sich jeweils um einen *Erst-, Ersatz-, Erweiterungs-* oder *Rationalisierungsbedarf* handeln. *Wünsche* sind generell die Form der menschlichen Bedürfnisse, die sich aus der vorherrschenden Kultur, der Erziehung, der Gesellschaft ergeben. *Geäußerte Wünsche* beschreiben dabei die Objekte, die grundsätzlich geeignet sind, die Bedürfnisse zu befriedigen. Die Unterscheidung zwischen Bedürfnis und Wunsch richtet sich nach den Kriterien der *Zielgerichtetheit* und *Notwendigkeit*. Je zielgerichteter und konkreter ein Wunsch ist und je deutlicher er empfunden und formuliert wird, desto eher kann man von einem Bedürfnis sprechen.

Unter einer *Intention* wird dagegen eine mit einer Handlung verbundene Absicht verstanden, wobei diese Absicht für den Außenstehenden nicht immer sichtbar und nachvollziehbar sein muss.

Beispiel

Einige Kunden/Angehörige der Ambulante Hauskrankenpflege Vitalis GbR haben – unabhängig voneinander – zunehmendes Interesse an alternativen, fernöstlichen Heilmethoden bekundet. Im Gespräch mit den Kunden stellte sich heraus, dass dem geäußerten Interesse der Wunsch nach mehr Ruhe und Ausgeglichenheit im Alltag zugrunde liegt. Dabei ist das Bedürfnis der Kunden nach Entspannungstherapien offenbar so stark, dass es sich in einer konkreten Zahlungsbereitschaft ausdrückt. Da das Pflegeunternehmen natürlich daran interessiert ist, seine bestehenden Kunden auch weiterhin zufrieden zu stellen und vor allem längerfristig zu binden, beschließt Frau Kramer, eine Ayurveda-Therapie in das Leistungsangebot aufzunehmen. Diese fernöstliche Therapieform erscheint ihr auch für die bereits bestehenden Kunden geeignet. Frau Chmielewski sieht in diesem neuen Angebot jedoch auch eine Möglichkeit, neue Kunden für das Unternehmen zu gewinnen.

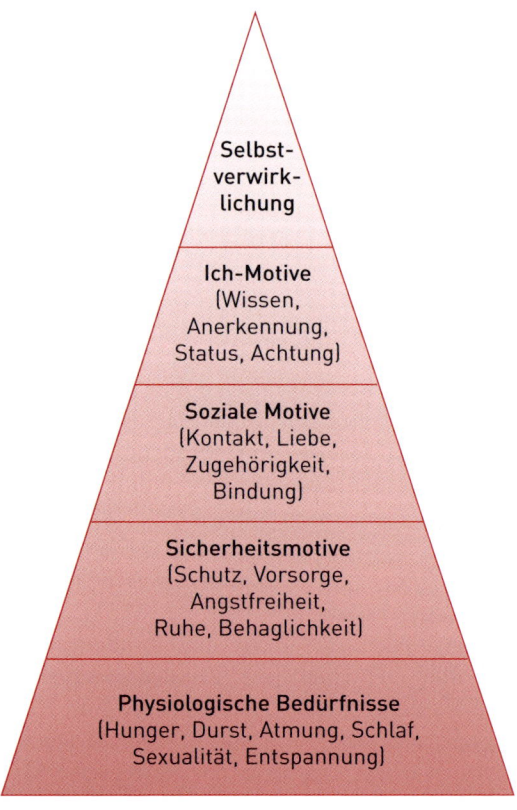

Abbildung 9-2: Die Hierarchie der Motive von Maslow (Quelle: nach Zimbardo/Gerrig, 1999: 324 und Nerdinger, 1995: 39)

In diesem Zusammenhang bietet sich die *Hierarchie der Motive* von Maslow als ein Ansatz an, die Komplexität der menschlichen Bedürfnisse zu systematisieren. Die Bedürfnishierarchie liefert konkrete Aussagen über wirksame Motive. Motivation ist zunächst eine allgemeine Bezeichnung für alle Prozesse, die körperliche und/oder psychische Vorgänge auslösen, steuern und aufrechterhalten (Zimbardo/Gerrig, 1999: 319). Insofern liefert Maslow einen umfassenden Ansatz für die Erklärung menschlichen Verhaltens, der sich auch für das Verständnis des Konsumentenverhaltens im Bereich Marketing als relevant erweist.

Maslow identifiziert fünf Bedürfnisklassen, die nach ihrer Dringlichkeit von den «physiologischen Bedürfnissen», die es zunächst zu befriedigen gilt, bis zu dem «Streben nach Selbstverwirklichung» hierarchisch geordnet sind (Abb. 9-2).

Das menschliche Verhalten wird nach Maslow nun jeweils durch das niedrigste hierarchische, unbefriedigte Bedürfnis motiviert. Demzufolge werden die in der Hierarchie höheren Bedürfnisse erst aktiviert, wenn die Bedürfnisse einer niedrigeren Bedürfnisklasse befriedigt sind. Darüber hinaus stellt Maslow fest, dass sich die fünf Bedürfnisklassen weiter in die Defizit- und die Wachstumsmotive differenzieren lassen. Die Bedürfnisse der untersten vier

Bedürfnisklassen beschreibt Maslow als *Defizit-Bedürfnisse*, die nur so lange handlungsmotivierend wirken, wie eine Befriedigung ausbleibt. An oberster Stelle der «Bedürfnispyramide» steht mit dem Bedürfnis nach Selbstverwirklichung dagegen ein *Wachstumsbedürfnis*, das vom Individuum nie vollständig befriedigt werden kann. Unter diesem höchsten Bedürfnis versteht Maslow «die Tendenz, das zu aktualisieren, was man an Möglichkeiten besitzt. Diese Neigung kann als das Verlangen formuliert werden, immer mehr zu dem zu werden, was man idiosynkratisch ist, alles zu werden, was man zu werden fähig ist.» (Maslow, 1981: 74).

Mit seinem Ansatz leistet Maslow einen integrativen Überblick über die für Handlungen relevanten Motive, mit dem sich sowohl das aktuelle Verhalten als auch die Entwicklung des Menschen begründen lassen. Kotler und Bliemel formulieren zur Relevanz für das Marketing: «Maslows Theorie hilft dem Marketer zu verstehen, wie sich verschiedene Produkte in die Pläne, die Ziele und das Leben der potenziellen Kunden einfügen» (Kotler/Bliemel, 2001: 344).

Interessant für den Bereich Marketing ist vor allem, dass nach Maslow bei Menschen eine Art «Motivevolution» stattfindet, in deren Zusammenhang unterschiedliche Motivsituationen auftreten. Zur Motivierung von Kunden zum Kauf oder zur Bindung an das Unternehmen muss also, der Hierarchie der Motive folgend, zunächst die Frage nach den aktuell relevanten Bedürfnissen geklärt werden, um diese dann gezielt anzusprechen. Daneben liefert die Bedürfnishierarchie einen nachvollziehbaren Erklärungsansatz für die sich wandelnden Präferenzen und Werte des Kunden: Mit steigendem Wohlstand werden für den Kunden materielle und auf die Sicherheit bezogene Bedürfnisse relativ weniger wichtig, während Bedürfnisse im Zusammenhang mit der Selbstverwirklichung an Relevanz gewinnen. Ein marketingorientiertes Unternehmen kann diese Selbstverwirklichungsbedürfnisse des Kunden gezielt ansprechen und nutzen, um ihn zu Kaufentscheidungen oder Kundenloyalität zu aktivieren.

9.2
Kundennutzen und -bindung durch Kernkompetenzen und Wertangebote

9.2.1
Kundenbindung, -loyalität und -zufriedenheit

Kundenbindung kann als ein *Bündel von Aktivitäten* verstanden werden, die geeignet erscheinen, die Beziehung zwischen Kunde und Unternehmen enger zu gestalten. In Zeiten der steigenden Wechselbereitschaft und des Verdrängungswettbewerbs wird Kundenbindung zuneh-

mend relevant. «In dem Maße, in dem sich der Wettbewerb verschärft, Wachstumsraten zurückgehen und Märkte sich sättigen, gewinnen Kundenbindungsstrategien an Bedeutung», formulieren etwa Hinterhuber und Matzler (1999: VI).

Kundenbindung stellt sich also als ein wichtiger Erfolgsfaktor dar, um sich auf dem Käufermarkt langfristig zu behaupten. Die zunehmende Bedeutung von Kundenbindung wird dabei durch die zahlreich gegründeten Kundenklubs, Bonuskarten- und Rabattsysteme gespiegelt. Geschäftsbeziehungen werden in diesem Kontext nicht mehr als ein *singulärer Austauschvorgang*, sondern als eine *langfristige, kooperative Beziehung* interpretiert. Kundenbindung kann damit als ein *System gegenseitiger Abhängigkeiten* verstanden werden. Hierbei obliegt es dem Verkäufer, die Beziehung über den reinen Austauschcharakter hinaus zu pflegen (Levitt, 1985: 24).

In diesem Zusammenhang bezeichnet der Begriff der *Kundenloyalität* die Treue des Kunden. Kundenloyalität ist demnach als *freiwillige, emotionale Bindung* des Kunden zu verstehen, wogegen Kundenbindung streng genommen auch die unfreiwillige Bindung des Kunden an ein Unternehmen einschließt. Denkbar sind hier einerseits unfreiwillige Kundenbindung im Monopol, andererseits technische, finanzielle oder rechtliche Wechselbarrieren. Allerdings sind Instrumente, die auf den bewussten Aufbau einer Wechselbarriere zielen, kritisch zu betrachten. Erlebt der Kunde die Bindung an das Unternehmen als zu «eng», wird er sich dem Unternehmen langfristig eher verweigern. Unabhängig davon basiert der Grundgedanke der Marketingorientierung auf der Ausrichtung aller unternehmerischen Aktivitäten an den Bedürfnissen und Problemen des Kunden, sodass die Schaffung und Sicherung der freiwilligen Kundenbindung als ein wesentliches Ziel und Ergebnis des Marketings anzusehen ist.

Grundlage von Kundenloyalität als freiwillige Kundenbindung ist die *Kundenzufriedenheit*: «Der Schlüssel zum Aufbau eines stabilen Kundenstammes sind zufriedene Kunden», formulieren etwa Scharnbacher und Kiefer (1992: 1).

Kundenzufriedenheit als Ergebnis eines Vergleichsprozesses der Kunden

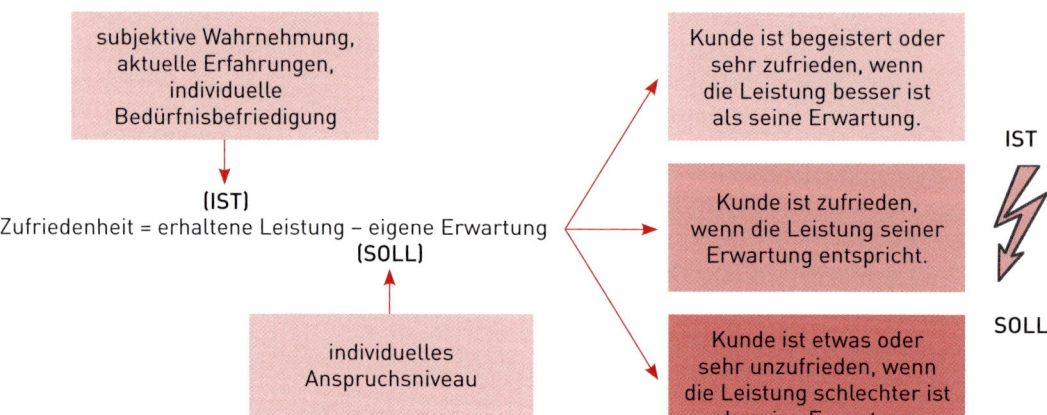

Abbildung 9-3: Kundenzufriedenheit als Ergebnis eines Vergleichsprozesses

Dabei muss die Zufriedenheit sowohl im Hinblick auf das *einzelne Leistungsergebnis* als auch im Hinblick auf den *gesamten Leistungsprozess* betrachtet werden. Allerdings sind Kundenzufriedenheit und Kundenloyalität dabei voneinander abzugrenzen: Ein zufriedener Kunde ist nicht gleichzeitig ein loyaler Kunde. Als *zufrieden* gilt ein Kunde, wenn er sich im Balancezustand von vom Unternehmen *erhaltener Leistung* (Ist) und *erwarteter Leistung* (Soll) befindet. Diese Interpretation von Kundenzufriedenheit als *Ergebnis eines Vergleichsprozesses* veranschaulicht **Abbildung 9-3**.

Im Gegensatz dazu ist ein Kunde dagegen *loyal*, wenn «er aus Überzeugung ein Produkt wiederholt gekauft hat […] und zudem die Absicht äußert, dieses Produkt auch in Zukunft wiederholt zu kaufen» (Mierzwa, 2002: 10).

9.2.2
Beziehungsmarketing

Im dynamischen Markt treten ständig neue Wettbewerber auf, die Bedürfnisse der Kunden verändern sich, oder Kunden sind zwar zufrieden, kaufen aber dennoch Konkurrenzprodukte. Insbesondere sind viele Kunden im gesättigten Markt bei relativ homogenem Angebot mit vielen Anbietern *gleichermaßen zufrieden*; die Entscheidung, wo nun im Einzelfall gekauft wird, fällt spontan und situationsbezogen. Entsprechend erklärt Levitt:

> «Verkaufen alleine reicht heute nicht mehr aus. […] Ein Dauerengagement ist sowohl notwendig als auch zweckmäßig. Die Produkte sind zu kompliziert, häufige Einkaufsverhandlungen zu aufwändig und zu teuer. Unter diesen Bedingungen wird Erfolg im Marketing zu einer dauerhaften Verkettung gegenseitiger Beziehungen führen.» (Levitt, 1985: 89 ff.)

In diesem Zusammenhang wird deutlich, worum es im Beziehungsmarketing geht: Die Beziehung zwischen Kunde und Unternehmen steht hier im Mittelpunkt der unternehmerischen Aktivitäten. Konkret werden im Rahmen des Beziehungsmarketings alle Aktivitäten und Instrumente eingesetzt, die geeignet erscheinen, die Beziehung zum Kunden zu intensivieren (Loffing/Horst, 2008). Insbesondere bedient sich das Beziehungsmarketing, das auch als *Customer Relationship Marketing* bezeichnet wird, der Kommunikation mit dem Kunden. Diese wird in Form wechselseitiger Informations- und Präferenzaustauschprozesse ständig gesucht. Kommunikationsanlässe werden damit bewusst initiiert und genutzt, um dem Kunden seinen Wert und seine Bedeutung für das Unternehmen zu verdeutlichen.

Für den Kunden ergibt sich daraus häufig ein *Added Value* (Mehrwert), über den er mitunter seine *Einstellung* und/oder sein *Verhalten* dem Unternehmen gegenüber ändert. Als wesentliche Einflussgrößen stellen sich in diesem Kontext Kundenzufriedenheit und Kundenloyalität dar. Dabei zielt das Beziehungsmarketing als verhaltenstheoretischer Marketingansatz vor allem auf die sozialpsychologischen Konstrukte Vertrauen, Zufriedenheit, Kompetenz sowie emotionale Bindung des Kunden an das Unternehmen.

Beispiel

Herr Meinolf, der Geschäftsführer der Pflegeheim Sonnenschein GmbH, hat sich zum Ziel gesetzt, die Beziehungen zwischen seinem Mitarbeiterteam und seinen Kunden zu intensivieren. Vor allem sollen die Angehörigen der Bewohner zunehmend in deren Leben in der Einrichtung integriert werden. Neben der Einführung eines Newsletters, der in regelmäßigen Abständen über die Pflegeinstitution mit ihrer Angebotspalette und über die Bewohner berichtet, hat sich Herr Meinolf für einen «Tag der offenen Tür» entschieden. Dieser soll den Angehörigen die Möglichkeit bieten, tiefere Einblicke in das Leben der Bewohner zu bekommen, um so mehr über deren Alltag in der Pflegeeinrichtung zu erfahren. Zusätzlich sollen mögliche Neukunden auf die Einrichtung aufmerksam gemacht werden. Durch diese und weitere Veranstaltungen, wie etwa Weihnachtsfeiern und Aktionsnachmittage, gelingt es dem Pflegeheim, sich durch eine intensive Kundenbeziehung und damit durch hohe Kundenzufriedenheit von den Konkurrenzunternehmen abzugrenzen.

9.2.3
Kundenanalyse: Kundenselektion und -rentabilität

Kundenanalyse, Kundenselektion und Kundenrentabilität haben als Marketingthemen aktuelle Popularität. Die *Kundenanalyse* untersucht zunächst, wie sich der Gesamtumsatz und die Verkaufsmenge nach Aufträgen bzw. Kunden zusammensetzen. Auf der Basis der ermittelten Daten werden Kunden und Kundengruppen dann nach ihrem Wert für das Unternehmen differenziert. Damit führt die Kundenanalyse prinzipiell zu einer *Segmentierung* der Kunden bzw. zu einer *Kundenselektion*.

Kundensegmentierung bezeichnet die Aufspaltung der großen und abstrakten Gruppe der «Gesamtheit Kunden» in näher zu spezifizierende Teilgruppen. Wichtige Aufgabe der Kundenanalyse ist es in diesem Zusammenhang, diese *Zielgruppen* näher zu beschreiben, um damit die zielgruppengerechte Bearbeitung zu ermöglichen.

Kundenselektion bedeutet dagegen die Auswahl von Kunden: Nach bestimmten Kriterien wie Liquidität, Zahlungsbereitschaft oder Kundenrentabilität wird im Rahmen der Kundenselektion entschieden, welcher Kunde bedient wird und welcher nicht. Die Auswahl der zu bedienenden Kunden wird daher auch als *Abnehmerzielgruppenbestimmung* definiert. Kundenselektion kann prinzipiell nach folgenden Kriterien erfolgen:

- *Umsatzgrößenklassen:* Bedient werden nur Kunden ab einem bestimmtem Umsatz.
- *Tourenplananalyse:* Bedient werden nur Kunden, die sich in einen optimalen Tourenplan einordnen lassen.
- *Zahlungsmoral:* Bedient werden nur Kunden, die private Rechnungen zeitnah begleichen.
- *Liquidität:* Bedient werden nur zahlungskräftige Kunden.
- *Rentabilität:* Erfolg und Kosten pro Kunde werden gegeneinander abgewogen.

Eine recht einfache Bewertung und Einstufung von Kunden nach ihrem Kundenwert wird häu-

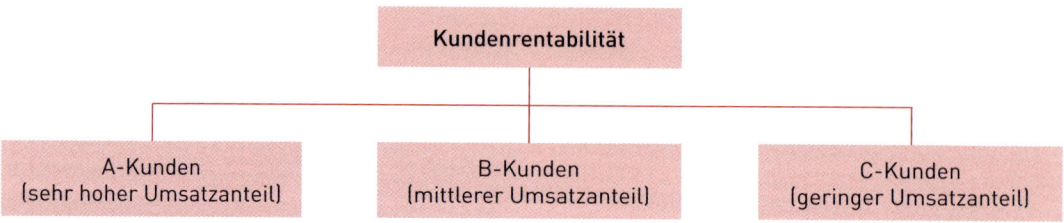

Abbildung 9-4: Die ABC-Analyse zur Ermittlung der Kundenrentabilität

fig mit der so genannten *ABC-Analyse* (Abb. 9-4) vorgenommen. Als deren Kriterien dienen Umsatz und/oder Deckungsbeitrag. Es findet eine Einteilung in drei Klassen statt. Eine eindimensionale Betrachtung nach Umsatzanteil wäre:

- A-Kunden (ca. 80 % Umsatzanteil)
- B-Kunden (ca. 15 % Umsatzanteil)
- C-Kunden (ca. 5 % Umsatzanteil).

Die Kundenselektion führt den Marketinggedanken im Gesundheitswesen bereits an seine leistbare Grenze. Das hat in erster Linie mit der angebotenen Leistung – nämlich Pflege – zu tun. Die Leistung «Pflege» ist traditionell an das Empfinden einer Hilfeleistung gebunden. Wer also zu offen selektiert – gerät schnell in den Ruf der «unterlassenen Hilfeleistung». Ein Image das nur mit hohem Marketingaufwand und somit hohen zusätzlichen Kosten wieder revidiert werden kann. Die Kundenselektion darf also nicht durch Ablehnung der vermeintlich «falschen» Kunden erreicht werden, sondern muss durch gezielte Ansprache des ausgewählten Kundensegments bewirkt werden. Selbst wenn man die Grundversorgung von der Kundenselektion ausschließt, bleibt ein genügend großes Feld für eine spezialisierte Kundenselektion.

Gerade im Design von privat zu leistenden Zusatzangeboten ist eine vorherige Kundenselektion absolut notwendig, denn nicht jeder Kunde ist für jedes Angebot der richtige Adressat. Wer hier vorher zielgerecht selektiert, minimiert unnötige Streuverluste.

Zur Ermittlung der *Kundenrentabilität* ist eine effektive Kostenrechnung Voraussetzung (s. Kap. 5). Insbesondere sind sämtliche Daten nach Produkt, Auftrag, Kunde und Kosten zu differenzieren, wobei Ausgaben für Zusatzservice, Auftragsbearbeitung, Kundenreklamationskosten etc. einbezogen werden sollten. Nach Feststellung aller anfallenden Kosten sind diese mit den Erlösen und Preisen zu vergleichen, die der jeweilige Kunde generiert. Daraus lassen sich Kundengruppen hierarchisieren und dementsprechend bedienen. Trotz der Konzentration auf die Rentabilität des Kunden muss die Berücksichtigung dieser Messgröße nicht zwangsläufig in *Retention Marketing* münden, wo ausschließlich eine Konzentration auf hochrentable Kunden erfolgt.

Beispiel

Die Ambulante Hauskrankenpflege Vitalis GbR nutzt die Möglichkeiten zur Klassifizierung der Kundenrentabilität mit Hilfe der ABC-Analyse. Die Analyse zeichnet folgendes Bild der Rentabilitätsstruktur der Kunden: Von dem Pflegeunternehmen Vitalis wird eine geringe Anzahl an Patienten der Pflegestufe III mit Behandlungspflege versorgt. Diese haben jedoch einen hohen Wertanteil und sind damit den A-Kunden zuzurechnen. Die Patienten der Pflegestufe I ohne Behandlungspflege stellen dagegen die größte Patientengruppe dar, die jedoch nur einen verhältnismäßig geringen Wertanteil haben. Sie werden in die Gruppe der C-Kunden eingeordnet. Das Mengen-Wert-Verhältnis ist bei den B-Kunden, den Patienten der Pflegestufe II, die Vitalis versorgt, relativ ausgeglichen.

Vitalis kann auf Grundlage der ABC-Analyse eine realistische Einschätzung der vorhandenen Kundenstruktur vornehmen. Eine Veränderung der Eingruppierung kann durch eine etwaige Höherstufung der Patienten bzw. durch Zu- und Abwanderung bestimmter Patienten zu Stande kommen.

Als weitere, interessante Möglichkeit Kunden zu bewerten, stellt sich in diesem Zusammenhang die so genannte *Lifetime-Analyse* dar. Der *Lifetime Value*, also der Wert des Kunden über die gesamte Dauer seiner Beziehung zum Unternehmen, errechnet sich aus dem Produkt, aus dem Durchschnitt des Auftragsvolumens, seiner Kaufhäufigkeit und seiner Bindungsdauer in Perioden. Der erweiterte *Lifetime Value* berücksichtigt zusätzlich noch den Grad seiner Weiterempfehlung. Damit wird auch eine marketingorientierte Verhaltensgröße in die Bewertung aufgenommen. Ein Kunde, der als Stammkäufer auch aktiver Weiterempfehler ist, hat für ein Unternehmen einen höheren Wert als ein Stammkäufer mit gleichem Umsatzvolumen, der nicht oder weniger weiterempfiehlt. In diesem Zusammenhang sind auch die vielen «*Kunden-werben-Kunden*»-Programme als für das Unternehmen positiv zu werten. Als Instrumente der Kundenorientierung können sich hier außerdem Treueprämien für langfristige und rentable Kunden ebenso etablieren wie Rabatt- und Bonussysteme, kundenindividuelle Preisdifferenzierung oder Geld-zurück-Garantien, die das Vertrauen in das Unternehmen stärken und für ein kundenorientiertes Beschwerdemanagement stehen.

9.2.4
Kernkompetenzen und Wertangebote

Vor dem Hintergrund der beschriebenen Marktveränderungen stellt sich für Unternehmen die Frage, wie die *Wettbewerbsfähigkeit* langfristig gesichert werden kann. Als relevant für den Wettbewerbserfolg erweisen sich in diesem Zu-

sammenhang *Kernkompetenzen* in Form von *Wertangeboten* des Unternehmens an den Kunden. Ausgangspunkt der Überlegungen ist die Beobachtung, dass nur diejenigen Unternehmen dauerhaft wettbewerbsfähig sind, die über spezielle Grund- oder Kernkompetenzen verfügen. Diese Kernkompetenzen sind nicht auf ein Geschäftsfeld bezogen, sondern in der Regel übergreifender Natur. Entsprechend lassen sich Kernkompetenzen definieren als eine bestimmte *Kombination von Ressourcen und Fähigkeiten*, die am Markt eine hohe Wettbewerbswirksamkeit besitzt. Kernkompetenzen ermöglichen damit den Aufbau langfristiger Wettbewerbsvorteile gegenüber der Konkurrenz.

Entscheidend für den Wettbewerbsvorteil ist aber nicht nur, dass die Kernkompetenzen existieren. Vielmehr müssen diese vom Kunden auch wahrgenommen und langfristig mit einem Produkt, einer Dienstleistung oder einem Verfahren assoziiert werden. Hier ist es wesentliche Aufgabe des Marketings, die erforderliche Kommunikation zielgerichtet zu realisieren.

Kernkompetenzen sind definiert durch folgende Kriterien (Thom/Wenger, 1996: 58 ff.):

- Sie ermöglichen dem Unternehmen, dem Kunden einen erheblichen wahrnehmbaren Nutzen *(Added Value)* bzw. mindestens einen erheblichen Kostenvorteil zu bringen.
- Sie sind im Wettbewerb einzigartig und kaum imitierbar.
- Sie bilden die Basis für zukünftige Produkte und Produktinnovationen.

Damit eröffnen Kernkompetenzen Synergien, Wettbewerbsvorteile und neue Marktperspektiven.

Beispiel

Die Ambulante Hauskrankenpflege Vitalis GbR hat gegenüber der Konkurrenz einen erheblichen Wettbewerbsvorteil, da sie eine hohe Sensibilität in Bezug auf Kundenwünsche und -bedürfnisse entwickelt hat. Erfolgreiches Beispiel aus der Vergangenheit ist die mittlerweile fest integrierte Ayurveda-Therapie, die bei vielen (alten und neuen) Kunden auf große Resonanz stößt. Das Team von Vitalis hat gelernt, die Beziehung zu den Kunden über den üblichen Geschäftsprozess hinaus zu pflegen und auf ihre Wünsche und Bedürfnisse einzugehen. Damit hat sich Vitalis die Grundsätze des Beziehungsmarketings zu Eigen gemacht und eine hohe Kundenbindung erreicht. Durch die Einführung neuer und innovativer Therapieformen ermöglicht sie dem Kunden die Wahrnehmung eines erheblichen Zusatznutzens. Die Kundenbindung erleichtert so auch die Einführung zusätzlicher Angebote.

9.2.5
Analyse der Wertschöpfungskette

Da die einzelnen Komponenten zur Erreichung der Marketingorientierung unternehmensweit verteilt liegen, erweist sich die *Wertkettenanalyse* nach Porter in diesem Zusammenhang als nützlich (Porter, 1985). Wenn damit *Kernkompetenzen* als *Wertangebot* zu einem möglichen Wettbewerbsvorteil werden können bzw. zu einem höheren Kundennutzen führen, müssen sie erst einmal im Unternehmen konzentriert werden. Ausgehend von der Überlegung, dass in einem Unternehmen verschiedene Tätigkeiten Einfluss auf das Produkt ausüben, nimmt Porter eine Einteilung in neun strategisch relevante Aktivitäten vor, um innerhalb dieser Tätigkeiten Verbesserungs- und damit Differenzierungspotenziale aufzudecken. Die Wertkettenanalyse zielt damit darauf ab, strategische Wettbewerbsvorteile zu identifizieren, um daraus strategische Optionen zum Ausbau der Wettbewerbsvorteile abzuleiten (Benkenstein, 2001: 287 ff.).

Die fünf Primäraktivitäten sind Folge der betrieblichen Leistungserstellung, also Logistik, Produktion und Verkauf. Parallel zu den *produktbezogenen* Tätigkeiten laufen nach Porter

die *unterstützenden* Tätigkeiten ab. Der Wettbewerbsvorteil und damit der Unternehmenserfolg hängt hier nicht davon ab, ob *einzelne* Aktivitäten besser als bei der Konkurrenz realisiert werden, sondern ob das Unternehmen als «*Kette*» *einzelner Aktivitäten* dem Kunden einen höheren Mehrwert garantiert (Abb. 9-5). Von einem Wettbewerbsvorteil kann demnach ausgegangen werden, wenn sich die nachfolgenden Fragen bejahen lassen:

- Erhält der Kunde einen höheren Nutzen zu höheren Kosten?
- Erhält der Kunde einen höheren Nutzen zu niedrigeren Kosten?
- Erhält der Kunde einen vergleichbaren Nutzen zu niedrigeren Kosten?
- Nimmt der Kunde einen höheren Nutzen wahr?
- Fühlt der Kunde sich bei vergleichbarem Nutzen und vergleichbaren Kosten besser bedient und behandelt (Kundenservice als Zusatznutzen)?

Die von Porter aufgezeigten Wertaktivitäten sind allerdings nicht identisch mit der organisatorischen Funktionsaufteilung. Nach Porters Einteilung würden z. B. alle Tätigkeiten, die in irgend einer Form mit Personalmanagement zu tun haben, zur unterstützenden Aktivität Personalmanagement zählen, gleichgültig, von welcher Organisationseinheit sie durchgeführt wurden. Bei der praktischen Anwendung und in Anlehnung an die von Porter beschriebenen Wettbewerbsstrategien empfiehlt es sich, diejenigen Tätigkeiten aufzunehmen, die ein hohes *Differenzierungspotenzial* gegenüber den Kunden aufweisen oder aber besonders *kostenintensiv* sind. Die Wertkette dient damit sowohl zur Identifizierung von möglichen Kernkompetenzen zur Erhöhung der Differenzierung im Wettbewerb als auch zur Analyse von Kostensituationen. Ihr Vorteil liegt vor allem in der geringen Standardisierung des Instruments. Eine Anpassung an die unternehmensspezifischen Begebenheiten ist wesentliche Voraussetzung der Analyse, sodass es kaum zu einer Ableitung «genormter» Handlungsempfehlungen kommen kann, in denen der

Unterstützende Aktivitäten

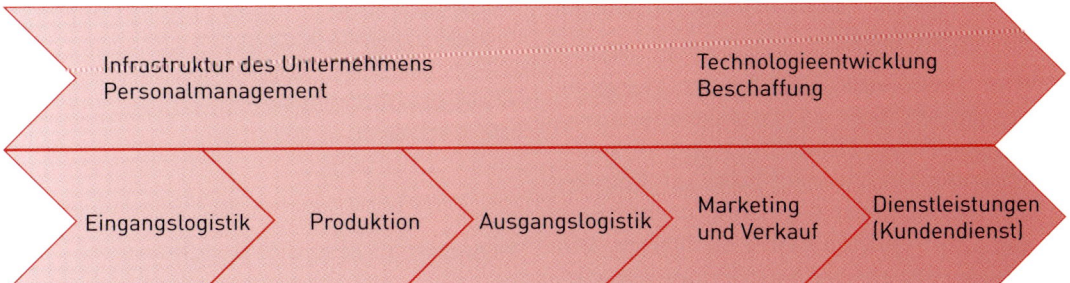

Abbildung 9-5: Die Wertschöpfungskette nach Porter (Porter, 1985: 37)

Unternehmenskontext nur unzureichend berücksichtigt wird. Als nachteilig kann dagegen der hohe Informationsbedarf interpretiert werden, der zur Durchführung der Analyse anfällt (Benkenstein, 2001: 289).

9.2.6
Strategische Geschäftseinheiten

Größere Unternehmen und Unternehmensbereiche bestehen in der Praxis häufig aus mehreren Geschäftseinheiten. Hier ist es sinnvoll, wertschöpfende Bereiche zu *strategischen Geschäftseinheiten* (SGE) zu konzentrieren. Der Begriff definiert einen möglichst isolierbaren Ausschnitt aus dem gesamten Betätigungsfeld des Unternehmens. Dieser wird gebildet, damit das Unternehmen in Einheiten gegliedert ist, denen man strategische Planziele und die darauf abgestimmten Ressourcen zuweisen kann. Strategische Geschäftseinheiten entstehen im Allgemeinen durch Zusammenfassung von untereinander möglichst homogenen *Produkt-Markt-Kombinationen*. Entsprechend sind häufig verwendete Kriterien zur Bildung strategischer Geschäftseinheiten:

- gemeinsame Kapazitäten
- die Nutzung gemeinsamer Ressourcen
- ein homogener Kundenstamm
- homogene Kommunikations- und/oder
- homogene Distributionswege.

Dabei sollte beachtet werden, dass sich die verwendeten Kriterien dazu eignen, die Gesamtheit der Unternehmensaktivitäten in solche Teilmengen zu unterteilen, für die eine eigenständige strategische Planung möglich und sinnvoll erscheint. Insgesamt sollte die Anzahl der existierenden *strategischen Geschäftseinheiten* übersichtlich bleiben und leicht handhabbar sein. Ihre Abgrenzung muss nicht auch organisatorisch ausgeführt werden. Vielmehr ist entscheidend, sie so zu vollziehen, dass sich die Leistungspotenziale der strategischen Geschäftseinheiten möglichst autonom steuern lassen.

9.3
Strategische Analyse von Markt und Marktumfeld

9.3.1
Relevanz der strategischen Analyse

Da das Umfeld des Unternehmens den zentralen Bezugsrahmen zur Sicherung von Wirtschaftlichkeit und Wettbewerbsfähigkeit darstellen muss, ist die *Analyse von Markt und Marktumfeld* essenziell für jedes Unternehmen. Die Umfeldanalyse kann als Grundvoraussetzung für die Formulierung realistischer Unternehmens- und Marketingziele sowie für eine angemessene strategische Planung angesehen werden. In diesem Zusammenhang formulieren Slywotzky und Benson:

> «Der traditionelle Begriff von Marketing konzentriert sich auf Produktentwicklung, Preisgestaltung, Distribution und Verkaufsförderung. Doch wer sich heute auf diese vier Instrumente verlässt, unternimmt nicht genug, um wettbewerbsfähig zu bleiben. Wir schlagen deshalb eine *Neudefinition* von Marketing vor, bei der auch Analyse, Zielmarktauswahl und strategisches Investieren als Mittel gesehen werden, um dauerhafte Kundenprofitabilität anzustreben und auf Dauer zu sichern.» (Slywotzky/Benson, 1997: 33)

Wie diese Aussage beispielhaft verdeutlicht, richtet sich das Marketingmanagement zunehmend auch auf die *Analyse und Auswahl der zu bearbeitenden Zielmärkte*. Die Analyse des Zielmarktes kann dabei sogar als Voraussetzung für den späteren Erfolg der Marketingstrategien gelten, da sich erst aus der systematischen Analyse die zu lösende Problemstellung für das Marketing erschließt. Primäres Ziel ist es dabei, Informationen über die relevanten Einflussfaktoren des Marktes zu erhalten.

Als grundsätzliche Analysemethoden kommen dazu *externe und interne Analysen* in Betracht. Dabei bezieht sich die externe Analyse auf *Bedingungen und Aspekte außerhalb des Unternehmens* (Loffing/Horst, 2008). Zum Einsatz kommen hierbei:

- Branchenanalysen (Benchmark)
- Konkurrenzanalysen
- Kundenanalysen
- Umfeld- oder Umweltanalysen
- Situationsanalysen.

Die interne Analyse hingegen widmet sich den Grund- und Wertvorstellungen des Managements und umfasst eine Stärken-Schwächen-Analyse des Unternehmens, wenn die Stärken und Schwächen als wettbewerbsrelevant angesehen werden können. Hierfür eignen sich die Analysemethoden:

- Wertkettenanalyse (s. Kap. 9.2.5)
- SWOT-Analyse
- BCG-Portfolio-Matrix

Diese Analysemethoden werden im Folgenden näher erläutert.

9.3.2
Branchenanalyse und Benchmarking

Die *Branchenanalyse* untersucht grundsätzlich umfassend den Wirtschaftszweig, also die Branche, in der das Unternehmen angesiedelt ist. In der modernen arbeitsteiligen Wirtschaft wird der volkswirtschaftliche Leistungsprozess von einer Vielzahl von Unternehmungen vollzogen, die alle entweder in unmittelbarer oder aber zumindest in mittelbarer Weise für den menschlichen Konsum tätig sind. Die einzelnen Unternehmen lassen sich wiederum Wirtschaftszweigen bzw. Branchen zuordnen, deren Mitglieder nach bestimmten Kriterien charakterisiert werden können. Generell ist eine Einteilung nach Wirtschaftszweigen denkbar (Schierenbeck, 1999), wobei innerhalb der einzelnen Wirtschaftszweige wiederum eine Unterteilung nach den Beschäftigten pro Unternehmen sowie nach Unternehmens- und Beschäftigtengrößenklassen sinnvoll erscheint.

Auf diese Weise ist ein branchenübergreifender bzw. -interner Vergleich, ein so genannter *Benchmark*, möglich. Der Begriff *Benchmarking* bezeichnet eine Strategie der Konkurrenzanalyse, bei der das eigene Produkt oder die eigene Dienstleistung mit denen der direkten Mitbewerber verglichen wird. Auch der Vergleich zu unternehmerischen «Idolen» ist im Rahmen des Benchmarkings denkbar. Benchmarking zielt darauf ab, aus dem Vergleich der eigenen Leistung mit der Leistung anderer bzw. besserer Unternehmen Möglichkeiten zur Verbesserung der eigenen Leistung abzuleiten. Insofern fasst Macharzina zusammen:

> «Benchmarking wird als kontinuierliches Bemühen bezeichnet, bei dem Produkte und Dienstleistungen, Prozesse und Methoden

wirtschaftlicher Tätigkeit über mehrere Unternehmen oder Bereiche hinweg verglichen werden mit dem Ziel, Unterschiede zu anderen Unternehmen oder Bereichen offen zu legen, Ursachen für Unterschiede aufzuzeigen und wettbewerbsorientierte Zielvorgaben zu ermitteln.» (Macharzina, 1999: 243)

Durch den Vergleich mit den Branchenkonkurrenten oder auch Branchenbesten (auch *Best Practice* genannt) kann das Unternehmen nicht nur wettbewerbsorientierte Ziele und Strategien entwickeln, es gewinnt vor allem auch einen unternehmensindividuellen *Bezugspunkt*, an dem sich die Ziele und Strategien des Unternehmens messen und bewerten lassen.

Obwohl Benchmarking mittlerweile zu einem wichtigen Instrument im Marketing geworden ist, um die Konkurrenzfähigkeit zu erhöhen bzw. einen Wettbewerbsvorteil zu erreichen (Kotler, 1999: 446), gibt es keine standardisierte Vorgehensweise zur Durchführung der Vergleichsanalyse. Dies ermöglicht allerdings, die *unternehmens- oder branchenindividuellen Wettbewerbsgrößen* einem Vergleich zu unterziehen, wodurch eine große Anpassung an die jeweilige Wettbewerbssituation erreicht wird. Entscheidend für den Erfolg des Benchmarking ist dabei die Wahl des *Vergleichsunternehmens*, die allerdings situationsspezifisch erfolgen muss. Für die Umsetzung in die Praxis empfiehlt es sich daher zunächst, den zu vergleichenden Bereich bzw. die Leistung näher zu beschreiben, um im relevanten Markt dann die jeweils «Marktbesten» für den Vergleich zu bestimmen. Eine kurze «Umfrage» unter Mitarbeitern oder Kunden, wen diese als unmittelbare Konkurrenz erleben, kann sich hierbei als sehr hilfreich erweisen.

Beispiel

Bei der Einführung der fernöstlichen, alternativen Ayurveda-Therapie hatte Frau Chmielewski, eine der beiden Geschäftsinhaberinnen der Ambulante Hauskrankenpflege Vitalis GbR, zunächst massive Zweifel, ob sich mit dem neuen Angebot auch wirklich «Geld verdienen» ließe. Frau Kramer schlug deshalb ein *Benchmarking* mit bereits etablierten Wellness-Anbietern vor, um hieraus Marktpotenzial und Strategieempfehlungen für die Einführung bei Vitalis abzuleiten.

Eine Marktanalyse ergab, dass die Ayurveda-Therapie in keiner der in der weiteren Umgebung angesiedelten Pflegeeinrichtungen angeboten wird. Als Anbieter im Wellness-Segment konnte allerdings das «Anti-Stress-Hotel Balance» in einem nahe gelegenen Naturschutzgebiet identifiziert werden. Frau Chmielewski hinterfragte hierbei zu Recht, ob ein Hotel als Vergleichsmaßstab herangezogen werden könne, denn schließlich «zählen Urlauber nicht zur primären Zielgruppe von Vitalis».

Durch gezielte Kundengespräche wurde Frau Kramer schließlich auf eine im etwa 20 km entfernten Chemnitz liegende Heilpraktikerpraxis aufmerksam, die dann als Vergleichsunternehmen identifiziert werden konnte. Die Praxis bietet neben Leistungen aus dem Bereich Ayurveda auch Ernährungsberatung, Aromatherapie, Lichttherapie und Shiatsu sowie Yoga und Thalassotherapie an. Zu den Kunden der Praxis zählen vor allem Menschen, die ein Bedürfnis nach Ruhe und Erholung vom Alltag verspüren und sich dabei fachlich gut beraten und behandeln lassen möchten. Die Heilpraktikerpraxis hat damit zwar ein breiteres Leistungsspektrum, aber die gleiche Zielgruppe wie die Ambulante Hauskrankenpflege Vitalis GbR.

Aus dem Vergleich mit der Heilpraktikerpraxis ergaben sich für die Vitalis GbR sowohl wichtige Erkenntnisse über das Marktpotenzial des Wellness-Bereichs als auch wertvolle Hinweise für die weitere Vorgehensweise, die durchsetzbare Preisgestaltung und zukünftige Möglichkeiten der Angebotserweiterung. Der Vergleich zu dem bereits etablierten Wellness-Anbieter konnte schließlich auch Frau Chmielewski überzeugen, das Leistungsangebot um den Wellness-Bereich zu erweitern.

9.3.3
Die Konkurrenzanalyse

Ein weiteres wichtiges Analyseinstrument stellt die *Konkurrenzanalyse* dar. Diese gewinnt im Gesundheitswesen auf Grund zunehmender marktwirtschaftlicher Elemente an Bedeutung: Die Kenntnis der Wettbewerber ist eine grundlegende Voraussetzung dafür, wirkungsvolle Marktstrategien zu entwickeln und gegenüber den Konkurrenten einen Wettbewerbsvorteil zu generieren. Deshalb stehen bei der Konkurrenzanalyse zwei wesentliche Elemente im Mittelpunkt der Betrachtung. Einerseits sind die Definition und Abgrenzung der Konkurrenz zwingende Voraussetzungen. Andererseits ist es wichtig, die Konkurrenz in ihrem Handeln zu verstehen. Dazu sind folgende Fragestellungen zu beantworten:

- Wer sind die Konkurrenten?
- Was sind ihre Ziele?
- Warum verfolgen sie diese Ziele?
- Wie verfolgen sie diese Ziele?
- Was wollen sie langfristig erreichen?

Prinzipiell sind als Konkurrenten alle Unternehmen bzw. Einrichtungen mit ähnlichen Dienstleistungen in einem bestimmten räumlichen Gebiet anzusehen. Im Mittelpunkt der Analyse stehen nun die Bemühungen der Mitbewerber am Markt und die dahinter vermuteten Gründe. Die Aktivitäten der Mitbewerber können bislang unentdeckte Potenziale verdeutlichen, eine Anpassung der eigenen Strategie wird damit unter Umständen notwendig. Hier treten folgende Fragen auf:

- Welche Strategien wurden von der Konkurrenz in der Vergangenheit ergriffen?
- Welche Ressourcen standen der Konkurrenz in der Vergangenheit zur Verfügung?
- Was sind die Strategien der Konkurrenz in der Zukunft?
- Über welche Ressourcen verfügt die Konkurrenz in der Zukunft?
- Wo liegen die Stärken der Konkurrenz?
- Wo liegen die Schwächen der Konkurrenz?

Entscheidend ist, dass die Konkurrenzanalyse nicht als einmalige Pflichtübung betrachtet wird. Um wettbewerbsfähig zu bleiben, muss das Unternehmen laufend sein wettbewerbliches Umfeld beobachten. Nur so besteht die Möglichkeit, sich einen dauerhaften Überblick über potenzielle Vor- und Nachteile der aktuellen Konkurrenzsituation zu verschaffen. Dazu ist es sinnvoll, ein *periodisches Konkurrenzbeobachtungssystem* im Unternehmen zu installieren, bei dem in regelmäßig wiederkehrenden Abständen sämtliche Markt- und Umfeldinformationen aktualisiert werden. Die wichtigsten Schritte bei der Konkurrenzanalyse sind dazu bereits aus den aufgeführten Fragestellungen abzuleiten:

1. Konkurrenzunternehmen identifizieren
2. Ziele der Konkurrenzunternehmen erkennen
3. Strategien der Konkurrenten verstehen und durchschauen
4. Stärken und Schwächen filtern und bewerten
5. mögliche Reaktionen der Konkurrenz auf die eigene Tätigkeit abschätzen
6. Konkurrenten definieren, die beobachtet werden müssen
7. Konkurrenten definieren, die direkt angegriffen werden sollen
8. Konkurrenten definieren, denen ausgewichen werden soll
9. eigene Strategie überprüfen und anpassen.

9.3.4
Die Umweltanalyse

Da das Umfeld des Unternehmens den zentralen Bezugsrahmen der strategischen Positionierung darstellt, ist die *Umwelt- oder Umfeldanalyse* wesentliche Voraussetzung strategischer Überlegungen (Abb. 9-6). Die Umweltanalyse ist eine systematische Untersuchung wesentlicher Faktoren, welche die Umwelt des Unternehmens betreffen (Pümpin, 1992; Loffing/Horst, 2008). In diese Analyse sind Interessengruppen einzubeziehen, die das Unternehmensgeschehen beeinflussen, z.B. Kunden und Lieferanten, Aktionäre, die Regierung, Parteien, Banken, Versi-

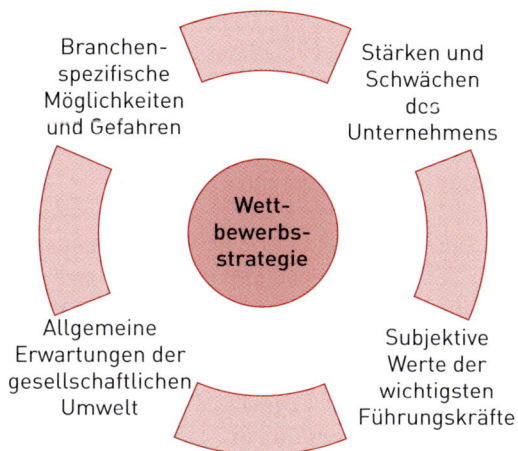

Abbildung 9-6: Rahmenbedingungen von Wettbewerbsstrategien (Quelle: nach Porter, 1987: 67)

cherungen, Mitbewerber, Arbeitgeberverbände, Gewerkschaften bzw. Verbraucherverbände etc.

Die intensive Analyse des gesamten Unternehmensumfeldes ist die Grundlage einer echten Marktorientierungsstrategie. Denn ein modernes und vor allem effektives Marketing muss alle Veränderungen um das Produkt oder die Dienstleistung aufgreifen und sich gleichsam mit den Veränderungen mitbewegen, sich selbst verändern. Das Marketing muss eine dynamische Rolle einnehmen, sich permanent an der Umwelt orientieren und notwendige Konsequenzen im unternehmerischen Handeln bestimmen (Sabel/Weiser, 1998).

Hinsichtlich der Umfeldanalyse sind zu unterscheiden:

- natürliches
- wirtschaftliches
- gesellschaftliches
- technologisches
- rechtliches
- politisches
- ökologisches sowie
- marktbezogenes Umfeld.

Porter stellt in diesem Zusammenhang einen systematischen Ansatz zur Umsetzung der *Um-*

weltanalyse vor (Porter, 1987: 18 ff.). Zunächst identifiziert er vier Einflussfaktoren, die bei der Formulierung von Wettbewerbs- und damit auch von Marketingstrategien Berücksichtigung finden müssen, da sie den Handlungsspielraum des Unternehmens eingrenzen und Einfluss auf die Rentabilität des Unternehmens ausüben. Die Faktoren lassen sich unterteilen in:

- unternehmensinterne Größen (z. B. Stärken und Schwächen des Unternehmens sowie subjektive Werte der wichtigsten Führungskräfte)
- unternehmensexterne Größen (z. B. Möglichkeiten und Gefahren des branchenspezifischen Umfelds sowie gesellschaftliche Erwartungen).

Porter sieht das analytische Fundament jeder Wettbewerbsstrategie in der Untersuchung von Marktstruktur und Wettbewerb. In ihrer Komplexität sind die vielfältigen und häufig mehrdimensional wirkenden Einflussfaktoren allerdings kaum zu erschließen. Als Zentrum des für das Unternehmen relevanten *Umfelds* erkennt Porter daher die *Branche,* die er als «Gruppe von Unternehmen, die Produkte herstellen, die sich gegenseitig nahezu ersetzen können» versteht (Porter, 1987: 24). Diese Überlegung erscheint insbesondere für den Bereich des Gesundheits- und Sozialwesens sinnvoll, da hier eine Vielzahl branchenspezifischer Determinanten (z. B. Rechtsvorschriften, gesellschaftliche Werte) Berücksichtigung finden müssen.

Zentrale Aufgabe zur Strategiefindung ist nun die Analyse der *Wettbewerbsintensität* und *-attraktivität* der Branche. Hierzu erweisen sich fünf Größen als relevant (Porter, 1987: 25 ff.), und zwar die:

- Bedrohung durch neue Anbieter
- Bedrohung durch Ersatzprodukte
- Verhandlungsmacht der Abnehmer
- Verhandlungsmacht der Lieferanten
- Konkurrenz innerhalb des Marktsegments.

Die Strukturanalyse ist für Porter zentral, da die zusammengefasste Stärke dieser Kräfte das Gewinnpotenzial der Branche bestimmt. Für die Unternehmer liegt das strategische Marketingproblem nun darin, eine Position aufzubauen, in der größtmöglicher Schutz gegen die beschriebenen Kräfte besteht oder in der das Unternehmen die Faktoren am besten positiv beeinflussen kann. Dies ist für ein Unternehmen umso komplizierter, je intensiver der Wettbewerb in der Branche ist. Dabei ist der «Extremfall von Wettbewerbsintensität […] die Branche bei vollkommener Konkurrenz, wo der Eintritt frei ist, die vorhandenen Unternehmen keine Marktmacht gegenüber Lieferanten und Kunden besitzen und die Rivalität wegen der hohen Anbieterzahl und der Gleichartigkeit von Produkten und Unternehmen ungezügelt ist» (Porter, 1987: 27).

Eine kurze Analyse der veränderten Marktbedingungen im Gesundheitswesen verdeutlicht, dass die Entwicklung für den Pflegemarkt in eben diese Richtung weist. Die Frage, wie vor dieser Szenerie ein einmaliger Wettbewerbsvorteil zu erreichen ist, gewinnt damit sowohl an Bedeutung als auch an Komplexität.

9.3.5
Die Situationsanalyse

Die Untersuchungsergebnisse der Umfeldanalyse (externe Analyse) ergeben Erkenntnisse über die Einflüsse des Umfeldes auf das erzielte Unternehmensergebnis. Die Untersuchungsergebnisse der internen Analyse dokumentieren den Einfluss des Unternehmens einschließlich des Managements auf das Unternehmensergebnis. Umfeldanalyse und Unternehmensanalyse wachsen zur *Situationsanalyse* zusammen. Es werden darin die Stärken und Schwächen bzw. die gesamten Chancen und Risiken eines Unternehmens zusammengefasst. Mit Hilfe einer Checkliste werden die Fakten über die Situation des Unternehmens gesammelt. Es werden positive und negative Aspekte in Hinblick auf die Lieferanten und Kunden, die Kreditgeber, Behörden und vor allem die Konkurrenz gewürdigt. Die gesammelten Daten werden subjektiv bewertet

und ihre Ausprägungen relativ zum stärksten Konkurrenten erfasst. Das Ergebnis erlaubt Aussagen über die Wettbewerbssituation im Vergleich zur Konkurrenz (starke Position, mittelmäßige Position, schwache Position) (Tab. 9-1).

Unter Berücksichtigung des starken Einflusses, den interne Ressourcen auf den Erfolg des Unternehmens haben, ist eine Berücksichtigung der internen Faktoren von enormer Bedeutung. Spezielle Methoden der Potenzialanalyse können hier zum Einsatz kommen, wie etwa die *Wertkettenanalyse nach Porter* (s. Kap. 9.2.5). Gängige Analyseinstrumente der internen Faktoren sind darüber hinaus die *SWOT-Analyse* und die *Portfolio-Techniken*. Grundlage der internen Bewertungen stellt das *Resource-based Management* dar, in dessen Fokus die Kernkompetenzen des Unternehmens untersucht werden (s. Kap. 9.4.5).

9.3.6
Die Portfolio-Analyse

Die Portfolio-Analyse wurde vor dem Hintergrund der zunehmenden Diversifizierung der Unternehmenstätigkeit entwickelt. Ziel der Portfolio-Analyse ist es, die Relation zwischen Erfolg und Risiko innerhalb eines Portfolios von Unternehmenstätigkeiten zu optimieren (Benkenstein, 2001: 281). Hierzu soll sie deutlich machen, welche Geschäftsfelder einen wesentlichen Teil zum unternehmerischen Erfolg beitragen und welche eine Verschwendung betrieblicher Ressourcen bzw. ein Risiko für das Unternehmen darstellen.

Dabei übertragen Portfolio-Analysen den Gedanken zur Analyse eines Wertpapier-Portfolios auf die Betrachtung strategischer Geschäftseinheiten. Die Darstellung des unternehmerischen Portfolios erfolgt dabei in einer Matrix, die zwei Bewertungskriterien der Geschäftsfelder gegenüberstellt. Die Auswahl der Bewertungsgrößen erfolgt so, dass sowohl eine marktbezogene *externe* Variable, die vom Unternehmen nicht zu beeinflussen ist, als auch eine *interne* Größe in die Analyse einbezogen wird, auf die

Tabelle 9-1: Situationsanalyse (Quelle: in Anlehnung an Bruhn, 1995: 28)

Marktsituation	• Marktaufteilung • Polarisierung • technologischer Wandel • Marktvolumen • Sättigungsgrade
Kundensituation	• Kundenstruktur • Einstellungen • Zahlungsbereitschaft • Beratungsbedürfnisse von Patienten/Bewohnern und Angehörigen • Wohlbefinden und Zufriedenheit der Patienten/Bewohner • Kundenbindung
Konkurrenzsituation	• Anzahl und Größe der Konkurrenten • Wettbewerbsintensität • Marktstellung der Konkurrenten • Machtverhältnisse • Image (Pflegeimage) der Konkurrenzunternehmen • Kooperationsmöglichkeiten
Umfeldsituation	• Politik • Wettbewerbsrecht • gesellschaftliche Normen • gesamtwirtschaftliches Wachstum • Qualitätsstandards • Pflegegesetzgebung
Unternehmenssituation	• Leistungsprogramm • Kapitalausstattung • Zusammenarbeit mit externen Marketingstellen • Innovationsstärke • Mitarbeiterzufriedenheit • Mitarbeiterfluktuation • Kostenstrukturen • Image (Pflegeimage) • Qualität des Pflegeprozesses • Beziehungsqualität (zu Patienten/Bewohnern und deren Angehörigen) • Einhaltung von Pflegestandards

im Rahmen der strategischen Planung Einfluss genommen werden kann. In Anlehnung an Bruhn (1995: 70f.) lassen sich folgende Teilschritte zur Analyse des unternehmerischen Portfolios beschreiben:

1. Festlegung der Analysedimensionen (= Achsen der Portfolio-Matrix)
2. Sammlung von Informationen über die Situation der strategischen Geschäftseinheiten des Unternehmens (z.B. Marktanteil, Umsatzanteil, Gewinnanteil, Wachstumspotenzial)
3. grafische Übertragung der Informationen in die Matrix, am besten in Form von Kreisen, wobei die Größe der Kreise der Marktbedeutung entsprechen sollte (also: hoher Marktanteil = großer Kreis); hiermit liegt das Ist-Portfolio des Unternehmens vor
4. Analyse des Ist-Portfolios im Hinblick auf eine Balance zwischen Risiko und Potenzial bzw. Erfolgsbeitrag
5. Erstellung von Sollpositionen für die jeweiligen strategischen Geschäftseinheiten (Soll-Portfolio) und Diskussion der angemessenen bzw. möglichen Strategieoptionen; Bruhn formuliert hierzu: «Eine Analyse des Portfolios ähnelt demnach der Vorgehensweise eines Schachspielers, der versucht, auf der Grundlage einer Beurteilung der Stellung seiner Figuren zum nächsten, günstigsten Zug zu gelangen» (Bruhn, 1995: 70)
6. Konkretisierung und Kommunikation der Strategien
7. Umsetzung und Kontrolle der Strategien zur Erreichung des Sollportfolios.

Portfolio-Analysen zählen zu den in der Marketingpraxis am häufigsten genutzten Instrumenten der strategischen Analyse von unternehmerischen Leistungsangeboten. Die wohl bekannteste Methode zur Portfolio-Analyse wurde Anfang der 80er-Jahre des 20. Jahrhunderts von der Boston Consulting Group, einem weltweit tätigen Beratungsunternehmen, entwickelt. Gemeint ist die so genannte *BCG-Portfolio-Matrix,* bei der der *relative Marktanteil* des Produktes oder der strategischen Geschäftseinheit der *Wachstumsrate* des Gesamt- bzw. Teilmarktes gegenübergestellt wird (daher auch: *Marktwachstum-Marktanteil-Matrix*). **Abbildung 9-7** stellt die BCG-Portfolio-Matrix dar.

Entsprechend dem Analysegedanken wird das Unternehmen als Gesamtheit von Geschäftsfeldern und Produktlinien betrachtet, von denen z.B. einige zu den Glanzlichtern des Unternehmens, den so genannten «Stars», gehören, andere dagegen einen Risikofaktor darstellen, wie die «Fragezeichen». Die Klassifikation der einzelnen Bereiche bzw. Leistungen geschieht dabei nach folgenden Typisierungen:

Marktwachstum

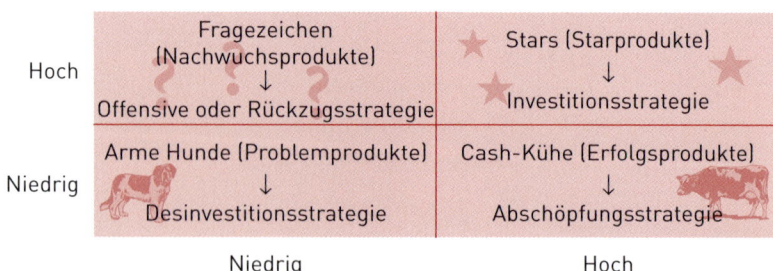

Hoch	Fragezeichen (Nachwuchsprodukte) ↓ Offensive oder Rückzugsstrategie	Stars (Starprodukte) ↓ Investitionsstrategie
Niedrig	Arme Hunde (Problemprodukte) ↓ Desinvestitionsstrategie	Cash-Kühe (Erfolgsprodukte) ↓ Abschöpfungsstrategie
	Niedrig	Hoch

Relativer Marktanteil

Abbildung 9-7: Die BCG-Portfolio-Matrix (Quelle: Bruhn, 1995: 71)

- *Cash-Kühe (Cash-Cows):* Zu dieser Kategorie zählen Leistungen oder Geschäftsfelder, die zu einem hohen Anteil des derzeitigen Cashflows und Überschusses beitragen («Zahlmeister des Unternehmens»). Sie befinden sich in einer späten Wachstums- und Reifephase im Produktlebenszyklus. Bevor diese Produkte in den Arme-Hunde-Bereich (Poor Dogs) abrutschen, kann versucht werden, sie durch einen Relaunch in diesem Bereich zu stabilisieren.
- *Stars (Starprodukte):* Die Stars ermöglichen das Wachstum und entwickeln sich, sobald das Wachstum nachlässt, zu Cash-Cows. Sie repräsentieren die Geschäftsfelder, die in Zukunft zur Erwirtschaftung des Cashflows beitragen werden. Stars befinden sich in der Wachstumsphase innerhalb des Produktlebenszyklus und können auf Grund ihrer starken Marktstellung ihren Finanzmittelbedarf selbst erwirtschaften. Das Unternehmen versucht, den Marktanteil auszubauen und das Angebot durch gezielte Marketingaktionen zu fördern (Investitions- und Wachstumsstrategie).
- *Fragezeichen (Questionmarks, Nachwuchsprodukte):* Die weitere Entwicklung dieser Leistungen und Geschäftsfelder ist noch offen. Sie besitzen zwar ein Wachstumspotenzial, der derzeitige Marktanteil ist aber zu gering, um sie zu Stars werden zu lassen. Der Cashflow ist gering bzw. negativ. Fragezeichen befinden sich in der Einführung bzw. frühen Wachstumsphase innerhalb des Produktlebenszyklus. Es ist selektiv zu prüfen, ob die jeweiligen Leistungen sich aufgrund der Marktbedingungen und der Konkurrenzsituation zu Stars machen lassen oder ob sie aufgegeben werden müssen. Die bis dahin angefallenen Vorlaufkosten müssen in diesem Fall hingenommen werden.
- *Arme Hunde (Poor Dogs):* Zu dieser Kategorie zählen Leistungen oder Geschäftsbereiche, deren Markt nur noch geringfügig wächst oder gar schrumpft. Sie können aufgrund ihrer Kostenverursachung zu einer erheblichen Verschlechterung des Cashflows füh-

ren. Arme Hunde befinden sich in der späten Sättigungs- bzw. Rückgangsphase. Das Unternehmen wird sich bemühen, ihren Marktanteil deutlich zu senken bzw. das Geschäftsfeld aufzugeben.

Die BCG-Portfolio-Matrix findet in der Praxis sowohl als Analyse- als auch als Planungsinstrument auf Grund ihrer Einfachheit und Übersichtlichkeit vielfach Verwendung. Für die analysierten Geschäftsfelder lassen sich plausibel Strategien ableiten und aufzeigen. Dabei ist die Matrix sehr anschaulich, sodass Ergebnisse der Analyse entsprechend einfach im Unternehmen kommuniziert werden können. Der einfache Aufbau der BCG-Matrix führt jedoch auch zu einer Beschränkung der Bewertungsdimensionen (hier: Marktanteil und Marktwachstum); ebenfalls relevante Bewertungsfelder, wie etwa die Konkurrenzsituation, bleiben dabei unberücksichtigt.

Beispiel

Die Ambulante Hauskrankenpflege Vitalis GbR kann die BCG-Portfolio-Matrix mit dem Ziel einsetzen, die finanziellen und personellen Ressourcen in solche Geschäftsfelder zu lenken, in denen die Marktaussichten günstig erscheinen und das Pflegeunternehmen relative Wettbewerbsvorteile nutzen kann. Im Anschluss an die Analyse der Kunden des ambulanten Pflegedienstes nach dem relativen Marktanteil und dem Marktwachstum ergibt sich für Vitalis eine Vier-Felder-Matrix, das Ist-Portfolio des Unternehmens.

Dabei stellt sich heraus, dass bei zwei Patienten eine Intensivversorgung durch einen qualifizierten Intensivfachpfleger vorgenommen wird. Der Aufwand und die Personalkosten sind für die Versorgung der beiden Patienten sehr hoch. Der relative Marktanteil ist unter Berücksichtigung der 80 weiteren Patienten niedrig. Das Marktwachstum wird auf der Grundlage einer Marktanalyse allerdings als hoch eingeschätzt. Die Intensivversorgung ist damit als *Fragezeichen* (*Questionmark* bzw. *Nachwuchsprodukt*) identifiziert. Vitalis kann unter diesen Voraussetzungen eine Offensivstrategie verfolgen, um sich einen Wettbewerbsvorteil zu verschaffen. Ziel wäre hierbei, den relativen Marktanteil der Intensivversorgung deutlich zu steigern, um eine günstigere Kostenposition zu erreichen (Ist-Portfolio). Andernfalls sollte Vitalis über eine Aufgabe des Geschäftsfeldes nachdenken.

9.3.7 Die SWOT-Analyse

Der Begriff *SWOT-Analyse* bezeichnet die systematische und zusammenfassende Bewertung der *Stärken und Schwächen* sowie der *Chancen und Risiken* eines Unternehmens. Dabei steht SWOT für die englische Abkürzung der Begriffe *strength* (Stärke), *weakness* (Schwäche), *opportunities* (Chancen) und *threats* (Risiken), welche die vier Bewertungskomponenten der Analysemethode darstellen.

Den Ausgangspunkt für die SWOT-Analyse bildet wieder die Überlegung, dass das Unternehmen die wichtigsten Faktoren der Unternehmensumwelt mit Einfluss auf seine unternehmerischen Aktivitäten berücksichtigen muss. Grundsätzlich muss das Unternehmen bei der Umweltanalyse mehrdimensional vorgehen, um das Wettbewerbs- und Marktpotenzial umfassend analysieren zu können und Gefahren oder Schwächen aufzudecken. Hier bietet die SWOT-Analyse einen systematischen Bezugsrahmen. In der Praxis werden SWOT-Analysen häufig mit Stärken-Schwächen-Checklisten durchgeführt (Tab. 9-2). Hierbei werden beispielsweise die Fähigkeiten des Unternehmens oder der Organisationseinheit in den Bereichen Marketing, Finanzen, Fertigung und Personalführung detaillierter untersucht.

Erfolgswichtigkeit \ Leistungsausprägung	Gering	Hoch
Hoch	A. Anstrengungen verstärken	B. Weiter gute Arbeit leisten
Gering	C. Verbesserung nicht dringlich	D. Vorsicht vor übertriebenem Einsatz

Abbildung 9-8: Die SWOT-Analyse (Quelle: Kotler/Bliemel, 2001: 135)

Natürlich sind nicht alle Einflussfaktoren gleich relevant für den Unternehmenserfolg, weshalb die Stärken-Schwächen-Checkliste auch eine Zuweisung der Erfolgswichtigkeit enthält. Nach Vorbereitung der eigentlichen Analyse mit den Checklisten werden Leistungsausprägung und Erfolgswichtigkeit in die so genannte *SWOT-Matrix* übertragen (Abb. 9-8). Dieses Instrument enthält neben der Übersichtlichkeit der Analyseergebnisse *normative Handlungsempfehlungen* zur Verbesserung der strategischen Wettbewerbssituation. In der Matrix werden nun Leistungsbewertung und Erfolgswichtigkeit einander gegenübergestellt. Dadurch ergibt sich ein detailliertes Bild der für den Unternehmenserfolg relevanten Stärken und der aktuellen Schwächen des Unternehmens.

9.3.8 Analyse des Zielmarktes

Wie dargestellt, kann die Analyse des Zielmarktes als Voraussetzung für den späteren Erfolg der Marketingstrategien angesehen werden, da sich erst aus der systematischen Analyse die zu lösende Problemstellung für das Marketing erschließt. Ziel ist es dabei, Informationen über die relevanten Einflussfaktoren des Marktes zu erhalten. Als Ergebnis müssen die wichtigsten Chancen und Risiken sowie die Stärken und Schwächen des Unternehmens bekannt sein. Wie bereits dargestellt, erweist sich die SWOT-

Tabelle 9-2: Checkliste zur SWOT-Analyse der Pflegeheim Sonnenschein GmbH

	Leistungsausprägung					Erfolgswichtigkeit		
	große Stärke	kleine Stärke	ausreichende Leistung	kleine Schwäche	große Schwäche	hoch	mittel	gering
Marketingfaktoren des Unternehmens								
1. Bekanntsheitsgrad und Image			X				X	
2. Relativer Marktanteil			X				X	
3. Kundenzufriedenheit	X					X		
4. Kundenbindung	X					X		
5. Image in Bezug auf Qualität	X					X		
6. Image in Bezug auf Kundenzufriedenheit		X				X		
7. Unternehmenskommunikation/PR					X	X		
8. Distributionskosten			X				X	
9. Gezeigtes Innovationsvermögen					X		X	
10. Flexibilität			X			X		
Finanzbereich								
11. Niedrige Kapitalkosten			X			X		
12. Kapitalverfügbarkeit					X		X	
13. Hohe Rentabilität			X			X		
14. Finanzielle Stabilität		X				X		
Ressourcen zur Leistungserstellung								
15. Neue, gute Raumausstattung			X			X		
16. Bedeutende Größenvorteile			X				X	
17. Kapazitätsreserven für eine hohe Nachfrage	X						X	
Personalführung								
18. Qualifiziertes Führungsteam	X					X		
19. Mitarbeitermotivation, Mitarbeiterzufriedenheit	X					X		
20. Qualifizierte Mitarbeiter	X					X		
21. Geringe Fluktuationsquote	X					X		
22. Möglichkeiten der Aus- und Weiterbildung	X					X		

Analyse in diesem Zusammenhang als nützliches Analyseinstrument.

Im Rahmen der Analyse der aktuellen Marktsituation erscheint es zunächst angebracht, eine Überprüfung des Grades der aktuellen Zielerreichung durchzuführen. Basis dieser *Ist-Analyse* stellt dabei das unternehmerische Zielsystem bzw. das Zielsystem des Marketingbereichs dar. Hier wird nun untersucht, inwieweit das zu erreichende Ziel (*Soll*) vom bisher erreichten Zustand (*Ist*) abweicht.

Grundsätzlich sollte die Ist-Analyse systematisch und mehrdimensional durchgeführt werden, damit alle für die aktuelle Marktsituation relevanten Faktoren Beachtung finden. Als Untersuchungsgegenstand eignen sich damit alle Marketingziele, wie etwa:

- Image
- Bekanntheitsgrad
- Qualitätsstandards oder Führerschaften
- Kaufpräferenzen bei bestehenden Kunden
- Zufriedenheits- und Kundenbindungswerte
- Weiterempfehlungsbereitschaft.

Darüber hinaus ist für die Analyse des Zielmarktes die Beleuchtung folgender Aspekte relevant:

- Marktaufteilung
- Marktvolumen
- Sättigungsgrade
- Anzahl und Größe der Konkurrenten
- Wettbewerbsintensität
- Marktstellung der Konkurrenten und
- Machtverhältnisse.

9.4
Strategische Planung und Marketingstrategie

9.4.1
Relevanz der strategischen Planung

Unternehmen benötigen *Strategien*, um langfristig am Markt sowie im Wettbewerb erfolgreich zu sein. Die Relevanz der strategischen Planung ergibt sich also aus den Erfordernissen von Markt und Marktumfeld. Eine formalisierte Planung erleichtert rationales und systematisches Denken, das von Seiten des Unternehmens im heutigen Wettbewerb gefordert wird. Die strategische Planung beschreibt, wie sich das Unternehmen im Rahmen der veränderten und sich weiter verändernden Umweltbedingungen positionieren kann, welche Handlungsmöglichkeiten es gibt, wie Chancen und Risiken genutzt werden können. Strategische Planung zeigt damit Möglichkeiten auf, um aus einer bestehenden oder entstehenden Situation mit den im Unternehmen vorhandenen Ressourcen und Zielen erfolgreich umzugehen.

Einem formalisierten Planungsprozess wird in der Praxis häufig entgegengehalten, der Planungsaufwand sei zu groß bzw. Planung hemme die flexible Reaktion auf Marktveränderungen. Hierzu formuliert Kotler treffend:

> «Die Planung zwingt das Unternehmen, Zielvorstellungen zu präzisieren, führt zu besserer interner Koordination und zu klareren Leistungsvorgaben für die Steuerung. Das Argument, dass Planung bei schnellem Wechsel der äußeren Bedingungen wenig nützlich sei, trifft nicht zu. Das Gegenteil ist der Fall: Gründliche Planung hilft dem Unternehmen, Veränderungen vorherzusagen und damit schneller darauf reagieren zu können.» (Kotler, 1999: 105)

9.4.2
Von den Unternehmenszielen zum Zielsystem im Marketing

Die Formulierung langfristiger Unternehmensziele ist als wesentlicher Bestandteil der strategischen Marketingplanung anzusehen (Benkenstein, 2001: 81). Ohne eine zielorientierte Ausrichtung der unternehmerischen Aktivitäten kann kein Unternehmen langfristig bestehen; Ziele bieten Orientierung und weisen den Weg in die Zukunft. Im Alltag der betrieblichen Praxis markieren sie so etwas wie einen Entwicklungspfad, den es für das Unternehmen zu beschreiten gilt. Hier spielt das Marketing eine wichtige Rolle bei der strategischen Gesamtplanung: Das Marketing liefert einerseits wesentliche Informationen und Handlungsoptionen (Kotler, 1999: 104). Andererseits ist die strategische Gesamtplanung wiederum Basis der an der Gesamtstrategie ausgerichteten Marketingstrategien.

Entsprechend zählen die Planung und Formulierung der unternehmerischen Zielsetzungen zu den Kernaufgaben des strategischen Marketingmanagements. Die Formulierung strategischer Ziele ermöglicht die konsequente Positionierung des Unternehmens im Wettbewerbsumfeld. Erst an den unternehmerischen Zielsetzungen kann eine Strategie entwickelt und ausgerichtet, umgesetzt und ihre Realisation überprüft werden.

Ziele sind Aussagen mit normativem Charakter, die einen *gewünschten, zukünftigen Zustand der Realität* beschreiben (Hauschildt, 1977). Hierbei ist zu berücksichtigen, dass Ziele nicht nur auf der strategischen Ebene der Unternehmensleitung, sondern auf allen anderen Führungsebenen formuliert werden, und dass auch mit den Mitarbeitern Ziele vereinbart werden (Weeren, 2007). Alle Ziele in einem Unternehmen stehen in einem deutlichen und häufig wechselseitigen Zusammenhang. Aus den Unternehmenszielen werden Bereichsziele abgeleitet, die sich wiederum in konkreteren Gruppenzielen wiederfinden und schließlich als Individualziele eine klare Handlungsanweisung für den einzelnen Mitarbeiter beinhalten.

Dabei ist das Zielsystem des Unternehmens abhängig von der konkreten Zwecksetzung des Unternehmens, von der Intensität der wahrgenommenen Verantwortung gegenüber der Gesellschaft, den Mitarbeitern, den Kunden, gesellschaftlichen Interessengruppen oder auch der Umwelt. Entsprechend werden die Unternehmensziele vielfach beeinflusst. Zunächst fließen die dominierenden Interessenlagen respektive Motive bzw. Bedürfnisse der Unternehmensträger sowie ihre Werthaltungen in die Zielbestimmung ein. Des Weiteren üben Ansprüche der

Kunden und Lieferanten ebenso einen Einfluss aus wie Staat und Öffentlichkeit. Nicht außer Acht gelassen werden dürfen schließlich die Existenzbedingungen des Unternehmens als Institution, die sichergestellt werden müssen. In diesem Zusammenhang sei auf folgende unternehmerische Zielsetzungen verwiesen:

- *Liquidität:* die Fähigkeit, fällige Zahlungsverpflichtungen uneingeschränkt erfüllen zu können
- *Rentabilität:* die Fähigkeit, die aus dem Wirtschaftsprozess erwachsenden Aufwendungen bzw. Kosten durch entsprechende Erträge – mindestens – abzudecken
- *Wachstum:* gemessen an Größen wie Gewinn, Umsatz, Wertschöpfung, Bilanzsumme, Beschäftigtenzahl.

Im Vordergrund der Überlegungen zur Zielplanung im Unternehmen muss allerdings die Einsicht stehen, dass in der Praxis stets mehrere Ziele gleichzeitig verfolgt werden, wobei die Ziele zueinander in bestimmten Beziehungen stehen. Die Zielplanung kann also nur im Rahmen eines *Zielsystems* erfolgen, das die anzustrebenden Ziele in eine wechselseitige Beziehung stellt und hierarchisiert (s. Kap. 1.2.3.5).

9.4.3
Ökonomische versus psychologische Marketingziele

Aus den allgemeinen Unternehmenszielen, wie etwa Wachstum oder Rentabilität, sind schließlich die Ziele für den Bereich Marketing abzuleiten und zu konkretisieren. Hierbei kann prinzipiell unterschieden werden zwischen zwei Formen von Marketingzielen:

- den ökonomischen Marktzielen und
- den psychologischen Marktzielen.

Die *ökonomischen Marktziele* lassen sich in betriebswirtschaftlichen Kategorien dokumentieren und messen. Sie können in der Regel konkret anhand der vorhandenen Messgrößen (Ist) mit dem Zielzustand (Soll) verglichen werden, sodass eine «harte» Erfolgsbeurteilung möglich ist. Die wichtigsten ökonomischen Marktziele im Bereich Marketing sind:

- Gewinn (Umsatz – Kosten)
- Rendite (Gewinn in Relation zum eingesetzten Kapital oder Umsatz)
- Absatz (Anzahl der verkauften Mengeneinheiten)
- Umsatz (abgesetzte Mengeneinheiten zu Verkaufspreisen)
- Marktanteil (Unternehmensumsatz oder Unternehmensabsatz in Relation zum Gesamtmarktumsatz oder -absatz)
- Distributionsgrad (Grad der Präsenz von Produkten oder Leistungen in bestimmten Einkaufsstätten)

Da sich einzelne Ziele, wie bereits dargestellt, häufig wechselseitig beeinflussen, kommt dem ökonomischen Ziel *Marktanteil* besondere Relevanz zu: Sowohl die mengenmäßigen Marketingziele als auch die wertmäßigen Ziele (z.B. Umsatz und Absatz) werden wesentlich von der Höhe des Marktanteils beeinflusst. Gleiches gilt für den Distributionsgrad. Der Marktanteil wird daher vielfach als relevanter Indikator für Wettbewerbsvorteile gegenüber der Konkurrenz angesehen.

Demgegenüber stellen die *psychologischen Marktziele* die «weiche» Komponente im Zielsystem des Marketing dar. Psychologische Marktziele lassen sich nicht in «harten» Messgrößen erheben und dokumentieren, sie sind häufig nur schwer erfassbar. Dies hängt auch damit zusammen, dass viele Zielgrößen, wie z.B. die oben beschriebene Kundenzufriedenheit, eigentlich theoretische Konstrukte sind, die zwar zur Erklärung dienen, aber häufig nicht direkt beobachtbar und verallgemeinerbar sind. Psychologische Marketingziele knüpfen hauptsächlich an der mentalen Wahrnehmung der Käufer an. Ausgangspunkt hierfür bildet die empirisch bewiesene Annahme, dass Motive, Einstellungen und Images der Konsumenten die Kaufkraft und damit letztlich die Kaufwahrscheinlichkeit

bestimmen (Steffenhagen, 1999). Die psychologischen Ziele des Marketings werden daher in der Regel mit speziellen Methoden der Markt- und Meinungsforschung gemessen (s. Kap. 9.6). Als die wichtigsten psychologischen Marktziele sind zu nennen:

- Bekanntheitsgrad (Wissen über Produkte, Leistungen, Marken)
- Image bzw. Einstellung (Meinungen, Assoziationen zu Produkten, Leistungen, Marken)
- Informationsstand (Wissen über konkrete Produktmerkmale)
- Produkt- und Markentreue (Präferenzen über Produkte, Leistungen, Marken)
- Einkaufsstättentreue (Präferenzen über bestimmte Einkaufsorte)
- Kundenzufriedenheit
- Kundenloyalität
- Kundenbindung.

Trotz der offensichtlichen Gegensätzlichkeit der beiden Zieltypen dürfen ökonomische und psychologische Marketingziele nicht unabhängig voneinander verfolgt werden. Vielmehr beeinflussen sich die Zieltypen wechselseitig. So sind psychologische Marketingziele vielfach die Voraussetzung zur Erreichung ökonomischer Zielsetzungen. Die Markenbekanntheit beispielsweise trägt wesentlich dazu bei, dass Umsatz- und Marktanteilsziele überhaupt realisiert werden können. Tatsächlich lässt sich empirisch bestätigen, dass die Bekanntheit und das Image einer Marke die Kaufmotive und die Kaufbereitschaft eines Kunden wesentlich determinieren. Dabei ist allerdings zu berücksichtigen, dass das Konsumentenverhalten nicht auf derartig einfache Formeln reduziert werden kann. Das Beziehungsgefüge zwischen psychologischen und ökonomischen Marketingzielen erweist sich vielmehr als extrem komplex und vielschichtig.

Für die erfolgreiche Realisierung der unternehmerischen Zielsetzungen ist es deshalb wesentlich, eine Strategie zu entwerfen, die dieser Vielschichtigkeit angepasst ist. Die gestiegenen Umweltanforderungen können langfristig nur adäquat bewältigt werden, wenn das Unternehmen einen *einzigartigen Wettbewerbsvorteil* erreicht. Die Schaffung von Wettbewerbsvorteilen kann damit als zentrale Aufgabe des strategischen Marketings betrachtet werden (Perlitz, 2000: 22). Insbesondere obliegt es dem Marketingmanagement, eine *Strategie* auszuarbeiten, die der Komplexität der Beziehung «Unternehmen – Kunde – Umwelt» gerecht wird.

9.4.4
Marketingstrategien

Marketingstrategien bestimmen die Richtung, in der die strategischen Marketingziele eines Unternehmens grundsätzlich zu erreichen sind. Sie beinhalten generelle Entscheidungen zur Marktwahl, zu Zielgruppen und zur Art und Struktur der Marktbearbeitung. Marketingstrategien können *langfristig, mittelfristig* oder *kurzfristig* sein. Sie werden in der Regel vom Management auf strategischer Ebene erarbeitet und unternehmensweit kommuniziert. Für jeden Geschäftsbereich lassen sich aus den Marketingstrategien globale Verhaltenspläne und konkrete Teilzielsetzungen ableiten. Die meisten Marketingstrategien lassen sich auf eine der nachfolgenden Typisierungen bringen:

- *Marktdurchdringungsstrategie:* Im Rahmen dieser Strategie wird die Durchsetzung eines gegenwärtig vorhandenen Produktes in einem gegenwärtigen Markt angestrebt. Die Marktdurchdringung stellt die «normale» Strategierichtung eines Unternehmens dar. Auch ein Unternehmen, das sich nicht strategieorientiert verhält, wählt in der Regel diese Wachstumsausrichtung. Die Ausschöpfung des Marktes wird in der Regel vorgenommen durch Erhöhung der Verwendung bei Kunden, Akquisition von Neukunden durch Abwerbungen und Erschließung von Nichtverwendern.
- *Markterschließungsstrategie:* Schaffung eines neuen Marktes für ein gegenwärtiges Produkt. Die Erschließung neuer Märkte kann realisiert werden durch die Schaffung neuer Verwendungszwecke oder das Gewinnen neuer Kunden.
- *Produktentwicklungsstrategie:* Entwicklung eines neuen Produktes für einen gegenwärtigen Markt. Auf Grund des zunehmenden Wettbewerbs ist diese Strategie in vielen Märkten zur Überlebensstrategie schlechthin geworden. So zeigen sich in der Praxis seit Jahren sinkende Produktlebenszyklen.
- *Diversifikationsstrategie:* Schaffen eines neuen Produktes für einen neuen Markt. Sie wird häufig dann gewählt, wenn andere Strategien nicht ausreichen oder nicht möglich sind. Aber auch um Risiken durch eine breitere Angebotspalette zu minimieren. Man unterscheidet grundsätzlich:
  - die *horizontale Diversifikation* (Erweiterung des bisherigen Produkt- oder Leistungsprogramms)
  - die *vertikale Diversifikation* (bezogen auf die Wertschöpfungskette werden neue Programme bzw. Leistungen vor- oder/und nachgeschaltet) und
  - die *laterale Diversifikation* (Aufbau eines zweiten Standbeins durch Vorstoß in komplett neue Marktfelder)

Beispiel

Durch die Aufnahme der Ayurveda-Therapie in das Leistungsangebot konnte sich die Ambulante Hauskrankenpflege Vitalis GbR auch im Wellness-Bereich etablieren. Da die Erweiterung des Angebotsspektrums bei vorhandenen und v. a. neuen Kunden auf sehr hohe Resonanz traf, entschied Frau Kramer, zukünftig auch Rückengymnastik, Aromatherapie und Ernährungsberatung anzubieten. Damit agiert Vitalis in einem für das Pflegeunternehmen bisher völlig neuen Marktfeld. Vitalis hat also eine «laterale Diversifikation» des Produktangebots vollzogen.

Porter unterscheidet in diesem Zusammenhang drei Strategietypen (Abb. 9-9), die eine wettbewerbssichere Marktposition ermöglichen:

- Kostenführerschaft
- Differenzierung
- Konzentration auf Schwerpunkte.

Bei der *Kostenführerschaft* zielt das Unternehmen darauf ab, der preiswerteste Anbieter im Wettbewerb zu sein. Dazu bedient es sich aller Instrumente, die eine konsequente Reduktion der Kosten erlauben. Kostenführerschaft nutzt Größen- und Lerneffekte aus, um minimale Kosten durchzusetzen. Daher können hoher Marktanteil, effiziente Größe, Verhandlungsstärke, strenge Kontrolle von variablen und fixen Kosten als Voraussetzungen der Kostenführerschaft gelten. Der Wettbewerbsvorteil tritt ein, wenn es im Markt zu einem Preiswettbewerb kommt. Hier kann der Kostenführer seine Mitbewerber preislich unterbieten und zum bevorzugten Anbieter werden.

Dagegen bedeutet *Differenzierung*, «etwas zu schaffen, das in der Branche als einzigartig angesehen wird» (Porter, 1987: 65). Differenzierung kann vielfältig erfolgen, etwa über Design, Qualität, Innovationsleistung, Markenimage oder Kundendienst. Bedeutend ist hier, dass die *Einzigartigkeit* von den Wettbewerbern schwer imitierbar ist. Als Idealfall beschreibt Porter die *mehrschichtige Differenzierung*, in der das Produkt bzw. die Dienstleistung auf mehreren Ebenen unikal ist. Differenzierung bedeutet aber keinesfalls, dass die Kostenseite vernachlässigt werden kann, nur sind Kostenvorteile innerhalb dieser strategischen Ausrichtung nicht das primäre Ziel, das es zu erreichen gilt.

Der dritte Strategietyp, die *Konzentration auf Schwerpunkte*, setzt auf die Ausnutzung von *Marktnischen*. Welche Strategie in der jeweiligen Marktsituation angemessen ist, leitet sich aus der Beschaffenheit von Branche und Wettbewerbsintensität ab. Porter betont, dass zur effektiven Umsetzung voller Einsatz auf organisatorischer und strategischer Ebene gefordert wird (Porter, 1987: 63). Insgesamt geht er davon aus, dass nachhaltiger Erfolg vor allem von zwei Komponenten abhängig ist: von der Marktstruktur und von den auf diese Struktur abgestimmten Handlungen.

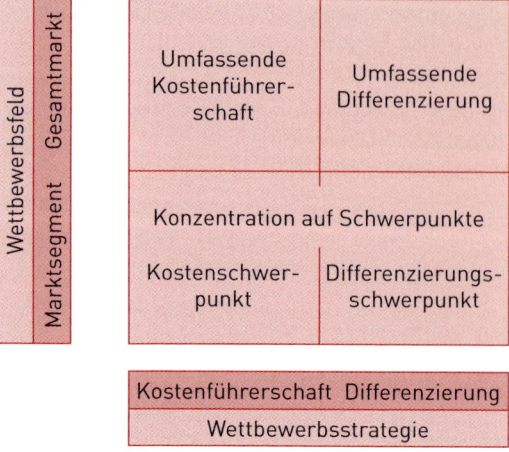

Abbildung 9-9: Wettbewerbsstrategien nach Porter

9.4.5
Ressourcen- versus marktbasierte Sichtweise?

Auf Grund der starken Betonung des Marktes für die strategische Ausrichtung ist der Ansatz von Porter auch als *Market-based View of Strategy* (marktbasierte Sichtweise) bekannt. Aus der Kritik an der strengen Außenorientierung dieser Konzeption entwickelte sich das *Resource-based Management* (RBM, ressourcenbasierte Sichtweise), das eine stärkere Betonung der *internen Faktoren* vornimmt. Unternehmerischer Erfolg wird hier durch Schaffung einmaliger unternehmensinterner Ressourcen und deren Bündelung zu *Kernkompetenzen* begründet. Intention des Resource-based Management ist es, die im Wettbewerb entscheidenden Ressourcen zu ermitteln, zu beschaffen, zu fördern und zu unikalen Kernkompetenzen zu kombinieren.

Gelingt die Bündelung zu einzigartigen Kernkompetenzen, kann dies nachhaltigen und langfristigen Erfolg sichern, da die unternehmensinternen Ressourcen aus der marktbasierten Sichtweise des RBV nicht so anfällig sind wie rein am Markt orientierte Wettbewerbsvorteile. Trotz der gegensätzlichen Perspektive liegt in beiden Ansätzen eigentlich kein Zielkonflikt. Im nahezu vollkommenen Wettbewerb können Unternehmen langfristig nur überleben, wenn sie die Bedürfnisse des Konsumenten besser befriedigen können als die Konkurrenz.

9.4.6
Von der Marketingstrategie zum einmaligen Wettbewerbsvorteil

Bei der Suche nach einer geeigneten Marketingstrategie stellt sich die Frage, wie ein solcher Wettbewerbsvorteil im Gesundheitswesen zu realisieren ist. Bei einer annähernden Homogenität des Leistungsangebots der Pflegeunternehmen reduziert sich die Antwort, oberflächlich betrachtet, auf die Sicherstellung von *Kostenvorteilen* gegenüber der Konkurrenz. Kostenvorteile sind allerdings als eher «flüchtige Wettbewerbsvorteile» anzusehen (Porter, 1991: 35), die einen weniger nachhaltigen Einfluss auf die Einmaligkeit einer Wettbewerbsposition haben. In diesem Zusammenhang gibt auch Meffert zu bedenken, dass Preisstrategien beim Kunden lediglich *eindimensionale Präferenzen* ausbilden, da sämtliche Marketingaktivitäten hier auf preispolitische Maßnahmen zentriert werden (Meffert, 1999: 129). Der Kunde würde das Produkt nur wegen des sehr niedrigen Preises kaufen, eine Bindung an das Unternehmen oder an spezifische Produkteigenschaften wäre eher unwahrscheinlich. Zudem erscheint eine extreme Kostenreduktion im Gesundheitswesen bei gleichzeitiger Sicherung der Pflegequalität nicht zuletzt auf Grund zahlreicher Standortfaktoren, wie Lohnniveau oder Steuerbelastung, kaum möglich.

Handlungsempfehlung der Strukturanalyse wäre bei gegebener Wettbewerbssituation also neben der Möglichkeit der Konzentration auf Marktnischen die *Differenzierungsstrategie*, die gerade bei homogenem Angebot als chancenreich erscheint. Differenzierung zielt beim Kunden auf den Aufbau *mehrdimensionaler Präferenzstrukturen* ab (Porter, 1991: 121), die Kundenloyalität und überdurchschnittliche Angebotspreise versprechen (s. Kap. 9.2.1). Mehrdimensionale Präferenzen sind von Wettbewerbern schwieriger zu

imitieren, als dies beim Preis möglich ist. Differenzierung im Wettbewerb kann außerdem als *Eintrittsbarriere* wirken, die Schutz vor Markteintritt neuer Anbieter gewahrt und gegen den Wettbewerb abschirmt, indem Abnehmer an das Unternehmen gebunden und dadurch weniger preissensibel werden (Porter, 1987: 66).

> ### Beispiel
>
> Die Ambulante Hauskrankenpflege Vitalis GbR hat die *Differenzierungsstrategie* gewählt, um sich von Mitbewerbern abzusetzen. So setzen Uta Kramer und Susanne Chmielewski das Unternehmensleitbild «Pflegen mit Herz und Verstand» in zahlreiche Aktivitäten im Rahmen des *Beziehungsmarketings* um. Hier sind das beliebte jährliche Patientensommerfest oder die Weihnachtsfeier in der Parkschänke von Limbach-Oberfrohna ebenso feste Bestandteile zur Intensivierung der Beziehung zwischen dem Pflegeunternehmen und seinen Kunden wie die rasche Wahrnehmung der Kundenbedürfnisse. Vitalis bietet den Kunden einen *Added Value*, der über die pflegerische Basisleistung hinausgeht. Die Ambulante Hauskrankenpflege Vitalis GbR hat bei ihren Patienten eine *mehrdimensionale Präferenzstruktur* und damit eine hohe Kundenloyalität aufgebaut. Damit unterscheidet sich Vitalis deutlich von vielen Konkurrenzunternehmen.

Neben der Kundenloyalität setzt die Differenzierungsstrategie noch bei einem weiteren Wettbewerbsfaktor an: der Käufermacht. Die Verhandlungsstärke der Abnehmer ist besonders im vollkommenen Wettbewerb einflussreich (Porter, 1987: 53), kann allerdings vom Unternehmen gezielt gesteuert werden. Neben dem Vorschlag der systematischen Kundenselektion (s. Kap. 9.2.3), bietet sich die Möglichkeit der *Kundenbindung* an, denn Kunden, die sich emotional an das Unternehmen oder Produkt gebunden fühlen, wechseln weniger häufig zu Wettbewerbern. Mit dem hohen Potenzial zur

Bildung von Kundenloyalität würde diese Strategie also zur Minimierung der Wettbewerbskräfte beitragen (s. Kap. 9.2.1).

Hier trägt die in Kapitel 9.4.5 beschriebene ressourcenbasierte Sichtweise (Resource-based Management) nun dazu bei, den extern bedeutsamen Differenzierungsvorteil intern zu realisieren, indem sie die entscheidenden internen Ressourcen beschafft, fördert und zu einmaligen Kernkompetenzen bündelt. Diese Kernkompetenzen sollen dem Kunden einen höheren Gegenwert bieten als die Konkurrenz und darüber einen einmaligen Wettbewerbsvorteil schaffen. Zur Umsetzung der geeigneten Marketingstrategie bedarf es nun einer weiter gehenden Planung und Konkretisierung der zu ergreifenden Maßnahmen. Diese geschieht im Rahmen der Marketingplanung, die im folgenden Kapitel 9.4.7 näher beschrieben wird.

9.4.7
Die Marketingplanung

Nach der Festlegung der geeigneten Marketingstrategie erfolgt in einem nächsten Schritt die Festlegung der einzelnen Marketingziele. Diese werden nach Inhalt, Ausmaß, Zeitbezug und Hierarchie operationalisiert und für die jeweiligen Marktsegmente konkretisiert. Die Zielformulierungen finden also getrennt für die unterschiedlichen Teilsegmente oder Teilmärkte statt, in denen das Unternehmen (häufig unter differenziertem Einsatz der einzelnen Marketinginstrumente) tätig ist. Dabei muss die jeweilige Leistungsfähigkeit des Bereichs oder der strategischen Geschäftseinheit Berücksichtigung finden. Auf der Basis der nun feststehenden Zielsetzungen erfolgt die Strategieformulierung für die einzelnen Marktsegmente. Die Strategie wird dabei in eine *Marketingprogrammplanung* überführt, in der die noch abstrakten Marketingoberziele in einzelne Aktivitäten spezifiziert werden. Im Folgenden werden die Strategien auf operativer Ebene umgesetzt, wobei der Prozess mit einer Kontrolle über die Zielerreichung enden sollte.

Diesem Ablauf entsprechend kann der strategische Planungsprozess nach Kotler und Bliemel (2001: 130 ff.) in acht Phasen gegliedert werden:

1. Formulierung des Grundauftrags eines Unternehmens im Geschäftsfeld
2. Analyse des Umfeldes
3. Analyse der Leistungsfähigkeit
4. Formulierung der Ziele
5. Strategieformulierung
6. Programmplanung (Festlegung der einzelnen Marketingaktivitäten)
7. Durchführung und
8. Feedback und Kontrolle.

Parallel zur Entscheidung über Ergebnis und Struktur des Planungsprozesses ist von Seiten des Managements eine Entscheidung über das verfügbare *Marketingbudget* zu treffen. Dies geschieht im Rahmen der Budgetplanung. Zielsetzung der Budgetplanung ist es einerseits, die *Budgethöhe* für den Bereich Marketing insgesamt sowie andererseits für die einzelnen Bereiche festzulegen (*Budgetverteilung*) (Loffing/Horst, 2008).

9.5
Die Umsetzung von Marketing

9.5.1
Marketinginstrumente

Marketinginstrumente sind Werkzeuge, welche die Möglichkeiten eröffnen, auf Zielmärkte gestaltend einzuwirken. Als einzelne Marketinginstrumente lassen sich erkennen:

- *Produktpolitik:* alle Aktivitäten, die das Produkt bzw. die Leistung betreffen, wie Material- bzw. Rohstoffauswahl, Qualitätssicherung und Serviceleistungen sowie Produktgestaltung und Verpackungsdesign
- *Preispolitik:* alle Aktivitäten, die den Preis des Produkts bzw. der Leistung betreffen, wie etwa ein günstiger Rohstoffpreis im Verhältnis zum Markt- bzw. Verkaufspreis sowie

Zahlungskonditionen wie Rabatt und Kulanz, auch Bonuskarten und Prämien
- *Distributionspolitik:* alle Aktivitäten, die den Vertrieb des Produkts bzw. der Leistung betreffen, über z. B. die Vertriebswege Groß- und Einzel- oder Versandhandel
- *Kommunikationspolitik:* alle Aktivitäten, welche die Kommunikation des Produkts bzw. der Leistung betreffen, wie werbliche Maßnahmen (z. B. Anzeigen in Zeitschriften, Radio- und Fernsehwerbung) sowie Imagepflege und Sponsoring.

9.5.2
Der Marketing-Mix

Der Begriff *Marketing-Mix* ist definiert als die Gesamtheit der steuerbaren strategischen Werkzeuge, die das Unternehmen kombiniert und einsetzt, um auf bestimmten Zielmärkten bestimmte erwünschte Reaktionen hervorzurufen (Kotler, 1999: 139). Der Marketing-Mix zählt zu den bestimmenden Konzepten des modernen Marketings. Hier sind alle Marketinginstrumente zeitlich und inhaltlich aufeinander abgestimmt. Elemente des Marketing-Mix sind grundsätzlich alle Instrumente, die geeignet erscheinen, die Nachfrage nach einem Produkt oder einer Dienstleistung zu beeinflussen, wie etwa:

- Produkt- und Programmgestaltung
- Absatzplanung und -organisation
- Preis- und Konditionsfestlegung
- Vertriebswege und Sortimentspolitik
- Verpackung und Versandeinheiten
- Absatzmittler
- Kundenauswahl und -dienst
- Maßnahmen der Werbung
- Öffentlichkeitsarbeit (Publicrelations) und
- Verkaufsförderung (Salespromotion).

Berühmt ist die Einteilung der für den Marketing-Mix relevanten Marketinginstrumente in die so genannten «*Vier Ps des Marketings*» durch McCarthy:

- *product*
- *price*
- *promotion*
- *place.*

Im Rahmen der Marketinglehre für Dienstleistungsunternehmen finden die beschriebenen vier Instrumentalbereiche häufig Ergänzung durch die Bereiche Personal, Ausstattung sowie Prozesspolitik (Meffert/Bruhn, 2000). Insofern spricht man häufig auch von den «*sieben Ps im Dienstleistungsmarketing*».

Diese Ergänzung soll der Tatsache Rechnung tragen, dass insbesondere der Dienstleistungssektor sehr personalintensiv ist und in direktem Kundenkontakt steht, wobei das Personal einen wichtigen Beitrag zur Marktpositionierung leistet. Entsprechend finden in den ergänzten Ps neben den klassischen vier Ps noch drei weitere Politiken Berücksichtigung, die sich näher auf das Dienstleistungsmanagement beziehen. Diese sind:

- *personnel* (Personalpolitik)
- *physical facilities* (Ausstattungspolitik) und
- *process management* (Prozesspolitik).

9.5.3
Produkt- und Sortimentspolitik im Gesundheitswesen

Die Produktpolitik befasst sich mit allen Aktivitäten, die das vom Unternehmen offerierte Produkt bzw. die offerierte Dienstleistung betreffen. Damit ist die Produktpolitik von entscheidender Bedeutung für das gesamte Leistungsangebot des Unternehmens. Zentrale Aufgaben der Produktpolitik sind:

- *Produktinnovation:* Entwicklung neuer Produkte und Dienstleistungen, einschließlich der Produkt- und Verpackungsgestaltung
- *Produktvariation:* Verbesserung der bestehenden Produkte und Dienstleistungen; auch Veränderung der Produkt- und Verpackungsgestaltung

- *Sortimentsplanung*: Planung der Angebotspalette; Kombination aller vom Unternehmen angebotenen Produkte und Dienstleistungen
- *Produktdiversifikation*: Erweiterung des Angebots durch Aufnahme neuer Produkte und Dienstleistungen (Diversifikation: Abwechslung, Vielfalt)
- *Produktelimination*: Aussondern von Produkten und Dienstleistungen aus dem bisherigen Produktsortiment.

Die Produktpolitik ist neben der Kommunikationspolitik als wichtigster Bereich der Marketingaktivitäten im Gesundheitswesen zu sehen. Insbesondere ist seitens des Pflegeunternehmens hier die Entscheidung zu treffen, welche Leistungen als Haupt- und welche als Nebenleistungen erbracht werden sollen. Grundsätzlich kann das angebotene Sortiment eines Pflegeunternehmens in *medizinisch-pflegerische Leistungen* und *ergänzende, nichtmedizinische Leistungen* unterteilt werden. Da Pflegeleistungen in hohem Maße gesetzlichen Regelungen unterworfen sind, konzentrieren sich die Möglichkeiten der Gestaltung zunächst auf die Auswahl der ergänzenden Leistungen.

Dem Grundgedanken des Marketings folgend müssen die vom Unternehmen angebotenen Leistungen marktgerecht sein und den Wünschen und Bedürfnissen der Nachfrager entsprechen. Dabei sollten Pflegeunternehmen im Rahmen der Konkurrenzanalyse berücksichtigen, dass es für den Kunden häufig alternative Bezugsquellen gibt. Das Unternehmen muss dem Kunden also zusätzlich einen Mehrwert, einen *Added Value* liefern, wenn es die Kaufentscheidung positiv beeinflussen möchte. Dieser *Added Value* kann z.B. in der Gestaltung des Gesamtsortiments bestehen oder in einer Leistungsinnovation liegen, er kann aber auch im Bereich eines anderen Marketinginstruments erzielt werden.

Neben der Erweiterung oder Gestaltung der pflegerischen Dienstleistungen bietet es sich für Pflegeunternehmen etwa an, sich durch sinnvoll ausgewählte Serviceleistungen vom Wettbewerb abzugrenzen. Schon heute bieten einige ambulante Pflegedienste ein ganzes Programm an zusätzlichen Dienstleistungen, die entgeltfrei oder gegen eine Gebühr in Anspruch genommen werden können. Denkbar sind bei dieser *Produktdiversifikation* zahlreiche Leistungen, die von der Vermittlung eines Frisörs, der Vermittlung von medizinischer Fußpflege, Ergotherapie und Physiotherapie bis hin zur Ausleihung eines internetfähigen PCs inklusive einer kurzen Einführung ins Internet reichen, um z.B. die Seite www.seniorenportal.de zu besuchen.

Beispiel

Die Ambulante Hauskrankenpflege Vitalis GbR erweist sich als sehr innovativ bei der Einführung neuer Leistungsangebote. So gewährt sie ihren Kunden Rabatte für die gleichzeitige Wahrnehmung mehrerer Leistungen aus dem Angebotsspektrum. So wird beispielsweise ein Kombiticket – verbilligt gegenüber den Einzelleistungen – für eine Ayurveda-Therapie mit anschließender Aromatherapie angeboten. Zusätzlich erhalten die Kunden des Wellness-Angebots einen Einkaufsgutschein von einer mit Vitalis in Kooperation stehenden medizinischen Fußpflege. Selbst wenn die Kunden diesen später gar nicht einlösen, haben sie dennoch das Gefühl, dass ihnen besondere Aufmerksamkeit zuteil wird.

Insgesamt lässt sich ein Trend beobachten, der dem *Umfeld des Produktes* steigende Bedeutung zuweist. Hierzu formuliert Kotler: «Heutzutage hat sich der moderne Wettbewerb der Anbieter überwiegend auf das Niveau der *Produktergänzung* verlagert» (Kotler, 1999: 530). Vor diesem Hintergrund muss die technische bzw. die pflegerische Qualität also zunehmend als eine *Basisanforderung* verstanden werden, die vom Kunden vorausgesetzt wird, damit das Unternehmen bei der Kaufentscheidung überhaupt Berücksichtigung findet.

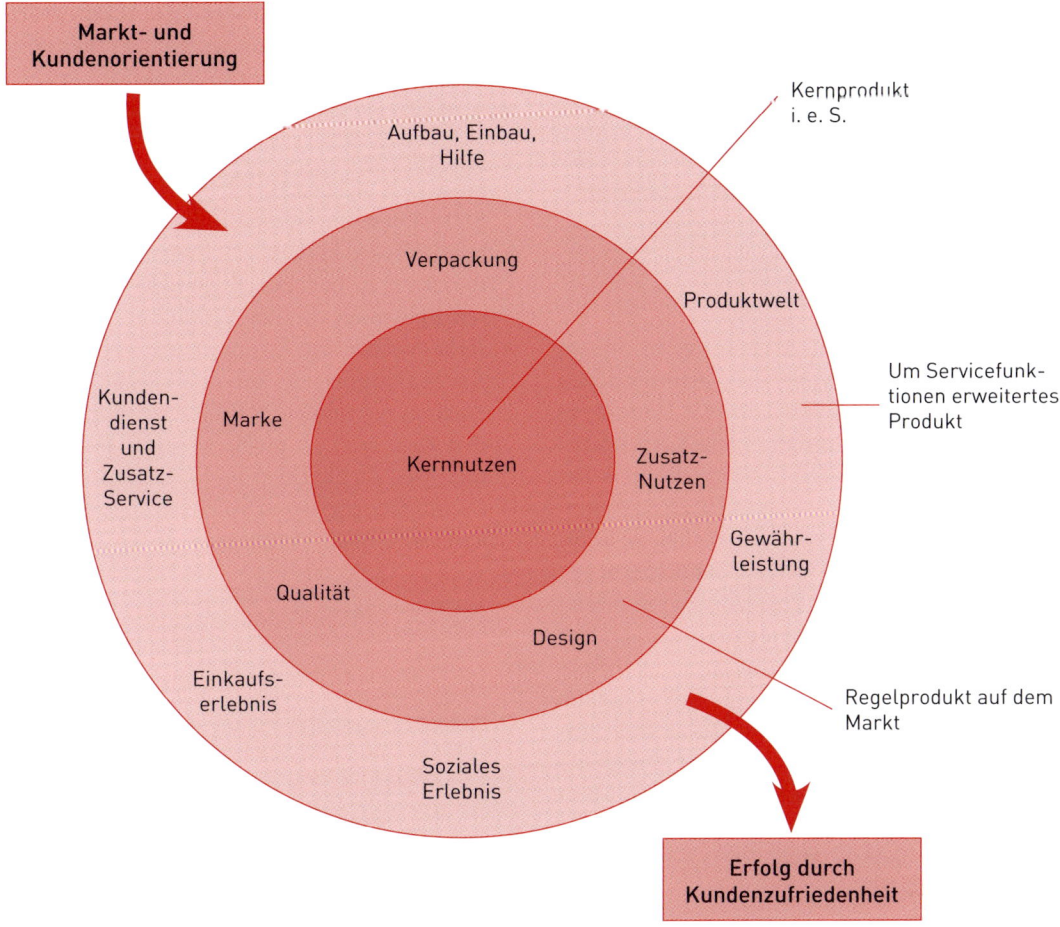

Abbildung 9-10: Das Produktmodell (Quelle: Kotler 1999: 527)

Dieser Ansatz unterstützt die von Kotler vorgeschlagene Definition des *erweiterten Produktes* als «Kernprodukt plus Ergänzung» (Abb. 9-10), nach der die einfache Beschreibung eines Gegenstands oder einer Leistung nicht mehr mit dem modernen Angebotsbegriff kompatibel ist (Kotler, 1999: 528). Entsprechend ist ein Produkt bzw. eine Leistung aus der Sicht des Kunden ein *Bündel von Nutzen*, das seine Bedürfnisse zu befriedigen verspricht. Für die marktorientierte Produktpolitik gilt es also zu lernen, «die Einmaligkeit eines jeden Produkts mit den einzigartigen Bedürfnissen des Kunden zu verbinden» (McKenna, 1988: 31).

Beispiel

Frau Keller, die neue Projektleiterin des Wellness-Bereichs bei der Ambulanten Hauskrankenpflege Vitalis GbR, hat für die Stammkunden der Aromatherapie ein Geschenkpaket zusammengestellt. Es enthält Produkte, die die Aromatherapiesitzungen ergänzen und dem Kunden einen zusätzlichen Anreiz bieten sollen, das Wellness-Angebot auch weiterhin wahrzunehmen. Beispielsweise erhalten die Kunden ein Duschgel «Aromatherapie», mit dem sie die positive Erfahrung mit dem

Therapieangebot von Vitalis ansatzweise auch zu Hause erleben können. Dahinter steht die Vorstellung, dass dem Kunden ergänzend zum Basisangebot ein *Added Value*, ein Mehrwert, geboten werden muss, um sich als Unternehmen von den Konkurrenten abzuheben und dadurch eine langfristige Kundenbindung zu erreichen.

Für Pflegeunternehmen erscheint es in diesem Zusammenhang sinnvoll, den erforderlichen *Added Value* über das *psychosoziale Umfeld* der offerierten Leistung zu definieren. Konkret bedeutet dies, dem Kunden individuelle bzw. soziale Betreuungsaspekte als *erlebbaren Mehrwert* anzubieten und diesen auch als solchen zu kommunizieren. Die Intensivierung der sozialen Betreuung kann damit als Zusatznutzen «Soziales Erlebnis» zu einem Differenzierungsmerkmal im Wettbewerb werden. Dabei muss allerdings beachtet werden, dass in diesem Fall «Qualität und zielgruppengerechte Realisation der Produktpolitik […] sehr stark von der Qualifikation und Motivation der Mitarbeiter» bestimmt werden, welche die entsprechenden Leistungen erbringen (Haubrock/Schär, 2002: 299).

9.5.4
Preispolitik im Gesundheitswesen

Preispolitik fasst als Marketinginstrument all diejenigen Aktivitäten zusammen, die den *Preis* des Produkts bzw. der Leistung anbelangen. Als Marketinginstrument ist die Preispolitik im Gesundheitswesen von eher untergeordneter Bedeutung, zumindest, was den Bereich der allgemeinen medizinisch-pflegerischen Leistungen betrifft. Dabei gilt vorwiegend das Versorgungs- und Sachleistungsprinzip; hier regeln gesetzliche Bestimmungen den Preis, der im vollkommenen Wettbewerb von Angebot und Nachfrage bestimmt wurde. Entsprechend den rigiden Vorgaben bleibt dem Marketingmanagement für eine markt- und kundenorientierte Preisgestaltung der allgemeinen Leistungen wenig Raum.

Für den Bereich der Zusatz- bzw. Wahlleistungen kann die Preispolitik als Marketinginstrument dagegen eine wichtige Funktion einnehmen. Als Preisstrategien sind prinzipiell denkbar:

- *psychologische Preisgestaltung:* Hierbei bedient man sich «gebrochener Preise», z.B. 19,99 EUR. Diese Preisgestaltung zielt darauf ab, beim Käufer bestehende Preisschwellen und Barrieren zu berücksichtigen bzw. unter diesen zu bleiben, um den Verkauf anzureizen.
- *Rabattgewährung:* Kunden kann aus verschiedenen Gründen ein Rabatt als Vergünstigung eingeräumt werden, z.B. weil sie Stammkunden sind, weil sie große Mengen abnehmen oder weil sie die Leistung in bar begleichen.
- *Preisdifferenzierung:* Die Preisdifferenzierung kann räumlich (z.B. nach Absatzgebieten), zeitlich (z.B. saisonal) oder sachlich (nach Verwendungszweck) erfolgen.

9.5.5
Distributionspolitik im Gesundheitswesen

Die Distributionspolitik koordiniert alle Aktivitäten, die den *Vertrieb* des Produkts bzw. der Leistung zwischen Produzenten, Händlern und Endverbrauchern betreffen. Sie wird daher auch als Vertriebspolitik bezeichnet. Damit gewährleistet ist, dass das Produkt oder die Leistung zur richtigen Zeit am richtigen Ort in der richtigen Art und Weise vorliegt, sind im Rahmen der Distributionspolitik Überlegungen zur Wahl der geeigneten *Absatzmethoden* zu treffen. Hierzu zählen *Distributionswege, Distributionsformen* und *Distributionsorgane.*

Unternehmen können ihre Leistungen prinzipiell auf direktem oder auf indirektem Distributionsweg absetzen. Im ersten Fall liefert der Anbieter dem Kunden unmittelbar die produzierte oder erstellte Leistung. Im zweiten Fall gelangt die Leistung erst über den Handel zum Kunden, es sind also Betriebe als Distributionsorgane zwischengeschaltet. Als klassische Vertriebswege sind hier der Groß- und Einzelhandel sowie der Vertrieb über den Versandhandel zu nennen.

Hat sich ein Unternehmen entschieden, seine Produkte direkt abzusetzen, folgt die Wahl der geeigneten Absatzform. Im Gesundheitswesen ist es häufig erforderlich, die Pflegeleistung zum Kunden zu transportieren. Hier sind es zunächst die *betriebsinternen Mitarbeiter* des Pflegeunternehmens, die dem Kunden als Distributionsorgane die soziale Dienstleistung anbieten und in seine Wohnung liefern. Auch der umgekehrte Fall ist aber denkbar: Der Kunde muss zur Leistung gebracht werden, klassischerweise, weil diese stationär erfolgt. Hierbei wird die Raumgebundenheit der Leistungserstellung deutlich. Die Wahl eines geeigneten Standorts für das Unternehmen (wettbewerbliches Umfeld, Verkehrsanbindung, Infrastruktur usw.) sollte daher sehr sorgfältig erfolgen.

Neben den betriebsinternen Mitarbeitern kommt auch den *betriebsexternen Distributionsorganen* des Pflegeunternehmens eine wichtige Rolle bei der Distribution der sozialen Dienstleistung zu. Einerseits stellen Ärzte und Krankenhäuser hier den Kontakt zwischen Patienten und Pflegeunternehmen her und fungieren damit als Absatzmittler. Andererseits können – etwa im Fall einer Kooperation des Pflegeunternehmens mit weiteren Dienstleistern, wie etwa einem Podologen oder einem Friseur – externe Distributionsorgane wesentlich zur Differenzierung von Wettbewerb beitragen.

In diesem Zusammenhang weist Haubrock daher auf die enorme «multiplikative Funktion interner und externer Distributionsorgane» hin, die das Image und die Positionierung des Pflegeunternehmens erheblich prägen können (Haubrock, 1998: 77).

9.5.6
Kommunikationspolitik im Gesundheitswesen

Alle Aktivitäten, die die Kommunikation des Produkts bzw. der Leistung betreffen, fallen in den Bereich der Kommunikationspolitik. Jeder Transfer von Gütern am Markt findet durch eine Vielzahl von Kommunikationsvorgängen statt.

Das Unternehmen übermittelt dem Kunden Informationen über das angebotene Leistungsspektrum, über den Preis, über sich selbst. Die Kommunikation ist damit ein wesentlicher Bestandteil einer aktiven Verkaufspolitik. Gleichzeitig benötigt aber auch das Unternehmen Informationen vom Kunden, von Lieferanten, vom Umfeld des Unternehmens. Kernaufgabe der Kommunikationspolitik ist also der *Austausch von Informationen* zwischen Umwelt, Unternehmen und Kunden mit dem Ziel der Steuerung von Meinungen und Handlungen. Entsprechend formuliert auch Bruhn: «Die Kommunikationspolitik einer Unternehmung umfasst sämtliche unternehmensinternen und -externen Maßnahmen, die auf Kenntnisse, Einstellungen und Verhaltensweisen von Marktteilnehmern gegenüber der Unternehmensleistung einwirken» (Bruhn, 1995: 197).

Hierbei ist die Kommunikationspolitik insbesondere für die *Positionierung* und *Profilbildung* des Unternehmens verantwortlich. Mit den geeigneten Kommunikationsinstrumenten sollen langfristig der Bekanntheitsgrad, das Image sowie die Kompetenz für Produkte und Leistungen vom Unternehmen aufgebaut werden (Becker, 1999). Dazu kann sich die Kommunikationspolitik folgender Maßnahmen bedienen, von denen insbesondere die beiden erstgenannten für das Gesundheitswesen von Bedeutung sind (Horst, 2006; Loffing/Horst, 2008):

- Werbung
- Publicrelations bzw. Öffentlichkeitsarbeit (einschließlich Corporate Identity)
- Verkaufsförderung (als Bereitstellung unmittelbarer Verkaufshilfen)
- Sponsoring
- Events.

Beispiel

Die Ambulante Hauskrankenpflege Vitalis GbR hat in einer Kundenstrukturanalyse ihre Zielgruppe genau ermittelt. Dabei hat sie festgestellt, dass zunehmend jüngere Menschen die Zusatzangebote im Wellness- und Entspannungsbereich wahrnehmen. Daher hat Vitalis mit der Schaltung von Werbeanzeigen in regionalen Tageszeitungen begonnen, um verstärkt jüngere Kunden für den Wellness-Bereich zu gewinnen. Hilfreich ist hierbei auch die eingegangene Kooperation des Pflegeunternehmens mit dem Kosmetikstudio Beauté, das über eine junge Zielgruppe verfügt. Im Rahmen eines «Tages der offenen Tür» zur Einführung des neuen Produktbereichs Wellness konnte Beauté sogar für ein Sponsoring gewonnen werden. So erhalten Kunden von Vitalis, die einen kompletten Wellness-Tag mit mehreren Anwendungen buchen, künftig einen Einkaufsgutschein von Beauté kostenlos dazu.

Werbung wird häufig als «Königsdisziplin» der Kommunikationspolitik beschrieben. Werbung bezeichnet eine spezielle Form der Massenkommunikation von Unternehmen, mit der einer bestimmten Zielgruppe über ausgewählte Massenmedien Informationen übermittelt werden, um unternehmerische Kommunikationsziele zu erreichen. Die klassische Definition von Werbung bezieht sich damit auf *massenmediale Werbeträger* wie Fernsehen, Rundfunk, Zeitungen und Zeitschriften (daher auch: Mediawerbung). Innerhalb dieser Werbeträger können wiederum verschiedene *Werbemittel*, wie Zeitungsanzeigen, Beilagen, Radio- oder Fernsehspots, genutzt werden, um die jeweilige Werbebotschaft zu übermitteln.

Öffentlichkeitsarbeit bzw. *Publicrelations* sind die zentralen Instrumente des Kommunikationsmix von Unternehmen im Gesundheitswesen (Horst, 2006). Öffentlichkeitsarbeit ist die traditionelle Form der externen Unternehmenskommunikation, zu der sämtliche unternehmerische Aktivitäten zählen, die bei ausgewählten Zielgruppen auf die Bildung von Vertrauen, Verständnis und vor allem positives Unternehmensimage wirken. Dabei nimmt Öffentlich-

keitsarbeit eine *sozialpolitische Informationsfunktion* wahr. Unternehmen im Gesundheitswesen verkaufen mit Pflegeleistungen eine sehr abstrakte Dienstleistung. Die mangelnde sachliche Beurteilungsebene der Kunden führt dazu, dass die meisten Kundenentscheidungen aus dem Bauch heraus gefällt werden. Diese emotional motivierte Entscheidung ist gleich bedeutend mit einem Vertrauensvorschuss, den das beauftragte Unternehmen bekommt. Das Werben um das Vertrauen der Kunden ist ein zentraler Punkt der Öffentlichkeitsarbeit. Hier gilt es durch ein besonders gutes Image, dem Kunden die Entscheidung zu erleichtern. Langfristige PR-Strategien verfolgen daher das Ziel, die Öffentlichkeit in die eigene Arbeit einzubeziehen. Wer sich und seine Arbeit anderen transparent macht, wird nachvollziehbar und baut damit langfristig Vertrauen und Zutrauen auf – eine ideale Basis, um die Wahl von Dienstleistungen zukünftiger Kunden in seinem Sinne zu beeinflussen.

Im Gegensatz zur Werbung sind Publicrelations also nicht markt-, sondern öffentlichkeitsorientiert und beziehen sich nicht auf einzelne Produkte oder Dienstleistungen, sondern auf das gesamte Unternehmen als gesellschaftliche Institution. Als Zielgruppen von Publicrelations kommen grundsätzlich in Frage:

- Mitarbeiter und potenzielle Mitarbeiter des Unternehmens
- Kunden und potenzielle Kunden des Unternehmens
- Vertreter und Kontaktpersonen von Medien
- Vertreter und Kontaktpersonen von staatlichen Einrichtungen
- Vertreter und Kontaktpersonen von gesellschaftlichen Institutionen (z. B. Wirtschaftsverbände, Krankenkassen, Bürgerinitiativen, kirchliche Organisationen).

Die Aufgaben der Öffentlichkeitsarbeit reichen von der Pflege von Kontakten zu relevanten unternehmensexternen Ansprechpartnern und der professionellen Gestaltung von Geschäftsbroschüren bis hin zur Durchführung von Pressekonferenzen oder Stellungnahmen zu gesellschaftlichen Fragen. Zunehmend zeigen sich im Rahmen der Öffentlichkeitsarbeit auch Aktivitäten außerhalb wirtschaftlicher Bereiche. So werden beispielsweise gesellschaftliche, kulturelle oder wissenschaftliche Projekte unterstützt, um das Unternehmensimage zu pflegen.

Die zunehmende Relevanz von Öffentlichkeitsarbeit ergibt sich aus den gestiegenen Wettbewerbsanforderungen. Insbesondere lässt sich hier die Entwicklung beobachten, dass das *Unternehmensimage* auch im Gesundheitswesen eine immer wichtigere Rolle bei der Kaufentscheidung einnimmt. Entsprechend wichtig sind Überlegungen zur Art der organisatorischen Stellung der Publicrelations im Unternehmen. In der Praxis sind PR-Stellen im Gesundheitswesen – wenn überhaupt – häufig als Stab der Unternehmensleitung installiert (s. Kap. 2.3.10.3). Nachteilig wirkt hier aber häufig der mangelnde Kommunikationsfluss zwischen der Stabsstelle und den übrigen Unternehmensbereichen. In diesem Zusammenhang gewinnt die *Corporate Identity* bzw. die *Corporate Communication* als strategisches Leitkonzept der Unternehmenskommunikation an Bedeutung. Ansatzpunkt ist hierbei, sämtliche (Kommunikations-)Aktivitäten des Unternehmens zu koordinieren, zu steuern und inhaltlich wie formal aufeinander abzustimmen. Damit soll gegenüber der Zielgruppe eine konsequente Unternehmensidentität erreicht werden, die über ein einheitliches Erscheinungsbild dem Imageaufbau des Unternehmens dient.

Nach Bruhn (1995: 199) lässt sich der Prozess der *Kommunikationsplanung* in folgende Phasen untergliedern:

1. Zunächst werden auf Basis der Marketingziele die *Kommunikationsziele* bindend festgelegt.
2. Im zweiten Schritt werden die für die Kommunikation relevanten *Zielgruppen* identifiziert und nach Art und Merkmalen beschrieben. Wichtig ist hierbei, die Erreichbarkeit der Zielgruppe über die jeweiligen Kommunikationswege und -medien zu erfassen.
3. Im Mittelpunkt der *Kommunikationspolitik* steht die nun folgende Festlegung der Kommunikationsstrategie. Diese legt den Schwerpunkt der kommunikativen Aktivitäten des Unternehmens fest.
4. Nach Festlegung der Strategie muss das erforderliche *Kommunikationsbudget* eingerichtet werden. Dieses ist nun auf die einzelnen *Kommunikationsinstrumente* (auch: *Kommunikationsmix*) zu verteilen. Hierbei wird häufig schon der genaue Einsatz der Instrumente geplant.
5. Der Umsetzung der Kommunikationspolitik folgt die *Erfolgskontrolle*. Durch Einsatz von Werbewirkungsmessungen werden hierbei Verbesserungen des Kommunikationsmixes angestrebt.

Die Kommunikationspolitik kann für den Bereich des Gesundheitswesens als wichtigstes Marketinginstrument angesehen werden. Da die Pflegeleistungen bei allen Unternehmen sehr stark reglementiert und damit nahezu homogen sind, müssen sich Unternehmen im Gesundheitswesen zunehmend einem *Kommunikationswettbewerb* stellen. Die Kommunikation des Unternehmens wird für das Pflegeunternehmen damit zu einem entscheidenden strategischen Wettbewerbsfaktor.

9.6
Markt- und Marketingforschung

9.6.1
Relevanz der Markt- und Marketingforschung

Das Marktrisiko jedes Unternehmens besteht darin, dass bereits heute bindende Entscheidungen zu treffen sind, deren Erfolge oder Misserfolge erst in der Zukunft auftreten. Basis jeder strategischen Entscheidung sind dabei Informationen. Um die Unsicherheit über die zukünftige Entwicklung so gering wie möglich zu halten, ist es für das Unternehmen daher essenziell, möglichst viele und möglichst umfassende Informationen über das Marktgeschehen systematisch zu sammeln, zu dokumentieren und zu analysieren. Hier liefert der Bereich der Markt- und Marketingforschung die geeigneten Instrumente und Methoden.

9.6.2
Zum Begriff der Markt- bzw. Marketingforschung

Unter Marktforschung versteht man die systematische Untersuchung des Marktgeschehens durch eine Marktanalyse oder Marktbeobachtung. Die *Marktanalyse* stellt eine einmalige Marktuntersuchung dar, die zu einem bestimmten Zeitpunkt stattfindet. Durch die Marktanalyse werden Marktstrukturen analysiert und beschrieben. Dagegen charakterisiert die *Marktbeobachtung* eine fortlaufende Marktuntersuchung, die für die Dauer eines bestimmten Zeitraums permanent erfolgt. Damit ist es durch die Marktbeobachtung möglich, Veränderungen auf den Zielmärkten aufzudecken. Die Aufmerksamkeit der Analyse richtet sich dabei sowohl auf die Nachfrage, also auf den Bedarf, als auch auf die Wettbewerbssituation und die eigenen Absatzwege.

Zur Marktforschung gehören weiterhin die *Absatzmarkt-* sowie die *Beschaffungsmarktforschung*. Bei der Absatzmarktforschung werden die Konkurrenzprodukte und Kundenwünsche in Beziehung zu den Vertriebswegen, der Werbung und den Marktveränderungen analysiert. Bei der Beschaffungsmarktforschung werden die Komponenten Rohstoffe, Kapital und Arbeit in Beziehung zur Güterproduktion gesetzt.

Durch die systematische Informationsgewinnung und -aufbereitung ist die Marktforschung in der Lage, dem Unternehmen eine *Prognose* bzw. *Marktvorhersage* über die zukünftige Entwicklung und die dabei relevanten Einflussfaktoren zu geben. Hierbei werden Marktstrukturen und Marktprozesse gleichermaßen berücksichtigt.

9.6.3
Primär- und Sekundärmarktforschung

Nach der Art der Informationsgewinnung lässt sich der Bereich der Marktforschung weiter unterteilen in Primär- und Sekundärmarktforschung. Im Rahmen der *Primärmarktforschung* werden neue, bisher nicht erfasste oder bisher unbekannte Daten unmittelbar erhoben. Ein Beispiel hierfür wäre etwa eine Kundenbefragung durch Interviews. In der Primärmarktforschung werden im Wesentlichen drei Forschungsmethoden angewandt: *Befragung, Beobachtung* und *Experiment* (s. Kap. 9.6.3.1 bis 9.6.3.3). Werden dagegen Auswertungen bzw. Daten aus bereits erfasstem, vorhandenem Datenmaterial gewonnen, wie z. B. bei der Auswertung einer vorhandenen Kunden- oder Patientenstatistik, so spricht man von der *Sekundärmarktforschung* (s. Kap. 9.6.3.4).

Da die Sekundärmarktforschung die eindeutig kostengünstigere Alternative ist, wird sie in der Praxis sehr häufig angewandt. Die kostenintensive Primärmarktforschung wird dagegen in der Regel von Großunternehmen in Kooperation mit professionellen Marktforschungsunternehmen genutzt. Dies erklärt sich vor allem auch daraus, dass sich qualitative Daten der psychologischen Marktziele, die sich auf Einstellungen, Images oder Verhaltensmotive beziehen, wie etwa Kundenzufriedenheit, Unternehmensimage oder Qualitätsbewusstsein des Kunden, nicht über Sekundäranalysen erfassen lassen.

Die Ergebnisse der Markt- und Marketingforschung führen schließlich zur *Markt-* bzw. *Marketingprognose*. Eine Prognose umfasst Aussagen über die auf der Basis der Forschungsergebnisse wahrscheinlichen zukünftigen Zustände und Entwicklungen. Prognosen bilden damit Trends ab und zeigen zukünftige bzw. mögliche Marktszenarien auf. Diese bilden wiederum die Grundlage zur Entwicklung möglicher und angemessener Marketingstrategien. Mit der Bereitstellung fundierter Prognosen und Zukunftsszenarien hat der Bereich der Markt- und Marketingforschung sein Hauptziel erreicht: Durch systematische Informationsbeschaffung und die damit mögliche Auswahl an Handlungsalternativen wird das unternehmerische Risiko der Ungewissheit minimiert. Auf der Basis der existierenden und fundierten Prognosen kann das Marketingmanagement nun seine Strategien ausbilden, seine Ziele formulieren, seinen Erfolg überprüfen.

9.6.3.1
Primärmarktforschung – Die Befragung

Durch *Befragungen* erhält man Auskunft über Meinungen, Einstellungen und Gefühle der Mitarbeiter, jedoch keine objektiven Tatbestände über deren wirkliches Verhalten: Die Befragten können abweichend von ihrem tatsächlichen Verhalten antworten. Die Praxis zeigt aber, dass dieses Risiko durch die richtige Fragetechnik gering gehalten werden kann, z.B. sollte so konkret und erfahrungsbezogen wie möglich gefragt werden. Die Befragung wird in Form eines *systematisch aufgebauten Interviews mit gezielten Fragen* durchgeführt, auf die die Interviewten entweder frei oder mit vorgegebenen Antwortmöglichkeiten antworten können. Es lassen sich folgende Formen der Befragung unterscheiden:

- einmalige Befragung oder Panelbefragung (in regelmäßigen Abständen)
- mündlich: *face to face* (persönlich durch Interviewer vor Ort) oder telefonisch
- schriftlich
- standardisiert oder nichtstandardisiert (je nachdem, ob Anzahl und Inhalt der Fragen, Formulierung und Reihenfolge fest vorgegeben sind oder nicht)
- harte, weiche und neutrale Befragung (je nach ausgeübtem Druck auf den Interviewten)
- offene oder geschlossene Fragestellung mit freien oder vorgegebenen Antwortmöglichkeiten
- direkte und indirekte Fragestellung.

Insgesamt zeigen sich folgende Vorteile der Befragung gegenüber anderen Erhebungstechniken:

- der Istzustand kann ermittelt werden
- es gibt Möglichkeit zu spontanen Antworten
- man erhält Auskunft über Motive, Einstellungen und Gefühle
- Zusatzfragen können gestellt werden
- Angaben sind überprüfbar.

Nachteile der Befragung sind dagegen:

- Kosten- und Zeitaufwand sind hoch
- es besteht Abhängigkeit von der Auskunftsbereitschaft der Befragten
- geschulte und vorbereitete Interviewer sind erforderlich
- Interviewer-Einfluss: Der Befragte antwortet abweichend oder unrichtig, z.B. weil er den Interviewer sympathisch findet
- das tatsächliche Verhalten kann abweichen.

Beispiel

Die Pflegeheim Sonnenschein GmbH verfügt über einen großen und hellen Speisesaal, der häufig auch für kleinere Feste der Einrichtung genutzt wird. Den Bewohnern des Pflegeheims wird außerdem die Möglichkeit gegeben, hier ihren Geburtstag oder kleinere Familienfeiern auszurichten. Dieses Angebot wird von den Bewohnern allerdings kaum genutzt, obwohl diese im Alltag häufig den Wunsch äußern, wieder einmal eine große Geburtstagsfeier mit allen Angehörigen und befreundeten Heimbewohnern zu erleben. Hildegard und Julius Meinolf können sich diese Tatsache nicht erklären. Entsprechend dem Leitsatz der Einrichtung «Im Mittelpunkt der Mensch» ist dem Ehepaar aber sehr daran gelegen, die sozialen Aktivitäten der Bewohner zu unterstützen und zu fördern. Sie entscheiden sich daher für eine Befragung von Patienten und deren Angehörigen. Hierzu wird ein standardisierter Fragebogen entwickelt, der sowohl offene als auch geschlossene Fragen enthält, um Auskunft über Motive, Einstellungen und Gefühle der

Bewohner hinsichtlich ihrer sozialen Aktivitäten zu erhalten.

Die Auswertung der Befragung liefert ein überraschenden Ergebnis: Die Bewohner würden sehr gerne kleinere private Feiern ausrichten und die Angehörigen unterstützen diesen Wunsch mehrheitlich. Der nutzbare Speisesaal ist den Bewohnern aber viel zu groß, sodass sie sich bei ihrer Feier «verloren» oder sogar «vergessen» fühlen, weil der Raum nicht einmal annähernd mit Freunden und Angehörigen gefüllt werden kann. Hildegard und Julius Meinolf werden daher nun einen kleineren Raum zur Nutzung für Geburtstags- oder Familienfeiern gestalten und den Bewohnern zur Verfügung stellen.

9.6.3.2
Primärmarktforschung – Die Beobachtung

Will man das tatsächliche Verhalten von Personen zu einem bestimmten Zeitpunkt und in einer bestimmten Situation erfassen, eignet sich die *Beobachtung*. Sie ist in der Marktforschung weniger gebräuchlich, weil sie sehr zeit- und kostenintensiv ist, dafür bietet sie aber den wesentlichen Vorteil, dass sie nicht von der Auskunftsbereitschaft der Befragten abhängig ist. Beobachtungen werden planmäßig und direkt durchgeführt. Ihr Ziel ist es, für das Unternehmen relevante beobachtbare Sachverhalte und Verhaltensweisen festzuhalten, die nicht auf Fragen und Antworten, sondern auf realen Handlungen beruhen. Die Beobachtung gibt damit Aufschluss über das tatsächliche Verhalten der Kunden, lässt aber in der Regel keine Rückschlüsse auf Einstellungen und Motivationen zu, die diesem Verhalten zu Grunde liegen. Man unterscheidet folgende Formen der Beobachtung:

- offene oder verdeckte Beobachtung (je nachdem, ob sich der Beobachtende zu erkennen gibt oder nicht)

- strukturierte oder unstrukturierte Beobachtung (je nachdem, ob der Beobachtung ein differenziert strukturiertes System oder lediglich globale Richtlinien zu Grunde liegen)
- aktiv teilnehmende oder nichtteilnehmende Beobachtung (je nachdem, ob der Beobachter selbst an der Aufgabenerfüllung teilnimmt oder nicht).

Als Vorteile der Beobachtung gegenüber anderen Erhebungstechniken zeigen sich:

- hoher Genauigkeitsgrad
- vollständige Erhebung
- unabhängig von der Auskunftsbereitschaft
- gibt Aufschluss über das tatsächliche Verhalten.

Nachteilig stellt sich dagegen dar:

- der Beobachtete bemerkt möglicherweise den Beobachter
- Beobachtete sind eventuell psychologischem Druck ausgesetzt
- die Möglichkeit der Verfälschung bzw. der Manipulation durch den Beobachteten ist gegeben
- die Beobachtung von Vorgängen, die hohen Zeitaufwand beanspruchen, ist nur schwer durchführbar, da der Beobachter während der gesamten Dauer gebunden ist
- die Beobachtung ist extrem zeit- und kostenintensiv.

9.6.3.3
Primärmarktforschung – Das Experiment

Das *Experiment* ist ein methodisches Vorgehen, bei dem ein Sachverhalt unter vorher genau festgelegten Bedingungen, der so genannten *Laborsituation*, untersucht wird. Dabei wird jeweils eine Bedingung verändert, sodass man Auskunft darüber erhält, welche Auswirkungen mit welchen Bedingungen bzw. Veränderungen verbunden sind. Mit Hilfe des Experiments wird in der Praxis häufig die Verifizierbarkeit von Hypothesen getestet. Dabei bekommt eine Gruppe einen so genannten *Stimulus* (Ausprägung der unabhängigen Bedingung, z. B. ein Werbeplakat). Diese Gruppe wird *Experimentalgruppe* genannt. Der Experimentalgruppe wird eine zweite Gruppe gegenübergestellt, die so genannte *Kontrollgruppe,* welche den Stimulus (die andere Ausprägung der unabhängigen Bedingung, z. B. ein anderes Werbeplakat) nicht erhält. Bis auf die Variation der unabhängigen Bedingung müssen sich Kontroll- und Experimentalgruppe in ihren sonstigen Merkmalen vollständig gleichen. Nun wird untersucht, welche Reaktion die Teilnehmer auf den Stimulus zeigen: ob sie sich z. B. an das Plakat erinnern können oder welche Eigenschaften sie mit einem Produkt verbinden. Dabei wird festgestellt, welche Variante das Verhalten am nachhaltigsten geprägt hat.

Vorteile des Experiments sind:

- das Experiment liefert ein anschauliches Ergebnis
- Bedingungen können exakt gesteuert werden
- Aussagen über Reaktionspotenziale sind möglich.

Dagegen lassen sich als Nachteile des Experiments identifizieren:

- durch die Beschränkung auf ein Experiment zeigt sich kein signifikantes Ergebnis
- verlässliche Ergebnisse erfordern die Durchführung mehrerer Experimente
- die Laborsituation ist realitätsfern
- es kommt zu einem Einfluss des Experimentalleiters
- während des Experiments können Lern- und Gewöhnungseffekte auftreten.

9.6.3.4
Sekundärmarktforschung – Methoden

Die *Sekundärmarktforschung* ist in der Praxis häufig noch vor die Primärmarktforschung geschaltet. Hierbei werden Auswertungen und Daten aus bereits vorhandenem Datenmaterial gewonnen. Als Beispiel der Sekundärmarktforschung lässt sich die Auswertung einer vorhandenen Kunden- oder Patientenstatistik ebenso nennen wie die Analyse recherchierter Daten des Statistischen Bundesamtes. Die Sekundärmarktforschung lässt sich in der Regel für folgende Untersuchungsfelder einsetzen:

- *Marktstrukturuntersuchungen:*
  - Ermittlung von Marktvolumen
  - Ermittlung von Marktanteilen
  - Einschätzung von Marktpotenzialen
- *Kontrolluntersuchungen:*
  - Überprüfung der Markt- und Marketingziele
  - Überprüfung der strategischen Zielrealisierungen
  - Finden von Ansatzpunkten für neue strategische Optionen.

Daneben kann die Sekundärmarktforschung auch für das Benchmarking (Vergleich mit Werten wichtiger Mitbewerber) wichtige Hinweise liefern, etwa durch eine Sichtung und Analyse der Internetseiten der Mitbewerber.

9.7
Markenführung

9.7.1
Grundlagen der Markenführung

Eine Marke ist mehr als die Produkt- oder Dienstleistungspalette eines Unternehmens. Eine Marke bietet den Kunden einen Mehrwert (*Added Value*), der emotional zum eigentlichen Produkt oder zur Dienstleistung erfahrbar wird. Nur so ist es erklärbar, dass es Produkte gibt, die in einem Blindtest von Testpersonen zwar eindeutig als das bessere Produkt benannt werden, im direkten Markenvergleich jedoch stark hinter das zuvor als schwächer eingeschätzte Produkt zurückfallen, wie es der berühmte Vergleich zwischen Coca Cola und Pepsi belegt (De Chernatony/McDonald, 2003: 14 ff.).

Markenbewusstsein ist nahezu so alt wie die Geschichte der Menschheit selbst. Bereits vor

4000 Jahren sind Produkte aus Identitätsgründen markiert worden, wie die Markierungen von Steinquadern von ägyptischen Steinmetzen beim Bau von Pyramiden heute noch zeigen (Aaker, 1996: 10).

Wenn ein Produkt zur Marke geworden ist, bietet es dem Käufer mehr als die reine Produktleistung. Die Marke, nicht das Produkt, schafft das Vertrauen und hilft dem Käufer, sich bei einer Kaufentscheidung zu orientieren. Besonders dann, wenn die Leistungspalette durch staatliche oder andere Reglementierungen sehr ähnlich bis identisch ist, sorgt die Markenwahrnehmung für den entscheidenden Wettbewerbsvorteil. Wer diesen Vorteil konsequent und strategisch ausbaut, entwickelt einen immanenten Unternehmensvermögensgegenstand, mit dessen Hilfe eine allgemeine Wertsteigerung von Produkt und Marke erreicht werden kann. Die identitätsbasierte Markenführung gilt nach modernen Erkenntnissen als vielversprechendster Ansatz in der Markenführung (Welling, 2006: 70). Die Zeit, in der das Herausstellen von Qualität die wichtigste Komponente einer Marke war, gilt als überholt. Globalisierung, die Emanzipation der Nachfrager und die tägliche Reizüberflutung über die immer umfassender greifenden Medien haben zu einer wesentlichen Dynamisierung des Marktes geführt.

Der moderne identitätsorientierte Ansatz der Markenführung stellt die evolutionäre Entwicklung des zuvor favorisierten «Brandings» als Markenführungsansatz dar. Der Ansatz führt im Wesentlichen das Kaufverhalten gegenüber einer Marke auf deren Identität zurück. Denn die Identität verleiht der Marke durch eine Mobilisierung notwendiger Ressourcen und zugeschriebener Kompetenzen Authentizität, welche die entscheidende Grundlage für eine Kaufdifferenzierung im allgemeinen Wettbewerb stellt.

Das integrative Markenverständnis des identitätsorientierten Ansatzes, der sowohl die interne Sicht der Führungskräfte und Mitarbeiter auf die eigene Marke und somit auf die Entwicklung der eigenen Markenidentität berücksichtigt, wie auch die externe Wahrnehmung der Marke, die sich durch das Markenimage und das Kaufverhalten der Konsumenten zeigt, hat hierbei große Bedeutung. Die Weiterentwicklung des identitätsorientierten Markenmanagementansatzes heißt *identitätsbasierter Ansatz* und stellt aktuell den State of the Art der Markenführung dar (Meffert/Burmann/Kirchgeorg, 2008: 358).

Im Rahmen der identitätsbasierten Markenführung definiert sich der Begriff Marke wie folgt:

> «Eine Marke ist ein Nutzungsbündel mit spezifischen Merkmalen, die dafür sorgen, dass sich dieses Nutzungsbündel gegenüber anderen Nutzungsbündeln, welche dieselben Basisbedürfnisse erfüllen, aus Sicht der relevanten Zielgruppen nachhaltig differenziert.» (Burmann/Meffert/Koers, 2005: 3)

Eine Marke generiert sich aus materiellen und immateriellen Komponenten. Das Selbstbild ist die Markenidentität. Über diese Markenidentität lässt sich das Verhalten der Mitarbeiter steuern. Sie stellt somit ein Führungskonzept dar, das sich aus der Interaktion der internen Zielgruppe zueinander sowie deren Interaktion mit den externen Zielgruppen der Marke bildet.

Die Markenidentität spiegelt daher die Art der Beziehungen der Markenmitarbeiter untereinander und deren Interaktionen zu externen Markenzielgruppen wider.

Versteht man die Markenführung als Instrument, lassen sich zwei Hauptziele festlegen:

1. eine nach außen gerichtete Kommunikation des Markennutzenversprechens an allen Schnittpunkten zwischen Konsument und Marke sowie
2. eine interne Einlösung dieses Versprechens durch ein adäquates Verhalten aller an der Erbringung der Markenleistung beteiligten Personen

Das bedeutet in letzter Konsequenz die Formulierung des kaufverhaltensrelevanten Konsumentennutzens, den eine Marke erfüllen muss und in dem die spezifischen Kernkompetenzen der Marke verankert sind. Diese sollten im täglichen Verhalten aller Markenmitarbeiter gelebt werden.

Das externe Markenimage bildet sich erst zeitverzögert. Das bedeutet, dass die Basis einer positiven Wahrnehmung auf dem Markt immer eine möglichst gelungene Markenidentität sein sollte, die dann regelmäßig extern kommuniziert werden muss. Die Markenidentität stellt den eigentlichen Charakter einer Marke dar. Eine unterentwickelte interne Kommunikationsstruktur oder eine mangelhafte interne Selbstwahrnehmung wirkt sich immer negativ auf die Markenidentität aus und provoziert in starkem Maße eine negative Markenimage-Wahrnehmung beim Konsumenten.

Die Identität einer Marke sorgt für eine erfolgreiche Differenzierung im Wettbewerb. Sie kann in sechs maßgebliche Komponenten unterteilt werden:

- Markenherkunft (Woher kommen wir?)
- Markenführungskompetenzen (Was können wir?)
- Markenwerte (Woran glauben wir?)
- Markenpersönlichkeit (Wie handeln wir?)
- Markenvision (Wohin wollen wir?)
- Markenleistung (Was tun wir?)

Die *Markenherkunft* hat für die Markenführung eine bedeutende Relevanz, da eine Marke intern wie extern zunächst im Kontext ihres Ursprungs wahrgenommen wird. Im Gegensatz zur Unternehmenshistorie beschreibt die Unternehmensherkunft einzelne, bedeutende Meilensteine der Gesamthistorie einer Marke.

Ein Unternehmen, von dem man weiß, dass es in der deutschen NS-Zeit Zwangsarbeiter eingesetzt hat, wird auch heute noch einen Imageschaden aus dieser Zeit zurückbehalten haben, der sich auf die Kaufentscheidung der Konsumenten negativ auswirken kann.

Durch Hervorheben einzelner Facetten kann ein geschicktes Management die wahrgenommene Herkunft positiv beeinflussen.

Neben der Herkunft ist die *Markenführungskompetenz* der wichtigste Baustein zur Markenimagebildung. Sie stellt sicher, dass das gegenüber den externen Zielgruppen kommunizierte Markenversprechen durch die Markenorganisation im tatsächlichen Verhalten aller Mitarbeiter eingelöst werden kann (Meffert et al., 2008: 362).

Ein auf Markenkompetenzen beruhender Wettbewerbsvorteil ist schwer imitierbar und somit auch von meist langfristiger Lebensdauer (Blinda, 2007: 174).

Die *Markenvision* sorgt für die Perspektive einer Marke, indem sie stets fragt: «Wohin will die Marke?». Je stärker die Markenvision ist, desto mächtiger können auch die daraus entwickelten Ergebnisse werden. Die Markenvision gilt als Motivationsinstrument in der internen Kommunikation und als Markierung, an der sich die Ergebnisse messen lassen müssen. Anders als Markenvisionen, die häufig eine Halbwertzeit von fünf bis zehn Jahren besitzen, sind Markenziele weitaus konkreter und besitzen mit ein bis fünf Jahren einen deutlich kürzeren Zeithorizont. Die Markenvision sichert ein unternehmensweites, mit den Markenzielen konformes Handeln. Entscheidendes Merkmal der Markenvision sind grundlegende Differenzierungsmerkmale gegenüber dem Wettbewerb.

Der *Markenwert* repräsentiert die Grundüberzeugung von Management und Mitarbeitern bezüglich des eigenen Verhaltens («Woran glauben wir?»). Sie sorgt für die wichtige emotionale Komponente der Markenidentität.

Die *Markenpersönlichkeit* beruht auf der Idee, dass Menschen grundsätzlich dazu neigen, Artefakte durch die Verleihung menschlicher Eigenschaften zu beseelen, um die Interaktion mit Objekten zu erleichtern. Klassisches Beispiel hierfür ist das Auto mit männlicher oder weiblicher Identität. Die Markenpersönlichkeit findet ihren Ausdruck in verbalen und nonverbalen Kommunikationsstil einer Marke («Wie treten wir auf?»). Dieser markenspezifische Kommunikationsstil wird sowohl von Mitarbeitern, Führungskräften und anderen Markenrepräsentanten als auch von der Herkunft einer Marke geprägt. Die Persönlichkeit einer Marke kann auch durch die Kaufgruppe geprägt sein. Dies gilt jedoch nur, wenn diese als homogene Gruppe ersichtlich ist. Beispiele hierfür finden sich besonders bei Marken deren Kernzielgruppe Jugendliche sind, wie das Skater-Label «Titus», dessen Produkte identifikatorischen Charakter für die homogene Trägergruppe besitzen.

Das Zusammenspiel von Markenpersönlichkeit und Markenwerten ist für die emotionale Aufladung und Festigung der Beziehung zwischen Marke und Konsument verantwortlich. Sie entscheidet oft über eine positive oder negative Wahrnehmung der Marke durch die externen Zielgruppen (Moser, 2003: 67 ff.).

Markenleistung («Was tun wir?») basiert auf allen anderen Identitätskomponenten. Sie ist für die Authentizität einer Marke verantwortlich. Damit gilt die Entscheidung über die Markenleistung als Festlegung des Nachfragenutzens einer Marke und sorgt somit für die entscheidende Verbindung zwischen Markenidentität und angestrebtem Soll-Image einer Marke.

Die Bedeutung der verschiedenen Identitätskomponenten für die Ausprägung der Markenidentität kann nur unter Berücksichtigung der Kontextbedingungen im Einzelfall bestimmt werden, weil sie letztendlich von der fokussierten Kategorie der angebotenen Leistung abhängt (Meffert et al., 2008: 364).

9.7.2
Das Markenimage als externes Marktwirkungskonzept

Das Image einer Marke ist die Summe der individuellen Wahrnehmung und Dekodierung aller vom Produkt ausgehenden Signale.

Definition Markenimage
«Das Markenimage ist ein in der Psyche von relevanten externen Zielgruppen fest verankertes, wertendes Vorstellungsbild von einer Marke.» (Burman/Blinda/Nitschke, 2003: 6)

Die Grundvoraussetzung für ein externes Markenimage ist immer die Bekanntheit der Marke. Der identitätsbasierte Markenführungsansatz unterteilt das Image in drei Komponenten (Burman/Stolle, 2007):

1. das subjektive Wissen von Konsumenten über Marktattribute

2. die Assoziationen zur Markenpersönlichkeit und

3. die Assoziationen in Bezug auf den Nutzen der Marke.

Die *Markenattribute* werden durch die vom Konsumenten wahrgenommenen Eigenschaften einer Marke, wie Herkunft oder Preisstellung, gebildet.

Die *Markenpersönlichkeit* gibt die vom Konsumenten empfundenen Charaktermerkmale der Marke wieder. Sowohl die Attribute als auch die Persönlichkeit einer Marke wirken wiederum auf den vom Nachfrager wahrgenommenen Markennutzen.

Für eine Kaufentscheidung von hoher Bedeutung sind die symbolischen Nutzenassoziationen (Freundt, 2006). Von einem *symbolischen Nutzen* spricht man, wenn eine Marke dem Konsumenten über den funktionalen Nutzen hinaus einen zusätzlichen Nutzen bietet, der sich nicht aus der Markenleistung ableiten lässt.

Die Marke gewinnt über ihren objektiven Nutzen hinaus einen für den Konsumenten bedeutenden symbolischen Nutzen. Dies geschieht z.B. durch die Verknüpfung der Marke mit individuellen Erlebnissen, Erinnerungen oder positiven Emotionen, die zu einer starken Kundenbindung führen können. Die Marke wird somit Teil eines generell empfundenen Lebensgefühls.

Beispiel

Das Pflegeheim Sonnenschein GmbH besitzt eine lange Tradition in ihrer Stadt. Durch das offene Betreuungskonzept, zu dem viele Feste besonders auch mit den Angehörigen gehören, ist das Seniorenheim auch vielen jungen Bürgern ein fester Begriff, weil sie mit dem Seniorenheim viele schöne Erlebnisse mit ihren jeweiligen Groß- oder Urgroßeltern verbinden.

Die Nutzenwahrnehmung der Zielgruppen lässt sich in fünf Kategorien unterteilen:

- Der *funktional-utilitaristische* Nutzen steht für den objektiven Grundnutzen einer Leistung, die für eine Informationsfunktion sorgt und eine Vertrauensfunktion der Marke schafft.
- Der *ökonomische Nutzen* einer Marke reflektiert das Preis-Leistungsverhältnis und gilt häufig als starkes kaufentscheidendes Motiv.
- Der *sozial geprägte Nutzen* zielt hauptsächlich auf eine gesellschaftliche Stellung ab und ist die Antwort auf die Bedürfnisse nach Gruppenzugehörigkeit, externer Wertschätzung und starker Selbstdarstellung. Der sozial geprägte Nutzen kommt gerade dann zur kaufentscheidenden Geltung, wenn durch öffentlichen Nutzen der Marke soziale Einflüsse verstärkt werden können.
- Der *sinnlich-ästhetische Nutzen* repräsentiert alle Nutzenaspekte, die sinnlich-ästhetisch wahrnehmbar sind, wie Geschmack, Geruch, Haptik und Optik.
- Der *hedonistische Nutzen* triggert individuelle emotionale Prozesse beim Konsumenten, wie Gratifikation oder Lustgefühle und ethische wie spirituelle Gefühle (Trommsdorff, 2004: 129 ff.).

9.7.3
Marken-Konsumenten-Beziehung – Bindeglied zwischen Markenidentität und -image

Die Marken-Konsumenten-Beziehung ist die Basis des ökonomischen Wertes einer Marke (Burmann, 2005: 856). Sie beschreibt das Niveau der subjektiven Verbundenheit eines Konsumenten mit der Marke. Eine stimmige Identität ist die Grundvoraussetzung für eine konsistente Beziehung zwischen Marke und Konsument. Der Aufbau einer solchen Beziehung benötigt Zeit und eine treffende Marktorientierung.

Wenn sich aus der Marken-Konsumenten-Beziehung eine Marken-Kunden-Beziehung entwickelt hat, wird ihre Stärke durch den Grad der Kundenbindung sichtbar.

Der Kontakt zum Konsumenten lässt sich in drei Felder unterteilen:

1. In der *Phase der Kundenakquisition* wird Beziehung zum Konsumenten initiiert. Verantwortlich hierfür ist meist eine möglichst genaue Übereinstimmung zwischen Markennutzungsversprechen und Konsumentenerwartungen.
2. In der *Phase der Kundendurchdringung* verstärkt sich die Beziehungsintensität durch den Aufbau von Vertrauen in die Leistungen seitens der Kunden. In der zweiten Phase besitzt die Beziehung zwischen Marke und Kunden größtmögliche Profitabilität. Hier gelingt es am einfachsten, den Kunden auch von anderen Leistungen zu überzeugen und sein Kaufpotenzial voll auszureizen.
3. In der *Phase der Kundensicherung* fällt die Beziehungsintensität. Mit speziellen Kundenbindungsmaßnahmen versucht die Marke nun, das in Phase 2 erreichte Profitniveau zu halten. Beendet der Kunde die aktive Geschäftsbeziehung, sinkt die Intensität nicht sofort auf Null. Jetzt muss man durch Kundenrückgewinnungsmaßnahmen versuchen, die Marken-Konsumenten-Beziehung wieder zu aktivieren (Blinda, 2007: 90 f.).

Die Stärke der Marken-Konsumenten-Beziehung spiegelt unmittelbar das Verhalten der Konsumenten wider. So hat eine starke Marken-Konsumenten-Beziehung auch eine deutlich höhere Kauf- und Wiederempfehlungsintention (Zeplin, 2006: 187 ff.).

9.7.4
Strategische Marktführung

Bevor eine Marktführungsstrategie entwickelt werden kann, muss zunächst eine aktuelle Situationsanalyse durchgeführt werden. Als Ergebnis dieser Analyse müssen grundsätzliche Ziele für das Unternehmen und grundsätzliche Verhaltenspläne zur Erreichung der zuvor definierten Ziele festgelegt werden.

Das Konzept der Markenidentität stellt den bedeutendsten Schritt in der strategischen Marktführung dar. Wichtig ist, dass die sechs konstituierenden Komponenten festgelegt und vor allem in einem schriftlichen Konzept niedergeschrieben werden.

Nachdem die Markenidentität konzipiert worden ist, sollte man direkt im Anschluss die gewünschte Markenpositionierung festlegen. Ziel einer sinnvollen Positionierung sollte sein, dass die Marke eine dominierende Stellung in der Psyche der Zielgruppen und eine deutliche Differenzierungsfähigkeit gegenüber Leistungen der Mitbewerber erreicht (Meffert, 1992).

Die Positionierung einer Marke zielt immer auf eine besondere Wertschätzung durch die Konsumenten ab.

Die Übersetzung der Markenidentität in ein Markennutzenversprechen und in konkretes Markenverhalten aller Mitarbeiter zur Einlösung des Markenversprechens ist eine der wichtigsten Aufgaben im Rahmen einer erfolgreichen identitätsbasierten Markenführung.

Ein Markennutzenversprechen entsteht erst durch die Verbindung der sechs Identitätskomponenten zu einer symbolisch-funktionalen Nutzeneinheit. Wichtig ist es, diese Verbindung gegenüber den Zielgruppen so transparent zu kommunizieren, dass sie diese leicht verstehen, glaubwürdig finden und im Vergleich zu Konkurrenzprodukten als attraktiv bewerten.

Neben den bekannten Kommunikationsinstrumenten kann auch die Steuerung durch die Distributionskanäle eine wichtige Rolle spielen, da die physische Präsenz einer Marke im Markt wesentlich zur Prägung des Markenimage beiträgt. Dies ist besonders entscheidend, wenn kaum Mittel für eine Kommunikationskampagne zur Verfügung stehen.

Der Prozess der Markenpositionierung lässt sich hauptsächlich mit der Verknüpfung und mit der Kommunikationsaufgabe beschreiben und stellt eine maßgebliche Führungsfunktion dar, weil sich aus dem Konzept der Markenidentität zum einen das Mitarbeiterverhalten erklären lässt und es zum anderen auch als Instrument zur Mitarbeiterführung genutzt werden kann.

Die Markenpersönlichkeit, die Markenwerte und die Markenvision entscheiden über den symbolischen, subjektiven Anteil des Markennutzenversprechens. Im Gegensatz dazu stehen die Markenleistungen für den funktionalen Teil des Markennutzenversprechens. Die Markenführungskompetenz und die Markenherkunft beeinflussen sowohl den symbolischen als auch den funktionalen Bereich.

Letztendlich ist das daraus resultierende Ergebnis des Markenpositionierungsprozesses die konkrete Position einer Marke im Gedächtnis der Zielgruppen, bedingt durch eine subjektive Informationsspeicherung (Burmann/Feddersen, 2007: 21).

Die Positionierung einer Marke kann durch Herausstellen mehrerer Nutzenkomponenten oder nur des Kernnutzens erfolgen, wie es bei der Herausstellung der *Unique Selling Proposition* (USP) der Fall ist. Hier wird nur auf einen unverwechselbaren Nutzenaspekt und ein Alleinstellungsmerkmal fokussiert und kommuniziert.

Eine hohe Überschneidung der unterschiedlichen Identitätskomponenten untermauert die Glaubwürdigkeit des Markennutzenversprechens (Meffert, 2008: 375).

Die Markenidentität entsteht im Schnittfeld der internen und externen Zielgruppe einer Marke und muss immer aus beiden Perspektiven heraus betrachtet werden.

Das entscheidende Markenführungsziel ist das Wecken von Begeisterung und Loyalität der Zielgruppen gegenüber der Marke. Dies gelingt schneller, wenn man sich auf wenige Markenkompetenzen konzentriert. Darüber hinaus muss die Positionierung so flexibel gewählt werden, dass sie auch gegenüber neuen Werten, Wünschen oder Trends offen ist.

Insofern ist die Positionierung in regelmäßigen Abständen auf die jeweiligen aktuellen Marktbedingungen zu überprüfen. Neue Technologien, neue Kaufbedürfnisse oder veränderte Umwelteinflüsse müssen berücksichtigt werden.

Wird dann die Markenidentität verändert, hat diese Entscheidung natürlich auch Auswirkungen auf das Markennutzenversprechen.

Hierbei ist darauf zu achten, dass die Repositionierung nicht zu massiv ausfällt. Denn je größer die Veränderung ausfällt, desto schwieriger und langfristiger ist der notwendige Lernprozess der Zielgruppen und desto höher ist die Wahrscheinlichkeit, dass der Erfolg der Repositionierung ausbleibt.

Hier muss die Balance gewahrt bleiben. Mitarbeiter und Konsumenten müssen in der Lage sein, Veränderungen zu erlernen und zu verinnerlichen, nur dann kann die Repositionierung erfolgreich sein (Burman/Feddersen, 2007: 23).

9.7.5
Operative Markenführungsentscheidungen

Eine Markenidentität muss in ein deutliches, für alle externen Zielgruppen verständliches und somit verhaltensrelevantes Markennutzenversprechen übersetzt werden. Auch das interne Markenverhalten muss den Mitarbeitern deutlich und verständlich kommuniziert werden. Je besser die Kommunikation zu externen und internen Zielgruppen greift, desto glaubwürdiger ist das nach außen versprochene Markennutzenversprechen. Dies zu erreichen ist Aufgabe der operativen Markenführung. Sie muss die Markenidentität in die vier entscheidenden Marketinginstrumente übersetzen. Entscheidend ist hierbei die inhaltliche, zeitliche und formale Integration aller eingesetzten Marketinginstrumente. Dabei spielt die Übersetzung der Markenidentität in die Markenleistung über das Marketinginstrument der Produktpolitik eine entscheidende Rolle. Gemeint ist hier die technisch-qualitative Gestaltung der zu erbringenden Leistungen der Marke.

Die Gestaltung ist geprägt durch den kontinuierlichen Wandel der sich ändernden Nachfrage und des Konkurrenzmarktes. Diese Veränderungsfähigkeit erreicht ein Unternehmen nur durch seine Innovationskraft. Zur Innovationsfähigkeit gehören auch die Entwicklung und Gestaltung der Markenverpackung. Berühmte Beispiele wie Coca Cola halten uns die Bedeutung der Verpackung täglich neu vor Augen.

Die Kommunikationspolitik gilt ebenfalls als sehr wichtiges Marketinginstrument, um die Markenidentität zu kommunizieren. Gängige Instrumente sind die klassische Werbung, Sponsoring, Event-Kommunikation, Verkaufsförderung, Direktkommunikation, PR, Messen, Online-Kommunikation etc.

Die meisten Marken verwenden in ihrer Kommunikation Claims und Slogans. Sie sollen eine leichtere Wiedererkennung gewährleisten und die Positionierung der Marke festigen (Loffing/Horst, 2008).

> **Beispiel**
>
> Die Ambulante Hauskrankenpflege Vitalis GbR hat ihrem Firmenlogo, einer stilisierten Sonne, kürzlich den neuen Slogan «Bei uns sind Sie in guten Händen» hinzugefügt. Der Slogan soll eine der Kernbotschaften sein, auf die alle externen Personen regelmäßig gestoßen werden. Auch intern wurde der Slogan diskutiert und es wurde von den Mitarbeitern ein Verhaltenskodex erstellt, der zum Ausdruck bringen soll, welches Verhalten notwendig ist, damit sich jeder Kunde täglich in guten Händen wähnt.

Zu einer glaubwürdigen Markenidentität gehört auch eine passende Preispolitik. Hierbei sind generell zwei gegenläufige Entwicklungen zu beobachten. Zum einen findet man häufig bei hohem Pricing eine niedrige Verbreitung, die jedoch zu einer höheren Exklusivität führt. Eine äußerst niedrige Preisgestaltung führt häufig zu hoher Verbreitung. Welchen Weg man im Bereich der Preispolitik auch wählt: Er sollte immer zur Markenidentität passen.

Eine langfristig starke Marke kann nur aufgebaut werden, wenn sich alle Maßnahmen an der definierten Markenidentität orientieren.

Um eine stabile Wechselbeziehung zwischen Marke und Konsument zu etablieren, muss man Vertrauen in die Marke generieren. Dies gelingt besonders nachhaltig, wenn sich das Verhalten der Mitarbeiter mit der Markenidentität deckt. Dieses konforme Verhalten lässt sich in drei Dimensionen messen:

- die Markenakzeptanz meint die Akzeptanz von Regeln und Richtlinien innerhalb des Unternehmens
- die Markenmissionierung meint das bewusste Eintreten der Mitarbeiter für die eigene Marke und markiert das bestmögliche Verhalten der Mitarbeiter
- die Markenentwicklung meint die Verhaltensweisen, die darauf ausgerichtet sind, den funktionalen Nutzen der Marke aktiv weiterzuentwickeln und diese aktiv zu stärken.

Entscheidend für ein derartig positives Mitarbeiterverhalten ist das Maß der positiven Einstellung gegenüber der eigenen Marke. Gebündelt und konzeptionell wird dieses Verhalten zum Beispiel durch ein strategisches, markenorientiertes Personalmanagement. Dies beginnt schon mit dem Rekrutierungsprozess, bei dem die Personen selektiert werden, die schon eine hohe Übereinstimmung zwischen persönlicher und Markenidentität mitbringen.

Zweites wichtiges Instrument eines markenorientierten Personenmanagements ist eine kontinuierlich innengerichtete Markenkommunikation. Neue wie bewährte Mitarbeiter müssen die Markenidentität nicht nur nachvollziehen können, sondern sie verinnerlichen. Erst wenn die Mitarbeiter ihre eigene Bedeutung im Bildungsprozess der Marke verstehen, gelingt es, sie aktiv in die Markenidentitätsführung einzubinden.

Der dritte Punkt ist eine markenorientierte Führung. Nur wenn die Führungsmaßnahmen den Kommunikationsmaßnahmen Glaubwürdigkeit verleihen, kann der Markenidentitätsprozess erfolgreich sein (Esch/Vallaster, 2005: 1011). Dazu muss Markenidentität immer ein möglichst hohes Maß an Übereinstimmung mit der Unternehmenskultur aufweisen.

9.8
Zusammenfassung und Fragen zum Selbsttest

Zusammenfassung

Die Voraussetzungen und Rahmenbedingungen für den erfolgreichen Betrieb von Pflegeeinrichtungen haben sich in den letzten Jahren grundlegend gewandelt. Der Gesundheitsmarkt befindet sich im Umbruch. Der Wandel vom Verkäufermarkt zum Käufermarkt zeigt sich sehr deutlich an den veränderten Verhandlungspositionen von Anbietern und Patienten/Bewohnern.

In der veränderten Wettbewerbssituation besteht für Unternehmen fortwährend die Notwendigkeit, dem Kunden den eigenen Marktvorteil zu präsentieren und um ihn zu werben. Die Relevanz des Marketings ergibt sich dabei vor allem aus zwei elementaren Faktoren: Dem allgemeinen Marktrisiko und der zunehmenden Sättigung des Absatzmarktes. Kernaufgabe des Marketings ist es traditionell, den Absatz des Unternehmens zu sichern bzw. zu fördern. Dazu bedient sich das Marketing verschiedener Methoden und Konzepte. Besonders hervorzuheben ist in diesem Zusammenhang der Marketing-Mix, der in der Praxis oft Verwendung findet.

Daneben ist die Analyse von Markt und Marktumfeld essenziell für jedes Unternehmen. Die Umfeldanalyse kann als Grundvoraussetzung für die Formulierung realistischer Unternehmens- und Marketingziele sowie für eine angemessene strategische Planung angesehen werden. Hier ist beispielsweise die SWOT-Analyse als relevantes Analyseinstrument und Basis weiterer Strategieüberlegungen anzusehen.

Fragen zu Kapitel 9

1. Womit beschäftigt sich Marketing?

2. Was sind Ziele, was Aufgaben des Marketings?

3. Erklären Sie die Portfolio-Analyse der BCG. Erläutern Sie dabei die einzelnen Segmente.

4. Skizzieren Sie die SWOT-Analyse. Wie wird die Analyse durchgeführt?

5. Welche Bedeutung haben Marketingstrategien? Welche Strategien kennen Sie? Beschreiben Sie sie!

6. Was sind Kernkompetenzen? Stellen Sie einen Zusammenhang zur ressourcenbasierten Sichtweise (Resource-based View) her.

7. Was bezeichnet der «Marketing-Mix»? Gehen Sie detailliert auf die Anwendung der einzelnen Instrumente im Gesundheitswesen ein.

8. Was ist Kundenzufriedenheit? Grenzen Sie ab von Kundenbindung und Kundenloyalität.

9. Was sind Bedürfnisse? Warum sind sie wesentlich für das Marketing?

10. Was versteht man unter einer Marke?

Literatur

Aaker, D. A.: Building strong brands. The Free Press, New York 1996

Becker, J.: Das Marketingkonzept. C. H. Beck Verlag, München 1999

Benkenstein, M.: Entscheidungsorientiertes Marketing. Eine Einführung. Betriebswirtschaftlicher Verlag Dr. Th. Gabler GmbH, Wiesbaden 2001

Blinda, L.: Markenführungskompetenzen eines identitätsbasierten Markenmanagements. Konzeptualisierung, Operationalisierung, Wirkungen. Betriebswirtschaftlicher Verlag Dr. Th. Gabler GmbH, Wiesbaden 2007

Bruhn, M.: Marketing. Grundlagen für Studium und Praxis (2., überarb. Aufl.). Betriebswirtschaftlicher Verlag Dr. Th. Gabler GmbH, Wiesbaden 1995

Bruhn, M.; Stauss, B. (Hrsg.): Dienstleistungsqualität. Konzepte – Methoden – Erfahrungen (3., vollst. überarb. u. erw. Aufl.). Betriebswirtschaftlicher Verlag Dr. Th. Gabler GmbH, Wiesbaden 2000

Burman, C.; Blinda, L.; Nitschke, A.: Konzeptionelle Grundlagen des identitätsbasierten Markenmanagements, Arbeitspapier Nr. 1 des Lehrstuhls für innovatives Management (LiM), Universität Bremen, Bremen 2003

Burmann, C.; Feddersen, C.: Identitätsbasierte Markenführung in der Lebensmittelindustrie: der Fall FROSTA. LiT-Verlag, Münster 2007

Burmann, C.; Meffert, H.; Koers, M.: Markenmanagement. Identitätsorientierte Markenführung und praktische Umsetzung (2. Auf.). Betriebswirtschaftlicher Verlag Dr. Th. Gabler GmbH, Wiesbaden 2005

Burman, C.; Stolle, W.: Markenimage – Konzeptualisierung eines mehrdimensionalen Konstrukts. Arbeitspapier Nr. 28 des Lehrstuhl für innovatives Management (LiM), Universität Bremen, Bremen 2007

De Chernatony, L.; McDonald, M. H.: Creating Powerful Brands (3. Aufl.). Butterworth-Heinemann, Oxford 2003

Esch, F.-R.; Vallaster, C.: Moderne Markenführung. Grundlagen – Innovative Ansätze – Praktische Umsetzung (4. Aufl.). Betriebswirtschaftlicher Verlag Dr. Th. Gabler GmbH, Wiesbaden 2005

Freundt, T.: Verhaltensrelevanz emotionaler Markenimages – eine interindustrielle Analyse auf empirischer Grundlage. Betriebswirtschaftlicher Verlag Dr. Th. Gabler GmbH, Wiesbaden 2006

Haubrock, M.; Meiners, N.; Albers, F.: Krankenhaus-Marketing. Analysen – Methoden – Konzepte. W. Kohlhammer GmbH, Stuttgart 1998

Haubrock, M.; Schär, W.: Betriebswirtschaft und Management im Krankenhaus (3., vollst. überarb. u. erw. Aufl.). Verlag Hans Huber, Bern 2002

Hauschildt, J.: Entscheidungsziele. JCB Mohr, Tübingen 1977

Hinterhuber, H.; Matzler, K. (Hrsg.): Kundenorientierte Unternehmensführung. Betriebswirtschaftlicher Verlag Dr. Th. Gabler GmbH, Wiesbaden 2000

Horst, M.: Öffentlichkeitsarbeit. Pflege (in) der Öffentlichkeit. W. Kohlhammer GmbH, Stuttgart 2006.

Koblitz, H. G.: Vorwort aus Harvard Business Manager, Strategie und Planung. Band 6. Manager Magazin Verlagsgesellschaft mbH, Hamburg 2000

Köppl, P.: Public Affairs Management. Strategien und Taktiken erfolgreicher Unternehmenskommunikation. Linde Verlag, Wien 2000

Kotler, P.: Grundlagen des Marketings. Prentice Hall Verlag GmbH, München 1999

Kotler, P.; Bliemel, F.: Marketing Management. Analyse, Planung und Verwirklichung (10., überarb. u. aktualis. Aufl.). Schäffer-Poeschel, Stuttgart 2001

Kruse, M.: Marketing ambulanter Pflegedienste. Deutscher Universitäts-Verlag (DUV), Wiesbaden 2002

Levitt, Th.: Der Verkaufsabschluss ist erst ein Anfang. Harvard 1985. In: Payne, A. und Rapp, R. (Hrsg.): Handbuch Relationship Marketing. Verlag Vahlen, München 1999, S. 17–28

Lier, A.; Meyer, E.; Wittulski, E.: Öffentlichkeitsarbeit für Einrichtungen in der Altenpflege. Vom Logo bis zum Internet. Urban & Fischer, München, Jena 2000

Loffing, C.; Horst, M.: Neue Werbeideen in der Pflege – So gewinnen Sie, wenn der Patient zum Kunden wird. Wolters Kluwer, Neuwied 2008.

Macharzina, K.: Unternehmensführung. Das internationale Managementwissen. Konzepte – Methoden – Praxis (3., aktualis. u. erw. Aufl.). Betriebswirtschaftlicher Verlag Dr. Th. Gabler GmbH, Wiesbaden 1999

Maslow, A.: Motivation und Persönlichkeit. Rowohlt Taschenbuchverlag, Reinbek b. Hamburg 1981

McKenna, R.: Marketing im Zeitalter der Vielfalt. Harvard Business Review, Nr. 5, September/Oktober, Harvard 1988. In: Harvard Business Manager, Sonderheft Kundennähe, Manager Magazin Verlagsgesellschaft mbH, Hamburg (1998), S. 24–31

Meffert, H.: Kundenbindung als Element moderner Wettbewerbsstrategien. In: Bruhn, M.; Homburg, C.: Handbuch Kundenbindungsmanagement. Grundlagen. Konzepte. Erfahrungen. Betriebswirtschaftlicher Verlag Dr. Th. Gabler GmbH, Wiesbaden 1999, S. 117–133

Meffert, H.: Marketing. Grundlagen marktorientierter Unternehmensführung. Betriebswirtschaftlicher Verlag Dr. Th. Gabler GmbH, Wiesbaden 1986

Meffert, H.: Marketingforschung und Käuferverhalten (2. Aufl.). Betriebswirtschaftlicher Verlag Dr. Th. Gabler GmbH, Wiesbaden 1992

Meffert, H.; Bruhn, M.: Dienstleistungsmarketing. Grundlagen, Konzepte, Methoden (3., überarb. Aufl.). Betriebswirtschaftlicher Verlag Dr. Th. Gabler GmbH, Wiesbaden, 2000

Meffert, H.; Burmann, C.; Kirchgeorg, M.: Marketing. Grundlagen marktorientierter Unternehmensführung. Konzepte – Instrumente – Praxisbeispiele (10. Aufl.). Betriebswirtschaftlicher Verlag Dr. Th. Gabler GmbH, Wiesbaden 2008

Mierzwa, M.: Kundenzufriedenheit verstehen und effektiv steigern. Direkt Marketing (2002) 7, S. 10–14

Moser, M.: United we brand: how to create a cohesive brand that´s seen, heard, and remembered. Harvard Business School Press, Boston 2003

Nerdinger, F. W.: Motivation und Handeln in Organisationen. W. Kohlhammer GmbH, Stuttgart 1995

Nieschlag, R.; Dichtl, E.; Hörschgen, H.: Marketing. Verlag Duncker und Humblot, Berlin 1994

Perlitz, M.: Internationales Management. UTB Verlag, Stuttgart 2000

Porter, M.: Competitive Advantage. Free Press, New York 1985

Porter, M.: Wettbewerbsstrategie: Methoden zur Analyse von Branchen und Konkurrenten. Campus Verlag, Frankfurt, New York 1987

Porter, M.: Nationale Wettbewerbsvorteile. Erfolgreich konkurrieren auf dem Weltmarkt. Droemer Knaur, München 1991

Pümpin, C.: Strategische Erfolgspositionen. Methoden der dynamischen strategischen Unternehmensführung. Verlag Paul Haupt, Bern 1992

Sabel, H.; Weiser, C.: Dynamik im Marketing. Umfeld, Strategie, Struktur, Kultur (2. Aufl.). Betriebswirtschaftlicher Verlag Dr. Th. Gabler GmbH, Wiesbaden 1998

Scharnbacher, K.; Kiefer, G.: Kundenzufriedenheit. Analyse, Messbarkeit und Zertifizierung. Oldenbourg Verlag, München, Wien 1992

Schierenbeck, H.: Grundzüge der Betriebswirtschaftslehre. Oldenbourg Verlag, München, Wien 1999

Steffenhagen, H.: Wirkungen absatzpolitischer Instrumente. Theorie und Messung der Marktreaktion. Schäffer-Poeschel, Stuttgart 1999

Steinmann, H.; Schreyögg, G.: Management. Grundlagen der Unternehmensführung. Konzepte – Funktionen – Fallstudien (5., überarb. Aufl.). Betriebswirtschaftlicher Verlag Dr. Th. Gabler GmbH, Wiesbaden 2000

Thom, N.; Wenger, A. P.: Fälle zu Organisation und Personal. Verlag Paul Haupt, Bern 1996

Trommsdorff, V.: Konsumentenverhalten (6. Aufl.). W. Kohlhammer GmbH, Stuttgart 2004

Weeren, M.: Mitarbeiterbeurteilung leicht gemacht. Erfolg durch Defizitbeseitigung und Ressourcenförderung. W. Kohlhammer GmbH, Stuttgart 2007

Welling, M.: Ökonomik der Marke. Betriebswirtschaftlicher Verlag Dr. Th. Gabler GmbH, Wiesbaden 2006

Wöhe, G.; Döring, U.: Einführung in die Allgemeine Betriebswirtschaftslehre. Verlag Franz Vahlen, München, 1996

Zimbardo, P. G.; Gerrig, R. J.: Psychologie (7., neu übers. u. bearb. Aufl.). Springer-Verlag, New York 1999

Zeplin, S.: Innengerichtetes identitätsbasiertes Marketing. Betriebswirtschaftlicher Verlag Dr. Th. Gabler GmbH, Wiesbaden 2006

10 Ausblick: Der Gesundheitsmarkt als Handlungsfeld der Zukunft

Christian Loffing, Stephanie Geise

Die Voraussetzungen und Rahmenbedingungen für den erfolgreichen Betrieb von Pflegeeinrichtungen haben sich in den letzten Jahren grundlegend gewandelt. Der Gesundheitsmarkt befindet sich in einem massiven Umbruch. Der Wandel vom *Verkäufermarkt* zu einem *Käufermarkt* zeigt sich sehr deutlich an den veränderten Verhandlungspositionen von Anbietern und Patienten/Bewohnern. Pflege wird zunehmend als eine Dienstleistung verstanden, die wie jede andere Dienstleistung kalkuliert, beworben und auf dem freien Markt gehandelt wird.

Insgesamt lassen sich in Deutschland seit einigen Jahren folgende Trends identifizieren:

1. Gesundheit ist globaler Wachstumsfaktor

- Gesundheitsdienstleistungen als «Basisinnovationen des 21. Jahrhunderts»
- 6. Kondratieff-Zyklus, geprägt von dem Trend der «ganzheitlichen Gesundheit»
- Gesundheit ist damit ein globaler Wachstumsfaktor, von dem ein nachhaltiger und umfassender Einfluss auf Wirtschaft und Gesellschaft ausgeht.

2. Gesundheit ist ökonomisches Gut

- Zunahme der Wettbewerbsintensität und der Relevanz marktwirtschaftlicher Prinzipien
- Gesundheit wird zunehmend als ein ökonomisches Gut verstanden, das «gemanagt» werden muss.
- Schlagworte wie Managed Care oder Health-Ökonomie zeugen von der zunehmenden Bedeutung betriebswirtschaftlicher Aspekte.

3. Gesundheit ist Lifestyle-Produkt

- Gesundheit wird zunehmend mehr als individueller Nutzen, statt als ein Kollektivgut interpretiert
- zum modernen Lifestyle zählt Gesundheit ebenso wie Schönheit, Jugend, Entspannung
- Grenzen zwischen Tourismus, Kosmetik, Medizin und Pflege werden durchlässiger
- Entwicklung von Gesundheitszentren als umfassende Anbieter der «Health Lifestyle-Palette».

4. Emanzipation der Patienten/Bewohner

- Wandel im Selbstverständnis des Kunden
- Eigenbeteiligung an den Gesundheitskosten steigert die Aktivität und Sensitivität des Kunden in Bezug auf Leistungen und Preise
- der Patient/Bewohner, bisher eher «passiv, unwissend und orientierungslos», emanzipiert sich zum mündigen und informierten Kunden

- der emanzipierte Kunde vergleicht Leistungen und Preise aktiv und entscheidet sich nach dem Grad der individuellen Bedürfnisbefriedigung für einen Gesundheitsanbieter
- in diesem Zusammenhang auch: «Zwei-Klassen-Gesellschaft» der medizinischen bzw. pflegerischen Versorgung, neben individuellen Präferenzen entscheidet Einkommen zunehmend über die Inanspruchnahme von Leistungen.

5. **Vollkommener Wettbewerb, Spezialisierung und Differenzierung**
   - der Markt im Gesundheitswesen befindet sich auf dem Weg zu einem nahezu vollkommenen Wettbewerb
   - die Frage nach der strategischen Positionierung, der Unique Selling Proposition, wird für Unternehmen im Gesundheitswesen essenziell
   - neue Lösungsansätze äußern sich in zunehmender Relevanz von Spezialisierung und Differenzierung als Wettbewerbsstrategien
   - der Trend zu Spezialisierung und Differenzierung wird sich auch auf Seiten der Kunden ausdrücken.

Auf dem Weg in eine erfolgreiche Zukunft sollten jedoch nicht nur allgemeine Trends verfolgt werden. In einem Pflegeunternehmen gilt es darüber hinaus konkrete Szenarien für die Zukunft zu entwickeln, aus denen letztendlich die zukünftige Unternehmensstrategie abgeleitet werden kann. In diesem Zusammenhang trägt das so genannte Szenariomanagement als wichtiges Instrument für das strategische Management in ambulanten Pflegediensten und stationären Pflegeeinrichtungen zur erfolgreichen Gestaltung der Zukunft bei (Kapitel 10.2).

10.1
Wesentliche Markttrends

10.1.1
Gesundheit ist globaler Wachstumsfaktor

Neben dem sich etwa alle 4 Jahre wiederholenden Konjunkturzyklus (s. Kap. 1.1.3.2), wird die Wirtschaft gleichzeitig durch Wellenbewegungen sehr langfristiger Natur, die so genannten *Kondratieff-Zyklen*, geprägt (Gabisch, 1999). Kondratieff zufolge bewegt sich die Weltwirtschaft in 50 bis 60 Jahre dauernden Zyklen, wobei ein Kondratieff-Zyklus von grundsätzlichen technologischen oder gesellschaftlichen Entwicklungen ausgelöst wird, von denen ein massiver und umfassender Einfluss auf die gesamte Wirtschaft und Gesellschaft ausgeht.

Derartige *Basisinnovationen* der Vergangenheit sind beispielsweise mit der Erfindung der Dampfmaschine (1. Kondratieff-Zyklus, ca. 1790–1813) oder der Motorisierung um die Jahrhundertwende (3. Kondratieff-Zyklus, ca. 1885–1916) gegeben. Seit Anfang der 80er-Jahre des 20. Jahrhunderts befindet sich die gegenwärtige Wirtschaft im 5. Kondratieff-Zyklus, der durch die Informationstechnologie bestimmt wird (Cezanne, 1997: 371).

Zahlreiche Entwicklungen – wie etwa die eindeutige demografische Veränderung der europäischen Bevölkerungsstruktur oder der Fortschritt in der Hightech-Medizin – lassen darauf schließen, dass wir uns gegenwärtig in einer Umbruchphase zum 6. Kondratieff-Zyklus befinden, der von dem Trend «ganzheitliche Gesundheit» geprägt sein wird. Bestätigt sich die Theorie der Kondratieff-Zyklen auch in Zukunft, so steht der Wirtschaft eine lang andauernde Phase bevor, in der sich der Gesundheitsmarkt zu einem der größten, wenn nicht zu dem größten Wachstumsmarkt entwickeln wird. Gesundheitsdienstleistungen können damit als die zentralen «Basisinnovationen des 21. Jahrhunderts» interpretiert werden (Nefiodow, 1996), die nachhaltig und umfassend Wirtschaft und Gesellschaft prägen werden. Gesundheit wäre damit als ein *globaler Wachstumsfaktor* identifiziert.

10.1.2
Gesundheit ist ökonomisches Gut

Bis 1995 waren die überwiegende Finanzierung des Gesundheitsmarktes nach dem Prinzip der Selbstkostendeckung und die geringe Wettbewerbsintensität zentrale Kennzeichen der Branche. Während erste einschneidende Veränderungswellen bereits mit der Einführung des Pflegeversicherungsgesetzes angestoßen wurden (s. Kap. 9.1.5), ist mit der Realisierung des diagnosebezogenen Fallpauschalengesetzes ein grundlegender Wandel im Gesundheitswesen vollzogen worden. Tatsächlich begründet die Umsetzung der diagnoseorientierten Fallpauschalen (DRGs) eine neue Versorgungslogik, die nicht zuletzt in einem veränderten Marktverhalten von Anbietern und Nachfragern Ausdruck findet.

Der Gesundheitsmarkt befindet sich damit in einem massiven Umbruch, bei dem der Wandel vom *Verkäufermarkt* zu einem *Käufermarkt* immer deutlicher wird. Insgesamt ist hierbei von einem weiter ansteigenden Wettbewerb um Kunden, Ressourcen und Nischen in der ambulanten und stationären Versorgung auszugehen. Damit einhergehend zeigen Patienten/Bewohner ein verändertes Rollenverständnis, agieren aktiv und selbstbewusst am Markt. Das Pflegeunternehmen muss um den Kunden werben, ihm den eigenen Marktvorteil präsentieren, um im Wettbewerb bedacht zu werden. Entsprechend gewinnen eine zielgerichtete Kommunikation mit dem Kunden, Spezialisierungen und eine klare strategische Positionierung an Relevanz. Gleichzeitig wird vom Pflegeunternehmen eine massive Kostenreduktion verlangt, die keinesfalls zu Lasten der Qualität gehen darf.

Gesundheit muss also zunehmend als ein ökonomisches Gut verstanden werden, das knapp ist und daher effizient «gemanagt» werden muss. Pflege ist Wirtschaft und muss auch als solche behandelt werden. Schlagworte wie *Managed Care* oder *Health-Ökonomie* zeigen die zunehmende Bedeutung betriebswirtschaftlicher Aspekte im Gesundheitswesen. Nicht umsonst zeichnet sich eine Professionalisierung der Pflege ab: Neben pflegefachlichen Themen sind umfassende Managementkenntnisse zu einer zentralen Voraussetzung geworden, um langfristig wettbewerbsfähig zu bleiben.

10.1.3
Gesundheit ist Lifestyle-Produkt

Das Bedürfnis nach Wohlbefinden und der Wunsch nach Gesundheitsdienstleistungen sind eng miteinander verbunden. In einer ganzheitlichen Perspektive ist Wohlbefinden Ausdruck davon, dass sich Körper, Geist und Seele in Einklang befinden. Bereits nach der Definition der Weltgesundheitsorganisation ist Gesundheit ein «Zustand vollkommenen physischen, psychischen und sozialen Wohlbefindens und nicht allein das Fehlen von Krankheiten und Gebrechen» (WHO, 2004). Tatsächlich schließt der gesellschaftliche Wertewandel, der mit einer zunehmenden Genussorientierung einhergeht, Gesundheit und Fitness, Jugendlichkeit und Schönheit als zentrale Lifestyle-Aspekte ein. Ein Wandel im Gesundheitsverständnis ist vorprogrammiert: Gesundheit wird nicht länger nur als «Abwesenheit von Krankheit», sondern als Lebensqualität, als Lebensstil erlebt.

Gesundsein heißt fit sein, jung sein, dynamisch sein und gleichzeitig ausgeglichen, entspannt und attraktiv sein. Trends wie Wellness, Anti-Aging oder Fitness sind Vorreiter dieser Sichtweise, mit der allmählich die Grenzen zwischen Tourismus, Kosmetik, Medizin und Pflege verschwimmen. Hotels bieten ebenso wie ambulante Pflegedienste oder Kurkliniken Wellness-Tage zur Entspannung und Regeneration vom Alltag an.

Während aktuell noch die überwiegende Mehrheit der Kunden von einer «Vollkasko-Mentalität» geprägt ist, wird die Bedeutung der individuellen Inanspruchnahme von Gesundheitsgütern zunehmen. Gesundheit wird zunehmend als individueller Nutzen, der zum Lifestyle beiträgt, und nicht mehr nur als ein abrufbares Kollektivgut verstanden. In diesem Zusammenhang gewinnen Alternativkonzepte wie fernöstliche Therapiemethoden ebenso an Bedeutung wie die psychosoziale Betreuung der Patienten. Die Interpretation von Gesundheit als Lifestyle-Produkt führt zwangsläufig zu einer ganzheitlichen Versorgung des Patienten und Bewohners als anspruchsvolle Kunden.

10.1.4
Emanzipation der Patienten

Die veränderten Marktbedingungen, die mit zunehmendem Wettbewerb im Gesundheitsmarkt einhergehen, bedingen auch einen Wandel im *Selbstverständnis* des Kunden. Gleichzeitig fördert die steigende Eigenbeteiligung an den Gesundheitskosten die Aktivität und Sensitivität des Kunden in Bezug auf Leistungen und Preise. Patienten/Bewohner werden zu selbstbewussten Kunden, die in dieser veränderten Rolle aktiv Einfluss auf den Gesundheitsmarkt nehmen werden. Der Patient/Bewohner, bisher eher «passiv, unwissend und orientierungslos», emanzipiert sich zum mündigen und informierten Kunden, der Leistungen und Preise aktiv vergleicht und sich nach dem Grad der individuellen Bedürfnisbefriedigung für einen Gesundheits- bzw. Pflegeanbieter entscheidet.

Als Kunde im *Käufermarkt* kann er dabei durchsetzen, dass ambulante und stationäre Behandlungen nach seinen individuellen Präferenzen erfolgen: «Wer wählen kann, bestimmt die Leistung». Hierbei wird die Relevanz eines ausgeglichenen Preis-Leistungs-Verhältnisses für den Gesundheitsmarkt ebenso zunehmen wie die Bedeutung von Kundenbindungs- oder Marketingstrategien.

Die skizzierte Entwicklung wird voraussichtlich bei Kunden mit überdurchschnittlichem Haushaltseinkommen beginnen, als langfristiger Trend ist aber davon auszugehen, dass sich ein verändertes Nachfrageverhalten am Markt deutlich abzeichnen wird. Pflege wird zuneh-

mend als eine Dienstleistung verstanden, die wie jede andere Dienstleistung kalkuliert, beworben und auf dem freien Markt gehandelt wird.

Ebenfalls in diesen Zusammenhang einzuordnen ist auch die viel diskutierte «Zwei-Klassen-Gesellschaft» der medizinischen bzw. pflegerischen Versorgung. Wie bei allen anderen Dienstleistungen und Produkten wird die Bedürfnisbefriedigung des Gutes «umfassende Gesundheit» vom individuellen Budget abhängen. Während die Inanspruchnahme der Basisleistung wahrscheinlich staatlich abgesichert bleibt, wird im Bereich der Zusatz- und Wahlleistungen neben individuellen Präferenzen auch die Kaufkraft des Kunden über seine Nutzungsmöglichkeit entscheiden.

10.1.5
Vollkommener Wettbewerb, Spezialisierung und Differenzierung

Die gewandelten Markt- und Wettbewerbsbedingungen im Gesundheitswesen werden – das wurde in den bereits dargestellten Trends deutlich – eine Veränderung des Marktverhaltens von Anbietern und Nachfragern bewirken. Während sich der Patient/Bewohner in seinem Selbstverständnis zunehmend als zahlender und selektierender Kunde sieht, wird die Frage nach der strategischen Positionierung, der *Unique Selling Proposition,* für Unternehmen im Gesundheitswesen essenziell. Da sich Pflegeunternehmen im verschärften Wettbewerb um Kunden, Qualitäts- und Preisvorteile gegenüberstehen, muss das Management der zunehmenden Marktkomplexität des Gesundheitswesens neue Lösungsansätze entgegenstellen. Vor allem muss das Unternehmen im Rahmen der strategischen Positionierung einen einzigartigen Wettbewerbsvorteil erreichen, wenn es langfristig erfolgreich sein will.

Die erste Aufgabe zur Strategiefindung ist der Umweltanalyse nach Porter entsprechend eine Analyse von Wettbewerbsintensität und Attraktivität der Branche (s. Kap. 9.3). Hierzu sind fünf Größen relevant: die Bedrohung durch neue Anbieter und Ersatzprodukte, die Verhandlungsmacht der Abnehmer und der Lieferanten sowie die Konkurrenz innerhalb des Marktsegments (Porter, 1987: 25 ff.). Die Strukturanalyse ist deshalb zentral, da die zusammengefasste Stärke dieser Kräfte das Gewinnpotenzial und die Positionierungsmöglichkeiten innerhalb der Branche bestimmt.

Für die Unternehmer im Gesundheitswesen liegt die Herausforderung nun darin, eine Position aufzubauen, in der durch einen *Wettbewerbsvorteil* ein größtmöglicher Schutz gegen die beschriebenen Kräfte besteht. Dies ist für ein Unternehmen allerdings umso komplizierter, je intensiver der Wettbewerb in der Branche ist. Dabei ist der «Extremfall von Wettbewerbsintensitat [...] die Branche bei vollkommener Konkurrenz, wo der Eintritt frei ist, die vorhandenen Unternehmen keine Marktmacht gegenüber Lieferanten und Kunden besitzen und die Rivalität wegen der hohen Anbieterzahl und der Gleichartigkeit von Produkten und Unternehmen ungezügelt ist» (Porter, 1987: 27).

Eine Rückschau verdeutlicht, dass die gegenwärtigen Entwicklungen im Gesundheitswesen in eine Richtung streben, in der diese Kriterien erfüllt sind. Dies zeigt sich beispielhaft an der Wettbewerbskraft «Stärke der Abnehmer». Nach Porter ist die Verhandlungsstärke der Kunden dann hoch, wenn diese sicher einen anderen Anbieter finden, die Produkte und Dienstleistungen also standardisiert oder wenig differenziert sind bzw. am Markt viele Anbieter um Kunden konkurrieren. Dabei beeinflusst auch der Grad der Informiertheit die Verhandlungsstärke der Kunden: Je besser der Kunde über Nachfrage, Marktsituation, Wettbewerber oder Kosten der Anbieter informiert ist, desto besser ist seine Position. Hier werden Entwicklungen im Bereich der Informationstechnologie oder die steigende Sensitivität des Kunden durch zunehmende Eigenverantwortung und Kostenbeteiligung zu einer massiven Erhöhung der Markttransparenz beitragen. Der Trend «Emanzipation des Patienten», nach dem dieser sich zum mündigen und informierten Kunden entwickelt, der Leistungen und Preise aktiv vergleicht und sich nach dem Grad der individuellen Bedürfnisbefriedigung für einen Gesundheitsanbieter entscheidet, wird sich außerdem unterstützend auswirken und zu einer weiteren Erhöhung der Verhandlungsstärke der Kunden beitragen.

Gleichzeitig ist die Homogenität des Angebots – nicht zuletzt durch die zahlreichen Marktregulierungen seitens Krankenkassen und Gesetzgeber – kennzeichnendes Merkmal der Gesundheitsbranche. Der Markt im Gesundheitswesen befindet sich also auf dem Weg zu einem nahezu vollkommenen Wettbewerb. Die Frage, wie vor dieser Szenerie ein einmaliger Wettbewerbsvorteil zu erreichen ist, gewinnt damit an Bedeutung und Komplexität.

Zusammengefasst kommen grundsätzlich drei Strategietypen in Frage, um eine gefestigte Wettbewerbspositionierung zu erreichen: Differenzierung, umfassende Kostenführerschaft oder Spezialisierung. Dabei kommt der umfassenden Kostenführerschaft im Gesundheitswesen auf Grund der Qualitätsanforderungen bisher eine eher untergeordnete Rolle zu. Dagegen ist für Pflegeunternehmen von einer zunehmenden Relevanz von *Spezialisierung* und *Differenzierung* auszugehen. Während sich einerseits ein Trend abzeichnet, nach dem Pflegeunternehmen als diversifizierte Gesundheitszentren eine «ganzheitliche Gesundheit» als ökonomisches Lifestyle-Gut anbieten, wird sich dem entgegengesetzt der Trend zu einer Spezialisierung des Angebots abzeichnen. Hierbei werden sich Pflegeunternehmen auf ihre Kernkompetenzen konzentrieren, weniger rentable Bereiche werden – wenn überhaupt – mittels Outsourcing, also Auslagerung auf verbundene Unternehmen, abgedeckt.

Der Trend zu Spezialisierung und Differenzierung wird sich allerdings auch auf Seiten der Kunden ausdrücken: Im Rahmen einer ganzheitlichen Versorgung wird es Kunden geben, die einen «Rund-um-Gesundheit»-Anbieter, also ein Gesundheitsunternehmen als Ansprechpartner für alles bevorzugen. Demgegenüber stehen Kunden, die Spezialisten für spezielle Fragen der Betreuung oder Versorgung suchen. Schlagworte wie Zielgruppenmarketing oder Marktsegmentierung fallen in diesen Zusammenhang (s. Kap. 9). Spezialisierte Pflegeunternehmen betreuen etwa nur Premiumpatienten oder versorgen nur noch den Bereich der Ernährungsberatung und -betreuung. Ob nun über den Weg der Spezialisierung oder der Differenzierung: Im nahezu vollkommenen Wettbewerb wird es für Pflegeunternehmen entscheidend sein, eine *Unique Selling Proposition* aufzubauen, zu kommunizieren und zu schützen.

10.2
Das Instrument Szenariomanagement

Neben den bereits in Kapitel 10.1.1 bis 10.1.5 aufgezeigten allgemeinen Trends im Gesundheitswesen in den letzten Jahren gilt es in einem Pflegeunternehmen darüber hinaus konkrete Szenarien für die Zukunft zu entwickeln, aus denen letztendlich die zukünftige Unternehmensstrategie abgeleitet werden kann. Das so genannte Szenariomanagement stellt ein wichtiges Instrument für das strategische Management in ambulanten Pflegediensten und stationären Pflegeeinrichtungen dar (Loffing, 2006).

10.2.1
Einordnung des Instruments Szenariomanagement

Das Szenariomanagement ist ein Instrument des strategischen Managements (Fink/Schlake/Siebe, 2002). Mit ihm kann in einem ambulanten Pflegedienst ebenso wie in einer stationären Pflegeeinrichtung die unternehmensrelevante Zukunft in mehreren Szenarien antizipiert werden. Unter Berücksichtigung der mit diesem Instrument gewonnenen Erkenntnisse kann die Unternehmensentwicklung besser geplant und sicherer gestaltet werden. Ein Unternehmenserfolg wird auf diese Weise wahrscheinlicher. Grund genug, dieses Instrument für Unternehmen im seit Jahren krisen- und reformgebeutelten Gesundheitswesen anwendbar zu machen.

> **Beispiel**
>
> Szenariomanagement gehörte bislang nicht zu den elementaren Aufgaben der Geschäftsinhaberinnen der Ambulanten Hauskrankenpflege Vitalis GbR. Das Handeln der Inhaberinnen war bislang weniger prospektiv, sondern primär reaktiv. Relativ entspannt erwartete man notwendige Veränderungen, die anschließend ihre Umsetzung im Betrieb finden sollten. Im Gespräch mit einem Unternehmensberater konnte dieser die Gefahr dieses Verhaltens aufzeigen und betonen, dass Veränderungsprozesse komplex sind und Zeit benötigen. Zu spät werden mit einer reaktiven Unternehmensführung die entscheidenden Veränderungen in Gang gesetzt. Fehlende Alleinstellungsmerkmale, wenig innovative Konzepte, eine nicht greifende Strategie etc. können die Folge sein. Ein strategisches Management auf der Grundlage antizipierter Szenarien hätte dagegen zahlreiche Einrichtungen vor einer heute desolaten Situation bewahrt, meint der Unternehmensberater.

10.2.2
Grundgedanken des Instruments Szenariomanagement

Mit Hilfe des Instruments Szenariomanagement werden Szenarien entwickelt (Fink/Schlake/Siebe, 2000). Hierbei handelt es sich um prägnante Beschreibungen verschiedener denkbarer «Zukünfte». Insofern dürfen sie nicht als exakte Prognosen der einen, zu erwartenden Zukunft missverstanden werden. Ziel einer Szenarioentwicklung ist es vielmehr, mit mehreren Bildern den «Raum der Möglichkeiten» aufzuzeigen und so zukunftsrobuste Entscheidungsfindung zu ermöglichen. Szenarien bieten im Gegensatz zu Prognosen Spielräume, die strategisches Management sicherer machen. Szenarien sind systematisch entwickelte Zukunftsbilder, an denen sich Führungskräfte in unsicheren Planungssituationen orientieren können. Szenariomanagement verknüpft:

- zukunftsoffenes Denken
- vernetztes Denken und
- strategisches Denken und Handeln.

Diese Kriterien werden im Folgenden detaillierter erläutert.

Zukunftsoffenes Denken

Zukunftsoffenes Denken heißt, dass die Ungewissheit einbezogen werden muss. Veränderung ist heute die Regel, allzu starre Vorhersagen scheitern. Daher müssen sich Unternehmen und Organisationen im strategischen Planungsprozess von den Vorstellungen einer prognostizierbaren Zukunft verabschieden. Stattdessen sollten sie alternative Zukunftspfade voraus denken und diese «multiple Zukunft» in ihre Strategieplanung einbinden.

Vernetztes Denken

Vernetztes Denken heißt, dass die Komplexität gehandhabt werden muss. Viele Märkte und Branchen wachsen zusammen. Die Menge der relevanten Einflussfaktoren nimmt zu – ihr Zusammenwirken lässt sich kaum noch überblicken. Daher müssen Unternehmen und Organisationen die Wirkzusammenhänge und das Verhalten solcher Systeme verstehen lernen; erst dann lassen sich möglichst prägnante Strategien entwickeln.

Strategisches Denken und Handeln

Strategisches Denken heißt, dass der Wettbewerb antizipiert werden muss. Langfristig erfolgreiche Unternehmen und Organisationen dürfen sich nicht allein auf den kurzfristigen Erfolg konzentrieren und sich schon gar nicht auf dem gegenwärtigen Erfolg ausruhen. Angesichts des sich verschärfenden Wettbewerbs gilt es vielmehr, die zukünftigen Möglichkeiten und Risiken frühzeitig zu identifizieren und flexibel in den Prozess der strategischen Ausrichtung einzubinden.

Szenarien haben gegenüber einfachen Prognosen den Vorteil, dass sie weniger einschränken und an eine Entwicklung binden. Prognosen umfassen meist weniger relevante Einflussfaktoren, die das Befolgen einer Prognose zum Glücksspiel machen, bei dem die Existenz des Unternehmens aufs Spiel gesetzt wird.

10.2.3
Vorgehen bei der Szenarioentwicklung

Die Szenarioentwicklung verläuft in vier Schritten, die mit den folgenden Fragen kurz skizziert werden können:

- Schritt 1: Welche Schlüsselfaktoren bestimmen das Szenariofeld?
- Schritt 2: Wie könnten sich die Schlüsselfaktoren entwickeln?
- Schritt 3: Wie lassen sich die einzelnen Projektionen miteinander verknüpfen?
- Schritt 4: Welche Kräfte wirken innerhalb und zwischen den Szenarien?

Schritt 1: Schlüsselfaktoren ermitteln

Zunächst werden die für eine Branche relevanten Einflussfaktoren ermittelt, die sich maßgeblich auf deren Zukunft auswirken. Aus diesen werden mit Hilfe einer Vernetzungsanalyse wiederum Schlüsselfaktoren gebildet, die treibende Kräfte der Zukunft sind.

Die ambulante und stationäre Pflege wird von vielfältigen Aspekten beeinflusst, die hier zu berücksichtigen sind. Zu erwähnen sind in diesem Zusammenhang politische und rechtliche Veränderungen sowie kulturelle Aspekte und sich ändernde Werte, die einen Einfluss darstellen.

Schritt 2: Entwicklung von Zukunftsprojektionen

Bei der Entwicklung von Zukunftsprojektionen werden für jeden Schlüsselfaktor mögliche zukünftige Zustände ermittelt und beschrieben. Die Ungewissheit der Schlüsselfaktoren wird dabei durch kritische Dimensionen beschrieben. So entstehen multidimensionale Zukunftsprojektionen.

Auch wenn niemand die Zukunft voraussehen kann, so können dennoch Entwicklungen mit Hilfe des Instruments antizipiert werden.

Schritt 3: Verknüpfung der Zukunfts-projektionen zu Szenarien

Beim Verknüpfen der Zukunftsprojektionen zu Szenarien erfolgt eine Konsistenzbewertung, geleitet von der Frage, ob es vorstellbar ist, dass zwei Zukunftsprojektionen zusammen in einem schlüssigen Szenario vorkommen. Unter Verwendung einer Clusteranalyse werden anschließend zwei bis sechs sinnvolle Szenarien ermittelt, die den «Raum der Möglichkeiten» bestmöglich abbilden. Dieser ist deutlich besser zur Planung geeignet als ein einfacher Trend. Er bietet Spielraum.

Schritt 4: Analyse der Szenarien und ihres Zusammenwirkens

Abschließend werden charakteristische Elemente der einzelnen Szenarien identifiziert. Mit einem so genannten Zukunftsraum-Mapping werden die Szenarien und denkbaren Entwicklungspfade visualisiert.

Auf diese Weise werden im Szenariomanagement denkbare Zukünfte aufgezeigt, die für das strategische Management und die hier zu treffenden Entscheidungen eine deutlich größere Sicherheit im Vergleich zu einfachen Prognosen darstellen. Jedes Unternehmen kann dieses Instrument für sich nutzen.

scheidungen noch einmal kritisch zu überdenken, wobei auch eine von einem der folgenden Trends abweichende Idee in einer bestimmten Region unter Berücksichtigung der dortigen Faktoren erfolgreich umgesetzt werden kann.

Das Unternehmen «Scenario Management International Aktiengesellschaft für Zukunftsgestaltung und Strategische Unternehmensführung» (ScMI) aus Paderborn hat im Jahre 2004 eine Studie mit dem Titel «Zukunft des Gesundheitswesens in Deutschland – Szenarien und Perspektiven» publiziert. Die auf der Grundlage der zuvor skizzierten Technik gewonnenen Erkenntnisse (s. Kap. 10.2) können ambulanten Pflegediensten und stationären Pflegeeinrichtungen ebenfalls bei der Vorbereitung des Unternehmens auf die Zukunft helfen. Sollte man sich nicht in der Lage sehen, selbstständig für das eigene Unternehmen Szenarien zu entwickeln, so kann heute zumindest auf Studien und Erkenntnisse zurückgegriffen werden, welche die eigenen strategischen Entscheidungen untermauern.

Im Folgenden werden die Ergebnisse, die auf der Grundlage eines komplexen Systembildes aus den insgesamt 98 Einflussfaktoren ermittelt wurden, kurz beschrieben (Abb. 10-1). ScMI ermittelte mit Hilfe der Szenario-Management-Technik vier realistische Szenarien.

10.3
Konkrete Szenarien für das Gesundheitswesen in Deutschland

Wer wüsste nicht gerne, wohin sich das Gesundheitswesen in Deutschland entwickelt? Mit einer klar umschriebenen Zukunft ließen sich bereits heute die richtigen Weichen stellen. Unternehmen könnten langfristig planen und mitunter sogar ihren Erfolg antizipieren. Der Wettbewerb würde bleiben, aber die Anzahl an Insolvenzen würde sicherlich sinken.

Die hier dargestellten Szenarien können nur eine Hilfestellung bei der Suche nach den für das Unternehmen richtigen Zielen darstellen. Eine globale Sichtweise hilft, die eigenen Ent-

10.3.1
Szenario 1: Wirtschaftstreiber Gesundheitswesen

«In Deutschland hat ein Großteil der Bevölkerung die Bedeutung der eigenen Gesundheit erkannt. Entsprechend sind die Menschen bereit, viel Geld in ihr Wohlbefinden zu investieren, wobei sie sich gerne von Ärzten ihres Vertrauens beraten lassen. Der Gesundheitssektor wird durch diese gesteigerte Nachfrage nachhaltig gestärkt und ist ein bedeutendes Standbein der Gesamtwirtschaft.» (ScMI, 2004: 8).

An diesen Aspekten kann das Szenario 1 erkannt werden:

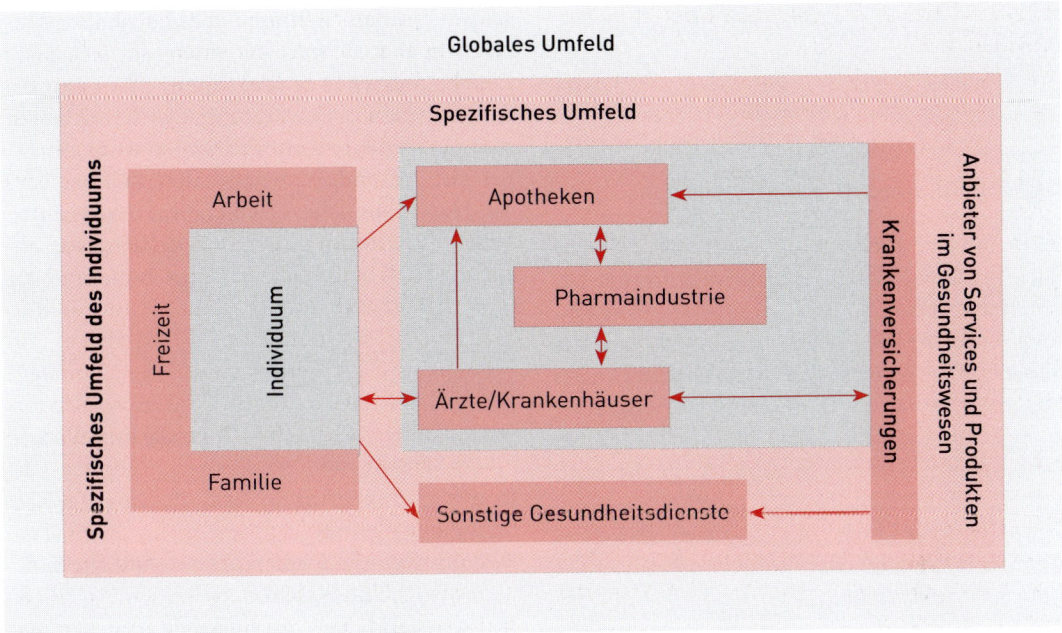

Abbildung 10-1: Signifikante Bereiche mit Einfluss auf das Gesundheitswesen (Quelle: nach ScMI, 2004)

- ausgeprägtes Gesundheitsbewusstsein
- hohe Bereitschaft zu Investitionen in den Körper und in die Gesundheit
- enge soziale Beziehung zwischen Arzt und Patient
- komplexe Rolle der Ärzte
- bundesweites, formelles Ärztenetzwerk
- vollständige Deregulierung des Gesundheitswesens
- großer, sehr rentabler Wirtschaftszweig Gesundheit.

Sollte dieses Szenario eintreten, rentieren sich für den ambulanten Pflegedienst und stationäre Pflegeeinrichtungen vor allem Dienstleistungen rund um das Thema Gesundheit.

10.3.2
Szenario 2: Gesundheit ist Nebensache

«Die Bevölkerung hat kaum Gesundheitsbewusstsein und investiert auch wenig in den eigenen Körper oder die Gesundheit. Das Sozialsystem in Deutschland funktioniert gut, aber die starke Regulierung im Gesundheitswesen schränkt den Wettbewerb deutlich ein. Die Ärzte gehen kaum Kooperationen ein und pflegen lediglich eine zweckmäßige Beziehung zu den Patienten. Die Pharmabranche hat mit vielen Risiken zu kämpfen. Als Ergebnis dessen ist das Gesundheitswesen ein kleiner, sehr unrentabler Wirtschaftszweig.» (ScMI, 2004: 10).

An diesen Aspekten kann das Szenario 2 erkannt werden:

- geringes Gesundheitsbewusstsein
- Sozialstaat
- starke Regulierung
- Rolle der Ärzte beschränkt sich auf die Behandlung von Krankheiten
- kleiner, unrentabler Wirtschaftszweig.

Sollte dieses Szenario eintreten, müssen sich ambulante Pflegedienste und stationäre Pflegeeinrichtungen vor allem zu einem niedrigpreisorientierten Dienstleister entwickeln. Allein der

Preis wird hier über Erfolg oder Misserfolg entscheiden.

10.3.3
Szenario 3: Zwei-Klassen-Gesundheitswesen

«Gesundheit spielt in der Bevölkerung eine wichtige Rolle, jedoch ist die Investitionsbereitschaft auf Grund der wirtschaftlichen Entwicklung eingeschränkt. Während der wohlhabende Teil leicht für gesundheitsrelevante Neuerungen zu gewinnen ist, muss die breite Bevölkerung sparen. In der Ärzteschaft haben sich große, umfangreiche Netzwerke gebildet, in die auch weitere Gesundheitsdienste integriert werden. Die mangelnde Effizienz des Gesundheitswesens führt zu hohem Arbeitsvolumen und steigenden Kosten.» (ScMI, 2004: 12).

An diesen Aspekten kann das Szenario 3 erkannt werden:

- qualitativ schlechte Entwicklung der Wirtschaft
- stark ausgeprägtes Gesundheitsbewusstsein der Bevölkerung
- Zwei-Klassen-Medizin durch Polarisierung des Wohlstandes
- nur oberflächliche Beziehung zwischen Patienten und Ärzten
- große Ärztenetzwerke.

Abhängig von der Region können sich einzelne ambulante Pflegedienste und stationäre Pflegeeinrichtungen in diesem Fall mit besonderen Dienstleistungen für wohlhabende Kunden etablieren. Andere Pflegeeinrichtungen werden erfolgreich sein, wenn sie sich auf die breite Masse konzentrieren und eine Niedrigpreispolitik umsetzen.

10.3.4
Szenario 4: Gesundheit goes Lifestyle

«Die Bevölkerung achtet nur bedingt auf Gesundheitsaspekte. Sie kann es sich jedoch leisten, umfangreiche Investitionen in ihren Körper zu tätigen, so dass sich ein Schönheitskult entwickelt. In der Ärzteschaft entwickeln sich keine nennenswerten Kooperationen. Ihre primäre Aufgabe ist die Behandlung von Krankheiten, und die Beziehung zum Patienten ist in der Regel gut. Besonders dynamisch entwickelt sich die Pharmabranche. Das Ergebnis der beschriebenen Entwicklung ist ein Wirtschaftszweig mit geringem Arbeitsvolumen, aber hohem Anteil zum BIP.» (ScMI, 2004: 13).

An diesen Aspekten kann das Szenario 4 erkannt werden:

- qualitativ und quantitativ starke Entwicklung der Wirtschaft
- wenig ausgeprägtes Gesundheitsbewusstsein der Bevölkerung
- Fokussierung der Bevölkerung auf ihr äußeres Erscheinungsbild
- Eigenständigkeit der einzelnen Ärzte
- dynamische Entwicklung der Pharmabranche
- schlanker, rentabler Wirtschaftszweig «Gesundheitswesen».

Im Falle dieses Szenarios wären ambulante Pflegedienste und stationäre Pflegeeinrichtungen erfolgreich, die sich auch um das Ambiente und äußere Aspekte im Rahmen der Versorgung kümmern. Die Anstellung zum Beispiel einer Friseurin könnte sich für den ambulanten Pflegedienst rentieren.

Diese Szenarien lassen sich in einem so genannten *Zukunftsraum-Mapping* darstellen (Abb. 10-2). Auf der Grundlage eines Zukunftsraum-Mappings ist erkennbar, wo eine Branche heute steht und wohin sie sich entwickeln wird. Eine wichtige Erkenntnis für die Entscheidungen im strategischen Management (ScMI, 2004).

10.4
Transfer der Erkenntnisse

Auf der Grundlage eines Zukunftsraum-Mappings muss ein Unternehmen nun die richtigen unternehmerischen Weichen für die Zukunft stellen.

Der Zukunftsraum:
Was ist vorstellbar

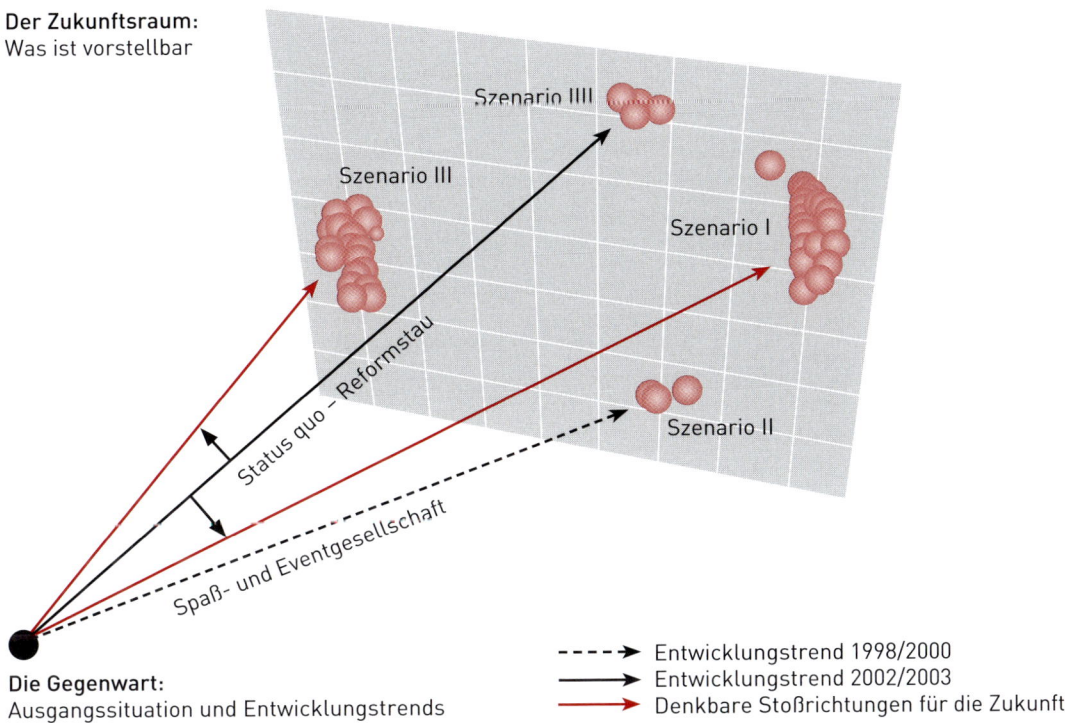

Die Gegenwart:
Ausgangssituation und Entwicklungstrends

- - - - ➤ Entwicklungstrend 1998/2000
——————➤ Entwicklungstrend 2002/2003
——————➤ Denkbare Stoßrichtungen für die Zukunft

Abbildung 10-2: Zukunftsraum-Mapping (Quelle: nach ScMI, 2004)

Beispiel

Zusammen mit ihrem Unternehmensberater planen die Geschäftsinhaberinnen der Ambulanten Hauskrankenpflege Vitalis GbR einen Strategieworkshop. Die zentralen Fragen dieses Workshops sind im Folgenden grob skizziert:

1. Tag: Stand der Dinge

- Welche Ziele aus dem vergangenen Jahr wurden erreicht?

- Welche Ziele aus dem vergangenen Jahr wurden nicht erreicht?

- Was waren die Misserfolgsfaktoren?

- Müssen die Ziele noch erreicht werden?

- Welche Rahmenbedingungen und Einflussfaktoren haben sich in der Region verändert (Begutachtung des Zukunftsraum-Mappings)?

- Welche Rahmenbedingungen und Einflussfaktoren haben sich bundesweit verändert (Begutachtung des Zukunftsraum-Mappings)?

- Ist die bisherige Zielausrichtung noch relevant?

2. Tag: Zukunftsvisionen und Maßnahmenplan

- Welche Modifizierungen müssen im bisherigen Maßnahmenplan vorgenommen werden (Streichungen, Ergänzungen)?

- Welche Zeitabstände müssen neu definiert werden?

- Wie muss der Maßnahmenplan gestaltet werden?

Am Ende eines solchen Strategieworkshops steht der Einrichtung ein konkreter Plan zur Erreichung der zukünftig wichtigen strategischen Ziele zur Verfügung. Sämtliche Einflussfaktoren (s. **Abb.** 10-1) und denkbaren Zukünfte (s. **Abb.** 10-2) werden hierbei berücksichtigt. Diese werden im Vorfeld erarbeitet und fließen im Workshop bei der Diskussion mit ein.

10.5
Fazit

Mit diesem Beitrag konnte in Ergänzung zu Kapitel 2 nur ein kleiner Einblick in das heute notwendige strategische Management in einem Unternehmen geliefert werden. Heute und in Zukunft werden nur die ambulanten Pflegedienste und stationären Pflegeeinrichtungen erfolgreich sein, die Instrumente wie das Szenariomanagement anwenden und die daraus gewonnenen Erkenntnisse gezielt nutzen.

Die heutigen Veränderungen machen eine stetige Anpassung des eigenen Unternehmens fortlaufend notwendig. Organisationsentwicklung ist gefragt, lernende Organisationen werden den Wettbewerb gewinnen.

Literatur

Cezanne, W.: Allgemeine Volkswirtschaftslehre (3., überarb. Aufl.). Oldenbourg Verlag, München, Wien 1997

Fink, A.; Schlake, O.; Siebe, A.: Wie Sie mit Szenarien die Zukunft vorausdenken. Harvard Business manager, (2000) 2, S. 34–47

Fink, A.; Schlake, O.; Siebe, A.: Erfolg durch Szenario-Management. Prinzip und Werkzeuge der strategischen Vorschau (2. Aufl.). Campus, Frankfurt 2002

Gabisch, G.: Konjunktur und Wachstum. In: Bender, D. et al.: Vahlens Kompendium der Wirtschaftstheorie und Wirtschaftspolitik (7., überarb. Aufl.). Verlag Franz Vahlen, München 1999, S. 353–411

Loffing, C.: Szenariomanagement – Wichtiges Instrument für das strategische Management in ambulanten Diensten. In: H. Blonski (Hrsg.): Strategisches Management in Pflegeorganisationen. Konzepte, Instrumente und Anregungen. Schlütersche, Hannover 2006, S. 119–130

Nefiodow, L. A.: Der sechste Kondratieff. Rhein-Sieg Verlag, St. Augustin 1996

Porter, M.: Wettbewerbsstrategie. Methoden zur Analyse von Branchen und Konkurrenten. Campus Verlag, Frankfurt, New York 1987

ScMI (Scenario Management International Aktiengesellschaft für Zukunftsgestaltung und Strategische Unternehmensführung): Zukunft des Gesundheitswesens in Deutschland – Szenarien und Perspektiven. ScMI, Paderborn 2004

World Health Organisation (WHO): http://www.who.int/, 14.7.2004

Glossar

Abhilfebescheid – Es ergeht ein Bescheid zu Lasten des Antragstellers, dieser legt Widerspruch ein, dieselbe Behörde überprüft ihren Bescheid, stellt fest, dass dieser unrichtig ist und erlässt einen neuen Bescheid zugunsten des Antragstellers, diesen Bescheid nennt man Abhilfebescheid. Gleiches gilt, wenn ein Gericht durch einen Beschluss eine Entscheidung getroffen hat. Dieser Beschluss ist mit einer Erinnerung oder einer Beschwerde angreifbar. Das gleiche Gericht muss seinen Bescheid nochmals überprüfen und wenn es zu der Auffassung gelangt, die Entscheidung abzuändern, wird der Beschwerde abgeholfen.

Ablauforganisation – Die Ablauforganisation beschreibt die in einem Unternehmen ablaufenden Prozesse.

Absatz – Als Absatz gilt die Menge der in einer Zeiteinheit veräußerten Güter/Dienstleistungen von Unternehmen. Multipliziert man die Menge der Güter mit ihren Preisen, so erhält man den so genannten Umsatz.

Absentismus – Als Absentismus gelten i.e.S. Fehlzeiten von Mitarbeitern, die nicht auf Erkrankung, vertragliche oder gesetzliche Gründe (z.B. Urlaub, Mutterschutz) zurückzuführen sind, sondern aus fehlender Arbeitsmotivation der Mitarbeiter entstehen.

Akkordlohn – Beim Akkordlohn wird die Arbeitskraft für die von ihr geleistete Arbeitsmenge entlohnt. Er weist damit einen unmittelbaren Leistungsbezug auf. Der Akkordlohn besteht aus einem Mindestlohn und einem Akkordzuschlag. Er kann gestaltet werden als Stück- und Zeitakkord bzw. als Einzel- und Gruppenakkord.

Aktive und passive Bestandskonten – Die aktiven und passiven Bestandskonten sind aus der Bilanz abgeleitete Vermögensgegenstände (auch immaterielle, wie Lizenzen und Software) und Kapitalbestände (zu denen auch die Schulden als Fremdkapitalposten gehören). Diese Konten werden über das Schlussbilanzkonto abgeschlossen und sind Bestandteile des Vermögensvergleichs.

Aktivierung – Aktivierung bedeutet, einen Vermögensgegenstand oder einen Aktivposten in der Bilanz auf der Aktivseite anzusetzen. In diesem Zusammenhang spricht man auch von einem *Aktivierungsgebot* (man muss einen Vermögensgegenstand ansetzen), einem *Aktivierungsverbot* (man darf es nicht) und einem *Aktivierungswahlrecht* (man hat die Wahl).

Anforderungsprofil – Ein Anforderungsprofil weist diejenigen Kenntnisse und Fähigkeiten sowie deren Ausprägungsgrade auf, die für eine Stelle oder an einem Arbeitsplatz zur Erfüllung der Arbeitsaufgaben erforderlich sind und sich somit als Qualifikationserwartungen an den jeweiligen Stelleninhaber richten.

Anhang des Jahresabschlusses – § 264 Abs. 2 HGB besagt, dass besondere Umstände in den Anhang des → Jahresabschlusses aufzunehmen und zu begründen sind, wenn sie dazu führen, dass der Jahresabschluss kein den tatsächlichen Verhältnissen entsprechendes Bild der Vermögens-, Finanz- und Ertragslage vermittelt. Hierzu gehören z.B. die auf die Posten der → Bilanz und der → Gewinn- und Verlustrechnung angewandten Bewertungsmethoden.

Anlagevermögen – Beim Anlagevermögen handelt es sich nach § 247 Abs. 2 HGB um Vermögensteile, die dem Unternehmen *dauernd* – über eine längere Zeitspanne – dienen sollen, die also in der Regel *gebraucht* und nicht verbraucht werden, wie z.B. Grundstücke, Gebäude, Fahrzeuge, Betriebs- und Geschäftsausstattung.

Anschaffungskosten – Anschaffungskosten sind die Aufwendungen, die geleistet werden, um einen Vermögensgegenstand zu erwerben und ihn in einen betriebsbereiten Zustand zu versetzen, soweit sie dem Vermögensgegenstand einzeln zugeordnet werden können. Zu den Anschaffungskosten gehören auch die Nebenkosten sowie die nachträglichen Anschaffungskosten. Anschaffungspreisminderungen sind abzusetzen.

Arbeitnehmerüberlassung – Eine Arbeitnehmerüberlassung liegt vor, wenn ein Arbeitgeber (Verleiher) seine Arbeitnehmer (Leiharbeitnehmer) einem Dritten (Entleiher) zur Arbeitsleistung überlässt, wobei Letzterer die Arbeitnehmer nach seinen geschäftlichen Bedürfnissen einsetzt.

Arbeitsgericht – Ist das für Arbeitsrechtsangelegenheiten zuständige Gericht.

Arbeitsplatzanalyse – Bei der Arbeitsplatzanalyse werden die arbeitsplatz- bzw. stellenspezifischen Aufgaben und Tätigkeiten sowie die darauf einwirkenden äußeren Bedingungen untersucht. Zweck ist in der Praxis meistens die Optimierung des Arbeitsplatzes.

Arbeitsanalyse – Die Gestaltung der Arbeitsprozesse erfolgt mit Hilfe der Arbeitsanalyse und der Arbeitssynthese. Bei der Arbeitsanalyse werden die zuvor im Rahmen der Aufgabenanalyse gewonnenen Teilaufgaben nochmals untergliedert. Die Analyse beschränkt sich dabei auf den eigentlichen Arbeitsvorgang, also die Verrichtung. Sie gibt im Ergebnis einen Überblick über die Gesamtheit der in zeitlicher Reihenfolge bzw. parallel anfallenden und auf Aufgabenträger zu verteilenden Aufgaben. Im Mittelpunkt stehen also Raum und Zeit der Arbeitsprozesse. Zusammen mit der → Arbeitssynthese führt die Arbeitsanalyse zur → Ablauforganisation.

Arbeitssynthese – Die Arbeitssynthese schließt sich an die → Arbeitsanalyse an und fasst Aufgaben anhand personaler, lokaler oder temporaler Aspekte im Rahmen der → Ablauforganisation zusammen.

Audit – Das Audit ist eine systematische und unabhängige Untersuchung, um festzustellen, ob die qualitätsbezogenen Forderungen der DIN ISO umgesetzt wurden.

Aufbauorganisation – Bei der Aufbauorganisation werden die zu bewältigenden Aufgaben nach den Gesichtspunkten der Verrichtung («Was?») und dem Objekt («Woran?») festgelegt. Grafisch dargestellt meint die Aufbauorganisation das Organisationsdiagramm eines Unternehmens.

Aufgabenanalyse – Die Aufgabenanalyse kann als wesentliche Voraussetzung für jede Organisationsgestaltung angesehen werden. Hierzu muss die Gesamtheit der im Unternehmen anfallenden Aufgaben erfasst und analysiert werden. Die ermittelte Gesamtaufgabe des Unternehmens ist nun wiederum in Teilaufgaben zu zergliedern. Dies geschieht durch die Aufgabenanalyse.

Aufgabensynthese – Aus der Notwendigkeit der organisatorischen Differenzierung ergibt sich die Notwendigkeit der organisatorischen Integration. Hier müssen die aus der Arbeitsteilung entstehenden Teilaufgaben personell, zeit- und mengenmäßig wieder so miteinander kombiniert werden, dass sich aus den einzelnen bewältigten Teilaufgaben die bewältigte Gesamtaufgabe als Leistungseinheit zusammenfügt.

Balanced Scorecard (BSC) – Die Balanced Scorecard (BSC) entstand aus der Kritik an der Überbetonung vergangenheitsbezogener Finanzkennzahlen zur Beurteilung der unternehmerischen Leistung. Ausgangspunkt der BSC ist die Feststellung, dass eine umfassende Steuerung der unternehmerischen Aktivitäten nur durch ein ganzheitliches und mehrdimensionales Kennzahlensystem möglich ist. Entsprechend verbindet und integriert die BSC kurzfristige und langfristige korrespondierende Ziele, wobei eine wesentliche Managementaufgabe der BSC darin zu sehen ist, ein Gleichgewicht folgender Zielperspektiven zu erreichen: Finanzperspektive, Kundenperspektive, Prozessperspektive und Innovationsperspektive.

Barwert – Barwerte sind diskontierte (abgezinste) Werte für Renten.

Befristungskontrollklage (oder auch Entfristungsklage) – Arbeitnehmer, die ein befristetes Arbeitsverhältnis eingegangen sind, haben die Möglichkeit, arbeitsgerichtlich überprüfen zu lassen, ob die Befristung überhaupt wirksam ist. Das Gericht kann feststellen, dass die Befristung unwirksam ist und der Arbeitsvertrag als unbefristeter Arbeitsvertrag gilt, wenn der Arbeitnehmer spätestens drei Wochen nach Ablauf der Befristung klagt (§ 17 TzBfG).

Beizulegender Wert – Der beizulegende Wert wird bei der Bewertung des Vermögens vergleichend herangezogen. Ist dieser längerfristig niedriger als die Anschaffungs- oder Herstellungskosten, muss dieser Wert angesetzt werden. Die Untergrenze bildet der Teilwert.

Berufung – Rechtsmittel gegen Urteile des ersten Rechtszuges, wenn der Berufungsführer Tatsachen und die Rechtsanwendung überprüfen lassen will.

Betriebsbuchhaltung – Mit der Erfassung von Verbrauchen und der Leistungsverwertung stehen bei der Betriebsbuchhaltung vor allem betriebswirtschaftliche Faktoren im Vordergrund, die zum Zwecke der *internen Unternehmenssteuerung* genutzt werden. Ausnahmen bilden die Mindestvorschriften der → Pflegebuchführungsverordnung für die Kosten- und Leistungsrechnung, da hier auch Anforderungen für Externe formuliert sind.

Betriebswirtschaftslehre (BWL) – Disziplin der Wirtschaftswissenschaften, die sich mit den wirtschaftlichen Entscheidungen in Betrieben und Unternehmungen befasst.

Beweislast – Jede Partei in einem Rechtsstreit trägt die Beweislast für die Tatsachen, die den von ihr geltend gemachten Anspruch stützen.

Bewertungsgrundsätze – In den Bewertungsgrundsätzen wird festgelegt, wie die Bewertung des Vermögens und der Schulden im Einzelnen vorzunehmen ist. In vielen Bestimmungen orientiert man sich dabei an den Wertansätzen.

Bezugspersonenpflege – Bei der Bezugspersonenpflege werden den einzelnen Pflegekräften einzelne Patienten/Bewohner zugeordnet. Die Pflegekraft ist damit verantwortlich für den Pflegeprozess ihrer Klienten. Sie erstellt zusammen mit dem Patienten/Bewohner die Pflegeplanung und beurteilt die Wirkung der Pflege. Durch eine gründliche Informationsweitergabe stellt sie sicher, dass auch während ihrer Abwesenheit die Pflege in ihrem Sinne weitergeführt wird. Bei dem System der Bezugspflege kann sich eine intensive Beziehung zwischen beiden Seiten entwickeln. Unter Umständen besteht sogar die Gefahr einer zu engen Bindung, die ohne die Fähigkeit zur professionellen Distanz zur Belastung werden kann.

Bilanz – Die Bilanz wird in § 242 HGB als ein Abschluss definiert, der das Verhältnis von Vermögen und Schulden darstellt. Sie ist Teil des → Jahresabschlusses und bildet eine Gegenüberstellung von Vermögen und Kapital in *Kontenform*. Die Seite *Passiva* gibt Auskunft über die Mittelherkunft, die Seite *Aktiva* zeigt auf, wie diese Mittel verwendet worden sind. Die Bilanzposten und Werte einer *Schlussbilanz* müssen in die *Eröffnungsbilanz* für das Folgejahr übernommen werden.

Biometrie – Die Biometrie ist die Wissenschaft von den Methoden der Planung, Durchführung und statistischen Auswertung von Studien in Biologie und Medizin.

Bruttosozialprodukt – Das Bruttosozialprodukt ist ein Maß für die wirtschaftliche Leistung einer Volkswirtschaft in einer Periode. Es entspricht dem Wert aller in der Periode produzierten Güter (Waren und Dienstleistungen).

Bundesrecht – Als Bundesrecht werden alle Rechtsnormen bezeichnet, die von Rechtssetzungsorganen des Bundes erlassen sind.

Controlling – Im Unternehmen ist Controlling weniger als Kontrolle im eigentlichen Sinne, sondern vielmehr als Steuerungs- und Lenkungsaufgabe zu betrachten. Controlling ist eine integrierende Aufgabe. Bereits im Rahmen der Planung findet eine begleitende Kontrolle statt. Während es im Rahmen der Steuerung durch Mitarbeiterführung eher um eine Steuerung der «weichen» Faktoren geht (Mitarbeiter), handelt es sich beim Controlling um die Steuerung der «harten» Faktoren (betriebswirtschaftliche Kennzahlen) in einem Unternehmen. Übergeordnetes Ziel beider Funktionen ist die Existenzsicherung des Unternehmens.

Deflation – Bei Deflation kommt es zur kumulativen Abwärtsbewegung der wirtschaftlichen Aktivität, die mit einem Verfall der Güter- und Faktorpreise verbunden ist. Wie die → Inflation wird auch die Deflation von einer Disproportionalität zwischen Güter- und Geldkreislauf begleitet.

Derivate – Zusammenfassender Begriff für Finanzprodukte wie → Optionen, → Swaps oder → Forwards zum Kauf oder Verkauf von z. B. Wertpapieren auf Termin.

Disposition – Disposition bedeutet die situationsabhängige Regelung eines Einzelfalls im Rahmen der dauerhaft und umfassend angelegten Organisation.

Einfühlungsverhältnis – Damit wird eine Art «Schnupperkurs» bezeichnet, in dem sich Arbeitnehmer und Arbeitgeber kennen lernen. Es besteht während dieser Zeit keine Arbeitspflicht für den Arbeitnehmer und keine Vergütungspflicht für den Arbeitgeber.

Einlinienorganisation – Bei der Einlinienorganisation erhält jede nachgeordnete Stelle Anweisungen von genau einer ihr direkt vorgesetzten → Instanz.

Einnahmen-Ausgaben-Rechnung – Die Einnahmen-Ausgaben-Rechnung stellt eine vereinfachte Aufzeichnungspflicht mit Gewinnermittlung dar. Diese muss durchgeführt werden, wenn keine kaufmännische doppelte Buchführung erforderlich ist.

Einzelkosten – Einzelkosten lassen sich Leistungen oder einem zu bewertenden Objekt direkt zurechnen. Im Rahmen der Berechnung von → Herstellungskosten spielen sie eine wichtige Rolle.

Erfolgskonten – Die Erfolgskonten sind Aufwands- und Ertragskonten. Sie dienen der Erfolgsrechnung. Innerhalb der Finanzbuchhaltung werden sie über das Gewinn- und Verlustkonto abgeschlossen.

Ertragswert – Ertragswerte sind diskontierte (abgezinste) Werte für künftige Erträge.

Finanzbuchhaltung (FiBu) – Die Finanzbuchhaltung dient insbesondere der Dokumentation und Information für Externe (externes Rechnungswesen). Für die Bereiche → Jahresabschluss, Finanzierung und Steuern nimmt sie einen herausragenden Stellenwert ein.

Finanzinstrumente – Vertragliche Verpflichtungen, die mittel- oder unmittelbar auf den Austausch von Zahlungsmitteln gerichtet sind (Aktien, Schuldverschreibungen, Derivate).

Fluktuation – Fluktuation bezeichnet den Wechsel eines Arbeitnehmers von einem Arbeitsplatz zum anderen.

Forderungen – Wenn ein Unternehmen Außenstände (auch offene Posten genannt) an Kunden, Kassen oder Geschäftspartner hat, sind dies Forderungen.

Forwards – Verpflichtender Vertrag über den Kauf oder Verkauf von Wertpapieren o. ä. zu einem vorher bestimmte Preis auf Termin.

Führungsmodelle – Führungsmodelle treffen Aussagen darüber, wie die Praxis der Führung in einem Unternehmen vollzogen werden soll. Insofern sind Führungsmodelle normative «Denkmodelle» zur Unterstützung der Führung als Managementfunktion.

Führungsstil – Meint die konkrete Art und Weise des Führens.

Funktionspflege – Beim System der Funktionspflege erfolgt keine Zuordnung von Patienten/Bewohnern zu einer bestimmten Pflegekraft oder einem Pflegeteam. Der Patient/Bewohner wird mit ständig wechselnden Gesichtern konfrontiert und kann sich oft gar nicht die Namen merken. Es ist nachzuvollziehen, dass ein solches Verfahren dem Beziehungsaufbau abträglich ist. Für beide Seiten ist die Funktionspflege wenig befriedigend. Sie erschwert zudem die Arbeit nach dem Pflegeprozess bzw. macht sie unmöglich.

Gemeinkosten – Die Gemeinkosten lassen sich Leistungen oder einem zu bewertenden Objekt nicht direkt zurechnen. Im Rahmen der Berechnung von Herstellungskosten spielen sie eine wichtige Rolle.

Gericht – Ein Organ der Rechtspflege, das die Entscheidung über einen bestimmten Sachverhalt fällt.

Geschäftsvorfälle – Im Rahmen der Buchführung sind Geschäftsvorfälle geschäftliche Aktivitäten (Zahlungen, Zahlungseingänge, Lieferungen etc.), Ereignisse (auf Grund eines Unfalls muss ein Fahrzeug verschrottet werden) und Situationen, die Buchungen auslösen. Dazu gehören auch Insolvenzen von Kunden, an die ein Unternehmen Forderungen hat.

Geschriebenes Recht – Hierunter versteht man alle Gesetze, die ausdrücklich niedergeschrieben sind (gesetztes Recht).

Gewinn- und Verlustrechnung (GuV) – Die GuV ist Teil des → Jahresabschlusses und weist den Jahresüberschuss bzw. Jahresfehlbetrag (Gewinn bzw. Verlust) aus. Ihre Gliederung ist – wie auch die Gliederung der → Bilanz – vorgeschrieben. Gemischte Pflegeeinrichtungen können eine Teil-Gewinn- und Verlustrechnung durchführen.

Geregelter Markt – Marktsegment an den deutschen Börsen.

Gläubiger – Als Gläubiger werden Personen, Personengruppen, Institutionen oder Unternehmen bezeichnet, die Forderungen oder Teilforderungen an ein Unternehmen haben.

Gradual Change – Als Gradual Change gelten qualitative und evolutionär-kontinuierliche Anpassungen im Rahmen des Unternehmenswachstums, die sich auf einzelne Organisationseinheiten oder -bereiche beschränken.

Gruppenpflege – Beim System der Gruppenpflege werden die Patienten/Bewohner jeweils einem kleinen, überschaubaren Pflegeteam zugeordnet. Dadurch beschränkt sich der nicht zu vermeidende Wechsel auf nur wenige Personen. Der Patient/Bewohner sieht immer die gleichen Gesichter und kann sich an das Team gewöhnen. Gruppenpflege ermöglicht ein Arbeiten nach dem Pflegeprozess.

Handel – Der Austausch von Angebot und Nachfrage über den Markt bedeutet Handel.

Handelsbestand – Finanzinstrumente des Handelsbestandes sind diejenigen Finanzinstrumente von Kreditinstituten, die weder zur Liquiditätsreserve noch zum Anlagebestand zählen.

Handelsgesetzbuch (HGB) – Im Handelsgesetzbuch sind alle wesentlichen Bestimmungen für Kaufleute geregelt. Das Dritte Buch des HGB enthält mit den Regelungen aus den Abschnitten 1 und 3 die wesentlichen Bestimmungen zum → Jahresabschluss, die auch für Pflegebetriebe gelten.

Handelsgewerbe – Ein Handelsgewerbe liegt vor, wenn ein selbstständiger Unternehmer planmäßig und nach außen erkennbar eine dauerhafte Tätigkeit ausübt, die auf Gewinnerzielung ausgerichtet ist.

Handlungskompetenz – Handlungskompetenz setzt sich aus Methoden-, Sozial- und Fachkompetenz zusammen und ist elementar für die erfolgreiche Bewältigung von Aufgaben.

Herstellungskosten – Herstellungskosten sind die Aufwendungen, die durch den Verbrauch von Gütern und Inanspruchnahme von Diensten entstehen, um einen Vermögensgegenstand herzustellen, zu erweitern oder über seinen ursprünglichen Zustand hinaus wesentlich zu verbessern (§ 255 Abs. 2 und 3 HGB).

International Accounting Standards Board (IASB) – Privatrechtlich organisierte Einrichtung mit Sitz in London, die die IFRS erarbeitet. Ziel des IASB ist es, die → International Financial Accounting Standards (IFRS) als weltweit einheitlich anzuwendende Rechnungslegungsstandards durchzusetzen.

Internationale Rechnungslegungsstandards – Hier verwandt als synonym für die International Financial Reporting Standards (IFRS). Die IFRS sind innerhalb der EU für kapitalmarktorientierte Unternehmen, die einen Konzernabschluss aufstellen müssen, verbindlich.

Improvisation – Improvisation bedeutet vorübergehende Regelung einer begrenzten Anzahl von Teilhandlungen im Rahmen der arbeitsteiligen Aufgabenerfüllung der Unternehmung.

Inflation – Prozess allgemeiner Preissteigerung.

Insourcing – Re-Integration ausgelagerter Aktivitäten.

Instanz – Stelle mit zusätzlicher Leitungsbefugnis.

Inventar – Die Ergebnisse der → Inventur werden in einem Bestandsverzeichnis, dem Inventar, festgehalten. Das Inventar enthält Art, Menge und Wert der Vermögensteile und Schulden. Es bildet die Grundlage für die Ableitung der in der → Bilanz auszuweisenden Endbestände.

Inventur – Bestandsaufnahme des Vermögens und der Schulden zur Ermittlung des Reinvermögens. Die Bestandsaufnahme erfolgt entweder körperlich (durch «Wiegen, Messen, Zählen» oder durch eine buchmäßige Bestandsaufnahme), in einigen Fällen auch kombiniert mit der buchmäßigen Bestandsaufnahme zu unterschiedlichen Zeitpunkten.

Investition – Eine Investition ist eine zielgerichtete, i.d.R. langfristige Kapitalbindung zur Erwirtschaftung zukünftiger autonomer Erträge.

Jahresabschluss – Der Jahresabschluss ist Kernstück einer jeden kaufmännischen Buchführung zum so genannten «Stichtag» am 31. Dezember eines Jahres. Der Jahresabschluss besteht aus der → Bilanz, der → Gewinn- und Verlustrechnung (GuV) und dem → Anhang des Jahresabschlusses.

Jointventure – Ein Jointventure (gemeinsames Wagnis) führt zu einem Unternehmenszusammenschluss, bei dem im Rahmen der Kooperation zwischen Unternehmen ein neues, eigenständiges Unternehmen gegründet wird, an dem alle Kooperationspartner beteiligt sind.

Kalender- und Geschäftsjahr – Kalender- und Geschäftsjahr müssen nicht identisch sein. Gemäß der → Pflegebuchführungsverordnung richtet sich das Geschäftsjahr nach dem Kalenderjahr. Wird z.B. ein Betrieb im Laufe eines Kalenderjahres eröffnet oder erworben, entsteht ein so genanntes «Rumpfwirtschaftsjahr» über einen kürzeren Zeitraum als 12 Monate.

Kapitalgesellschaften – Zu den Kapitalgesellschaften gehören z.B. Aktiengesellschaften, Kommanditgesellschaften auf Aktien oder Gesellschaften mit beschränkter Haftung, die hinter ihren Namen die Kürzel *AG, KG a. A.* bzw. *GmbH* haben. Sie gehören zu den Formkaufleuten. Für solche Unternehmen gelten besonders «strenge» handelsrechtliche Bestimmungen, die u.a. zum Schutz der Gläubiger erlassen worden sind.

Kapitalmarktorientiertes Unternehmen – Unternehmen, das Aktien oder Schuldverschreibungen zum Handel auf einem geregelten Markt ausgegeben hat.

Kartell – Ein Kartell bedeutet die vertragliche, in der Regel wettbewerbsbehindernde Kooperation zwischen Unternehmen gleicher Branchen, bei der die Unternehmen rechtlich selbstständig bleiben, die wirtschaftliche Selbstständigkeit aber eine partielle Einschränkung erfährt.

Kaufmann – Gemäß dem → Handelsgesetzbuch ist nur derjenige Kaufmann, der ein Handelsgewerbe betreibt, das heißt, wer als selbstständiger Unternehmer planmäßig und nach außen erkennbar eine dauerhafte Tätigkeit ausübt, die auf Gewinnerzielung ausgerichtet ist.

Kläger – Ist derjenige, der bei einem Gericht um Rechtsschutz nachsucht.

Komplementärgut – Güter, die nur in Verbindung mit einem anderen Gut nutzbar sind (Auto und Benzin; Pen und Insulin), werden als Komplementärgüter bezeichnet. Die Besonderheit liegt bei Komplementärgütern darin, dass die Nachfrage nach dem einen Gut direkt die Nachfrage nach dem zusätzlich benötigten Gut steigert, während ein Nachfragerückgang bei Produkt A zu einem Nachfragerückgang bei Produkt B führt.

Konjunktur – Als Konjunktur wird die durch Zusammenwirken sämtlicher ökonomischer Bewegungsvorgänge zu einer von ihrer Richtung und Intensität bestimmten wirtschaftlichen Gesamtlage bezeichnet. Im Allgemeinen Sprachgebrauch ist der Begriff Konjunktur mit Aufschwung verbunden.

Kontenrahmen – Ein Kontenrahmen ist eine Art *Organisationsplan* für die Buchführung eines Unternehmens einer bestimmten Branche. Er dient der *einheitlichen Ausrichtung* der Buchführungsorganisation. In diesem Sinne gibt die → Pflegebuchführungsverordnung mit der Anlage 4 einen speziellen Kontenrahmen vor.

Konzern – Ein Konzern ist die unter einheitlicher Leitung eines herrschenden Unternehmens stehende Zusammenfassung eines oder mehrerer abhängiger Unternehmen, insbesondere bei Bestehen eines Beherrschungsvertrages oder Eingliederung.

Kooperation – All jene Zusammenschlüsse, die auf freiwilliger Basis in eine recht lockere, meist zeitlich oder sachlich begrenzte vertragliche Verbindung von Unternehmen münden, gelten als Kooperation. Beispiel für eine Kooperation wäre etwa die Zusammenarbeit zweier Pharmaunternehmen am gemeinsamen Projekt «Interessengemeinschaft Forschung».

Kostenstelle – Unter einer Kostenstelle versteht man einen Ort (eine Station, eine Abteilung oder einen Leistungsbereich), der Kosten verursacht.

Kostenträger – Ein Kostenträger ist im Sinne der Kosten- und Leistungsrechnung weder eine Kasse noch ein sonstiger institutioneller Zahler von Kosten, sondern eine bestimmte Leistung oder ein Leistungskomplex, für die bzw. den Kosten entstehen.

Krankenhausbuchführungsverordnung (KHBV) – Die KHBV ist, historisch betrachtet, die «Vorgängerin» der Pflegebuchführungsverordnung. Sie gilt für alle nach dem Krankenhausfinanzierungsgesetz geförderten Krankenhäuser.

Krankenversicherung – Zweig der gesetzlichen Sozialversicherung mit der Aufgabe, Leistungen zur Förderung der Gesundheit und zur Verhütung von Krankheit zu gewähren.

Kündigungsschutzklage – Mit dieser Klage kann sich ein Arbeitnehmer gegen die Kündigung seines Arbeitsverhältnisses wenden. Das Arbeitsgericht überprüft dann, ob die Kündigung rechtmäßig ausgesprochen wurde.

Landesrecht – Hiermit werden alle Rechtsnormen bezeichnet, die aus der Feder eines Landesgesetzgebers stammen.

Lean Management – Mit Hilfe schlanker Strukturen in der Führungsebene versuchen Unternehmen, Kosten zu sparen, Hierarchien abzubauen und damit die Entscheidungswege zu verkürzen sowie die Flexibilität zu erhöhen.

Liquidationswert – Der Liquidationswert weicht vom üblichen Verkaufswert (Verkaufspreis) durch den Zwang des Verkaufs bei Unternehmensauflösungen ab.

Management-Review – Ein Management-Review ist ein systematisch erstellter Bericht, der Mitarbeitern, Gesellschaftern und ggf. der interessierten Öffentlichkeit in regelmäßigen Zeitabständen repräsentativ und mit validen Daten zum Leistungsspektrum und zur Qualität der erbrachten Dienstleistungen in verständlicher Form zur Verfügung gestellt wird. Er bietet der Leitung die Möglichkeit der internen Bewertung, weiterer Planung und Steuerung der Qualitätspolitik und der definierten Qualitätsziele. In die Bewertung fließen ein:

1. Ergebnisse interner Audits
2. Rückmeldungen von Kunden
3. Prozessleistung und Produktkonformität
4. Status von Vorbeugungs- und Korrekturmaßnahmen
5. Folgemaßnahmen vorangegangener Managementbewertungen (Management-Reviews)

6. Veränderungen, die sich auf das Qualitätsmanagementsystem auswirken könnten
7. Empfehlungen für Verbesserungen.

Markt – Als Markt wird der gedankliche Ort des Zusammentreffens von Angebot und Nachfrage bezeichnet.

Markt- oder Börsenwert (MoB) – Der Markt- oder Börsenwert ist der Zeitwert eines Gutes, der sich im freien Handel am Bilanzstichtag ergibt. Er wird in einigen Fällen auch als → *beizulegender Wert* herangezogen.

Matrixorganisation – Kennzeichnend für das Matrixsystem ist die Aufteilung der Leitungsfunktionen, das heißt, eine untergeordnete Stelle, die so genannte Matrixschnittstelle, erhält Anweisungen von zwei übergeordneten und gleichberechtigten Leitungsstellen, den Matrixstellen.

Medizinische Dokumentation – Form der Zusammenstellung, Ordnung und Nutzbarmachung von medizinischen Erkenntnissen.

Medizinische Epidemiologie – Art, Häufigkeit und Verteilung von Krankheiten.

Medizinische Informatik – Die medizinische Informatik ist die Wissenschaft von der Informationsverarbeitung und der Gestaltung von Informationssystemen im Gesundheitswesen, mit dem Ziel, Gesundheitsfürsorge und Krankenversorgung zu unterstützen.

Mehrlinienorganisation – Im Gegensatz zur → Einlinienorganisation erhalten beim Mehrliniensystem die nachgeordneten Stellen von mehreren vorgesetzten Leitungsstellen Anweisungen.

Modell – 1) Muster, Vorbild; 2) Entwurf oder Nachbildung in kleinerem Maßstab (z.B. eines Bauwerks).

Öffentliches Recht – Das öffentliche Recht regelt die Beziehungen des Einzelnen zur öffentlichen Gewalt (Staat, Land, Gemeinde, öffentliche Körperschaft) und die Beziehungen der öffentlichen Gewalten zueinander, z.B. zwischen Bund und Ländern. Zum öffentlichen Recht gehören das Verwaltungsrecht, das Straf- und Prozessrecht sowie das Verfassungsrecht, das Staatsrecht und das Völkerrecht.

Optionen – (Wahl-)Recht zum Kauf eines Wertpapiers zu einem vorher bestimmten Preis.

Ordnungsmäßigkeit der Buchführung – Nach § 238 (1) → Handelsgesetzbuch und nach § 145 (1) Abgabenordnung muss sich ein sachverständiger Dritter innerhalb einer angemessenen Zeit einen Überblick über die Geschäftsvorfälle und über die Lage des Unternehmens verschaffen können. Danach ergeben sich bestimmte Vorschriften für die Buchführung sowie für eine datenverarbeitungsgestützte Buchführung. Zusätzlich sind noch spezielle Richtlinien für den → Jahresabschluss zu beachten.

Organisation – 1) der Prozess bzw. die Tätigkeit des organisatorischen Gestaltens; 2) das Ergebnis des Gestaltens; 3) ein Unternehmen.

Outsourcing – Beim Outsourcing kommt es zur Ausgliederung einzelner Aufgaben oder ganzer Funktionsbereiche aus dem Gesamtunternehmen und zu deren Übertragung auf Fremdfirmen.

Passivierung – Passivierung bedeutet, einen Passivposten in der Bilanz auf der Passivseite anzusetzen. Auch in diesem Zusammenhang spricht man von einer *Passivierungspflicht*, einem *Passivierungsverbot* und einem *Passivierungswahlrecht* (→ Aktivierung).

Pensumlohn – Der Pensumlohn ist eine Weiterentwicklung der traditionellen Lohnformen. Wie der → Akkordlohn und der → Prämienlohn ist auch er ein Leistungslohn. Von beiden Lohnformen unterscheidet er sich grundlegend dadurch, dass er sich auf künftig erwartete, nicht auf in der Vergangenheit erbrachte Leistungen bezieht.

Personalmarketing – Das Personalmarketing umfasst alle Aufgaben im Zusammenhang mit der Beschaffung, Entwicklung und Pflege von Mitarbeitern in einem Unternehmen.

Personalpolitik – Bei der Personalpolitik werden die verfügbaren Machtpotenziale und -strategien betont. Sie steht für die grundlegenden Entscheidungen im Personalbereich sowie für deren Einbettung in die Unternehmensführung und -politik.

Pflegebuchführungsverordnung (PBV) – Die PBV wurde in § 83 Abs. 1 Nr. 2 des Pflegeversicherungsgesetzes geregelt. Die Vorschriften sind auf stationäre Pflegeeinrichtungen erstmals für das Geschäftsjahr 1997 und auf ambulante Pflegeeinrichtungen erstmals für das Geschäftsjahr 1998 anzuwenden. Sie enthalten wesentliche Aussagen über Buchführung, → Inventar, Kosten- und Leistungsrechnung und → Jahresabschluss.

Pflegedokumentation – Die Pflegedokumentation ist ein urkundliches Instrument in der ordnungsgemäßen Versorgung eines Patienten, das vor Gericht als Beweismittel herangezogen werden kann.

Pflegeprozess – Der Pflegeprozess ist eine geordnete, systematische Methode zur:
- Bestimmung des Gesundheitszustands eines Klienten
- Bestimmung von Problemen, die als Veränderungen in der Erfüllung menschlicher Bedürfnisse definiert werden
- Erstellung von Plänen zu deren Lösung
- Initiierung und Umsetzung der Pläne und
- Bewertung des Ausmaßes oder Grades, bis zu welchem sich die Pläne für die Förde-

rung eines optimalen Wohlbefindens und für die Lösung der erkannten Probleme als wirksam erwiesen haben.

Pflegestandard – Ein Standard ist ein Maßstab, der an eine Pflegehandlung angelegt wird. Er gibt ein vereinbartes Qualitätsniveau vor, das in der Praxis überprüfbar ist. Pflegestandards gelten als zentrales Element der internen Qualitätssicherung und haben erhebliche Bedeutung für den Professionalisierungsprozess in der Pflege. Mit Hilfe von Standards werden Prozesse der Ablauforganisation geregelt und Beschreibungen ihres Qualitätsniveaus vorgenommen.

Pflegeversicherung – Ein Zweig der gesetzlichen Sozialversicherung mit der Aufgabe, Leistungen im Falle der Pflegebedürftigkeit zu erbringen.

Pflegschaft – Eine Pflegschaft wird für einzelne besondere Angelegenheiten bestellt, die der Betroffene selbst nicht mehr regeln kann.

Prämienlohn – Der Prämienlohn besteht aus zwei Teilen, einem leistungsunabhängigen und einem leistungsabhängigen Teil. Mit dem Grundlohn wird der Lohn anforderungsbezogen, mit der Prämie leistungsbezogen differenziert.

Privatrecht – Das Privatrecht regelt die Rechtsbeziehungen der einzelnen Bürger zueinander, d. h. die Rechtsbeziehungen verschiedener Rechtssubjekte auf dem Boden der Gleichordnung. Sein Kern ist das Bürgerliche Recht, das im Bürgerlichen Gesetzbuch (BGB) niedergelegt ist.

Probearbeitsverhältnis – Muss zwischen Arbeitnehmer und Arbeitgebern vereinbart werden. Während dieser Zeit kann das Arbeitsverhältnis unter Einhaltung einer verkürzten Kündigungsfrist (gesetzlich zwei Wochen, tarifvertraglich kürzere Frist möglich) beendet werden.

Produktionsfaktoren – Als Produktionsfaktoren gelten diejenigen Güter, mit denen sich im wirtschaftlichen Produktionsprozess ein Mehrwert generieren lässt. Sie lassen sich auch als elementare Güter oder Produktionsfaktoren bezeichnen.

Qualifikationsprofil – Mit diesem Begriff werden die textliche oder grafische Darstellung fachlicher, sozialer und persönlicher Qualifikationsmerkmale sowie deren jeweilige Ausprägungsgrade bezeichnet.

Qualität – Qualität ist der Grad, in dem ein Satz inhärenter Merkmale Anforderungen erfüllt (s. DIN EN ISO 9000). Der Begriff *Qualität* kann in diesem Zusammenhang mit Adjektiven wie «gut», «schlecht» oder «hervorragend» umschrieben werden. «Inhärent» bedeutet in diesem Fall einer Einheit als ständiges Merkmal «innewohnend».

Qualitätsmanagementsystem (QMS) – Ein QMS ist ein System zur Festlegung der Qualitätspolitik und der Qualitätsziele sowie der Instrumente zum Erreichen dieser Ziele. Das QMS dient der Realisierung der festgelegten Qualitätspolitik. Hier werden Strategien zur Umsetzung der Ziele entwickelt, dokumentiert, eingeführt und aufrechterhalten.

Radical Change – Beim Radical Change kommt es zu Veränderungen in einer Organisation, die von grundlegender und v.a. von qualitativer Natur sind. Sie umfassen die gesamte Organisation und erfolgen diskontinuierlich und revolutionär.

Rechnungswesen – Das Rechnungswesen hat die Aufgabe, das gesamte Unternehmensgeschehen zahlenmäßig zu erfassen, zu kontrollieren und auszuwerten (= Gesamtsystem aller Teilrechnungen).

Rechtliche Betreuung – Kann auf Antrag für Erwachsene angeordnet werden, wenn sie auf Grund von psychischer Krankheit, körperlicher, geistiger oder seelischer Behinderung nicht in der Lage sind, ihre Angelegenheiten selbst zu regeln.

Rechtsquelle – Eine Rechtsquelle bezeichnet den Ursprung eines geltenden Rechtssatzes, d.h. eines Rechtsanspruchs bzw. einer Verhaltensregel.

Revision – Ein Rechtsmittel gegen ein Urteil, wenn sich der Revisionsführer gegen die unrichtige Anwendung des materiellen Rechts wendet.

Richter – Organ der Rechtspflege, der die Recht sprechende Gewalt im Staat ausübt.

Sachleistungsprinzip – Gesetzlich Versicherte haben gegen ihre Kranken- und Pflegekasse nur einen Anspruch auf Versorgung mit den notwendigen Leistungen. Einen Kostenerstattungsanspruch gibt es nur in den gesetzlich geregelten Ausnahmefällen.

Sondereinzelkosten – Die Sondereinzelkosten entstehen nicht regelmäßig. Im Rahmen der Berechnung von → Herstellungskosten spielen sie eine wichtige Rolle.

Sozialgericht – Ein besonderer Verwaltungsgerichtszweig, der über öffentlich-rechtliche Streitigkeiten z.B. in Angelegenheiten der Sozialversicherungen entscheidet.

Stab-Linien-Organisation – Die Stab-Linien-Organisation ist eine Sonderform der Einlinienorganisation, bei der einzelne Instanzen durch beratende Stäbe ergänzt werden.

Stagflation – Als Stagflation wird eine gesamtwirtschaftliche Fehlentwicklung bezeichnet, bei der Stagnation und Inflation kombiniert mit Arbeitslosigkeit auftreten.

Stelle – Als kleinste organisatorische Einheit grenzt die Stelle den Aufgaben- und Zuständigkeitsbereich eines Mitarbeiters ein.

Stellenbeschreibung – Die Stellenbeschreibung ist eine Ergänzung des Arbeitsvertrages, in ihr sind die Ziele, Aufgaben und Befugnisse des Stelleninhabers festgelegt.

Substitutionsgut – Kann ein Gut durch ein anderes ersetzt, also substituiert werden, ohne dass dies wesentlich zu Lasten der Bedürfnisbefriedigung geht, so spricht man von einem Substitutionsgut (z. B. Butter und Margarine; Markenpräparat und Generikum).

Swaps – Geschäft über den Austausch von Zahlungsströmen (z. B. Tausch eines fixen gegen einen variablen Zins).

Teilwert – Nach § 6 (1) Ziff. 1 Einkommensteuergesetz ist der Teilwert der Betrag, den ein Erwerber des gesamten Unternehmens im Rahmen des Gesamtkaufpreises für das einzelne Wirtschaftsgut bei Betriebsfortführung zahlen würde.

Testament – Ist eine vom Verstorbenen einseitig getroffene Regelung über die Verteilung seines Vermögens nach seinem Tod. Die einfachste Form der Errichtung eines Testaments ist das eigenhändig geschriebene und unterschriebene Testament.

Theorie – 1) System wissenschaftlich begründeter Aussagen zur Erklärung bestimmter Tatsachen oder Erscheinungen und der ihnen zu Grunde liegenden Gesetzmäßigkeiten; 2) Lehre von den allgemeinen Begriffen, Gesetzen, Prinzipien.

Titel – Juristische Kurzform für Vollstreckungstitel, dieser ist die Voraussetzung für Zwangsvollstreckungsmaßnahmen.

Total Quality Management (TQM) – TQM ist konsequentes, allumfassendes Qualitätsmanagement. Es geht um totale Beherrschung der Qualität von Produkten und Prozessen. TQM denkt dabei in abteilungsübergreifenden Prozessen. Alle Mitarbeiter und Unternehmensbereiche bemühen sich gemeinsam um die totale Zufriedenstellung von Kundenwünschen. Die Bausteine von TQM sind «Mitarbeiterbeteiligung», «Verantwortung der Leitung» und «Qualität der Produkte durch Qualität der Prozesse».

Trust – Während im → Konzern im Unterschied zur → Kooperation von Unternehmen die wirtschaftliche Selbstständigkeit völlig aufgegeben wird und nur noch die rechtliche Autonomie bestehen bleibt, geben die angeschlossenen Betriebe im Trust auch die rechtliche Selbstständigkeit auf. Hier entsteht bei der Fusion durch Aufnahme anderer Unternehmen oder Neugründung eine einzige Unternehmung, in der die eingegliederten Unternehmen rechtlich und wirtschaftlich aufgehen.

Umlaufvermögen – Das Umlaufvermögen steht einem Unternehmen *kurzfristig* zur Verfügung. Hier werden die Vermögensteile *verbraucht* oder *umgesetzt*, wie z. B. Lebensmittel, Forderungen, Sichtguthaben bei Banken etc.

Ungeschriebenes Recht – Als ungeschriebenes Recht werden die allgemeinen Rechtsgedanken bezeichnet, die jeder Rechtsordnung zu Grunde liegen, ohne dass sie der Gesetzgeber in ein Gesetz aufgenommen hat. Hierunter fällt z. B. das Gewohnheitsrecht, das sich in jahrelanger Übung herausgebildet hat: Jeder hält sich daran, ohne dass der Gesetzgeber ein Gesetz erlassen hat.

Universalsukzession – Gesamtrechtsnachfolge. Mit seinem Tod verliert ein Mensch alle Rechte und Pflichten. Diese gehen im gleichen Augenblick vollständig auf seine(n) Erben über.

Unternehmensführung, operative – Die operative Unternehmensführung entspricht der Alltagsarbeit. Sie hat das Ziel, die strategischen Vorgaben, die Ideen, möglichst gut und kurzfristig umzusetzen. «Dreh- und Angelpunkt» der operativen Unternehmensführung ist damit das Personal.

Unternehmensführung, strategische – Im Rahmen der strategischen Unternehmensführung ist es notwendig:

- Marktnischen und Kundenpotenziale zu ermitteln und zu realisieren
- neue Dienste, Angebote, Leistungen zu entwickeln und durch Marketing und Öffentlichkeitsarbeit bekannt zu machen
- für ein stimmiges Preis-Leistungs-Verhältnis zu sorgen
- Kostentransparenz zu schaffen.

Unternehmensleitbild – Das Unternehmensleitbild dient dazu, die in der Unternehmensphilosophie verankerten Werte und Normvorstellungen des Top Managements in Form von Unternehmensgrundsätzen festzuschreiben. Das Leitbild soll den Handlungsrahmen für die Entscheidungen auf allen Ebenen vermitteln. In schriftlicher Form werden sämtliche unternehmenspolitischen Grundsätze für alle Mitarbeiter und Führungskräfte verbindlich festgelegt. Das Leitbild dient damit der strategischen Formulierung der Grundordnung des Unternehmens und der langfristigen unternehmerischen Zielsetzungen. Mit einem Leitbild definiert ein Unternehmen sein Selbstverständnis, es bekennt sich.

Unternehmenspolitik – Mit der Unternehmenspolitik wird festgelegt, in welcher Weise die Aufgaben erledigt und wie die angestrebten Ziele erreicht werden sollen.

Unternehmenssachziel – Das Unternehmenssachziel beschreibt die Leistungen eines Unternehmens am Markt. Würde z. B. ein ambulanter Pflegedienst ein gebrauchtes Auto verkaufen oder vorhandene Unterstellplätze vermieten, so gehörten diese Tätigkeiten nicht zum Unternehmenssachziel.

Verbindlichkeiten – Wenn Kunden, Kassen oder Geschäftspartner Forderungen an ein Unternehmen haben, sind dies ihre Verbindlichkeiten. Diese Personen, Personengruppen, Institutionen oder Unternehmen sind → *Gläubiger* des Unternehmens.

Verwaltungsakt – Wichtigste Handlungsform von Behörden. Entscheidungen der Behörde werden durch einen Verwaltungsakt bekannt gegeben.

Volkswirtschaftslehre (VWL) – Wissenschaft der Nationalökonomien, die vor allem gesamtwirtschaftliche Zusammenhänge und Prozesse betrachtet, wobei den einzelwirtschaftlichen Phänomenen eine eher untergeordnete Rolle zukommt.

Vollstreckung – Dies ist die Durchsetzung eines Anspruchs gegen eine andere Person unter Inanspruchnahme staatlicher Hilfe, z. B. durch den Gerichtsvollzieher.

Vormundschaft – Wer für einen Minderjährigen hinsichtlich der Person und des Vermögens als Verantwortlicher bestellt wird, übt die Vormundschaft für diesen Minderjährigen aus und vertritt ihn in allen Angelegenheiten.

Widerspruchsbescheid – Einen Widerspruchsbescheid erlässt die Behörde im Verwaltungsverfahren, wenn sie den Widerspruch, den der Antragsteller eingelegt hat, für unbegründet hält. Das Verwaltungsverfahren ist in vielen Fällen zwingende Voraussetzung, um gegen den Bescheid Klage bei Gericht zu erheben.

Wiederbeschaffungswert – Der Wiederbeschaffungswert ist der Tageswert, der aufgewendet werden muss, um ein Wirtschaftsgut von gleicher Beschaffenheit zu ersetzen.

Wirtschaftsordnung – Innerhalb des Gesellschaftssystems wird der grundsätzliche Rahmen des wirtschaftlichen Handelns durch die Wirtschaftsordnung definiert. Entsprechend umfasst die Wirtschaftsordnung alle Regeln, Normen und Institutionen, die als meist längerfristig angelegte Rahmenbedingungen wirtschaftliche Entscheidungs- und Handlungsspielräume von Individuen und wirtschaftlichen Einheiten (Haushalte, Unternehmen) abgrenzen. Das wirtschaftliche Ordnungssystem reguliert also das Zusammentreffen von Angebot und Nachfrage, steuert wirtschaftliche Abläufe und stellt Leitlinien für die Gestaltung von Wirtschaftsprozessen auf.

Zeitlohn – Beim Zeitlohn erfolgt die Entlohnung nach der Dauer der geleisteten Arbeitszeit, das heißt, es wird ein bestimmter Lohnsatz pro Zeiteinheit gezahlt.

Zertifizierungsaudit – Ein Zertifizierungsaudit dient der Begutachtung zur Bescheinigung eines funktionstüchtigen Qualitätsmanagementsystems durch eine neutrale, akkreditierte Stelle.

Zweckgesellschaft – Selbstständiger Rechtsträger (meist jur. Person oder Stiftung). Die Verbindung eines Unternehmens zu einer Zweckgesellschaft ist regelmäßig so gestaltet, dass diese nicht in den Konzernabschluss einbezogen (konsolidiert) zu werden braucht. Mit der Zweckgesellschaft können unterschiedliche Zwecke verfolgt werden. Meist dient sie der bilanzbefreienden Verlagerung von Vermögensgegenständen und Schulden, z. B. bei Leasingobjektgesellschaften. Mit der bilanzbefreienden Verlagerung von Vermögensgegenständen und Schulden kommt es bei dem auslagernden Unternehmen zu einer Bilanzverkürzung. Dies führt regelmäßig zu einer Verbesserung der Bilanzkennzahlen. Darüber hinaus können Risiken vor den Abschlussadressaten verborgen werden.

Abkürzungsverzeichnis

AA – Arbeitsanweisung
Abs. – Absatz
ABEDL – Aktivitäten, Beziehungen und existenziellen Erfahrungen des Lebens
ABWL – Allgemeine Betriebswirtschaftslehre
AEDL – Aktivitäten und existenzielle Erfahrungen des Lebens
AEV – Arbeiterersatzkassen-Verband
AfA – Absetzung für Abnutzung
AG – Aktiengesellschaft
AGG – Allgemeines Gleichbehandlungsgesetz
AGB-G – Gesetz zur Regelung allgemeiner Geschäftsbedingungen
AK – Anschaffungskosten
AN – Arbeitnehmer
AO – Abgabenordnung
ArbZG – Arbeitszeitgesetz
ATL – Aktivitäten des täglichen Lebens
AV – Anlagevermögen
AVR – Arbeitsvertragsrichtlinien

BAB – Betriebsabrechnungsbogen
BAG – Bundesarbeitsgericht
BÄK – Bundesärztekammer
BAT – Bundesangestelltentarif
BDSG – Bundesdatenschutzgesetz
BEEG – Bundeselterngeld- und Elternzeitgesetz
BErzGG – Bundeserziehungsgeldgesetz
BetrVG – Betriebsverfassungsgesetz
BfA – Bundesversicherungsanstalt für Angestellte
BFH – Bundesfinanzhof
BGB – Bürgerliches Gesetzbuch
BGH – Bundesgerichtshof
BildscharbV – Bildschirmarbeitsverordnung
BilMoG – Bilanzrechtsmodernisierungsgesetz
BIP – Bruttoinlandsprodukt
BiRiLiG – Bilanzrichtliniengesetz
bpa – Bundesverband privater Anbieter sozialer Dienste e.V.
BSC – Balanced Scorecard
BSG – Bundessozialgericht
BSHG – Bundessozialhilfegesetz
BWL – Betriebswirtschaftslehre

CPM – Critical Path Method

DIN – Deutsches Institut für Normung
DGQ – Deutsche Gesellschaft für Qualität
d. h. – das heißt
DKG – Deutsche Krankenhausgesellschaft
DNQP – Deutsches Netzwerk für Qualitätsentwicklung in der Pflege
DRG – Diagnosis Related Groups; fallbasierte Vergütung von Krankenhausleistungen

EB – Eröffnungsbilanz
EBK – Eröffnungsbilanzkonto
EDV – Elektronische Datenverarbeitung
EFQM – European Foundation for Quality Management; Europäische Stiftung für Qualitätsmanagement
EG – Europäische Gemeinschaft
e. K. – eingetragener Kaufmann
EN – Europäische Norm
EndKo – Endkostenstelle
ESt – Einkommensteuer
EStG – Einkommensteuergesetz
ESZB – Europäische System der Zentralbanken
etc. – et cetera
EuGH – Europäischer Gerichtshof
EWWU – Europäische Wirtschafts- und Währungsunion
EZB – Europäische Zentralbank

FEZ – frühester Ereigniszeitpunkt
FiBu – Finanzbuchhaltung
fifo – first in, first out
FMEA – Failure Mode and Effects Analysis (Fehlermöglichkeits- und Einflussanalyse)

GbR – Gesellschaft bürgerlichen Rechts
GewStDV – Gewerbesteuer-Durchführungsverordnung
GewSt – Gewerbesteuer
GewStG – Gewerbesteuergesetz
GewStR – Gewerbesteuer-Richtlinien
GF – Geschäftsführung
GG – Grundgesetz
ggf. – gegebenenfalls
GmbH – Gesellschaft mit beschränkter Haftung
GmbHG – GmbH-Gesetz
GoB – Grundsätze ordnungsgemäßer Buchführung

GuV – Gewinn- und Verlustrechnung
GWB – Gesetz gegen Wettbewerbsbeschränkungen

H – Haben
HGB – Handelsgesetzbuch
hifo – highest in, first out
HiKo – Hilfskostenstelle
HK – Herstellungskosten
HL – Heimleitung

IASB – International Accounting Standards Board
ICD – International Classification of Diseases
ICNP – International Classification of Nursing Practice
ICPM – International Classification of Produces in Medicine
i. d. R. – in der Regel
i. e. S. – im eigentlichen Sinne
IFRS – International Financial Accounting Standards
IHK – Industrie- und Handelskammer
IPW – Institut für Pflegewissenschaft an der Universität Bielefeld
ISO – International Standard Organization
i. V. m. – in Verbindung mit

JA – Jahresabschluss
JH. – Jahrhundert

KER – kurzfristige Erfolgsrechnung
Kfz – Kraftfahrzeug
KG – Kommanditgesellschaft
KG a. A. – Kommanditgesellschaft auf Aktien
KHBV – Krankenhausbuchführungsverordnung
KHG – Krankenhausfinanzierungsgesetz
KLR – Kosten- und Leistungsrechnung
KrPflG – Krankenpflegegesetz
KSchG – Kündigungsschutzgesetz
KSt – Körperschaftsteuer
KST – Kostenstelle
KStG – Körperschaftsteuergesetz
KTQ – Kooperation für Transparenz und Qualität im Krankenhaus
KVP – kontinuierlicher Verbesserungsprozess

LAG – Landesarbeitsgericht
lifo – last in, first out
LMHG – Lebensmittelhygiene-Verordnung
lofo – lowest in, first out
lt. – laut
LVA – Landesversicherungsanstalt

MDK – Medizinischer Dienst der Krankenversicherung
MoB – Markt- oder Börsenwert
Mon. – Monat
MPM – Metra Potential Method
MuSchG – Mutterschutzgesetz

NachwG – Nachweisgesetz
NJW – Neue Juristische Wochenzeitschrift

o. ä. – oder ähnliches
o. g. – oben genannt

PBV – Pflegebuchführungsverordnung
PC – Personal Computer
PDL – Pflegedienstleitung
PEB – Personalentwicklungsbeauftragte
PERT – Program Evaluation and Review Technique
PKW – Personenkraftwagen
ProdHaftG – Produkthaftungsgesetz
PVG – Pflegeversicherungsgesetz
PWB – Pauschalwertberichtigung

QM – Qualitätsmanagement
QMB – Qualitätsmanagementbeauftrager
QMH – Qualitätsmanagementhandbuch
QMS – Qualitätsmanagementsystem

RAP – Rechnungsabgrenzungsposten
RBM – Resource-based Management
RBW – Restbuchwert

S – Soll
s. – siehe
s. a. – siehe auch
SBK – Schlussbilanzkonto
SBWL – Spezielle Betriebswirtschaftslehre
ScMI – Scenario Management International Aktiengesellschaft für Zukunftsgestaltung und Strategische Unternehmensführung
SEZ – spätester Ereigniszeitpunkt
SGB – Sozialgesetzbuch
SGE – strategische Geschäfteinheit
SGG – Sozialgerichtsgesetz
s. o. – siehe oben
StA – Staatsanwaltschaft
StGB – Strafgesetzbuch
StPO – Strafprozessordnung
StVG – Straßenverkehrsgesetz
StVollzG – Strafvollzugsgesetz
s. u. – siehe unten

TQM – Total Quality Management
Tsd. – Tausend
TÜV – Technischer Überwachungsverein
TV – Tarifvertrag
TVöD – Tarifvertrag für den öffentlichen Dienst
TzBfG – Gesetz über Teilzeitarbeit und befristete Arbeitsverträge

u. a. – unter anderem
USP – Unique Selling Proposition
UStDV – Umsatzsteuerdurchführungsverordnung

UStG – Umsatzsteuergesetz
USt-IdNr. – Umsatzsteuer-Identifikationsnummer
UStR – Umsatzsteuerrichtlinien
u. U. – unter Umständen
UV – Umlaufvermögen
UVV – Unfallverhütungsvorschriften
UWG – Gesetz gegen den unlauteren Wettbewerb

VA – Verfahrensanweisung
VDAB – Verband Deutscher Alten- und Behindertenhilfe e.V.
VDAK – Verband der Angestellten-Krankenkassen
VW – Verwaltung
VWA – Verwaltungsakademie
VWL – Volkswirtschaftslehre

WBL – Wohnbereichsleitung
WBVG – Wohn- und Betreuungsvertragsgesetz
WbW – Wiederbeschaffungswert
WHO – World Health Organization; Weltgesundheitsorganisation
WIdO – Wissenschaftliches Institut der AOK
WWU – Wirtschafts- und Währungsunion

z. B. – zum Beispiel
Ziff. – Ziffer
ZPO – Zivilprozessordnung
z. T. – zum Teil
ZUK – Zukunftswert

Autorenverzeichnis

Isabel Romy Bierther
- L. L. M., Rechtsanwältin und Fachanwältin für Arbeitsrecht, Essen
- Juristin beim Verband Deutscher Alten- und Behindertenhilfe e.V., Essen

Christa Büker
- Krankenschwester, Diplom-Pflegemanagerin (FH), Gesundheitswissenschaftlerin (MPH), QMB-TÜV, QMA-TÜV
- Lehrbeauftragte der Hamburger Fernhochschule; wissenschaftliche Mitarbeiterin an der Universität Bielefeld

Stephanie Geise (Hrsg.)
- Diplom-Kauffrau, M.A.
- Wissenschaftliche Mitarbeiterin am Lehrstuhl Kommunikationswissenschaft der Universität Hohenheim, Stuttgart

Peter de Groot
- Diplom-Betriebswirt
- Freiberuflicher Berater und Trainer, Wesel

Dirk Heiter
- Bürokaufmann, Personalfachkaufmann (IHK), Personalbetriebswirt (VWA), Qualitätsbeauftragter TÜV (Dienstleistungen), Krankenhausbetriebswirt (TÜV)
- Personalleiter in der Bergmannsheil und Kinderklinik Buer GmbH, Gelsenkirchen

Michael Horst
- Krankenpfleger, Kommunikationswissenschaftler, M.A.
- Berater für interne und externe Kommunikation, Inhaber der Kommunikationsagentur hormecon e.K.
- Öffentlichkeitsreferent des Diakonischen Werkes Gladbeck-Bottrop-Dorsten

Petra Keitel
- Krankenschwester, Qualitätsmanagementbeauftragte (TQM – EQ-Cert)
- Freiberufliche Trainerin, Düsseldorf

Prof. Dr. Christian Loffing (Hrsg.)
- Diplom-Psychologe, Diplom-Betriebsökonom (BI)
- Organisations- und Personalberater, Essen
- Lehrbeauftragter der Steinbeis-Hochschule Berlin; Professor an der Hochschule Niederrhein, Mönchengladbach

Eva-Maria Kristen-Seydel
- Diplom-Volkswirtin
- Freiberufliche Beraterin und Coach, emks-CONSULT Dortmund
- Qualitätsmanagerin (DGQ), EFQM Assessorin

Gerd Maria Strauch
- Industriekaufmann, Diplom-Ökonom
- Freiberuflicher Trainer, Coach und Unternehmensberater, Wuppertal

Sachwortverzeichnis

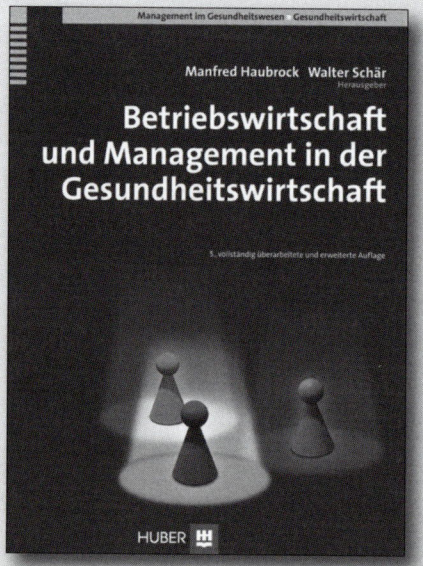
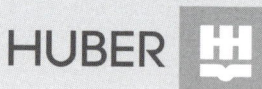